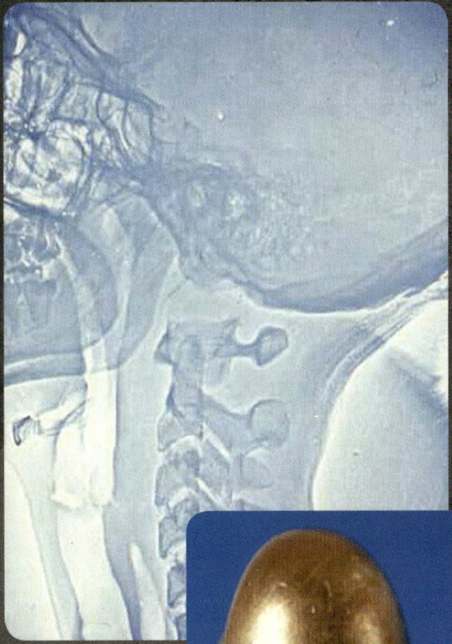

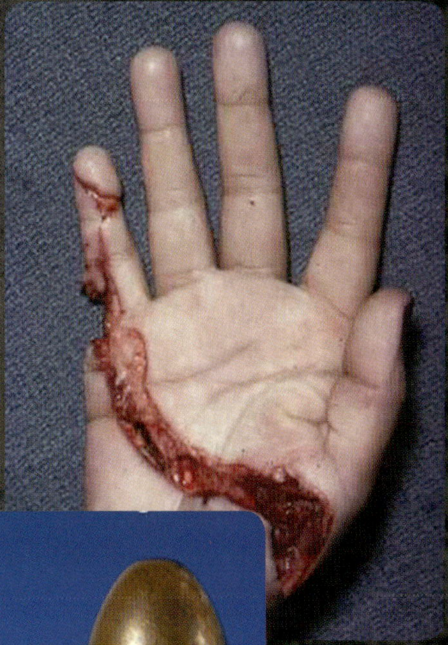

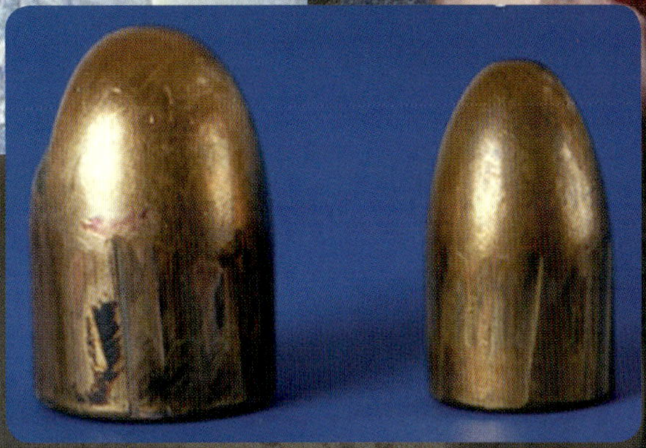

DiMaio의 법의병리학

DiMaio's Forensic Pathology

저자 Vincent J.M. DiMaio and D. Kimberley Molina

역자 대한법의학회 교과서번역TF 김문영, 하홍일

대한법의학회
THE KOREAN SOCIETY FOR LEGAL MEDICINE

바이오메디북

Printed and bound in Korea

DiMaio의 법의병리학

DiMaio's Forensic Pathology

초판인쇄 2025년 08월 01일
초판발행 2025년 08월 10일
지 은 이 Vincent J.M. DiMaio, D. Kimberley Molina
옮 긴 이 대한법의학회 교과서번역TF 김문영, 하홍일
발 행 인 주필체
편 집 배민아
펴 낸 곳 바이오메디북
등 록 제 300-28호(2004)
주 소 서울시 강서구 공항대로 168 마곡747 타워 1303호
전 화 (02) 763-9188
팩 스 (02) 763-5490
E-mail biomedbook@naver.com
홈페이지 www.biomedbook.co.kr

ISBN 979-11-85375-44-1 93510

정가 70,000원

DiMaio의 법의병리학

DiMaio's Forensic Pathology

저자 Vincent J.M. DiMaio and D. Kimberley Molina

역자 대한법의학회 교과서번역TF 김문영, 하홍일

감사의 글

본 교과서는
2023년 9월 그룹 방탄소년단(BTS)의 리더 RM이
대한법의학회에 기부한 기금으로
출판되었습니다.

대한법의학회 감수위원회

감수위원장 양경무(국립과학수사연구원)

감수위원 김준모(국립과학수사연구원)
박소형(국립과학수사연구원)
박종필(연세대학교 의과대학)
최민성(국립과학수사연구원)

역자의 말

성균관대학교 의과대학
김문영

법의학이 하고 싶다며 여름방학 내내 도서관에서 법의학 교과서를 정독하던 20년 전 대학교 학부 시절이 생각납니다. 아무런 의학지식도 없이 그저 법과대학에 개설된 한 학기 법의학 강의를 들었을 뿐인 무모하고 용감한 공대생이었던 제게 그때의 법의학 교과서는 동아줄이자 등대였습니다. 이처럼 우리는 이미 오래전부터 훌륭한 우리말 법의학 교과서를 갖고 있었지만, 교과서를 볼 때마다 외국의 법의학 교과서에 대한 궁금증도 커졌습니다. 마침 제가 교수로 임용된 첫해에 수많은 법의학 교과서 중에서도 오랜 명성과 읽기 쉬운 간결함을 모두 갖춘 DiMaio's Forensic Pathology의 개정판이 출판되었고, 성균관대학교 의과대학의 대학원생들은 제 강의를 수강하며 연구와 실험에도 바쁠 시간을 쪼개어 초벌 번역에 함께 해주었습니다. 심지어 전북대학교 이호 교수님과의 인연으로 BTS의 RM이 대한법의학회에 기부금을 쾌척하는 일까지 있었습니다. 이처럼 여러 일들이 맞아떨어지고 많은 분의 도움이 더해지면서, 교과서 번역이라는 무모한 도전이 현실로 이뤄질 수 있었습니다. 초벌 번역을 함께 한 권영도, 권진, 김가은, 김도은, 김예호, 김준, 박수정, 박정우, 박지우, 배말한, 백경화, 안승혜, 이건희, 이나래, 이동연, 이동효, 이솔휘, 이승은, 이원민, 이은휘, 이지호, 조소희, 천지원, 최시현 학생들(가나다 순)부터 본문 전반을 검토해 준 임소정 선생과 최유진 선생, 번역의 질을 높이고 좀 더 정확하고 이해하기 쉬운 용어를 결정하기 위해 저보다 깊은 고민을 해주신 대한법의학회 감수위원회, 그리고 1년 반 넘게 작업을 놓지 못하는 저를 응원해 준 성균관대학교 법의학연구실 학생들과 제 남편, 항상 때맞춰 적절한 가이드를 주신 바이오메디북 주필체 선생님까지 감사의 마음을 전합니다.

이 책은 원저자가 오랜 시간 활동한 미국의 상황을 기준으로 서술된 부분이 많습니다. 되도록 원문의 내용을 살리되, 우리나라 독자들이 참고할 내용을 역주로 달아두었습니다. 또한 이번 작업에서 번역만큼 고민한 부분은 용어의 결정이었습니다. 의학용어는 대한의사협회 및 대한해부학회에서 권장하는 용어를 기준으로 하되, 이 책의 독자가 의료인에 한정되지 않음을 고려하여 같은 의미라면 좀 더 대중적인 용어를 선택하고자 하였습니다. 지난 수십 년에 걸쳐 비의료인도 의학용어를 쉽게 이해하고 사용할 수 있도록 주로 일본에서 유래된 한자어를 최대한 우리말로 개정하고자 하는 노력이 있었지만, 어떤 용어들은 이미 한자어가 대중에게 깊게 인식되어 오히려 개정된 우리말이 더욱 어렵거나 기존의 합성어를 쉽게 대체할 수 없는 듯합니다. 폐와 허파가 대표적인 예입니다. 특히 법의학 분야의 전문 용어들은 안타깝게도 아직 충분한 표준화가 이루어지지 않아 대한의사협회에서 권장하는 의학용어에 아직 반영되지 않은 경우가 많습니다. 이러한 경우는 법의학 실무에서 널리 사용되는 용어를 선정하여 먼저 함께 적은 뒤 그중 하나를 사용하였습니다. 좌상(contusion)의 경우, 피부에 나타난 것(bruise)에는 멍이라는 우리말을 사용했으나, 뇌나 심장 등 장기에 발생한 것은 자연스러운 합성어를 위해 좌상이라고 하였습니다. 자창이나 절창의 우리말인 찔린상처나 벤상처는 직관적으로 이해할 수 있지만, 찰과상의 우리말인 개갠상처는 '개개다'라는 동사가 잘 알려지지 않아 이보다 익숙한 찰과상을 대신 사용하였습니다. 박피손상과 떼인상처도 그러합니다. 만약 선뜻 이해되지 않거나 어색한 용어가 있다면, 이처럼 끊이지 않는 고민이 있었음을 이해해 주시기를 바랍니다.

이 책의 작업에 돌입한 초반에는 책 한 권을 번역해 낸 저와 학생들에게 보상을 주고 싶었고, 그다음에는 학회가 확보한 기부금을 여러 좋은 사업에 활용하는 시작을 열고 싶었습니다. 그러고 나니 돌아가신 원로 법의학자가 풀어주는 법의학 이야기를 우리말로 잘 남겨서 약간의 의학 지식과 법의학에 대한 흥미가 있다면 쉽게 읽을 수 있는 번역서를 만들고 싶었습니다. 부디 이 책을 통해 미국을 비롯한 외국에서 갖고 있는 법의학적 감각을 느껴보고, 우리나라 법의학이 나아가야 할 방향에도 조금이나마 참고가 되기를 바랍니다.

역자의 말

국립과학수사연구원
하홍일

최근 생성형 AI를 비롯한 과학기술의 눈부신 발달로 인해 거의 모든 학문 분야에서 교과서의 중요성이 예전처럼 절대적인 것은 아니지만, 여전히 교육을 비롯한 학문 전반에서 중요한 역할을 하고 있습니다.

특히 법의학 분야에서 교과서는 학생 및 전공자에 대한 교육과 법의 실무뿐만 아니라, 수사 과정이나 법정 등 다양한 분야에서 그 효용성이 큽니다. 우리나라에서도 대한법의학회, 국립과학수사연구원을 비롯한 여러 기관에서 다양한 법의학 교과서를 발간하였지만, 법의학 전반의 내용을 포괄하고 각 세부 분야의 최신 지견을 충분히 담기에는 다소 부족한 점이 있었습니다. 이에 따라 교육과 실무를 포함한 여러 분야에서 여전히 세계적으로 권위 있는 법의학 교과서들이 활용되고 있는 실정입니다. 그럼에도 불구하고, 법의학 전공자뿐만 아니라 다른 관련자나 일반인도 쉽게 읽을 수 있는 우리말로 번역한 법의학 교과서가 없었던 것은 상당히 아쉬운 점이었습니다.

이번에 대한법의학회에서 우리말로 번역한 'DiMaio의 법의병리학'은 고(故) Vincent J.M. DiMaio 박사가 저술한 세계적으로 저명한 법의학 교과서 중 하나로, 우선, 이 책의 번역을 제안한 김문영 교수를 비롯하여 번역된 내용을 감수하고 출판을 가능하게 해준 대한법의학회에 깊은 감사를 드립니다.

"번역은 반역이다(Traduttore, traditore.)"라는 말처럼, 원저자의 의도를 온전히 이해하고 이를 우리말로 적절히 표현하는 일은 예상보다 훨씬 어려웠습니다. 특히 법의학 전공자들 사이에서도 전문 용어에 대한 통일된 의견(consensus)이 아직 확립되지 않은 상황에서, 하나의 '정답'을 만들어내는 과정은 결코 순탄하지 않았습니다. 그럼에도 가능한 범위 내에서 충분한 숙고와 논의를 거쳐 잠정적으로나마 공통된 견해를 도출할 수 있었습니다. 그 결과가 일견 충분해 보이지 않더라도, 이러한 과정이 한글 법의학 용어의 표준화 필요성을 다시 한번 환기시키는 좋은 계기가 되리라 기대합니다.

덧붙여, 앞으로 우리나라에서도 'DiMaio의 법의병리학'과 같은 세계적인 법의학 교과서들이 우리말로 쓰여서, 더 많은 이들이 법의학에 쉽게 접근할 수 있게 되길 기원합니다.

감사의 글

나를 항상 지지해준 내 아내이자 간호사인 Theresa와
각자 변호사와 의사로 일하고 있는 우리 딸 Samantha와 우리 아들 Dominick,
그리고 내 손주들 Vincent, Geovanni, Gemma에게 이 책을 바칩니다.

DiMaio

나의 훌륭한 남편 Jose와 멋진 아들 Emeshaw에게 이 책을 바칩니다.

Molina

저자들은 지난 수십 년간 우리와 함께 일하거나 사례를 공유해준 수많은 법의조사관과 법의관뿐만 아니라, 이번 책이 세상에 나올 수 있도록 큰 노력을 기울여준 Nancy Hebert에게도 감사를 전합니다.

그리고 내가 보니 청황색 말 한 마리가 있는데, 그 위에 탄 사람의 이름은 사망이고, 지옥이 그를 뒤따르고 있었습니다. 그들은 칼과 기근과 죽음과 들짐승으로써 사분의 일에 이르는 땅의 주민들을 멸하는 권세를 받아 가지고 있었습니다.

요한계시록 6장 8절(표준새번역)

DiMaio & Molina

저자 소개

의사인 Vincent J.M. DiMaio 박사는 텍사스주 샌안토니오 벡사 카운티에서 수석법의관으로 25년 넘게 재직하였다. 그는 텍사스 샌안토니오 의과대학(University of Texas Health Sciences at San Antonio) 병리학교실에도 겸임 교수로 재직했으며, 1992년부터 2017년까지 American Journal of Forensic Medicine and Pathology의 편집장을 맡았다. 그는 이 책을 포함하여 법의병리학, 총상, 흥분섬망 등에 대한 여러 권의 교과서를 집필하고 다수의 학술 논문을 발표했다. 이 책은 본래 법의병리학자이자 뉴욕시 수석법의관이었던 그의 아버지 Dominick DiMaio 박사와 공동 집필한 것이다. Vincent DiMaio 박사는 법의병리학 분야에서 세계적으로 명성이 높으며, 특히 총상 및 총기에 대한 전문성으로 널리 존경받고 있어 미 전역의 변호사와 사법기관 관계자에게 자문을 제공하고 있다.

역시 의사인 Kimberley Molina 박사는 현재 텍사스주 샌안토니오 벡사 카운티에서 수석법의관으로 재직 중이며, American Journal of Forensic Medicine and Pathology의 편집장과 텍사스 샌안토니오 의과대학 병리학교실 겸임 교수도 맡고 있다. 그녀는 법의병리학 분야의 수많은 논문과 저서 일부를 집필하였고, Veronica Hargrove 박사와 함께 The Handbook of Forensic Toxicology for Medical Examiners를 공동 저술하기도 하였다.

죽음은 끝이 아니다. 그것은 새로운 시작이다.

- Allan Hamilton

목차

1 법의학적 사망 조사

사실보다 중요한 것은 없다. 사실이 확인되지 않는 한 범죄 수사를 위한 과학은 수수께끼 놀이일 뿐이다.

- Blake Edwards

법의병리학은 의학의 원리와 지식을 법적 문제에 적용하는 의학의 한 분야이며, 사망자가 발생할 경우 검시제도의 주요 임무는 다음과 같다(역주: 이번 장의 제목인 medicolegal death investigation은 일반적으로 '검시'라고 번역되나, 우리나라에서 이는 postmortem examination, 즉 檢視와 postmortem inspection, 즉 檢屍를 모두 가리키므로 다소 혼동될 것으로 생각되어 이 책에서는 '법의학적 사망 조사'로 번역하였다).

- 사망의 원인과 종류를 결정한다.
- 사망자의 신원을 확인한다.
- 사망 및 손상의 시기를 결정한다.
- 사망이 어떻게 일어났는지에 대한 설명을 확증하거나 반박하는 데 사용할 수 있는 증거를 신체로부터 수집한다.
- 신체의 손상 여부를 기록한다.
- 손상이 어떻게 발생했는지 추론한다.
- 존재하는 모든 질병을 기록한다.
- 사망에 대한 기여 또는 원인 요인을 결정하거나 제외한다.
- 사건이 재판에 넘겨질 경우 전문가 증언을 제공한다.

법의관(medical examiner) 또는 검시관(coroner)은 일반적으로 외인사(사고사, 자살 및 타살)나 의심스러운 정황이 있는 사망, 돌발적이고 예기치 못한 사망, 의사가 없는 상태에서의 사망, 집단시설에서의 사망 등에 대한 검시를 담당하게 된다. 물론 관할지역에 따라 이러한 대상은 달라질 수 있다(역주: 미국은 제도적 차이 등으로 인해 관할지역에 따라 검시의 대상이 달라지는 경향이 있는 듯하나, 우리나라를 포함한 대부분의 국가에서는 지역에 관계없이 검시제도가 동일한 기준으로 적용되도록 노력하고 있다).

죽음의 정의

의학의 발전과 함께 과거와 달리 죽음의 정의에 대한 논란이 제기되고 있다. 과거에는 죽음을 단순히 심장이나 호흡 기능의 영구적인 정지라고 정의하였다. 하지만 지금은 자발적으로 심장 박동과 호흡을 유지할 수 없다면 기계로 이를 대신할 수 있게 되었고, 이에 따라 뇌사(*brain death*)라는 개념도 생겨났다. 뇌사에 대한 수많은 문헌이 발표되었는데, 성인과 소아에서는 뇌사를 서로 다르게 정의하기도 한다.[1)]

뇌사 판정은 모든 요건을 충족해야 내려지는데, 이는 임상의사의 영역이며 법의학자는 뇌사 판정에 직접 관여하지 않으므로 법의학계에서는 뇌사 판정을 학술적 관심의 대상으로만 다루고 있다. 그러나 진정제가 사용된 환자에서는 뇌사 여부가 모호해지기도 하며, 법의학자의 역할인 사망의 원인과 종류에 대한 판단도 영향을 받을 수 있다.[2)]

이식 장기의 구득(procurement)이나 뇌사자의 이송과 관련된 논란이 생기기도 한다. 대부분의 관할권에서는 가족의 동의를 받아 장기 적출을 앞둔 상태이더라도 법의관이나 검시관의 개입이 필요한 사건이라면 장기를 적출하기 전 법의관이나 검시관의 승인을 받아야 한다. 일단 "사망"한 시신은 검시의 대상이 되기 때문이다. 검시 당국의 승인 없이 장기를 적출할 경우 검시제도에 반하는 행위로 해석되어 범죄로 간주될 수도 있다. 대부분의 검시제도에서는 사망 판정 후 장기 적출을 승인하는 업무가 일상적으로 진행된다. 각 지역의 법의관/검시관 사무소와 장기이식 관리기관이 최상의 실무적 효과를 내려면 견고한 협력 관계를 유지해야 한다. 법의관/검시관 사무소는 장기 구득 및 이식의 중요성을 잘 이해하고 있으므로, 적절한 협력과 소통이 이루어진다면 장기 구득은 이후의 검시절차에 영향을 주지 않는 선에서 원활히 진행될 수 있다.

저자들이 경험한 사례 중에는 장기를 구득하기 위해 뇌사자를 검시관할권 밖으로 이송한 사례가 있었다. 이러한 경우 장기가 적출되고 생명유지장치도 꺼지고 나면 시신을 조사할 권한이 누구에게 있는지 논란이 될 수 있다. 뇌사 판정이 이루어진 관할지역 바깥으로 시신이 이송되었다면, 시신을 기존 지역으로 다시 이송해야 하는가? 아니면 장기를 적출한 현 지역에서 검시 권한을 갖게 되는가? 시신이 다른 지역에서 "사망"했으므로 해당 지역의 검시기관이 법적 권한을 갖는다고 보아야 하는가? 지역에 따라 다소 차이가 있을 수는 있지만, 대부분은 사망이 판정된 지역에서 검시를 진행하게 된다. 이러한 문제는 장기이식 관리기관과 검시기관이 미리 협의해두는 것이 바람직하다.

다른 사소한 문제도 있는데, 뇌사 판정을 받은 환자도 생명유지장치를 이용하면 2-3일간 연명할 수 있다는 것이다. 과학보다는 행정상의 문제이기는 하지만, 이러한 경우 사망일을 결정하기 어려울 수 있다.

사망 진단-사망의 원인, 종류, 과정

법의관/검시관 사무소의 가장 중요한 기능 중 두 가지는 사망의 원인과 종류를 결정하는 것이다. 임상의사나 변호사, 일반 대중은 사망의 원인, 과정, 종류가 서로 어떻게 다른지 이해하기 어려워할 수 있다. 간단히 말하면, 사망 원인(*cause of death*)은 신체의 생리학적 이상을 일으켜 사망을 초래한 손상이나 질병을 말한다. 사망 원인은 매우 다양하지만, 머리의 총창, 가슴의 찔린상처, 폐의 샘암종, 심장동맥죽상경화증 등을 예로 들 수 있다.

사망 과정(*mechanism of death*)은 사망 원인에 의해 발생한 생리학적 이상 상태를 말하며, 출혈이나 패혈증(sepsis), 부정맥을 예로 들 수 있다. 하나의 사망 과정은 다양한 사망 원인에 의해 발생할 수 있고, 이와 반대로 하나의 사망 원인이 다양한 사망 과정으로 이어질 수 있다는 것을 반드시 고려해야 한다. 즉, 대량 출혈로 사망했다면 그 원인은 총창일 수도 있고 찔린상처일 수도 있으며 혈관을 침범한 폐암일 수도 있다. 반대로 사망 원인이 배의 총창이라면 사망에 이르는 과정은 출혈이나 배막염(peritonitis) 등으로 다양할 수 있다.

임상의사가 작성한 사망진단서를 법의관이 검토해야 하는 경우도 있는데, 사망 원인에 "심정지"나 "심폐정지"가 기재되어 있는 것을 자주 보게 된다. 이는 말 그대로 심장이 멈추거나 심장과 폐가 멈춘 것을 의미한다. 그러나 사망하면 당연히 심장과 폐가 멈추므로 이는 사망 원인이 될 수 없으며, 어떤 관점에서는 사망 과정이라고 볼 수도 없다. 그럼에도 임상의사들은 사망진단서에 이를 사망 원인으로 기재하고 있으며, 이를 그대로 인정하는 정부기관도 있다.

사망의 종류(*manner of death*)는 사망 원인이 어떻게 발생했는지를 설명한다. 사망의 종류는 일반적으로 내인사(natural death, 또는 자연사, 병사)나 타살(homicide), 자살(suicide), 사고사(accident), 불상(undetermined)으로 분류되며, 저자들은 "미분류(unclassified)"로 분류하기도 한다. 사망 과정이 다양한 원인에 의해 발생할 수 있고 사망 원인이 다양한 과정에 의해 사망으로 이어질 수 있는 것처럼, 사망 원인도 다양한 사망의 종류와 관련될 수 있다. 어떤 사람이 심장에 총을 맞아서(사망 원인) 대량 출혈로 사망했다면(사망 과정), 사망의 종류는 다른 사람이 총을 쏜 타살일 수도 있고, 자신에게 스스로 총을 쏜 자살일 수도 있으며, 총이 떨어지면서 저절로 발사된 사고사일 수도 있다. 혹은 총이 발사된 경위를 알 수 없는 불상일 수도 있다.

법의병리학자는 현재까지 파악된 사망 전후의 상황에 대한 사실과 부검 및 진단검사에서 나타난 결과들을 종합하여 사망의 종류에 대한 판단을 제시하게 된다. 부검 결과는 사망 과정에 대한 진술과 일치할 수도, 일치하지 않을 수도 있다. 사망자가 스스로 총을 쏘았다는 진술이 있는데 부검에서는 사망자의 등에서 원거리 총창이 발견되었다면 진술과 부검이 명백히 불일치하므로 추가적인 조사가 필요하다. 반면 부검 결과 사망자의 관자놀이에서 접사 총창이 발견되었다면 이는 진술에 부합한다. 사망 상황에 대한 정보가 추가로 확인된다면 사망의 종류가 바뀔 수 있다는 것을 반드시 염두에 두어야 한다. 사망자의 관자놀이에서 접사 총창이 발견되었더라도 사망자 주변에서 총기가 발견되지 않았고 자살과 관련된 병력도 전혀 없다면 타살로 판단할 수 있다. 그러나 만약 사망자가 회사에서 50만 달러를 횡령하여 기소된 상태여서 자살을 생각한 적이 있다는 병력이 확인된다면, 그리고 시신을 발견한 그의 아내가 현장에서 총과 유서를 치웠다는 사실이 밝혀진다면 사망의 종류는 자살로 바뀌어야 한다.

법의병리학자가 판단한 사망의 종류를 유족이나 다른 기관이 항상 수용하는 것은 아니다. 저자들은 경찰이 사고사로 본 사건을 타살로 판단한 경험이 많다. 유족들이 사망의 종류에 대한 판단에 동의하지 않아 이를 변경하기 위해 법원에 소송을 제기하기도 한다. 대부분의 법원은 법의관의 판단을 지지하지만, 법원이 사망의 종류를 다르게 판결하더라도 실망할 필요는 없다. 배심원들은 법의관과 같은 수준의 의학 지식이나 훈련, 경험을 갖추기 어렵고 그들의 의견은 감정과 추측에 좌우될 수 있으며, 특히 자살 사건에서는 그러한 경향이 더욱 강하기 때문이다. 예를 들어, 미망인이 남편의 보험금을 받으려 법의관의 자살 판단에 이의를 제기하면서 재판장에 어린 두 자녀를 데리고 온다면, 배심원들은 어떠한 객관적 증거가 제시되더라도 그의 사망을 사고사로 판단할 수 있다.

보통은 내인사로 간주되는 사망 원인이지만 사망의 종류가 타살인 경우도 있다. 강도를 발견한 거주자가 격렬하게 싸우다가 심정지로 사망하는 상황을 예로 들 수 있다. 이때 사망 과정은 부정맥이고 사망 원인은 고도의 심장동맥죽상경화증이라 해도, 강도와의 싸움으로 부정맥이 유발되었으므로 사망의 종류는 타살이다. 논란의 여지가 있지만, 물리적 싸움이 없더라도 부정맥과 사망을 유발할 만한 충분한 심리적 스트레스가 있다면 타살이라고 판단하는 사람들도 있다.

사망의 종류는 대부분 상황에 따라 결정되지만, 사망 원인의 판단에는 부검 결과가 여전히 중요하다. 젊은 여성이 교각 끝에 서서 자신의 가슴에 총을 쏜 사례를 예로 들 수 있다. 총에 맞은 여성은 뒤로 넘어지면서 물에 빠졌고, 경찰이 배를 이용해 시신을 건져내었다. 부검 결과 시신의 왼쪽 가슴에서 관통 총창이 발견되었지만, 총탄은 가슴안(chest cavity)이 아닌 연부조직(soft tissue)에만 손상을 일으켰다. 실제 사망 원인은 익사였고, 사망의 종류는 자살이었다.

사망 상황에 대한 충분한 정보가 없거나 사망 원인을 모를 때는 사망의 종류를 불상으로 분류한다. 예를 들어 백골화된 시체가 발견되었는데 외상의 증거가 없다면 사망 원인을 알 수 없으므로 사망의 종류도 사고사인지, 타살이나 자살인지 판단할 수 없다. 사망 정황에 대한 정보가 사망의 종류를 결정하기에 충분하지 않을 수도 있다. 약물 과량 복용에 의한 사망에서 이러한 상황을 볼 수 있는데, 예를 들어 사망자에게 약물을 장기간 과량 복용한 병력과 자살 시도 병력이 동시에 있다면 사망자가 자살한 것인지, 습관적으로 약물을 과량 복용한 것인지 구분하기 어려울 수 있다.

사망 원인은 알 수 없지만 사망 당시의 정황을 바탕으로 사망의 종류를 판단할 수 있는 경우도 있다. 32세 여성이 강도를 당한 거주지로부터 2마일 떨어진 배수로에서 부패한 상태로 발견된 사례를 예로 들 수 있다. 그녀는 잠옷을 입고 있었고 맨발이었지만 발바닥은 깨끗했으며, 손목이 등 뒤에서 묶여 있었다. 부검에서 사망 원인은 밝혀내지 못했지만 사망의 종류는 타살로 결정했는데, 이는 부검 결과가 아닌 정황에 따른 판단이다. 일부 지역에서는 사망 원인에 "타살성 폭력(homicidal violence)"이라는 용어를 사용하기도 하는데, 이는 정확한 사망 원인은 알 수 없지만 정황상 사망의 종류는 타살로 보인다는 뜻이다.

일반적으로 사용되는 사망의 종류 외에도, 저자들을 포함한 몇몇 법의병리학자들은 "미분류"라는 용어를 사용한다. 이는 사망 원인과 사망 정황은 밝혀졌지만 사망의 종류를 결정하기 어려운 경우를 가리킨다. 낙태를 위해 병원에 입원한 한 여성의 사례를 예로 들 수 있겠다. 그녀는 고장성 생리식염수를 투여 받은 뒤 몸무게 450g의 생산아를 분만하였다. 아기의 피부에는 고장성 생리식염수에 의한 화학화상이 있었고, 기계호흡 없이 1시간 반 동안 버틴 뒤 사망하였다. 이 아기의 사망은 내인사나 사고사, 자살, 타살 중 어느 것에도 잘 맞지 않지만, 사망 원인과 정황이 명백히 파악되었으므로 불상이라고도 할 수 없다. 이러한 경우 "미분류"로 분류할 수 있다. 저자들은 소위 불가항력 의료사고(*medical misadventure*)라고 불리는 사례도 "미분류"에 분류하는데, 이러한 사례로는 혈관 내 카테터에 의한 심장 천공이나 척추고정술 후 발생한 공기색전증(air embolism) 등이 있다.

사망의 종류가 해당 지역의 선례나 법의관/검시관 사무소의 정책에 따라 결정될 수 있다는 점도 염두에 두어야 한다. 예를 들어 두 사람이 총을 가지고 "장난"을 치다가 한 사람이 다른 사람을 향해 총을 겨누고 방아쇠를 당겼다면, 어떤 지역에서는 사고사로, 어떤 지역에서는 타살로 분류될 수 있다. 또 다른 예로, 행인이 차에 치여 사망한 경우 운전자가 차를 멈추었다면 이는 사고사이지만, 운전자가 뺑소니를 쳤다면 지역에 따라 타살로 분류될 수 있다. 단기간에 술을 많이 마셔서 급성알코올중독으로 사망했다면 사고사이지만, 15년간 매일 폭음을 하다가 알코올성간경변증과 만성간부전으로 사망했다면 사망의 종류는 내인사가 된다.

지연 사망(delayed death)은 사망진단서의 작성이나 사망에 대한 조사 과정에서 문제가 될 수 있다. 사망이 손상에 따른 결과라면 사망과 손상 사이에 아무리 오랜 시간이 지났더라도 사망의 원인은 외상성이지만, 이는 잘 알려져 있지 않다. 예를 들어 머리 손상 후 비가역적인 혼수상태가 되어 2-3년 후 폐렴으로 사망했다면 사망 원인은 머리 손상이며 법의학적 조사가 필요하다. 입원 후 몇 시간 만에 만성 신부전으로 사망한 사례도 있었는데, 사망자의 만성 신부전은 반신마비에 합병된 만성신우신염이 원인이었고, 반신마비의 원인은 25년 전 발생한 척추의 총창이었다. 이 경우 사망 원인은 총창이며, 사망의 종류는 타살이다.

사망진단서 작성-중요성

정확한 사망진단은 검시기관의 중요한 업무이다. 유족들은 사망진단서를 법적 및 재정적 처리를 위해 사용할 뿐만 아니라, 사망진단서에 기록된 사망자의 마지막을 통해 감정적 매듭을 짓기도 한다(그림 1.1).

사망진단서는 남은 가족의 유전적 성향을 판단하거나 가계도를 연구할 때도 사용할 수 있다. 새로운 질병을 확인하여 인구집단의 건강상태를 파악하고 공중보건계획을 세우는 데 사용되기도 한다. 그러나 안타깝게도 대부분의 나라에서 사망진단의 정확성은 낮다. 진단하는 사람에 따라 흡연의 기여 여부나 임신 여부와 같은 정보를 중요하게 여길 수 있는데, 이는 사망 진단에 큰 영향을 미칠 수 있다.[3] 사망을 일상적으로 진단하게 되는 법의관과 검시관은 반드시 이러한 문제와 정확한 사망진단의 중요성을 염두에 두어야 한다. 이들은 각 지역에서 사망 담당 공무원과 밀접한 협력관계를 유지하고 해당 지역의 사망등록제도를 철저히 이해해야 한다.

통계

검시제도의 주요 역할 중 하나는 내인사가 아닌 사망을 조사하는 것이지만, 내인사는 여전히 법의관/검시관 업무의 큰 비중을 차지한다. 사망자는 대부분 일상생활을 하다가 예상치 못하게 갑자기 사망하는데, 특별한 병력이 없었을 수도 있지만 병원을 잘 가지 않았을 수도 있다. 사고사에 속하는 사망도 많은데, 여기에는 교통사고나 약물 과다투여, 고령자의 낙상 등이 포함된다. 일반 대중이 생각하는 것과 달리 검시에 의뢰되는 사건 중 실제 타살은 소수에 불과하다. 표 1.1에 미국의 대형 법의관 사무소에서 맡았던 사건들을 분류하였다.

표 1.1 법의관 사무소의 담당 사건에 대한 사망의 종류 분석(2016년, %)

사무소의 위치	내인사	사고사	자살	타살	불상
볼티모어 수석 법의관 사무소[4]	30	23	8	11	28
로스앤젤레스 카운티 법의관 사무소[5]	43	37	10	8	2
시카고 쿡 카운티 법의관 사무소[6]	40	35	7	15	3
샌 안토니오 벡사 카운티 법의관 사무소[7]	40	39	9	8	4

1. LEGAL NAME OF DECEASED (Include AKA's if any) (First, Middle, Last) (Maiden)
2. DATE OF DEATH – ACTUAL OR PRESUMED

3. SEX
4. DATE OF BIRTH
5. AGE-Last Birthday (Years)
IF UNDER 1 YR: MO / DAYS
IF UNDER 1 DAY: HOURS / MIN
6. BIRTHPLACE (City & State or Foreign Country)

7. SOCIAL SECURITY NUMBER
8. MARITAL STATUS AT TIME OF DEATH ☐ Married ☐ Widowed ☐ Divorced ☐ Never Married ☐ Unknown
9. SURVIVING SPOUSE (If wife, give name prior to first marriage)

10a. RESIDENCE STREET ADDRESS
10b. APT NO
10c. CITY OR TOWN
10d. COUNTY
10e. STATE
10f. ZIP CODE
10g. INSIDE CITY LIMITS? ☐ Yes ☐ No

11. FATHER'S NAME
12. MOTHER'S NAME PRIOR TO FIRST MARRIAGE

13. PLACE OF DEATH (CHECK ONLY ONE)
IF DEATH OCCURRED IN A HOSPITAL: ☐ Inpatient ☐ ER/Outpatient ☐ DOA
IF DEATH OCCURRED SOMEWHERE OTHER THAN A HOSPITAL: ☐ Hospice Facility ☐ Nursing Home ☐ Decedent's Home ☐ Other (Specify)

14. COUNTY OF DEATH
15. CITY/TOWN, ZIP (If outside city limits, give precinct no)
16. FACILITY NAME (If not institution, give street address)

17. INFORMANT'S NAME & RELATIONSHIP TO DECEASED
18. MAILING ADDRESS OF INFORMANT (Street and Number, City, State, Zip Code)

19. METHOD OF DISPOSITION ☐ Burial ☐ Cremation ☐ Donation ☐ Entombment ☐ Removal From State ☐ Other (Specify)
20. SIGNATURE AND LICENSE NUMBER OF FUNERAL DIRECTOR OR PERSON ACTING AS SUCH
21. ☐ Unknown Section ____ Block ____ Lot ____ Space ____

22. PLACE OF DISPOSITION (Name of cemetery, crematory, other place)
23. LOCATION (City/Town, and State)

24. NAME OF FUNERAL FACILITY
25. COMPLETE ADDRESS OF FUNERAL FACILITY (Street and Number, City, State, Zip Code)

26. CERTIFIER (Check only one):
☐ Certifying Physician - To the best of my knowledge, death occurred due to the cause(s) and manner stated.
☐ Medical Examiner/Justice of the Peace – On the basis of examination, and/or investigation, in my opinion, death occurred at the time, date, and place, and due to the cause(s) and manner stated.

27. SIGNATURE OF CERTIFIER
28. DATE CERTIFIED (Mo/Day/Yr)
29. LICENSE NUMBER
30. TIME OF DEATH (Actual or presumed)

31. PRINTED NAME, ADDRESS OF CERTIFIER (Street and Number, City, State, Zip Code)
32. TITLE OF CERTIFIER

CAUSE OF DEATH

33. PART 1. ENTER THE CHAIN OF EVENTS – DISEASES, INJURIES, OR COMPLICATIONS – THAT DIRECTLY CAUSED THE DEATH. DO NOT ENTER TERMINAL EVENTS SUCH AS CARDIAC ARREST, RESPIRATORY ARREST, OR VENTRICULAR FIBRILLATION WITHOUT SHOWING THE ETIOLOGY. DO NOT ABBREVIATE. ENTER ONLY ONE CAUSE ON EACH LINE.
Approximate interval: Onset to death

IMMEDIATE CAUSE (Final disease or condition → resulting in death) a. ____
Due to (or as a consequence of):
Sequentially list conditions, if any, leading to the cause listed on line a. Enter the UNDERLYING CAUSE (disease or injury that initiated the events resulting in death) LAST. b. ____
Due to (or as a consequence of):
c. ____
Due to (or as a consequence of):
d. ____

PART 2. ENTER OTHER SIGNIFICANT CONDITIONS CONTRIBUTING TO DEATH BUT NOT RESULTING IN THE UNDERLYING CAUSE GIVEN IN PART I.
34. WAS AN AUTOPSY PERFORMED? ☐ Yes ☐ No
35. WERE AUTOPSY FINDINGS AVAILABLE TO COMPLETE THE CAUSE OF DEATH? ☐ Yes ☐ No

36. MANNER OF DEATH ☐ Natural ☐ Accident ☐ Suicide ☐ Homicide ☐ Pending Investigation ☐ Could not be determined
37. DID TOBACCO CONTRIBUTE TO DEATH? ☐ Yes ☐ No ☐ Probably ☐ Unknown
38. IF FEMALE: ☐ Not pregnant within past year ☐ Pregnant at time of death ☐ Not pregnant, but pregnant within 42 days of death ☐ Not pregnant, but pregnant 43 days to 1 year before death ☐ Unknown if pregnant within the past year
39. IF TRANSPORTATION INJURY, SPECIFY: ☐ Driver/Operator ☐ Passenger ☐ Pedestrian ☐ Other (Specify)

40a. DATE OF INJURY (Mo/Day/Yr)
40b. TIME OF INJURY
40c. INJURY AT WORK? ☐ Yes ☐ No
40d. PLACE OF INJURY (e.g., Decedent's home; construction site, restaurant, wooded area)

40e. LOCATION (Street and Number, City, State, Zip Code)
40f. COUNTY OF INJURY

41. DESCRIBE HOW INJURY OCCURRED

42a. REGISTRAR FILE NO.
42b. DATE RECEIVED BY LOCAL REGISTRAR
42c. REGISTRAR

그림 1.1 사망진단서의 예.

검시제도

검시관 제도

미국의 주요 검시제도에는 **검시관(coroner)** 제도와 **법의관(medical examiner)** 제도 두 가지가 있다. 2000년 기준으로 12개 주는 검시관 제도를, 19개 주는 주 법의관(state medical examiner) 제도를, 3개 주는 카운티 또는 지역 법의관 제도를 두고 있으며, 16개 주는 법의관과 검시관 제도가 혼합되어 있다.[8] 최근에는 다소 완화된 추세이지만, 지난 몇 년간 검시관 제도는 법의관 제도로 대체되면서 점차 감소해왔다. 그러나 검시관 제도는 여전히 미국에서 이루어지는 검시의 상당 부분을 담당하고 있다.

검시관 제도는 위의 두 가지 중 더 오래된 것으로, 그 기원은 중세 영국으로 거슬러 올라가 1194년 발표된 순회 조문(Articles of Eyre, 역주: 헨리 2세 즉위 후 여러 지역을 방문하는 순회재판의 사법 절차에 대해 규정한 문서)에 처음 나타난다.[9] 이 제도가 단순한 형태였을 때는 의사가 아닌 주민이 검시관으로 선출되었고, 이들은 검시관법이 적용되는 사건에 대해 사망의 원인과 종류를 결정하였다. 여기에는 일반적으로 외인사, 갑작스럽거나 예기치 못한 사망, 의심스러운 사망, 의사가 없는 상태에서의 사망이 포함된다. 사망에 대한 판단을 내릴 때 검시관은 의사의 조언을 구할 의무가 없었고, 부검을 시행할 수도 있지만 그러지 않을 수도 있었으며, 부검이 시행되더라도 반드시 그 결과와 일치하는 판정을 내릴 필요가 없었다. 검시관 업무를 위한 교육기간은 전혀 없는 경우부터 몇 시간이나 1-2주인 경우까지 다양했다. 검시관은 이 정도의 교육을 받은 상태에서 중요한 형사적 또는 민사적 결과로 이어질 수 있는 사망의 원인과 종류에 대한 판단을 내리게 된다.

미국 일부 지역에서는 병리 전문의는 아니더라도 적어도 의사 자격을 갖춰야 검시관이 될 수 있도록 제도를 수정하였다. 이는 얼핏 과학적인 것처럼 보이지만, 이들은 자신의 전문 분야와 전혀 관련 없는 의학적 판단을 내리고 있다. 산부인과 전문의나 일반의가 검시관이 되는 것이다. 가끔 우연히 법의병리학자가 검시관에 선출되기도 하는데, 콜로라도 주의 몇몇 지역이 그러하다.

일부 지역에서는 같은 사람이 검시관과 경찰 또는 사법요원을 겸임하기도 한다. 캘리포니아 주의 여러 카운티에서는 검시관이 보안관을 겸한다. 만약 보안관보(deputy sheriff)가 시민을 살해하면 그의 상관인 보안관이 사망의 원인과 종류를 결정하게 되는 것이다. 보안관은 감옥도 관리하므로, 보안관이 검시관으로 활동한다면 자신의 감옥에서 사망한 수감자의 사망 원인도 결정하게 된다. 이는 당연히 윤리적 논란을 일으키게 된다. 최근 캘리포니아 주에서 이러한 상황이 실제로 일어났는데, 한 보안관/검시관이 공정성을 의심받아 검시 자격을 박탈당했다.[10]

그러나 공정성은 사법 집행에 대해서만 문제가 되는 것은 아니다. 어떤 지역에서는 검시관이 장례업자를 겸하는데, 비양심적인 검시관은 사망의 원인과 종류에 대한 정확한 판단보다 자신의 장례 실적에 더욱 집중할 수 있으므로 이해충돌이 일어날 가능성이 있다. 정치인인 검시관이 부유한 후원자나 지역 유지의 사망을 조사해야 하는 경우에도 이해충돌이 발생할 수 있다.

검시관 제도는 일반 대중과 의사의 의학지식 수준이 크게 다르지 않았던 과거에 만들어졌지만, 이제 시대는 변했다. 의학은 매우 복잡하고 전문적인 과학적 학문으로 발전했다. 일반적인 임상의학뿐만 아니라 수많은 세부 분야를 진료하려면 전문적인 지식이 필요하다. 이제 피부과 의사는 신경외과 수술을 하지 않고, 신경외과 의사는 산부인과 환자를 진료하지 않는다. 법의학도 그러한 전문 분야가 되었다. 아무리 선의를 갖고 있더라도 일반적인 병리과나 다른 분야의 의사들은 법의학 실무를 적절히 수행하기 어렵다.

법의학을 전공하지 않은 일부 병리과 의사들은 기본적인 병리학 지식만 있으면 법의관이 담당하는 사건의 85%를 처리할 수 있고, 나머지 15%만 법의병리학자와 검시 설비가 완비된 시설이 필요하다고 주장한다. 숙련된 법의병리학자는 이러한 15%의 어려운 사건을 감당할 수 있을 정도만 있어도 충분하다는 것이다.

다소 미심쩍지만 이러한 가정을 받아들인다 해도, 문제는 사건 초기에는 그 사건이 이러한 15%에 속할지 알 수 없다는 것이다. 어떠한 법의병리학자도 이를 장담할 수 없다. 단순해보였던 부검이 엄청난 파문을 일으킬 복잡한 사건으로 돌변할 수 있지만, 이를 미리 알 수 있는 사람은 없다. 저자들이 경험한 사례 중에는 목격자가 "교통사고"라며 신고했지만 무장강도에 의한 1급 살인사건이었던 사건, 차고에서 발생한 일산화탄소중독 자살이 경비행기와 관련된 백만 달러의 소송으로 이어진 사건, 영아돌연사 단 한 건을 통해 몇십 년간의 영아 연쇄살인이 밝혀진 사건 등이 있다.

법의관 제도

법의관 제도는 1877년 미국 매사추세츠 주에 처음 도입되었다. 주를 여러 개의 지역으로 나눈 뒤 각 지역마다 의사를 배치하여 사망의 원인과 종류를 결정하는 "법의관"으로 지정하였다. 그러나 매사추세츠 주에서는 1940년대까지 법의관에게 부검을 결정할 권리가 없었고, 1980년대가 되어서야 지금의 주 법의관 제도가 도입되었다.

지금의 법의관 제도는 1918년 뉴욕시에 처음 나타났다.[11] 병리 분야의 경험을 갖춘 의사여야 수석 법의관이 될 수 있게 하였다(법의병리는 1959년까지 세부 전문 분야로 인정되지 않았다). 법의관법의 적용을 받는 사건 유형을 규정하여 필요한 경우 법의관이 부검할 수 있게 하고 부검실을 마련하였다. 법의관 제도에서 다뤄야 하는 사건은 외인사(사고사, 자살, 타살)나 의심스러운 사망, 갑작스럽고 예상치 못한 사망, 의사가 없는 상태에서 발생한 사망 등이다. 현재 미국에 존재하는 대부분의 법의관 제도는 뉴욕의 초기 제도를 변형한 형태이다. 최근 일부 지역에서는 더 나아가 수석 법의관은 법의병리학자여야 한다고 명시하고 있다.

그러나 법의관 제도를 도입한다고 해서 반드시 제대로 기능하거나 효과를 발휘하는 것은 아니며, 도입만으로 효과적인 운영이 지속적으로 보장되는 것도 아니다. 그 예로, 1980년대 중반 뉴욕시는 사망의 종류가 명백히 타살이 아니면 유족이 부검을 거부할 수 있도록 법을 개정했다. 법의병리학자가 부검할 수 있는 권한이 명백한 타살로 한정된 것이다. 그러나 부검하지 않은 상태에서는 그 사건이 타살인지 아닌지 완전히 구분할 수 없다. 예를 들어 구타로 살해된 어린이 중 10%는 외상의 증거가 남아있지 않다. 게다가 부검을 하지 않은 상태에서는 구체적인 사망 원인과 질병이나 손상의 유무와 정도, 그로 인한 기능 상실, 손상에 의한 신체적 또는 정신적 피해(특히 민사 사건의 주요 쟁점)를 그저 추측만으로 평가할 수밖에 없다.

어떤 법의관 사무소는 충분한 자금을 지원받지 못하고 있고, 어떤 법의관 사무소는 이들을 감독해서는 안 되는 정부기관에 소속되어 있다. 앞서 검시관의 사례에서 본 것처럼, 법의관 사무소도 가치관과 운영목표 및 철학 등에서 직접적인 충돌이 일어날 수 있으므로 경찰에 소속되어서는 안 된다. 경찰은 범죄의 가능성을 판단하지만, 법의관은 가해자나 범죄와 관계없이 사망의 원인과 종류를 판단한다. 이러한 역할은 서로 일치할 때도 있지만 그렇지 않을 때도 있다. 가장 문제가 되는 것은 시민이 경찰에게 살해되었을 경우이다. 이때 법의관 사무소가 경찰에 소속되어 있다면 판단의 객관성에 심각한 의문이 제기될 수 있다.

일부 지역에서는 법의관 사무소가 보건 관련 정부부처에 소속되어 있는데, 이는 적절할 수도 있고 그렇지 않을 수도 있다. 보건 기능을 담당하는 정부부처는 순수한 의학 기관이 아닌 법의관 사무소의 역할과 기능에 대해 정확히 파악하지 못하는 경우가 있다. 법의관 사무소의 보고 대상은 시장이나 군수, 주지사와 같은 최고위층으로 한정되는 것이 이상적이다. 법의관 사무소에도 근거법률의 미비나 자금 부족, 정치적 간섭 등에 따른 한계가 있기는 하지만, 적어도 검시관보다는 양질의 과학적 성과를 낼 수 있다. 개원하면 더욱 많은 수입을 얻을 수 있는 의사보다는 선거로 선출되는 정치인에게 사망 진단을 변경해달라고 설득(강요)하는 것이 쉽다.

검시관 제도가 남아있는 이유 중 하나는 법의관 제도보다 경제적이기 때문이다. 검시관 제도는 관련 전문가나 과학적 조사방법을 사용하지 않기 때문에 단기적 비용은 저렴할 수 있지만, 장기적 비용은 더욱 클 수 있다. 사건이 잘못 처리되면 많은 시간과 비용이 소요되는 민형사상 소송이나 재심, 외부 전문가 고용 등이 필요하기 때문이다. 그러나 비용 문제보다 더욱 중요한 것은 검시관 제도가 부적절하고 부정확한 판단을 내릴 수 있다는 점이다. 아무리 몇 주간의 교육을 받았다고 해도 의사가 아닌 사람이 의학적으로 정확한 판단을 내릴 수는 없다. 사건이 잘못 처리되면 무고한 사람이 구속되거나 범죄자가 풀려날 수도 있다. 법제도가 우리의 기본권을 보장하고 있듯이, 사망 후 수준 높은 과학적 조사를 받을 권리도 존재한다. 민형사적으로 소송이 진행될 가능성이 있다면 더욱 그러하다.

일부 검시관은 함께 근무하는 유능한 의사에게 결정을 맡기고 있기 때문에 자신들의 업무 수준도 우수하다고 주장한다. 이는 사실이지만, 검시관이 의사에게 그렇게 의존해야 한다면 굳이 검시관이 존재할 이유가 있을까? 그들은 정치적 입장에 따라 전문가 의견을 무시할 수도 있는 선출직 관리자일 뿐이다. 아무리 검시관이 성실하고 유능해도 다음 선거에서 패하면 부도덕하고 무능한 인물로 교체될 수도 있다.

지역 인구가 약 1,000,000명을 넘어갈 경우, 잘 조직된 현대적 법의관 제도의 운영비용은 그 효용을 고려하면 꽤 저렴한 편이다. 좋은 검시제도를 구축하는 데 드는 사회적 비용은 연간 1인당 영화표 가격의 절반 정도에 불과하다. 이 정도의 자금으로 조사관과 독성검사실까지 완전히 구비된 법의관 사무소를 운영할 수 있다. 일부 주나 카운티는 인구가 너무 분산되어 있어 주 제도를 그대로 적용하기에는 넓을 수 있는데, 이러한 경우 지역별로 사무소를 두거나 시신을 이송할 수 있는 중앙 주 사무소를 활용할 수 있을 것이다.

법의관 제도의 운영

법의관 제도가 작동하기 위해 기본적으로 요구되는 필수요소들이 있다. 첫 번째는 이러한 제도의 운영을 뒷받침할 적절한 법률이다. 이러한 법은 외인사(사고사, 자살, 타살), 의심스러운 사망, 갑작스럽고 예상치 못한 사망, 의사가 없는 상태에서 발생한 사망, 수감시설에서의 사망 사건에 대하여 법의관의 관할권(jurisdiction)을 부여해야 한다. 많은 지역에서 "24시간 내 사망" 신고 규정도 함께 두고 있는데, 이는 병원에 입원한 환자가 24시간 안에 사망했다면 검시 대상으로 간주하여 법의관에게 신고하도록 하는 규정이다. 이러한 규정은 사건이 누락되지 않도록 방지하는 역할을 한다.

위의 법에서 법의관의 관할권에 포함되어야 하는 사망의 유형을 나열했다면, 다음으로는 사망의 원인과 종류를 정확하게 결정하거나 손상 또는 질병의 과정을 기록하기 위해 부검이 필요하다고 판단될 경우 법의관은 언제든 이를 수행할 권한이 있음을 명시해야 한다. 또한 이러한 판단을 위해 필요하다면 법의관이 관련 기록을 청구하거나 관련자를 소환할 권한도 부여해야 한다. 누군가 사망하거나 시신이 발견된다면 즉시 법의관에게 보고되어야 하며, 모든 사망 현장에서 시신에 대한 권한은 법의관이 가져야 한다. 물론 현장 전반에 대한 권한은 경찰이 갖는다. 또한 법의관은 공인된 독성검사실을 제공받아야 한다.

법의관에 대한 법률에서 특히 중요한 부분은 법에 규정된 모든 사망에 대해 법의관이 부검을 시행할 수 있는 권한을 부여하는 것이다. 사망의 원인과 종류에 대한 정확한 판단은 완전한 부검을 통해서만 가능하기 때문이다. 시신에 외부적인 손상이 없다고 해도 내부에 광범위한 손상이 있을 가능성이나 누군가에게 살해당했을 가능성을 배제할 수는 없다. 둔력에 의한 외상으로 사망한 아동의 10%에서 외부 손상을 발견하지 못했던 저자들의 경험을 다시 떠올릴 수 있다. 이런 사례에 대해 부검을 시행하지 못한다면 타살 사건이 인지되지 못한 채 내인사로 종결될 수 있다. 명백한 타살은 거의 문제가 되지 않지만, 애매한 사건은 마치 내인사나 사고사처럼 보일 수 있다.

법의관이 일종의 공무원 보호조치를 받을 수 있게 하는 것도 강력히 권장된다. 법의관은 인기에 영합하지 않으므로 정치인이나 경찰, 때로는 대중이 원치 않는 판단을 내려야 할 수도 있기 때문이다. 나쁜 소식을 전하는 사람을 "죽이고" 싶어 하는 것은 인간의 태생적 성향이다.

바람직한 법의관 제도를 위한 두 번째 요건은 검증된 인력이다. 수석 법의관은 **공인된 법의병리학 전문의**로서 수년의 경력을 갖춰야 하며, 그를 보조하는 법의관들 역시 공인된 법의병리학 전문의이어야 한다. 법의관이 임용 당시 전문의 자격이 없는 상태라면 제한된 기간(2-3년) 안에 자격을 갖춰야 한다. 이처럼 전문의 자격을 갖춘 인력을 확보하고 유지하기 위해서는 충분한 연봉을 제공해야 한다.

미국에서 '**공인된 법의병리학 전문의**'는 전공의수련교육신임위원회(Accreditation Council for Graduate Medical Education, ACGME) 또는 캐나다의 왕립임상의사협회(Royal College of Physicians and Surgeons of Canada)가 인증한 의학교육기관에서 해부병리학 또는 해부임상병리학을 모두 이수한 뒤, 미국병리학위원회(American Board of Pathology)가 주관하는 전문의 시험을 통과한 의사를 가리킨다. 이들은 이후 ACGME 인증 프로그램을 통해 최소 1년 이상의 법의학 지도교육을 추가로 이수하고, 미국병리학위원회의 법의학 분과가 주관하는 시험도 통과해야 한다.

세 번째로, 적절한 인력이 필요하다. 법의관만으로는 사무소가 운영되지 않으므로 실력있는 조사관과 행정직원, 비서, 기술지원 인력이 필요하다.

네 번째로, 적절한 시설이 있어야 한다. 지역 병원의 지하실이나 장례식장 뒤편에서 법의학적 조사를 시행할 수는 없다. 법의학 시설은 충분한 공간과 적절한 도면 계획을 비롯하여 전기, 배관, 냉각 시스템과 가구를 갖춰야 한다.

다섯 번째로, 과학적 검시를 위한 적절한 검사 장비도 필요한데, X선 장비나 가능하다면 CT도 확보할 필요가 있다. 독성검사실에도 정확하고 정밀한 분석을 통해 약물을 검출할 수 있는 장비가 있어야 한다. 이러한 장비는 품질이 좋아야 하고, 업무량을 처리할 수 있는 용량을 갖고 있어야 한다. 이제는 사무실의 전산화도 필수적이다.

검시를 담당하는 기관에는 지속적이고 충분한 재정적 지원이 이루어져야 한다. 그렇지 않으면 검증된 인력은 물론, 적절한 시설과 장비도 확보할 수 없다. 마지막으로, 법의관 사무소는 적절한 인증기관으로부터 승인을 받아야 한다. 미국법의관협회(National Association of Medical Examiners, NAME)는 법의관 사무소를 위한 자발적인 점검 및 인증 프로그램을 제공하는데, 이 프로그램에서는 검시제도를 적절한 수준으로 운영할 수 있는 **최소 기준**을 제시한다. NAME은 법의관 사무소의 인증을 담당할 뿐만 아니라 법의병리학자를 위한 실무 지침인 '부검수행 표준지침서(Autopsy Performance Standards)'도 발행했다. 관심있는 누구나 NAME 홈페이지(www.thename.org)에서 이들 자료를 열람할 수 있고, NAME 인증을 받은 법의관 사무소의 목록도 확인할 수 있다.

사망 조사

법의학적 사망 조사는 어떻게 이루어져야 하는가? 의사가 환자를 대하듯이 의학적이어야 한다. 의과대학에서는 올바른 진단을 내리려면 병력을 조사하고, 신체를 진찰하고, 관련된 진단검사를 시행해야 한다고 가르친다. 이를 통해 진단이 이루어지는 것이다. 법의병리학자도 이러한 역할을 모두 수행하지만, 방식은 조금 다르다. 우선 사망자의 병력은 환자가 아닌 목격자나 유족, 경찰, 주치의, 기록(의무기록이나 그 밖의 관련 기록, 경찰 수사기록, 행정기록 등)에서 얻게 된다. 이러한 자료는 사망 전후에 일어난 사건들을 설명해준다.

배경 정보를 검토한 뒤 법의관은 어떤 검사가 필요한지 결정한다. 이후 법의관은 신체검진과 진단적 검사를 수행한다. 검사과정은 시신의 외부만 살피는 검안부터 내부를 완전히 살피는 부검까지 다양할 수 있다. 이는 수사관에게 제공받은 정보나 사건의 유형, 법의관의 전문 분야, 지역적 특성에 따라 결정된다. 모든 사망에 완전한 부검이 필요한 것은 아니다. 모든 시신을 부검하는 것은 제한된 검시 자원에 더욱 부담이 될 수 있다.

부검 사진을 기록으로 남기는 것도 필요할 때가 많다. 부검하기 전 적어도 시신의 신원을 확인하는 용도의 머리와 얼굴 사진 최소 한 장을 포함하여 시신의 사진을 찍어두는 것이 권장된다. 또한 주요 손상은 모두 사진으로 기록해야 하며, 모든 총창과 찔린상처, 본뜬손상에 대한 근접 사진도 촬영해야 한다.

필요하다면 모든 시신에서 추가 검사를 위한 검체를 보관해두어야 한다. 혈액이나 소변, 눈 유리체액이 흔히 사용된다. 거의 모든 시신에서 기본적인 독성학 검사가 시행되지만, 예외적으로 사건 후 상당한 시간이 지나서 사망한 경우에는 사건 당시의 검체를 사용할 수 없어 생략되기도 한다. 그러나 이러한 경우에도 독성학 검사가 도움이 될 수 있는데, 오래 전 발생한 머리 손상으로 사망했지만 사망 전 치료 목적으로 모르핀(morphine)이 투여된 환자를 예로 들 수 있다. 또한 향후 DNA 검사가 필요할 경우를 대비하여 모든 시신에서 혈흔 카드와 같은 유전자 검체를 채취해 보관해야 한다.

부검 중에는 현미경 검사를 위한 조직도 채취해야 하지만, 모든 시신에서 현미경 검사가 필수적인 것은 아니다. 독성학 검체처럼 조직 검체도 최대한 오래 보관하는 것이 좋은데, NAME에서는 적어도 1년 이상 보관하도록 하고 있다.[12) NAME에서는 만약 조직으로 슬라이드를 제작했다면 파라핀 블록은 최소 10년 이상, 슬라이드는 영구적으로 보관하도록 한다.[12)]

부검에서는 성폭행 검사와 같은 특수 검사를 추가로 시행할 수 있고, 증거도 수집할 수 있다. 이러한 증거물은 해당 지역의 관련법에 따라 보관하거나 수사기관 또는 적당한 법의학 검사실에 제출해야 한다.

조사관

법의관 제도를 채택한 미국 내 대부분의 지역에서는 법의관에게 사망 사건이 직접 보고되지 않는다. 대신 법의관 사무소에 고용된 일반조사관에게 먼저 전달되는데, 이들은 사건을 선별하여 법의관이 담당해야 하는 사건이 맞는지 판단할 수 있게 훈련을 받은 사람들이다. 법의관이 담당할 사건이 아니라면 이를 보고한 의사에게 다시 반려된다. 법의관의 관할권에 해당하거나 사망진단서를 발행할 의사가 없는 사망 사건은 법의관 사무소에 접수된다. 그러나 접수 여부에 관계없이 모든 사망 사건은 기록과 보고 과정을 거쳐야 한다. 접수가 반려되었더라도 사건의 내용은 최대한 빨리 법의관의 검토를 받아야 한다. 만약 검토 결과 조사관과 법의관의 판단이 다르다면 법의관은 검시를 지시할 수 있다.

조사관이 사건을 접수했다면 현장에 직접 출동하여 시신을 인수할 수 있다. 시신이 현장에서 병원으로 이미 옮겨졌다면 현장 조사는 보통 불필요하며, 곧바로 시신을 법의관 사무소로 이송할 수 있다. 시신이 아직 현장에 있다면 조사관은 현장으로 출동하여 시신과 관련된 현장의 모든 소견을 기록하고 사망 전후의 정황을 구체적으로 파악해야 한다. 조사관은 현장에 대한 구체적인 보고 사항을 준비하는 동시에 도표나 사진으로도 현장을 기록해야 한다. 시신이 현장에서 이동되었더라도 현장 조사가 필요한 경우가 있는데, 영아돌연사 사건이 특히 그렇다.

일부 지역에서는 임상의사가 현장 조사까지 담당하며, 적어도 외인사 사건은 모두 현장을 조사하게 된다. 소규모 지역을 담당하는 사무소에서는 이 정도로 충분할 수 있지만, 대규모 지역에서는 그리 실용적이지 않다. 미국의 어떤 지역에서는 현장을 조사한 임상의사가 사건을 법의관 사무소에 보고하지 않고 종결시킬 권한도 갖고 있는데, 저자들은 이러한 관행을 용납할 수 없다. 현장에서는 시신을 충분히 조사할 수 없기 때문이다. 시신이 법의관의 관할 사건에 해당한다면 법의관 사무소로 이송되어야 한다. 법의관 사무소는 적절한 조명과 장비, 인력을 갖추고 있으므로 적어도 외표검사는 완전히 시행할 수 있으며, 독성학 검체도 채취할 수 있다.

관할 지역에 따라 조사관들은 범죄학이나 간호학, 인류학 등 다양한 배경을 갖고 있으며, 생물학, 심리학, 물리학이나 다른 과학 분야의 학위를 갖고 있을 수도 있다. 이전 교육배경과 관계없이 조사관은 해당 지역의 검시 관련 법률을 숙지해야 하며, 미국검시조사관협회(American Board of Medicolegal Death Investigators, ABMDI)에서 검시조사관 자격을 인정받아야 한다.[13)]

법의학의 다른 분야에 대한 자문

체계적인 사망 조사의 일환으로 다른 분야의 법의학 전문가에 대한 추가적인 자문이 도움이 될 수 있다. 법과학자와의 소통(제23장 참고) 외에도 법의병리학자는 치아를 이용한 신원확인이나 교흔 분석을 위해 법치의학자의 도움이 필요할 수 있다. 백골 시신의 경우에는 법의인류학자가 도움이 될 수 있다. 이러한 감정이 필요하다면 미국법치의학협회(American Board of Forensic Odontology)나 미국법의인류학협회(American Board of Forensic Anthropology)와 같은 전문기관에서 공인된 감정인에게 의뢰하는 것을 권장한다.

참고자료

1. United States. President's Commission for the Study of Ethical Problems in Medicine and Biomedical and Behavioral Research (1981). Defining death: a report on the medical, legal and ethical issues in the determination of death. Retrieved November 7, 2006 from The President's Council on Bioethics web site: http://www.bioethics.gov/reports/past_commissions/defining_death.pdf
2. Molina DK, McCutcheon JR, and Rulon JJ, Head injuries, pentobarbital and the determination of death. *Am J For Med Pathol* 2009; 30(1):75-77.
3. Baeva S, Archer NP, Ruggiero K, Hall M, Stagg J, Interis EC, et al., Maternal mortality in Texas. *Am J Perinatol* 2017; 34(6):614-620.
4. 2016 Annual Report, Office of the Chief Medical Examiner, Baltimore, MD.
5. 2016 Annual Report, Los Angeles County Medical Examiner, Los Angeles, CA.
6. 2016 Annual Report, Cook County Medical Examiner, Chicago, IL.
7. 2016 Annual Report, Bexar County Medical Examiner, San Antonio, TX.
8. Hanzlick R and Combs D, Medical examiner and coroner systems: history and trends (special communication). *JAMA* 1998; 279(11):870-874.
9. Mant AK, The evaluation of the coroner's system and the present status in Great Britain. *Forensic Sci Gazette* 1971; 2(4):1-6.
10. Small J, San Joaquin county sheriff stripped of role in death investigations. https://www.kqed.org/news/11664465/san-joaquin-county-sheriff-stripped-of-role-in-death-investigations accessed 8 August 2019.
11. The office of the Medical Examiner of the city of New York. Report by the Committee on Public Health, New York Academy of Medicine. *Bull NY Acad Med* 1967; 43:241-249.
12. NAME Inspection and Accreditation Checklist Adopted November 2018.
13. American Board of Medicolegal Death Investigators: St. Louis, MO.

2

사후변화, 사망시각, 신원확인

죽음을 부르는 모티스(mortis) 형제를 소개드립니다. 팔(Pallor), 알(algor), 릭(rigor), 리브(livor) 모티스입니다.

- Artem Cheprasov

사망시각의 판단은 형사 사건과 민사 사건 양쪽 모두 중요하다. 형사 사건에서는 살인이 일어난 시간을 정하거나, 용의자를 배제하거나 지목하고, 알리바이를 확인하거나 반증하는 데에 이용된다. 민사 사건에서는 사망 시점에 따라 재산을 상속받을 사람을 결정하거나 보험 계약이 유효한지 판단할 수 있다. 안타깝게도 오늘날 사망시각을 판단하는 모든 방법은 상당히 불확실하거나 부정확하여 애매모호한 결과만 얻게 된다. 사후경과시간이 길수록, 즉 사망시각과 사망시각을 판단하는 시점 사이의 시간간격이 길수록 추정치의 정확도는 감소한다. 사망시각을 판단할 때 자주 간과되는 중요한 점은 치명적인 손상이 발생한 시점이 항상 사망시각은 아니라는 것이다. 치명적인 손상을 입은 후에도 몇 시간 동안 의식불명 상태에 머무르고 나서야 비로소 사망할 수 있다(그림 2.1).

사망시각을 결정하기 위해 다양한 사후변화가 활용되어 왔는데, 여기에는 시체얼룩, 시체굳음, 체온, 부패, 눈 유리체액의 전해질 성분, 위 내용물의 소화 정도, 곤충 활동, 유세포 분석, DNA 분해, 상황 정보 등이 포함된다. 그러나 이러

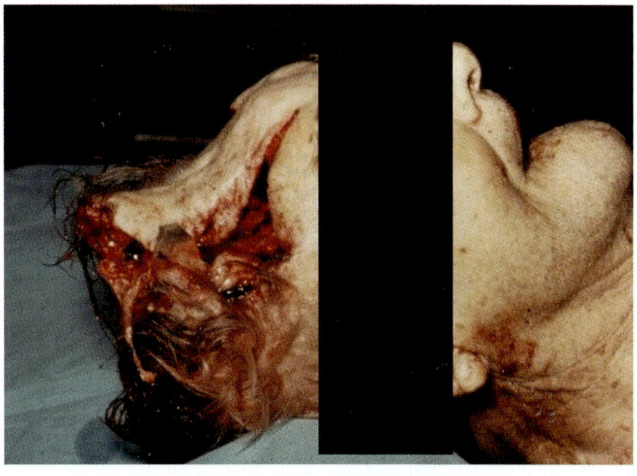

그림 2.1 357 매그넘탄에 의한 오른쪽 관자놀이의 접촉 총창. 사망자는 생명 유지 장치 없이 1시간 34분 동안 생존해 있었다.

한 방법 중 사망시각을 단정할 수 있는 수단으로 입증된 것은 없다.

시체얼룩

시체얼룩(시반, livor mortis, lividity, postmortem hypostasis)은 신체의 중력 의존 부위(dependent area)에 분포된 작은 혈관들에 중력에 의해 혈액이 축적되어 해당 부위가 적자색을 띠게 되는 현상을 말한다(그림 2.2A). 이러한 현상을 잘 알지 못하는 사람들은 시체얼룩을 멍으로 오해하기도 한다.

중력 의존 부위 중 단단한 표면에 맞닿아 있는 곳은 혈관이 압박되어 혈액이 잘 축적되지 않기 때문에 주변 피부와 달리 창백하게 보인다. 따라서 등을 대고 누운 사람의 어깨뼈(scapula)나 엉덩이, 종아리처럼 몸무게를 지탱하는 부위는 시체얼룩이 나타나지 않고 창백하거나 퇴색된 것처럼 보인다(그림 2.2B, C).

브래지어나 허리띠처럼 꽉 끼는 옷도 연부조직을 압박해 혈관을 압착시키고 피부를 창백하게 할 수 있다.

일산화탄소중독 등으로 인해 혈중 일산화탄소혈색소(carboxyhemoglobin)의 농도가 높은 경우 시체얼룩은 보통 선홍색이나 분홍색을 띠지만, 항상 그렇지는 않다. 저온에 노출되거나 청산염으로 사망한 시신도 동일한 색을 띨 수 있다.

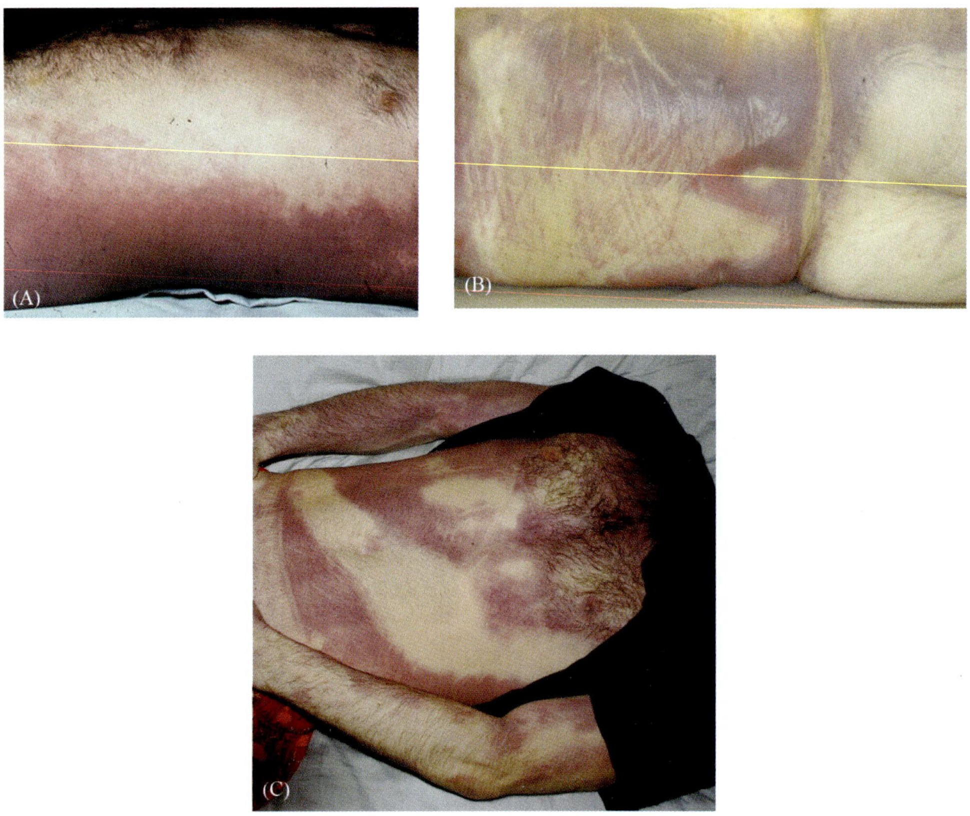

그림 2.2 **(A)** 시신의 중력 의존 부위에 생긴 시체얼룩. **(B)** 몸무게에 의해 혈관이 압박되어 창백해진 엉덩이와 어깨. **(C)** 몸통 밑에서 시신의 팔이 배를 가로지르면서 창백해진 모습.

가슴관(chest tube)이나 접촉 총창 주변에서도 국소적인 선홍색 시체얼룩을 볼 수 있다. 앞쪽의 세 가지 현상은 산화혈색소(oxygenated hemoglobin)가 많아져서 나타나지만, 마지막의 총창을 둘러싼 착색은 일산화탄소혈색소가 원인이다.

시체얼룩은 일반적으로 사후 30분-2시간 이내에 나타난다. 말기 심부전으로 서서히 사망에 이르면 시체얼룩이 사망하기 전부터 나타날 수도 있다. 시체얼룩은 서서히 진행되어 보통 8-12시간에 최대에 도달하며, 이 시기에 "고정"된다. 고정되지 않은 시체얼룩은 시신이 움직일 때마다 함께 이동한다. 등을 대고 누운 상태로 사망한 시신에는 신체 뒤쪽, 즉 등에 시체얼룩이 형성된다. 이 상태에서 시신을 엎드린 자세로 돌리면 혈액이 새로운 중력 의존 부위인 신체 앞쪽으로 이동하게 된다. 혈액이 더 이상 이동하거나 배액되지 않으면, 또는 용혈(hemolysis)과 혈관의 파괴로 인해 혈액이 혈관으로부터 주변 연부조직으로 누출되면 시체얼룩은 "고정"된다. 시체얼룩이 나타난 부위에 압력을 가했을 때 퇴색되면 아직 고정이 일어나지 않았다는 것을 증명할 수 있다. 부패가 빠르게 진행되면 8-12시간 이전에 시체얼룩이 고정될 수 있고, 시신을 냉장하면 이를 최대 24-36시간까지 지연시킬 수 있다. 따라서 시체얼룩이 8-12시간 후에 고정된다는 표현은 사실 막연한 일반화일 뿐이다.

시체얼룩을 멍으로 착각할 수는 있지만, 멍을 시체얼룩으로 착각하기는 어렵다. 멍이 든 부위는 압력을 가해도 퇴색되지 않고, 절개하면 광범위한 연부조직 출혈을 볼 수 있다. 이와 달리 시체얼룩을 절개하면 울혈된 혈관 때문에 희미한 붉은색을 띨 수는 있지만 위와 같은 연부조직 출혈은 볼 수 없다.

혈액은 장기의 중력 의존 부위에도 침착되므로 시신 내부에도 시체얼룩이 나타난다는 것을 알고 있어야 한다. 장기의 시체얼룩은 특히 폐에서 가장 뚜렷하다.

혈액이 중력 의존 부위에 축적되면 혈관에 고여 압력을 높이고, 작은 혈관이 파열되면서 점출혈(petechiae)이나 미세출혈이 나타날 수 있는데, Auguste Tardieu(오귀스트 타르디외 또는 오귀스트 따르듀)의 이름을 따서 이를 타르디외 반점(따르듀 반점, Tardieu spots)이라고 부르기도 한다. 이러한 반점이 모이면 자반(purpura, 자주색으로 착색된 반)을 만들 수 있다(그림 2.3). 이는 일반적으로 18-24시간이 걸리며 조만간 부패가 시작될 것임을 의미한다. 이 현상은 질식사와 같이 천천히 진행되는 사망에서 더욱 자주 나타난다. 그러나 안타깝게도 시간이 지날수록 자반이 생전에 생겼는지 사후에 생겼는지 구분하기는 더욱 어려워진다. 점출혈과 자반이 중력 의존 부위에만 나타나있다면 사후에 발생한 것, 즉 시체얼룩으로 추정할 수 있다. 침대에 누워 바닥에 늘어뜨린 팔다리나 목을 맨 사람의 다리와 아래팔에는 타르디외 반점이 더욱 빨리 형성되며, 사후 2-4시간 만에도 나타날 수 있다.

시체얼룩은 부패한 시신의 머리 손상을 해석하기 어렵게 만들기도 한다. 등을 대고 누운 시신에서는 중력에 의해 혈액이 머리덮개의 뒤쪽(중력 의존 부위)에 축적된다. 부패가 진행되면 적혈구가 분해되고 혈관이 파괴되면서 머리덮개의 연부조직으로 혈액이 새어 들어간다. 이는 마치 멍이 겹쳐진 것처럼 보이며, 생전에 생긴 멍과 구분하기 어려울 수 있다. 머리덮개에 찰과상이나 찢긴상처가 없어도 이러한 구분은 여전히 어려운데, 법의병리학자들은 찰과상이나 찢긴상처 없이 머리덮개에 광범위한 멍이 발생하는 경우를 항상 보아왔기 때문이다. 부패한 시신에서는 중력에 의해 뇌의 뒤통수엽 주변에 있던 혈액이 작은 혈관을 통해 빠져나가 지주막하(거미막밑, subarachnoid) 공간이나 경막하(경막밑, subdural) 공간에 아주 얇은 혈액막을 국소적으로 형성할 수 있다. 이 경우 뇌의 다른 부위에는 지주막하출혈이나 경막하출혈이 보이지 않을 것이다. 익사한 시신은 머리가 아래로 가라앉아 있으므로 부패가 진행되면 광범위한 머리덮개 출혈과 유사한 양상이 나타난다. 드물게 목 앞쪽 연부조직이나 근육으로 혈액이 누출되기도 하지만, 출혈의 양은 미미

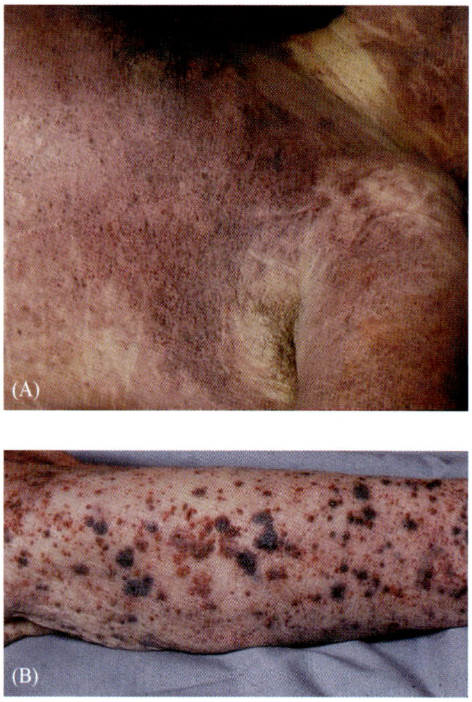

그림 2.3 타르디외 반점: **(A)** 시체얼룩에 나타난 점출혈, **(B)** 침대 가장자리에 늘어뜨려져 있던 팔의 점출혈과 자반.

하다.

여러 변수가 작용하기 때문에 시체얼룩은 사망시각을 결정하는 데 그다지 유용하지 않다. 그러나 사망 당시의 자세와 시신의 이동 여부를 판단하는 데에는 매우 유용할 수 있다.

시체굳음

사망 후 몸이 굳어지는 시체굳음(시강, rigor mortis)은 근육에서 아데노신 삼인산(adenosine triphosphate, ATP)이 사라지기 때문에 발생한다. ATP는 근육을 수축시키는 기본 에너지원이다. 근육이 수축되려면 ATP가 지속적으로 공급되어야 하는데, 근육에 존재하는 ATP의 양은 수축 상태를 단 몇 초간 유지할 수 있는 양에 불과하기 때문이다. 근육에 ATP를 지속적으로 공급하는 세 가지 대사경로는 포스파겐 시스템(phosphagen system), 당원-젖산 시스템(glycogen-lactic acid system), 유산소 시스템(aerobic system)이다. 최적의 조건이라면 포스파겐 시스템은 최대의 근력을 10-15초 동안, 당원-젖산 시스템은 30-40초 동안, 유산소 시스템은 무제한 제공할 수 있다.[1] 운동 후에는 이 세 가지 시스템이 재충전될 시간이 필요하다. 사망 후에는 ATP가 더 이상 생성되지 않고 계속해서 소모된다. ATP가 사라지면 액틴(actin)과 미오신(myosin) 필라멘트가 영구적으로 결합하면서 시체굳음이 시작된다. 이 복합체는 부패가 시작될 때까지 유지된다.

사망 전에 격렬한 근육 운동을 하면 ATP가 감소하여 시체굳음이 더욱 빨리 시작되는데, 사망 후에는 ATP가 생성되지 않기 때문이다. 사망 전 ATP를 현저하게 감소시키는 요인으로는 격렬하거나 강도 높은 운동, 심한 경련, 높은 체온 등이 있다. 이러한 요인들은 모두 시체굳음을 앞당길 수 있으며, 경우에 따라 몇 분 이내에, 드물게는 즉각적으로 나타날 수도 있다. 순간적으로 나타나는 경직은 **시체경련(즉시성 시체굳음, cadaveric spasm)**이라고 한다. 한 사례로, 면도칼을 들고 아내를 쫓아가던 남편이 아내가 돌아서서 쏜 총 한 발을 맞고 즉사한 사건이 있었다. 남편은 오른손으로 면도칼을 위로 든 채 무릎을 꿇고 쓰러졌다. 현장에서 발견된 시신은 무릎을 꿇고 면도칼을 쥔 오른팔을 위로 뻗은 상태였다. 이처럼 시체경련이 발생하면 물체가 시신의 손에 단단히 고정된다(그림 2.4).

부패와 함께 시체굳음은 사라진다. 추위나 동결은 시체굳음의 출현을 지연시키고 지속시간을 늘릴 수 있다. 근육을 강제로 신전시키면 시체굳음이 "풀릴" 수 있다. 이렇게 풀린 시체굳음은 다시 나타나지 않는다. 그러나 만약 시체굳음이 부분적으로 형성된 상태에서 근육을 신전시켰다면 남아있던 시체굳음이 계속 진행될 수 있다.

시체굳음은 사후 2-4시간에 나타나 6-12시간이 지나면 가장 뚜렷해지지만, 그 정도는 매우 다양할 수 있다. 저자 중 한 명은 한 젊은 여성이 아스피린을 과다복용하여 사망한 사건을 경험하였다. 사망 직전 응급처치가 시작되었고, 병원에 도착했을 때 그녀는 아직 숨을 쉬었고 심장 박동도 있었으나 곧 심폐정지가 되었다. 약 15-20분간 심폐소생술이 시도되었으나 결국 사망이 선고되었다. 법의관 사무소로 시신을 이송할 준비를 마치자, 사망 판정을 받은 지 불과 몇 분밖에 지나지 않았음에도 시체굳음은 최고조에 달해있었다. 2시간 뒤 안치소에서 측정한 직장 온도는 106℉(약 41℃)에 달하였다.

시체굳음은 일단 형성되면 모든 근육에서 동시에 같은 속도로 진행되지만, 작은 근육에서 가장 뚜렷하게 나타난다. 그래서 턱과 같은 작은 근육에서 먼저 나타난 다음 허벅지와 같은 큰 근육으로 점차 퍼진다고 설명되기도 한다. 전형적인 시체굳음은 턱, 상반신, 하반신의 순서로 나타난 뒤, 나타났던 순서대로 사라진다. 시체굳음은 부패가 시작되면서 소실된다. 온대기후에서는 시체굳음이 36시간 이내에 사라지지만, 최대 6일 동안 유지될 수도 있다. 열대기후에서는 24

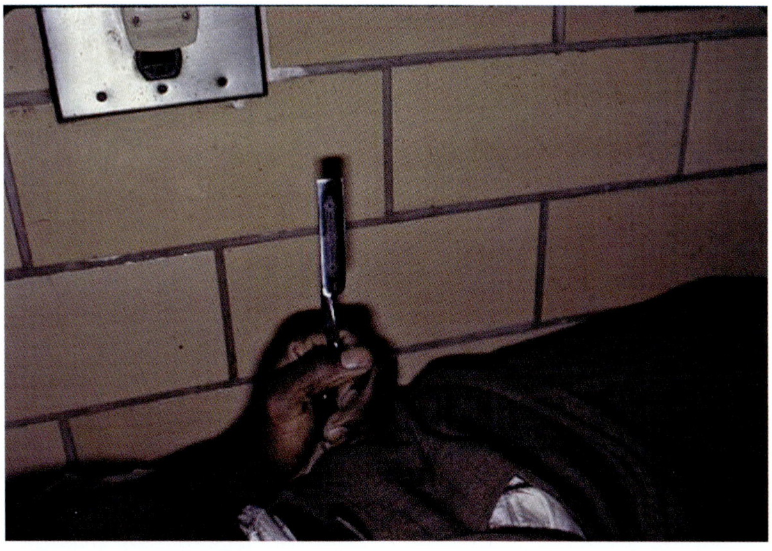

그림 2.4 오른손에 면도칼을 든 43세 남성의 시체경련.

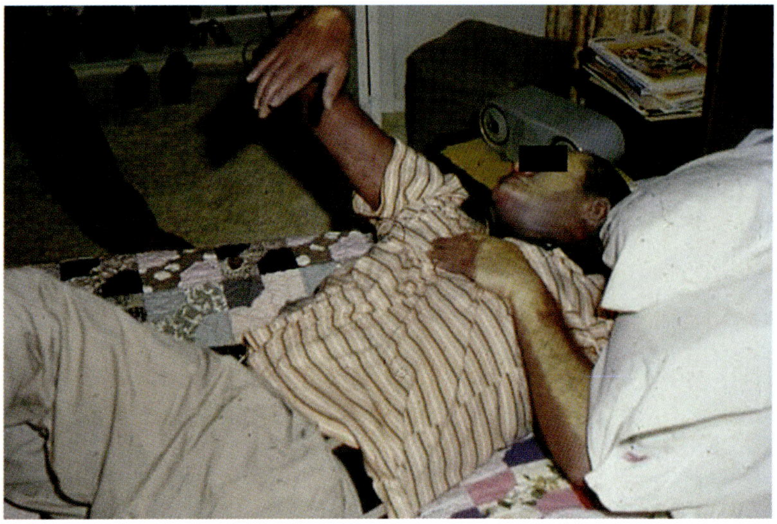

그림 2.5 시신은 원래 엎드린 상태로 발견되었으나 바로 누운 자세로 눕혀진 상태였다. 오른팔은 공중에 떠있었고, 얼굴 왼쪽과 왼쪽 손등 및 아래팔의 등쪽, 오른쪽 손목의 등쪽이 퇴색되어 있었다.

시간이 채 되지 않아 시신이 중등도 이상으로 부패되므로, 시체굳음이 나타나지 않을 수도 있다.

저자 중 한 명은 차가운 호수에서 14세 소년의 부패된 시신이 인양된 사건을 경험했는데, 그는 17일 전에 익사한 상태였다. 시신의 외표는 초기에서 중기 정도의 부패 단계에 해당했고, 얼굴의 팽창, 피부 변색, 표피탈락, 부패무늬가 나타나있었다. 내부 장기는 초기 부패 단계로서 외표만큼 부패가 진행되지는 않은 상태였다. 이 사건의 가장 특이한 점은 시신에 여전히 완전한 시체굳음이 나타나있었다는 것이었는데, 차가운 물에 잠겨 있었기 때문에 경직이 지속되었을 것으로 추정하였다.

쇠약한 사람은 경직이 지연되거나 매우 약할 수 있다. 반대로 영아에게는 매우 빠르게 발생할 수 있다. 경련을 일으키는 스트리크닌(strychnine)과 같은 독극물은 시체굳음의 출현을 가속할 수 있다. 체온을 상승시키는 모든 질병이나 환경적 요인도 시체굳음의 출현을 앞당긴다. 따라서 고열이나 뇌출혈로 인한 체온조절 기능의 상실, 교감신경흥분제, 흥분섬망, 감염은 시체굳음의 발생을 앞당길 수 있다.

익사로 사망하면 불과 2-3시간 이내에 완전한 시체굳음이 발생할 수 있는데, 이는 익사 중 격렬한 몸부림으로 인해 ATP가 고갈되었기 때문으로 보인다. 사망 직전에 쫓기던 사람은 다른 부위보다 다리에서 시체굳음이 먼저 발생할 수 있다. 이 역시 달리기로 인한 다리 근육의 ATP 고갈이 원인이다.

시체얼룩과 마찬가지로 시체굳음은 사망시각을 파악하는 데에 사용하기에는 변동성이 너무 크지만, 시신의 이동 여부를 나타낼 수는 있다(그림 2.5).

체온

사람이 사망하여 대사과정이 중단되면, 체온이 서서히 하강(algor mortis)하다가 부패가 시작되면서 다시 상승할 수 있다고 오랫동안 믿어져 왔다. 이러한 변화를 정량하여 사후경과시간을 확인하려는 시도도 있었다. 그러나 여기에는 수많은 오류가 있다는 것이 밝혀졌다. 첫째, 사망 당시 체온이 정상이었다는 가정이 성립해야 하고, 둘째, 체온이 예상 가능한 양상으로 하강하여 과거와 미래의 체온을 예측할 수 있어야 한다.

체온을 이용한 사망시각의 판단에는 대부분 특정한 공식이 사용된다. 여러 가지 공식이 고안되었고 어떤 것은 매우 복잡했지만, 대략적인 추정치를 얻을 수 있는 가장 쉬운 공식은 다음과 같다.

$$\text{사후경과시간} = 37℃ - \text{직장 온도}(℃) + 3$$

글레이스터 방정식(Glaister equation)이나 온도 노모그램을 이용하기도 한다(그림 2.6).

$$\text{사후경과시간} = \frac{98.6℉ - \text{직장 온도}(℉)}{1.5} \quad \text{(글레이스터 방정식)}$$

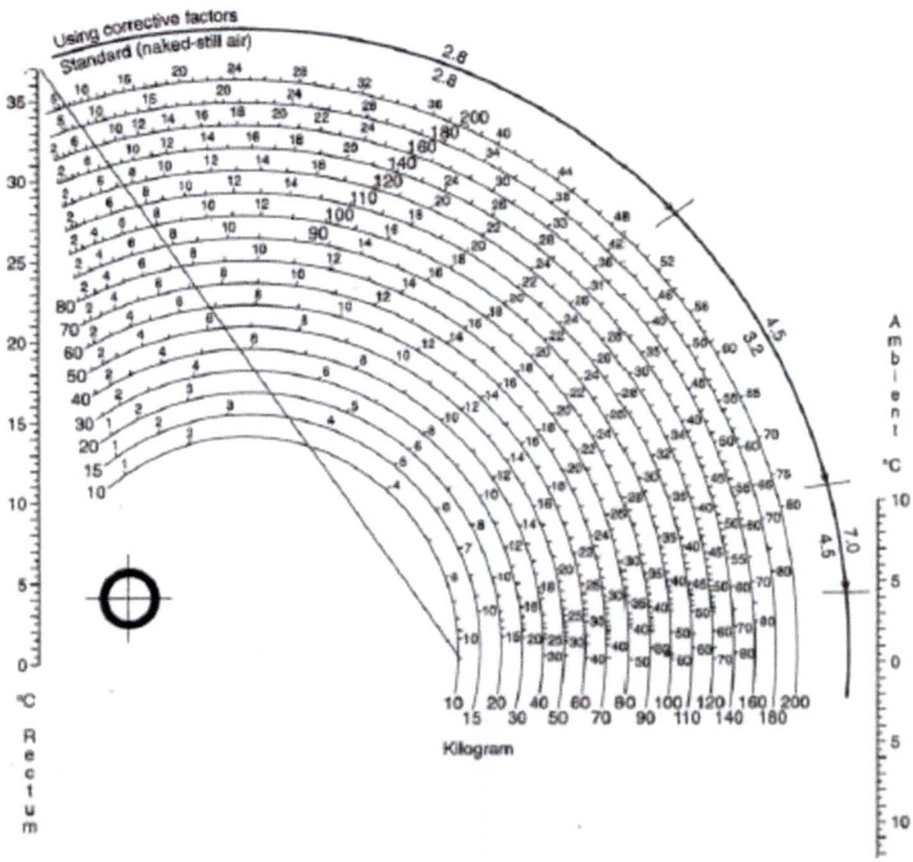

그림 2.6 사후경과시간 판단을 위한 온도 노모그램.

체온을 이용하여 사망시각을 판단하는 공식들의 공통적인 문제점은 사망 당시의 체온이 "정상"이었다는 가정에 기초한다는 것이다. 정상이란 무엇인가? "정상" 체온은 평균 체온을 말한다. 어떤 사람은 체온이 높고 어떤 사람은 체온이 낮다. 전통적으로 정상적인 평균 구강 체온은 98.6℉(37.0℃)로 알려져 있다. 이 수치는 19세기에 수행된 실험에 근거한 것이다. 최근 연구에 따르면 40세 이하의 건강한 성인의 평균 구강 온도는 실제로 98.2℉(36.8℃)이며 정상 범위의 상한선은 99.9℉(37.7℃)이다.[2] 체온은 하루 중 시간에 따라 달라지며 오전 6시에 최저점을, 오후 4-6시에 최고점을 보였고, 여성은 정상 체온이 약간 더 높은 것으로 나타났다.

두 번째 문제는 사망자의 정상 체온이 얼마인지는 알 수 있어도 사망 당시 체온이 정상이었는지는 알 수 없다는 것이다. 격렬한 운동은 직장 온도를 최대 104℉(40℃)까지 올릴 수 있다. 감염도 체온 상승을 유발한다. 뇌내출혈(intracerebral hemorrhage)이나 뇌 손상은 뇌줄기의 체온 조절 중추에 기능장애를 일으켜 체온 상승을 유발할 수 있다. 반대로 추위에 노출되면 저체온증이 발생할 수 있다.

즉, 체온은 측정 부위(구강 또는 직장, 뇌 또는 간)에 따라, 개인차에 따라, 하루 중 시간대에 따라, 활동량과 건강 상태에 따라 달라질 수 있다. 심지어 사망 후 체온이 지속적으로 감소하지 않을 수 있다는 것도 밝혀졌다. Hutchins는 사망 전과 후의 직장 온도를 비교하여 사망 직후에는 체온이 상승한다는 사실을 발견하였다.[3] 그는 선형 회귀분석을 이용해 시간에 따른 사망 전후 직장 온도의 변화를 분석했고, 사후 직장 온도가 생전 수준으로 돌아가는 데 평균 약 4시간이 걸린다는 결론을 내렸다. 그는 신체 조직과 장내세균의 지속적인 대사 활동이 이러한 효과의 원인일 것이라고 가정하였다.

고려해야 할 또 다른 요인은 폭행을 당한 피해자가 곧바로 사망하지는 않는다는 점이다. 환자는 손상을 입은 뒤 몇 시간 동안 혼수상태에 빠질 수 있다. 폐렴이 발생해 체온이 상승하거나, 혼수상태에서 서서히 저체온에 빠지며 사망할 수도 있다. 따라서 체온을 이용해 사망 시점은 정확히 알 수 있을지 몰라도 폭행 시점과는 관련이 없을 수 있다.

또 다른 문제는 사후 체온을 실제로 측정하는 절차인데, 이 과정에서 시신에 손상을 입히지 않도록 주의해야 하기 때문이다. 직장 온도를 측정하기로 계획했다면, 법의병리학자는 항상 체온계를 삽입하기 전에 앞서 직장을 검사해야 한다. 성폭행 가능성이 있다면 체온계를 삽입하기 전 직장 도말 검체를 채취해야 한다. 현장에서는 시신에 대한 적절한 평가가 이루어지기 어렵기 때문에, 저자들은 현장에서 직장이나 간과 같은 내부 체온을 측정하지 않기를 권고한다.

앞서 언급한 "정상" 체온의 문제 외에도, 체온 하강이 과거의 체온을 역산할 수 있을 정도로 언제나 일정하고 예측 가능한 양상을 따르는 것은 아니라는 문제가 있다. 시신의 열은 전도(신체와 접촉하는 물체에 의한 열 흡수), 복사(적외선 형태의 열손실), 대류(공기의 이동)에 의해 손실된다. 즉, 체온 손실은 수동적이다. 시신을 둘러싼 환경 온도가 98.6℉(37℃)보다 높다면 시신은 더욱 따뜻해질 것이고, 온도가 같다면 시신은 98.6℉(37℃)를 유지할 것이며, 더욱 낮다면 시신은 차가워질 것이다. 안타깝지만 환경 온도를 제어할 방법은 없다.

현장에는 에어컨이나 난방 시설이 있을 수 있다. 햇빛 아래 누워있는 시신은 그늘에 누워있는 시신보다 체온을 더욱 오래 유지할 것이다. 하지만 태양이 움직이면 햇빛이 노출되는 조건이 바뀌면서 열도 달라질 것이다. 젖은 몸은 열을 더욱 빨리 전도한다. 시신이 열전도율이 높은 돌 위에 누워있는가 아니면 단열재 역할을 하는 침대에 누워있는가? 사망자가 뚱뚱한가 말랐는가? 옷을 입었는가 벗었는가? 의복과 지방은 열을 유지하는 단열재 역할을 한다. 어린이와 영아는 질량에 비해 표면적이 넓으므로 체온이 빠르게 식는다. 비만인 경우, 즉 체중에 비해 표면적이 작은 경우에는 반대 현상이 발생한다. 물론 종말증(쇠약한) 상태였던 사망자의 체온은 비만이었던 사망자보다 더욱 빨리 식는다.

따라서 시체얼룩 및 시체굳음과 마찬가지로 체온도 측정값을 바탕으로 사망시각을 예측하기에는 너무 큰 편차를 보인다. 즉, 체온은 고체온증, 저체온증, 흥분섬망과 같은 특정 유형의 사망을 조사하는 데는 유용할 수 있지만, 사망시각을 결정하는 데 일상적으로 사용하는 것은 권장하지 않는다.

분해(부패)

분해(decomposition, 역주: 이 문단을 제외한 나머지 문단에서는 "decomposition"을 "부패"라고 번역했으나, 이 문단에서는 putrefaction과의 구분을 위해 "분해"라고 번역하였다. 즉, 이 문단을 제외한 나머지 문단에서 부패는 decomposition을 의미한다)에는 자가용해(autolysis)와 부패(putrefaction) 두 가지 과정이 포함된다. 자가용해는 세포 내 효소에 의한 무균적 화학 작용으로 세포와 장기가 분해되는 것을 말한다. 이는 화학 작용이기 때문에 열에 의해 촉진되고 추위에 의해 느려지며, 동결 또는 열에 의해 효소가 비활성화되면 중단된다. 효소가 풍부한 장기는 효소가 적은 장기보다 자가용해가 더욱 빨리 진행된다. 따라서 이자(췌장, pancreas)는 심장보다 먼저 자가용해된다.

분해의 두 번째 형태는 부패인데, 이는 대부분 분해와 동의어처럼 사용된다. 이것은 세균과 발효작용 때문에 일어난다. 사망 후 위장관의 세균총(bacterial flora)은 몸 전체에 퍼져 부패를 유발한다. 패혈증 환자는 생전에 이미 세균이 전신에 퍼져 있기 때문에 이러한 현상이 가속된다.

일반적으로 분해는 부패를 의미한다. 부패의 시작은 환경과 시신이라는 두 가지 주요 요인에 따라 달라진다. 더운 기후에서는 이 두 가지 요인 중 환경이 더욱 중요하다.

대부분의 전문가는 시신의 부패 과정에서 나타나는 일련의 사건을 다음과 같이 볼 것이다. 첫째, 처음 24-36시간 동안 배의 아래쪽, 그중에서도 오른쪽 사분면이 녹색으로 변색된다. 그 후 머리와 목, 어깨가 녹색으로 변색되고, 세균이 가스를 형성하면서 얼굴이 팽창하며, "부패무늬(부패망, marbling)"가 발생한다. 부패무늬는 혈관 속의 혈액이 용혈된 뒤 혈색소에 황화수소가 반응하면서 혈관이 흑록색으로 변색되는 현상이다(그림 2.7).

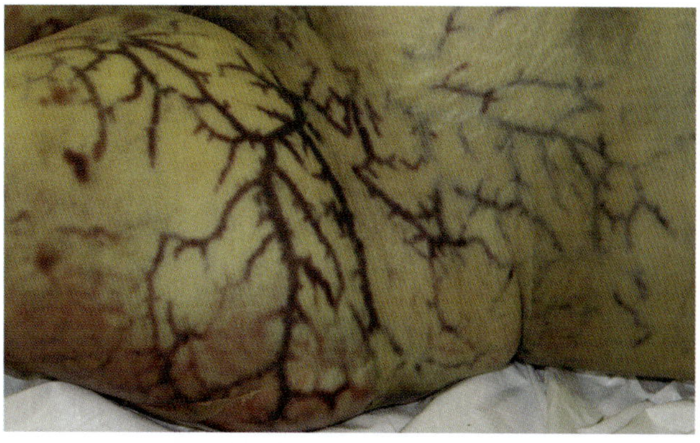

그림 2.7 부패무늬.

60-72시간이 지나면 시신은 이제 전신이 팽창(bloating)되고 수포가 형성되며, 표피탈락(skin slippage)과 모발탈락(hair slippage)이 나타난다. 이때 시신은 연녹색이나 흑록색을 띤다.

시신의 팽창은 가장 먼저 주로 얼굴의 이목구비가 부어오르면서 나타나기 시작한다. 눈이 부풀어 오르고 혀가 치아와 입술 사이로 튀어나온다. 얼굴은 연녹색에서 흑록색으로, 다시 검은색으로 변한다(그림 2.8).

또한 부패액(decomposition fluid 또는 purge fluid)이 입과 코에서 배출된다(그림 2.9). 시신에 대한 경험이 없는 사람은 이를 혈액으로 오인하여 외상을 의심할 수 있다. 부패액은 체강(body cavity)에도 축적되므로 가슴막안(pleural cavity)의 부패액을 혈흉과 혼동해서는 안 된다. 일반적으로 한쪽 가슴막안에 고이는 부패액은 200mL 미만이다.

부패가 계속되면 용혈된 혈액이 조직으로 누출된다. 특히 머리덮개에서는 생전에 생긴 멍과 쉽게 구별되지 않는다. 따라서 부패한 시신의 머리에서 중력 의존 부위에 관찰되는 혈액을 멍으로 해석할 때는 매우 주의해야 한다.

지금까지는 온대기후를 가정하여 시신의 점진적인 부패 과정을 설명했다. 기온이 높으면 이러한 과정이 빨라질 수 있다. 따라서 남부 텍사스와 같은 곳에서는 여름날 차 안에 방치된 시신에서 팽창과 부패무늬를 동반한 변색, 수포, 표피탈락, 부패액이 나타날 때까지 24시간도 채 걸리지 않을 수 있다. 추운 날씨에는 부패 속도가 느려지며 심지어 부패가 멈출 수도 있다. 얼어붙은 시신은 해동될 때까지 부패가 진행되지 않는다. 극단적인 예로 시베리아에서 몇천 년 동안 얼어있던 매머드를 들 수 있다.

부패는 시신을 따뜻하게 유지하는 비만이나 두꺼운 옷, 패혈증에 의해 촉진된다. 시신이 꽉 끼는 옷을 입었거나 전도를 통해 빠르게 냉각될 수 있는 금속이나 돌 표면에 있었다면 부패가 지연될 수 있다. 저자들은 패혈증이 있는 시신을 발견 즉시 냉장 보관했는데도 부패가 빠르게 진행되었던 사례를 경험하였다. 이러한 시신은 냉장 보관해도 6-12시간 만에 마치 사망한 지 5-6일이 지난 것처럼 보일 수 있다.

패혈증이 없는 시신도 이미 부패가 시작된 상태에서는 냉장 보관해도 부패가 완전히 멈추지 않을 수 있다(그림 2.8, 역주: 원문에는 2.7로 잘못 나와 있다). 저자들은 다수의 사건에서 현장에서는 시신이 초기 부패, 즉 각막이 혼탁하고 얼굴이 붉으며 입과 콧구멍에 혈성액이 있는 정도였으나 6-12시간 동안 냉장 보관된 뒤 부검실로 이송되었을 때는 얼굴이 팽창하고 진녹색으로 변해 있는 것을 여러 번 경험하였다.

부패가 진행되면 머리에서는 머리카락이 탈락하고, 손에서는 피부가 분리된다. 이로 인해 피부는 "장갑"처럼 보이게 된다. 어떤 지역에서는 새들이 시신의 머리카락을 가져다가 둥지를 짓기도 한다. 몸이 부패하여 부풀어 오르면 체중이 매우 많이 나가는 것처럼 보일 수 있지만 실제로 측정해보면 보기보다 훨씬 가볍다. 부패가 진행되면 내부 장기가 자가용해로 인해 연화, 점토화, 액화되어 무게가 감소하기 때문이다. 부패가 진행되지 않았더라도 **사전기(agonal) 또는 사후에는 식도연화증(esophagomalacia) 및 위연화증(gastromalacia)**, 즉 아래 식도 및 위가 스스로 소화되는 현상이 발생할 수 있다. 위(위장, stomach) 점막은 회백색에서 검은색으로 변하며, 매우 약해져 천공될 수도 있다. 그러나 현미경에서는 염증이 전혀 보이지 않는다. 이러한 현상은 사망 직전에도 나타날 수 있지만 주로 사망 직후에 발생하며, 임상적 의미는 없다.

덥고 건조한 기후에서는 시신이 급격히 탈수되어 부패보다는 미라화가 일어나기 쉽다. 피부는 갈색 또는 검은색 가죽처럼 변하고, 내부 장기는 계속 분해되어 흑갈색의 진흙 같은 양상으로 변한다. 자궁과 전립선은 가장 마지막으로 부패되는 장기이다.

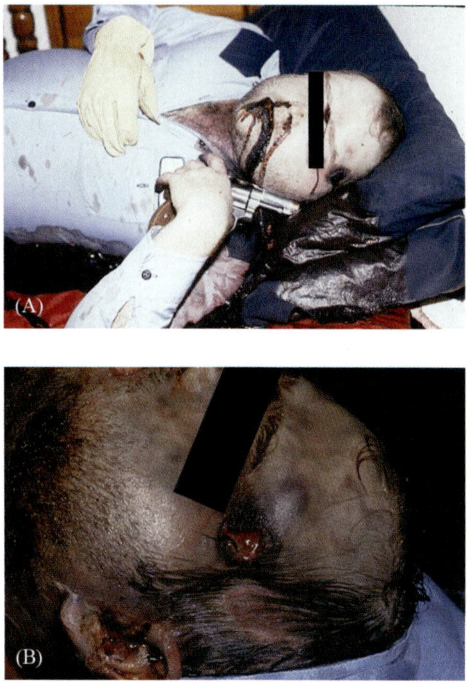

그림 2.8 **(A)** 발견 당시의 시신. **(B)** 12시간 후 변색과 초기 부패무늬를 보이는 동일한 시신. 시신은 발견 즉시 냉장 보관되었지만, 부패는 계속 진행되었다(역주: 원문에는 A와 B의 설명이 바뀌어 있다).

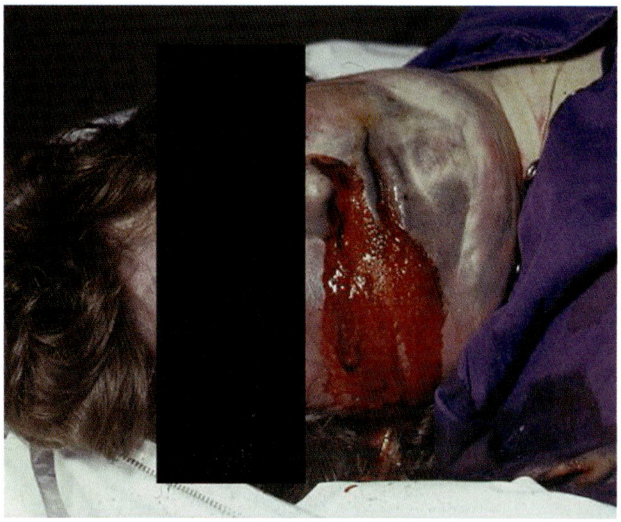

그림 2.9 초기 부패 시신의 콧구멍에서 혈성액이 흘러나오는 모습.

부패를 지연시키기 위해 시신은 방부처리(embalming) 될 수 있다. 방부처리의 효과는 방부처리기술의 수준과 시신이 묻힌 지역의 기후나 지질에 따라 달라진다. 시신이 몇 년 넘게 완벽하게 보존되는 경우는 드물다. 저자 중 한 명은 6년 전 매장된 백인 여성 노인의 시신을 해부한 적이 있는데, 시신 상태가 장례식에 보일 수 있을 정도로 완벽했다. 냄새도 나지 않고 외표의 변화도 없었으며 곰팡이도 발견되지 않았다. 시신에서 채취한 내부 장기의 현미경 절편도 완벽했다. 반면 같은 시기에 매장된 다른 시신은 관 속으로 지하수가 새어 들어와 완전히 백골화되어 있었다. 저자들은 1년 전 매장되었지만 손끝의 건조와 곰팡이 외에는 완벽하게 보존된 시신도 보았고, 불과 2-3주 만에 부패가 진행된 시신들도 보았다.

시신의 백골화(skeletonization)에 소요되는 시간도 다양하다. 시신이 각종 물질과 시식성 곤충에 노출되는 지역에서는 9-10일 만에 빠르게 진행될 수 있고, 드물지만 이보다 더욱 빠른 경우도 있다.

때때로 부패하는 시신에 시체밀랍(시랍, adipocere)이 형성되기도 한다(그림 2.10). 시체밀랍은 올레산(oleic acid), 팔미트산(palmitic acid), 스테아르산(stearic acid)으로 구성되어 연녹색이나 갈색을 띄는 왁스 같은 단단한 물질이다. 부패 과정에서 시신의 중성 지방이 위와 같은 지방산으로 전환되어 생성된다. 피하 조직에서 가장 뚜렷하게 나타나지만 지방이 있는 부위면 어디에나 발생할 수 있다. 시체밀랍은 부패의 변형으로, 물이나 늪에 잠기거나 따뜻한 환경에 놓인 시신에서 가장 흔히 볼 수 있다. 지방은 내인성 지방분해효소와 세균의 효소에 의해 가수분해(hydrolysis)되어 유리지방산(free fatty acid)이 된다. 주로 가스괴저균(*Clostridium perfringens*)에서 유래하는 세균 효소가 이러한 유리 지방산을 하이드록시 지방산(hydroxy fatty acid)으로 전환한다.[4] 시체밀랍의 형성에는 몇 달이 소요된다고 알려져 있지만, 불과 몇 주 만에 형성되기도 한다. 시체밀랍은 세균이나 화학적 분해에 비교적 저항력이 있다.

자궁 내에서 사망한 영아의 짓무름(침연, maceration) 현상도 간략히 언급할 필요가 있는데, 이는 진정한 부패라기보다는 무균적인 자가용해 과정에 가깝다. 이에 대해서는 별도로 자세히 설명할 예정이다.

눈의 사후변화는 해석하기 어려우며, 시신이 눈을 뜨고 있었는지 여부와 주변 환경에 따라 달라질 수 있다. 눈의 흑반(*tache noire*)은 공막 일부가 갈색이나 검은색의 띠 모양으로 변색된 것을 말하는데, 눈꺼풀이 일부 열려서 공막이 공기에 노출되었을 때 나타나는 건조 현상이다(그림 2.11). 눈꺼풀이 닫혀 있을 경우, 사후 24시간이 지나면 각막에 흰색 침

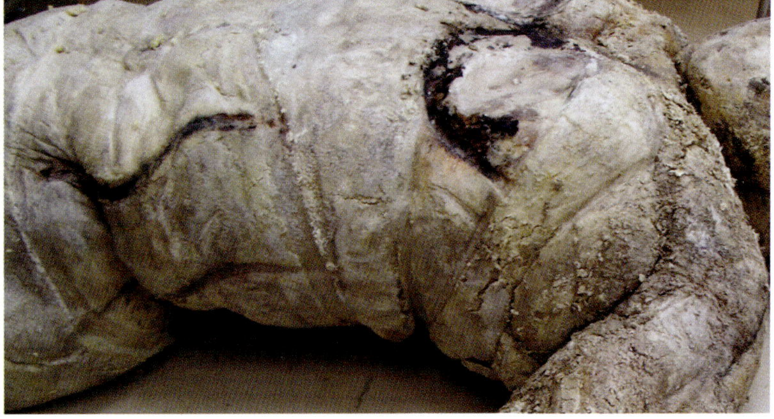

그림 2.10 시체밀랍.

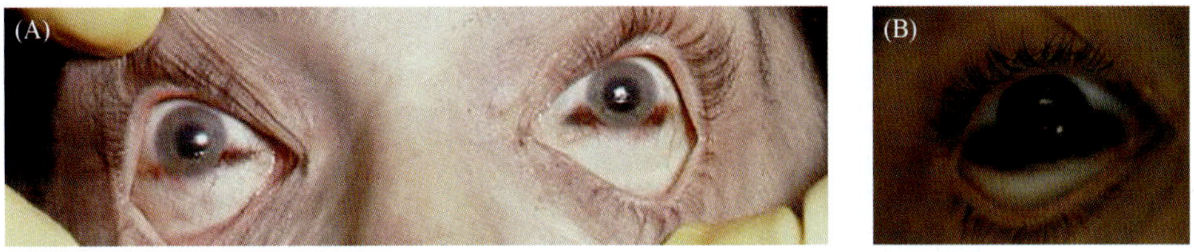

그림 2.11 눈의 흑반(*tache noire*). 공막의 사후 건조 현상이다(사진 B: Dr. Rajesh Kannan 제공).

전물이 생기면서 점차 혼탁해진다.

곤충 활동

부패와 함께 나타나는 신체의 변화는 종종 동물 또는 곤충의 활동과 관련이 있다. 살아 있을 때와 마찬가지로 인간의 조직은 사망 후에도 여전히 다양한 포식자와 곤충에게 선호된다. 반려동물도 사망한 지 얼마 안 된 주인, 특히 얼굴과 팔다리를 먹이로 삼는 경우가 많다(그림 2.12).

시신은 다양한 곤충에게도 훌륭한 먹이가 된다. 각 부패 단계마다 시신에는 서로 다른 곤충이 찾아온다. 이들은 시신 안팎에서 정해진 과정을 따라 발달한다. 곤충의 종류와 발달 단계를 파악한 뒤 이를 곤충의 발달 과정에 대입하면 시신이 사망한 지 대략 얼마나 되었는지 판단할 수 있다. 곤충을 식별하여 시신이 한 지역에서 다른 지역으로 옮겨졌는지 알아낼 수도 있다.

알에서 성충으로 성장하는 과정에서 곤충은 완전 또는 불완전 변태(metamorphosis)를 겪는다. 불완전 변태에서는 알에서 부화한 작은 성충이 완전한 성충으로 성장한다. 완전 변태의 경우 알에서 부화한 유충은 성충과 현저히 다른 모습을 갖고 있다. 예를 들어 구더기(maggot)는 애벌레(larva)에서 시작해 일련의 탈피를 거친 뒤 휴식 단계인 번데기(pupa)가 되었다가 완전한 성충(파리, fly)이 된다.

시신에 찾아오는 곤충은 시신 자체를 잡아먹는 시식성(necrophagous) 곤충, 시식성 곤충을 잡아먹는 포식자나 기생충, 시체와 다른 곤충을 모두 잡아먹는 잡식성 곤충의 세 가지 범주로 나뉜다. 시식성 곤충은 사망시각을 결정하는 데 가장 중요한 역할을 한다. 시간대와 곤충의 종에 따라, 사망 직후부터 시신에 정착해 먹이를 얻는 곤충도 있다. 시신이 부패함에 따라 곤충 떼가 연이어 시신 표면에 정착한다. 부패 속도나 매장 여부, 침수 여부, 미라화 여부, 지형 등 다양한 요인에 따라 얼마나 많은 종류의 곤충이 얼마나 빨리 시신을 공격할지 결정된다. 주변 환경의 온도와 습도는 시식성 곤충의 산란과 발달 속도를 제어하는 주된 요인이다. 극한의 온도는 곤충의 발달을 저해하거나 방지하거나 중단시킬 수 있다. 온도와 습도는 계절과 뚜렷한 관련이 있는데, 이 또한 곤충의 출현을 조절한다. 곤충이 접근할 수 없는 곳에 시신이 일시적으로 방치되면 곤충이 시신에 알을 낳지 못하므로 사망 시점을 판단하는 데 방해가 될 수 있다. 또한 시신을 한 지역에서 다른 지역으로 옮기면 곤충의 발달 주기에 간섭이 생기거나 새로운 종이 섞일 수 있다.

파리는 부패 시신과 관련된 가장 흔한 곤충이다. 파리는 시신의 구멍이나 열린 상처에 알을 낳는 경향이 있다. 후자는

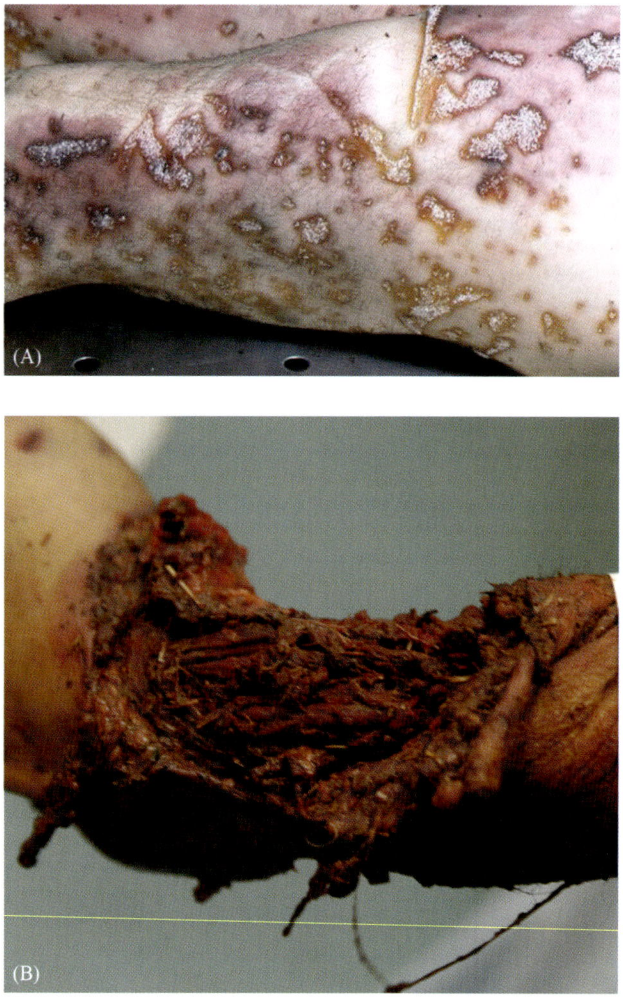

그림 2.12 **(A)** 곤충과 **(B)** 반려견에 의한 사후손괴.

상처를 파괴하거나 변형시킬 수도 있다. 파리는 일반적으로 낮 동안에는 사망한 직후 시신에 알을 낳기 시작한다. 검정파리과(blowfly)는 밤에 알을 낳지 않는다. 시신이 옮겨진 적이 없고 알만 관찰되는 상태라면 사망시각은 약 1-2일 전으로 추정할 수 있다. 그러나 이는 온도와 습도뿐만 아니라 파리의 종에 따라서도 매우 달라질 수 있다. 구더기는 부화 후 번데기 단계에 도달할 때까지 점차 커진다. 일반적인 조건에서는 6-10일 정도 걸리며, 성충은 12-18일 뒤에 출현한다. 그러나 이 모든 수치는 매우 가변적이며, 종과 온도에 따라 크게 달라진다.

저자들은 곤충학적 증거를 이용해 시신의 사망시각을 결정하고자 한다면 반드시 곤충학자의 도움을 받아야 한다고 생각한다. 이에 사용되는 방법과 기술, 다양한 종의 곤충에 관한 자세한 내용은 Kenneth G.V. Smith의 'A Manual of Forensic Entomology'나 Jason H. Byrd와 James L. Castner가 편집한 'The Utility of Arthropods in Legal Investigations'와 같은 법곤충학 문헌을 참고할 것을 권장한다.[5, 6]

사망시각 판단을 위한 다른 방법들

눈 유리체액의 칼륨 농도

눈 유리체액의 칼륨 농도(vitrous potassium) 측정은 사망시각을 판단할 수 있는 믿을만한 방법으로 제시되어 왔다. 사망 후 시간이 지나면 칼륨 농도가 점차 높아진다고 알려져 있는데, Sturner와 Gantner는 눈 유리체액의 칼륨 농도의 일정한 증가를 바탕으로 사망시각을 추정하는 공식을 개발했다.[7] 그러나 이 공식은 사후경과시간이 길어질수록 오차가 커져 부정확하다고 입증되었다. 원래의 논문에 제시된 그래프도 오차 범위가 넓어 큰 도움이 되지 않는다. 이러한 연구는 계속 반복됐지만, 눈 유리체액의 칼륨 농도를 이용해 사망시각을 정확하게 추정하는 방법은 아직 개발되지 않았다. 오차가 큰 이유는 눈 유리체액의 칼륨 농도 증가가 부패 속도에 따라 달라지기 때문이다. 예를 들어 고온과 같이 부패를 촉진하는 모든 요인은 칼륨 농도의 상승 속도도 증가시킨다.

DNA, RNA, 단백질의 분해

사망 후 DNA, RNA, 단백질과 같은 생물학적 표지자들은 단백질 분해효소(protease), 핵산 분해효소(nuclease), 세균에 의해 분해(degradation)된다. 최근 여러 연구에서 사망시각을 예측하기 위해 다양한 조직에서 이러한 분해 현상과 사후경과시간의 관계를 조사하였고, 유세포 분석, 전기영동, 역전사 중합효소 연쇄반응(reverse transcriptase polymerase chain reaction, RT-PCR) 등의 기법이 사용되었다. 이들의 분해 정도는 모두 사후경과시간과 양의 상관관계를 보였지만, 실무에서 사용하기에는 예측력이 너무 불안정하였다. 게다가 이러한 장비와 기법을 일상적으로 이용할 수 있는 법의병리학자는 많지 않다.

위 배출과 소화

사망시각을 알아내는 다른 한 가지 방법은 식사와 사망 사이의 시간간격을 확인하여 사망자가 마지막으로 식사한 시간을 찾는 것이다. 여러 법의학 교과서는 식사를 소화하는 데 걸리는 시간에 대해 여러 가지 추정치를 제공하고 있다. Spitz와 Fisher는 가벼운 식사(샌드위치)는 1시간, 다량의 식사는 3-5시간이 걸린다고 하였다.[8] Adelson은 위 배출 시간이 식사의 양과 내용물에 따라 달라지며, 가벼운 식사는 0.5-2시간, 중간 정도의 식사는 3-4시간, 다량의 식사는 4-6시간이 걸린다고 하였다.[9]

위 내용물이 사망시각을 추정하는 데 유용하게 사용되려면 위 배출(gastric emptying)에 대한 지식이 필요하다. 1966년 위 배출을 측정할 수 있는 방사성 동위원소 검사법이 도입되면서, 바륨 조영제를 먹은 뒤 관을 통해 회수하는 기존 기법보다 위 배출을 더욱 정확히 측정할 수 있게 되었다. 이제는 침습적 기술이 없어도 정상적인 식사에 포함된 액체 및 고체 성분의 위 배출을 동시에 측정할 수 있다. 이러한 연구를 통해 나이가 들면 액체 성분의 배출은 지연되지만, 고형식의 배출 속도는 젊은 남성과 고령 남성 사이에 큰 차이가 없다는 것이 밝혀졌다.[10]

액체 및 고체 성분의 위 배출을 비침습적으로 동시에 관찰하는 이중 방사성핵종 측정법(dual-radionuclide method)은 식사량과 열량이 위 배출 시간에 미치는 영향을 확인하는 데 사용되고 있다. 이를 통해 고형식과 물을 함께 섭취할 경우 고형식의 무게나 열량과 관계없이 물은 빠르게 배출된다는 사실이 밝혀졌다. 물의 배출 속도는 기하급수적이며, 고형

분이 없는 비영양 액체 식이가 비워지는 속도와 동일하다. 반면 열량이 있는 액체는 더욱 느리고 선형적으로 배출되는데, 이는 물과 달리 배출 속도가 일정하다는 것을 의미한다. Brophy 등의 연구에서 오렌지 주스 150g 중 절반이 배출되는 데 걸린 시간은 24±8분(12-37분 사이)이었다.[11)]

식사의 열량을 동일하게 유지하면서 무게만 증가시키면 위 배출이 빨라진다. 즉, 위 배출 속도(emptying rate, 위에서 1분당 배출되는 고형식의 그램 수로 표현)는 식사의 무게에 따라 직접적으로 증가한다. 이는 식사의 양과 부피가 증가함에 따라 위벽의 신전 또는 부피 수용체가 활성화되어 위 전정부(antrum)의 연동 운동을 자극하기 때문으로 추정된다. 반대로 식사량을 일정하게 유지한 상태에서 열량을 늘리면 위 배출 속도가 느려진다.[12, 13)]

위 배출에 관한 대부분의 연구는 일상적인 식사와 달리 인위적으로 구성된 식단을 이용한다. 이러한 식이는 특정 질량 또는 열량을 제공하도록 설계된다. 많은 연구자가 소고기 스튜를 선호하는 것으로 보이나, 양상추 스튜를 이용한 연구자도 있었다. 이와 대조적으로 Moore 등의 연구는 육류, 해산물, 야채, 수프, 샐러드, 페이스트리, 디저트, 다양한 음료가 포함된 식사를 피험자가 직접 선택할 수 있도록 하였다.[12)] 피험자들은 원하는 만큼 먹고 포만감을 느끼면 식사를 중단하였고, 식사시간은 30분 이내였다. 섭취한 음식의 총량은 1,024-2,408g, 평균 1,692g였고, 이 중 고형식의 무게는 693-1,279g, 평균 865.5g였으며, 위의 반배출 시간(gastric half-emptying time, t½)은 최소 60분에서 최대 338분, 평균 277±44분이었다. 거의 같은 양을 먹었더라도 각 수치는 큰 차이가 있었다. 예를 들어 1,474g을 섭취한 사람의 위 반배출 시간은 195분, 1,549g을 섭취한 사람은 126분, 1,562g을 섭취한 사람은 60분, 1,260g을 섭취한 사람은 143분, 1,923g을 섭취한 사람은 124분이었다. 이 연구에서는 식사 후 위 배출이 처음 시작될 때까지 남들보다 오랜 시간이 걸리는 사람이 있다는 것도 밝혀졌다. 쉽게 예상할 수 있듯 액체는 고형식보다 훨씬 빨리 배출되었다. 위의 반배출 시간은 액체의 경우 평균 178±22분이었고, 고형식은 평균 277±44분이었다. 또한 같은 사람에게 각각 900g과 300g의 음식을 제공한 뒤 위 배출을 비교하기도 했는데, 식사량이 많을수록 위 배출 시간이 길어지는 것이 확인되었다.

일반적인 식사를 할 때 위의 반배출 시간은 277±44분으로, 여러 문헌에서 확인되는 대부분의 연구 결과보다 훨씬 길었다.[12)] 그러나 이러한 연구들은 대부분 인위적으로 가볍게 구성된 식단을 이용하였다. 연구들은 식사량이 많을수록 위의 반배출 시간이 길어지고, 위 배출은 식사량보다는 총열량과 더욱 밀접한 관련이 있음을 밝혔다.[12, 13)]

Brophy 등은 건강한 피험자에게 며칠에 걸쳐 같은 음식을 먹인 후 위 배출 속도의 차이를 조사하였으며,[11)] 고형식과 액체를 모두 사용하였다. 식사는 소고기 스튜 150g과 오렌지 주스 150g으로 구성되었으며, 두 음식 모두 동위원소로 표지되었다. 실험 결과, 위 배출 시간은 건강한 피험자에서도 사람마다, 날마다 상당히 차이가 크다는 것을 알 수 있었다. 액체의 위 반배출 시간은 평균 24.88±8.66분이었지만, 한 피험자에서 오렌지 주스 150g의 위 반배출 시간은 4일 동안 각각 30, 12, 28, 12분이었다. 전체 피험자에서 위 반배출 시간의 범위는 12분에서 38분 사이였다. 고형식의 경우 위 반배출 시간은 평균 58.58±17.16분이었고 전체 범위는 29분에서 92분 사이였다. 즉, 이 연구는 액체든 고체든 같은 음식을 섭취해도 위 배출 시간은 사람마다 다르고 같은 사람에서도 큰 차이를 보일 수 있음을 보여주었다. 여기에 식사의 무게나 열량, 구성 성분의 차이를 더한다면 위의 반배출 시간은 더욱 큰 차이를 보일 것이다.

따라서 마지막 식사의 정확한 시기와 양을 알더라도 소화를 예측하는 데는 많은 변동성이 있다는 결론을 내릴 수 있다. 그러므로 시신의 위장에 있는 음식의 양과 종류를 이용해 사망시각을 예측하려고 시도해서는 안 된다.

현장 표지자

사후경과기간을 추정하는 가장 믿을만한 방법 중 하나는 사망자의 생존이 마지막으로 확인된 시점과 시신이 발견된 시점을 확인하는 것이다. 사망자는 이 두 시점 사이에 사망했다고 볼 수 있다. 이는 과학적인 방법은 아니고, 부정확할 때도 많지만, 사후경과시간을 가장 잘 재현하며 정확히 설명할 수 있다.

이 시간간격을 좁히기 위해 조사관은 현장 표지자(scene markers)를 활용하여 사망자의 마지막 생존 시각을 파악하려 시도하게 된다. 유용한 지표로는 다음과 같은 것들이 있다.

- 휴대폰 통화 또는 문자 메시지
- 수거되지 않은 우편물 또는 신문
- 점등 혹은 소등 여부
- 사망자의 옷차림
- 꺼내져 있는 음식물이나 싱크대의 세척 전 식기
- 사망자의 주머니에 있는 영수증이나 전표
- 목격자 진술 - 예를 들어 평소 매일 저녁 산책하던 사망자가 갑자기 보이지 않는다면 산책하지 않은 날이나 그 즈음에 사망했다고 판단할 수 있다.

신원확인(개인식별)

시각적 확인

사망자의 신원을 확인할 때 가장 일반적으로 사용되는 방법은 시각적 확인이다. 이 방법은 사망자가 쓰러지는 것을 목격한 가족이나 친구가 "저 사람이 조 삼촌이에요"라고 말하거나, 경찰관이 운전면허증처럼 사진이 있는 신분증과 사망자를 대조할 수 있는 모든 경우에서 사용된다. 시각적 확인은 보편적인 방법이지만 오류가 있을 수 있다. 시신을 보고 싶지 않은 가족이나 친구는 시신을 흘깃 보고는 밥 삼촌처럼 보인다며 주장할 수도 있고, 사망자를 잘 모르는 경찰은 신분증과 시신이 조금만 닮아도 "충분히" 같은 사람이라고 생각할 수도 있다. 목격자가 금전적 이득이나 사기 등을 목적으로 일부러 잘못된 신원을 알려줄 수도 있다. 시신이 부패하거나 심한 외상을 입었다면 애초에 시각적 확인이 불가능할 수도 있다(그림 2.13).

지문

두 번째로 많이 사용되는 신원확인 방법은 지문 대조이다. 지문은 쉽게 채취할 수 있고, 비교적 쉽고 빠르게 대조할 수 있으며, 시각적 확인과 달리 과학적인 신원확인 기법으로 인정받는다. 다른 과학적 기법과 마찬가지로 지문도 신원확인을 위한 참조 표준(reference standard), 즉 대조할 수 있는 생전 지문이 있어야 한다. 미성년자 같은 경우에는 생전의 지문을 확보하기 어려울 수 있지만, 잘 알려진 통합 자동 지문 식별 시스템(Integrated Automated Fingerprint Identification System, AFIS)처럼 즉시 접속해 곧바로 지문을 검색할 수 있는 여러 데이터베이스가 존재한다. 미국의 일부 주는 운전면허증 등을 발급하면서 채취한 지문이나 범죄 전력이 있는 사람들을 대상으로 자체 데이터베이스를 운영하기도 한다. 지역별 사법 데이터베이스 외에도, 미국 FBI와 국토안보부에서는 자국의 사법기관이 신원확인을 위해 접속하여 검색할 수 있는 데이터베이스를 운영하고 있다.

부패 상태에 따라 미라화된 손에 수분을 보충하여 지문을 채취하거나 장갑처럼 벗겨진 피부를 사망자의 손가락 위에 올려 선명한 지문을 얻어내기도 한다. 시간이 오래 걸리고 정교함과 인내심이 필요할 수 있지만, 지문을 얻을 수 있는 다양한 기법이 존재한다(그림 2.14). 그러나 일부 시신, 특히 백골화되거나 불에 탄 시신에서는 지문을 채취할 수 없다.

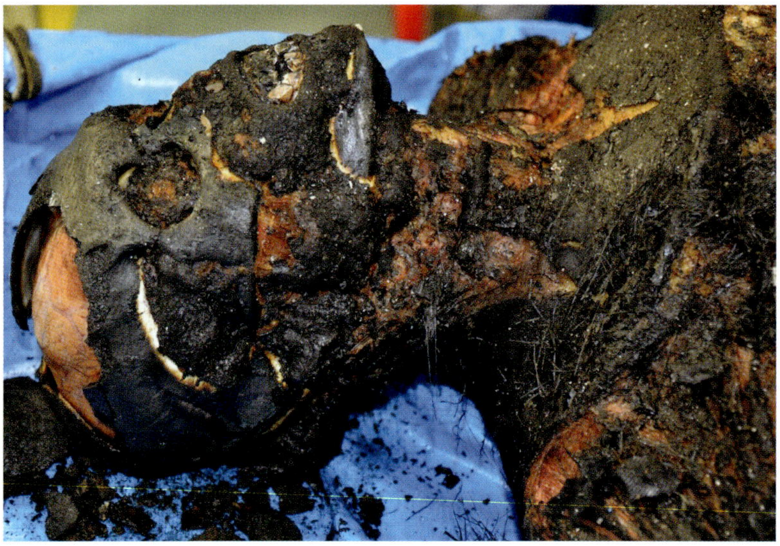

그림 2.13 시각적 확인이 불가능한 화재 사망자.

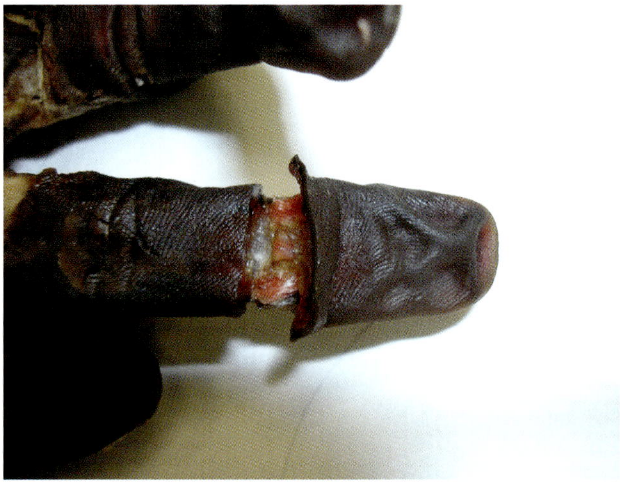

그림 2.14 신원확인에 사용할 지문을 얻기 위해 미라화된 손가락의 피부를 제거하는 모습.

상황정보

상황정보만으로 신원을 확인할 수는 없지만, 과학적 신원확인에 필요한 정보를 확보하기 위해 활용할 수 있는 추정적 내지 잠정적 신원은 얻을 수 있다. 상황정보에는 사망자가 발견된 자동차의 등록자나 집의 소유주, 우편물에 적힌 이름 등 현장에서 얻게 되는 정보가 해당된다. 사망자의 특징적인 의복이나 장신구도 포함될 수 있다. 사망자의 지갑이나 휴대전화에서 변호사나 가석방 담당자와 같이 도움이 될 만한 명함이나 "엄마", "아빠" 같은 가족의 전화번호를 찾을 수도 있다.

문신이나 흉터 같은 시신 자체의 특징도 상황정보에 포함될 수 있다. 키와 몸무게, 눈 색깔, 머리 모양 같은 특징을 확인해두는 것도 도움이 될 수 있다. 시신의 내부 소견에서도 도움을 받을 수 있다. 예를 들어 충수절제술(appendectomy)이나 자궁적출술(hysterectomy) 같은 과거 수술의 흔적, 말굽콩팥(horseshoe kidney) 같은 선천적 기형, 암 같은 특징적인 질병도 유용한 단서가 된다.

추정적 신원확인은 과학적 신원확인을 위해 필요한 기록을 확보하는 데 사용할 수 있기 때문에 신원확인의 중요한 첫 단계인 경우가 많다.

법의인류학

상황정보와 마찬가지로, 인류학적 소견은 신원확인으로 이어질 수 있는 추정적 신원을 얻기 위한 수단으로서 도움이 되는 경우가 많다. 성별, 키, 나이, 혈통 등 신원과 관련된 특징을 추정할 수 있고, 뼈의 이상과 같은 더욱 독특한 특징도 신원확인에 사용할 수 있다. 법의병리학자들은 대부분 법의인류학적 훈련도 잘 되어 있지만, 이러한 검사는 법의인류학자에게 자문하는 것이 더욱 도움이 될 때가 많다. 법의인류학자에게 자문할 때는 미국법의인류학협회(American Board of Forensic Anthropology)의 인증처럼 적절한 자격을 갖춘 사람에게 의뢰하는 것을 권장한다.

법치의학

외상이나 부패, 화재로 인해 시신의 신원확인에 시각적 확인이나 지문을 활용할 수 없는 경우, 그 다음으로 주로 선호되는 방법은 법치의학적 신원확인이다. 법치의학적 신원확인은 비교적 쉽고 빠르며, 불에 타거나 부패한 시신에서도 온전히 적용할 수 있다. 치아가 없어도 치아 뿌리의 형태나 코곁굴의 해부학적 구조를 비교해 법치의학적 신원확인을 적용할 수 있는 경우가 많다. 법치의학적 신원확인을 위해서는 생전의 방사선 사진이 필요하지만, 안타깝게도 지문이나 DNA처럼 "치아 데이터베이스"가 존재하지는 않는다. 따라서 생전의 기록을 확보하려면 추정적 신원을 먼저 확인해야 한다.

법치의학적 신원확인을 위해서는 시신의 치아 상태를 기록하고 턱의 방사선 사진을 촬영해야 한다. 이러한 자료는 사망자로 추정되는 사람의 치아 방사선 사진 및 치과 기록과 비교된다(그림 2.15).

치아를 그대로 둔 채 치아 상태를 기록하고 방사선 자료를 만들 수도 있지만, 턱을 적출하는 것이 더욱 간단할 수도 있다. 적절한 방사선 영상을 얻으려면 특히 그렇다. 적출한 턱을 중심선에 따라 나누면 치아의 측면 사진을 더욱 정확하게 촬영할 수 있다.[14] 이러한 방법은 파괴적으로 보일 수 있지만, 법치의학적 신원확인이 필요할 정도의 상황이라면 이미 시신이 화재, 외상, 부패로 인해 변형되어 있을 가능성이 높다. 방사선 사진을 이용한 방법은 치아 보철물이 없어도

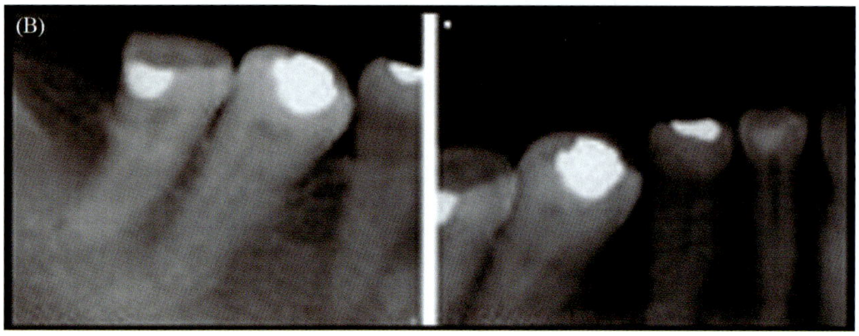

그림 2.15 생전(A)과 사후(B) 치과 방사선 사진의 비교(사진 제공: Dr. David Senn).

턱뼈의 구조와 방향, 치아의 구조와 형태만으로도 법치의학적 신원확인이 가능하다.

법치의학적 신원확인은 직관적일 때도 있지만 전문가의 해석이 필요할 정도로 복잡할 수도 있다. 이런 경우에는 미국법치의학협회(American Board of Forensic Odontology)의 인증이나 이와 동등한 자격을 갖춘 법치의학 전문의에게 의뢰할 것을 권장한다. 올바르게 적용하고 해석한다면 법치의학적 신원확인은 지문과 같은 수준의 신뢰도를 갖는다.

영상의학 및 의학적 신원확인

사망자로 의심되는 사람의 생전과 사후 방사선 사진을 비교하는 방법은 법치의학적 신원확인만큼 신뢰도가 높지만 상대적으로 적게 사용되고 있다. 시신의 신원이 잠정적으로 확인되었다면 외상을 입은 적이 있는지, 정기적으로 가슴 방사선 사진을 촬영했는지 조사해야 한다. 이러한 방사선 사진이 확보되면 시신의 방사선 사진과 비교할 수 있는데, 거의 모든 신체 부위가 활용될 수 있다. 뼈의 특징뿐만 아니라 연부조직의 석회화나 내부 장기의 침착물질(담석, 콩팥결석 등), 불투명한 스텐트나 필터, 클립, 수술용 나사 등도 활용될 수 있다. 비교적 흔한 변화라도 여러 개가 동시에 존재하거나 특징적인 소견이 하나라도 확인된다면 신원확인으로 이어질 수 있다. 수술을 통해 이식된 물체로도 신원을 확인할 수 있다(그림 2.16).

인공 심박동기나 제세동기, 인공관절 등의 정형외과용 장치에는 생전의 의무기록과 대조할 수 있는 고유번호가 새겨져 있을 때가 많다. 생전 의무기록을 확보하려면 수술이 시행된 의료기관과 수술 시기를 알아야 하지만, 해당 기기의 제조업체로부터 그 번호의 제품이 배송된 장소와 배송 시기를 알아낼 수도 있다. 유방 보형물을 신원확인 목적으로 사용할 수 있는지 문의를 받게 되는 경우도 있는데, 로트 번호(lot number)는 새겨져 있지만 일련번호는 없을 때가 많다.

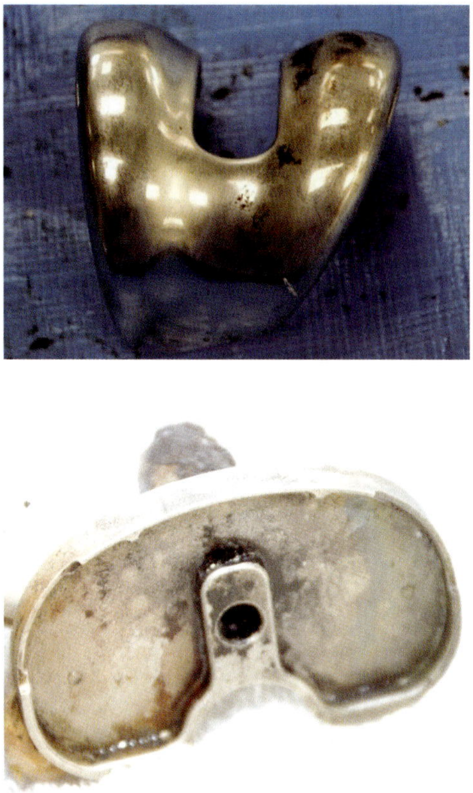

그림 2.16 신원확인에 사용된 일련번호가 새겨진 인공고관절.

DNA

DNA 기술의 발전과 검사 속도의 향상으로, DNA는 지문과 법치의학적 신원확인에 이어 과학적 신원확인의 주요 수단이 되었다. DNA는 다른 방법으로 신원을 확인하고 나서 최종적으로 확인하는 수단으로도 자주 사용되며, 다른 과학적 방법으로 신원을 확인할 수 없을 때도 사용된다.

DNA 기술을 자세히 설명하는 것은 이 책의 역할을 벗어나지만, 이는 제22장에서 좀 더 깊게 살펴보았다. 요약하면, DNA 분석은 비교에 사용될 참조 샘플이 적절히 확보되면 매우 정확한 결과를 얻을 수 있고, 부패되거나 백골화된 시신, 불에 탄 유해에도 유용하다. 그러나 시간이 오래 걸려 검사가 끝나려면 며칠이 걸릴 수 있으며, 상대적으로 비용이 많이 든다. DNA를 비교할 참조 표준도 필요하다. 친자관계를 분석할 때는 사망자의 생물학적 부모나 자녀가 참조 표준이 되고, 혈연관계를 분석할 때는 형제자매를 참조할 수도 있으며, 사망자의 것으로 추정되는 칫솔 같이 생물학적 흔적이 남아있는 물건에서 참조 표준을 얻을 수도 있다. 그러나 이들은 모두 사망자와 생물학적으로 관련이 있어야 한다. 그렇지 않으면 아무리 정확히 분석해도 결론을 낼 수 없거나 최악의 경우 잘못된 결과를 도출할 수 있다.

통합 DNA 색인 시스템(Combined DNA Index System, CODIS)을 비롯하여 미국에는 검색 가능한 DNA 데이터베이스가 여럿 존재한다. CODIS는 유죄 판결을 받은 중범죄자나 신원이 확인되지 않은 범죄자의 검체에서 얻은 유전 정보를 보관하는 미국의 국가 형사사법 데이터베이스이다. 설계 의도나 사용 계획과는 다르지만, 이 데이터베이스는 실종자의 신원확인에 사용되기도 한다. 반면, NamUs(National Missing and Unidentified Persons System)는 실종자 정보를 위해 특별히 설계된 미국의 국가정보센터이다. NamUS는 미국 국립사법연구원(National Institutes of Justice)에서 자금을 지원하는 웹 기반의 검색 데이터베이스로, 신원 미상 사망자와 신원이 확인된 실종자 등 두 부분으로 구성되어 있다. 여기에는 신원 미상 유해와 실종된 가족을 찾는 사람들의 데이터까지 모두 포함되어 있다. 하지만 NamUs나 CODIS를 유용하게 사용하려면 신원확인에 필요한 정보를 수집하고 입력해야 한다. CODIS에는 DNA 정보가, NamUS에는 의무기록이나 치과기록, DNA 정보 등이 필요하다.

참고자료

1. Guyton AC and Hall JE, *Textbook of Medical Physiology* 10th ed. WB Saunders Co. Phil., 2000.
2. Mackowiak PA, Wasserman SS, and Levine MM, A critical appraisal of 98.6 degrees F, the upper limit of the normal body temperature and other legacies of Carl Reinhold. *JAMA* 1992; 268(12):1578-1580.
3. Hutchins GM, Body temperature is elevated in the early postmortem period. *Hum Pathol* 1985; 16:560-561.
4. Cotton GE, Aufderheide AC, and Goldschmidt VG, Preservation of human tissue immersed for five years in fresh water of known temperature. *J Forensic Sci* 1987; 32:1125-1130.
5. Smith KGV, *A Manual of Forensic Entomology*. London, British Museum (Natural History); Cornell University Press, Ithaca, NY, 1986.
6. Byrd JH and Castner JL (Eds), *Forensic Entomology The Utility of Arthropods in Legal Investigations* 2nd ed. CRC Press, New York, NY, 2009.
7. Sturner WO and Gantner GE, The postmortem interval: a study of potassium in the vitreous humor. *Am J Clin Pathol* 1964; 42:134-144.
8. Spitz WV and Fisher RS (Eds), *Medicolegal Investigation of Death* 2nd ed. Charles C Thomas, Springfield, IL, 1980.
9. Adelson L, *The Pathology of Homicide*. Charles C Thomas, Springfield, IL, 1974, p 111.
10. Moore JG, Tweedy C, Christian PE, et al., Effect of age on gastric emptying of liquid-solid meals in man. *Digestive Dis Sci* 1983; 28:340.
11. Brophy CM, Moore JG, Christian PE, et al., Variability of gastric emptying measurements in man employing standardized radiolabeled meals. *Digestive Dis Sci* 1986; 31:799-806.
12. Moore JG, Christian PE, Brown JA, et al., Influence of meal weight and caloric content on gastric emptying of meals in man. *Digestive Dis Sci* 1984; 29:513-519.
13. Moore JG, Christian PE, and Coleman RE, Gastric emptying of varying meal weight and composition in man. *Digestive Dis Sci* 1981; 26:16-22.
14. Norton LE, The Norton technique for dental identification. *Forensic Sci Gaz* 1978; 9(4):1-2.

3

내인성 질환에 의한 급사(돌연사)

피어난 죽음 꽃,
생명 꽃들마저,
태우고 태워,
아무것도 남지 않았다.

- Ring Around a Rosie, 미국 전래동요

(역주: 흑사병과 관련이 있다는 속설이 있으며, 영국, 미국, 캐나다 등 국가마다 가사가 조금씩 다르게 전해지고 있다.)

대부분의 내인사는 법의관의 관할권에 속하지 않으며, 급격하고 예상치 못한 일부 사망 사례만 법의관에게 의뢰된다. 법의관이 개입하는 시점에는 사망 원인이 불명이며, 부검이 끝나야 비로소 내인사로 진단할 수 있다. 이러한 유형의 사망 중 대다수는 급사이지만, 사실 급사를 정의하는 기준은 다양하다. 증상의 발생과 사망 사이의 시간간격을 기준으로 급사를 정의한다면, 급사라고 할 수 있는 최대 시간간격은 정의에 따라 1시간에서 24시간까지 다양하다. 법의관이 다루는 대부분의 사망은 순식간에 일어나는, 말 그대로 갑자기 쓰러져 사망하는 경우인데 이러한 상황이 급사라는 것에는 이견이 없을 것이다. 이 외에도 보통 증상 발생 후 1시간 이내에 사망하는 경우를 급사라고 한다.

이 장에서는 법의병리학 실무에서 볼 수 있는 급사의 가장 흔한 원인들을 집중적으로 살펴볼 것이다.

심혈관질환에 의한 사망

미국에서 남성과 여성 모두에게 가장 흔한 사망 원인은 심혈관질환으로, 전체 사망의 약 1/4을 차지한다.[1] 심혈관질환에는 죽상경화증, 심근병증, 심장판막질환을 비롯한 다양한 질병이 포함되며, 이들은 모두 급사를 일으킬 수 있다. 이 장에서는 이러한 질병 과정 중 가장 흔한 것들을 간략히 논의하려고 한다.

심장동맥질환과 관련된 급사는 언제든, 어떤 활동 중이든 발생할 수 있지만, 일주기에 따른 변화가 있어서 이른 아침에 가장 많이 발생하는 경향이 있다. Willich 등은 급성심장사(sudden cardiac death)의 빈도가 가장 높은 시간을 오전 7시부터 9시 사이(사망한 채 발견된 경우는 제외)로 보고하였는데, 다른 시간대에 비해 평균 발생률이 70% 높았다.[2] 이들은 이러한 현상이 아침에 나타나는 교감신경계 활동의 증가와 관련이 있으며, 이것이 부정맥을 유발할 것이라고 추정하였다. 환경 변화나 격렬한 활동도 급성심장사와 관련이 있다. 더위나 추위와 같은 극한의 기후 조건은 심장에 부담을 주어 협심증(angina) 발작과 급사를 초래할 수 있다.[3] 격렬한 활동도 급성심장사를 유발한다.[4~6] 35세 이상에서는 심장동맥죽상경화증이 운동 관련 사망의 가장 흔한 원인이다.[4]

심혈관질환으로 급사하는 기전은 대부분 갑자기 시작된 심실빈맥인데, 이는 그대로 지속되기도 하지만 약 80%에서는 심실세동으로 진행된다. 이러한 현상은 이동식 심장 모니터를 달고 있다가 쓰러져 사망한 사람들에게서 확인할 수 있었다. 급성심장사의 나머지 20%는 무수축(asystole)이나 서맥성 부정맥이 차지한다.[7, 8]

심장동맥질환

심장동맥죽상경화증

Zipes와 Wellens는 급성심장사의 최대 80%는 심장동맥질환, 특히 심장동맥죽상경화증(coronary atherosclerosis)이 원인일 것이라고 추정하였다.[9] 심장동맥질환이 있는 사람 중 약 절반은 갑자기 사망한다. 사실 심장동맥죽상경화증으로 사망하는 사람 중 약 25%는 급사 자체가 첫 증상이다. 저자들이 경험한 바로는 심혈관질환으로 급사해 부검이 의뢰되는 사람들 중 약 75%는 심장동맥질환이 원인이었다. 이러한 빈도는 각 기관에서 담당하는 인구집단이나 부검 대상자의 선정 기준에 따라 다소 달라질 수 있다.

병원에서 심장동맥질환으로 사망하는 환자들과 달리, 법의관 사무소에서는 급성 심장동맥혈전증과 급성심근경색증을 진단보다는 배제를 통해 확인한다. 심장동맥질환으로 예상치 못하게 급사한 20-99세 사망자 500명에 대한 부검 결과를 분석한 연구에서 눈으로 볼 수 있는 급성 혈전증은 불과 67명(13.4%)에서만 확인되었다고 하였다.[10] 왼심장동맥과 그 가지에 혈전증이 있는 비율이 오른심장동맥에 비해 약간 높았다. 급사에서 혈전증의 발생률이 낮다는 점은 다른 연구 결과와 일치했지만, 이와 달리 입원 환자를 대상으로 한 연구에서는 약 87%가 혈전을 보였다고 하였다.[11] 급사 사망자의 34.8%에서 과거의 심근경색을 시사하는 심근 흉터가 형태학적으로 확인되었고, 8.4%에서는 급성심근경색증의 증거가 확인되었다.

심장동맥죽상경화증에 의한 사망에서 공통으로 볼 수 있는 소견은 심장동맥에 나타난 고도의 죽상경화증이다. 일반적으로 심장동맥의 내강이 75% 이상 좁아졌을 때 심장동맥에 고도의 협착이 있다고 한다(그림 3.1).

순수한 심장동맥죽상경화증에서 죽상경화반이 형성되어 나타나는 전형적인 편심성(eccentric) 협착과 달리, 고혈압성 심혈관질환이 있는 사람은 죽상경화반이 동심원 형태로 형성되어 혈관벽이 중심성(concentric)으로 두꺼워진다. 이러한 경우 동맥 내강 자체는 좀 더 유지되지만, 중심성 협착이 심해지면 결국 편심성 죽상경화반과 마찬가지로 심근의 혈류가 감소하는 혈역학적 결과가 초래된다. 60세 이상에서는 또 다른 양상이 나타나는데, 동맥 내강은 유지되지만 혈관벽에 칼슘이 침착되어 단단히 석회화된 관을 형성하게 된다.

심장바깥막(epicardium)을 지나는 심장동맥은 막히지 않았지만 현미경 검사 결과 심근 사이를 지나는 심장동맥에서 심한 폐쇄성 이형성증(occlusive dysplasia)이 발견되는 경우도 있다.[12] 이는 혈관의 중막(media)이 심하게 두꺼워지면서 평활근의 구조적 이상과 내강의 심한 협착이 나타나는 것이 특징이다. Burke와 Virmani는 청년층 이하(12-31세)에서 이 질환에 의해 발생한 급사 4건을 보고하였다.[12]

심장동맥죽상경화증에 의한 예상치 못한 급사에서는 대부분 적어도 2개의 심장동맥이 좁아져 있다. 하지만 단 1곳이라도 기능적으로 중요한 부위에 죽상경화반이 생기면 사망할 수 있다. 이러한 죽상경화반은 내강의 최소 75%를 막고

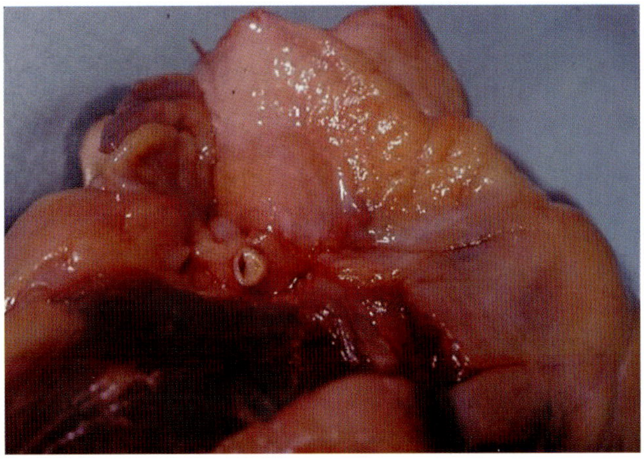

그림 3.1 왼심장동맥 내림앞가지 내강이 죽상경화증에 의해 75% 좁아진 21세 남성.

있는데, 주로 왼심장동맥 내림앞가지(anterior descending branch)의 입구와 매우 가까운 곳("widow-maker"라고도 불림)에서 발견된다. 왼심장동맥은 시작 지점부터 심근에 광범위하게 혈액을 공급하기 때문에 이 부위가 매우 중요하다. 반면 오른심장동맥은 내림뒤가지로 갈라지기 전에는 혈액을 공급하는 역할이 크지 않다. 심장동맥질환에 의한 451건의 사망을 조사한 연구에서, 54건(11.9%)은 1개의 심장동맥에만 유의한 변화가 있었다. 40건은 왼심장동맥 내림앞가지, 4건은 왼심장동맥 휘돌이가지, 10건은 오른심장동맥이 좁아져 있었다.

심근다리

급사는 심근다리(myocardial bridging)라는 현상으로 설명되기도 한다.[13, 14] 이는 왼심장동맥 내림앞가지(오른심장동맥에서는 매우 드묾)가 심장바깥막의 지방 사이를 주행하는 대신 심근 깊숙이 지나가는 현상을 일컫는다(그림 3.2).

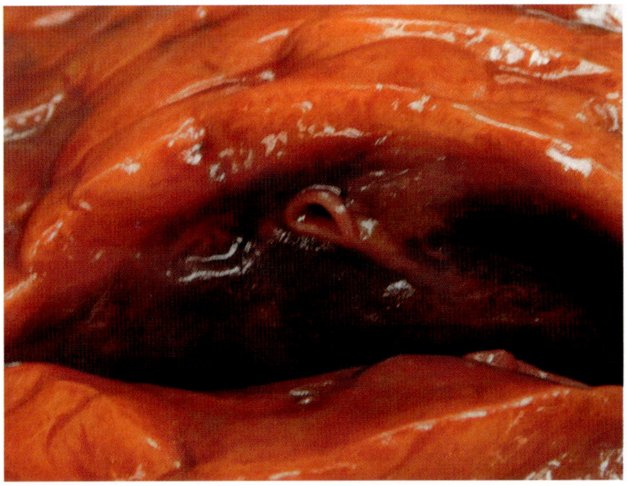

그림 3.2 왼심장동맥 내림앞가지의 "심근다리".

심장동맥조영술에서는 0.5%에서 1.6%의 환자에서 심근다리를 볼 수 있다.[14] 성인 비대심근병증 환자에서는 심근다리의 비율이 30-50%로 나타난다.[14] 심근다리는 심장이 수축하는 동안 압박되어 내강의 일부 또는 전부가 폐쇄될 수 있다. 이는 그리 큰 문제는 아닌데, 왼심실의 혈액 공급은 대부분 이완기에 이루어지기 때문이다. 하지만 빈맥이 있으면 이완기 혈류가 단축되므로 수축기의 혈관 압박이 협심증이나 심근 허혈(ischemia), 급성심장동맥증후군, 왼심실 부전, 부정맥, 심지어 급성심장사를 유발할 정도로 중요해질 수 있다.[15] 수축기 압박이 반복되면서 심실사이막(interventricular septum)의 섬유화도 발생할 수 있다. 이는 심근다리에 의한 급사가 운동과 관련해 자주 발생하는 이유를 설명한다.

심장동맥의 박리성 동맥류

심장동맥의 박리성 동맥류(dissecting coronary aneurysm)는 대동맥뿌리의 박리에 따른 이차적 현상일 수도 있고, 심장동맥에 국한하여 발생한 원발성 박리일 수도 있다. 원발성 박리성 동맥류는 자발성일 수도 있고, 가슴의 외상이나 심장동맥조영술 등에 의한 외상성일 수도 있다. 자발성 심장동맥 박리는 드물지만 급사를 유발할 가능성이 높다.[16~18] 박리가 발생하면 중막에 형성된 혈종이 혈관 내강을 막으면서 혈류를 감소시킨다(그림 3.3).

박리는 혈관 내강과 연결되어 있을 수도 있다. 동맥의 장막에는 주로 호산구로 이루어진 광범위한 염증반응이 관찰될 수 있다. 염증은 박리의 원인보다는 그에 대한 반응으로 생각된다. 대부분(80%)의 자발성 박리성 동맥류는 여성에서, 특히 주산기(peripartum)에 발생한다. 3/4 정도는 왼심장동맥 내림앞가지에 발생한다. 반면 남성에서는 오른심장동맥의 박리가 더욱 흔하다.[18] 낭성중간막괴사(cystic medial necrosis)를 보일 수도 있다.

심장동맥연축

어떤 사람들은 가슴 통증과 급성심근경색증을 시사하는 증상들이 나타난 직후 갑자기 쓰러져 사망한다. 그러나 부검에서는 심장근육의 경색(infarction)이 확인되지 않고 심장동맥에도 협착을 유발할만한 죽상경화증이나 선천적 이상이 뚜렷하지 않을 수 있다. 이러한 사례들은 심장동맥의 일시적인 연축(경련, spasm)이 원인일 것으로 추정된다. 협착이 없는 심장동맥에서 경련이 발생하여 협심증을 유발하는 현상은 혈관조영술로 입증되기도 했고, 수술 중 목격된 사례도 있다.[19~21] 코카인(cocaine) 등의 각성제 사용으로 심장동맥연축이 유발되어 이차성 심근경색이 발생할 수 있다는 사실도 잘 알려져 있다.

심장동맥의 해부학적 이상

심장동맥의 선천적 이상이 성인이나 소아의 급사와 관련될 수도 있다. 심장동맥은 다양한 변이를 보일 수 있는데,[22,23] 오른심장동맥의 입구만 형성되어 왼심장동맥이 오른심장동맥의 입구 부근에서 분지되는 경우(그림 3.4), 왼심장동맥이 오른쪽 발살바동(sinus of Valsalva)에서 시작해 대동맥(aorta)과 폐동맥(pulmonary artery) 사이를 지나가는 경우, 오른심장동맥이 왼쪽 발살바동에서 시작되는 경우, 심장동맥 저형성증(hypoplasia) 등이 있다. 이러한 해부학적 이상은 혈류를 지속적 혹은 간헐적으로 감소시켜 심장 허혈을 유발한다.

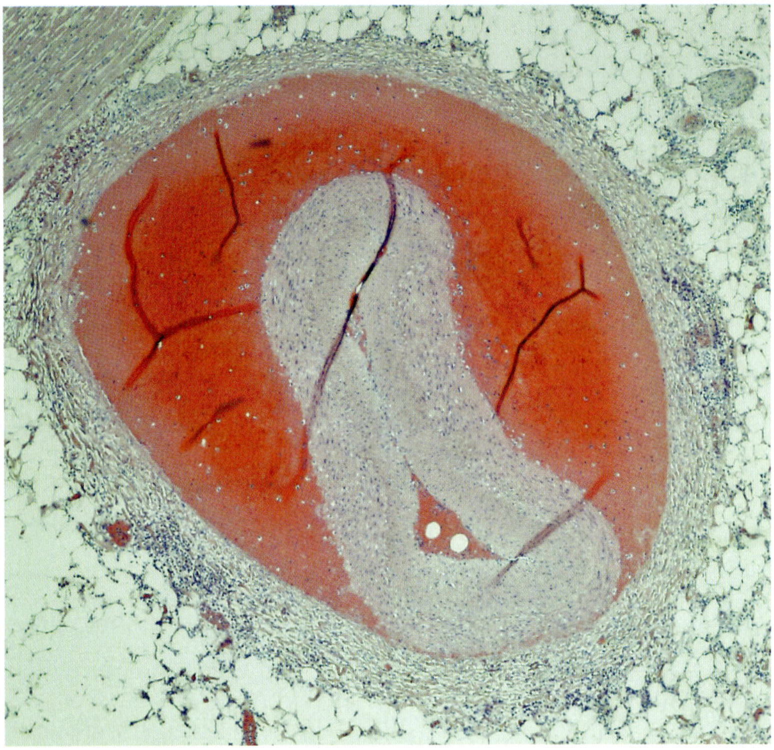

그림 3.3 박리된 심장동맥의 현미경 단면. 동맥이 눌려 내강이 막혀 있다.

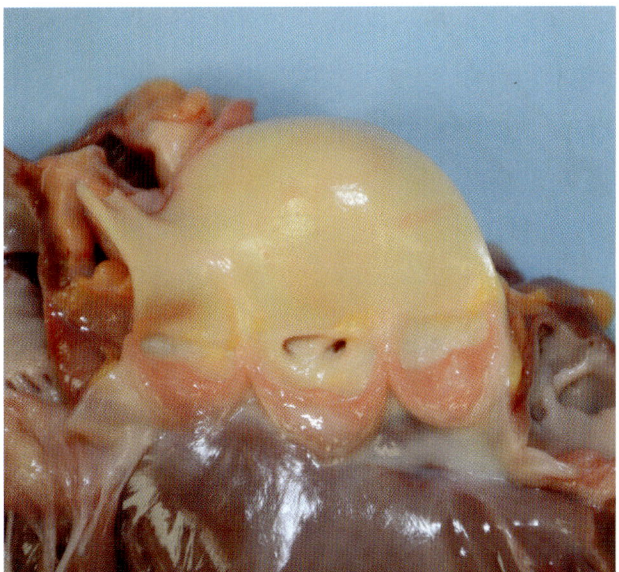

그림 3.4 입구가 하나뿐인 비정상 심장동맥.

고혈압에 의한 사망

고혈압성 심장병

고혈압 병력이 있는 사람이 예상치 못하게 급사한 경우, 부검에서 심장동맥죽상경화증은 거의 없으면서 왼심실이 유난히 두꺼워져 있고 심장 무게가 500g 이상으로 비대해져 있을 수 있다.[24] 이때 사망 과정은 부정맥, 특히 심실세동일 가능성이 높다. 임상적으로도 왼심실 비대증이 있으면 정상인이나 왼심실 비대증이 없는 고혈압 환자보다 조기심실수축(premature ventricular contraction)이 현저히 많다고 알려져 있다.[25~27] 이는 법의병리학적 관찰 결과와도 일치하는데, 적지만 상당수의 급사 사례에서 고혈압 병력이 있는 경우 심장동맥이나 심근의 세동맥에서 심각한 죽상경화증 없이 왼심실 비대만 관찰되었다.

대동맥박리

대동맥박리(aortic dissection)는 혈액이 대동맥 중막의 중간과 바깥 사이 2/3 지점을 분리하여 혈관벽 안에 혈액이 가득 찬 통로를 만드는 것을 말한다.[28] 이 과정은 보통 오름대동맥(ascending aorta)에서 시작되며, 박리성 대동맥류(dissecting aortic aneurysm)에 필수적인 내막 파열이 나타난다. 파열된 부위는 가장자리가 매끈하고, 사선 방향보다는 종축이나 횡축으로 진행한다. 종축과 횡축의 파열이 합쳐져서 T자 혹은 십자 모양을 형성하기도 한다. 내막은 비교적 정상적인 모습을 띠는 곳에서 파열되는 경향이 있다. 대동맥의 혈관벽 내 혈종(intramural hematoma)이 있는 위치에서 파열되기도 한다. 대동맥박리는 파열된 곳으로부터 말초 쪽으로 진행된다. 대부분 다시 대동맥 내강으로 터져 나오지만, 심낭(pericardial sac)으로 파열되기도 한다.

대동맥박리는 대부분 고혈압과 관련되며, 코카인이나 메스암페타민(methamphetamine)에 의해 혈압이 상승한 상태에서 나타나기도 한다. 말판증후군(Marfan's syndrome) 같은 특정 질환과 관련되기도 한다. 말판증후군은 대동맥 아교질(collagen)의 결합과 정렬을 담당하는 당단백질인 피브릴린(fibrillin)을 변화시키는 질환이다. 이로 인해 대동맥의 탄력섬유가 분절되고 혈관벽이 약해져 대동맥의 확장과 박리가 초래된다.[29] 현미경으로 낭성중간막괴사가 일어난 부위를 관찰하면 진단할 수 있다.

대동맥류 및 박리와 관련된 다른 질병으로는 불완전골형성증(osteogenesis imperfecta)이나 엘러스-단로스 증후군(Ehlers-Danlos syndrome) 같은 아교질의 유전질환이 있다. 기존에 알려진 결합조직질환 없이 대동맥 중막에 가족성 변성이 일어나기도 하는데, 이 경우 현미경 검사에서 낭성중간막괴사가 관찰된다. 근력운동도 대동맥박리와 관련이 있다.[29]

판막질환

판막질환에 의한 급사는 대개 승모판탈출(mitral valve prolapse 또는 floppy mitral valve, 승모판의 점액변성이 나타남)이나 대동맥판협착증(aortic stenosis)과 관련이 있다. 드물게 급성세균성판막염(acute bacterial valvulitis, 그림 3.5)으로 급사하는 경우도 있는데, 이는 주로 정맥주사(intravenous)를 이용하는 약물중독자의 삼첨판(tricuspid valve)에 발생한다.

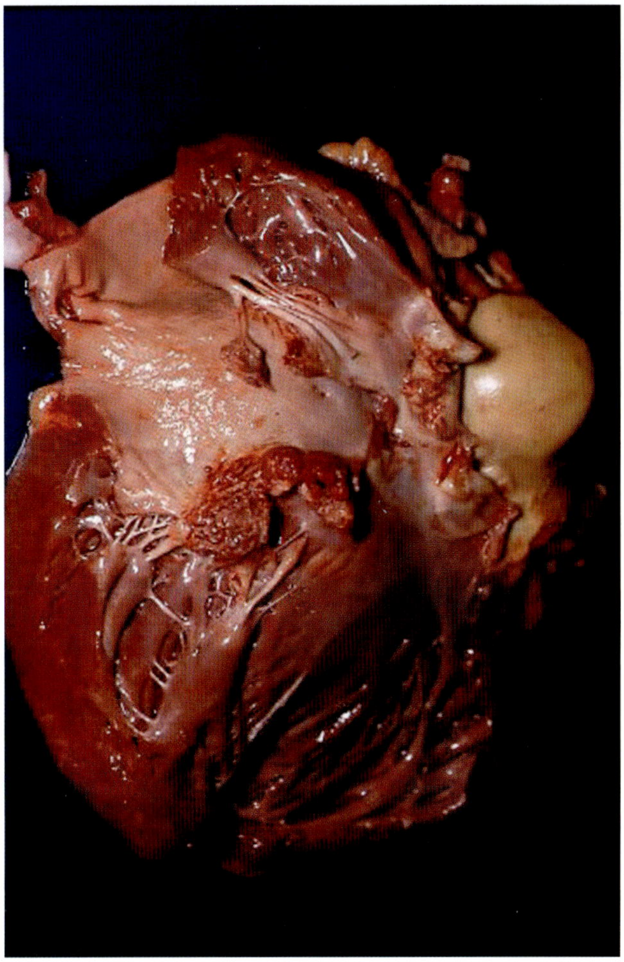

그림 3.5 승모판과 대동맥판막에 급성세균심내막염이 발생한 32세 약물중독자.

승모판탈출

현재 인구의 5-15%는 승모판탈출(mitral valve prolapse)이 있는 것으로 추정된다. Freed 등의 연구에서 정상적으로 생활하는 1,646명의 남성과 1,845명의 여성을 무작위로 선정해 2차원 심초음파 검사를 시행한 결과, 승모판탈출의 전체 발생률은 2.4%였다.[30] 승모판탈출은 비특이적인 증상(호흡곤란, 피로감, 어지럼증, 두근거림, 불안, 비전형적인 가슴 통증)과 심전도 이상, 부정맥을 보인다.[30~32] 특징적인 소견으로 청진에서 중간 수축기의 째깍음과 후기 수축기의 잡음이 들릴 수 있다. 부정맥은 다양하게 나타나며, 조기심실수축이 가장 흔하다. 해부학적으로는 두껍게 비대된 판막엽(valve leaflet)과 승모판고리(mitral annulus)의 확장이 관찰되는데, 판막엽에는 염증 변화 없이 점액변성이 나타난다(그림 3.6).

승모판탈출의 합병증은 급사로, 심실세동이나 감염심내막염, 판막에서 떨어져 나온 혈전에 의한 일과성 허혈 발작(transient ischemic attack)이나 부분적 뇌졸중, 힘줄끈(chordae tendinae)의 파열, 승모판부전 등이 원인이다.[30, 31]

그러나 승모판탈출에 의한 사망은 드물다. 이를 사망 원인으로 진단하려면 다른 질환들을 배제해야 하고, 이를 위해

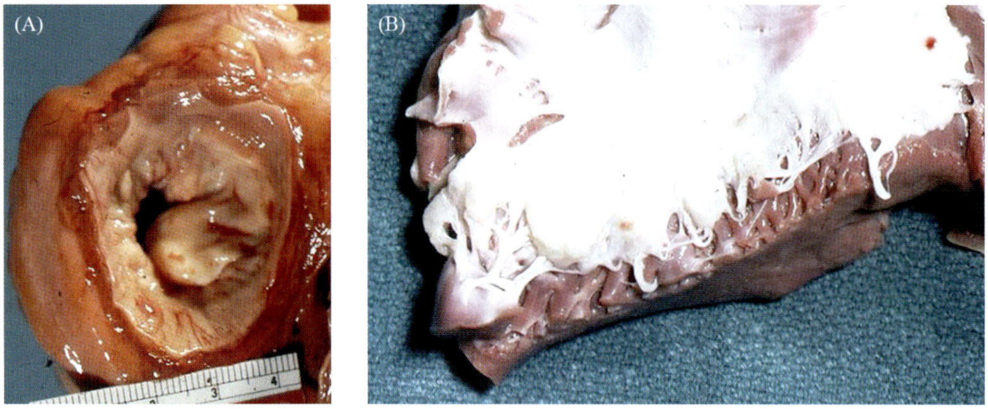

그림3.6 승모판탈출. **(A)** 심방에서 바라본 모습. **(B)** 왼심실 하부 2/3을 절단해 열어본 모습.

서는 철저한 독성학 검사를 포함한 완전한 부검을 시행해야 한다. 저자들이 경험한 사례들에서는 승모판의 양쪽 판막엽 모두 점액변성이 매우 심했다. 사망자는 대부분 여성이었고, 가장 어린 시신은 12세였으며 나머지는 10대 후반, 20대, 30대 초반이었다.

대동맥판협착증

승모판탈출 다음으로 급사를 유발하는 두 번째 흔한 판막질환은 대동맥판협착증(aortic stenosis)이다(그림 3.7). 대동맥판협착증에서는 왼심실 배출로가 폐색되어 급성 심부전이 발생하여 급사에 이르는 것으로 추정된다. 대동맥판협착증의 주요 원인으로는 4가지가 있는데, 선천적 판막 기형, 판막이 융합되는 류마티스성 염증, 선천성 이엽성 대동맥판막의 이차성 석회화, 정상 대동맥판막의 원발성 퇴행성 석회화이다.[33] 이엽성 대동맥판막(bicuspid aortic valves) 외

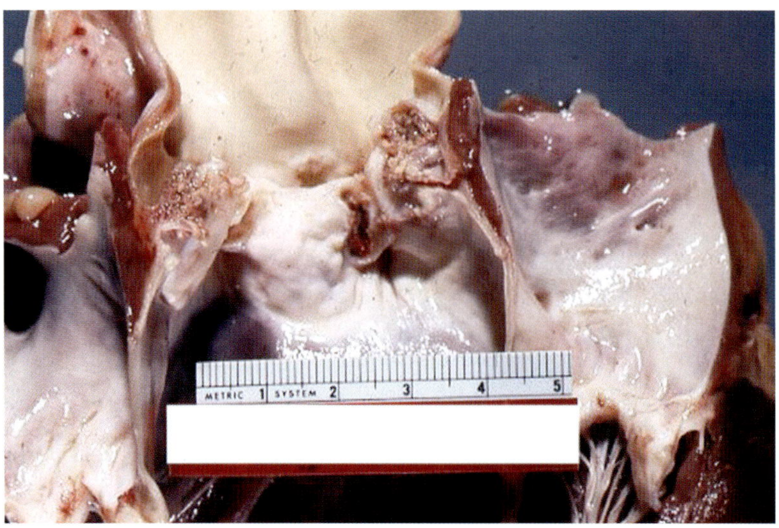

그림 3.7 대동맥판협착증.

에 다른 선천성 대동맥판협착증은 태어났을 때부터 증상이 존재한다. 선천성 대동맥판협착증은 나이가 들면서 이차성 석회화가 발생한다. 이러한 질환은 대개 생전에 병원에서 진단과 치료를 받게 되므로 법의관 사무소에서는 접하기 어렵다.

류마티스성(rheumatic) 대동맥판협착증은 승모판협착증과 함께 한때 법의관 사무소에서도 흔히 볼 수 있었지만, 류마티스열(rheumatic fever)의 발생률이 낮아지고 수술적 치료가 가능해지면서 현저히 감소해 오늘날에는 거의 사라졌다. 류마티스성 대동맥판협착증에서는 염증에 의해 판막엽이 서로 융합된다. 환자가 나이가 들면 점차 석회화가 발생하는데, 주로 40세 이상에서 나타난다.

이엽성 대동맥판막의 이차성 석회화와 정상 대동맥판막의 원발성 퇴행성 석회화는 주로 칼슘이 침착되며 협착이 일어난다. 이엽성 대동맥판막의 석회화는 50-70대에 시작되어 판막의 자유연(free edge)에서 바닥(base)으로 진행된다. 정상 대동맥판막의 원발성 퇴행성 석회화는 이와 반대로 판막의 바닥에서 자유연 쪽으로 진행되며, 보통 70-80대에 시작된다.

오늘날 대동맥판협착증의 가장 흔한 원인은 이엽성 대동맥판막의 석회화이다. 대동맥판협착증의 선행 병변인 이엽성 대동맥판막은 일반 인구의 약 0.4%에서 나타난다.

심근병증

심근병증(cardiomyopathies)은 심장의 기능이상을 특징으로 하는 다양한 질환을 포함하는데, 원인이 알려진 것도 있고 알려지지 않은 것도 있다. 몇 년에 걸쳐 세계보건기구(World Health Organization, WHO)와 미국심장협회(American Heart Association, AHA)는 여러 분류체계를 제안하였다. 이러한 분류체계는 대부분 원발성, 이차성 또는 혼합형, 유전성 또는 후천성과 같이 원인을 기준으로 하거나, 확장성/울혈성, 비후성, 제한성과 같이 해부학적, 임상적 소견을 기준으로 한다. 여기에 허혈성(심장동맥질환), 고혈압성 및 판막성 심질환도 추가하자는 제안이 있었으나, 분자 진단에 대한 이해가 높아지면서 그 필요성에 의문이 제기되고 있다.[34)]

법의병리학자는 전신질환과 관련된 이차심근병증 또는 제한심근병증이 있는 시신을 보기 어려운데, 이는 대부분 생전에 진단과 치료가 진행되기도 하고, 질병의 침윤성으로 인해 일반적으로 급사를 잘 일으키지 않기 때문이기도 하다. 이러한 전신질환에는 아밀로이드증(amyloidosis), 혈색소증(hemochromatosis), 유육종증(sarcoidosis), 당원축적병(glycogen storage disease), 과호산구증후군(hypereosinophilic syndrome) 등이 포함된다. 이 중 유육종증은 드물긴 하지만 다른 질환과 달리 부검에서도 가끔 볼 수 있다.

모든 형태의 심근병증이 급사를 유발할 수 있다는 것은 법의병리학자와 임상의사 모두 잘 알고 있으며, 대부분 부정맥(심장 리듬의 이상)으로 사망에 이르게 된다. 사망 원인을 심근병증으로 판단했다면 이를 구체적으로 분류해보는 것을 권장한다. 예를 들어 사망진단서에 단순히 '심근병증'이라고 적는 것보다는 '만성적인 알코올 섭취에 의한 확장심근병증'이나 '아밀로이드증에 의한 제한심근병증'이라고 적는 것이 바람직하다.

울혈심근병증 또는 확장심근병증

법의병리학에서 가장 자주 접하는 심근병증은 울혈심근병증(congestive cardiomyopathy) 또는 확장심근병증(dilated

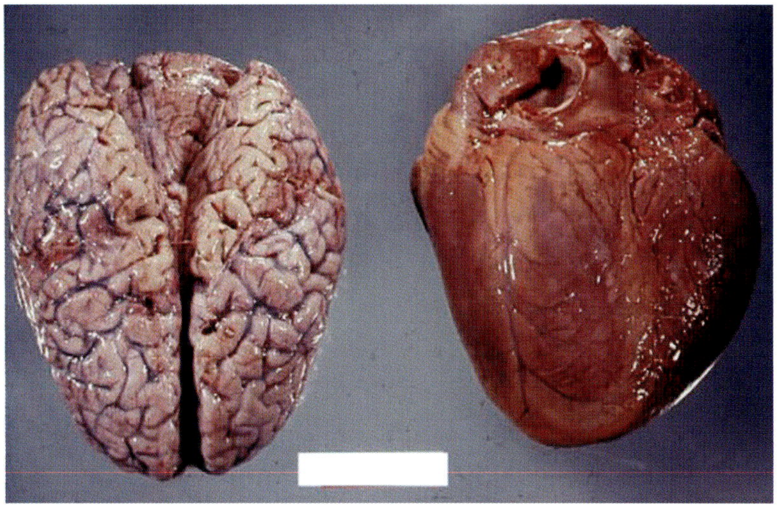

그림 3.8 울혈심근병증. 심장의 무게는 1,050g로, 정상 성인의 뇌와 크기가 비슷했다.

cardiomyopathy)이다. 4개의 심방과 심실이 모두 확장되어(그림 3.8) 때로는 거대할 정도로 심장이 커지는 것이 특징이며, 심박출률 감소와 울혈심부전을 동반한 심근의 기능이상을 초래한다. 심장벽에 혈전이 발생하기도 한다. 현미경에서는 근섬유의 변성이나 비대, 심근의 국소적 또는 미만성 섬유화, 단핵구(monocyte)의 침윤이 관찰되며, 지방침윤이 관찰될 때도 있다.

울혈심근병증은 알려진 원인 없이 특발성으로 발생하기도 하고, 만성적인 알코올 남용, 주산기 심근병증, 만성 심근염 등 다양한 기저질환이 원인이 될 수도 있다. 미국에서 울혈심근병증의 가장 흔한 원인 중 하나는 만성적인 알코올 남용이다. 알코올의 직접적인 독성이나 만성알코올중독과 관련된 영양불균형, 코발트(cobalt)와 같은 주류첨가제의 독성효과가 심근 손상을 유발한다. 주산기 심근병증의 경우 임신 마지막 달이나 산후 첫 5개월에 심부전이 발생한다.[35] 환자의 절반 정도는 확장되었던 심장이 6-12개월 이내에 정상으로 돌아오지만 때로는 급사하기도 한다. 울혈심근병증은 코발트나 아드리아마이신(adriamycin)과 같은 특정 독성 물질과도 관련이 있다.

비대심근병증

심근병증 중 가장 흥미로운 것은 비대심근병증(hypertrophic cardiomyopathy)으로, 특발비후대동맥판하협착증(idiopathic hypertrophic subaortic stenosis, IHSS) 또는 비대폐쇄심근병증(hypertrophic obstructive cardiomyopathy)으로도 알려져 있다. 이는 고혈압성 심장병과 혼동해서는 안 된다. 비대심근병증은 기본적으로 가족성 심장질환으로, 상염색체 우성으로 유전되며 인구의 약 0.2%에서 나타난다.[36] 원인이 될 만한 다른 심장질환이나 전신질환 없이 심근이 매우 비대해지며, 심실의 확장은 동반되지 않는다. 대부분 왼심실의 자유벽에 비해 심실사이막이 불균형하고 비대칭적으로 비대한 모습을 보인다(그림 3.9).

반면 일부에서는 왼심실의 자유벽과 심실사이막이 대칭적으로 비대해지기도 한다. 비대심근병증의 95%는 심근 섬유의 배열이 불규칙해져서 사방으로 진행하는 양상을 보이며, 심근세포는 두껍고 기괴한(bizarre) 모양을 보인다. 이러

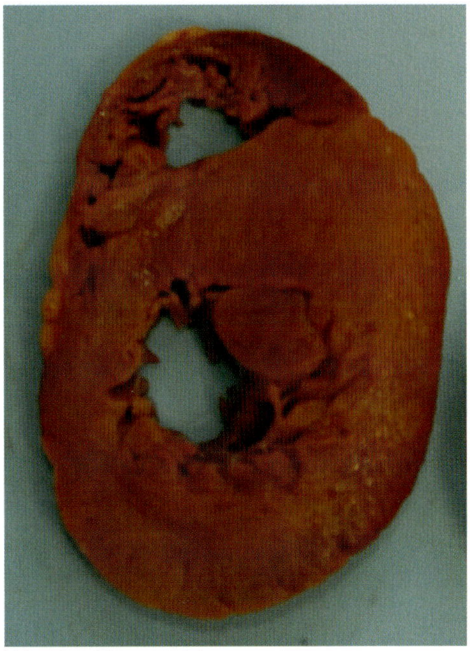

그림 3.9 비대칭적인 심실사이막 비대를 보이는 비대심근병증.

한 심근세포는 주로 심실사이막에서 관찰되며 자유벽에서는 덜 관찰된다. 이는 비대심근병증에 특이적인 소견은 아니고 왼심실 부하를 유발할 수 있는 다른 질환에서도 볼 수 있지만, 이 경우 심근의 불규칙한 배열은 뚜렷하거나 광범위하지 않다. 이러한 상태에서는 심실부정맥(ventricular arrhythmia)이나 심실위부정맥(supraventricular arrhythmia)이 흔히 발생한다.

일반적으로 가까운 가족 중 한 명 이상에서 비대심근병증의 초음파 소견을 볼 수 있으며, 청소년이나 젊은 성인에서 급사의 원인이 될 수 있다. 만약 급사의 원인이 비대심근병증으로 의심된다면 사망자와 유족 모두 유전자 검사가 권장된다.

부정맥유발심근병증

1995년 세계보건기구는 심근병증의 분류에 부정맥유발심근병증(arrhythmogenic cardiomyopathies)을 추가할 것을 제안했다.[37] 여기에는 부정맥유발오른심실이형증(arrhythmogenic right ventricular dysplasia, ARVD)과 긴QT증후군(long QT syndrome, LQTS)과 같은 심전도 이상이 포함된다.

ARVD는 오른심실의 심근이 섬유지방성 조직으로 바뀌는 것이 특징이며, 특히 젊은 나이대에서 운동 중 급사를 유발하는 것으로 알려졌다.[38, 39] 대부분의 ARVD는 결합소체(desmosome) 유전자의 돌연변이로 심근세포가 파괴되고 분리되면서 발생한다. ARVD는 조기심실수축과 좌각차단(left bundle branch block), 심실빈맥, 심실세동과 같은 다양한 부정맥과 관련이 있다.[38]

ARVD는 사망 원인의 판단에 도움이 될 정도로 눈에 띄는 해부학적 변화를 동반하지만, 급성심장사는 형태학적 이상이 없는 부정맥으로도 발생할 수 있다.[2, 40] QT 간격의 연장에 의한 부정맥은 대개 해부학적 변화가 없으며, 생전에 진단되지 않는 한 부검에서 이상 소견을 발견하기 어렵다.[41] 이러한 질환은 주로 KCNQ1나 KCNH2, SCN5A, KCNE1, KCNE2 유전자를 비롯한 심장 이온 채널의 돌연변이로 인해 발생한다.[42] 긴QT증후군이나 울프-파킨슨-화이트 증후군(Wolff-Parkinson-White syndrome, WPW), 일차성 심장 전도계 질환(primary cardiac conduction system disease), 브루가다 증후군(Brugada syndrome)은 모두 QT 간격의 연장과 심장 이온 채널의 돌연변이, 급성심장사와 관련이 있다.

긴QT증후군은 보정 QT 간격(QTc)이 450ms 이상인 것이 특징이다.[43] QT 간격이 연장되는 이유는 칼륨이나 나트륨 채널의 유전적 결함으로 인해 재분극(repolarization)이 지연되기 때문이다. 긴QT증후군 환자의 실신은 다형성 심실빈맥의 일종인 염전성 심실빈맥(torsades de pointes)이 원인일 가능성이 높다. 첫 증상은 주로 20대 전에 나타난다. QTc가 길어질수록 실신이나 급사의 위험이 증가하는데, QTc가 440ms 미만이면 평생 위험(lifetime risk)이 5% 정도에 불과하지만, 550ms 이상이면 50%에 달한다. QT 간격의 연장에는 신경학적 또는 내분비학적 이상뿐만 아니라 전해질 이상도 동반될 수 있는데, 저칼륨혈증이 대부분이지만 저칼슘혈증이나 저마그네슘혈증이 나타나기도 한다. 메타돈(methadone)이나 일부 항생제와 같은 약물도 QT 간격을 연장시킬 수 있는데, 치료를 시작하거나 증량할 때 가장 잘 나타난다.

오늘날 부정맥유발심근병증을 진단할 때는 유전자 검사 또는 '분자 부검(molecular autopsy)'이 권장된다.

급성심장사의 유전자 검사

유전학의 발전으로 최근 '분자 부검'이 급성심장사의 진단에 도움을 주고 있다. 비대심근병증 또는 부정맥유발심근병증을 유발하는 유전자 돌연변이가 알려져 있으므로 해부학적 이상이 없어도 이러한 돌연변이를 검출해 이들 질환을 사후에도 진단할 수 있게 되었다. 이런 돌연변이를 검출할 수 있는 다양한 유전자 검사 패널이 현재 상용화되어 있다. 심근 단백질인 미오신(myosin) 중쇄(heavy chain)나 심장 트로포닌(troponin), 미오신 결합단백질 C3, 결합소체, 심장 이온 채널과 관련된 특정 유전자의 돌연변이가 모두 심근병증을 유발할 수 있다고 알려졌다.[44] 이러한 유전자에는 MYH7과 MYL2, MYL3, MYPBC3, TNNI, TNNT2, KCNE1, KCNE2, KCNH2, KCNJ2, KCNQ1, SCN5A가 있다. 한 연구에 의하면, 1세부터 69세의 예상치 못한 급사 173건 중 45건에서 병원성일 가능성이 있는(potentially pathogenic) 돌연변이가 검출되었고, 검출 비율은 여성(38%)이 남성(18%)보다 높았다.[42] 또한 운동 중 사망한 10대 미만(67%)과 수면 중 사망한 11-20세(36%)에서도 검출 비율이 높았다.[42]

특히 젊은 사람의 급사를 비롯한 모든 급사에서 독성학 검사와 현미경 검사를 포함한 완전한 부검 후에도 사망 원인이 뚜렷하지 않다면 유전자 검사를 고려해야 한다. 또한 비대심근병증과 같이 유전적 경향이 높은 심장질환으로 사망한 사람의 유족에게도 유전자 검사를 고려해야 한다.

심근염

급성심근염(acute myocarditis)의 임상 양상은 무증상부터 급성 전격성 울혈심부전이나 급사에 이르기까지 다양하다.[45] 법의병리학자는 무증상이었거나 경미한 증상만 보이다가 갑자기 사망한 사례를 주로 접하게 된다.

심근염은 감염(세균, 리케차, 바이러스, 기생충, 진균)이나 결합조직질환(류마티스열, 류마티스 관절염 등), 물리적인 요인(독성 화학물질, 약물 등)에 의해 발생할 수도 있고, 특발성일 수도 있다. 감염성 심근염에서는 미생물의 직접적인 침투나 이들이 생성한 독소에 의해 심근 손상이 발생할 수 있다. 심장의 형태는 정상일 수도 있고, 심실이 확장되어 창백하고 축 늘어져(flabby) 있을 수도 있다. 현미경에서는 근육세포의 괴사와 간질의 염증이 국소적이거나 미만성으로 나타날 수 있다. 침윤된 염증세포는 대부분 중성구(neutrophil)일 수도 있고 림프구(lymphocyte)나 형질세포(plasma cell), 호산구(eosinophil)까지 다양할 수 있다(그림 3.10).

감염성 심근염은 대부분 바이러스에 의해 발생한다. 초기에는 근육섬유의 괴사를 동반한 중성구와 림프구의 침윤이 나타났다가 점차 림프구와 대식세포가 많아진다. 치유 과정에서 간질의 섬유화가 나타나기도 한다. 섬유화는 경미할 수도 있고 광범위할 수도 있고, 부정맥을 유발할 수도 있고 그렇지 않을 수도 있다. 저자 중 한 명은 13세 때 바이러스성 심근염에 걸린 과거력이 있는 17세 소년의 사망을 경험한 적이 있다. 그는 종종 조기심실수축과 빈맥의 양상으로 부정맥이 나타나 절대로 격렬한 활동을 하지 말라고 들었지만, 농구 경기에 참여했다가 쓰러져 사망했다. 심근염 후 4년 동안 그를 담당했던 심장내과 전문의의 기록에는 부정맥 발작이 여러 차례 기록되어 있었다. 의사는 그의 심장 간질에 광범위한 흉터가 있을 것이라고도 예상했지만, 부검에서 심장의 형태는 정상이었다. 전도계를 포함해 심장의 여러 부위에서 채취한 슬라이드에서도 특별한 현미경적 이상 소견은 없었다. 이는 바이러스에 의한 염증이 심장의 전도계를 손상시켜도 현미경적 변화가 나타나지 않을 수 있다는 것을 의미한다. 부검 소견에 아무런 이상이 없다면 심근염이 급사의 원인일 수도 있는 것이다.

일부 치명적인 심근염에서는 염증이 광범위하게 나타나지 않고 기능적으로 중요한 곳에 국소적으로 나타나기도 한다. 주방 바닥에서 사망한 채 발견된 32세 가정주부의 경우, 부검과 독성학 검사 모두 음성이었지만 현미경 검사에서 심장 전도계 중 한 군데에 급성 심근염이 관찰되었다. 병변은 비교적 작았지만 위치가 좋지 않아 사망에 이른 불운한 사례였다. 따라서 심장질환을 철저히 검사하려면 전도계를 포함한 심장의 여러 부위를 현미경 슬라이드로 제작해야 한다. 하지만 심근에 국소적으로 단핵구가 몰려 있다고 해서 반드시 심근염은 아니라는 것도 알아야 한다. 여러 장의 슬라

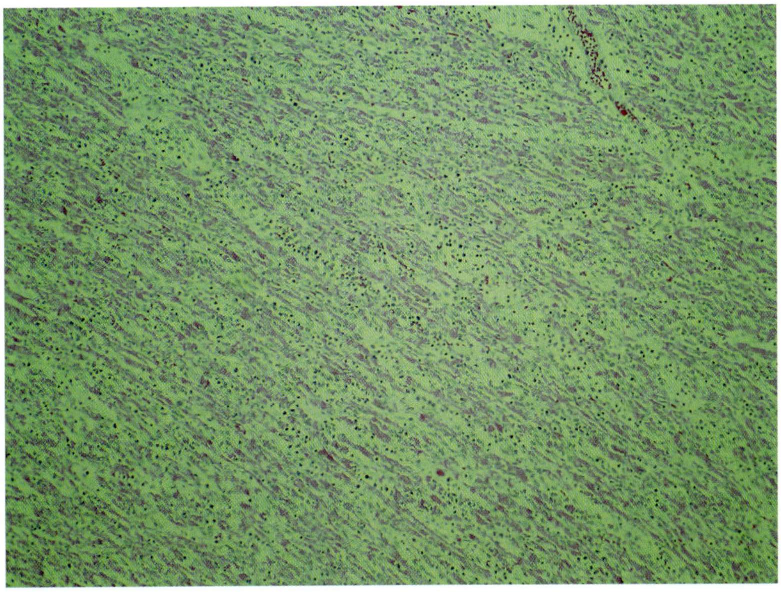

그림 3.10 심근염.

이드를 제작하다 보면 이러한 병변을 흔히 볼 수 있지만, 심근염이 아니라면 심근 괴사는 보기 힘들다. 심근질환이 의심된다면 적절한 평가를 위해 적어도 전도계 1장을 포함하여 심근에서 6장 이상의 슬라이드를 제작하는 것을 권장한다.

심폐소생술과 급성심장사

병원 밖 심정지의 사망률은 심정지를 일으킨 부정맥의 종류와 심폐소생술(cardiopulmonary resuscitation, CPR) 및 제세동(defibrillation)이 얼마나 신속히 이루어졌는지에 따라 달라진다. 심폐소생술의 성공률에 대한 대중의 인식은 주로 TV와 같은 대중매체에서 제공되는 정보에 기반하고 있어 현실과 동떨어져 있을 때가 많다. 한 연구에서 방송에 묘사된 심폐소생술을 분석한 결과, 75%의 "환자"가 심정지에서 살아남았고, 67%가 퇴원까지 하였다.[46] 실제로는 심폐소생술이 조기에 성공(환자의 혈압과 맥박이 1시간 이내에 회복되는 것)하는 비율은 최대 40%이며, 병원 밖 심정지 환자가 생존하여 퇴원하는 비율은 2-30%까지 다양하다.[8, 46] TV에 나오는 환자의 83%는 노인이 아니지만, 현실에서 심폐소생술을 가장 흔히 받는 집단은 노인층이다. TV에서는 기저질환의 28%만 심장질환이었지만, 현실에서는 75-95%에 이른다. 노인의 경우 병원 밖 심정지의 장기 생존율은 5% 이하로 매우 낮다. 외상에 의한 심정지의 장기 생존율은 0-30%로 다양하다.[46]

누가 심폐소생술을 했는지도 생존율에 영향을 줄 수 있다. 심폐소생술을 효과적으로 시행하면 생존율을 높일 수 있다고 보고되어 있지만, 심폐소생술을 훈련받은 사람은 전 세계 인구의 50%에 불과하다.[47] 초기 심장 리듬도 생존에 영향을 미치는 요소 중 하나이다. 심실빈맥이나 심실세동에서의 성공률은 20%지만 전기기계해리(electromechanical dissociation)는 7%, 무수축은 6%에 불과하다.[48] 또한 심폐소생술 후 성공적으로 회복되더라도 2%의 환자에게는 신경학적 후유증이 남을 수 있다.

운동 중 원발성 심정지

심근의 허혈, 부정맥, 급사는 운동 중이나 운동 직후에도 발생할 수 있다.[49] 심혈관계의 기능은 교감신경계의 통제를 받으며, 교감신경 자극은 심박수, 심근의 수축력, 혈압을 증가시킨다. 운동 중 이완기 혈압은 거의 변화가 없지만, 수축기 혈압은 지속적으로 상승한다. 이완기 혈압은 젊은 사람에서는 약간 떨어질 수 있고, 중년 이상에서는 상승할 수 있다.[50] 운동을 하면 심박수가 점차 증가하다가 안정기(plateau)에 접어들게 된다. 평균 최대 심박수는 분당 180-200회 정도이다. 수축기 혈압은 162mmHg에서 216mmHg까지 증가한다.[50] 수축기 혈압과 심박수의 증가는 말초저항의 감소와 함께 나타난다. 근력운동 같은 등척성(isometric) 운동은 심박수를 거의 증가시키지 않지만, 수축기 혈압과 이완기 혈압, 말초저항은 모두 증가한다.

급사는 운동 중에도 발생하지만 운동이 끝난 직후에도 발생할 수 있다. '운동 직후 위기(post-exercise peril)'란 용어는 격렬한 운동이 끝난 뒤 첫 몇 분 동안 부정맥이 발생할 위험성을 나타내기 위해 도입되었다.[51] Dimsdale은 운동 종료 후 첫 3분 동안 카테콜아민(catecholamine)의 농도가 가장 높다는 것을 발견했다.[51] 같은 기간 동안 혈장 칼륨 농도는 빠르게 떨어진다.[52, 53] 운동 중에는 노르에피네프린(norepinephrine)과 에피네프린(epinephrine) 모두 혈중 농도가 증가하며, 그 중에서도 노르에피네프린이 더욱 급격히 증가한다. 운동을 멈춘 뒤에도 카테콜아민 농도는 안정화되거나 감소하지 않고 당분간 계속 상승하며, 노르에피네프린 농도는 기저값의 7-10배, 에피네프린은 3-8배에 이른다.[51, 52] 운동 중단 후 10분이 지나도 혈청 카테콜아민 농도는 휴식기에 비해 약 2배 높다.[5] 운동 중에는 혈청 칼륨 수치가 증가하지만, 운동을 중단하면 빠르게 감소하여 1-2분 이내에 저칼륨혈증에 맞먹는 수준이 된다.[52, 53] 운동 후 처음 몇 분 사이에 나타나는 칼륨의 감소와 카테콜아민의 증가는 부정맥에 취약한 상태를 만든다.

이러한 현상이 운동 후 급사를 유발하는 것으로 보이는데, 허혈성 손상은 심장을 카테콜아민과 저칼륨혈증에 더욱 민감한 상태로 만든다.

급성심장사는 정신적 스트레스와도 관련되어 있다고 알려져 있다.[54] 정신적 스트레스는 심장의 기저질환 유무와 관계없이 치명적이거나 치명적이 될 수 있는 부정맥을 유발할 수 있다고 알려져 있다. 이는 스트레스에 의한 교감신경 자극이 원인인 것으로 보인다.

신경계 질환에 의한 급사

뇌질환에 의한 급사는 심장질환에 비해 현저히 적다. 법의관이 흔히 경험하는 원인 질환으로는 뇌전증(epilepsy)과 비외상성 지주막하출혈(subarachnoid hemorrhage, SAH), 뇌내출혈(intracerebral hemorrhage, ICH), 수막염, 뇌종양이 있다. 드물게 낭미충증(cysticercosis)이나 중심다리뇌말이집용해(central pontine myelinolysis, CPM) 같은 질환도 볼 수 있다.

뇌전증

신경계 급사의 가장 흔한 원인은 아마도 뇌전증일 것이다. 이는 '뇌전증에 의한 예상치 못한 급사(sudden unexplained deaths in epilepsy, SUDEP)'라고도 불린다. 뇌전증에 의한 사망은 법의관 사무소에 부검이 의뢰되는 내인사의 약 3-4%를 꾸준히 차지하고 있다. 뇌전증 환자에서 예상치 못한 급사의 발병률은 2-17%로 추정된다.[55] 이 중 극히 일부는 뇌전증지속상태(status epilepticus)로 사망한다.

뇌전증으로 예기치 못하게 급사하는 사람들은 일반적으로 젊고, 독성학 검사에서 항경련제의 농도가 치료 농도에 못 미치거나 매우 낮게 나타난다. 항상 그렇지는 않지만 대개 사망 과정을 목격한 사람이 없고, 아침에 자다가 사망한 채 발견된다. 목격자가 있어도 발작이 없거나, 쓰러지면서 단발성 발작만 나타날 수 있다.[55, 56] 자다가 사망한 경우에는 발작이 일어났음을 뒷받침하는 환경적 증거(소변이 묻거나 구겨진 시트나 담요)나 신체적 증거(혀를 깨문 상처; 25%에서만 나타남)가 잘 나타나지 않는다. 이러한 현상은 수면이 발작의 선행요인이기 때문인 것으로 보이는데, 실제로 수면은 뇌전증의 유발 검사로도 사용된다. 참고로 부정맥에 의한 급사도 아침에 잠에서 깨기 직전이나 직후에 많이 발생한다는 점에서, 수면은 부정맥에 대한 심장의 취약성에도 영향을 미치는 것으로 보인다.

뇌전증에 의한 사망은 대부분 배제적으로 진단된다. 부검에서는 뇌전증의 진단적 소견을 찾기 어렵다. 약 25%에서는 혀를 깨문 자국으로 발작이 일어났음을 알 수 있지만, 발작은 뇌전증 외에도 다양한 질환의 말기에 나타날 수 있다. 뇌전증에 의한 사망을 진단하려면 법의관은 과거 뇌전증을 진단받은 병력이나 발작에 대한 상세한 기록을 확보하고, 현장 상황이 병력에 어긋나지 않는지 확인하며, 혀의 적출을 포함한 완전한 부검을 시행하여 형태학적, 현미경적, 독성학적으로 다른 이상이 없음을 증명해야 한다.

뇌전증에 의한 사망은 대부분 내인사이다. 그러나 뇌전증이 외상의 결과라는 기록이 있고 이를 의심할 여지가 없다면 사고사로 분류되어야 한다. 일부 뇌전증 환자들은 뇌전증 발작으로 사고가 일어나 사망하기도 한다. 예를 들어 물에 잠겨 있는 동안 발작이 일어나 익사할 수도 있고(그림 3.11), 발작 중에 넘어져 경막하혈종이 발생할 수도 있다. 사망의 종류가 무엇이든, 급사한 뇌전증 환자에서 항경련제의 농도가 치료 농도보다 낮게 검출되거나 아예 측정되지 않는 경우는 매우 흔하다. 환자의 뇌를 주의 깊게 검사해도 대부분의 경우 뇌전증의 원인 병변은 발견되지 않는다. 원인 병변이 발견되는 실제 빈도는 검사기관이나 대상 인구의 유형에 따라 큰 차이가 있지만, 적어도 부검에서는 발작을 설명할 수 있는 병변이 거의 발견되지 않는다. 만약 병변이 있다면 국소적인 경화나 동정맥기형(arteriovenous malformation), 피질과 경막(dura) 사이의 유착 같은 양상으로 나타날 수 있다. 고유해마(hippocampus proper 또는 Ammon's horn)의 경화는 뇌전증 발작 중에 발생하는 뇌부종(cerebral edema)과 관련된 이차적 현상일 가능성이 높다. 해마 이랑(gyrus)이 탈출하면서 이 부위에 혈액을 공급하는 뒤대뇌동맥(posterior cerebral artery)의 분지가 소뇌천막(tentorium)에 눌리기 때문이다.

뇌전증에 의한 사망은 배제적(exclusive)으로 진단되므로 사망률이 과소평가될 수 있다. 예를 들어 뇌전증 발작으로 사망한 사람에게 고도의 심장동맥죽상경화증이 있었다면 사망 원인은 뇌전증보다는 심장동맥질환으로 진단될 가능성이 높다.

뇌전증의 사망 과정은 주로 자율신경계의 전기신호로 촉발되는 심장 부정맥인 것으로 보인다.[55~57] 뇌전증 발작 중 사망한 사람들에게서 심장 활동과 호흡의 변화가 기록된 바 있다. 그러나 이전과 다르지 않은 반복적인 발작이 어느 순간 치명적이 되는 이유는 알려지지 않았다. 자율신경계, 특히 교감신경은 심장과 혈관의 생리적 조절에 중요하다. 대뇌피질은 뇌의 다른 하위수준보다 심혈관 변화에 대한 자율신경기능을 더욱 정교하게 조절한다. 피질 자극은 심박수와 혈압, 기외수축(extrasystole)의 변화를 유발한다. 시상하부(hypothalamus)의 자극도 부정맥 같은 심혈관계의 변화를 일으킬 수 있는데, 이는 시상하부가 자율신경을 조절하기 때문이다. 시상하부 자극에 의한 기외수축은 심장의 교감신경

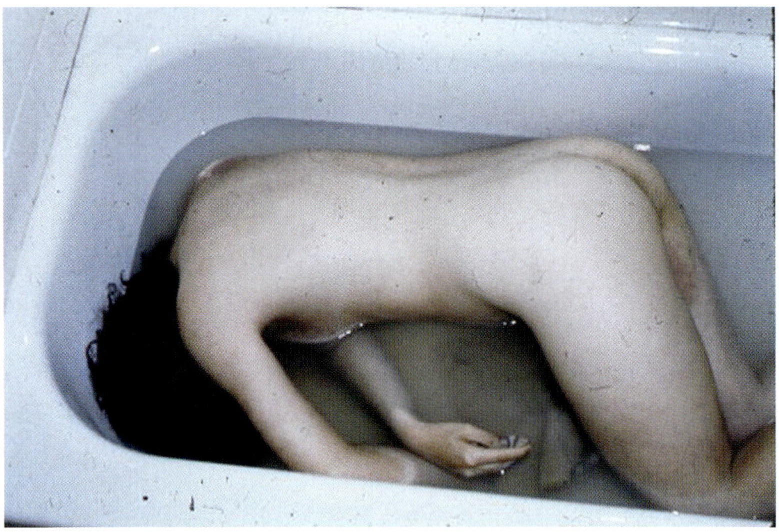

그림 3.11 욕조에서 발작으로 익사한 27세 사망자.

계나 에피네프린의 분비를 조절하는 경로에 자극이 가해지기 때문에 발생한다.

신경이나 신경호르몬 작용으로 교감신경계의 활동이 증가하면 전기적으로 안정되어 있던 심근 조직의 임계값을 낮추어 심실세동을 발생시킬 수 있다. 교감신경 활동의 증가는 심근의 신경 작용 부위에 뉴로에피네프린(neuroepinephrine)을 직접 반응시켜 심실세동을 유도할 수 있다. 이러한 발견은 뇌전증 발작에 의한 급사가 불규칙한 전기적 신경자극으로 유도된 치명적인 부정맥의 결과일 가능성이 높다는 것을 의미한다.

비외상성 지주막하출혈

뇌질환에 의한 급사의 두 번째로 흔한 원인은 비외상성 지주막하출혈이다. 백여 년 전 자발성 지주막하출혈은 그 자체로 하나의 질병으로 여겨졌지만, 의학의 발전을 통해 현재는 다양한 원인에 의한 증후군이라고 밝혀졌다. 딸기동맥류(berry aneurysm 또는 saccular type brain aneurysm)는 지주막하출혈의 가장 흔한 원인이며, 다음으로 뇌내출혈과 동정맥기형이 있다. 다른 드문 원인으로는 혈액질환, 색전을 동반한 심내막염, 항응고제의 과다복용, 원발성 또는 전이성 종양, 낫적혈구병이 있다.

비외상성 지주막하출혈의 원인이 무엇이든, 혈액이 지주막하공간으로 들어가면 이는 곧바로 수막(meninge)에 가벼운 염증반응을 일으킨다.[58] 지주막하출혈은 광범위한 혈관수축을 일으켜 뇌에 허혈성 손상을 유발해 사망을 초래한다.

지주막하출혈 후 생존하면 대부분 섬유화가 진행된다. 지주막하공간으로의 출혈 후 보통 최소 2시간이 지나면 소수의 다형핵백혈구(polymorphonuclear cell)가 연막(pia) 혈관 주변에 모이는 뇌막반응이 시작된다. 4-16시간이 지나면 보다 뚜렷한 다형핵백혈구 반응이 나타나고, 연막 혈관 주변에 림프구들이 모이기 시작한다. 16-32시간 뒤에는 다수의 다형핵백혈구와 림프구가 침윤된다. 24시간이 지나면 지주막하공간과 지주막 기둥(trabeculae)을 둘러싸는 중피세포(mesothelial cell)의 반응이 일어난다. 적혈구의 분해는 지주막하출혈 후 16-32시간째부터 나타난다. 3일째에는 다형핵백혈구 반응이 최고치에 도달하지만, 림프구와 대식세포(macrophage)도 급격하게 증가하여 다형핵백혈구의 비율은 절반 정도에 불과하다. 대식세포 내부에는 혈철소(hemosiderin) 과립이 관찰된다. 7일째에는 다형핵백혈구 반응이 사라지고 림프구의 침윤이 두드러지며, 대식세포와 혈철소가 동반된다. 온전한 적혈구도 일부 남아있다. 10일이 지나면 연막의 섬유화가 나타난다. 연막과 지주막의 경미한 섬유화는 특히 고령에서는 정상적으로 나타날 수도 있으므로 해석이 어려울 수 있다.

딸기동맥류

법의관 사무소에서 **딸기동맥류**의 파열은 비외상성 지주막하출혈의 가장 흔한 원인이다. 딸기동맥류 자체는 그리 드물지 않아 전체 부검의 4.9%에서 아직 파열되지 않은 온전한 상태로 발견된다.[59] 딸기동맥류는 소아에서는 드물지만 나이가 들수록 빈도가 증가한다. 이들은 대부분 대뇌동맥이 갈라지는 부분, 즉 동맥의 분지점(bifurcation)에 위치하며, 약 90%는 앞대뇌동맥(anterior cerebral artery), 중간대뇌동맥(middle cerebral artery), 속목동맥(internal carotid artery)에서 발견된다. 딸기동맥류는 혈관벽의 발달 이상이 원인으로 생각되며, 주로 동맥 분지점의 중막 형성에 이상이 발생한다. 속탄력막(internal elastic lamina, 역주: 원문에는 intimal로 잘못 나와 있다)과 근층은 동맥류의 목 부분에서 사라지며, 주머니의 벽은 유리질(hyaline)이 두껍게 쌓인 내막(intima)과 외막(adventitia)으로 이루어진다. 동맥 분지점이 아닌 곳에 나타난 동맥류는 중막이 약한 배아 동맥이 퇴화하지 않고 남아있다가 발생한 것으로 생각된다.

고혈압과 흡연은 딸기동맥류의 선행요인이며, 죽상경화증도 부분적인 손상을 일으켜 혈관벽을 약화시킴으로써 보조적인 역할을 한다. 다발성 동맥류도 드물지 않아서 발생빈도는 지역에 따라 전체 뇌동맥류의 12-31.4%로 보고되어 있다.[60)]

딸기동맥류는 대부분 끝부분이 파열되며, 출혈은 주로 지주막하공간으로 흘러간다. 출혈은 뇌 실질로도 진행할 수 있다. 환자는 대개 극심한 두통을 호소하며 바로 의식을 잃는다. 파열이 발생하기 전에 소량의 혈액이 새어 나오기도 한다. 이런 경우 환자는 동맥류가 파열될 때까지 며칠 또는 몇 주동안 두통을 호소하곤 한다.

뇌동맥류 파열에 대한 대부분의 데이터는 입원 환자가 대상이어서 병원에 입원할 수 있을 정도로 오랜 시간 생존한 사례들로 이루어져 있다. 이와 달리 2건의 연구에서는 병원에 도착하기 전이나 도착 직후 사망한 사례를 모아 분석했는데,[60, 61)] 이는 법의관들이 접하게 되는 사례를 더욱 잘 반영한다. 이들 연구 모두 환자의 60%가 파열이 일어난 직후 사망했다. 첫 파열에서 생존한 사람 중 절반 이상이 입원한 지 24시간 이내에 사망했다.

Freytag의 연구에서 대상자들의 나이는 14-77세 사이로 평균은 46세였다.[60)] 동맥류의 84%는 윌리스고리(circle of Willis) 앞쪽에, 16%는 뒤쪽에 있었고, 27%는 중간대뇌동맥, 25%는 속목동맥, 24%는 앞교통동맥(anterior communicating artery), 10%는 뇌바닥동맥(basilar artery)에 위치하였다. 동맥류가 윌리스고리나 속목동맥에 발생한 환자는 파열 직후 사망한 비율(69-79%)이 다른 부위에 발생한 환자들(49-53%)보다 높았다. 뇌바닥동맥에 발생한 24건의 동맥류 중 20건은 뒤대뇌동맥의 분지점에 위치하였다. 13%에서는 과거 출혈이 있었던 흔적이 발견되었다.

파열된 딸기동맥류의 96%에서 대량의 지주막하출혈이 있었고, 경막하출혈은 22%, 뇌내출혈은 43%에서 관찰되었다. 49%에서는 지주막하출혈만 있었고, 뇌내출혈이나 경막하출혈만 발생한 경우는 각 1%였다. 뇌내출혈은 즉사한 사람들의 24%, 출혈 후 얼마동안 생존한 사람들의 71%에서 나타났다는 점에서, 동맥류에 의한 출혈이 뇌 실질로 진행하면 생존할 가능성이 좀 더 높은 것으로 보인다. 뇌내출혈의 17%에서는 출혈이 뇌실로 진행했는데, 이는 지주막하공간의 출혈만큼 빠르게 진행하여 치명적일 수 있다. 22%는 경막하공간의 출혈을 보였으나, 이를 가득 채우는 경우(50ml 이상)는 5%에 불과했다.

딸기동맥류 파열에 따른 지주막하출혈로 사망한 경우, 뇌의 위쪽이나 가쪽보다는 주로 뇌바닥에 혈액이 존재한다(그림 3.12).

뇌바닥에 혈액이 많이 고인 상태에서 검사 시간이 지체되면 동맥류를 찾기가 어려워진다. 지주막을 핀셋으로 제거한 뒤 뇌바닥을 흐르는 물로 씻어내면 윌리스고리에 동맥류가 있는지 확인할 수 있다(그림 3.13).

지주막하출혈이 있으면서 딸기동맥류 파열을 시사하는 임상 양상을 보이더라도 약 10%에서는 동맥류가 확인되지 않는다. 지주막하출혈의 다른 원인이 모두 배제된다면 출혈의 원인은 동맥류이지만 파열되면서 완전히 쪼그라들었을 것으로 추정할 수 있다.

동정맥기형

비외상성 지주막하출혈 중 일부는 **동정맥기형**의 출혈이 원인이다. 이는 주로 소아청소년기에 나타나지만 어느 나이대에서도 발견될 수 있다. 비정상적인 동맥들과 정맥들이 복잡하게 엉켜 한 개 이상의 누공(fistula)으로 연결되어 있으

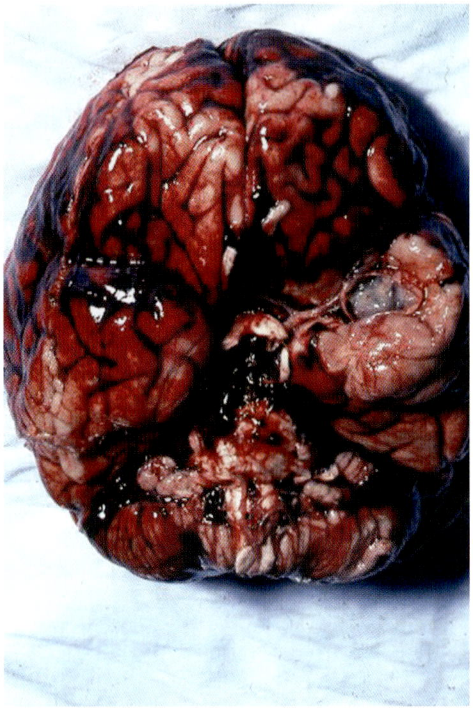

그림 3.12 오른쪽 중간대뇌동맥의 동맥류 파열로 발생한 다량의 지주막하출혈.

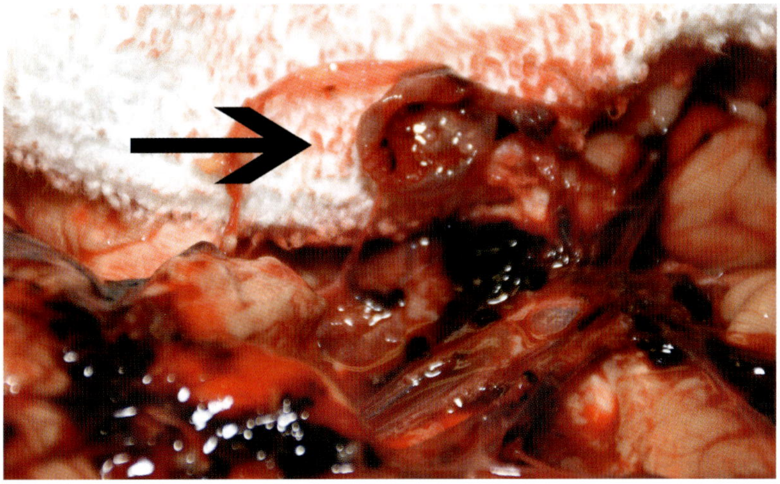

그림 3.13 윌리스고리의 큰 딸기동맥류.

나,[62] 모세혈관은 관찰되지 않고 작은 동맥에는 근육층이 결핍되어 있다. 병변의 크기는 다양하며, 위치도 뇌피질부터 심부까지 다양하다. 대부분 뇌의 표면에서 발견되며 쐐기 모양의 동맥과 정맥이 피질하 백질로 이어지는 경향을 보인다. 깊은 동정맥기형은 백질(white matter)이나 바닥핵(basal ganglia), 시상(thalamus), 뇌줄기(brainstem)에 발생할 수 있다. 대부분의 동정맥기형은 마루엽(parietal lobe) 피질의 중앙 부위에 발생한다.

대부분의 동정맥기형은 중간대뇌동맥의 가지 중 적어도 하나로부터 혈액을 공급받는다. 동정맥기형은 지주막하공간이나 뇌 실질로 중증의 출혈을 일으킬 수 있고, 이는 대량의 뇌내출혈로 이어질 수 있다. 인구의 0.1%가 동정맥기형을 갖고 있고 그중 12%가 증상을 보이는 것으로 추정된다.[62] 다발성 동정맥기형이 특징인 스터지-웨버 증후군(Sturge-Weber syndrome)은 얼굴이나 목의 혈관성 모반(nevus)과 뇌전증을 동반한다. 가장 흔한 임상 양상은 머리속출혈(30-82%)과 발작(16-53%), 두통, 국소 신경학적 증상이다.[62] 또한 전체 뇌졸중의 2%는 동정맥기형에 의해 일어난다. 출혈로 인한 사망률은 10-15%이다.

부검에서는 뇌바닥뿐만 아니라 대뇌 반구의 둥근 면을 따라 고르게 분포하는 광범위한 지주막하출혈이 발견된다. 딸기동맥류의 파열처럼 뇌바닥에 집중된 지주막하출혈은 나타나지 않는다. 동정맥기형이나 딸기동맥류를 배제하려면 뇌를 주의 깊게 검사해야 한다.

뇌내출혈

뇌내출혈(출혈성 뇌졸중)은 갑작스러운 발병과 빠른 진행이 특징이다. 고혈압이 있으면 발병률이 더욱 높아지므로 여성보다는 남성에서, 백인보다는 흑인에서 더욱 자주 나타난다. 또한 뇌내출혈로 사망하는 흑인은 백인 환자보다 젊은 경향이 있다.

젊은 사람에게는 뇌내출혈이 흔하지 않지만, 코카인이나 메스암페타민 같은 각성제와 관련하여 발생할 수 있다. 뇌출혈은 잠들었을 때보다는 깨어서 활동하는 상태에서 주로 발생한다. 자발성 뇌내출혈 환자는 대부분 고혈압이 있다. 고혈압은 뇌에 작은혈관질환(small vessel disease)을 일으키고 혈관벽을 변성시켜 지방유리질증(lipohyalinosis)을 초래한다. 아밀로이드 뇌혈관병증(cerebral amyloid angiopathy) 등의 다른 혈관 질환도 출혈의 위험을 증가시킨다. 아밀로이드 단백질이 침착된 작은 혈관은 파열되기 쉽다. 원인은 아직 알려져 있지 않지만, 이러한 침착물은 현미경으로 확인할 수 있다.

뇌내출혈은 발병 당시 첫 출혈일 때가 많고, 출혈은 잘 재발하지 않는다. 증상은 대개 1시간에서 몇 시간에 걸쳐 나타난다. 뇌내출혈의 주요 발생 부위는 조가비핵(putamen)과 그 주변의 속섬유막(internal capsule), 시상, 소뇌반구, 다리뇌(pons), 백질 등이다(그림 3.14 A-C).

조가비핵에서 출혈이 일어나면 말을 더듬게 되며 얼굴과 팔다리의 근육이 서서히 약해진다. 시상에서 출혈이 일어나면 가까운 속섬유막에 압력이 가해져 반신마비(hemiparesis)가 나타나는데, 감각장애가 운동장애보다 뚜렷하다. 소뇌반구의 출혈은 보통 몇 시간에 걸쳐 발생한다. 실신은 드물고 반복적인 구토와 뒤통수의 두통, 현기증, 보행장애나 기립장애가 나타난다. 때때로 무언가에 중독된 사람처럼 보일 수도 있다. 다리뇌에 출혈이 발생하면 의식이 거의 곧바로 소실된다.

딸기동맥류 파열과 마찬가지로, 뇌내출혈에 관한 문헌은 대부분 임상 위주로 병원에 방문한 환자들을 다루고 있다.

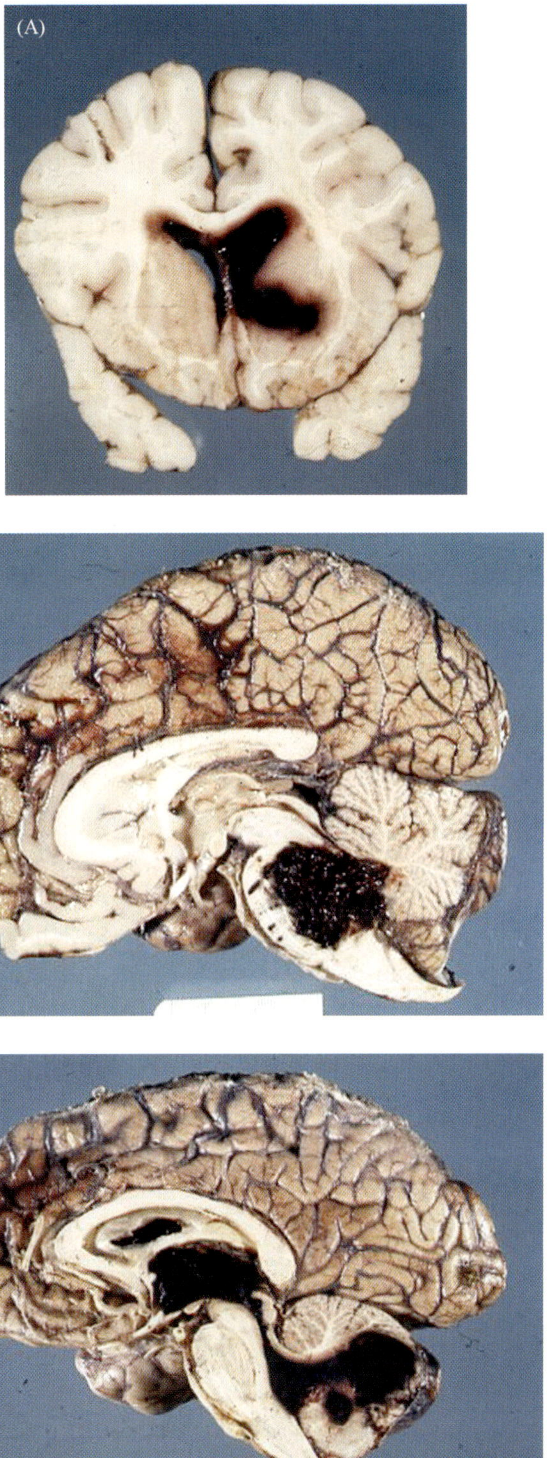

그림 3.14 **(A)** 바닥핵에서 발생한 원발성 뇌내출혈. 출혈은 뇌실계와 **(B)** 다리뇌, **(C)** 소뇌로 유입되었다.

Freytag의 논문은 법의관 사무소에서 시행된 부검 사례가 80%를 차지하고 있으므로 법의관 사무소의 실무와 가장 관련성이 높을 것으로 생각된다.[63] 이 연구에서 조사한 393건 중 고혈압성 뇌내출혈의 40%는 선조체 영역(striate body area, 역주: 조가비핵, 미상핵, 편도핵), 16%는 다리뇌, 15%는 시상, 12%는 소뇌, 10%는 대뇌 백질에 발생한 것으로 나타났다. 대뇌나 소뇌의 출혈은 좌우 중 어느 한쪽으로 치우쳐서 나타나지 않았다. 3%는 다발성이었으며, 최대 5군데의 출혈이 있었다. 뇌바닥혈관의 동맥경화 중증도와 뇌출혈 발생 사이에는 직접적인 상관관계가 없었다.

Freytag는 50% 이상의 혈종이 40-60대에 발생하며 발생연령의 전체 범위는 30-88세, 평균은 55.5세였다고 밝혔다.[63] 그러나 11%는 30대였다. 생존 기간은 짧은 편이었는데, 환자 중 35%는 즉사하거나 병원 도착 시 이미 사망한 상태였고, 75%는 24시간 이내에 사망했다. 3일 이상 생존한 환자는 10% 미만이었다. 다리뇌에서 출혈이 발생한 경우에는 95%가 24시간 이내에 사망했다. 혈종의 75%는 파열된 뇌실벽을 통해 뇌실로 흘러들어갔다. 출혈이 뇌실과 가까운 부위에 생기면 먼 곳에 생겼을 때보다 더 자주 뇌실을 침범했다. 즉, 시상의 출혈은 97%가 뇌실로 파열되었지만 대뇌 백질의 혈종은 40%만 그러하였다. 뇌내혈종의 6%는 피질과 지주막을 뚫고 경막하공간으로 침투했는데, 이는 주로 소뇌 출혈에서 나타났다. 뇌내출혈 중 15%는 피질을 통과하여 지주막하출혈로 이어졌다. 환자 중 절반 이상(54%)은 이차적인 뇌줄기 출혈과 부종이 발생했다.

뇌내출혈이 일어난 반구에는 부종이 동반되므로 뇌는 비대칭적으로 붓게 된다. 뇌바닥에는 지주막하출혈이 있을 수도 있고 없을 수도 있다. 단면을 내보면 출혈 주변의 뇌 조직은 부어있다. 혈종에는 뇌 조직이 존재하지 않는다. 인접한 뇌 조직을 현미경으로 관찰해보면 동맥과 세동맥이 심하게 경화되고 유리질이 침착되어 있을 때가 많다. 간혹 동맥류처럼 확장된 세동맥이나 작은 동맥이 발견될 수도 있다. 사망 원인은 일반적으로 중간뇌(midbrain)의 압박이나 비틀림, 뇌실 내 출혈이다.

딸기동맥류 파열이나 뇌내출혈에 의한 사망은 일반적으로 내인사로 간주되지만, 특정한 상황에서는 타살이나 사고사로 분류될 수 있다. 예를 들어 신체적 폭력이 동반된 싸움 도중 뇌졸중이나 동맥류 파열이 발생했다면 사망의 종류는 타살로 분류되어야 한다. 만약 코카인이나 메스암페타민에 중독된 상태에서 뇌출혈이 발생했다면 사고사가 적절할 것이다. 다만 범죄 행위의 관여 여부는 법의관이 아닌 법원이 결정해야 한다.

수막염

수막염(meningitis)은 예기치 못한 급사의 드문 원인 중 하나이다.[64] 1980년대 후반까지 사망자는 대부분 3개월에서 3세 사이의 소아였고, 당시 원인균은 헤모필루스 인플루엔자(*Haemophilus influenzae*)였다. 하지만 소아를 대상으로 헤모필루스 백신이 대규모로 접종되면서 이러한 사례들은 사실상 사라졌다. 오늘날 급성세균수막염은 주로 성인에게 나타나며, 귀나 부비동의 감염, 알코올중독, 지라절제술(splenectomy), 폐렴, 패혈증과 관련이 있다. 현재 가장 흔히 발견되는 원인균은 폐렴사슬알균(*Streptococcus pneumoniae*, 80%)과 나이세리아수막염균(*Neisseria meningitidis*, 20%), 리스테리아균(*Listeria monocytogenes*, 5%), 헤모필루스 인플루엔자(8%)이다.[65] 신생아에서는 대장균과 B군 사슬알균이 흔하다. 수막염은 대부분 패혈증 후 이차적으로 발생한다.

폐렴사슬알균은 폐렴 발생 후 이차적으로 수막염을 일으킬 수 있다. 이 균은 머리의 외상으로 경막이 파열되었을 때 가장 흔히 나타난다. 헤모필루스나 폐렴사슬알균, 수막알균에 의한 수막염은 모두 중이염이 직접 확산되어 발생할 수 있다. 부검에서는 뇌가 매우 부어있고 화농성(purulent) 삼출액(exudate) 때문에 뇌바닥의 수막이 탁하게 보이는데, 염증이 경미하면 이는 옆쪽에만 나타난다(그림 3.15).

삼출액은 거의 보이지 않을 정도로 양이 적을 수도 있고 많을 수도 있다. 모든 수막염에서는 중이를 열어서 중이염이 원인인지 확인해야 한다. 폐렴사슬알균 패혈증은 특히 수술이나 선천성 이상으로 인해 지라(비장, spleen)가 없는 환자에게 발생할 수 있다. 냉장했던 시신에서도 혈액배양 검사로 진단할 수 있다.

나이세리아수막염균에 의한 수막염은 균이 정상적으로 서식하는 코인두(nasopharynx) 뒤쪽에서부터 시작되는데, 유행기가 아니어도 건강한 보균자 중 2-15%에서 수막알균혈증(meningococcemia)이 나타날 수 있다.[66] **수막알균혈증**은 가벼운 열성 질환부터 워터하우스-프리데릭센 증후군(Waterhouse-Friderichsen syndrome) 같은 전격성 질환, 만성 질환처럼 보일 수 있다. 환자는 오한, 고열, 어지럼증, 구역, 두통, 쇠약감을 보일 수 있고, 75%는 피부에 점출혈이 나타난다. 이러한 점출혈은 서로 합쳐져서 자반이나 피내 병변을 형성할 수 있다. 10%에서는 독소증(toxemia)이나 쇼크, 허탈(collapse)로 급격히 진행하며, 심하면 증상이 시작된 지 10시간 만에 사망하기도 한다. 걷다가 갑자기 쓰러져 사망한 시신에서 부검으로 수막알균혈증이 확인되기도 한다. 이런 경우에는 증상이 그리 심하지 않아 생전에 큰 불편이 없었을 것이라고 추정할 수밖에 없다. 부검에서는 얼룩덜룩한 홍반성 발진(*erythematous rash*)을 동반한 청색증, 피부나 결막의 점

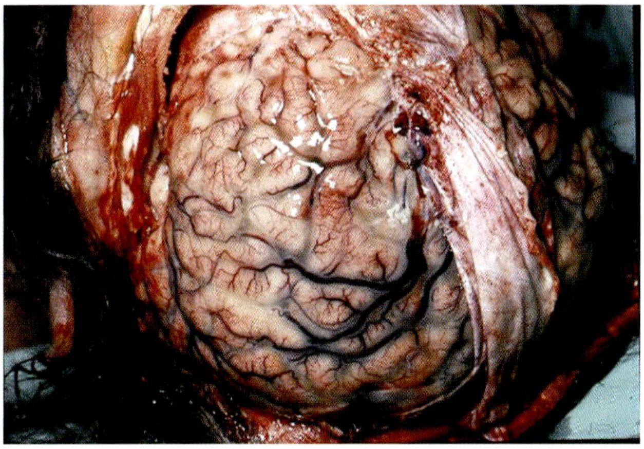

그림 3.15 폐렴알균에 의한 수막염이 발생한 29세 여성. 지주막하공간에 화농성 삼출액이 관찰된다.

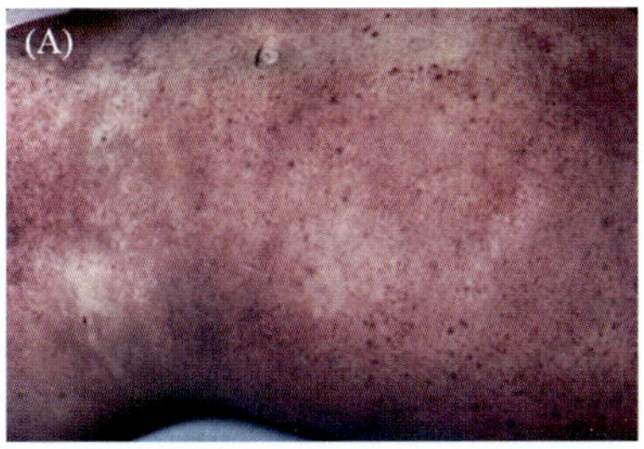

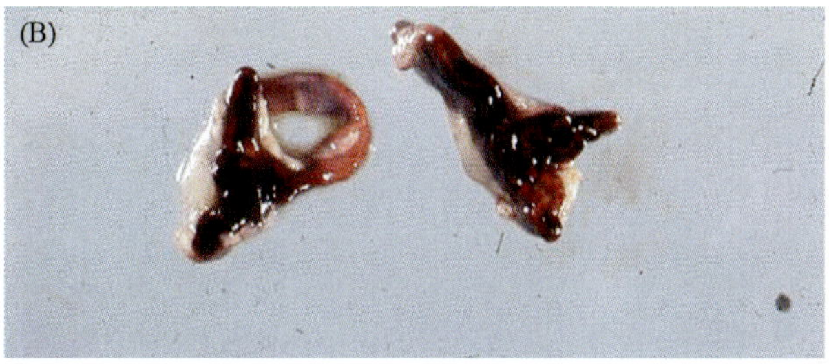

그림 3.16 수막알균혈증. **(A)** 점출혈과 자반증을 동반한 홍반성 발진. **(B)** 양쪽 부신의 급성 출혈성 괴사.

출혈이나 자반, 양쪽 부신(콩팥위샘, *adrenal gland*)의 급성 출혈성 괴사를 볼 수 있다(그림 3.16 A, B).

수막알균은 냉장되었던 시신의 혈액이나 척수액에서는 잘 배양되지 않는데, 이는 수막알균이 손상되기 쉽고 생전에 항생제가 투여되었을 가능성이 있기 때문이다. 이러한 경우 면역전기영동법(immunoelectrophoresis), 라텍스 응집반응(latex agglutination), 중합효소연쇄반응(polymerase chain reaction, PCR)을 이용해 시신의 혈액에서 수막알균에 특이적인 피막 다당류(capsular polysaccharide)를 검출할 수 있다.[67] 앞서 언급한 부검 소견과 이러한 검사 결과를 종합하면 수막알균혈증을 진단할 수 있다.

바이러스성 또는 무균성(aseptic) 뇌염(encephalitis)은 진행 경과가 길어 생전에 임상적으로 진단되므로 법의관 사무소에서 보는 일은 드물다. 흔한 원인 바이러스로는 에코(echo), 콕사키(coxsackie), 헤르페스(herpes), 거대세포(cytomegalo), 수두(varicella) 바이러스가 있고, 미국에서는 세인트루이스 뇌염(St. Louis encephalitis)을 일으키는 플라비 바이러스(flavivirus)와 웨스트 나일 바이러스(West Nile virus)도 볼 수 있다.[65] 바이러스수막염에서는 심한 부종과 함께 혈관 주변 및 수막의 세포 침윤을 볼 수 있다. 침윤된 세포는 주로 림프구와 다형핵백혈구로 구성된다. 뇌 전반에 걸쳐 세포 침윤이 없는 괴사성 반(plaque)이 나타날 수도 있다. 주로 바이러스 표지자에 대한 PCR로 진단된다.

원발성 뇌종양

최근에는 컴퓨터 단층촬영(computerized tomography, CT)이나 자기공명영상(magnetic resonance imaging, MRI)과 같은 영상검사가 널리 시행되므로 법의병리학자가 시신에서 원발성 또는 이차성 뇌종양을 처음 발견하는 사례는 급격히 감소하고 있다. 그러나 외상과 종양의 발생 사이에 연관성이 의심될 경우 법의병리학자에게 자문이 의뢰될 수 있다. 외상과 종양은 대부분 관련이 없지만, 외상 때문에 시행된 영상검사에서 종양이 발견될 수는 있다. 단발성 외상이 악성 종양을 유발할 수 있다는 의학적 증거는 없다.[68] 하지만 Schiffer 등은 3건의 사례를 보고하며 머리뼈 골절 같은 머리 손상과 이후에 발생한 수막종(meningioma) 사이에 인과관계가 존재할 가능성을 제안한 바 있다.[69] 외상은 기존에 있던 악성 종양의 전이와 관련이 있을 수도 있다. 만성적인 피부 자극과 편평상피세포암(squamous cell carcinoma)의 관계처럼, 반복적인 외상에 다른 여러 요소가 결합되면 암이 유발될 수도 있다. 만약 외상의 범주에 방사선(자외선 포함)이나 발암성 화학물질, 중금속에 대한 만성적 노출까지 포함된다면, 이들에 대한 반복적인 노출이 악성 종양을 유발할 수 있다는 것은 의심할 여지가 없다.[68] 다만 이러한 요인들은 법의병리학자가 관심을 두는 분야는 아니다.

호흡기계 사망

호흡기 질환에 의한 사망은 전체 급사에서 차지하는 비중이 상대적으로 작지만, 항상 그러했던 것은 아니다. Gonzales 등이 1937년 출판한 교과서에서는 호흡기 질환이 예상치 못한 사망의 23%를 차지한다고 하였다.[70] 당시 Gonzales 등은 호흡기계 사망을 질식, 기도 출혈, 기흉(pneumothorax), 폐의 감염 등 4가지로 나누었다.

오늘날 폐 질환에 의한 예상치 못한 급사는 상대적으로 드물다. Gonzales 등이 "질식"으로 분류한 그룹에는 천식(asthma)과 폐혈전색전증(pulmonary thromboembolism)이 포함되는데, 이로 인한 사망은 아직도 관찰된다. 후두의 디프테리아(diphtheria)나 매독(lues)은 더 이상 볼 수 없다. 이 범주에는 구토물의 흡입에 의한 사망도 포함되어 있었으나, 현재 기관이나 기관지에서 발견되는 구토물은 사망 과정에서 자연스럽게 나타나는 현상으로 인식되고 있다.[71] 급사 사망자의 약 절반은 기관지에서 구토물이 발견된다. 중증의 신경질환 때문에 흡인된 이물질이 기도를 완전히 막았을 때 비로소 대량의 기도 흡인에 의한 사망을 고려할 수 있다.

오늘날 볼 수 있는 폐 관련 내인사는 대부분 감염성 질환이나 천식/만성폐쇄폐질환의 급성 악화, 폐색전증, 아나필락시스(anaphylaxis)의 4가지 중 하나에 속한다. 물론 다른 드문 폐 질환들도 존재한다.

감염성 질환의 경과

폐렴

대부분의 폐렴(pneumonia)은 법의관 사무소에 의뢰되는 다른 질병의 이차적 합병증이다. 사고로 머리에 외상을 입고 며칠에서 몇 주간 입원했던 환자에게는 기관지폐렴이 흔히 발생한다. 원발성 폐렴에 의한 급사는 드물지만, 호흡기계 급사 중에서는 가장 흔하다. 2018년 텍사스 벡사 카운티에서는 호흡기계 급사의 64%를 폐렴이 차지했지만, 이 비율은 계절이나 병원체에 따라 달라질 수 있다. 2020년의 코로나바이러스 유행에서 경험했듯이, 강력한 인플루엔자의 유행 기간에는 폐렴 사망자 수가 증가할 수 있다. 폐렴에 의한 급사에서는 엽성(lobar) 폐렴이나 적어도 하나의 엽을 침범하는 융합성(confluent) 기관지폐렴이 확인된다(그림 3.17).

사망자는 대부분 사망 전 모호한 호흡기 증상을 보였을 가능성이 있다. 종종 알코올중독자나 약물남용자에서 말기(terminal) 폐렴이 발견되기도 하는데, 중독성 물질을 만성적으로 사용하면 면역기능이 저하되거나 호흡기 증상이 가려질 수 있기 때문이다.

아동이 며칠 동안 약간의 호흡기 증상을 포함한 애매한 변화를 보일 수도 있다. 부모에게는 그저 감기처럼 보일 수도

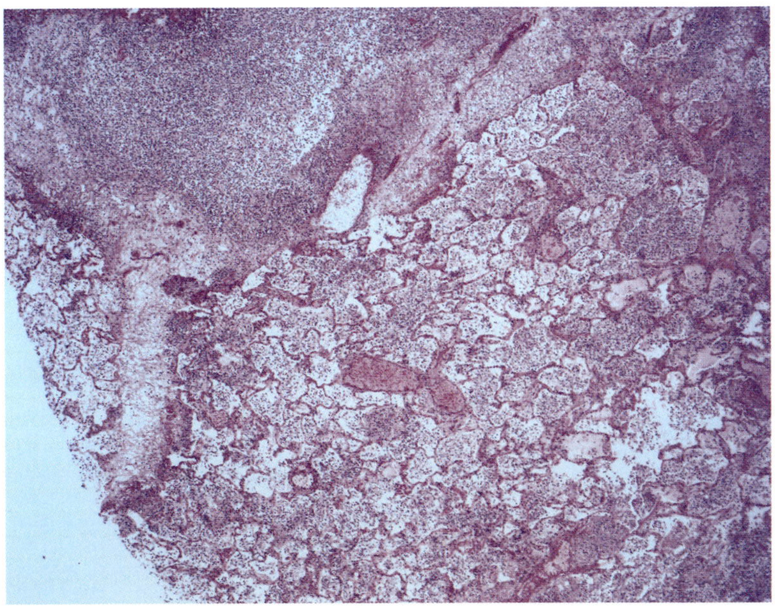

그림 3.17 중증의 엽성폐렴에서 관찰되는 폐포벽의 파괴와 국소적인 농양.

있지만, 이러한 아이 중 일부는 모든 엽을 침범하는 기관지폐렴이나 세기관지염을 앓고 있을 수 있다. 이들 모두 급격히 악화되어 급사에 이를 수 있다.

후두덮개염

법의관 사무소에서 매독이나 디프테리아 후두염은 이제 더 이상 볼 수 없지만, 급성 후두덮개염(epiglottitis)은 가끔 볼 수 있다. 대부분 이를 소아질환이라고 생각하지만, 성인의 사례도 증가하고 있다.[72~74] 급성 후두덮개염은 치명적인 기도 폐쇄가 매우 빠르게 진행될 가능성이 항상 존재한다. 목의 통증이나 삼킴곤란, 목쉼 같은 매우 미미한 증상만 보일 수 있지만, 기도 폐쇄는 환자가 의사와 이야기하는 사이에도 급격히 진행될 수 있다. 급성 기도 폐쇄가 시작되면 급성 후두덮개염은 응급 기관절개술(tracheostomy)이나 기관삽관(intubation)이 필요한 응급상황으로 진행되기 쉽다.

헤모필루스 인플루엔자균은 전통적으로 소아와 성인의 급성 후두덮개염의 가장 흔한 원인균이었다. 지난 10여 년 동안 후두덮개염의 역학에 큰 변화가 일어나면서 이제 급성 후두덮개염은 거의 대부분 성인에서 발생하며 헤모필루스의 감염률도 낮아졌다.[72, 73] 1992-1993년 스웨덴에 헤모필루스 백신이 처음 도입된 뒤 영유아 집단에서는 급성 후두덮개염 발생률이 90% 이상 감소했다.[73] 다른 원인균으로는 폐렴알균, 화농사슬알균(*Streptococcus pyogenes*), 황색포도알균(*Staphylococcus aureus*), 폐렴막대균(*Klebsiella pneumoniae*)이 있다.

천식 및 만성폐쇄폐질환의 급성 악화

간질성 폐질환을 포함한 모든 만성 폐질환은 산소 교환 부족과 그에 따른 저산소증으로 급사를 초래할 수 있지만, 법의학자들이 가장 흔히 보게 되는 만성 폐질환은 만성폐쇄폐질환(chronic obstructive pulmonary disease, COPD)과 천식이다.

COPD는 주로 성인에게 나타나고 폐기종(emphysema)과 만성기관지염(chronic bronchitis)을 포함하며, 폐포(alveoli)의 파괴와 점액 마개(mucus plug)에 의한 기관지 폐쇄로 이어지는 만성 염증성 질환이다. COPD는 대부분 흡연과 관련이 있다. 천식은 흔히 소아질환으로 여겨지지만 성인에게도 많이 발생하며, 미국에서는 연간 약 3,500명이 천식으로 사망한다.[75] 천식과 관련된 사망은 남성보다 여성에서 더욱 흔하며, 아프리카계 미국인의 사망률은 백인보다 2배 높다.

천식이나 COPD에 의한 예상치 못한 급사는 장기적인 악화나 발작 없이도 발생할 수 있다. 사망률은 밤이나 이른 아침에 증가하는데, 기도의 최대 유량(airflow)이 뚜렷한 일중변동(diurnal variation)을 보이기 때문으로 생각된다. 사망자의 1/4 정도는 발작 시작 후 30분 이내에 사망한다. 급성 악화가 일어나면 기도 유량이 감소하면서 공기가 정체되고 환기-관류 불균형(ventilation perfusion mismatch)이 발생하면서 혈액의 산소포화도 감소, 이산화탄소 농도의 증가, 폐혈관 저항의 증가, 오른심실의 수축기 부하 증가, 호흡 노력의 증가로 이어진다. 이러한 증상은 점진적일 수도 있고 매우 빠르게 진행할 수도 있다. 공기흐름이 회복되지 않으면 이산화탄소 농도의 증가와 대사성 산증이 계속 진행되어 탈진하거나 사망에 이른다.

부검에서는 폐가 과팽창되어 가슴안을 가득 채우고 있는 모습을 자주 볼 수 있다. 심폐소생술이 시행되었다면 과팽창은 나타나지 않을 수도 있다. 폐의 과팽창 외에 기관지에 끈적끈적한 흰색 점액이 차 있을 수도 있다. 천식에서 폐 조직을 현미경으로 관찰하면 기관지 주변에 다량의 호산구 침윤을 비롯한 만성 염증과 평활근의 증식을 볼 수 있다. COPD

에서는 폐포벽의 파괴와 함께 폐포벽 말단의 섬유근육 증식이 관찰된다. 이러한 폐포벽 파괴는 가슴막(pleura) 바로 밑에 기포(bleb)라고 불리는 공기주머니를 형성할 수 있다. 기포는 저절로 파열되어 갑자기 기흉을 유발할 수 있다.

COPD로 인해 이차적으로 발생한 폐렴이나 심장질환으로 급사할 수도 있다. COPD는 급성심장사의 증가와 관련이 있다고 알려져 있다.[76] 이는 특히 심실부정맥뿐만 아니라 QT 간격의 연장이나 단축 같은 변화와도 관련이 있다.

폐혈전색전증

다량의 폐혈전색전증(pulmonary thromboembolism) 또는 폐색전증에 의한 사망은 신체 다른 곳에서 이탈된 혈전이 폐동맥이나 주요 분지를 막아서 발생하게 된다(그림 3.18).

대부분의 폐혈전색전증은 다리의 심부정맥에서 시작되는데, 특히 임산부에서는 골반의 정맥에서 발생하기도 한다. 일단 형성된 혈전은 원래 위치에서 떨어져 나와 정맥을 통해 심장과 폐동맥으로 이동할 수 있으며, 이에 따라 폐혈관의 폐색, 즉 폐혈전색전증이 발생하게 된다. 폐혈관 내에서 혈전이 새롭게 형성되는 경우는 드물다.

혈전증은 전형적으로 혈액 정체, 정맥 손상, 과응고상태의 3가지 요인으로 발생한다고 설명된다. 다리나 골반에 발생하는 모든 외상은 정맥을 손상시키고 혈전을 형성할 수 있다. 그러나 폐색전증에 의한 사망은 대부분 침대에 누워 지내는 사람에게 발생한다. 이 경우 혈관의 직접적인 손상은 없을 수 있지만, 움직임이 없으면 정맥혈이 정체되어 혈전이 형성된다. 예를 들어 머리의 외상으로 침대에 누워 움직이지 못하는 사람에게 혈전이 형성되어 대량의 폐색전증으로 이어졌다면 사망 과정은 내인성이지만 사망의 종류는 사고사이다. 환자가 애초에 누워 지내게 된 원인은 머리의 외상이기 때문이다. 만약 폭행이 원인이었다면 이는 타살로 분류된다.

과응고상태는 혈전 형성의 또 다른 위험인자로, 선천적으로 유전될 수도 있고 후천적으로 획득될 수도 있다. 유전적

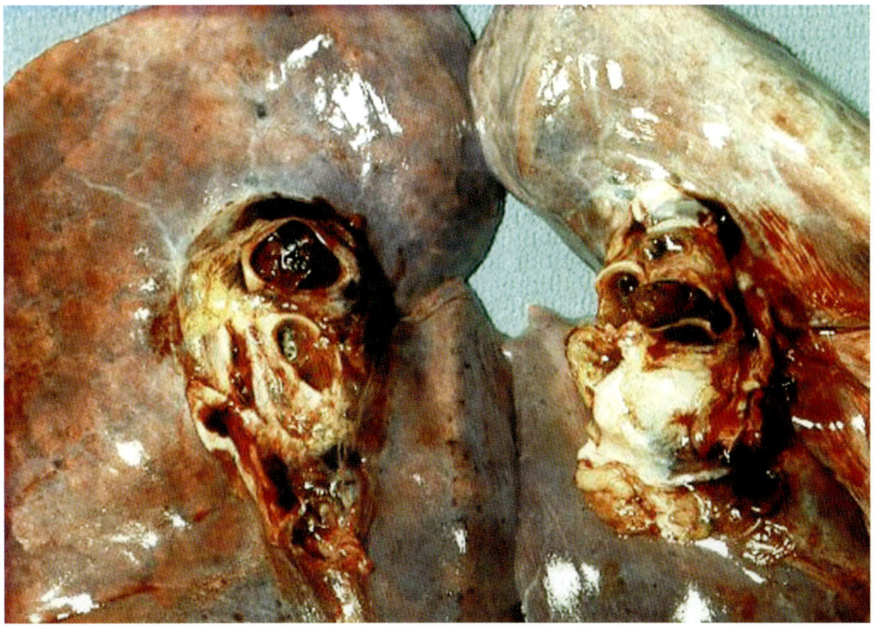

그림 3.18 다량의 양측성 폐혈전색전증.

과응고상태에는 프로트롬빈(prothrombin) 유전자의 돌연변이와 단백질 S나 C와 같은 응고인자의 결핍이 있고, 가장 흔한 것은 제5혈액응고인자의 돌연변이(factor V Leiden)이다. 이 돌연변이는 혈전 형성에 관여하는 제5혈액응고인자가 정상적으로 분해되지 않고 활성 상태로 유지되어 혈전이 과도하게 생성되는 유전질환이다. 이러한 혈전 과형성은 일반적으로 정맥에서 발생하여 폐색전증으로 이어진다. 제5혈액응고인자의 돌연변이는 백인에게 가장 흔하며 북아메리카 백인 중 약 5%에게 나타난다.[77] 심부정맥혈전증(deep vein thrombosis, DVT)이나 폐색전증 환자의 약 25%가 이 돌연변이를 가지고 있다고 추정된다.[77] 폐색전증에 의한 사망 43건을 조사한 연구 결과, 1명이 제5혈액응고인자 돌연변이에 양성이었고 4명은 프로트롬빈 유전자 돌연변이를 가지고 있었다.[78]

양수색전증

폐색전증의 또 다른 유형은 임신 중에만 발생하는 양수색전증(amniotic fluid embolism)이다. 이 질환은 드물지만 치명적인 임신 합병증으로, Steiner와 Lushbough가 처음 보고했다.[79] 초기 연구에서는 치명률이 86% 정도로 보고되었지만, 보다 최근의 연구에서는 11-44%로 나타나고 있어서 20% 전후로 생각된다.[80]

대부분의 양수색전증은 출산(labor) 중에 발생하지만, 산후 90분이 지나서 발생하는 경우도 있다.[79, 81, 82] Clark 등이 양수색전증 사례 46건을 분석한 결과,[81] 출산 과정에서 분만(delivery) 전에 양수색전증이 나타난 경우는 30명이었고 13명은 분만 후에 발생하였다. 이 13명 중 5명은 질식분만을 했고 8명은 제왕절개술(cesarean section)을 받았다. 제왕절개술을 받은 환자 중 3명은 수술 전에 진통이 있었다. 13명 중 9명(69%)은 분만 후 5분 이내에 증상이 나타났다. 이러한 사례는 대부분 법의관 사무소에 의뢰되지 않는다. 그러나 Clark 등이 분석한 사례 중 3건은 임신 중기에 낙태수술을 받은 사례였다.[81] 양수색전증은 배의 외상이나 양수천자 후에 발생할 뿐만 아니라, 임신 초기나 중기에 낙태수술을 받은 경우에도 발생할 수 있다.[83~85]

양수색전증은 급성 호흡곤란과 저혈압, 발작 등의 임상 증상을 보이며, 심혈관 정지로 이어지기도 한다.[82, 86, 87] Clark 등이 조사한 40명의 심정지 환자들은 2명을 제외하고 1시간 이내에 심정지가 나타났다.[81] 곧바로 사망하지 않으면 소모응고병증(consumptive coagulopathy)이 흔히 나타나는데, 이는 보통 섬유소원(fibrinogen)의 감소와 섬유소(fibrin) 분해산물의 증가, 부분 트롬보플라스틴 시간(partial thromboplastin time) 및 프로트롬빈 시간(prothrombin time)의 연장, 혈소판감소증(thrombocytopenia)으로 확인할 수 있다.

양수색전증 증후군은 모체의 정맥혈관으로 유입된 양수와 태아의 잔해가 급성 색전을 형성하고, 그에 따라 폐의 미세혈관이 폐쇄되어 발생한다. 이러한 물질들이 폐에 도달하면 폐혈관에 일시적으로 심한 혈관연축(vasospasm), 폐고혈압, 우심부전, 저산소증을 유발하는 것으로 추정된다. 그러나 Clark 등은 모체 혈액이 양수에 노출되면 아나필락시스나 패혈성 쇼크와 유사한 병태생리적 현상이 일어나 이러한 증후군에 특징적인 생리학적 변화가 나타나는 것이라고 주장한다.[81] 이는 임상적으로 "양수색전증"이 명백해 보이더라도 환자의 폐에서 태아의 잔해가 항상 발견되지 않는 이유를 설명해 준다. Clark 등이 22건의 부검 사례를 분석한 연구에서도 6건(27%)에서는 사망자의 폐에서 태아의 물질(편평세포나 모발, 지방 방울, 점액, 태반세포 등)이 식별되지 않았다.[81]

과거에는 양수색전증을 부검을 통해 진단했는데, 임상 징후와 증상을 폐혈관에서 발견된 태변이나 태아의 편평세포, 배냇솜털(lanugo), 태지(vernix) 등의 부검 소견과 종합하여 판단하였다. 이러한 물질들은 대부분 일반적인 HE(hematoxylin and eosin) 염색 슬라이드에서 확인할 수 있으며, 특수염색을 사용하면 개별 물질을 더욱 잘 구분할 수 있다. 점액 성분은 거의 항상 존재하지만 세포 성분이 관찰되는 빈도는 낮다.[87] Clark 등이 지적한 바와 같이, 임상적으로 양수색전증이 확실한 사례 중 상당수는 태아 물질이 식별되지 않으며,[81] 양수에 태아 물질이 풍부하지 않은 임신 초기에는 특히 그렇다.[84] 부검에서 폐동맥 안에 편평세포가 발견되면 양수색전증의 진단에 매우 특이적인 소견으로 여겨왔지만, Clark 등은 모든 임산부의 폐혈관에서 편평세포가 발견될 수 있다는 것도 보여주었다.[87] 따라서 폐동맥에서 발견된 편평세포만으로는 양수색전증을 진단할 수 없다.

아나필락시스

법의관이 보게 되는 대부분의 아나필락시스(anaphylaxis) 사망은 곤충에게 물리거나 약물을 복용하거나 땅콩 같은 음식을 섭취해서 발생한다. 아나필락시스로 발작이 일어나면 의식저하나 피부 가려움증, 두드러기, 가슴 압박감, 쌕쌕거림, 호흡곤란, 실신 등의 증상이 나타난다. 아나필락시스로 사망할 경우 이러한 증상은 대부분 순식간에 나타나며, 늦어도 15-20분 이내에 시작된다. 이보다 오래 진행된 경우, 사망자의 증상이 아나필락시스 반응임을 증명하려면 서서히 진행된 여러 증상을 구체적으로 묘사한 기록이 필요하다. 사망은 일반적으로 1-2시간 이내에 발생한다. 불개미 같은 일부 곤충의 독은 직접적인 독성이 있어서 여러 번 물렸다면 아나필락시스 반응 없이도 사망할 수 있다.[88] 이런 경우에는 대부분 24시간 이상 지나야 사망에 이른다.

치명적인 아나필락시스 반응은 급성 호흡곤란이나 순환계 허탈(circulatory collapse)을 일으킨다. 인두(pharynx)나 후두(larynx)의 부종은 상기도의 폐쇄를 유발하며, 폐의 평활근 수축, 혈관 확장, 모세혈관의 투과성 증가로 기관지 경련(bronchospasm)이 일어나면 하기도가 폐쇄된다.[89] 심정지는 호흡 정지, 아나필락시스의 화학적 매개체의 심장에 대한 직접적 효과, 부종과 혈관 확장에 따른 복합적인 혈량감소성 쇼크로 인해 발생할 수 있다. Pumphrey와 Roberts는 아나필락시스로 사망한 56명을 부검하여 음식 알레르기가 원인인 16명 모두 호흡곤란이 있었고, 이 중 13명은 호흡 부전으로 사망했다는 것을 알아냈다.[90] 반면 곤충독이 원인인 19명 중 8명, 의인성 반응(iatrogenic reaction)이 원인인 21명 중 12명은 호흡부전 없이 쇼크가 발생했다.

부검 소견은 비특이적일 때가 많다. 후두부종은 종종 나타나지만 기도의 완전 폐쇄는 드물다. Pumphrey와 Roberts는 즉사한 사망자의 각각 8%와 49%에서 후두 또는 인두 부종이 있었다고 보고했다.[90] 기관지 수축에 의한 폐기종도 나타날 수 있다. 내부 장기와 폐의 울혈이나 부종, 폐출혈이 나타나지만 이들 역시 비특이적이다. Pumphrey와 Roberts의 연구에 포함된 아나필락시스 사망자 56명 중 23명은 부검에서 별다른 형태학적 이상이 없었다.

사망 당시 상황은 치명적인 아나필락시스의 진단에 도움이 되는 경우가 많다. 아나필락시스를 유발할 수 있는 알러지 병력이 있거나, 곤충 물림, 음식 복용, 약물 투여 후 기절하거나 사망하는 것이 목격되었다면 가장 유용하다. 치료약물에 의한 사망은 대부분 페니실린(penicillin)이나 진단 목적의 아이오딘(iodine) 함유 조영제와 관련이 있다. 그러나 다른 다양한 치료제들도 사망과 관련이 있었다.

아나필락시스 사망의 진단은 종종 실험실 검사의 도움을 받는다. IgE와 트립테이즈(tryptase) 검사 모두 진단에 도움이 될 수 있다고 나타났다. 대부분의 아나필락시스 반응은 특정 항원과 상호작용하는 IgE가 매개하는데, 이들은 비만세포(mast cell)를 활성화하여 베타 트립테이즈나 히스타민(histamine) 같은 여러 강력한 화학적 매개체를 방출시킨다. IgE와 트립테이즈 모두 사후 혈액에서 측정할 수 있으며, 아나필락시스 사망의 진단에 유용하다는 것이 입증되었다.[91~95]

원인 항원을 알고 있다면 사후 혈액에서 증가된 특이 IgE 항체를 검출할 수 있다.[88, 90, 96] 특이 IgE 항체가 증가되었다고 해서 반드시 아나필락시스 반응이 발생했음을 나타내는 것은 아니고, 이는 단지 해당 물질에 민감하다는 것을 의미한다. 곤충에 물려서 발생한 아나필락시스 반응의 경우에는 이러한 항체의 존재가 증거로 사용될 수 있다. 그러나 아나필락시스 반응으로 사망한 모든 환자가 그 당시 물린 곤충에 대한 특이 항체를 갖고 있지는 않다. 혈청 총 IgE 수치는 덜 특이적이지만, 만약 상승했다면 부검 소견과 사망 상황, 트립테이즈 농도를 함께 종합하여 아나필락시스를 진단하는 데에 도움을 줄 수 있다.

비만세포가 활성화되면 분비 과립에서 트립테이즈가 방출된다. 트립테이즈 농도는 빠르게 상승하여 30분 이내에 감지될 수 있고, 첫 2-3시간 만에 최고 농도에 도달한다. 트립테이즈의 반감기는 2시간 정도이다. 그러나 사망 후에는 임상에서 사용하는 트립테이즈 농도 기준을 적용할 수 없다. 트립테이즈 농도는 심장질환이나 외상, 약물과 관련된 사망에서도 상승할 수 있기 때문이다.[97] 기존의 염증이나 전신성 비만세포증(systemic mastocytosis), 심폐소생술, 사후경과시간(postmortem interval), 검체 채취방법 등이 모두 트립테이즈 농도에 영향을 미칠 수 있다는 것도 밝혀졌다.[97, 98] 최근의 한 연구는 이러한 문제를 분석하여 사망 후에는 “정상” 트립테이즈 농도의 기준을 임상적 기준인 11μg/L 대신 23 μg/L로 하고, 이보다 높을 때 트립테이즈 농도가 상승했다고 판단할 것을 제안했다.[97]

미국법의관협회에서는 이러한 유형의 사망을 사고사로 분류하는 것을 권장하고 있다.[99] 그러나 사망의 종류는 각 지역의 규정에 따라 다르게 판단할 수 있다. 일부 지역에서는 원인물질에 따라 분류를 달리할 수도 있다. 예를 들어 음식물이나 치료용 약물에 의한 아나필락시스 사망은 내인사로, 곤충의 독침에 의한 사망은 사고사로 간주될 수 있다.

호흡기 급사의 다른 원인

호흡기 급사의 다른 사망 원인은 극히 드물다. 간혹 호흡기의 용종에 갑자기 부종이 생겨서 일시적인 기도 폐쇄로 사망에 이르는 경우가 있다. 저자들이 본 사례에서는 생전에 진단되지 않았던 후두의 편평상피세포암이 기도를 폐쇄하기도 했다. 이 환자는 증상이 있었지만 병원에 가지 않았고, 갑자기 부종이 발생하면서 기도가 완전히 막혀 사망하였다. 어떤 종양은 폐혈관을 침범하여 다량의 객혈(hemoptysis)과 실혈(exsanguination)을 초래할 수도 있다. 객혈은 면역저하자에게 잘 발생하는 공동성 결핵에서도 일어날 수 있다.

특발폐혈철증(idiopathic pulmonary hemosiderosis)은 주로 소아에서 급사를 유발할 수 있는 드문 질환이다. 이 질환의 특징은 객혈과 빈혈을 동반한 반복적인 폐출혈이다. 소아 사망의 다른 원인 중 하나는 신생아의 자발성 기흉이다.[100, 101] 이는 생산아(live birth)의 1-2%에서 발생하는 드문 질환이나, 거의 모든 영아가 후유증 없이 회복될 정도로 경과가 좋아 애초에 진단이 되지 않을 수 있다. 그러나 건강해 보이던 신생아가 병원 신생아실에서 갑자기 사망했다면 이 질환을 의심해야 한다. 부검 전에 방사선 사진을 찍어보면 대부분 진단할 수 있다(그림 3.19).

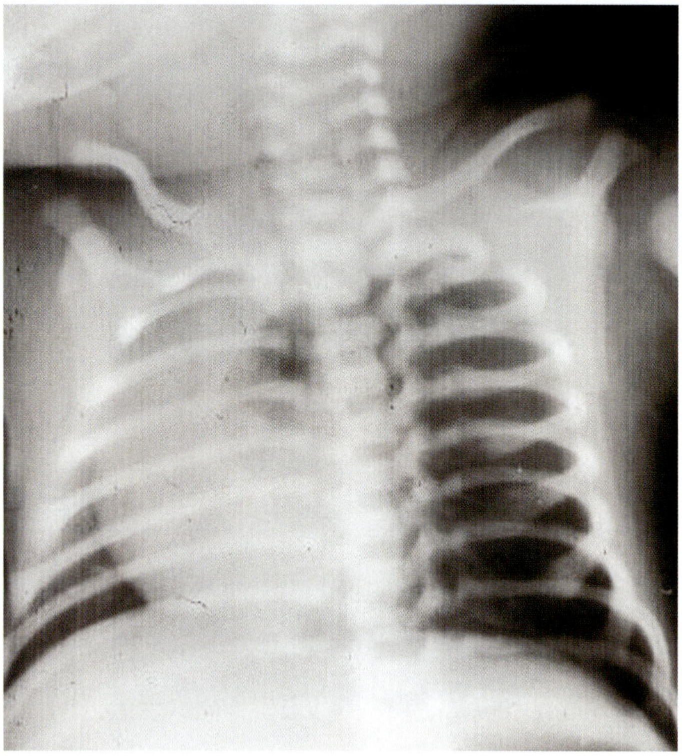

그림 3.19 신생아의 기흉. 왼쪽 가슴의 긴장기흉(tension pneumothorax) 때문에 심장과 왼쪽 폐가 오른쪽 가슴안으로 밀려나 있다.

간, 지라, 이자에 의한 사망

간

간질환과 관련된 급사는 드물다. 이는 보통 간경변증이나 간독성(hepatotoxicity)과 관련이 있다.

간경변증

간경변증(간경화증, hepatic cirrhosis)에 의한 급사의 일반적인 기전은 간부전, 복수(ascites)나 체액 불균형에 의한 심혈관 허탈, 위장관 출혈 등이다. 간경변증의 가장 흔한 원인은 만성적인 알코올 사용, 만성 B형 및 C형 간염, 비알코올 지방간(nonalcoholic fatty liver disease)이다(그림 3.20).

위장관 출혈은 특히 알코올중독자에서 식도정맥류(esophageal varix)의 미란(erosion)이나 위 점막의 미란 또는 궤양으로 발생할 수 있다. DiMaio는 대량의 비외상성 배막안출혈(intra-abdominal hemorrhage)이 발생한 3건의 간경변증 사례를 보고했는데, 이들에게선 출혈이 시작된 부위를 찾을 수 없었다고 하였다.[102] 그중 단기간 입원치료를 받았던 한 명은 파종혈관내응고(disseminated intravascular coagulopathy, DIC)의 소견을 보였다. 저자들은 이들 사례에서 간경변증이 배막안출혈의 가장 가능성 높은 원인이라고 보았다. 식도정맥류의 발생과 마찬가지로, 배의 혈관, 특히 지라동맥(splenic artery)은 간경변증의 영향을 받아 동맥류가 발생할 수 있다. 이러한 혈관들은 마치 뇌동맥류처럼 파열될 수

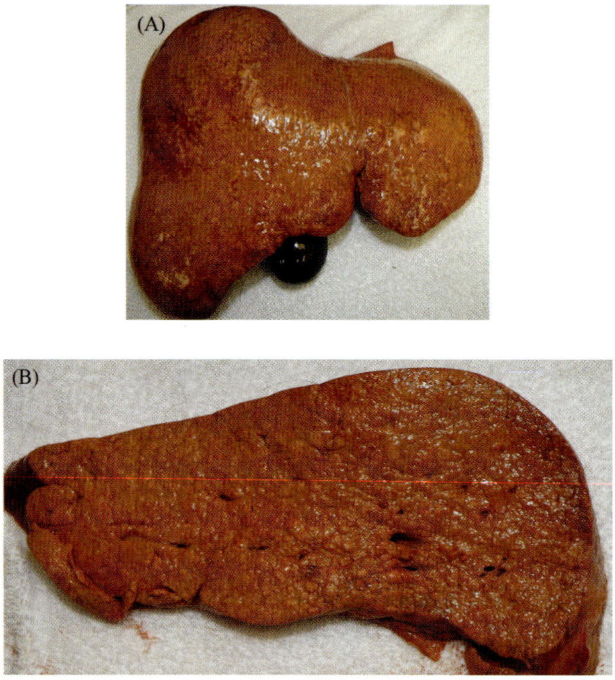

그림 3.20 **(A)** 간경변증이 발생한 간과 **(B)** 절단면.

있지만 출혈이 발생한 곳을 항상 찾아내기는 어렵다.

간독성

드물게 전격간염(fulminant hepatitis)이 광범위한 간 괴사로 이어져 사망에 이를 수 있다. 이런 경우 간염의 원인이 아세트아미노펜(acetaminophen) 과다복용과 같은 중독성 요인은 아닌지 항상 고려해야 한다. 아세트아미노펜 과다복용은 급성 또는 만성적일 수 있으며 특정 독성 대사산물(N-acetyl-p-benzoquinonimine, NAPQI)의 축적을 초래한다. 아세트아미노펜 과다복용에 의한 사망은 일반적으로 복용 후 3-5일 후에 발생한다.

소아에서는 라이증후군(Reye's syndrome)이 비교적 빠르게 사망으로 이어질 수 있지만, 사망 전에 이미 진단되는 경우가 많다. 라이증후군은 소아에서 발생하는 원인 불명의 질환으로, 상기도 감염이나 수두, 드물게는 위장염에 이어 구토와 경련, 혼수, 저혈당, 고암모니아혈증, 혈청 트랜스아미네이즈(transaminase) 수치의 이상이 나타난다. 이 증후군으로 사망하면 간에 지방변화가 나타나며, 간세포나 심근섬유, 세뇨관 상피세포의 세포질에 작은 지방소포(fatty vesicle)들이 나타난다. 이는 알코올지방간에 나타나는 지방소포보다도 더욱 미세하다. 라이증후군은 임상 양상이 유사한 선천성 대사질환과 혼동될 수 있다. 정확한 진단을 위해서는 간 조직에서 특징적인 미토콘드리아(mitochondria) 변화를 확인해야 한다. 이 증후군은 독감 증상이나 수두(chicken pox) 때문에 아스피린(aspirin)을 복용한 소아에서 발생률이 증가한다. 이 때문에 1980년대 이후에는 소아에게 아스피린이 처방되지 않았고, 결국 이 증후군은 현재 사실상 사라졌다. 라이증후군은 1980년부터 1997년까지 1,207건이 보고되었고 1980년에 555건으로 최고치를 보였으나,[103] 1994년 이후에는 연간 2건 이하만 보고되고 있다.

광범위한 간 괴사의 다른 원인으로는 독버섯이 있다. 알광대버섯(*Amanita phalloides*)은 미국에서 가장 흔히 볼 수 있는 독버섯 중 하나로, 대부분의 사망 사례에서 원인으로 지목되는 가장 위험한 독버섯이다. 캘리포니아와 태평양 북서부 및 북동부를 비롯한 미국의 많은 지역에서 발견된다. 이 버섯에는 사이클로펩타이드(cyclopeptide) 독소가 함유되어 있는데,[104) 이는 맛이나 냄새가 없고 조리해도 파괴되지 않는 강력한 간독소여서 버섯을 한 개만 섭취해도 사망할 수 있다. 복용 후 몇 시간 동안은 증상이 없지만, 점차 구역과 구토, 심한 복통, 물설사가 발생한다. 이후 잠시 나아지는 것처럼 보였다가 결국 간부전과 신부전, 황달, 응고장애, 신경기능장애가 발생한다. 전격성 간 괴사는 처음 1-2일간 나타나지 않을 수 있다. 알광대버섯중독의 치사율은 20-30%이다.

비록 내인성 급사에 함께 기술하긴 했지만, 아세트아미노펜중독이나 버섯중독 같은 외부적 원인에 의한 간독성은 내인사로 보지 않는다. 이들은 그 속성에 따라 사고사나 자살, 때로는 타살로 볼 수도 있다.

지라

지라 질환에 의한 급사의 가장 흔한 원인은 비대해진 지라의 파열이다. 지라비대는 백혈병이나 림프종 같은 악성 질환, 단핵구증(mononucleosis)이나 톡소플라스마증(toxoplasmosis) 같은 감염성 질환, 루푸스(lupus)나 유육종증 같은 염증성 질환, 고셔(Gaucher)병이나 니만-픽(Niemann-Pick)병, 당원축적병 같은 특정 유전질환과 관련이 있다. 지라비대는 간경변증에서도 발생할 수 있다. 비대된 지라는 별다른 외상없이 저절로 파열되기도 하고, 이로 인한 심한 출혈로 사망할 수 있다.

지라가 수술로 제거됐거나 선천적으로 없는 경우 폐렴알균에 의한 패혈증이나 양측성 부신 출혈이 동반될 수 있다. 다만 이런 경우 지라의 직접적인 이상보다는 감염이 사망 원인이다.

이자

이자 질환에 의한 급사는 대부분 급성전격이자염(acute fulminant pancreatitis)과 당뇨병(diabetes mellitus)의 2가지로 나뉜다. 일상생활을 하던 사람이 급성 이자염으로 사망하는 일은 흔하지 않다. 예상치 못한 배막염의 경우처럼 이자염도 증상이 가려지거나 숨겨질 수 있는 알코올중독자나 고용량의 항정신병약을 복용하는 사람들과 관련이 있다.

급성으로 발병한 당뇨병에 의한 급사는 비교적 드물다.[105) 당뇨병의 일반적인 증상은 다음(polydipsia), 다뇨(polyuria), 다식(polyphagia), 체중 감소이다. 그러나 일부에서는 초기 증상으로 당뇨성 혼수가 올 수 있다.

당뇨병은 고혈당과 다양한 정도의 인슐린(insulin) 분비 저하를 특징으로 하는 대사장애이다. 전체 당뇨병의 약 1/3은 청소년기에 시작되는데, 이들은 인슐린이 전혀 분비되지 않을 수 있다. 이러한 소아 당뇨 환자는 케톤산증(ketoacidosis)이 잘 일어난다는 점에서 성인 당뇨와 구분된다. 소아 당뇨 환자의 대부분은 앞서 언급한 당뇨병의 전형적 증상을 보인다. 그러나 약 1/3은 산증(acidosis)이나 당뇨성 혼수가 첫 증상으로 나타난다. 대부분의 당뇨는 감염성 질환으로 촉발되는 것으로 보인다. 당뇨병성 케톤산증(diabetic ketoacidosis, DKA)에서 혈당이 300mg/dL 미만이거나 1,000mg/dL 이상인 경우는 흔치 않으며, 평균 혈당은 736mg/dL로 보고되었다. 당뇨병성 케톤산증에서는 지방산 대사가 증가하면서 케톤체의 증가 및 산증이 초래되어 생화학적 이상이 극도로 악화될 수 있다.

급성 당뇨병에 의한 급사는 법의병리학자에게 어려운 질환인데, 사망 후에는 혈당이 크게 변화하기 때문에 사후 혈액에서 혈당을 측정하더라도 아무 의미가 없기 때문이다. 혈중 아세톤(acetone) 농도는 당뇨병을 시사하는 소견이기는 하지만 진단적이지는 않은데, 영양부족과 같은 다른 원인에 의해서도 나타날 수 있기 때문이다. 또한 케톤과 무관한 형태의 당뇨성 혼수에서는 케톤의 증가가 나타나지 않을 수 있다. 소변의 포도당 농도도 다양한 상황에서 증가할 수 있어 진단에 도움이 되지 않는다. 콩팥(신장, kidney)의 토리쪽곱슬세관(proximal convoluted tubule) 세포에 당원(glycogen)이 존재하는 아르마니-엡스타인 병변(Armanni-Ebstein lesion)은 조절되지 않는 당뇨에 진단적이라고 알려져 있지만, 이러한 병변은 없을 때가 많다.

사망 후 당뇨병을 진단할 수 있는 가장 믿을만한 지표는 눈 유리체액의 포도당 농도 증가이다. 눈 유리체액은 쉽게 채취하여 당뇨성 혼수의 사후 진단에 활용할 수 있다. 눈 유리체액의 포도당 농도는 사망 전의 혈당 수치를 정확히 반영한다(제4장 참고).

그 외의 내인사

비뇨생식계 및 위장관계 관련 사망

1937년에는 예상치 못한 급사의 13%를 비뇨생식계 질환과 위장관계 질환이 차지했다.[70] 오늘날 이러한 사망은 드물며, 가장 흔한 원인은 대량의 토혈을 유발할 수 있는 간경변증이나 위궤양에 따른 위장관 출혈이다. 배벽의 감염, 즉 배막염도 급사를 초래할 수 있는데, 주로 간경변증이나 위샘창자 궤양, 장관 허혈에 의한 위장관 천공(perforation)과 관련이 있다. 충수돌기염(appendicitis)이나 게실염(diverticulitis), 콩팥 감염 같은 다른 위장관계 및 비뇨생식계 감염도 패혈증으로 이어져 급사를 초래할 수 있지만, 이들 역시 생전에 치료가 진행되는 경우가 많으므로 법의병리학 실무에서는 보기 어렵다. 심한 구토나 설사를 유발하는 위장염(gastroenteritis)은 전해질 불균형에 의한 사망을 초래할 수 있다(제4장 참고).

난관임신(tubal pregnancy)이 파열되면서 예상치 못한 급사가 발생하기도 하는데, 경미한 복통만 있어 위장염으로 착각할 수 있다. 난관임신의 파열은 2-3L에 달하는 대량의 혈복강(hemoperitoneum)을 초래할 수 있다(그림 3.21).

내분비계 관련 사망

내분비 이상에 의한 급사는 극히 드물다. 뇌하수체졸중(pituitary apoplexy)은 임신(이를 시한증후군, Sheehan syndrome이라고 함) 또는 종양에 의해 뇌하수체에 갑자기 출혈이나 경색이 일어나는 것을 말하며, 급사로 이어질 수 있다(그림 3.22).[106]

양측성 부신 피질 출혈은 패혈증에서 나타날 수 있고 특히 수막알균혈증에서 나타나는 워터하우스-프리드릭센 증후군과 관련이 있지만, 다른 미생물도 같은 양상을 보일 수 있다. 에피네프린이나 노르에피네프린을 분비하는 부신의 크롬친화세포종(pheochromocytoma)도 드물게 급사를 유발할 수 있다.[107] 가벼운 외상이나 수술을 받은 뒤 이러한 화학물질이 심장에 영향을 미쳐 사망에 이를 수 있다.

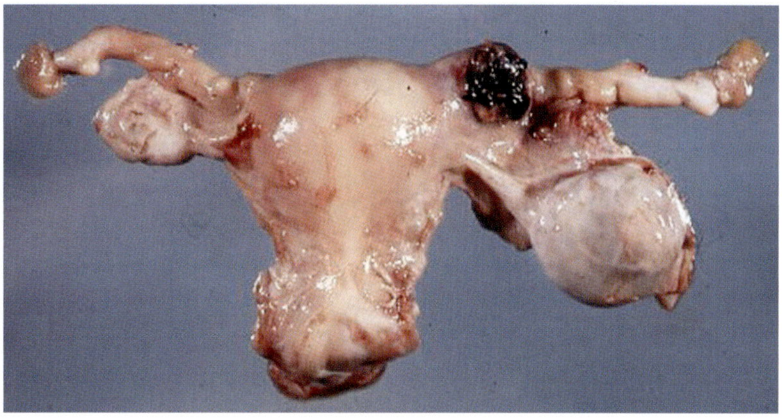

그림 3.21 난관임신이 파열되어 다량의 혈복강이 발생한 28세 여성. 같은 쪽 난소에서 기형종(teratoma)이 우연히 발견되었다.

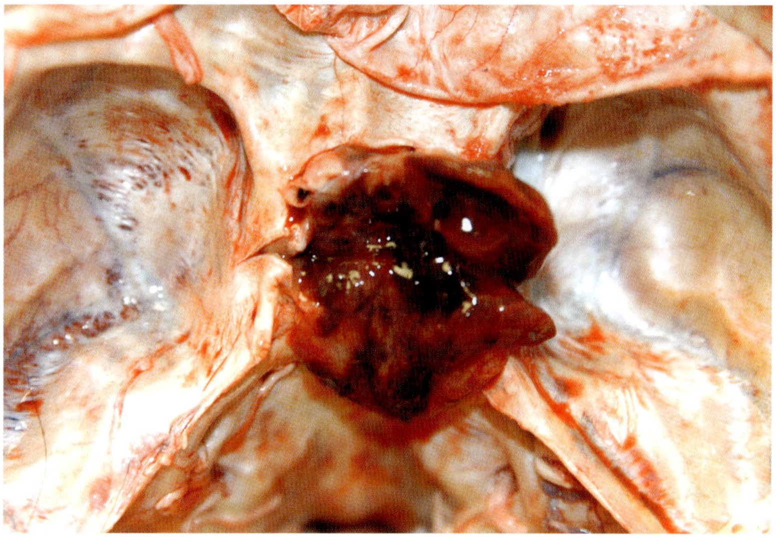

그림 3.22 출산 후 발생한 뇌하수체의 출혈성 괴사.

낫적혈구병 및 낫적혈구형질

낫적혈구병(sickle cell disease)과 낫적혈구형질(sickle cell trait)은 적혈구 내에서 산소 운반을 담당하는 단백질인 혈색소의 유전질환(역주: 아프리카계 미국인에서 주로 발생하며, 한국을 비롯한 동아시아인에서는 매우 드물다)으로, 적혈구가 비정상적으로 변형되어 C자 또는 낫 모양을 띤다(그림 3.23). 이러한 낫 모양 적혈구는 혈관을 막아서 산소의 운반과 독성 물질의 배출을 방해하고 조직에 심각한 손상을 입힐 수 있다. 낫적혈구병 환자들은 흔히 만성적인 중증 빈혈과 함께 만성 통증이나 허혈 같은 심각한 합병증을 겪는다. 이러한 환자들은 보통 생전에 진단되며, 법의관에게 발견되는 경우는 드물다.

낫적혈구형질은 일반적으로 양성질환이지만, 강도 높은 운동 중에는 근육 내 산소 농도가 낮아져 일부 적혈구가 정

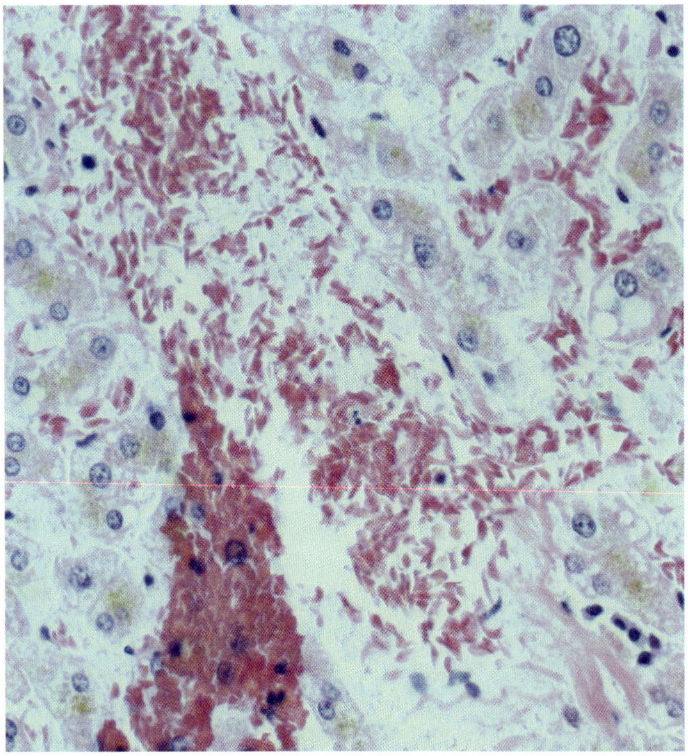

그림 3.23 간에서 관찰된 낫 모양 적혈구.

상적인 원형에서 낫 모양으로 변형될 수 있다. 낫적혈구형질을 가진 환자는 정상 혈색소를 합성하는 대립유전자와 낫 모양의 혈색소(hemoglobin S)를 합성하는 대립유전자를 하나씩 물려받은 사람들이다.[108] 조직 내 산소 농도가 낮아지면 낫 모양 혈색소를 갖고 있는 적혈구가 일반적인 원형에서 초승달 또는 낫 모양으로 변화할 수 있고, 고강도의 운동은 이를 촉진할 수 있다. 산증이나 체온 상승은 산소해리곡선(oxygen dissociation curve)을 오른쪽으로 이동시켜 낫 모양 혈색소로부터 더욱 많은 산소가 분리되도록 한다. 이러한 현상은 낫적혈구형질이 있는 운동선수에게 운동 중 사망과 같은 심각한 결과를 낳을 수 있다. 낫적혈구와 관련된 치명적인 결과는 1970년에 처음 보고되었는데, 미국 Fort Bliss에서 1년간의 군 기초훈련 동안 흑인 지원자 4,000명 중 4명(0.1%)이 급사하였다.[109]

알코올중독자의 사망

가끔 만성알코올중독자가 해부학적, 독성학적 이상 없이 갑자기 사망하기도 한다. 부검에서 볼 수 있는 소견은 심한 지방변화를 동반한 간비대나, 비대하지는 않지만 확장된 심장이다. 독성학 검사에서는 알코올이 검출되지 않는 경우가 많다.

알코올지방간(alcoholic steatosis)은 1926년 Le Count와 Singer가 처음 보고하였다.[110] 알코올은 어떤 농도에서도 간의 중성지방(triglyceride) 대사에 직접적인 독성효과를 보이며, 간세포에 중성지방과 인지질(phospholipid)을 축적시킨다. 크고 작은 지방 덩어리가 간세포와 쿠퍼세포(Kupffer cell)에 나타난다.[76] 간에 지방이 축적되는 가장 흔한 원인은 알코올의 만성적 남용이지만, 인(phosphorus)과 염화탄화수소(chlorinated hydrocarbons)의 독성 화합물뿐만 아니라 비만, 당뇨, 바이러스 감염에 의해서도 발생할 수 있다.

알코올은 심장에도 직접적인 독성이 있어서 알코올중독자는 부정맥이 발생하곤 한다. 최근 연구에서는 QT 간격의 증가와 혈장 노르에피네프린의 상승이 확인되었다.[111, 112)] 만성알코올중독은 심장에 영향을 미쳐 치명적인 부정맥과 사망을 초래하는 것으로 보인다.

알코올중독자가 일정 기간 알코올을 절제하면 심박수 증가, 혈압 상승, 발작, 심지어 사망과 같은 금단 증상을 겪을 수 있다. 음주량과 빈도에 따라, 혈액에서 에탄올이 검출되는데도 금단 증상이 나타나기도 한다.

정신질환자

정신질환자 중에서도 가끔 급사가 나타나는데, 주로 치료용량이나 그보다 다소 높은 용량의 항정신병 약물을 복용 중인 만성적인 조현병(schizophrenia) 환자들에게서 발생한다. 항정신병 약물들은 부정맥을 유발할 수 있다고 알려져 있으므로, 이러한 사망 역시 치료약물에 의한 부정맥이 원인일 것으로 보인다. 때로는 벨 조증(Bell's mania)이 원인일 수도 있다(제19장 참고). 그러나 정신질환을 사망 원인으로 판단하려면 병력과 사망 전후 정황에 대한 진술, 현장 조사, 완전한 부검, 철저한 독성학 검사가 뒷받침되어야 한다.

그 외

다리의 울혈궤양(stasis ulcer)에 미란이 생겨 안쪽의 확장된 혈관이 손상되면 과다출혈이 발생할 수 있는데, 치료 목적으로 항응고제를 복용 중이면 특히 그러하다. 큰 동맥에 동맥류가 발생할 수도 있는데, 저자 중 한 명은 넙다리동맥(femoral artery)의 동맥류에 생긴 미란이 피부와 혈관벽을 손상시켜 대량 출혈로 이어진 사례(그림 3.24)를 경험한

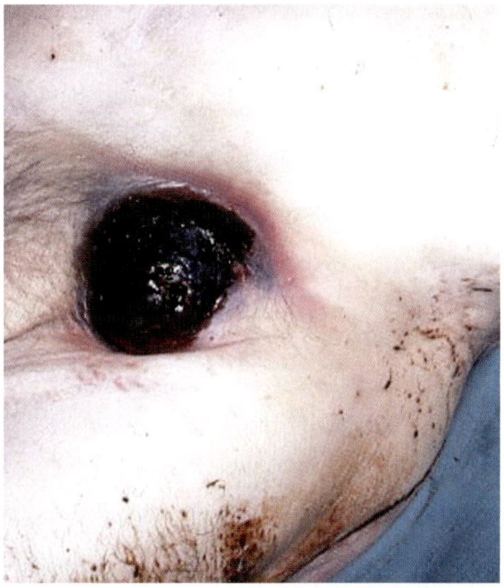

그림 3.24 오른쪽 넙다리동맥의 동맥류에 미란이 발생하여 파열 및 출혈이 초래된 75세 남성. 사진은 아직 미란이 일어나지 않은 왼쪽 사타구니의 동맥류.

적이 있다.

진단되지 않은 악성 종양은 법의병리학에서도 흔히 접하는데, 특히 림프종과 백혈병, 큰창자(대장, large intestine)나 간, 이자의 샘암종 등을 발견하곤 한다.

참고자료

1. Benjamin EJ, Muntner P, Alonso A, Bittencourt MS, Callaway CW, Carson AP, et al., Heart disease and stroke statistics—2019 update: a report from the American Heart Association. *Circulation* 2019;139(10):e56-528.
2. Willich SN, Levy D, Rocco MB, et al., Circadian variation in the incidence of sudden cardiac death in the Framingham heart study population. *Am Cardiol* 1987; 60:801-806.
3. Kavanagh T, A cold weather "jogging mask" for angina patients. *Can Med Assoc J* 1970; 103:1290-1291.
4. Coplan NL, Gleim GW, and Nicholas JA, Exercise and sudden cardiac death. *Am J Heart* 1988; 1(15):207-212.
5. Mittleman MA, Maclure M, Tofler GH, et al., Triggering of acute myocardial infarction by heavy physical exertion. *NEJM* 1993; 329:1677-1683.
6. Willich SN, Lewis M, Lowel H, et al., Physical exertion as a trigger of acute myocardial infarction. *NEJM* 1993; 329:1684-1690.
7. Bigger JT and Coromilas J, Identification of patients at risk for arrhythmic death: role of Holter ECG recording, in Josephson ME (Ed) *Sudden Cardiac Death Cardiovascular Clinics* 1513. FA Davis Co, Philadelphia, PA, 1985, pp 131-143.
8. Weaver W, et al., Use of the automatic external defibrillation in the management of out-of hospital cardiac arrest. *NEJM* 1988; 319:661-665.
9. Zipes DP and Wellens HJJ, Sudden cardiac death. *Circulation* 1998; 8(21):2334-2351.
10. Maio D and Di Maio VJM, Incidence of coronary thrombosis in sudden death due to coronary artery disease. *Am J Med Path* 1993; 14(4):273-275.
11. De Wood MA, Spores J, Notske R, et al., Prevalence of total coronary occlusion during the early hours of transmural myocardial infarction. *NEJM* 1980 303:897-902.
12. Burke AP and Virmani R, Intramural coronary dysplasia of the ventricular septem and sudden death. *Hum Path* 1998; 29(10):1124-1127.
13. Morales AR, Romanelli R, and Boucek R, The mural left anterior descending coronary artery, strenuous exercise and sudden death. *Circulation* 1980; 62(2):230-237.
14. Cutler D and Wallace JM, Myocardial bridging in a young patient with sudden death. *Clin Cardiol* 1997; 20:581-583.
15. Lee MS and Chen C-H, Myocardial bridging: an up-to-date review. *J Invasive Cardiol* 2015; 27(11):521-528.
16. DiMaio VJM and DiMaio DJ, Postpartum dissecting coronary aneurysm. *NY State J Med* 1971; 71:767-769.
17. Smith JC, Dissecting aneurysms of coronary arteries. *Arch Pathol* 1975; 99:117-121.
18. Basso C, Morgagni GL, and Thiene G, Spontaneous coronary artery dissection: a neglected cause of acute myocardial ischaemia and sudden death. *Heart* 1996; 75:451-454.
19. DeMaria AN, Lee G, Amsterdam EA, et al., The anginal syndrome with normal coronary arteries. *JAMA* 1980; 244:826-828.
20. Manzar KJ, Padder FA, Conrad AR, Freeman I, and Jonas EA, Acute myocardial infarction with normal coronary artery: a case report and review of the literature. *Am J Med Sci* 1997; 314(5):342-345.
21. Yasue H and Kugiyama K, Coronary spasm: clinical features and pathogenesis. *Intern Med* 1997; 36(11):760-765.
22. Perloff JK, Congenital heart disease in the adult, in Braunwald E (Ed) *Heart Disease* 4th ed. WB Saunders, Philadelphia, PA, 1992.
23. Sharbough AH and White RS, Single coronary artery. *JAMA* 1974; 230:243.
24. Kragel AH and Roberts WC, Sudden death and cardiomegaly unassociated with coronary, valvular congenital or specific myocardial disease. *Am J Cardiol* 1988; 61:659-660.
25. Messerli FH, Ventura HO, Elizardi DJ, et al., Hypertension and sudden death. *Am J Med* 1984; 77:18-22.
26. Haider AW, Larson MG, Benjamin EJ, and Levy D, Increased left ventricular mass and hypertrophy associated with increased risk for sudden

death. *JACC* 1998; 32(5):1454-1459.

27. Frolich ED, Left ventricular hypertrophy and sudden death (editorial comment). *JACC* 1998; 32(5):1460-1462.
28. Davies MJ, Treasure T, and Richardson PD, The pathogenesis of spontaneous arterial dissection. *Heart* 1996; 75:434-435.
29. Fikar CR and Koch S, Etiologic factors of acute aortic dissection in children and young adults. *Clin Ped* 39(2): 71-80.
30. Freed LA, Levy D, Levine RA, et al., Prevalence and clinical outcome of mitral valve prolapse *NEJM* 1999; 341(1):1-7.
31. Kligfield P, Levy D, Devereux RB, et al., Arrhythmias and sudden death in mitral valve prolapse. *Am Heart J* 1987; 1 13:1298-1307.
32. Scala-Bamett DM and Donoghue ER, Sudden death in mitral valve prolapse. *J Forensic Sci* 1988; 33:84-91.
33. Selzer A, Changing aspects of the natural history of valvular aortic stenosis. *NEJM* 1987; 317:91-98.
34. McCartan C, Mason R, Jayasinghe SR, and Griffiths LR, Cardiomyopathy classification: ongoing debate in the genomics era. *Biochem Res Int* Volume 2012. Article ID 796926. 1-10.
35. Brown CS and Bertolet B, Peripartum cardiomyopathy: a comprehensive review. *Am J Obst Gynec* 1998; 178(2):4091414.
36. Maron BJ, Hypertrophic cardiomyopathy. *Lancet* 1997; 350(9071):127-133.
37. Stone JR, Updates to the WHO classification of cardiomyopathies. *Acad Forensic Pathol* 2011; 1(2):202-205.
38. Tavora F, Zhang M, Franco M, et al., Distribution of biventricular disease in arrhythmogenic cardiomyopathy: an autopsy study. *Hum Pathol* 2012; 43(4):592-596.
39. Corrado D, van Tintelen PJ, McKenna WJ, et al., Arrhythmogenic right ventricular cardiomyopathy: evaluation of the current diagnostic criteria and differential diagnosis. *Eur Heart J* 2020; 41(14):1414-1429.
40. Dreifus LS, Haiat R, Watanabe Y, et al., Ventricular fibrillation, a possible mechanism of sudden death in patients with Wolff-Parkinson-White syndrome. *Circulation* 1971; 43:520-527.
41. Basso C, Calabrese F, Corrado D, and Thiene G, Postmortem diagnosis in sudden cardiac death victims: macroscopic, microscopic and molecular findings. *Cardiovasc Res* 2001; 50(2):290-300.
42. Tester DJ, et al., Cardiac channel molecular autopsy: insights from 173 consecutive cases of autopsy-negative sudden unexplained death referred for postmortem genetic testing. *Mayo Clin Proc* 2012; 87(6):524-539.
43. Levine G, Cardiology Secrets (Fifth Edition), *Elsevier Philadelphia* 2018.
44. Jacoby D and McKenna WJ, Genetics of inherited cardiomyopathy. *Eur Heart* J 2012; 33(3):296-304.
45. Wynne J and Braunwald E, The cardiomyopathies and myocarditis: toxic chemical and physical damage to the heart, in Braunwald E (Ed) *Heart Disease* 4th ed. WB Saunders, Philadelphia, PA, 1992.
46. Diem SJ, Lantos JD, and Tulsky JA, Cardiopulmonary resuscitation on television - miracles and misinformation. *NEJM* 1996; 334(24):1578-1582.
47. Birkun A and Kosova Y, Social attitude and willingness to attend cardiopulmonary resuscitation training and perform resuscitation in the Crimea world. *J Emerg Med* 2018; 9(4):237-248.
48. Schneider AP II, Nelson DJ, and Brown DD, In-hospital cardiopulmonary resuscitation: a 30-year review. *J Am Board Fam Prac* 1993; 6(2):91-101.
49. Mittleman MA and Siscovic KDS, Physical exertion as a trigger of myocardial infarction and sudden cardiac death. *Cardiol Clin* 1996; 14(2):263-270.
50. Wolthus RA, et al., The response of healthy men to treadmill exercise. *Circulation* 1977; 55:153.
51. Dimsdale JE, et al., Post exercise peril: plasma catecholamine and exercise. *JAMA* 1984; 252:630-632.
52. Young DB, et al., Potassium and catecholamine concentrations in the immediate post exercise period. *Am J Med Sci* 1992; 304(3):150-153.
53. Lindinger M, Potassium regulation during exercise and recovery in humans: implications for skeletal and cardiac muscle. *J Mol Cell Cardiol* 1995; 27:1011-1022.
54. Brodsky MA, et al., Ventricular tachyarrhythmia associated with psychological stress: role of the sympathetic nervous system. *JAMA* 1987; 257:2064-2067.
55. Ficker DM, Sudden unexplained death and injury in epilepsy. *Epilepsia* 2000; 41(Suppl 2):S7-S12.
56. Hirsch CS and Martin DL, Unexpected death in young epileptics. *Neurology* 1971; 21:682-690.

57. Jay GW and Leestma JE, Sudden death in epilepsy. *Acta Neurol Scand* 1981; 63(Suppl 82):1-66.

58. Hammes EM, Reaction of meninges to blood. *Arch Neurol Psychiat* 1944; 52:505-514.

59. Chasson JL and Hindman WM, Berry aneurysms of the circle of Willis. *Neurology* 1958; 8:41-44.

60. Freytag E, Fatal rupture of intracranial aneurysms. *Arch Pathol* 1966; 81:418-424.

61. Dinning TAR and Falconer MA, Sudden or unexpected natural death due to ruptured intracranial aneurysms: survey of 250 forensic cases. *Lancet* 1953; 2:799-801.

62. The Arteriovenous Malformation Study Group, Current concepts: arterio-venopus malformations of the brain in adults. *NEJM* 1999; 340(23):1812-1818.

63. Freytag E, Fatal hypertensive intracerebral haematomas. *J Neurol Neurosurg Psychiat* 1968; 31:616-620.

64. Hirschmann JV, Bacterial infections of the central nervous system 1999, in Dale DC and Federman (Eds) *Scientific American Medicine. Sci Amer.* NY 53A.

65. Putz K, Hayani K, and Zar FA, Meningitis. *Prim Care* 2013; 40(3):707-726.

66. Samore MH and Karchmer AW, Infections due to Neisseria, in Dale DC and Federman (Eds) Scientific Amer. *Medicine. Sci Amer.* NY.

67. Challener RC, Morrissey AM, and Jacobs MR, Postmortem diagnosis of meningococcemia by detection of capsular polysaccharides. *J Forensic Sci* 1988; 33:336-346.

68. Monkman GR, Orwoll G, and Ivins JC, Trauma and oncogenesis. *Mayo Clinic Proc* 1974; 49:157-163.

69. Schiffer L, Avidan D, and Rapp A, Post-traumatic meningioma. *Neurosurgery* 1985; 17:84-87.

70. Gonzales TA, Vance M, and Helpern *M, Legal Medicine and Toxicology*. Appleton-Century, *New York*, NY, 1937.

71. Knight BH, The significance of the postmortem discovery of gastric contents in the air passages. *Forensic Sci* 1975; 6:229-234.

72. Mayo-Smith MF, Spinale JW, Donskey CJ, Yukawa M, Li RH, and Schiffman FJ, Acute epiglottitis: an 18-year experience in Rhode Island. *Chest* 1995; 108:1640-1647.

73. Garpenholt O, Hugosson S, Fredlund H, et al., Sweden before and after introduction of vaccination against *Haemophilus influenzae type* b. *Ped Infect Dis J* 1999; 18(6):490-493.

74. Bellis M, Herath J, and Pollanen MS, Sudden death due to acute epiglottitis in adults: a retrospective review of 11 postmortem cases. *Am J Forensic Med Pathol* 2016; 37(4):275-278.

75. Asthma FastStats. Centers for Disease Control and Prevention. Available at: https://www.cdc.gov/nchs/fastats/asthma.htm. Accessed 10 February 2021.

76. van den Berg ME, Stricker BH, Brusselle GG, and Lahousse L, Chronic obstructive pulmonary disease and sudden cardiac death: a systematic review. *Trends Cardiovasc Med* 2016; 26(7):606-613.

77. Kujovich J, Factor V Leiden thrombophilia. *Genet Med* 2011; 13:1-16.

78. Fineschi V, Bafunno V, Bello S, et al., Fatal pulmonary thromboembolism. A retrospective autopsy study: searching for genetic thrombophilias (Factor V Leiden (G1691A) and FII (G20210A) gene variants) and dating the thrombus. *Forensic Sci Int* 2012;214(1-3):152-158.

79. Steiner PE and Lushbough CG, Maternal pulmonary embolism by amniotic fluid as a cause of obstetric shock and unexpected deaths in obstetrics. *JAMA* 1941; 117:1245-1254, 1340-1345.

80. Benson MD, Amniotic fluid embolism mortality rate. *J Obstet Gynaecol Res* 2017;43 1714-1718.

81. Clark SL, et al., Amniotic fluid embolism: analysis of the national registry. *Am J Obstet Gynecol*, 1995; 172(4):1158-1169. Liban E and Raz S, A clinicopathologic study of fourteen cases of amniotic fluid embolism. *Am J Clin Pathol* 1969; 51:477-486

82. Cromley MG, Taylor PJ, and Cummings DO, Probable amniotic fluid embolism after first trimester pregnancy termination. *J Reprod Med* 1983; 28:209.

83. Guidotti RJ, Grimes DA and Cates W, Fatal amniotic fluid embolism during legally induced abortion, United States, 1972 to 1978. *Am J Obstet Gynecol* 1981; 141:257-261.

84. Olcott CO, et al., Amniotic fluid embolism and disseminated intravascular coagulopathy after blunt maternal trauma. *J Trauma* 1973; 13:737-740.

85. Clark SL, Amniotic fluid embolism. *Clin Perinatol* 1986; 13:801-811.

86. Sperry K, Amniotic fluid embolism. *JAMA* 1986; 255:2183-2186.

87. Clark SL, et al., Squamous cells in the maternal pulmonary circulation. *Am J Obstet Gynecol* 1986; 154:104-106.

88. Prahlow JA and Barnard JJ, Fatal anaphylaxis caused by fire ant stings. *Am J Forensic Med Path* 1998; 19(2):137-142.

89. Delage C and Irey NS, Anaphylactic deaths: a clinicopathologic study of 43 cases. *J Forensic Sci* 1972; 17:525-540.

90. Pumphrey RSH and Roberts IS, Postmortem findings after fatal anaphylactic reactions. *J Clin Path* 2000; 53(4):273-276.

91. Horn KD, Halsey JF, and Zumwalt RE, Utilization of serum tryptase and immunoglobulin e assay in the postmortem diagnosis of anaphylaxis. *Am J Forensic Med Pathol* 2004; 25(1):37-43.

92. Mayer DE, Krauskopf A, Hemmer W, et al., Usefulness of post mortem determination of serum tryptase, histamine and diamine oxidase in the diagnosis of fatal anaphylaxis. *Forensic Sci Int* 2011;212(1-3):96-101.

93. McLean-Tooke A, Goulding M, Bundell C, et al., Postmortem serum tryptase levels in anaphylactic and non-anaphylactic deaths. *J Clin Pathol* 2014;67(2):134-138

94. Busardo FP, Marinelli E, and Zaami S, Is the diagnosis of anaphylaxis reliable in forensics? The role of beta-tryptase and its correct interpretation. *Leg Med (Tokyo)* 2016; 23:86-88.

95. Cecchi R, Diagnosis of anaphylactic death in forensics: review and future perspectives. *Leg Med (Tokyo)* 2016; 22:75-81.

96. Schwartz HJ, et al., Studies in stinging insect hypersensitivity: postmortem demonstration of antivenom IgE antibody and possible sting-related sudden death. *Am J Clin Pathol* 1986; 85:607-610.

97. Palmiere C, Decline in postmortem serum tryptase levels in anaphylactic deaths. *Am J Forensic Med Pathol* 2017; 38(3):274-275.

98. Garland J, et al., Postmortem tryptase level in 120 consecutive nonanaphylactic deaths: establishing a reference range as <23 μg/L. *Am J Forensic Med Pathol* 2019; 40(4):351-355.

99. Hanzlick R, Hunsaker JC, and Davis GJ, A Guide for Manner of Death Classification. 2002 National Association of Medical Examiners. Available at: https://name.memberclicks.net/assets/docs/4bd6187f-d329-4948-84dd-3d6fe6b48f4d.pdf. Accessed 17 April 2020.

100. Norton LE, DiMaio VJ, and Zumwalt RE, Spontaneous pneumothorax in the newborn: a report of two fatalities. *J Forensic Sci* 1978; 23(3):508-510.

101. Mayo P and Saha SP, Spontaneous pneumothorax in the newborn. *Am Surg* 1983; 49(4):192-195.

102. DiMaio VJM, Sudden unexpected deaths due to massive non-traumatic intraabdominal hemorrhage in association with cirrhosis of the liver. *Am J Forensic Med Pathol* 1987; 8:266-268.

103. Belay ED, Bresee JS, Holman RC, et al., Reyes syndrome in the United States from 1981 through 1997. *NEJM* 1999; 340(18):1377-1382.

104. Pomerance HH, Barness EG, Kohli-Kumar M, et al., A 15-year-old boy with fulminant hepatic failure. *J Pediat* 2000; 137(1):114-118.

105. DiMaio VJM, Stumer WQ, and Coe J, Sudden and unexpected deaths after the acute onset of diabetes mellitus. *J Forensic Sci* 1977; 22:147-151.

106. Shields LB, Balko MG, and Hunsaker JC, Sudden and unexpected death from pituitary tumor apoplexy. *J Forensic Sci* 2012; 57(1):262-266.

107. Primhak RA, Spicer RD, and Variend S, Sudden death after minor abdominal trauma: an unusual presentation of phaeochromocytoma. *Br Med J* 1986; 292:95-96.

108. Randy Eichner E, Sickle cell trait and the athlete. *Gatorade Sports Sci Inst* 2006; 19:4.

109. Jones SR, Binder A, and Donowho EM Jr, Sudden death in sickle-cell trait. *N Engl J Med* 1970; 282:323-325.

110. Le Count ER and Singer HA, Fat replacement of the glycogen in the liver as a cause of death. *Arch Path* 1926; 1:84-89.

111. Bernardi M, Calandra S, Colantoni A, et al., Q-T interval prolongation in cirrhosis: prevalence, relationship with severity, and etiology of the disease and possible pathogenetic factors. *Hepatology* 1998; 27(1):28-34.

112. Day CP, James OFW, Butler TJ, et al., Q-T prolongation and sudden cardiac death in patients with alcoholic liver disease. *Lancet* 1993; 341:1423-1428.

4 전해질 이상 및 기아에 의한 사망

나는 전해질 및 금속을 보충하는 것을 "인간의 전기화학"이라고 부른다.

- Steven Magee, 헬스 포렌식

법의관은 전해질 이상(electrolyte abnormality)과 기아(starvation)를 자주 접하지만, 대부분의 사건에서 이는 감염이나 만성 질환, 치매로 사망에 이르는 과정에서 이차적으로 나타나는 현상이다. 영아의 구토와 설사는 불과 몇 시간 만에 탈수와 전해질 불균형, 사망으로 이어질 수 있다. 이러한 사망은 이뇨제나 염화칼륨(potassium chloride)의 과다투여, 물 중독(water intoxication), 의도적인 반복 구토와 같은 최근의 고의적 행위가 원인일 수도 있다. 이런 경우 법적 보호자의 부양책임에 대한 이해와 더불어 사망 현장, 병력, 부검 결과에 대한 철저한 조사가 매우 중요하다.

전해질 이상

전해질 불균형은 주로 부정맥이나 대개 경련의 형태를 띠는 중추신경계 독성을 거쳐 사망으로 이어진다. 전해질 이상을 특별히 시사하는 부검 소견은 없지만, 시신에 당뇨병성 케톤산증이 있으면 케톤체 때문에 희미한 과일향이 날 수도 있다. 그러나 사망 원인은 눈 유리체액의 전해질 검사와 병력을 바탕으로 진단해야 한다.

전해질 검사

사후 혈액으로 전해질 농도를 측정하면 오류가 있을 때가 많다. 사망 후에는 세포가 분해되면서 나트륨과 염소의 혈중 농도는 감소하고, 칼륨 농도는 증가하기 때문이다. 따라서 사후 혈액을 이용하여 생전의 전해질 농도를 정확히 알아내는 것은 불가능하다. 다행히 생전의 전해질 이상은 눈 유리체액에 반영될 때가 많다. 눈 유리체액에서 검사한 나트륨과 염소 농도는 생전의 전해질 불균형을 진단하는 데에 사용할 수 있다. 반면 눈 유리체액의 칼륨 농도는 그렇지 않다.

사망 후에는 눈 유리체액의 칼륨 농도가 빠르게 증가한다. 나트륨과 염소의 농도는 사망 초기에는 비교적 안정적이다가 천천히 감소한다. 세포와 조직의 분해가 아직 시작되지 않았다면 눈 유리체액의 나트륨, 염소, 칼륨의 정상 농도는 각각 120-155meq/L, 105-140meq/L, 3.5-10meq/L이다.[1] 시신이 부패되면 눈 유리체액의 칼륨 농도가 15meq/L 이상으로 상승한다. 칼륨 농도가 15meq/L 이상이면 나트륨과 염소의 농도는 감소하므로 전해질 이상을 평가하기 어렵

다. 그러나 칼륨 농도의 증가는 다른 전해질 수치의 신뢰성을 평가하는 용도로 사용될 수도 있다.[2)]

눈 유리체액의 칼륨 농도는 생전의 칼륨 상태를 판단하는 데 도움이 되지 않는다. 칼륨은 사망 직후 세포에서 누출되기 시작하는데 이는 (다른 전해질 농도가 비교적 안정적인) 눈 유리체액도 마찬가지이기 때문이다. 따라서 눈 유리체액에서 칼륨 농도의 증가는 진단적 가치가 없다. 눈 유리체액의 칼륨 농도가 낮으면 저칼륨혈증을 의미할 수도 있지만, 저자들은 생전에 저칼륨혈증이 확인된 시신에서 이러한 현상을 본 적이 거의 없다.

눈 유리체액의 정상 포도당 농도는 0-120mg/dL 사이이며, 수치가 높아진 경우에만 의미가 있다. 사망 후 포도당은 빠르게 소비되므로 낮은 농도는 의미가 없다. 그러나 200mg/dL 이상은 당뇨병의 진단에 도움이 될 수 있다.[3)] 눈 유리체액에서 케톤체가 검출되면서 포도당까지 증가되어 있다면 당뇨병성 케톤산증을 고려할 수 있다.

긴박한 사건을 겪은 뒤 병원에서 사망한 경우 생전의 혈액검사에서 혈당이 높게 나타날 수 있다. 그러나 이는 당뇨병이나 케톤산증보다는 사망 직전 분비된 코르티솔(cortisol)이나 카테콜아민 때문일 때가 많다. 이는 “사전기 고혈당증(agonal hyperglycemia)”이라고 불리는데, 매우 보편적인 현상으로 특히 심폐소생술을 받았을 때 나타난다. 사전기 고혈당증은 눈 유리체액에 영향을 미치지 않으므로 사망 후 눈 유리체액을 검사하면 실제 당뇨와 사전기 고혈당증을 감별할 수 있다. Coe에 따르면, 당뇨는 아니었지만 사전기 고혈당증으로 사후 혈당이 500mg/dL을 넘었던 102명을 검사한 결과 눈 유리체액의 포도당 농도는 모두 100mg/dL 미만이었다고 하였다.[4)] 사망 전 포도당 정맥주사를 맞았더라도 당뇨가 없다면 눈 유리체액의 포도당 농도는 대체로 200mg/dL 미만이다.

고혈당증 때문에 눈 유리체액의 포도당 농도가 높은 상태였다면 이는 사망 후 천천히 감소한다. 하강 속도는 사망 후에도 상당한 시간 동안 고혈당증을 진단할 수 있을 정도로 느리다. 그러나 정상인은 눈 유리체액의 포도당 농도가 이미 낮은 상태에서 더욱 하강하므로 얼마 지나지 않아 포도당 농도는 매우 낮아진다. 따라서 정상인에서는 눈 유리체액의 포도당 농도가 낮게 나타나도 저혈당증인지 사망 후 나타나는 정상적인 현상인지 구분할 수 없다. 즉, 생전에 건강하다가 외상으로 사망한 시신에서 눈 유리체액의 포도당 농도가 5mg/dL 이하로 나타났다면 이는 분명 사후변화에 의한 현상이다.

눈 유리체액의 성분 중 눈 유리체액 요소질소(viterous urea nitrogen, VUN)와 크레아티닌(creatinine)은 사후에도 매우 안정적으로 유지되므로 진단적 가치가 있다. 정상 범위는 혈액과 유사하며, VUN은 7-30mg/dL, 크레아티닌은 1.5mg/dL 미만이다. 둘 다 장기간 유지되며, 정상보다 높아져 있다면 급성 또는 만성 신부전의 진단에 사용될 수 있다. 요독증(uremia), 즉 신부전에서는 나트륨과 염소는 정상이지만 VUN과 크레아티닌이 현저히 상승하며, 일반적으로 각각 50mg/dL와 2mg/dL 이상이다.[5)]

최근에는 관절액도 전해질 검사에 사용될 수 있다는 것이 알려졌다.[6, 7)] 전해질 검사에 관절액을 우선하여 사용해서는 안 되지만, 눈 유리체액이 없거나 독성학 검사에 먼저 사용해야 한다면 관절액을 대신 활용할 수 있다.

탈수

신기능이 정상일 때 탈수(dehydration)가 일어나면 나트륨 농도는 일반적으로 160meq/L 이상, 염소 농도는 145meq/L 이상, VUN 농도는 40mg/dL 이상으로 증가한다. 치명적인 탈수는 주로 내인사에서 발생하는데, 장염 때문에 심한 구토나 설사를 한 경우, 치매로 식사나 수분 섭취를 거부한 경우, 만성 질환자, 감염질환자 등이 있다. 그러나

온열질환에 의한 사망이나 타살에서도 탈수가 나타날 수 있다. 대부분의 타살 사건은 부모를 비롯한 보호자가 의도적으로 수분 섭취를 제한하여 발생한다. Whitehead 등은 치명적인 탈수로 사망한 소아 37명을 검토한 결과, 탈수의 원인은 대부분 급성 또는 만성 질병(70%)이었고, 환경적 원인(16%)과 학대 또는 방임(11%)이 뒤를 이었다고 하였다.[8)]

비정상적인 염분 섭취

드물게 염분이나 염화칼륨 제제를 과다투여하여 사망하기도 한다. 이는 자살 목적일 수도 있고, 처방약을 습관적으로 남용하여 발생한 사고사일 수도 있다. 염화칼륨 제제를 과다투여하면 당연히 고칼륨혈증이 유발되며, 이는 부정맥이나 사망으로 이어질 수 있다. 그러나 앞서 설명했듯이 사망 후 측정된 칼륨 농도로는 생전의 고칼륨혈증을 진단할 수 없으므로, 고칼륨혈증의 사망 후 진단은 생전의 병력에 의존할 수밖에 없다. 고의적인 염분 섭취는 고나트륨혈증을 유발해 위장장애, 근력 약화, 경련, 부정맥에 의한 사망으로 이어질 수 있다.[9)]

저염증후군/물중독

칼륨 농도가 15meq/L 미만이면서 나트륨 농도가 120meq/L 미만, 염소 농도가 105meq/L 미만이면 저염증후군(low salt syndrome)이나 물중독 상태를 의미한다. 저염증후군은 주로 심한 지방간이나 소결절성 간경변증(micronodular cirrhosis)에 동반되며, 이뇨제를 과다투여하여 발생하기도 한다. Coe는 심한 염분 부족 사례 6건을 보고했는데, 그 중 한 건은 나트륨 농도가 106meq/L, 염소 농도가 87meq/L, 칼륨 농도가 6.2meq/L였고 장기간의 이뇨제 치료가 원인이었다.[5)]

이뇨제를 과다투여하면 칼륨 농도가 낮아질 수 있고, 이는 부정맥과 사망으로 이어질 수 있다. 그러나 고칼륨혈증과 마찬가지로 저칼륨혈증에 의한 사망도 대부분 병력이 있어야 진단할 수 있다. 눈 유리체액의 칼륨 농도가 낮으면 저칼륨혈증이라고 볼 수 있지만, 저자들은 실제로 이뇨제를 과다투여한 시신에서도 눈 유리체액의 칼륨 농도가 비정상적으로 낮아진 경우는 거의 보지 못하였다. 인체의 세포는 사망 직후부터 분해되어 칼륨을 방출하기 때문이다. 이에 따라 혈액과 눈 유리체액 모두 칼륨 농도는 상승하게 된다. 따라서 생전에는 눈 유리체액의 칼륨 농도가 낮았더라도, 사망하면 세포에서 칼륨이 방출되므로 사망 직후 채취하지 않는 한 눈 유리체액의 칼륨 농도는 '정상'이거나 고칼륨혈증처럼 나타난다.

과다한 수분 섭취나 물중독도 같은 양상의 저염증후군을 유발할 수 있다. 비정상적으로 많은 양의 수분을 섭취하거나 투여받으면 나트륨과 염소 농도는 현저히 감소할 것이다. 물중독에 의한 사망은 드물다. 법의병리학자가 보는 사례의 대부분은 어떠한 이유로 다량의 물을 마시게 된 정신질환자이다.[10)] 감옥에서 물 마시기 대회에 참가했다가 사망한 수감자들도 있었다. 입원 환자에게는 전해질이 없는 수액이 대량으로 정맥 투여되어 물중독이 발생하기도 한다. 저자들은 물중독에 의한 사망을 여러 건 경험하였고, 인위적으로 구토를 반복한 사례도 몇 건 경험하였다. 사망자는 대부분 정신질환이 있었지만, 한 건은 탈수를 우려해 지나치게 물을 많이 마신 운동선수였다. 저자 중 한 명이 경험한 사례에서, 눈 유리체액의 나트륨 농도는 115meq/L, 염소 농도는 105meq/L, 칼륨 농도는 7.6meq/L이었다.[10)]

기아

미국에서 기아(starvation)에 의한 사망은 비교적 드물다. 대부분은 아동학대, 금식, 신경성식욕부진(거식증, anorexia nervosa) 같은 정신질환에 의해 발생한다. 사람의 몸은 휴식상태에서 몸무게 1kg당 하루 약 20-25kcal의 에너지가 필요하다(역주: 원문에는 kcal이 cal로 잘못 나와 있다). 따라서 몸무게 70kg인 일반 남성은 힘쓰지 않고 침대에 누워만 있어도 하루 약 1,400-1,750kcal의 에너지가 필요하다. 수면 중에는 시간당 65kcal을 사용하고, 깨어 있을 땐 77kcal을 사용한다.[11] 느리게 걸으면 시간당 200kcal을 사용하며, 뛰면 570kcal, 계단을 오르면 1,100kcal을 사용한다. 육체노동자는 하루에 최대 6,000-7,000kcal이 필요할 수도 있다.

음식은 일반적으로 탄수화물, 지방, 단백질의 3가지로 분류된다. 사람의 조직은 에너지를 얻기 위해 주로 탄수화물을 사용한다. 신체에 저장된 탄수화물, 즉 간과 근육의 당원이나 혈당의 양을 합쳐서 열량으로 전환하면 약 1,200kcal로, 몸무게 70kg의 남성이 하루치 열량으로 사용하기에는 부족하다. 따라서 금식 후 24시간이 지나면 체내의 지방과 단백질도 활용된다. 금식이 계속되면 지방과 단백질도 점차 고갈되는데, 지방은 단백질보다 단위 무게당 더욱 많은 열량을 제공하기 때문에 더욱 빨리 소모된다. 지방이 사용되면 케톤이 생성되며 혈액에서 검출된다. Palmiere 등은 5건의 기아 사례에서 아세톤 농도가 4-158mg/L였다고 보고했다.[12]

기아 상태가 지속되면 단백질은 3단계에 걸쳐 고갈된다. 먼저 몸에 저장되어 있던 단백질은 신속히 이동해 간에서 포도당으로 전환되며, 주로 뇌에 에너지를 공급한다. 이후 단백질의 이용은 감소한다. 몸에 저장된 지방이 점차 고갈되면 단백질은 다시 열량 생산에 빠르게 이용되며, 사망은 주로 이 단계 직후에 일어난다. 지방이 남성 몸무게의 20-25%를, 여성 몸무게의 25-30%를 차지하고 하루에 2,000kcal가 필요하다고 가정하면, 지방은 평균적인 사람에게 60-70일 동안 에너지를 공급할 수 있다. 이는 실제 금식 상황과 매우 유사하다.

Frommel 등은 정치적인 이유로 자발적 금식을 한 4명의 사례를 보고했다.[13] 좌식 생활을 하는 경우 28-35일간 금식하여 몸무게의 18%가 감소할 때까지는 문제가 없었다. 몸무게의 감소량이 18%를 초과한 뒤에는 근력감소, 실신, 의식저하가 나타났다. 그중 한 명은 베르니케증후군(Wernicke syndrome)이 발생하여 40일 만에 금식을 중단했다.

어느 정도의 체중 감소가 치명적일 수 있는지 명확한 기준은 없는 것으로 보인다.[14] 성인은 체중이 35-50% 감소하면 사망에 이를 수 있다. 장기간에 걸쳐 반기아(semi-starvation) 상태가 유지되었다면 이 기준은 다소 높아진다. 소아는 사망에 이를 수 있는 체중 감소의 기준이 상당히 낮다.

Leiter와 Marlis는 금식(fasting)으로 사망한 젊고 건강했던 북아일랜드 남성 10명의 사례를 보고했다.[15] 나이와 체중, 금식 기간에 대한 정보는 언론을 통해 수집되었다. 이들은 열량이나 비타민은 섭취하지 않고 오직 물만 마셨다. 평균 나이는 25.6±0.7세였다. 한 명은 45일간 금식한 뒤 사망했고, 나머지 9명은 57-73일간 생존했다. 전체 10명의 평균 생존 기간은 61.6±2.5일이었다. 저자들은 건강하고 비만하지 않은 20대 중후반의 최대 금식 가능 기간은 약 60일이라고 결론내렸다. 이들은 체지방의 약 70-94%와 체단백질의 약 19-21%가 손실되었을 때 사망했다.

기아를 겪은 사람들은 초기에는 허기와 배고픔을 느꼈지만, 음식에 대한 갈망은 매우 빨리 사라졌다고 한다. 그 후 정신적, 육체적 무기력감과 피로, 지속적인 체중 감소가 나타난다.[14, 16, 17] 금식을 계속하면 무기력감이 극도로 심해지며, 정신기능장애와 광범위한 의욕 상실이 나타난다.

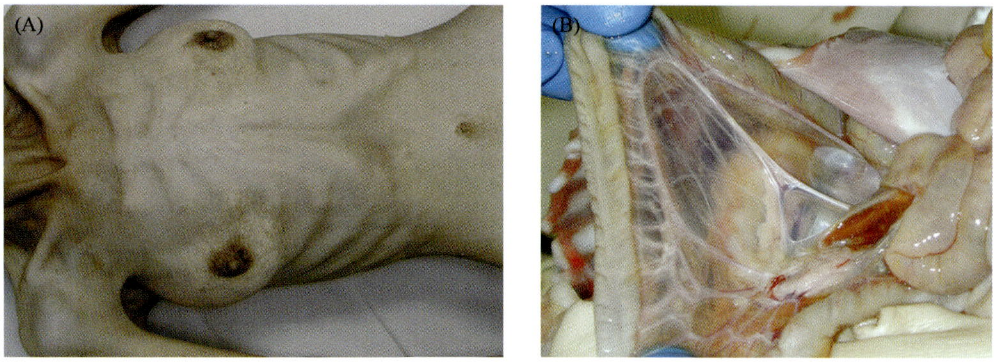

그림 4.1 **(A)** 45세 신경성식욕부진 환자. **(B)** 장간막(mesentery)의 지방이 완전히 소실되었다.

부검에서는 피하지방과 체내 지방이 완전히 사라진 것을 볼 수 있다(그림 4.1). 82.5%는 피부가 창백하고, 17.5%는 어두운 갈색을 띤다.[17] 1/3에서는 부종이 생겨 체중 감소가 가려질 수 있고, 복수(peritoneal effusion)도 발생할 수 있다. 골격근, 심장, 간, 지라, 콩팥은 심하게 위축되지만 뇌는 그렇지 않다.[14, 17] 작은창자(소장, Small intestine) 벽에도 부종이 생기고, 27.2%에서는 점막이 붉은색을 띤다. 한 연구에서는 거의 절반 가까운 시신의 큰창자 점막에 궤양이 있어 "가짜 이질(pseudo-dysentery)"이라는 이름을 붙였다.[17] 욕창(pressure sore), 충치, 기저귀 발진이 생길 수도 있다. 기아에 의한 사망은 주로 감염, 부정맥, 저혈당으로 촉발된다.[18]

많은 기아사에 탈수가 동반되는데, 수분이 부족하면 열량이 부족할 때보다 더욱 빠르게 사망에 이를 수 있다. 법의병리학자는 특히 사망의 종류가 논란이 되는 경우 영양부족(undernourishment)이나 영양실조(malnourishment)와 진짜 기아를 구분할 수 있어야 한다.[18] 암이나 치매 같은 중증의 만성 질환자들은 만성적인 영양실조에 빠질 수 있고, 신경성식욕부진 같은 정신질환자들은 식사를 거부할 수 있다. 이런 경우 사망의 종류는 내인사이다. 그러나 아동학대처럼 다른 사람이 음식 섭취를 의도적으로 중단시켰다면 타살로 보아야 한다. 세계보건기구는 아동의 기아를 조사할 때 확인해야 할 필수항목을 개발했다.[19] 예를 들면, 조사 내용에는 수유 이력, 분유의 종류 및 준비상태, 출생 기록, 최근 병력, 다른 질병에의 노출, 형제자매의 사망, 발달 단계, 예방접종 상태가 포함되어야 한다.

기아와 관련된 사망은 조사하기 어려울 수 있다. 법의병리학자는 질병의 자연 경과에서 나타날 수 있는 종말증(cachexia)과 기아를 적절한 영양 섭취가 제한된 상태나 의도적인 금식과 구분해야 한다. 이를 위해 사망에 대한 철저한 조사와 함께 대사질환 등 다른 질병을 배제할 수 있는 완전한 부검과 검사가 필요하다. 체중 감소를 확인하기 위해 조사 과정에서 관련 의무기록도 모두 검토해야 한다.

참고자료

1. Coe JI, Postmortem chemistries on human vitreous humor. Am J Clin Pathol 1969; 51:741-750.
2. Coe JI, Some further thoughts and observations on postmortem chemistries. Forensic Sci Gazette 1973; 4(5):2-5.
3. DiMaio VJM, Sturner WQ, and Coe JJ, Sudden and unexpected deaths after the acute onset of diabetes mellitus. J Forensic Sci 1977; 22:147-

151.

4. Coe JI, Peripheral blood glucose and cardiopulmonary resuscitation. Forensic Sci Gazette 1975; 6(4):1-239.
5. Coe JI, Case # 7, Forensic Pathology Dinner Seminar (# 410), American Society of Clinical Pathology.
6. More DS and Arroyo MC, Biochemical changes of the synovial liquid in corpses with regard to the cause of death. 1: Calcium, inorganic phosphorus, glucose, cholesterol, urea nitrogen, uric acid, proteins, and albumin. J Forensic Sci 1985; 30(2):541-546.
7. Madea B, Kreuser C, and Banaschak S, Postmortem biochemical examination of synovial fluid: a preliminary study. Forensic Sci Int 2001; 118:29-35.
8. Whitehead FJ, Couper RT, Moore L, et al., Dehydration deaths in infants and young children. Am J Forensic Med Pathol 1996; 17(1):73-78.
9. Arambewela MH, Somasundaram NP, and Garusinghe C, Extreme hypernatremia as a probable cause of fatal arrhythmia: a case report. J Med Case Rep 2016; 10:272.
10. DiMaio VJM and DiMaio SJ, Fatal water intoxication in a case of psychogenic polydipsia. J Forensic Sci 1980; 25:332-335.
11. Guyton AC and Hall JE, Textbook of Medical Physiology 10th ed. WB Saunders Co, Philadelphia, PA, 2000.
12. Palmiere C, Tettamanti C, Augsburger M, et al., Postmortem biochemistry in suspected starvation-induced ketoacidosis. J Forensic Leg Med 2016; 42:51-55.
13. Frommel D, et al., Voluntary total fasting: a challenge for the medical community. Lancet 1984; 1:1451-1452.
14. Keys A, et al., The Biology of Human Starvation. University of Minnesota Press, St. Paul 1950.
15. Leiter LA and Marlis EB, Survival during fasting may depend on fat as well as protein stores. JAMA 1982; 248:2306-2307.
16. Simpson K, Exposure to cold/starvation and neglect, in Simpson K (Ed) Modern Trends in Forensic Medicine. CV Mosby Co, St Louis, MO, 1953.
17. Winick M, Hunger Disease: Studies by the Jewish Physicians in the Warsaw Ghetto. John Wiley & Sons, New York, NY, 1979.
18. Madea B, Ortmann J, and Doberentz E, Forensic aspects of starvation. Forensic Sci Med Pathol 2016; 12(3):276-298.
19. World Health Organization. Management of severe malnutrition. A manual for physicians and other senior health workers. 1999.

둔기손상

5

"이제 펀치력 강화에 집중할 거야. 정통으로 한 대 맞으면 누구도 배겨내지 못할 센 주먹을 장착해야 승산이 있어. 황소도 때려잡을 만한 육중한 펀치!"

- Tony "Duke" Evers, Rocky Balboa

(역주: 2006년 영화의 국내 상영본 자막을 인용함)

둔기손상(둔력손상, blunt trauma wound)의 정도와 범위, 형태는 다음과 같은 요소에 따라 달라진다.

- 신체에 가해진 외력(force)의 크기
- 외력이 가해진 경과 시간
- 외력이 가해진 부위
- 외력이 가해진 범위
- 둔기(weapon)의 성질

둔기가 인체와의 충격(impact)으로 변형되거나 파손되면 에너지도 일부 변형되거나 손실되므로 인체에 전달되는 에너지는 줄어든다. 따라서 둔기가 온전할 때에 비해 손상이 약해진다. 마찬가지로, 가격(blow)을 당한 몸이 움직이면 에너지가 전달되는 시간이 길어져 손상이 약해진다.

외력의 크기와 관계없이, 외력이 가해지는 면적이 커져도 손상은 줄어든다. 충격을 받는 면적은 둔기의 성질과 손상 부위에 따라 달라진다. 판자처럼 표면이 평평한 둔기는 에너지가 분산되므로 같은 힘을 가해도 쇠막대기와 같은 가느다란 물체보다 손상이 덜하다. 만약 둔기 일부분이 돌출되어 있다면 모든 힘이 돌출부의 끝에 전달되어 훨씬 심한 손상이 생긴다. 등처럼 평평한 부위는 접촉면이 넓어 충격이 분산되지만, 정수리처럼 둥근 부위는 같은 힘이 가해졌을 때 손상이 훨씬 심하다.

어떤 손상이든 기저질환이 있으면 당연히 더욱 심각해질 수 있다. 손상과 그에 대한 치료는 심장질환자에게 심부전을, 쇼크 환자에게 뇌 손상을, 만성신부전 환자에게 요독증을, 알코올중독자에게는 진전섬망(delirium tremens)과 같은 합병증을 유발할 수 있다. 따라서 사망 조사 시 손상 자체뿐만 아니라 모든 기저질환이 고려되어야 한다.

둔기손상의 종류

둔기손상은 다음 4가지로 분류된다.

1. 피부까짐(표피박탈, Abrasion)
2. 멍(좌상, 피하출혈, Contusion, 역주: 원문에는 bruise라고 표현한 곳도 있으나 모두 '멍'으로 통일하였다)
3. 찢긴상처(좌열창, Laceration)
4. 골절(Fracture of the skeletal system)

손상은 여러 유형이 복합되어 나타날 수 있다. 예를 들어 멍 가운데에 찢긴상처가 있고 그 가장자리에는 피부까짐이 있을 수 있다.

피부까짐

피부까짐은 피부의 표면(표피, epidermis)이 거친 면과의 마찰로 인해 제거되거나 압박되어 파괴된 것을 말한다. 살아있을 때 발생한 피부까짐은 적갈색을 띠며(그림 5.1) 흉터 없이 치유된다. 사망 후 발생한 피부까짐은 노란색을 띠며 투명한 양피지처럼 보인다. 피부까짐은 둔기나 둔력(blunt force)이 인체의 어느 부위에 접촉했는지 나타내므로 법의병리학자에게 매우 중요하다. 이들은 시신의 외표에 남은 유일한 외상의 증거일 수도 있지만, 둔력을 받은 부위에 피부까짐이 항상 생기는 것은 아니다. 피부까짐에는 3가지 유형이 있다.

1. 찰과상(개갠상처, Scrape or brush abrasion)
2. 피부눌림까짐(압박성 피부까짐, Impact abrasion)
3. 본뜬피부까짐(정형 피부까짐, Patterned abrasion)

찰과상은 둔기가 피부의 얕은 층을 긁어내 표피가 벗겨진 것을 가리킨다. 때로는 이러한 피부까짐이 꽤 깊어서 진피층까지 이어져 있을 수 있다. 이 경우 혈관에서 체액이 누출되어 피부까짐의 표면에 장액혈액성(serosanguineous) 액체가 엉겨있을 수도 있는데, 마르면 흔히 볼 수 있는 적갈색 딱지가 만들어진다. 찰과상의 가장 흔한 형태는 생채기(scratch)라고도 불리는 선형 피부까짐이다. 넓게 생긴 찰과상(graze 또는 sliding abrasions)은 도로에서 넘어져 피부가 쓸린 보행자에서 볼 수 있다(그림 5.1A). 이런 상처에는 자갈이나 먼지, 유리 조각이 박히기도 한다. 찰과상을 절개해 보면 안쪽의 피하조직에는 출혈이 거의 관찰되지 않는다(그림 5.1B).

찰과상은 거친 표면에서 끌려다닌 피해자의 신체에서 발견될 수도 있다. 올가미나 끈도 찰과상을 일으킬수 있다.

많은 교과서에서 찰과상의 끝에 말려 올라간 표피를 보면 둔기가 움직인 방향이나 거친 표면 위에서 신체가 진행한 방향을 알 수 있다고 설명하고 있다. 이 현상은 실제보다는 이론에 가깝고, 보통 유의한 정도로 나타나지 않는다.

피부눌림까짐은 둔력이 피부에 수직 방향으로 가해지면서 피부를 짓눌러서 발생한다. 국소적으로 생기는 경향이 있

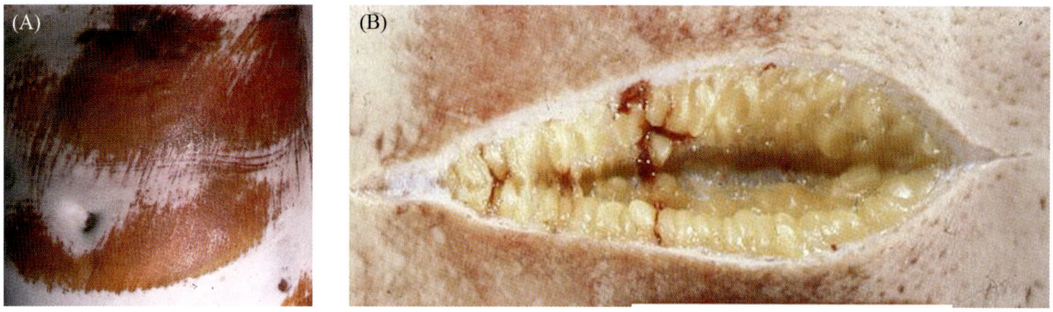

그림 5.1 **(A)** 도로에 쓸려 발생한 찰과상. **(B)** 절개해보면 손상이 표피에 국한되어 있다.

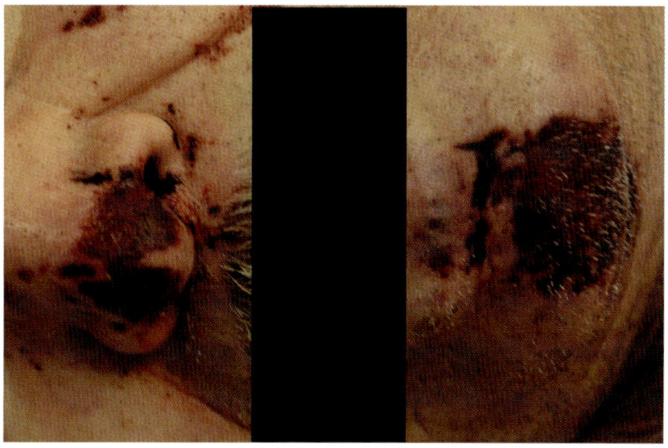

그림 5.2 코끝과 턱에 생긴 피부눌림까짐.

으며, 뼈의 돌출부(bony prominence)를 얇은 피부층이 덮고 있는 부위에 잘 생긴다. 의식을 잃고 쓰러지면서 머리를 땅에 부딪히면 눈썹뼈(supraorbital ridge), 광대뼈(zygomatic arch), 코 옆면에 피부눌림까짐이 생기기 쉽다(그림 5.2).

본뜬피부까짐은 피부눌림까짐의 한 형태이다. 이러한 손상에서는 둔기가 피부를 압박하면서 파이프 같은 가해 도구 자체나 의복처럼 중간에 낀 물체의 모양이 피부에 새겨지거나 찍히게 된다(그림 5.3A, B).

경험이 적은 의사는 사망 후 벌레에 물린 상처나 기저귀 발진을 피부까짐으로 잘못 해석하기도 한다(그림 5.4A, B). 음낭(scrotum)에 나타나는 피부 건조(그림 5.4C)도 피부까짐과 혼동될 수 있는데, 드물게 외음부(vulva)에 나타나기도 한다. 이러한 부위의 피부는 매우 건조되기 쉬우며, 특히 공기에 노출되어 있으면 더욱 그렇다. 적갈색이나 노란색을 띠기 때문에 피부까짐으로 착각할 수 있다.

피부까짐의 발생 시기 추정

멍과 달리 피부까짐은 조직학적 소견으로 발생 시기를 어느 정도 추정(dating)할 수 있다. Robertson과 Hodge가 제시한 방법이 가장 논리적이고 믿을만한데,[1] 이들은 피부까짐의 치유 과정을 4단계로 설명하였다.

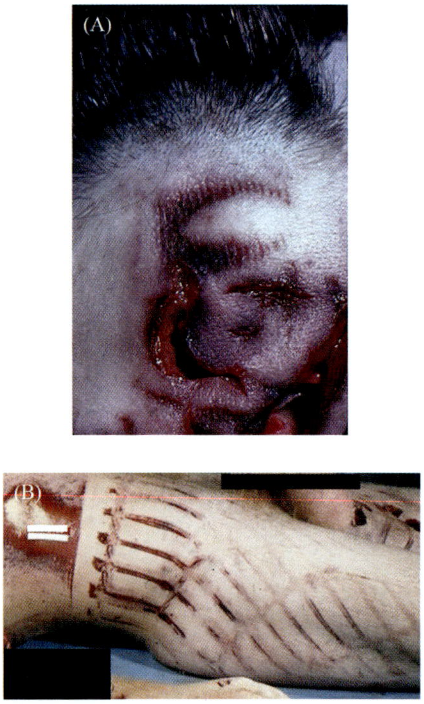

그림 5.3 본뜬피부까짐. **(A)** 파이프의 줄무늬(피부까짐 아래에 찢긴상처도 보인다). **(B)** 8층 건물에서 뛰어내려 철망에 떨어진 시신의 피부에 남은 철망 무늬.

1. 딱지(Scab) 형성
2. 상피 재생(Regeneration)
3. 피하 육아조직 형성(granulation) 및 상피 증식(hyperplasia)
4. 상피층과 육아조직의 복원(regression)

첫 번째 단계는 **딱지 형성**이다. 혈청(serum), 적혈구, 섬유소가 피부까짐 부위에 침착된다. 발생 시기를 추정할 때 이들 물질이 반영되지는 않지만, 이는 손상이 일어났을 때 피해자가 살아있었다는 것을 뜻한다. 혈관 주변에 다형핵백혈구가 침윤해 있으면 손상 후 4-6시간이 지난 것이다. 이러한 세포 반응은 2시간 뒤부터 나타날 수 있지만 보통 4-6시간까지는 뚜렷하지 않다. 8시간이 지나면 딱지 바닥의 손상된 상피 안쪽에 다형핵백혈구가 몰려든다. 12시간이 지나면 3개의 층이 형성되는데, 섬유소와 적혈구(또는 피부눌림까짐에서는 파괴된 상피세포)로 이루어진 표면층, 다형핵백혈구가 침윤한 중간층, 비정상적으로 염색되는 손상된 아교질 층이다. 이후 12-18시간에 걸쳐 가장 깊은 층에도 점차 다형핵백혈구가 침윤한다.

두 번째 단계는 **상피 재생**이다. 상피세포의 재생은 피부까짐의 가장자리에 살아남아있는 모낭에서 시작된다. 얕은 생채기에서는 30시간 만에 시작되기도 하지만, 대부분 72시간이 지나야 뚜렷하게 보인다.

세 번째 단계는 **상피하 육아조직** 형성이다. 이는 5-8일째에 뚜렷해지며, 상피가 손상 부위를 덮고 나서 시작된다.

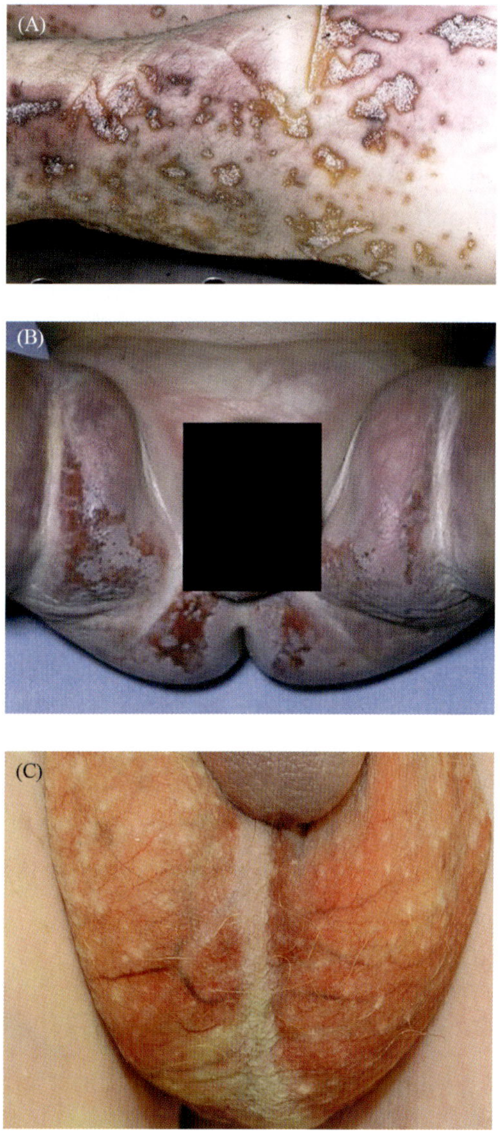

그림 5.4 **(A)** 피부까짐처럼 보이는 개미에 물린 사후 손상. **(B)** 기저귀 발진. **(C)** 음낭의 건조.

이제 혈관 주변에 만성 염증세포의 침윤이 뚜렷해지고, 상피세포는 점차 증식하여 각질을 만든다. 이 단계는 손상 후 9-12일이 지났을 때 가장 두드러진다.

마지막 단계는 **복원**으로, 손상 후 약 12일이 지나면 시작된다. 이 단계에서는 상피가 재형성되면서 얇아지고, 심하면 위축되기도 한다. 전 단계의 후기에 나타나기 시작한 아교질 섬유가 이제 뚜렷해진다. 바닥막(basement membrane)이 분명해지고, 진피(dermis)의 혈관 밀도가 낮아진다.

멍

멍은 둔기손상에 의해 혈관이 파열되어 연부조직에 출혈이 생긴 것을 말한다(그림 5.5).

멍은 피부뿐만 아니라 폐나 심장, 뇌, 근육 같은 내부 장기에도 발생할 수 있다(역주: 이 책에서는 내부 장기에 생긴 멍은 좌상이라고 하였다). 멍 부위에 국소적으로 많은 혈액이 고인 것을 **혈종(hematoma)**이라고 한다. 멍은 주변 연부조직으로 혈액이 누출된 것이므로 닦거나 짜낼 수 없다는 점에서 시체얼룩과 구별된다. 멍의 범위(extent)와 중증도(severity)는 외력의 크기뿐만 아니라 멍이 생긴 조직의 구조와 혈관 밀도에 따라서도 달라진다. 멍은 피부가 얇고 느슨한(lax) 부위나 지방이 많은 부위에 잘 생긴다.

멍은 원인 물체의 형태를 반영할 수 있으며, 이를 본뜬(정형, patterned)손상이라고 한다(그림 5.6).

판자 같은 평평한 물체에 맞으면 가운데는 정상으로 보이면서 판자의 양쪽 가장자리에 해당하는 부분에 평행한 선형 멍이 생기는 경우가 많다. 연부조직의 출혈은 저항이 없는 곳을 따라 이동할 수 있으므로 멍이 있다고 해서 반드시 그 자리를 맞은 것은 아니다. 깊은 멍은 외부에서 보이지 않을 수 있고, 연부조직을 절개해야 보일 때도 있다. 어떤 경우에는 사망 후 몇 시간이 지나도 겉으로 드러나지 않을 수도 있다. 부종이 동반되지 않는 한 머리덮개의 멍은 외부에서 잘 보이지 않는다(그림 5.7A, B). 피부가 어두운 색일 때도 멍을 찾기 어려울 수 있다(그림 5.8A, B).

멍은 피부까짐과 마찬가지로 특정 부위에 둔력이 가해졌음을 의미하지만, 피부까짐이 그러하듯 멍이 없다고 해서 그 부위에 둔력이 가해지지 않았다고 할 수는 없다. 특히 앞쪽 배벽에서는 외표에 외상의 증거가 없더라도 내부에는 심각한 손상이 있을 수 있다. 멍이 원인 물체에 비해 훨씬 크게 나타날 수 있다는 점도 중요하다.

일반적으로 멍은 치명적이지 않다. 그러나 여러 개의 멍으로 연부조직에 광범위한 출혈이 생기면 과다출혈로 쇼크가 발생하거나 사망할 수 있다. 이러한 사례는 신체적 아동학대에서 종종 볼 수 있다.

멍의 크기와 중증도가 항상 외력의 크기를 반영하는 것은 아니다. 물론 외력이 강할수록 멍도 커지지만, 나이, 성별, 피해자의 건강 상태, 외력을 받은 조직의 위치 및 종류 같은 요소들이 멍의 크기에 영향을 미칠 수 있다. 피부가 연하고 섬세한 소아나 피하 지지조직이 줄어들어 있는 노인은 멍이 더욱 쉽게 든다. 노인의 아래팔에 잘 생기는 노년 자반(se-

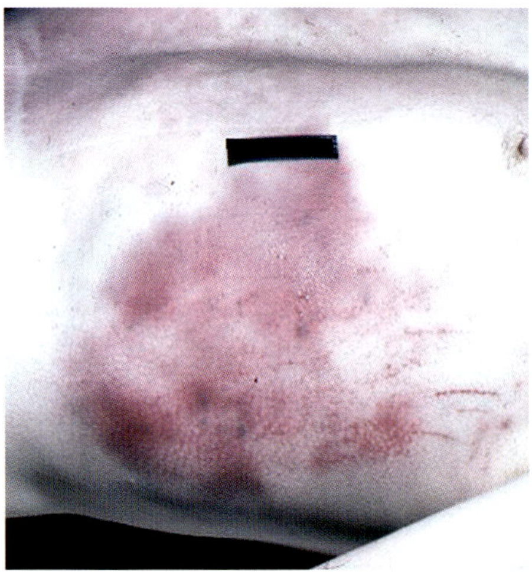

그림 5.5 본뜬손상이 아닌 멍. 가해자가 사망자의 가슴으로 뛰어내려 왼쪽 폐와 간을 파열시켰다.

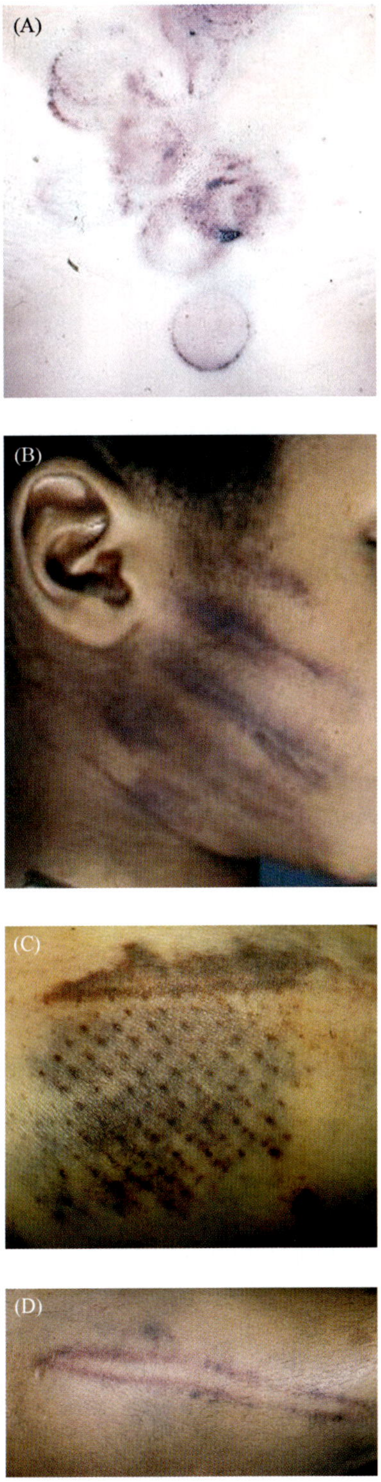

그림 5.6 **(A)** 손전등 끝부분, **(B)** 왼손바닥의 각인, **(C)** 의복, **(D)** 당구 큐대에 의한 본뜬멍.

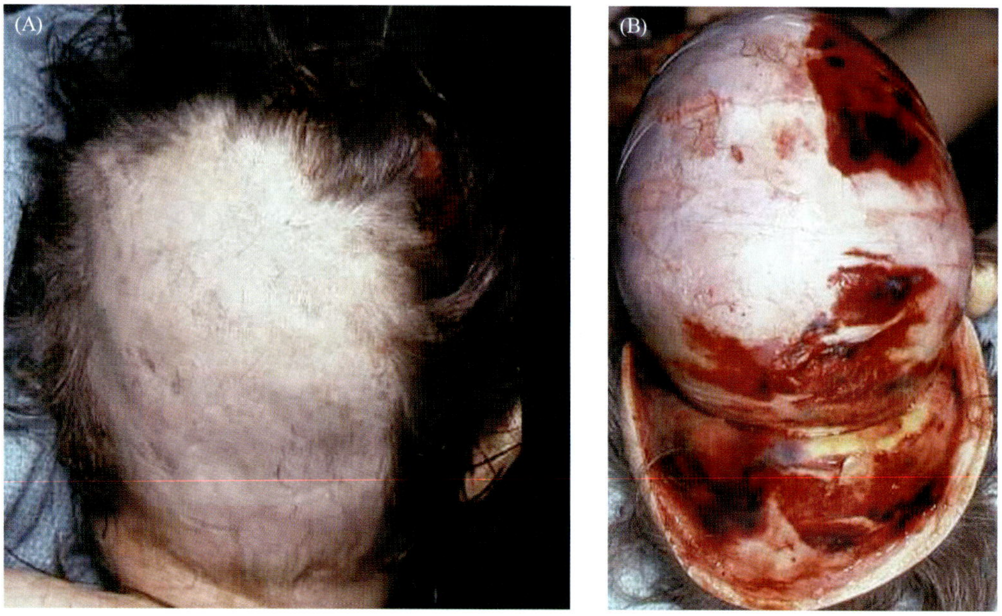

그림 5.7 뚜렷한 멍이 보이지 않는 머리덮개의 외표**(A)**와 머리덮개 안쪽 면의 광범위한 피하 및 모상건막밑(subgaleal) 출혈**(B)**.

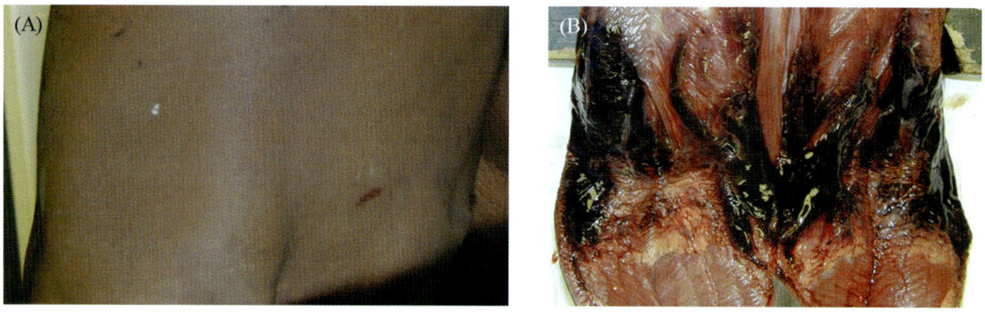

그림 5.8 피부까짐이 여러 군데 있지만 멍은 뚜렷하지 않은 소아의 등 표면**(A)**과 등 피부 안쪽의 광범위한 멍**(B)**.

nile purpura/ecchymosis)은 멍으로 오인될 수 있다. 비만한 여성도 멍이 잘 생기는 듯하다. 건장하고 근육질인 사람들은 멍이 잘 생기지 않는다. 눈꺼풀처럼 부드럽고 연약하며 혈관이 많은 조직은 손바닥 같은 부위보다 멍이 쉽게 생긴다. 간경변증을 앓는 알코올중독자, 출혈 경향이 있는 사람, 아스피린 복용자들은 출혈이 더욱 쉽게 생긴다. 아스피린을 치료 용량으로 한 번만 복용해도 혈소판(platelet)의 수명인 7일 동안 혈소판 기능이 억제되므로, 혈액 응고(hemostasis)가 저하되고 출혈 시간이 연장된다.[2]

멍의 발생 시기 추정

멍의 발생 시기는 사건 해결에 중요한 정보여서 법의병리학자들은 이에 대한 질문을 자주 받는다. 멍의 발생 시기를 결정하기 위해 주로 사용되는 방법은 (1) 조직학적 소견(histology)과 (2) 색상 변화이다.

멍이 치유되면서 나타나는 색상 변화는 멍의 발생 시기를 결정할 때 가장 자주 활용된다. 멍의 깊이와 피부색은 멍의 색상 발현과 이에 대한 인지에 영향을 줄 수 있다. 멍이 얕으면 깊을 때보다 노란색으로 더욱 빨리 변한다. 피부가 어두우면 멍이 잘 보이지 않을 수 있다. 멍의 깊이와 위치도 발현 시기에 영향을 미칠 수 있다. 피부의 얕은 층이나 눈꺼풀에서는 멍이 빨리 나타나지만, 깊은 멍은 며칠이 지나야 나타날 수 있다.

시간이 지나면 혈색소가 분해되어 멍의 색상이 변한다(그림 5.9). 멍이 보이는 변화의 시기와 순서를 이용하면 멍의 경과시간을 추정할 수 있다. 그러나 멍의 색상을 표현하는 용어와 색상 변화의 시간적 순서가 사람들 사이에 서로 합의되어 있지 않고, 멍의 모양, 색상, 변화 과정도 규칙적이지 않다는 문제가 있다.

멍의 색상을 표현하는 표준용어는 아직 없다. 똑같은 멍도 보라색, 적자색, 청자색, 자주색, 파란색 등으로 표현될 수 있다. 멍은 처음에는 대부분 붉은색, 짙은 파란색, 자주색, 보라색, 검은색으로 보인다. 이후 멍의 혈색소가 분해되면 서서히 보라색, 녹색, 짙은 노란색, 옅은 노란색으로 변화하다가 사라진다. 이러한 변화는 며칠에서 몇 주 동안 이어질 수 있다. 그러나 변화속도는 사람마다 다를 뿐만 아니라, 같은 사람에서도 멍마다 변화양상이 다르다. 녹색을 거치지 않고 보라색에서 곧바로 노란색으로 바뀌는 경우도 흔하다. 같은 사람에게 2개의 멍이 동시에 생겼을 때 하나는 파란색에서 보라색, 노란색으로 변한 뒤 사라지고 그동안 다른 하나는 계속 보라색을 띨 수도 있다. 갈색을 띠는 멍은 대부분 최근에 발생한 손상이 아님을 의미하지만, 저자들은 사망 전후 심폐소생술을 받고 앞가슴에 연갈색의 멍이 나타난 시신을 여러 건 보았고, 불과 2-3일 만에 연한 노란색으로 변한 멍도 보았다.

Langlois와 Gresham은 멍의 색을 통해 내릴 수 있는 판단은 '멍이 노란색이면 발생한 지 18시간 이상 지났다'는 것뿐

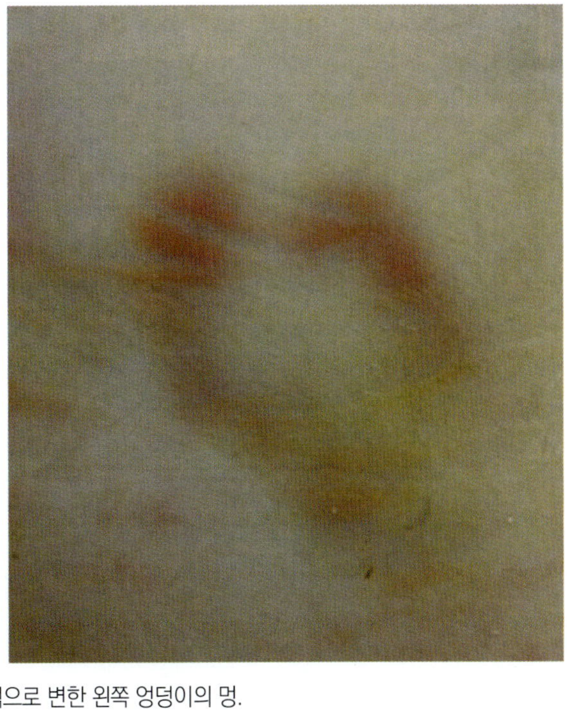

그림 5.9 치유되면서 갈색과 노란색으로 변한 왼쪽 엉덩이의 멍.

이라는 결론을 내렸다.[3] 또한 '멍이 노란색을 띠지 않는다고 해서 발생한 지 18시간을 넘지 않았다고 할 수는 없다'고도 하였다. Maguire 등은 소아에게 나타난 멍의 발생 시기를 연구한 167편의 논문을 검토한 뒤 노란색 변화에 대한 상충된 결과들을 발견하였다.[4] 그들은 일부 연구에서는 노란색 멍이 24시간이 지난 뒤에야 나타났다는 것과, 붉은색 멍은 1주일 이내에 발생한 최근의 변화일 수 있다는 점을 발견하였다. 그들은 멍이 발생한 지 24시간 이내라고 임상의사들이 정확히 판단할 수 있는 비율은 4% 미만이라는 것도 발견했다. 다만 멍의 발생 시기를 초기, 중기, 후기로 크게 구분하면 정확도가 55-63%로 개선되었다. 따라서 멍의 발생 시기를 추정할 때 색상 변화는 대략적인 기준으로만 참고해야 한다. 또한 사진에서는 멍의 색상과 그에 대한 해석이 달라질 수 있으므로, 멍의 발생 시기를 사진으로 판단해서는 안 된다.

조직학적 소견으로 멍의 발생 시기를 판단하려는 시도들도 있었지만, 이에 대한 실험적 연구는 대부분 동물에서 시행되었기 때문에 사람에게 곧바로 적용할 수는 없다. 전통적인 연구에서는 염증세포의 모습과 종류에 집중했지만, 중성구가 처음 나타나는 시간은 20-30분부터 15시간까지로 매우 다양했고[5, 6] 심지어 머리덮개 손상에서는 24시간 동안 나타나지 않는 경우도 있었다. 혈철소 침착에 걸리는 시간도 비슷하게 다양하여 24시간 미만에서 최대 3일까지 나타났다. 일반적으로 섬유모세포(fibroblast)와 아교질은 치유과정의 지표로 생각되는데, 섬유모세포는 보통 72시간 정도에 나타나고 아교질은 3-6일 정도에 생성되기 시작한다. 하지만 이들은 동일한 위치에 반복적인 손상이 있는 경우에도 나타날 수 있다. 면역염색(immunostaining)이나 조직학적 염색, 심지어 DNA 분해 등 여러 표지자가 제안되고 연구되었지만 성공적인 결과는 없었다. 치명적인 사고에서 살아남았거나 사망 직전 입원한 사람들은 상처 치유가 지연된다는 것도 알려졌다.[7]

사후 좌상

멍에 대해 자주 듣게 되는 설명 중 한 가지는, 멍은 사망 후에 생길 수 없으므로 멍이 있다면 사망 전에 손상이 발생했다고 봐야 한다는 것이다. 항상 그렇지는 않다. 사망 후 몇 시간 안에 강한 외력이 가해지면 시신에도 멍이 생길 수 있다.[8] 둔력이 모세혈관을 파열시키고 혈액을 연부조직으로 밀어 넣어 생전과 동일한 모습의 멍을 만드는 것이다. 이러한 사후 좌상은 드물게 발생하며, 머리처럼 피부와 연부조직이 뼈나 뼈 돌출부를 덮고 있는 부위에서 주로 관찰된다. 현미경 검사를 통해 생전 손상인지 사후 손상인지 구분하는 것은 보통 도움이 되지 않는데, 대부분의 생전 손상도 사망 직전에 발생하여 조직 반응이 일어날 시간이 충분하지 않기 때문이다.

또한 눈확판(orbital plate)의 골절을 동반한 머리의 외상이 있으면 사후에도 눈꺼풀에 출혈이 발생할 수 있다. 머리뼈 골절이 있지만 눈꺼풀 출혈은 없었던 시신을 머리가 아래로 향하게 하여 몇 시간 두면 이를 증명할 수 있다. 골절된 눈확판을 통해 혈액이 머리안(cranial cavity)에서 눈꺼풀로 빠져나가는 것이다. 사망 직후 각막(cornea)이나 안구를 제거하였을 때도 생전의 외상과 구분할 수 없는 눈꺼풀 출혈(그림 5.10A)이 발생할 수 있고, 사망 직후 눈 유리체액을 제거하면 바늘을 찌른 부위의 공막(sclera)에 출혈이 발생할 수 있다(그림 5.10B).

생전의 손상을 감별하는 방법은 손상의 발생 시기를 판단하는 방법과 동일하며,[9] 생활반응이 있으면 살아있을 때 발생한 손상이라고 간주한다. 그러나 그 반대가 항상 성립하는 것은 아니다. 생활반응이 없다고 해서 반드시 사후에 발생한 손상이라고 할 수는 없다.

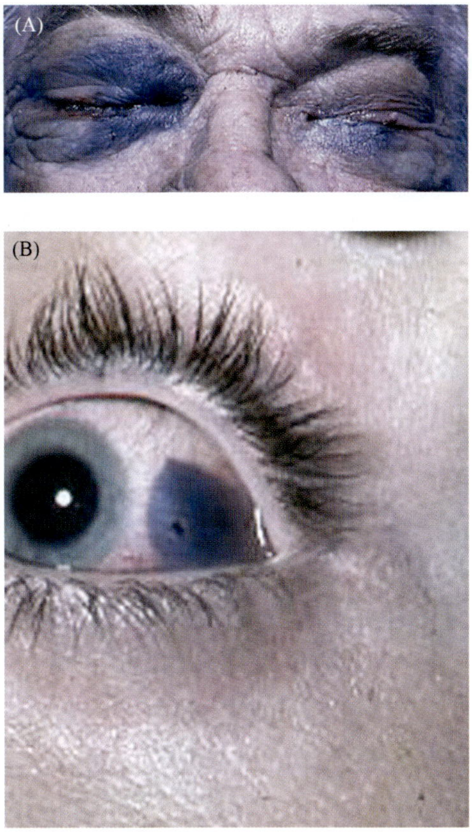

그림 5.10 **(A)** 각막 적출 후 발생한 눈꺼풀의 출혈과 **(B)** 눈 유리체액을 흡인한 뒤 발생한 공막 출혈.

부패 시신

부패 시신에서는 용혈로 인해 연부조직의 광범위한 변색이 일어나 생전의 멍과 시체얼룩의 구분이 불가능해지는데, 특히 머리덮개에서 그렇다. 시체얼룩에서는 혈관이 파괴되면서 적혈구가 연부조직으로 누출되며, 혈관 안에 남은 적혈구와 연부조직으로 누출된 적혈구는 모두 용혈된다. 멍에서도 연부조직에 있는 적혈구가 용혈되므로 이들은 똑같은 모습을 보이게 된다.

찢긴상처

찢긴상처는 전단력(shearing force) 또는 분쇄력(crushing force)에 의해 조직이 찢어지는 것을 말한다(그림 5.11).

찢긴상처는 멍과 마찬가지로 피부뿐만 아니라 내부 장기에서도 발생할 수 있다. 피부에 발생한 찢긴상처의 가장자리에는 피부까짐과 멍이 불규칙하게 동반되는 경향이 있다. 이는 둔기에 의한 가격, 추락, 차량과의 충격 등으로 발생한다. 일반적으로 파이프나 당구 큐대 같이 길고 얇은 물체는 선형 찢긴상처를, 표면이 평평한 물체는 불규칙하고 들쑥날쑥하거나 Y자 모양으로 찢어지는 양상의 찢긴상처를 만드는 경향이 있다. 그러나 찢긴상처의 모습이 손상을 일으킨 도구를 정확히 반영하지 못할 수도 있다. 긴 강철 막대는 머리덮개에 선형 찢긴상처뿐만 아니라 Y자 찢긴상처도 남길 수

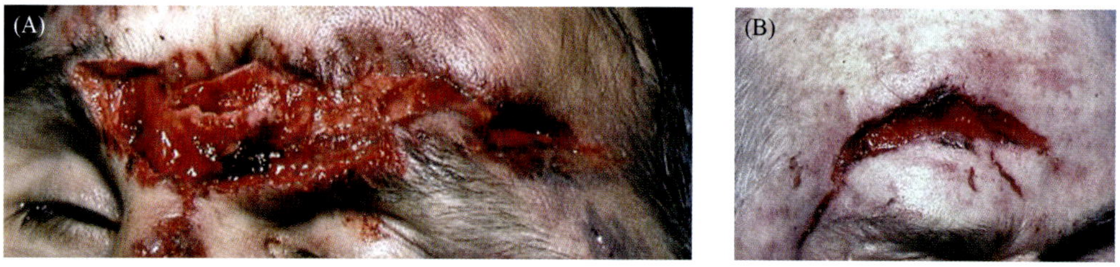

그림 5.11 **(A, B)** 찢긴상처.

있다. 찢긴상처도 멍과 마찬가지로 손상의 발생 시기는 결정하기 어렵다.

찢긴상처는 뼈가 돌출되어 있으면서 머리처럼 피부가 고정되어 있어 잡아당겼을 때 찢어지기 쉬운 부위에 잘 생긴다. 연부조직의 구성요소마다 강도가 다르기 때문에 혈관이나 신경과 같이 질긴 조직은 완전히 끊어지지 않는다. 이에 따라 찢긴상처 내부를 살펴보면 양쪽을 연결하는 "다리 모양"의 조직, 즉 가교상조직(bridging)을 관찰할 수 있다(그림 5.12). 가교상조직의 존재는 그 손상이 벤상처(incised wound)가 아님을 증명하는 결정적 증거이다. 찢긴상처의 내부에는 둔기나 그 표면으로부터 전이된 이물질이 있을 수 있으므로 반드시 조사해보아야 한다.

가격이나 충격이 신체 표면에 대하여 수직이 아닌 비스듬한 방향으로 진행하였다면, 찢긴상처는 한쪽으로 깊게 파여 힘의 전달 방향을 나타낼 수 있다(그림 5.13). 그 반대쪽, 즉 가격이 시작된 쪽에는 피부까짐이 동반되고, 단면이 경사져 있다.

찢긴상처는 대부분 가장자리가 불규칙하고 피부까짐이 나타나며 때로는 멍이 보이기도 하지만, 상대적으로 접촉면의 모서리가 비교적 날카로운 무거운 물체에 부딪쳤다면 벤상처와 매우 유사한 형태를 보일 수도 있다(그림 5.14).

그러나 상처를 주의 깊게 살펴보면 가장자리의 국소적인 피부까짐과 내부의 가교상조직을 발견할 수 있다. 매우 무딘 칼을 사용하면 가장자리에 피부까짐을 동반한 벤상처가 생기기도 한다. 하지만 이 역시 상처의 바닥과 가장자리를 현미경으로 잘 살펴보면 벤상처와 찢긴상처를 비교적 쉽게 구분할 수 있다. 그러나 구분할 수 없는 경우도 있다. 부패한 시신의 머리에서 벤상처와 찢긴상처를 구분하는 것은 불가능할 때가 많다.

신체 외표에 발생하는 **박리(avulsion)** 혹은 **박피손상(떼인상처, avulsive injury)**은 찢긴상처의 한 형태로, 신체에 가해지는 힘이 피부에 비스듬히(oblique) 또는 접선 방향(tangential)으로 작용하여 피부와 연부조직이 그 밑의 근막(fascia)이나 뼈에서 분리되는 것을 가리킨다. 예를 들어 차량의 바퀴가 사람의 팔다리를 깔고 지나가면 연부조직이 뼈에서 분리될 수 있다(역주: 이러한 손상을 차깔림손상 또는 역과손상이라고 한다). 심한 경우 팔다리, 심지어 머리가 몸통에서 분리되기도 한다. 체내에서는 장기의 일부분 또는 전체가 본래의 연결 부위로부터 분리되거나 찢어질 수 있다.

박피손상의 또 다른 형태로, 전단력이 작용했을 때 피부는 손상되지 않은 채 연부조직만 그 밑의 근막이나 결합조직(connective tissue)으로부터 박리되어 그 공간이 다량의 혈액으로 채워지는 경우도 있다. 이러한 손상은 자동차에 치인 보행자의 허벅지 뒤쪽에 나타날 수 있다. 자동차 후드(hood)가 보행자의 허벅지 뒤쪽을 충격해 들어 올리는 과정에서 전단력이 가해지면서 피부와 피하조직이 근막에서 분리되어 혈액이 고일 수 있는 공간이 만들어진다.

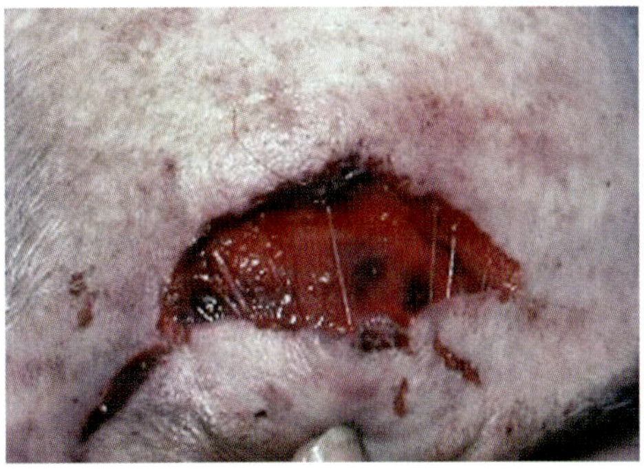

그림 5.12 가교상조직이 있는 찢긴상처.

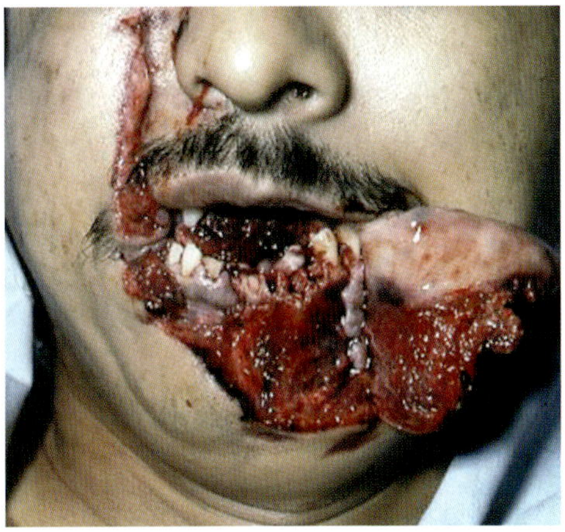

그림 5.13 피부 박리를 동반한 찢긴상처. 충격은 사진의 왼쪽에서 오른쪽으로 가해졌다(역주: 원문에는 '사망자의' 왼쪽에서 오른쪽으로 가해졌다고 하였는데 이는 맞지 않다).

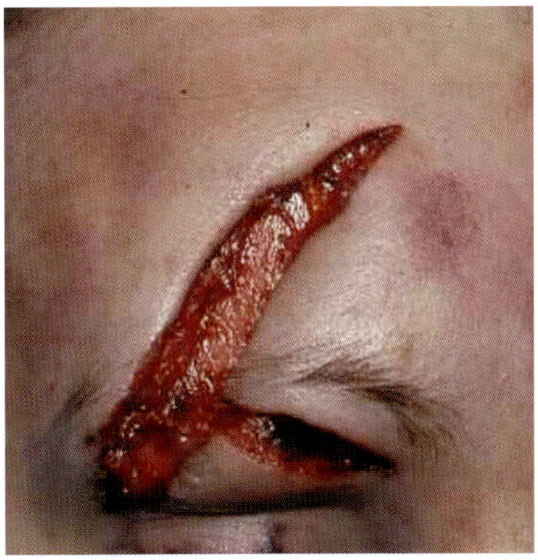

그림 5.14 가장자리가 매끈하여 마치 벤상처처럼 보이는 찢긴상처.

골절

뼈에 가해지는 **직접적(direct)** 외력과 **간접적(indirect)** 외력 모두 뼈를 골절시킬 수 있다.[10)]

직접적 외력에 의한 골절

둔기가 긴뼈에 충격을 가하면 뼈가 구부러지면서 충격의 반대쪽, 즉 볼록해지거나 당겨지는 쪽이 갈라지거나 파열된다. 그러나 충격이 강하면 이러한 균열이 생기기 전에 외력이 직접 가해진 오목한 쪽의 뼈가 먼저 부서진다. 분쇄 골절(comminuted fracture)에서는 뼈가 2개 이상으로 조각난다.

뼈에 외력이 직접 가해질 경우, 골절은 외력의 크기와 외력이 가해진 부위의 면적에 따라 관통 골절(penetrating fracture), 국소 골절(focal fracture), 압착 골절(crush fracture)로 구분된다. **관통 골절**은 좁은 부위에 큰 외력이 작용할 때 발생한다. 이는 실질적으로 총창과 동일하므로 제7장에서 다룬다.

국소 골절에서는 좁은 부위에 작은 외력이 가해지며 대개 가로 방향으로 골절이 발생한다. 뼈를 덮는 연부조직의 손상은 비교적 경미하며, 피부까짐, 멍, 작은 찢긴상처로 나타난다. 아래팔이나 종아리 같이 2개의 뼈가 나란히 붙어있는 부위에서는 보통 1개만 골절된다. 방망이나 파이프 같은 둔기에 의한 국소 골절은 공격을 방어하던 피해자의 팔에서 관찰된다(그림 5.15A).

압착 골절에서는 넓은 부위에 큰 외력이 가해져서 연부조직이 광범위하게 손상되고 종종 분쇄 골절이 나타난다. 아래팔과 정강이에서는 나란한 두 뼈가 비슷한 높이에서 골절되는 것이 일반적이다. 팔다리의 압착 골절은 대부분 다리에서 발생하며, 자동차-보행자 사고가 가장 흔한 원인이다. 이렇게 발생한 골절은 **범퍼 골절(bumper fractures)**이라고도 한다(그림 5.16).

다리에 강한 충격이 가해지면 골절은 다양한 형태로 나타날 수 있다. 이는 가로 방향(transverse), 사선 방향(oblique), 나선 방향(spiral), 분절(segmental), 분쇄(comminuted), 종축 분리(longitudinal split), 장력 쐐기(tension wedge), 압박 쐐

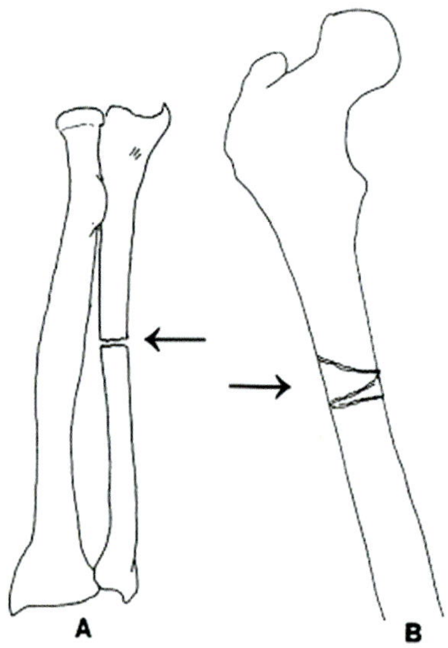

그림 5.15 직접 골절: **(A)** 국소 골절과 **(B)** 압착 골절. 화살표는 힘의 방향을 나타낸다.

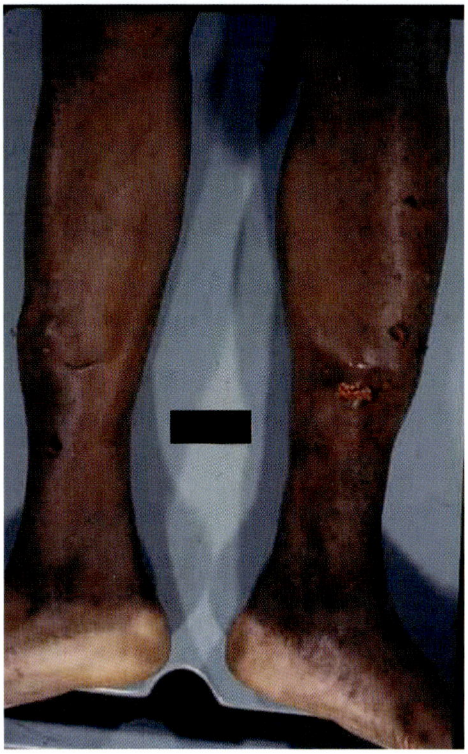

그림 5.16 정강이의 "범퍼" 골절.

기(compression wedge) 골절로 구분할 수 있다.[11] 가장 흔히 나타나는 것은 장력 쐐기 골절과 사선 방향 골절이다(그림 5.16, 역주: 원문에는 5.17로 나와 있으나 이는 간접 골절에 대한 그림이다).

장력 쐐기 골절은 충격의 방향을 파악하는 지표로 활용할 수 있다. 이러한 골절은 충격 지점의 반대쪽에서 시작되어 90°로 뼈를 쪼개며 쐐기 모양의 뼛조각을 만드는데, 이때 꼭짓점은 외력이 향하는 방향이며 밑면은 충격의 접촉면이다. 방사선 사진에서 사선 방향으로 보였던 골절이 해부해보면 장력 쐐기 골절로 확인되기도 한다. 간혹 압박 쐐기 골절도 볼 수 있는데, 이는 극히 드물며 이보다 흔히 나타나는 장력 쐐기 골절과 혼동될 수 있다.

간접적 외력에 의한 골절

간접 골절은 골절 부위에서 멀리 떨어진 곳에 작용한 외력에 의해 발생한다. 이때 뼈는 압력보다 장력(tension, stretching)에 약하다는 점을 반드시 고려해야 한다. 간접 골절은 6가지 유형으로 분류할 수 있다(그림 5.17).

1. 견인(Traction) 골절
2. 각 형성(Angulation) 골절
3. 회전(Rotational) 골절
4. 수직 압박(Vertical compression) 골절

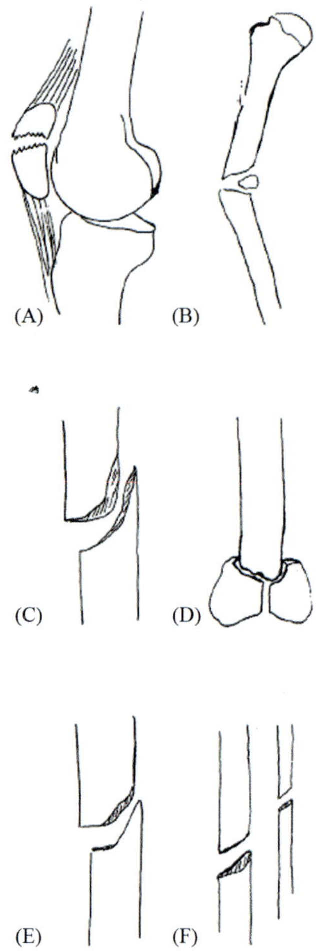

그림 5.17 간접 골절: **(A)** 견인, **(B)** 각 형성, **(C)** 회전, **(D)** 수직 압박, **(E)** 각 형성-압박, **(F)** 각 형성-회전-압박.

5. 각 형성-압박(Angulation and compression) 골절
6. 각 형성-회전-압박(Angulation, rotation and compression) 골절

견인 골절에서는 견인력(traction), 즉 외부에서 당기는 힘에 의해 뼈가 분리된다. 예를 들어 넙다리네갈래근(quadriceps femoris muscle)이 강하게 수축하면 무릎뼈(patella)가 가로 방향으로 골절된다. **각 형성 골절**은 뼈가 구부러지다가 결국 부러지는 것을 말한다. 구부러져 오목해진 쪽에는 압력이 가해지고, 볼록한 쪽에는 견인력이 작용한다. 골절은 주로 가로 방향으로 발생한다.

회전 골절에서는 뼈가 뒤틀리면서 나선 방향 골절이 발생한다. 나선 방향 골절은 뼈에 비트는 힘이 가해질 때만 발생하며, 넙다리뼈(femur)에는 주로 몸쪽(proximal) 1/3 지점에 나타난다. Porte 등은 나선 방향 골절의 양쪽 끝을 연결하는 부위를 "경첩(hinge)"이라고 부르는데,[12] 이는 나선 방향 골절을 사선 방향 골절과 구분해준다. 뼈가 비틀린 방향을 파악하려면 나선이 진행하는 방향을 확인해야 한다. 이는 곧 회전력의 방향을 나타낸다.

수직 압박 골절은 긴뼈의 몸통에 사선 방향 골절을 만드는데, 긴뼈의 단단한 몸통이 말단의 해면골(cancellous bone) 쪽으로 밀리면서 발생한다. 넙다리뼈에서는 끝부분에 T자형 또는 Y자형 골절이 나타나는 것이 일반적이다. 이러한 골절은 교통사고에서 넙다리뼈 끝부분이 계기판에 충돌했을 때 발생할 수 있다.

각 형성-압박 골절에서는 골절선이 구부러져 있는데, 이는 압박에 의한 사선 부분과 각 형성에 의한 가로 부분으로 구성된다. 마지막으로 **각 형성-회전-압박 골절**에서 각 형성과 회전은 사선 방향 골절을 유발하고, 압박은 골절 가능성을 증가시킨다.

골반 골절

골반 골절(pelvic fracture)에는 2가지 특징이 있다. 첫째, 골반 고리(pelvic ring)를 파괴하기 위해서는 엄청난 힘이 필요하다. 둘째, 골반은 고리 모양이기 때문에 한쪽이 손상되면 대부분 고리의 다른 쪽도 손상된다. 골반 골절은 외력의 방향에 따라 다음 4가지로 구분된다.[13, 14]

1. 전후방 압박(Anterior-posterior compression) 골절
2. 측면 압박(Lateral compression) 골절
3. 전단(Shear) 골절
4. 복합(Complex) 골절

전후방 압박 골절은 두덩결합(pubic symphysis)이나 뒤엉덩뼈가시(posterior iliac spine)를 직접 가격하거나 넙다리뼈에 강한 회전력이 가해졌을 때 발생한다. 골반 앞쪽에서는 두덩결합이 분리된다. 골반 뒤쪽에서는 양쪽 엉치엉덩관절(sacroiliac joint)의 앞쪽만 분리되고, 엉덩뼈 뒤쪽의 인대는 대부분 보존된다.

측면 압박 골절의 경우, 외력은 엉덩뼈능선(iliac crest)에 직접 가해지거나, 넙다리뼈 머리(femur head)가 엉덩관절의 절구(acetabulum)로 밀려들어가면서 넙다리뼈 큰돌기(greater trochanter)에 가해진다. 골반 앞쪽에서는 주로 충격이 가해진 쪽의 두덩뼈 가지(pubic ramus)가 골절되지만 반대편에도 골절이 동반될 수 있다. 드물게는 4개의 두덩뼈 가지가 모두 골절되거나 심지어 두덩결합이 분리될 수도 있다. 골반 뒤쪽에서는 충격이 가해진 쪽의 엉치엉덩관절이 손상되며 뒤쪽 인대는 대부분 보존된다. 넙다리뼈 머리가 절구 안으로 밀려들어가면서 측면 압박을 가하면 같은 쪽의 골반 가지가 부러지거나 절구가 매몰(impaction) 골절되면서 엉치엉덩관절이 파열된다.

골반의 전단 손상은 극도로 강한 외력에 의해 발생한다. 이때 엉치엉덩관절의 한쪽 또는 양쪽에 전단력이 가해지는데, 골반 복합체 뒤쪽의 기둥 구조(trabecular pattern)에 대해 수직으로 작용하면서 앞쪽과 위쪽 엉치엉덩인대를 파열시킴으로써 관절을 눈에 보일 정도로 파괴한다. 강한 외력에 의해 골반의 절반이 몸통에서 분리될 수도 있다. 골반 앞쪽에서는 두덩결합이 분리되거나 두덩뼈 가지 중 2개 이상이 골절될 수 있다.

복합 골절에서는 외력이 다양한 각도로 여러 차례 가해지므로 앞서 설명한 3가지 유형 중 어느 하나로 간단히 분류하기가 어렵다.

골절 시기의 추정

골절의 치유는 피해자의 나이와 영양 상태에 영향을 받는다. 성인에서는 나이가 중요한 요인이 되지 않는다. 해면골은 피질골(cortical bone)보다 더욱 빨리 유합된다. 소아에서는 골절이 발생한 지 2주 안에 방사선 사진에서 애벌뼈(callus)을 관찰할 수 있다. 소아의 뼈는 4-6주 안에 유합되지만, 단단해지려면 보통 2-3개월이 걸린다. 성인은 유합되기까지 약 3개월 정도 걸리지만 넙다리뼈는 4-5개월이 걸릴 수도 있다. 그러나 이는 매우 일반적인 기준일 뿐이다.

골절된 뼈는 여러 단계를 거쳐 회복된다. 처음에는 골절 부위의 혈관이 파열되면서 이차적인 출혈이 발생하며, 부러진 말단을 둘러싸는 방추형(fusiform) 혈종이 형성된다. 뼈 바깥면에서는 뼈막(periosteum)이, 골수에서는 뼈속막(endosteum)이 찢어진다. 혈종 안에는 섬유소가 침착되며, 그 후 24-48시간 안에 부종을 동반한 염증 반응이 나타나고, 섬유소가 계속 쌓이면서 다량의 다형핵백혈구가 몰려온다. 시간이 지나면 대식세포가 증가한다.

다음 단계는 손상 후 48시간 뒤에 시작되는데, 섬유모세포 및 중간엽(mesenchymal) 세포가 출현하여 육아조직이 점차 발달하는 것이 특징이다. 골절 주변에서 뼈의 괴사가 분명해지고, 뼈세포(osteocyte)가 사망하면서 뼈세포방(lacunar space)은 비워진다. 뼈세포방이 비어있는 죽은 뼈와 살아있는 뼈는 명확히 구분된다. 뼈막 깊은 층에서 세포가 현저히 증식하고, 뼈속막에서도 어느 정도 관찰된다.

시일이 지나면 뼈막이 증식하면서 애벌뼈 주위를 고리 형태로 두른다. 동시에 뼈막세포(periosteal cell)가 증식하고 모세혈관이 혈종 안으로 자라난다. 뼈모세포(osteoblast)가 나타나 새로운 기둥 구조를 형성하기 시작한다. 손상 후 약 1주일이 지나면 섬유성 기질 내부에 육아조직, 섬유모세포, 뼈모세포, 연골모세포(chondroblast), 작은 연골 섬 등이 나타난다. 뼈모세포는 아교질과 다당류로 이루어진 기질을 생산하는데, 여기에 칼슘이 더해지며 미성숙 상태의 격자뼈(woven bone)를 만든다. 애벌뼈는 2-3주가 지나면 최대 크기에 도달한다. 3-4주가 지나면 다음 단계로 진행하는데, 골막골화(periosteal ossification) 및 연골내골화(endochondral ossification)를 통해 뼈가 생성되어 애벌뼈가 단단해지는 것이 특징이다. 마지막 단계에서는 격자뼈가 재형성 과정을 거쳐 성숙한 뼈로 완성된다.

지방색전증

지방색전증(fat embolism)은 폐와 말초혈액에 지방 방울(fat globule)이 존재하는 것이 특징이다. 이는 긴뼈나 골반이 골절된 환자의 90-100%에서 발생하지만 소아에게는 드물다. 외상이 생기면 지방 입자(droplet)가 순환계로 들어가게 되는데, 이때 상대적으로 큰 입자는 폐에서 걸러져 혈관 내에 머물게 되고, 작은 지방 방울은 폐 모세혈관을 통해 동맥순환으로 들어가 뇌를 비롯한 다른 장기로 운반된다. 그러나 지방색전증이 발생한 환자 중 극히 일부에서만 증상이 나타난다. 증상이 나타나면 **지방색전증후군(fat embolism syndrome, FES)**이라고 한다.[15-17]

FES의 개념은 1862년 Zenker가 처음 제안하였고, 1873년 von Bergmann이 처음 진단하였다.[18] 이 증후군은 진행성 폐기능부전, 의식저하, 발열, 점출혈성 발진을 보이는 것이 특징이다.[19] 대부분 외상이 발생한 뒤 24-72시간 동안은 증상이 나타나지 않는다. 점출혈은 가슴과 겨드랑이를 비롯해 결막에 주로 나타난다. 이러한 주요 증상과 함께 빈맥, 혈소판감소증, 신부전도 나타날 수 있다. 지방 방울은 소변, 가래, 망막(retina)에도 존재할 수 있다. 산소 섭취량의 감소로 저산소혈증에 빠지거나 폐순환의 혈압 상승으로 급성 우심부전이 발생하면 사망에 이를 수 있다.[20]

폐에 지방색전증이 발생하는 원인은 완전히 밝혀지지 않았다. Gossling과 Pellegrini가[21] 제안한 이론은 정맥으로 흘러 들어간 지방이 폐의 모세혈관에 쌓여서 폐혈관을 기계적으로 막는다는 것이다. 또 다른 이론은 지방색전이 폐포세포(pneumocyte)와 혈관 내피세포(endothelium)에 직접적인 독성 손상을 일으켜 가스 교환에 이상을 초래한다는 것이다. 예를 들어 Baker 등은[22] 폐포세포가 지방색전을 가수분해하면 유리 지방산이 생산되고, 이것이 다른 장기에 흘러들어가 다발성 장기부전을 유발한다고 주장하였다. 이는 외상이 없는 시신의 폐에도 지방색전증이 나타나는 이유를 설명해준다.[23]

현미경 검사에서는 폐혈관에서 지방색전을, 폐포에서 부종, 누출액(transudate), 삼출액을 관찰할 수 있다. 폐혈관 안의 지방색전을 보려면 동결 절편(frozen section)을 제작해 지방 염색을 해야 한다. 폐순환에 지방이 존재한다는 것은 지방이 혈관계로 유입되었을 때 혈액이 순환되고 있었다는 것, 즉 사망자가 외상을 입었을 당시 생존해 있었음을 증명한다. 피해자가 며칠 동안 생존해 있었다면 뇌 백질에서 지방색전이 있는 혈관 주변의 작은 출혈을 볼 수 있지만(그림 5.18), 초기에 사망하면 뇌는 맨눈으로 보기에는 정상일 수 있다.

FES의 가장 흔한 원인은 긴뼈의 골절이며, 골절의 수에 따라 발생률이 증가한다.[24] ten Duis는 넙다리뼈가 한쪽만 골절되었다면 FES의 발생률은 3%, 양쪽 모두 골절되었다면 33%라고 보고하였다.[15] 다른 연구진은 골절이 없어도 연부조직이 좌멸되면 폐에 지방색전증이 발생할 수 있다고 하였다.[25, 26] Mudd 등은[27] 연부조직 손상이 폐 지방색전증의 주요 원인이라고 주장하기도 하였다. FES는 대부분 긴뼈나 골반의 골절로 인해 발생하지만, 급성이자염, 광범위한 화상, 지방흡인술(liposuction), 잠수병(감압병, decompression sickness), 지질(lipid) 성분이 포함된 경정맥 영양요법(parenteral infusion)과 관련하여 나타날 수도 있다.[16] 또한 긴뼈 골절에 구멍을 뚫거나(reaming)이나 못고정술(nailing)을 시행하면서 발생할 수 있다.

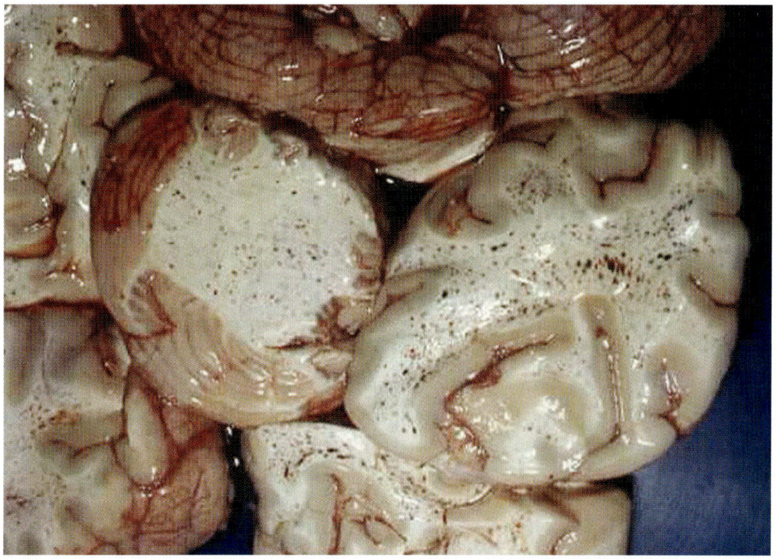

그림 5.18 오른쪽 넙다리뼈 골절이 있던 21세 여성에서 관찰된 지방색전증에 의한 뇌의 점출혈.

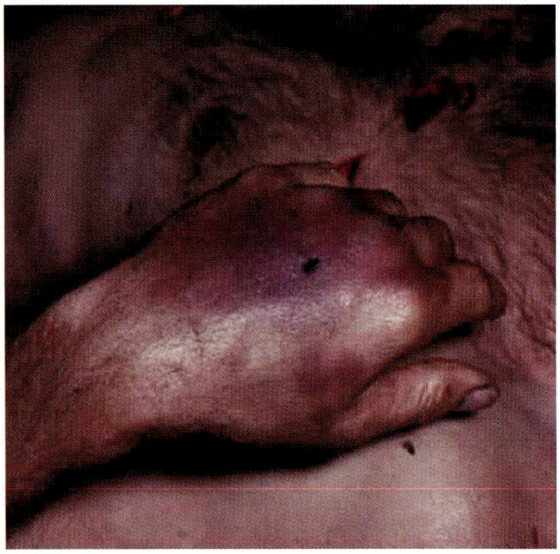

그림 5.19 방어흔을 나타내는 손등의 피부까짐과 멍.

둔력에 의한 방어흔

칼에 의해 방어흔(defense wound)이 생기듯이, 둔기로 공격당했을 때도 방어흔이 생길 수 있다. 이는 주로 손등, 손목, 아래팔, 위팔에 피부까짐이나 멍으로 나타난다(그림 5.19).

찢긴상처는 드물지만, 상처 안쪽에 둔기의 파편이 박혀있을 수 있다. 골절은 더욱 드물지만 주로 아래팔에 생기며 둔기를 막으려다가 발생한다.

머리와 목의 둔기손상

머리와 목의 손상은 발생기전에 따라 크게 **충격 손상(impact injury)**과 **가속-감속 손상(acceleration/deceleration injury)** 2가지로 구분할 수 있다. **충격 손상**은 머리가 가격당하거나 물체에 부딪쳐서 발생한다. 머리와 물체의 접촉으로 인해 다음과 같은 국소적인 손상들이 나타난다.

- 머리덮개의 연부조직 손상(찢긴상처, 피부까짐, 멍)
- 머리뼈 골절
- 뇌좌상
- 경막하혈종(경막밑혈종, subdural hematoma)
- 경막외혈종(경막바깥혈종, epidural hematoma)
- 뇌내출혈(intracerebral hemorrhage)

가속-감속 손상은 머리가 급격히 움직이면서 머리속압력(intracranial pressure)의 기울기(gradient)가 만들어지고, 이로 인해 뇌에 전단력과 장력이 한꺼번에 가해져 발생한다. 이러한 기전은 전형적으로 **경막하출혈**과 **미만성축삭손상(diffuse axonal injury)**도 유발한다. 가속-감속 손상은 주로 충격에 의해 발생하지만, 이론적으로 충격이 반드시 필요한 것은 아니며 머리가 갑자기 각 회전(angular rotation)만 해도 발생할 수 있다. 법의병리학자들이 접하는 뇌의 가속-감속 손상에는 대부분 충격이 작용한다.

머리에 충격이 가해지면 선형 가속(linear acceleration)이나 회전/각 가속(rotational/angular acceleration), 또는 이 2가지의 조합이 나타난다. **선형 가속**은 외력이 머리의 중심을 지나면서 머리를 일직선으로 가속시킨다. **회전/각 가속**에서는 외력이 머리의 중심을 비껴가며 머리를 회전시킨다. 머리의 앞쪽이나 뒤쪽에 가해지는 충격은 주로 선형 가속을 일으키고, 측면에 가해지는 충격은 선형 가속과 회전/각 가속이 복합된 형태를 보이는 경향이 있다. 측면 충격과 같이 뇌의 관상면(coronal plane)에 선형 가속과 회전/각 가속이 함께 작용하면 뇌의 시상면(sagittal plane)에 작용할 때보다 손상이 더욱 심하게 발생하는데, 이는 회전/각 가속이 뇌에 전단력을 가하기 때문이다.[28-30]

연부조직 손상

머리가 땅을 비롯한 어떤 물체에 가격 당하거나 부딪치면 머리덮개에 일차적인 손상이 발생한다. 이는 앞서 설명한 찢긴상처, 멍, 피부까짐과 같은 일반적인 피부 손상을 포함한다. 머리덮개는 혈관이 많아 찢긴상처에서 다량의 출혈이 발생할 수 있으며 심하면 생명이 위험할 수도 있다.

골절

얼굴 골절

아래턱뼈(mandible), 위턱뼈(maxilla), 광대뼈(zygoma), 광대활(zygomatic arch)의 골절은 주로 폭행과 교통사고로 인해 발생한다. 이들 뼈는 한 번만 가격되어도 골절될 수 있다. 위턱뼈 골절은 다음의 5가지로 분류할 수 있다(그림 5.20).

1. 치아이틀(Dentoalveolar) 골절
2. 르포르 Ⅰ형(LeFort Ⅰ) 골절
3. 르포르 Ⅱ형(LeFort Ⅱ) 골절
4. 르포르 Ⅲ형(LeFort Ⅲ) 골절
5. 시상(Sagittal) 골절

치아이틀 골절에서는 전방이나 측면으로 가해진 직접적 외력이 아래턱뼈를 골절시키는데, 이때 골절 파편에는 치아가 여럿 포함될 수 있다. **르포르Ⅰ형 골절**은 위턱뼈의 가로 방향 골절로, 치아 꼭대기 위쪽부터 코사이막(nasal septum), 위턱굴(maxillary sinuse), 입천장뼈(palatine bone), 나비뼈(sphenoid bone)를 지나간다. **르포르Ⅱ형 골절**("피라미드형")은 동일한 경로가 뒤쪽에서부터 시작된다. Ⅰ형과 달리 골절선은 앞쪽으로 진행하다가 광대위턱봉합(zygomaticomaxil-

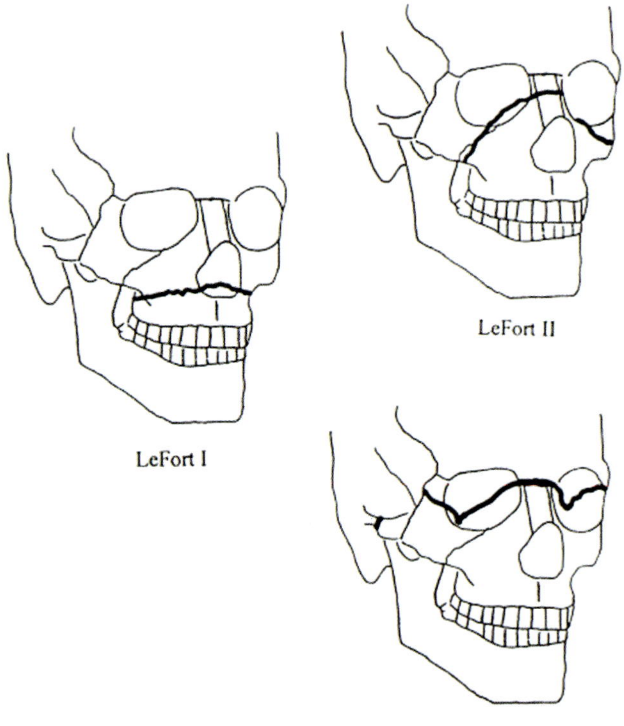

그림 5.20 얼굴 골절: 르포르(LeFort) Ⅰ형, Ⅱ형, Ⅲ형.

lary suture) 근처에서 위쪽으로 휘어지고, 눈확(orbit) 아래쪽 테두리를 통과하여 눈확바닥(orbital floor), 눈확 안쪽 벽, 코뼈, 코사이막을 지난다. **르포르 Ⅲ형 골절**은 위턱뼈를 높게 가로지르는 골절로, 코이마봉합(nasofrontal suture), 눈확 안쪽 벽, 이마광대봉합(frontozygomatic suture)을 통과하여 광대활과 나비뼈를 지난다. **시상 골절**은 시상면을 따라 위턱뼈를 통과한다.

머리뼈 골절

넘어지거나 가격 당하는 양상에 관계없이 머리뼈의 변형 정도와 골절의 발생 여부 및 정도는 다음과 같은 다양한 요인에 따라 달라진다.

- 머리카락의 양
- 머리덮개의 두께
- 머리뼈의 두께와 형태
- 충격이 가해진 부위의 탄력성(elasticity)
- 머리와 접촉한 물체의 모양, 무게, 밀도(consistency)
- 충격 당시의 속도

느린 속도로 가격 당하거나 넘어졌을 때 선형 골절이 생길 수 있는 에너지의 양은 머리가 부딪힌 표면이 단단하고 경직되었는지, 비교적 부드럽고 유동적인지에 따라 달라진다. 표면이 부드러우면 충격 에너지가 대부분 표면을 변형시키면서 전달되므로 머리에 손상을 일으킬 에너지의 양이 감소한다. 강판처럼 단단한 물체는 표면에서 손실되는 에너지가 거의 없으므로 선형 골절선 1개를 만드는 데 약 33.3-75ft·lb(역주: 45.1-101.7J)의 에너지가 필요하다.[31, 32] 이러한 에너지는 0.0012초 만에 흡수되는데, 처음 0.0006초 동안은 머리덮개가 변형되고 압박되며, 다음 0.0006초 동안 뼈가 변형된다.[31] 여러 개의 선형 골절이나 별 모양 골절(성상 골절, stellate fracture)을 생성하는 데 필요한 에너지의 양도 이와 거의 비슷하며 조금만 더 크면 된다.[31] 실제로 머리뼈에 선형 골절을 만든 힘이 머리뼈의 다른 부위에 작용하면 별 모양 골절이 만들어질 수도 있다. 뒤로 넘어지면 머리뼈 골절이 잘 생기는데, 이는 에너지양을 계산해보면 쉽게 이해된다. 10lb(역주: 4.5kg) 무게의 머리가 6ft(역주: 1.8m) 높이에서 자유낙하하면 60ft·lb(역주: 81.3J)의 에너지가 생기는데, 이는 머리뼈에 선형 골절을 만들 수 있는 에너지 범위에 포함된다. 머리가 지면에 접촉하는 순간의 속도는 약 20ft/s(역주: 6.1m/s) 또는 13.5mph(역주: 21.7km/h)이다.[31]

머리를 치거나 가격한 물체가 가변적인 성질을 갖고 있다면 물체나 머리가 가진 모든 에너지가 머리뼈의 변형에 사용되지는 않는다. 이러한 물체들은 충격 당시 머리를 감싸는 형태로 변형되는 경향이 있다. 즉, 전달되는 에너지가 국소적으로 집중되지 않고 넓은 영역에 분산되므로 머리뼈가 골절될 가능성이 줄어든다. 자동차 계기판처럼 비교적 가변적인 물체와의 충돌로 머리뼈에 선형 골절이나 분쇄 골절이 생기려면 268-581ft·lb(역주: 363.4-787.7J) 정도의 운동에너지가 필요하다.[32] 이때 충격 속도는 43-65ft/s(역주: 13.1-19.8m/s) 또는 29-45mph(역주: 46.7-72.4km/h)이다. 그러나 어떤 실험에서는 577ft·lb(역주: 782.3J)의 에너지로 충돌해도 머리뼈 골절이 생기지 않았다.[32] 33.3-75ft·lb(역주: 45.1-101.7J)의 에너지로 단단한 표면과 충돌하여 발생한 골절은 268-581ft·lb(역주: 363.4-787.7J)의 에너지로 부드러운 표면과 충돌하여 발생한 골절과 본질적으로 동일하다.[32] 따라서 머리뼈 골절을 일으키는 데 필요한 에너지의 크기는 대략 33.3-75ft·lb(역주: 45.1-101.7J)이며, 나머지 에너지는 충돌한 물체를 변형시키고 찌그러뜨리는 데 사용된다.

많은 저자들이 그래왔듯이 이 책에서도 강조하는 점은 뇌 손상의 중증도와 머리뼈 골절 사이에는 절대적인 상관관계가 없다는 것이다. 머리뼈 골절이 있어도 뚜렷한 뇌 손상이나 의식장애가 없을 수 있다. 반대로 머리뼈 골절이 없어도 심각한 뇌 손상으로 사망할 수 있다.

단순 선형 골절은 보통 머리와 물체가 넓게 접촉하며 느린 속도로 충돌했을 때 나타난다. 도로에 넘어지는 상황이 가장 좋은 예이다. 충돌 속도가 증가해 더욱 큰 외력이 가해지면 충격 지점을 둘러싸는 완전하거나 불완전한 **원형 골절(circular fracture)**이 발생할 수 있다(그림 5.21).

이러한 골절은 충격으로 머리뼈가 심하게 휘어졌을 때 그 가장자리에 해당하는 뼈의 바깥면이 더 이상 견디지 못하여 발생한다.[33] 충돌 속도와 에너지가 더욱 커지면 충격 지점의 뼈가 함몰되는 **별 모양 골절**이 나타날 수 있다. 충격 부위가 심하게 휘어지면 그 지점의 머리뼈 안쪽 면에서부터 골절이 방사형으로 퍼져나간다. 동심원 또는 원형의 골절선이 선형 골절과 만나 중단되는 불완전한 형태를 보인다면 선형 골절이 원형 골절보다 먼저 생겼음을 의미한다. 반대로 선형 골절이 원형의 골절선과 만나면서 멈추었다면 이는 원형 골절이 선형 골절보다 먼저 생겼음을 의미한다.

머리뼈의 **함몰 골절(depressed fracture)**은 운동에너지가 크지만 표면적이 좁은 물체에 가격 당했거나 운동에너지

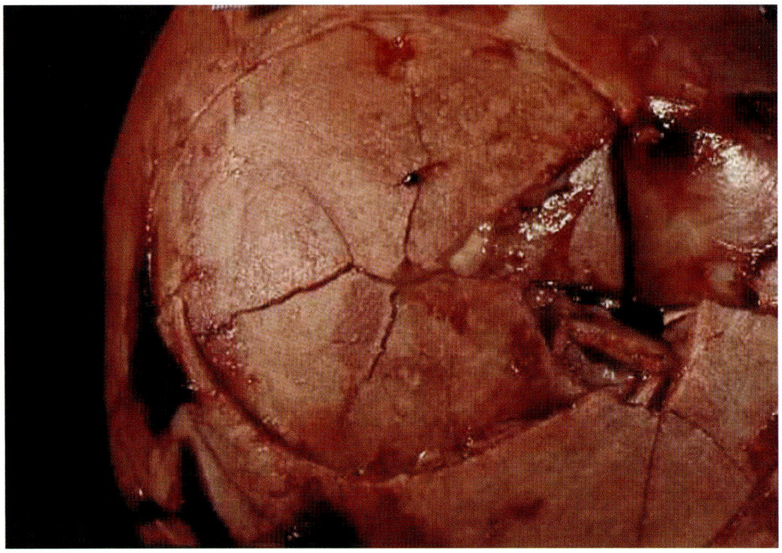

그림 5.21 머리로 추락한 사망자에게 발생한 머리덮개의 원형 골절.

가 큰 물체가 머리뼈의 좁은 부위에 충돌했을 때 발생한다. 머리덮개는 머리뼈의 손상 양상에 별다른 영향을 미치지 못한다. 충격 지점에서 멀리 떨어진 곳에는 머리뼈의 변형이 나타나지 않는다.[31, 33] 충격 부위에는 함몰 골절이 발생하며, 머리뼈 조각이 떨어져 나올 수도 있다. 이러한 골절은 머리뼈가 휘어지면서 뼈의 안쪽 면이 견디지 못하여 발생한다. 예를 들어 망치로 가격하면 원형의 함몰 골절이 생긴다(그림 5.22).

이 경우 머리뼈에서 원형의 함몰 골절로부터 뻗어나가거나 이를 향해 진행하는 선형 골절은 관찰되지 않는다. 머리뼈 바깥판(outer table)과 속판(inner table) 모두 골절될 정도의 에너지가 가해지지 않으면 함몰 골절은 바깥판에만 발생하고 속판은 보존된다. 바깥판의 골절은 거의 대부분 속판의 골절보다 크다. 대부분의 함몰 골절은 머리덮개의 찢긴상처를 동반하는 복합적인 양상을 보인다. 일부 함몰 골절에서는 합병증으로 발작이 나타날 수 있다.

법의학 분야에서는 **머리뼈바닥 골절(basilar skull fracture)**을 자주 본다. 머리뼈바닥은 구조적 특징과 불규칙한 모양 때문에 약한 편이다. 따라서 머리뼈의 마루점(vertex)에 광범위한 충격이 가해지면 머리뼈바닥도 대부분 골절된다. 머리덮개뼈(cranial vault) 아래쪽의 머리 둘레 중 어느 곳을 가격해도 머리뼈바닥 골절이 발생할 수 있다. 골절은 전방-후방, 후방-전방, 좌우 또는 이 3가지가 다양하게 조합된 방향으로 진행한다. 단순 방사선 사진에서는 머리뼈바닥 골절을 놓칠 수 있다. 머리뼈바닥 골절이 있으면 코위관(nasogastric tube)이나 코인두기도기(nasopharyngeal airway)가 머리뼈 안쪽으로 잘못 들어갈 수 있다.[34]

경첩 골절(hinge fracture)은 머리뼈바닥을 완전히 분리하는 가로 방향의 골절로, 일종의 "경첩"을 만든다. 저자들은 이를 그림 5.23과 같이 3가지로 구분한다.

I 형 경첩 골절은 한쪽 바위능선(petrous ridge)의 바깥쪽 끝에서 시작해 관상면을 따라 진행하여 터키안장(sella turcica)을 지나 반대쪽 바위능선의 바깥쪽 끝까지 이어진다. II형 경첩 골절은 앞쪽에서 시작해 터키안장을 지나 반대편 뒤쪽까지 이어진다. III형 경첩 골절은 관상면을 따라 좌우로 진행하되 터키안장은 지나지 않는다. I 형 경첩 골절은 머리

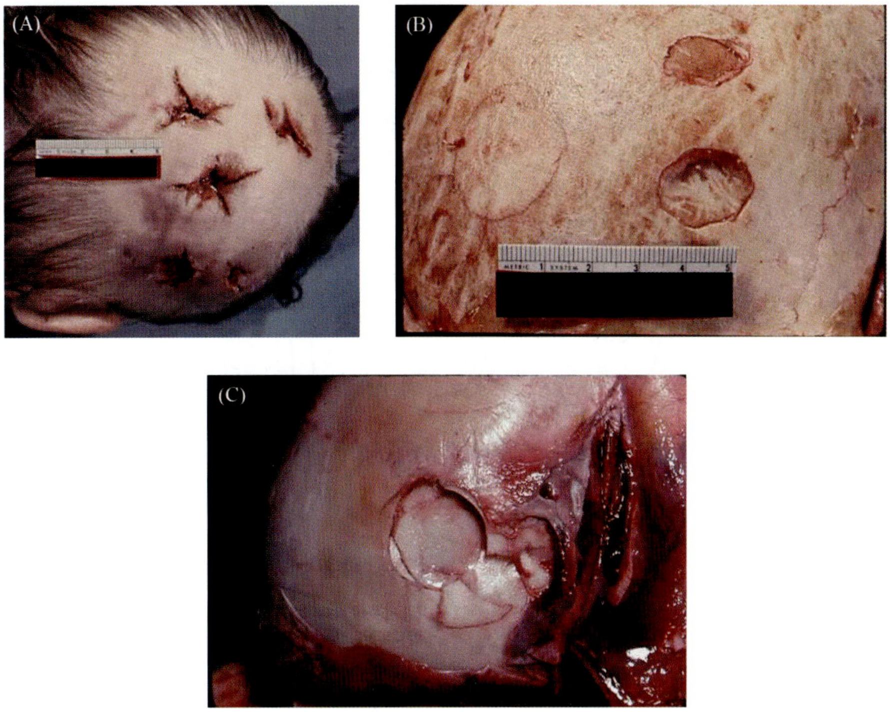

그림 5.22 망치로 머리를 가격해 발생한 손상들. **(A)** 머리덮개의 별 모양 찢긴상처. **(B 및 C)** 머리뼈의 원형 함몰 골절.

뼈바닥에 생기는 가로 방향 골절의 가장 흔한 형태이다. 이러한 골절은 전통적으로 머리 양옆에 가해지는 충격에 의해 발생하며, 드물게 턱 끝에 가해지는 충격에 의해서도 발생한다고 생각되고 있다. 후자는 턱 끝에 찢긴상처가 존재할 가능성은 높지만, 아래턱뼈 골절이 반드시 동반되지는 않는다.

고리 골절(ring fracture)은 머리뼈바닥의 원형 골절로, 큰구멍(foramen magnum)을 둘러싼다. 전형적으로는 터키안장에서 양쪽 바위능선을 따라 내려가다가 뒤쪽으로 진행하는 대신 안쪽으로 꺾인 뒤 뒤머리뼈우묵(posterior cranial fossa)에 모여 큰구멍을 감싸면서 원형의 골절선을 형성하게 된다(그림 5.23B, 역주: 원문에는 6.4B로 잘못 나와있다). 이러한 골절은 머리 꼭대기에 가해진 외력에 의해 머리뼈가 척주(vertebral column) 쪽으로 밀리거나, 추락하면서 엉덩이로 착지해 척추(spine)가 머리뼈바닥 안쪽으로 밀리거나, 턱 끝에 충격이 가해졌을 때 발생할 수 있다. 턱 끝에 가해진 충격이 고리 골절의 원인이면 대부분 턱에 찢긴상처가 있다. 외력은 아래턱뼈를 통해 머리뼈바닥에 전달되지만, 아래턱뼈는 대부분 골절되지 않는다. 실험을 통해 아래턱뼈가 골절되려면 머리뼈바닥 골절보다 더욱 많은 힘이 필요하다는 것이 밝혀졌다.[35]

앞머리뼈우묵(anterior cranial fossa)의 **맞충격 골절(반충 골절, 대측충격 골절, contrecoup fracture)**은 머리뼈 반대쪽에 가해진 충격에 의해 뇌의 맞충격손상과 함께 앞머리뼈우묵에 독립적으로 발생하는 골절이다. Hein과 Schulz가 낙상에 의한 머리의 외상으로 사망한 171명을 연구한 결과 12%에서 앞머리뼈우묵의 맞충격 골절이 나타났고,[36] 이들은 모

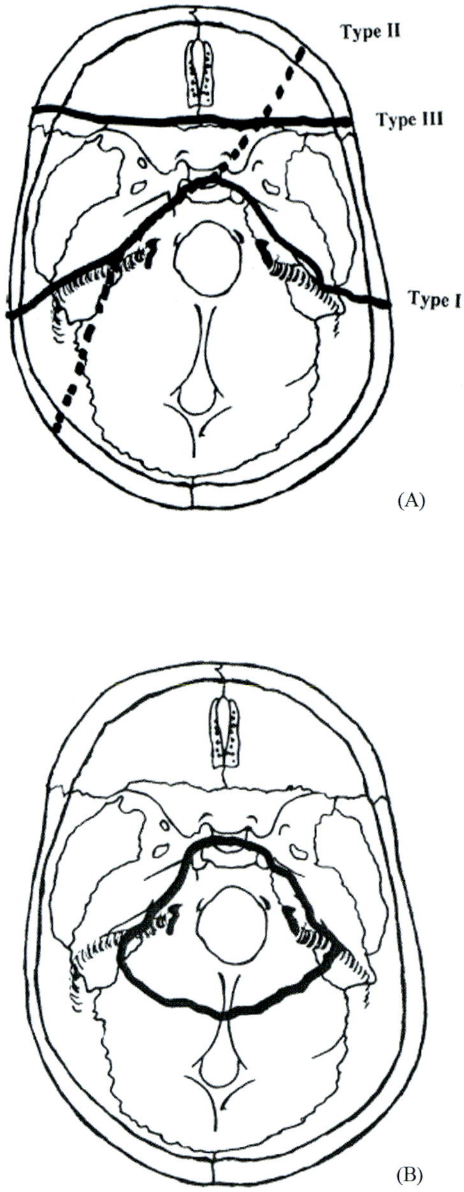

그림 5.23 **(A)** 경첩 골절 Ⅰ형, Ⅱ형, Ⅲ형, **(B)** 고리 골절.

두 충격 부위인 뒤통수에 골절이 있었다. 뒤통수에 골절이 있는 사례는 24%였다(역주: 실제 논문의 내용에 따라 표현을 수정하였다).

머리의 어느 부위를 가격하느냐에 따라 결과는 달라진다. 머리 위쪽을 가격하면 머리덮개뼈가 골절되며, 이는 관자부위나 머리뼈바닥의 골절로 이어질 수도 있고 그렇지 않을 수도 있다. 뒤통수를 가격하면 대부분 뒤머리뼈우묵에 선형 골절이 발생한다. 관자마루부위를 가격하면 골절은 관자뼈를 통해 머리뼈바닥으로 이어진다. 이마 가운데를 가격하면 골절은 눈확이나 때때로 위턱뼈까지 이어진다.[31] 저자 중 한 명(VJMD)은 머리뼈바닥 골절 86건을 검토하여 충격

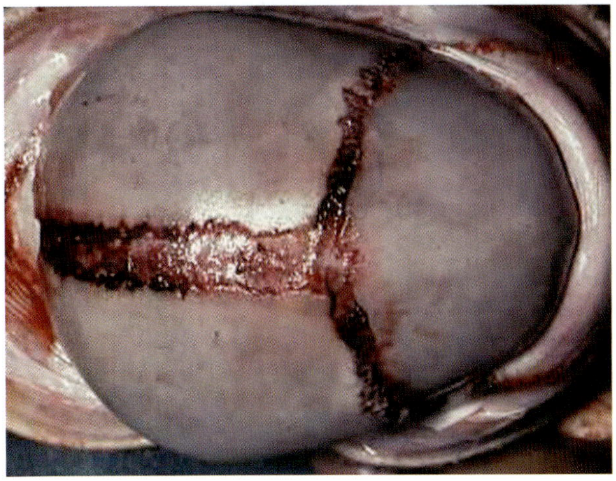

그림 5.24 심한 뇌부종으로 봉합선이 분리된 18개월 유아.

부위와 경첩 골절 또는 고리 골절의 발생 사이에 상관관계가 없음을 발견했는데, 이는 머리의 어느 부위에 충격이 가해지더라도 머리뼈바닥에 경첩 골절이나 고리 골절이 발생할 수 있음을 뜻한다.

머리뼈가 완전히 봉합되지 않은 상태라면 봉합선의 약한 부위를 따라 골절이 진행될 수 있다(**분리 골절, diastatic fracture**). 영유아에서는 드물게 심한 뇌부종으로 분리 골절이 생길 수 있다. 저자들은 18개월 남아가 전신화상을 입고 화상 병동에 입원한 사례를 경험했는데, 환아는 의식을 회복하지 못하고 1주일 만에 사망하였다. 부검 결과, 뇌부종에 의해 관상봉합(coronal suture), 시상봉합(sagittal suture), 삼각봉합(lambdoidal suture)이 분리되어 있었다(그림 5.24).

골절의 역학

넓고 평평한 표면을 가진 물체에 머리를 가격 당하거나 부딪히면 충격 지점의 머리뼈는 물체의 형태에 맞추어 납작해진다. 충격 부위는 납작해지면서 안쪽으로 휘어지는 반면, 그 주변의 조금 떨어진 부위는 바깥쪽으로 휘어진다. 이러한 현상은 중심은 오목하게, 가장자리는 볼록하게 변형시키는 파동에 의해 나타난다(그림 5.25).[31, 33]

충격 부위로부터 상당히 떨어진 부위도 이처럼 바깥쪽으로 휘어질 수 있다. 머리뼈 골절이 발생하면 골절은 충격 지점에서 시작하여 바깥쪽으로 휘어진 지점까지 퍼진다.

과거 Gurdjian 등은 둔기 골절에 대한 여러 연구를 진행하여 골절은 바깥으로 휘어진 지점에서 시작되어 안쪽으로 휘어진 지점, 즉 충격 지점을 향해 진행한다는 결론을 내렸다.[33] 한때 그의 연구 결과는 충격 지점이 골절의 중심부가 아닐 수도 있다는 의견을 뒷받침하는 데에 사용되었다. 그러나 이는 생체역학의 최신 연구결과와 기법을 활용한 Kroman 등의 후속 연구[37]에 의해 반증되었다. 이들은 시신의 머리를 이용해 충격 부위와 골절 양상의 관계를 알아보는 실험을 진행하였고, 골절이 충격 지점부터 방사형으로 발생한다는 것을 입증하였다.

골절의 양상을 파악하고 해석하는 일은 법의병리학과 법의인류학에서 필수적이다. 머리뼈 골절의 정확한 해석은 사망의 원인과 종류를 결정하는 유일한 객관적 수단일 때가 많다. 사후에 외상을 평가할 때 골절에 대한 해석은 충격 부위

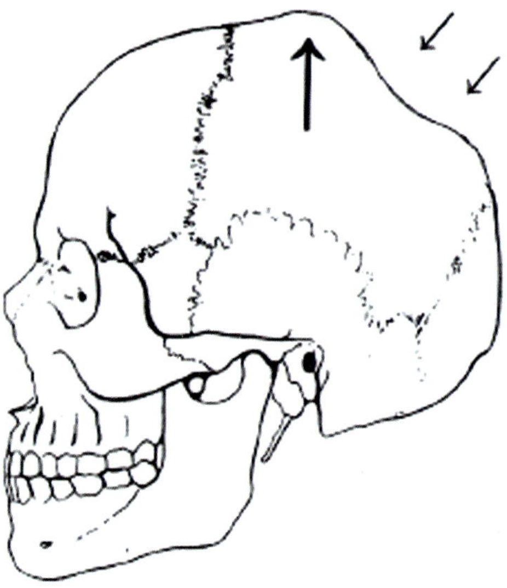

그림 5.25 머리뼈가 충격 지점에서는 움푹 파이고 가장자리는 바깥쪽으로 휘어진 모습.

를 파악하고 가격의 순서와 원인 물체의 특성을 파악하는 데 도움이 된다. 둔기손상은 머리뼈 손상의 대부분을 차지하지만 가장 복잡한 분야이기도 하다. 머리뼈에는 둔기손상이 자주 발생하지만, 손상의 양상이 복잡하여 이해하기 어려울 수 있다. 머리뼈 골절에 대한 정확한 해석은 머리에 가해진 가격의 횟수, 정확한 충격 위치, 외력을 가한 물체의 크기나 종류에 관한 정보를 제공한다.

목 골절

목뼈(cervical spine) 골절은 교통사고나 추락과 같이 높은 에너지로 외상이 생겼을 때 자주 나타난다. 목뼈 손상은 둔기손상 환자의 약 3%에 나타나며, 척수(spinal cord) 손상과 밀접한 관련이 있어 치명적일 때가 많다. 목뼈 손상의 90%는 척수의 외상으로 이어진다.[38]

목뼈는 위쪽(1-2번 목뼈)과 아래쪽(3-7번 목뼈)으로 나뉜다. 뒤통수뼈(occipital bone), 1번 목뼈, 2번 목뼈는 인대로 한데 묶여 하나의 기능적 단위를 형성한다. 뒤통수뼈와 1번 목뼈 사이, 1번과 2번 목뼈 사이에는 척추원반(추간판, intervertebral disc)이 존재하지 않는다. 척추 동맥은 1-6번 목뼈의 가로돌기(transverse process) 척추사이구멍(intervertebral foramen)을 통과하므로 측면 골절에 의해 손상될 수 있다.

머리와 목을 연결하는 인대가 분리되면 고리뒤통수관절(atlanto-occipital joint)이 탈구(dislocation)되는데, 이는 사망으로 이어질 가능성이 높은 매우 심각한 손상이다. 탈구는 전방, 후방, 수직, 측면으로 발생할 수 있으며, 교통사고의 보행자나 탑승자에게서 흔히 볼 수 있다. 교통사고 사망자 100명을 대상으로 한 연구에서는 24명에게 목뼈 손상이 있었고, 그중 8명은 고리뒤통수관절의 탈구가 있었다.[39] 그 외 손상 부위로는 1번 목뼈가 3건, 2번 목뼈가 9건, 아래쪽 목뼈가 4건 있었다. 고리뒤통수관절이 탈구된 8명 중 뼈의 손상은 관절융기(condyle) 골절 2명과 1번 목뼈 골절 1명 등 3명만 있었다. Adams는 교통사고에 의한 고리뒤통수관절 탈구 사례 12건을 연구했는데,[40] 그중 5건은 골절이 있었고 뒤통수 관절융기에 2건, 1번 목뼈에 3건이 있었다. 9건은 뇌줄기의 다리뇌와 연수(medulla)에 열창이 있었으며, 4건은 중간뇌 열창이 있었다.

고리뼈(atlas, 1번 목뼈)는 뒤통수 관절융기와 중쇠뼈(axis, 2번 목뼈) 사이에 있는 고리 모양의 척추뼈이다. 고리뼈의 단독 골절은 일반적으로 신경학적 손상과 관련이 없다. 고리뼈 골절은 골절의 발생 위치와 안정성에 따라 분류된다. 앞고리(anterior arch)의 손상은 일반적으로 과신전(hyperextension)에 의해 발생하며, 경미한 변위부터 복합 골절, 불안정 골절까지 다양하다. 측면에 하중이 가해지면 가쪽덩이(lateral mass)가 골절된다. 과신전 상태에서 축(axial) 방향으로 하중이 가해지면 뒤고리(posterior arch)에 골절이 발생하며, 축 방향 하중은 파열골절(burst fracture)도 일으킨다.[41)]

중쇠뼈에서는 치아돌기(dens, odontoid process)나 신경고리, 몸통이 골절될 수 있다. 치아돌기 골절에 의한 신경학적 손상은 드물지만, 만약 생기면 경미한 손상부터 치명적인 손상까지 다양할 수 있다. 치아돌기 골절은 8살 미만 소아와 70세 이상 노인에서 가장 흔히 발생하는 척추 골절이다. 이는 머리로 넘어지면서 발생할 수 있다. 치아돌기 다음으로 흔한 골절은 위쪽과 아래쪽 관절돌기 사이에 있는 신경고리의 골절, 즉 "교수형 골절(hangman's fracture)"이다. 주로 축 방향 하중이 신전이나 굴곡과 함께 가해지면서 발생하며, 교통사고와 추락에서 흔히 볼 수 있다.

고리중쇠관절(atlantoaxial joint, 1-2번 목뼈 사이)의 탈구는 앞서 고리뒤통수관절의 탈구보다 덜 인상적이고 발견하기 어렵다. Adams는 1-2번 목뼈의 탈구가 발생한 14명의 교통사고 사망자를 조사했는데,[42)] 이 중 13명은 고리중쇠 돌기사이관절(facet joint)에 염좌(sprain)가 있었고 1명은 1번 목뼈의 골절이 치유된 상태였다. 13명 중 6명(소아 2명, 노인 4명)은 치아돌기 골절이 있었다. 고리뒤통수관절 탈구와 대조적으로, 다리뇌와 연수의 열창은 단 1건, 뇌줄기 열창은 2건에 불과하였다.

목뼈 손상의 약 50%는 3-7번 목뼈[43)] 사이에 발생하는데, 이들은 5가지 유형으로 나눌 수 있다(그림 5.26).[41)] 이들은 경증부터 중증까지 다양하며, 모두 척수 손상을 유발할 수 있다.

굴곡-신연(Flexion-distraction): 척추의 뒤쪽 인대가 끊어지며 앞쪽으로 전위된다.

굴곡-압박(Flexion-compression): 굴곡-신연 손상의 더욱 심한 형태로, 척추의 뒤쪽 인대가 끊어지고 척추가 앞쪽, 아래쪽으로 전위되며 주변 척추가 압박되어 골절된다.

신전-신연(Extension-distraction): 굴곡-신연 손상과 반대로, 척추의 골절은 없지만 척추원반이 당겨지면서 앞쪽이 파열되고 척추는 뒤쪽으로 전위된다.

신전-압박(Extension-compression): 신전-신연 손상의 더욱 심한 형태로, 척추 몸통의 뒤쪽이 골절되고 척추원반 앞쪽이 더욱 분리된다.

수직 압박(Vertical compression): 척추가 압박되어 골절된다.

직접적 뇌 손상-뇌좌상 및 뇌열창

뇌좌상

뇌좌상은 뇌에 가장 자주 발생하는 외상성 병변이다. 좌상은 머리뼈 골절이 동반되면 더욱 심하게 나타나고, 미만성

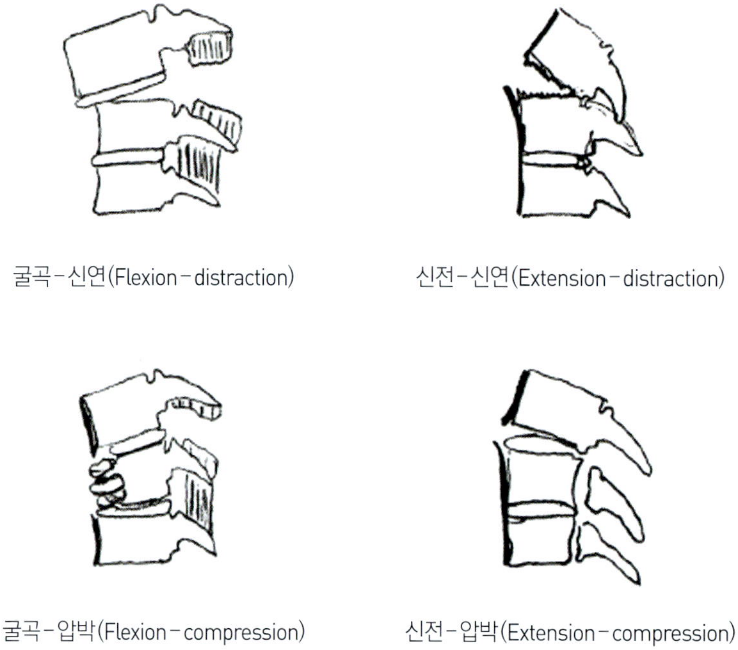

그림 5.26 아래쪽 목뼈의 골절.

축삭손상이 있는 뇌에서는 덜 심하다.[42] 대뇌 피질의 좌상은 충격 순간에 발생하는 출혈 및 괴사로 구성된다. 어떤 경우에는 괴사 없이 출혈만 있을 수도 있고, 반대로 출혈이 거의 또는 전혀 없으면서 괴사만 있을 수도 있다.[42] 좌상의 출혈은 고랑(sulcus)은 건너뛰고 이랑(gyrus)의 능선이나 그 주변에 위치한다.[42] 이들은 보통 여러 개가 길게 몰려 있지만(그림 5.27), 때로는 단독으로 존재한다. 출혈이 피질 표면에 가까우면 국소적인 지주막하출혈이 동반될 수 있다.

피해자가 곧바로 사망하지 않으면 좌상 내부에 출혈이 계속될 수 있다. 출혈량은 주변 조직의 괴사 여부뿐만 아니라 손상된 혈관의 종류(소동맥, 모세혈관, 정맥)와 안지름(caliber)에 따라서도 달라진다. 괴사가 동반된 경우 좌상은 쐐기 모양으로 나타나는데, 쐐기의 바닥면은 피질 표면에 있고 꼭대기는 백질을 향한다. 괴사된 영역은 보통 출혈이 있어 구

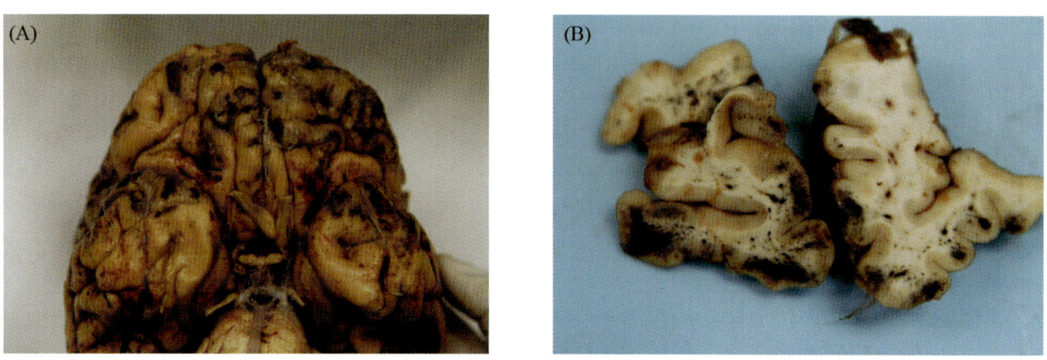

그림 5.27 대뇌 피질의 좌상(**A 및 B**).

분되지만, 괴사의 정확한 범위는 10-12시간이 지나야 명확해질 수 있다. 출혈량이 많으면 백질이나 지주막하공간으로 확장되어 뇌내출혈을 형성할 수도 있다. 출혈이 없는 완전한 허혈성 괴사는 손상 후 10-12시간이 지나면 실질이 젤라틴처럼 부어올라 눈으로 볼 수 있다.[44, 45] 현미경으로는 3-5시간 만에 구분된다. 시간이 지나 좌상이 재흡수되면 금갈색의 신경교증(gliosis)으로 진행한다.

뇌좌상은 뇌의 이마엽(frontal lobe)과 관자엽(temporal lobe)에 가장 흔히 발생하고, 대뇌 반구의 측면과 바닥면에는 덜 생긴다. 영아는 좌상이 잘 생기지 않는 대신 백질이 찢어지는데, 주로 이마엽과 관자엽에 열창이 생긴다.[44, 46] 머리뼈에 심한 개방골절(*open fracture*)이 있어 뇌에 광범위한 열창이 동반되거나 심지어 적출되었다면 좌상은 없을 수도 있다. 따라서 높은 곳에서 뛰어내리거나 떨어진 경우 뇌에 광범위한 열창은 있지만 좌상은 없을 수 있다.

뇌좌상은 총 6가지 유형이 있다.[44] 먼저 충격(coup)에 의한 좌상 3가지는 다음과 같다.

1. **충격 좌상(Coup contusion)**은 충격을 받은 부위에 발생하며, 안으로 휘었던 머리뼈가 반동으로 튕겨 나가면서 뇌에 장력에 의한 손상을 입힌다.[48] 이는 두 번째 유형보다 드물다.
2. **맞충격 좌상(반충 좌상, 대측충격 좌상, Contrecoup contusion)**은 충격 지점과 정반대 위치에 발생한다(그림 5.28).

   이는 충격 후 머리뼈로부터 뇌가 뒤쪽으로 반동하며 장력에 의해 발생하는 손상이다.[47] 이는 이마극(frontal pole), 눈확이랑(orbital gyrus), 관자엽에 가장 흔히 발생한다. 맞충격 좌상은 추락 사고에서 전형적으로 나타난다. Contre는 프랑스어로 '반대'를 뜻하는데, 이름처럼 맞충격 좌상은 충격 지점의 반대쪽에 생긴다. 따라서 뒤통수의 왼쪽으로 넘어지면 오른쪽 이마엽과 관자엽에 맞충격 좌상이 생기고, 정수리로 떨어지면 대뇌 반구의 바닥면에 좌상이 발생한다. 다만 얼굴로 넘어지는 경우가 많은데도 뒤통수엽에는 맞충격 좌상이 거의 생기지 않는다. 추락에서는 대부분 충격 좌상 없이 맞충격 좌상만 발생하지만, 충격 좌상과 맞충격 좌상 모두 발생하는 경우도 있다. 이 경우 맞충격 좌상은 항상 충격 좌상보다 훨씬 넓고 심하다.
3. **중간 충격 좌상(Intermediary coup contusion)**은 백질, 바닥핵, 뇌들보(corpus callosum), 뇌줄기 같은 뇌의 깊은

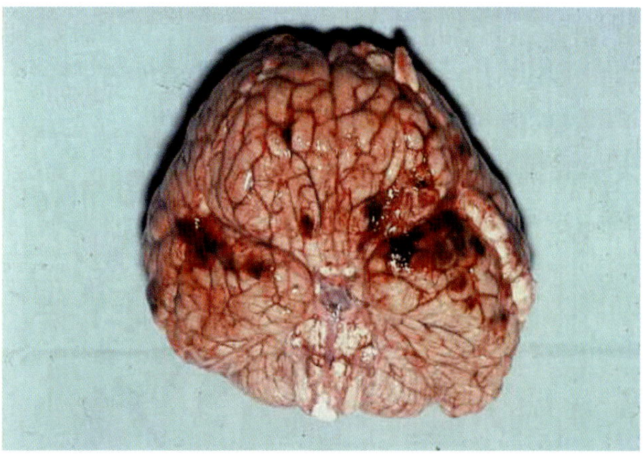

그림 5.28 뒤통수로 떨어지면서 생긴 관자엽의 맞충격 좌상.

구조물과 이곳으로 충격이 전달되는 경로에서 나타나는 출혈성 좌상이다. 즉, 충격 좌상과 맞충격 좌상의 중간 위치에 나타난다고 할 수 있다. 이는 추락 사고에서만 나타나는 것으로 알려져 있다.[44] 중간 충격 좌상은 활공 좌상(gliding contusion)과 혼동해서는 안 된다.

머리가 가격 당해 좌상이 발생했다면 이는 충격 좌상이어야 한다. 그러나 가끔 충격 좌상과 맞충격 좌상이 함께 나타나기도 한다(그림 5.29). 이 경우 맞충격 좌상은 충격 좌상보다 상대적으로 작고 경미한 편이다.

대부분의 강의에서는 머리를 가격 당했는데 충격 좌상이 나타나지 않는다면 맞충격 좌상도 나타나지 않는다고 가르치지만, 항상 맞는 말은 아니다. 저자들은 머리를 가격 당한 후 작은 맞충격 좌상이 생겼지만 충격 좌상은 보이지 않는 사례들을 가끔 경험하였다. 다만 이 경우 사망자는 머리를 맞고 쓰러지면서 머리를 다시 바닥에 부딪혀(가격이 아닌) 낙상에 의해 맞충격 좌상이 발생했을 수도 있다.

뇌좌상에 대해 가장 염두에 두어야 할 것은 추락 및 가격에 대한 충격 좌상 및 맞충격 좌상의 관계이다. 머리로 넘어지면 충격 지점의 반대편에 맞충격 좌상이 나타나고 충격 지점에는 충격 좌상이 없거나 매우 약하게 발생한다. 머리를 가격 당하면 반대로 충격 좌상은 나타나지만 맞충격 좌상은 없거나 매우 약할 수 있다.

뇌좌상의 나머지 3가지 유형은 다음과 같다.

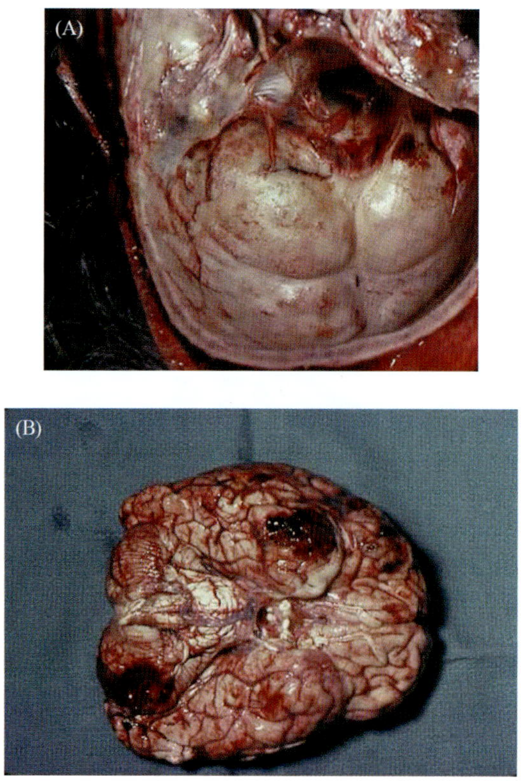

그림 5.29 **(A)** 왼쪽 뒤머리뼈우묵의 골절, **(B)** 왼쪽 소뇌 반구의 충격 좌상과 오른쪽 관자엽의 맞충격 좌상. 피해자는 8일간 생존했다.

4. **골절 좌상(Fracture contusion)**은 머리뼈 골절에 동반된다. 골절선이 충격 지점과 떨어져서 생길 수 있듯이 좌상도 반드시 충격 지점에 생기는 것은 아니다.
5. **활공 좌상(Gliding contusion)**은 대뇌 반구의 등쪽 표면에서 피질과 그 안쪽 백질에 발생하는 국소적인 출혈로, 주로 이마엽에 나타난다. 이들은 추락이나 교통사고에서 관찰된다.[44, 48] 충격의 위치나 방향과 무관하게 나타나며 미만성축삭손상에 자주 동반된다.[48]
6. **탈출 좌상(Herniation contusion)**은 관자엽의 안쪽이 소뇌천막의 가장자리에 부딪치거나 소뇌편도(cerebellar tonsil)가 큰구멍에 부딪쳐 발생한다. 이 역시 충격의 위치나 방향과 무관하게 나타난다.

외상성(traumatic) 뇌내혈종은 뇌 실질에 피가 고인 것으로, 뇌 표면과 연결되지 않고 구분되어 있다.[49] 주로 이마관자엽의 백질에 위치하며 충격에 의해 발생한다. 경계가 명확하고 균일하다는 점에서 출혈이 동반된 중간 충격 좌상과 구분되며, 혈액과 뇌 실질이 섞여 있는 좌상과도 다르다. 저자들이 보기에 이러한 구분은 인위적이며, 단지 출혈이 더욱 오래 지속된 만큼 더욱 오래 생존했다는 것을 반영할 뿐이다. 뇌내혈종에서 가장 흥미로운 점은 손상 후 몇 시간이나 며칠이 지나서야 나타날 수도 있다는 것이다.[50~52] 입원 당시에는 CT에서 보이지 않던 뇌내혈종이 몇 시간에서 며칠이 지나 다시 촬영한 CT에서 확인되는 경우가 많다. 어떤 경우에는 출혈이 진행되는 과정이 반복적인 CT 촬영으로 확인되기도 한다. 치명적인 머리 손상의 약 10%에서는 바닥핵의 원발성 뇌내출혈이 나타난다. 이들은 감속/가속력에 의해 발생하며 미만성축삭손상이나 활공 좌상과 함께 발견되는 경우가 많다.[49] 손상의 원인은 90%가 교통사고나 추락이다. Adams 등의 연구에서는 63명 중 43명의 환자에게 20mm 미만의 작은 혈종이 있었다.[48]

뇌열창

뇌의 열창과 관통창은 대부분 머리뼈 골절에 의해 발생하며, 머리덮개가 보존된 상태에서도 발생할 수 있다. 뇌들보나 투명사이막(septum pellucidum)의 열창은 머리에 둔기손상이 가해지면 머리뼈의 골절 없이도 발생할 수 있다(그림 5.30).

후자의 현상은 뼈의 탄성이 높은 젊은 사람들에게 더욱 흔한 것으로 보인다. 뇌의 열창 주변에는 출혈이 거의 없거나 전혀 없을 수 있다. 이는 동맥의 혈관경련이 원인인 것으로 보이며, 이로 인해 최대 1시간까지 출혈이 일어나지 않을 수 있다.[44]

성인과 달리 5개월 이하 영아의 충격 외상은 뇌 피질의 좌상으로 나타나지 않는다. 대신 눈에 보이는 대뇌 백질의 열창이나 뇌 피질의 가장 바깥층에서 표면을 따라 형성되는 현미경적 열창으로 나타난다.[46] 대뇌 백질의 열창은 피질이나 뇌실(ventricle)까지 이어질 수 있다. 이는 주로 눈확엽(orbital lobe)이나 관자엽에 나타나며, 이마엽에서는 첫 번째나 두 번째 이랑에 발생한다. 열창에는 미약한 출혈이 동반되고, 때로는 주변 백질에도 출혈이 나타난다. 36시간이 지나면 초기 세포 반응이 나타나고, 72시간이 지나면 뚜렷해진다. 성인의 뇌좌상과 달리, 백질 열창의 위치와 분포로는 뇌 손상의 원인이 추락인지 가격인지 알 수 없다.

머리와 목의 급격한 과신전은 다리뇌와 연수의 경계에 열창을 만들 수 있다(그림 5.31).[53, 54] 이러한 손상은 연수와 다리뇌의 경계에 위치한 피라미드(pyramid)의 열창 또는 출혈부터 이 부위의 뇌줄기에 발생하는 박리(avulsion)까지 다

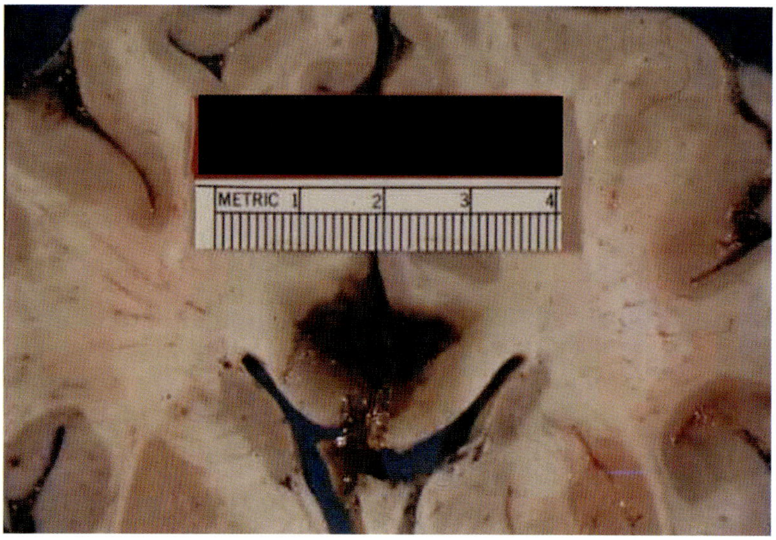

그림 5.30 정수리에 가해진 충격으로 뇌들보가 절단된 33세 남성. 머리뼈는 골절되지 않았다.

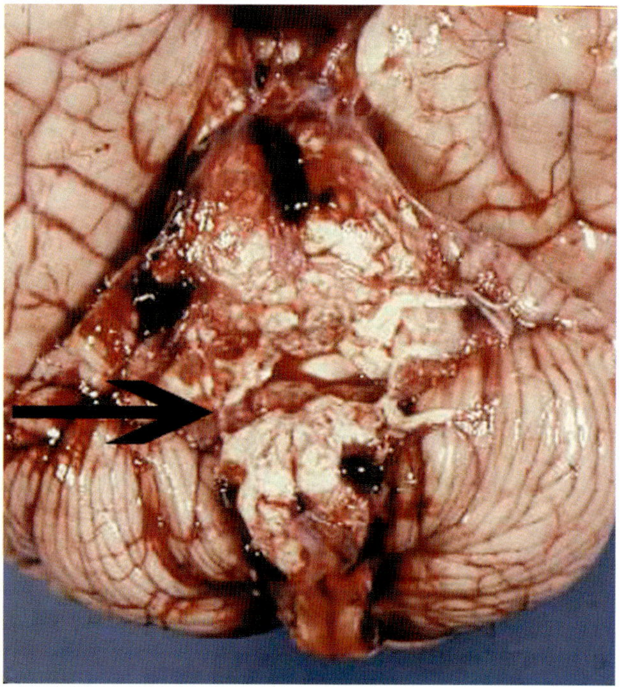

그림 5.31 다리뇌-연수 경계에 발생한 뇌줄기의 완전 박리.

양하게 나타날 수 있다.[53] 대부분 머리뼈바닥이나 위쪽 목뼈의 골절이 동반되나,[40, 54] 때로는 뇌줄기의 지주막하출혈만 나타날 수도 있다. 대부분 손상 즉시 사망하지만 열창이 부분적이라면 몇 시간 정도 생존할 수도 있다. 일반적으로는 이를 과신전과 관련된 현상으로 설명하지만, 일부에서는 머리에 가해진 각가속도(angular acceleration)에 의한 미만성축삭손상의 한 형태로 생각하기도 한다.[54]

머리속출혈

머리속출혈(intracranial hemorrhage)은 사망률이 높으며 대부분 첫 24시간 이내에 사망한다.[55] 이는 경막외, 경막하, 지주막하, 실질 내 출혈을 포함하여 머리안에 생긴 모든 출혈을 포괄적으로 가리킨다.

경막(dura)은 머리뼈 안쪽에 단단히 부착된 회색 막 형태의 결합조직이다. 동맥은 경막이 머리뼈와 부착되어 있는 지점에서 경막 안쪽을 따라 주행한다. 머리뼈와 경막 사이의 공간을 경막외(경막바깥, epidural) 공간이라고 하고, 경막 아래의 공간은 경막하(경막밑, subdural) 공간이라고 한다. 경막은 머리뼈에 단단히 부착되어 있고 뇌는 경막 아래에 밀착되어 있으므로, 이러한 "공간"은 사실 잠재적인 공간이라는 점을 유의해야 한다. 다음으로 뇌는 2개의 얇고 투명한 막에 둘러싸여 있는데, 안쪽은 연막(pia), 바깥쪽은 지주막(거미막, arachnoid)이다. 지주막하(거미막밑, subarachnoid) 공간은 지주막과 연막 사이의 공간으로, 뇌척수액(cerebrospinal fluid, CSF)이 고여 있다. 뇌척수액은 맥락얼기(choroid plexus)에서 생성되어 제4뇌실의 가쪽구멍(foramen of Magendie)을 통해 지주막하공간으로 들어간다.

각각의 출혈은 자발적 원인을 포함한 다양한 원인에 의해 발생한다. 따라서 법의학에서는 "머리속출혈"이라는 포괄적 용어는 사용하지 않는 것을 권장한다. 출혈의 기전을 이해하고 외상성과 비외상성 원인을 구분하는 데 도움을 줄 수 있는 구체적인 용어를 사용해야 한다.

경막외출혈

경막외출혈(경막바깥출혈, epidural hemorrhage) 또는 경막외혈종은 충격에 의한 원발성 손상이다. 비교적 드물게 발생하며, 주로 추락이나 교통사고가 원인이다. 노인과 2세 미만의 유아는 경막과 머리뼈가 강하게 유착되어 있어 드물게 발생한다. 경막외혈종은 충격 지점의 머리뼈와 뇌막혈관(주로 동맥)이 손상되어 발생한다. 충격을 받으면 머리뼈가 안쪽으로 휘고 경막이 벗겨지면서 뇌막혈관이 찢어진다. 이때 경막외혈종의 90-95%에서 머리뼈 골절이 나타난다.

동맥 출혈은 머리뼈에서 경막을 분리시켜 경막이 박리된 범위를 확장시키는데, 여기에 다시 혈액이 몰리게 된다. 정맥 출혈은 머리뼈에서 경막을 벗겨낼 정도의 압력을 만들지 못하기 때문에 정맥이 손상되었을 때는 경막외혈종이 잘 생기지 않는다. 골절이 동반되지 않은 경막외혈종은 드물다. 이는 주로 소아에서 발생하는데, 골절이 없어도 경막이 뼈에서 분리될 수 있을 정도로 골탄력성이 높기 때문이다. 이러한 경우 출혈은 대부분 경미하다.[44, 56]

경막외혈종은 대부분 두꺼운 원반 모양을 보이며(그림 5.32B, C), 거의 항상 한쪽에만 발생한다. 경막외혈종은 대부분 관자뼈 비늘(squamous-temporal bone)의 골절과 중간뇌막동맥(middle meningeal artery)의 열창에 의해 발생한다(그림 5.32A). 따라서 경막외혈종은 대부분 관자부위에 위치한다. 드물게 앞뇌막동맥(anterior meningeal artery)이 찢어져 이마관자부위에 혈종이 생기거나 뒤뇌막동맥(posterior meningeal artery)이 찢어져 마루뒤통수부위에 혈종이 생기기도 한다. 정맥 출혈에 의한 경막외혈종은 판사이정맥(diploic vein)이나 중간뇌막정맥, 경막정맥동(dural venous sinus)의 손

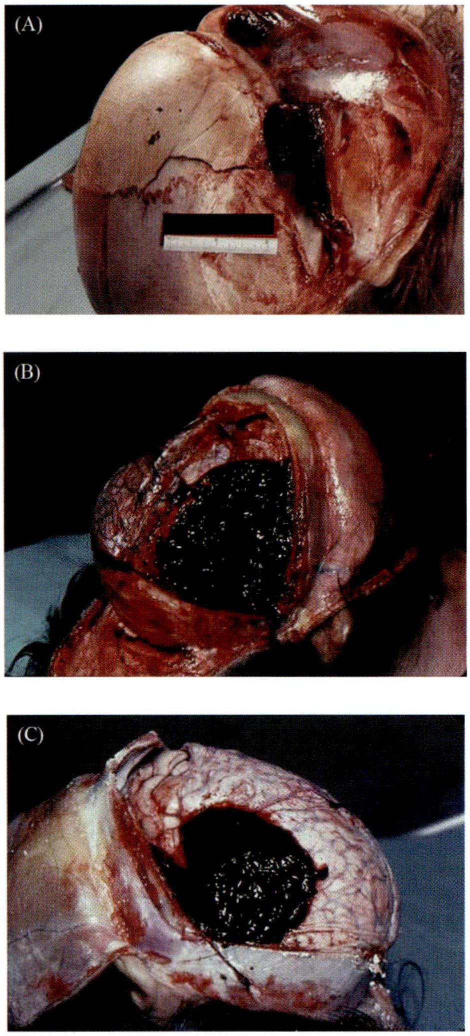

그림 5.32 **(A)** 중간뇌막동맥의 열창을 동반한 관자뼈 비늘 골절과 **(B와 C)** 경막외혈종.

상으로 발생한다.

경막외혈종의 증상은 일반적으로 손상 후 4-8시간이 지나야 나타난다. 약 1/3의 환자는 심각한 증상이 나타나기 전에 일시적으로 의식이 맑아지는 명료기(lucid interval)를 보인다. 때로는 경막외혈종이 너무 빠르게 진행하여 불과 30분 만에 사망하기도 한다.[53] 혈종에 눌린 뇌가 이동하여 뇌줄기를 압박하면 사망하게 된다. 골절이 크면 오히려 압력이 완화되어 생존할 수 있다.

만성 경막외혈종은 드물다.[57] 오랜 기간에 걸쳐 증상과 징후를 보이거나 오랫동안 증상이 없다가 갑자기 사망할 수도 있다. 만성 경막외혈종은 일반적으로 동맥보다는 정맥 파열과 관련되어 있을 것으로 추정된다. 뇌막동맥의 파열이 확인되는 경우도 있지만, 출혈 지점은 대부분 발견되지 않는다. 대부분 외상을 입은 시점부터 증상이 있지만 두통이나 오심처럼 경미한 편이다. 의식저하는 나타날 수도, 나타나지 않을 수도 있다. 만성 경막외혈종은 머리뼈 골절이 동반될 수도 있고 그렇지 않을 수도 있다. 이는 주로 청소년이나 젊은 성인에서 발생하는데, 이들에서는 경막이 머리뼈에서 쉽게 분리되기 때문인 것으로 생각된다. 일반적으로 발생 후 48-72시간 이상 지나서 발견된 경막외혈종은 만성으로 간주한다. 발견될 때까지 18일이나 걸린 경우도 있다.

화재 관련 사망에서는 외상과 무관한 사후 경막외혈종을 볼 수 있다. 이런 혈종은 열에 의한 인위적 현상이다. 열이 경막을 수축시키면 정맥동에서 혈액이 누출되고,[58] 이는 열에 의해 응고된다. 이러한 혈종은 보통 짙은 암적색을 띠며 잘 부서진다.

경막하출혈

경막하출혈(경막밑출혈, subdural hemorrhage) 또는 경막하혈종은 머리의 외상에 가장 흔히 동반되는 치명적 손상이다(그림 5.33). 경막하혈종의 높은 사망률 중 일부는 이에 동반된 뇌 손상 때문이다.[49] 경막하혈종 중 상당수가 추락에 의해 발생하므로, 경막하혈종이 포함된 맞충격 좌상이 관찰되는 일은 드물지 않다. 경막외혈종과 달리 경막하혈종은 머리뼈 골절이 동반되지 않을 때가 많고, 뇌좌상처럼 눈에 보이는 뇌 손상 없이도 발생할 수 있다. 경막하혈종은 노인과 알코올중독자에서 더욱 흔하다.

임상적으로 모든 경막하혈종의 약 72%는 추락과 폭행 때문에 발생하며, 교통사고는 약 24%를 차지한다.[59] 반면 미만성축삭손상은 약 89%가 교통사고에 의해 발생하며, 10%만이 추락과 폭행이 원인이다.

경막하혈종은 급성, 아급성(subacute), 만성으로 나눌 수 있다. 급성 경막하혈종은 임상적으로 손상 후 72시간 안에

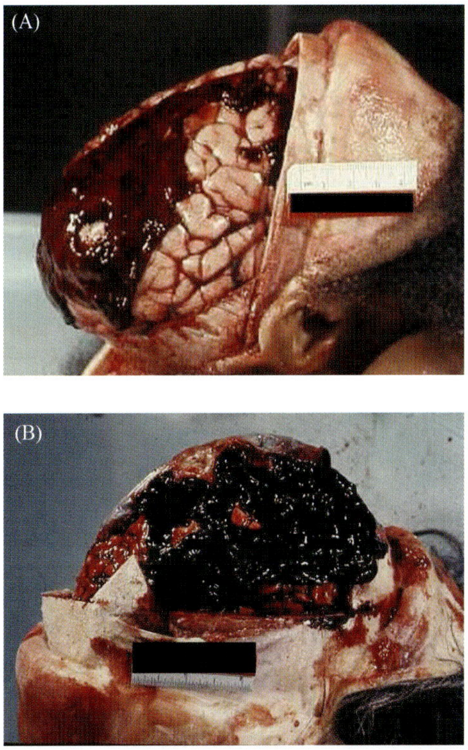

그림 5.33 **(A와 B)** 경막하혈종.

나타난다. 손상 후 3일에서 2-3주 사이에 발견되면 아급성, 3주 이후 발견되면 만성 경막하혈종이라고 한다. 경막하혈종은 대뇌 반구의 표면에서 경막정맥동으로 혈액을 보내는 시상옆(parasagittal) 연결정맥(bridging vein)이 늘어나거나 찢어져서 발생한다. 혈종이 커지는 것은 보통 중심정맥압이 머리속압력보다 높아 정맥에서 출혈이 지속될 수 있기 때문이다.[60] 혈액이 응고되고 혈종 내 압력이 정맥압과 같아지면 출혈은 결국 멈춘다.

이러한 손상은 머리가 단단한 표면에 부딪혔을 때 뇌가 가속되어 발생한다. 뇌가 급격히 가속되면 연결정맥이 찢어진다. 가속/감속의 속도가 빠르고 시간이 짧을수록 미만성축삭손상보다는 경막하혈종이 발생할 가능성이 더욱 높아진다.[30, 49, 59] 미만성 축상 손상과 달리 교통사고에서 경막하혈종이 자주 발생하지 않는 이유는 머리가 에너지를 흡수할 수 있는 가변성이 있는 표면에 부딪히므로 가속/감속이 일어나는 시간이 연장되기 때문이다. 경막하혈종이 발생하려면 짧은 시간에 큰 가속/감속이 필요하므로 이러한 상황은 경막하혈종이 발생할 확률을 낮춘다. 그러나 미만성축삭손상이 발생하기는 쉽다.

경막하혈종에 의한 치사율 중 일부는 경막하혈종을 일으킨 가속/감속력에 의해 뇌 실질도 함께 손상된다는 점에 기인한다.[49] 이러한 힘은 미만성축삭손상도 일으킬 수 있다. 이러한 미만성축삭손상의 중증도는 경막하혈종과 관계없이 완전히 회복될 수 있는 것부터 사망에 이를 수 있는 정도까지 다양하다.

머리뼈 골절의 발생 여부나 위치는 경막하혈종과 일정한 관련성이 없다. 골절은 혈종과 같은 쪽에 있을 수도 있고 반대쪽에 있을 수도 있다. 심지어 없을 수도 있는데, 이는 노인에서 더욱 흔하다. 경막하혈종은 충격 지점과 같은 쪽에 생길 수도 있고 반대쪽에 생길 수도 있으며, 양쪽에 있을 수도 있다.[44] 노인이나 항응고제 복용자, 출혈성 질환이 있는 사람은 뚜렷한 머리 손상이 없거나 경미한 손상만 있어도 경막하혈종이 발생할 수 있다. 가끔 뇌동맥류나 뇌내출혈이 경막하공간으로 파열되어 경막하혈종을 만들기도 한다.

경막하혈종의 증상은 일반적으로 일찍 발현된다. 그러나 노인은 증상이 나타나는 데 며칠이 걸릴 수 있다. 출혈이 재발하면 증상도 재발할 수 있다. 성인의 경우 급성 경막하혈종이 빠르게 진행되어 약 50mL에 도달하면 생명이 위험하다. 출혈 속도가 느리면 경막하혈종이 상당한 크기가 될 때까지 증상이나 심각한 부작용이 나타나지 않을 수 있다. 영아에서는 적은 양도 치명적이다. 오래된 경막하혈종 안으로 출혈이 재발하기도 한다. 이는 "자발적(spontaneous)"인 재출혈일 수도 있고 머리의 새로운 외상이 원인일 수도 있다. 기존의 혈종이 기질화(organization)되면 바깥쪽에 신생막(neo-membrane)이 만들어지고, 이곳의 굴모양혈관(sinusoidal blood vessel)에서 출혈이 일어난다. 경막하혈종이 빠르게 진행하여 부종과 관계없이 뇌가 심하게 전위되면 뇌줄기가 압박되어 이차적으로 듀렛(Duret) 출혈이 나타날 수 있다. 이는 외상을 입은 지 불과 30분 이내에도 발생할 수 있다.

경막하혈종은 뇌 이랑의 능선과 깊은 곳을 동시에 압박하므로, 이랑의 전반적인 형태는 유지된다. 그러나 혈종이 대뇌 반구를 전위시키면 반대쪽 반구의 뇌 이랑은 경막과 머리뼈에 눌려 평평해진다. 경막하혈종이 기질화되면서 형성된 주머니 안으로 재출혈이 일어나면 섬유막이 능선을 눌러서 이랑이 평평해진다.

피해자가 곧바로 사망하지 않으면 경막하혈종은 경막에서 유래한 세포로 점차 둘러싸인다. 지주막은 이러한 피막(capsule)의 형성에 관여하지 않는다. 따라서 피막은 지주막이 아닌 경막에 부착된다. 혈액 주머니가 형성되면 아래에 있는 이랑을 눌러 평평하게 만들고, 주머니와 닿아있는 뇌의 표면을 변형시킨다. 그러나 이처럼 기질화된 혈종은 아직 기질화되지 않은 급성 경막하혈종과 달리 대뇌 반구를 반대쪽으로 밀지 않는다.

경막하혈종의 기질화는 장기간에 걸쳐 진행된다.[44] 경막하공간은 흡수 능력이 제한되어 있으므로 경막하혈종은 경막에서 시작된 기질화 과정을 거치면서 제거된다. 경막하출혈이 일어난 직후 처음 며칠 동안은 혈전이 경막에 부착되지 않는다. 약 4-5일이 지나야 혈전이 여러 곳에 부착되기 시작한다.

경막하혈종이 생긴 뒤 약 24시간이 지나면 경막하혈종과 맞닿은 경막에 섬유소 층이 생긴다. 섬유모세포의 활동은 36시간째에 경막과의 접합부에서 시작되며, 4-5일이 지나면 세포 2-5개 두께의 섬유모세포 층이 만들어진다.[44] 5-10일이 지나면 경막하혈종 내부의 모세혈관 및 섬유모세포 침윤이 뚜렷해진다. 혈철소 탐식 대식세포(hemosiderin-laden macrophage)가 잘 보이고, 적혈구가 새어 나오기 시작한다. 8일째가 되면 경막에 세포 12-14개 두께의 막이 생긴다. 막의 신생혈관으로부터 경막하혈종 안으로 재출혈이 일어날 수 있다. 경막하혈종의 지주막 쪽 표면은 처음에는 섬유소로만 싸여 있다가 약 14일째부터 막이 형성된다. 이때 경막 쪽의 막은 경막 두께의 1/3-1/2 정도로 두꺼워져 있다. 손상 후 3-4주가 지나면 혈종은 혈전의 경계에서부터 안쪽으로 자라 들어오는 섬유성 막에 덮인다. 4-5주가 지나면 지주막 쪽의 막도 경막의 절반 정도로 두꺼워지고, 경막 쪽의 막은 경막과 비슷한 두께가 된다. 혈전은 완전히 액화되며, 막에는 혈철소 탐식 대식세포가 나타난다. 1-3개월이 지나면 막의 안쪽과 바깥쪽 모두 유리질이 침착되고, 큰 모세혈관이 혈전 안으로 자란다. 이제 혈전은 완전히 흡수되고, 경막에는 금색을 띤 막만 남는다.

일부 환자들은 손상 후 몇 주에서 몇 달이 지나도 경막하혈종의 증상이 뚜렷하게 나타나지 않는다. 이들은 결국 **만성 경막하혈종**으로 진행한다. 이 경우 처음에 생긴 급성 경막하혈종은 기질화되고 흡수되어 작아지는 대신 점차 커지는데, 이는 만성 경막하혈종이 증상을 보일 때까지 계속된다.

만성 경막하혈종은 대개 6개월 미만의 영아나 노인에게 나타나는데,[49, 59] 이들은 머리안에 다량의 혈액이 천천히 축적될 수 있다. 영아는 뼈가 불완전하게 유합되어 있기 때문이고, 노인은 뇌가 위축되어 있어서 머리속 공간이 커져 있기 때문이다. 영아는 만성 경막하혈종 때문에 머리 자체가 커질 수도 있다. 만성 경막하혈종이 있는 성인은 알코올중독자일 때가 많다. 외상과 증상 사이의 시간 간격이 길기 때문에 만성 경막하혈종 환자의 상당수는 외상과 관련된 병력이 확인되지 않는다. 법의관 사무소에서 만성 경막하혈종은 보기 어렵다.

만성 경막하혈종의 원인은 급성 경막하혈종이 흡수되면서 신생막이 형성되고, 여기에 생긴 굴모양혈관의 얇은 벽에서 재출혈이 일어나기 때문이라고 생각된다. 그러나 Lee 등은 대부분의 만성 경막하혈종이 경막하수종(subdral hygroma)에서 유래한다고 주장한다.[61] **경막하수종**은 경막하공간에 척수액이 축적된 것을 말한다.[49, 61] 뇌가 외상을 입으면 지주막을 통해 척수액이 유출되며, 이때 수종이 발생한다. 소량의 출혈이 동반될 수 있는데, 이 경우 수종의 액체는 황색을 띤다. 수종은 수막염에 의해서도 이차적으로 발생할 수 있다. 수종이 흡수되지 않고 계속해서 커지면 경막하혈종과 마찬가지로 공간점유 효과(space occupying effect)를 보일 수 있다.

만성 경막하혈종의 모습은 시간에 따라 달라진다. 대부분은 젤라틴 같은 바깥막이 "자동차 기름(motor oil)" 같은 진득한 적갈색의 용혈된 혈액을 덮는 양상이다. 시간이 지나면 혈액이 완전히 흡수되면서 혈종을 덮고 있던 단단한 섬유막에 노란색의 녹슨 듯한 얼룩만 남는다.

지주막하출혈

지주막하출혈(거미막밑출혈, subarachnoid hemorrhage)의 원인은 질환, 사고, 타살, 자살과 관련될 수도 있고, 원인이 확인되지 않을 수도 있다. 제3장에서 논의한 바와 같이 비외상성 지주막하출혈은 대부분 뇌동맥류 파열에 의해 발생하지만, 고혈압, 코카인, 다량의 음주도 모두 위험 요소이다. 또한 지주막하출혈은 외상성 뇌 손상(traumatic brain injury, TBI)을 시사하는 가장 흔한 지표이기도 하다.[62)]

지주막하출혈은 국소적이거나 광범위하게 나타날 수 있고, 경미하거나 심각할 수 있다. 지주막하출혈로 매우 빠르게 사망하였다면 다발성일 수도 있다. 대부분 대뇌 반구의 표면을 넓게 덮으면서 뇌바닥에 혈액이 약간 고여 있는 양상을 보인다. 외상성에 비해 딸기동맥류 파열 같은 자발성 출혈에서는 뇌바닥의 지주막하공간에 다량의 혈액이 축적되어 있을 때가 많다.

어떤 경우에는 지주막하출혈이 외상의 유일한 징후일 수 있다. 한 예로, 소총의 총열에 머리를 반복해서 맞아 머리덮개에 여러 개의 찢긴상처가 생겼지만 머리뼈 골절은 없었던 사례가 있었다. 뇌에도 다량의 지주막하출혈만 있고 좌상이나 열창은 없었다. 딸기동맥류 파열이나 척추동맥(vertebral artery)의 열창으로 사망한 경우처럼, 이러한 지주막하출혈 자체가 사망 원인이 될 수 있다. 지주막하출혈은 대부분 정맥 출혈에서 비롯되지만, 가끔 척추동맥이나 뇌바닥동맥(basilar artery)의 열창으로 생길 때도 있다.

지주막하출혈이 경미하고 국소적이어도 뇌 손상은 심할 수 있는데, 특히 빠르게 사망에 이르렀다면 더욱 그렇다. 고층에서 추락했을 때처럼 머리가 심하게 훼손되면 이러한 현상을 볼 수 있다. 머리뼈는 광범위한 복합골절로 벌어지고, 뇌의 일부분 또는 전부가 분리된다. 지주막하출혈은 약간 있을 수 있지만 좌상은 잘 나타나지 않는다. 한 사망자는 여러 명의 목격자가 지켜보는 상태에서 야구 방망이에 맞아 머리가 함몰되었는데도 지주막하출혈이나 좌상이 거의 없었고, 머리덮개의 찢긴상처만 심하게 나타났다. 뇌열창이 있어도 1시간까지는 출혈이 없을 수 있는데, 이는 혈관경련이 지속되기 때문이라고 추정된다.[44)] 지주막하출혈이 일어나면 뇌척수액의 생산량에 비해 흡수량이 감소하여 교통성(communicative) 수두증(hydrocephalus)이 나타날 수 있다. 이는 지주막하출혈이 지주막 융모(villi)에 흉터를 만들어 뇌척수액 흡수 능력을 저하시키기 때문이다.

지주막하출혈은 연수막(leptomeninge) 아래가 혈액으로 붉게 변색되는 것이 특징이며, 메트혈색소(methemoglobin)가 나타나면서 며칠에 걸쳐 점차 흑자색으로 변한다.[63, 64)] 손상 후 약 1주일이 지나면 지주막하출혈은 갈색으로 변하지만, 이러한 색상 변화가 일어나는 데 필요한 시간은 출혈량에 따라 다르다. 지주막하출혈의 양이 많으면 흑자색이 더욱 오래 지속된다. 생존기간이 몇 주에서 몇 달에 이르면 혈종은 점차 녹슨 것 같은 색깔로 변한다. 피질에 좌상이 동반되지 않았다면 지주막하출혈 자체에 의한 변색은 6-12개월 뒤 사라진다.

현미경으로 보면 급성 지주막하출혈의 내부에는 온전한 적혈구가 관찰된다. 중성구는 손상 후 1-3일이 지나야 나타나며 3일째에 최고조에 이른다.[65)] 중성구는 점차 림프구와 대식세포로 대체되고, 적혈구포식(erythrophagocytosis)이 일어난다.[66, 67)] 혈철소 탐식 대식세포는 손상 후 약 6-7일째에 처음 나타난다.[68)] 약 2주에서 1개월이 지나면 섬유소가 뚜렷해지고 결합조직의 기질화가 지속되며, 약 2개월이 지나면 정상적으로는 세포 3-5개 두께인 연수막이 세포 10-15개 두께로 두꺼워지고 신생혈관이 자란다.[69)] 대식세포와 철 색소는 손상 후에도 몇 년간 지주막하공간에 남아 있을 수 있다.[70)]

부패로 인해 용혈이 일어나고 혈관벽이 약해지면서 혈액이 지주막하공간으로 새어 나가면 사후에도 지주막하출혈이 생길 수 있다. 또한 뇌를 제거하는 과정에서 미량의 지주막하출혈이 생기기도 한다. 이러한 현상은 머리덮개뼈를 제거하는 과정에서 대뇌정맥과 지주막이 찢어져서 대뇌 반구와 소뇌의 뒤쪽, 즉 중력 의존 부위의 지주막하공간으로 혈액이 확산되어 나타난다. 이 경우 출혈은 보통 매우 경미하지만, 머리안에서 뇌가 즉시 제거되지 않고 잠시 방치되면 상당량의 혈액이 몰릴 수도 있다.

혈관 손상에 의한 지주막하 손상

외상성 지주막하출혈 중 특히 뇌바닥의 출혈은 혈관 손상에 의해 발생할 수 있다. 이러한 손상은 그 즉시 치명적이다. 과신전이 되면 바닥동맥이나 척추동맥이 찢어져 출혈이 일어날 수 있다. 얼굴을 가격당하면 속목동맥(internal carotid artery)이나 윌리스고리가 찢어질 수 있다. 목을 가격당하면 척추동맥이 찢어져 위쪽으로 박리되면서 혈액이 지주막하공간으로 누출될 수 있다.

척추동맥 손상

목의 둔기손상은 척추동맥에 심각한 손상을 초래할 수 있다. 목 위쪽 1/3은 척추동맥이 외상에 가장 취약한 부위이다. 외상은 2가지 형태로 나타날 수 있는데, 척추동맥이 외상에 의해 박리(dissection)되며 뇌바닥의 지주막하공간으로 파열되는 경우가 더욱 흔하다(그림 5.34).

두 번째 유형의 손상도 박리와 관련이 있지만, 혈관벽이 파열되는 대신 내강에 형성된 혈전으로 뇌경색이 발생한다. Opeskin과 Burke는 척추동맥의 외상 25건을 보고했는데,[71] 19건에서는 혈관의 파열에 의한 지주막하출혈이 있었고, 4

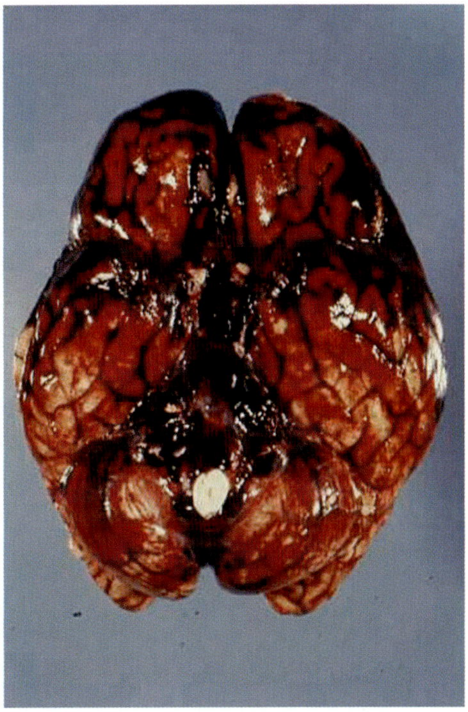

그림 5.34 척추동맥의 열창에 의한 다량의 지주막하출혈.

건에서는 허혈을 동반한 혈전증이 있었다. 나머지 2건에서는 혈관이 파열되었지만 너무 빨리 사망하여 지주막하출혈이 미처 형성되지 못하였다.

척추동맥 외상의 가장 흔한 원인은 목에 대한 가격, 교통사고, 추락, 목뼈의 도수치료이다. Opeskin과 Burke이 연구한 사례에서는 대부분 상당한 힘이 작용했는데,[71] 그중 2명은 카이로프랙틱에 의한 척추동맥 손상으로 사망했다. 목을 맞고 쓰러져서 거의 바로 사망했다면 척추동맥 손상을 의심해야 한다. 동맥 파열이 원인이라면 부검에서는 주로 뇌바닥과 뇌줄기 주변에 지주막하출혈이 집중적으로 보인다.

둔기손상에 의한 동맥 파열의 경우, Opeskin과 Burke은 18건 중 50%에서 귀 아래와 뒤쪽에 멍과 피부까짐이 있었다고 하였다.[71] 목뼈 골절은 25건 중 10건에서 나타났다. 척추동맥의 손상은 척추동맥에 조영제를 주입한 뒤 영상의학적으로 확인하는 방법이 가장 쉽다. 반드시 이러한 확인을 거친 뒤 목을 해부해야 한다. 목은 해부하기가 매우 어려운 부위라서 올바르게 해부하지 않으면 혈관에 인위적인 손상이 생길 수 있기 때문이다.

척추동맥의 파열과 지주막하출혈이 있었던 19명에 대한 Opeskin과 Burke의 연구에서, 14명은 즉시 사망했고 5명은 10시간-3일 뒤 사망했다.[71] 이들 5명 중 4명은 외상을 입은 뒤 의식을 되찾지 못했다. 나머지 1명은 도수치료를 받은 지 2-3일 뒤 동맥이 파열되었다. 4명은 척추동맥 혈전증으로 사망했는데, 1일-4주 뒤까지 증상이 나타나지 않았고 생존 기간은 3일-7주였다.

목동맥 손상

목동맥 손상은 머리안팎에서 모두 일어날 수 있고, 아마도 알려진 것보다 더 흔할 것이다.[72, 73] 주로 교통사고에서 발생하며, 머리의 다른 손상에 가려져 놓치는 경우가 많다. 목동맥의 머리속 손상은 주로 머리뼈 골절이나 지주막하출혈에 동반되며, 허혈성 손상도 발생할 수 있다. 목에는 과신전 손상이나 척추 골절이 동반될 수 있다. 내막의 열창에 혈전이 생성되면 허혈성 손상이 생길 수 있다. 외막이 보존된 상태에서 내막 열창이 중막 박리로 진행되면 진성(true) 동맥류가 생길 수 있다. 혈관벽이 완전히 파열되면 위치에 따라 지주막하출혈이나 연부조직 출혈이 나타날 수 있다.

목동맥 손상에 의한 신경학적 증상은 늦게 나타날 때가 많다. Cogbill 등이 관찰한 환자 중 29%는 입원 당시에는 신경학적 검사 결과가 정상이었으나 12시간이 지나자 심각한 증상이 나타났다.[73] 저자 중 한 명은 온목동맥(common carotid artery)에서 갈라져 나온 직후의 속목동맥에 혈전이 발생한 사례를 경험했는데, 이는 저속으로 달리던 차량이 충돌하여 에어백이 터지면서 발생했다.

머리속 동맥의 외상성 박리 또는 동맥류 형성

머리속 동맥이 외상 때문에 박리되는 경우는 드물지만,[74] 일단 발생하면 뇌경색을 일으킬 수 있다. 이는 머리속 앞순환(anterior circulation) 동맥의 내막하(subintimal) 박리에 의해 발생한다. 다른 부위의 혈관에서 중막 박리가 생기는 것과 달리, 이곳에서는 내막하 박리가 생겨 혈관 내강의 기계적 폐쇄와 경색을 초래한다.

외상성 머리속 동맥류 역시 상대적으로 드물며, 문헌에 약 100건 정도 보고되어 있다.[75, 76] 대부분 머리뼈바닥 골절에 동반되며, 속목동맥의 머리밖 부위에 발생한다. 동맥류가 머리속에 발생한다면 주로 윌리스고리의 앞부분에 발생한다. 외상성 동맥류는 진성 동맥류일 수도 있고 가성(false) 동맥류일 수도 있다. 대뇌동맥에 생긴 동맥류는 대부분 바깥

탄력막(external elastic lamina)의 부족으로 인해 생기는 진성 동맥류이다.

뇌부종

임상적으로 경증이든 중증이든, 심한 머리 손상 후에는 뇌종창(brain swelling)이 발생할 수 있다. 뇌종창은 손상된 부위 주변에 국소적으로 나타날 수도 있고, 대뇌 반구의 한쪽이나 양쪽에 걸쳐 광범위하게 나타날 수도 있다. 뇌종창은 뇌혈관이 확장되어 혈액량이 이차적으로 증가하거나(울혈성 뇌종창), 뇌 조직의 수분이 절대적으로 증가하거나(역주: 뇌부종) 이 2가지가 혼합되어 나타난다. 뇌부종(brain edema)은 조직의 수분 함량이 증가한 것이지만 뇌종창과 동의어처럼 사용되곤 한다. 뇌혈관의 혈액량이 증가하여 발생한 뇌종창이 장기간 지속되면 혈관투과성이 높아지며 뇌부종으로 진행된다. 뇌종창의 정도가 손상의 중증도와 항상 일치하는 것은 아니다. 머리의 외상 후 20분 이내에 심한(울혈성) 뇌종창이 발생할 수 있다.[77]

대뇌 반구의 종창은 주로 같은 쪽의 경막하혈종과 함께 나타난다. 실제로 이차성 종창은 혈종보다 더욱 심한 종괴 효과(mass effect)를 일으킬 수 있다. 종창의 급격한 발생은 그 원인이 울혈임을 시사한다.

심한 뇌 손상을 입으면 그 즉시 중증의 미만성 뇌종창이 생겨 의식을 회복하지 못할 수 있다. 그러나 뇌종창은 손상 즉시 발생하지 않고 몇 분이나 몇 시간 지나서 발생하기도 한다. 중증의 뇌종창이 지연되는 경우는 드물다. 이는 대부분 미만성이며, 비교적 경미한 뇌 손상에 동반될 때가 많다. 전형적인 경우, 환자는 뇌진탕(concussion)을 겪고 의식을 회복했다가 몇 분에서 몇 시간 뒤 의식이 다시 혼미해지며 혼수상태(coma)가 된다. 최근까지 소아는 성인보다 미만성 뇌종창이 더욱 쉽게 발생하며, 심지어 뇌의 외상이 경미해도 그렇다고 여겨졌다.[78, 79] 최근의 연구들은 이러한 주장에 도전했다. Lang 등은 소아에서 미만성 뇌종창이 쉽게 발생하기는 하지만, 경과는 좋다는 사실을 발견했다. 즉, 미만성 뇌종창이 발생한 소아의 75%가 양호한 경과를 보인 반면, 성인은 2/3가 나쁜 예후를 보였다. 연구자들은 이전 연구들의 대부분이 CT 검사 없이 이루어져 소아의 뇌 변화를 충분히 파악하지 못했을 것이라고 추정했다.

심한 뇌종창이 충분한 시간동안 지속되면 뇌탈출(herniation)이나 이차적인 뇌줄기 출혈이 발생할 수 있다. 머리속 종괴가 빠르게 커지거나 뇌종창이 심하면 소뇌편도탈출(tonsillar herniation), 천막탈출(transtentorial herniation), 대뇌낫밑탈출(subfalcial herniation)이 발생하여 괴사, 이차성 경색, 듀렛 출혈로 이어질 수 있다(그림 5.35).

뇌탈출은 뇌종창에 의해 대칭적으로 생길 수도 있고, 뇌 한쪽의 종괴나 경막하공간의 경막하혈종이나 뇌내출혈에 의해 비대칭적으로 생길 수도 있다. 미만성 뇌종창에서는 대부분 대칭적인 소뇌편도탈출이 발생하며, 뇌줄기의 출혈은 동반되지 않는다. 뇌줄기와 소뇌편도가 큰구멍으로 강제로 밀려들어가 뇌줄기의 기능장애가 발생하며 심하면 경색이 일어난다. 의식소실과 호흡곤란이 발생하며, 심정지나 사망에 이른다. 심한 소뇌편도탈출은 경색을 초래할 수 있다. 저자들은 생존 기간이 길어지면서 괴사된 소뇌 조직이 뇌척수액으로 유입되어 위쪽 척수를 둘러싼 사례를 경험했다. 경막하혈종에 의한 비대칭적인 탈출에서는 같은 쪽에 나타난 소뇌편도탈출과 함께 중간뇌와 다리뇌에 이차성 뇌줄기 출혈, 즉 듀렛 출혈이 나타날 때가 많다.

천막탈출 또는 갈고리이랑탈출(uncal herniation)은 급격히 커진 천막위(supratentorial) 종괴에 의해 발생한다. 일측성일 수도 있고 양측성일 수도 있지만, 대부분의 병변이 일측성이어서 뇌탈출도 일측성일 때가 많다. 대뇌 반구의 종괴가 빠르게 팽창하면 같은 쪽에서 갈고리이랑탈출이 일어나게 된다. 더욱 심해지면 뇌줄기가 반대쪽 소뇌천막 쪽으로 전위

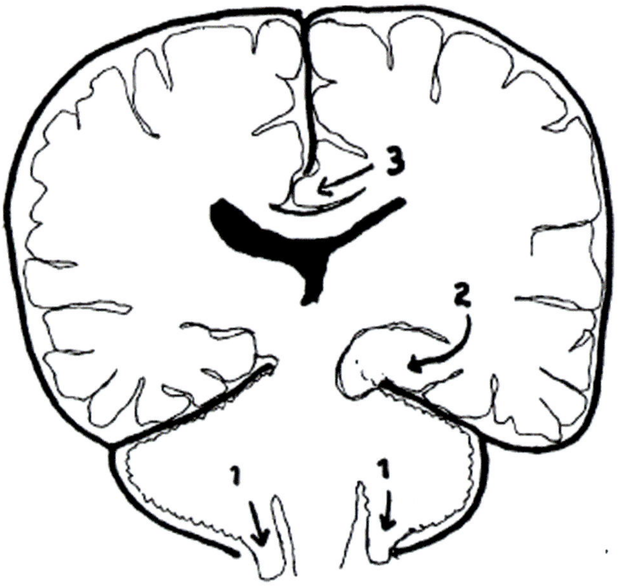

그림 5.35 (1) 소뇌편도탈출, (2) 천막탈출, (3) 대뇌낫밑탈출.

되어 뇌줄기가 손상되거나 케르노한 파임(Kernohan's notch), 즉 대뇌 다리(cerebral peduncle)의 파임이 발생할 수 있다.

세 번째 유형은 대뇌낫밑 또는 대뇌낫(transfalcine) 탈출이다. 이는 한쪽 대뇌 반구나 적어도 한쪽 경막하공간에 빠르게 커지는 종괴가 있을 때 발생한다. 대뇌낫 아래쪽 가장자리로 중앙선을 넘어 대뇌 반구가 탈출하는 것이다. 탈출하는 조직은 주로 띠이랑(cingulate gyrus)이나 위띠이랑(supracingulate gyrus)이다.

앞서 언급한 바와 같이, 뇌탈출에 의해 뇌줄기가 압박되면 듀렛 출혈이 일어날 수 있다. 이는 뇌탈출에 의한 중간뇌와 다리뇌의 이차성 출혈로, 작은 선형 출혈부터 다량의 융합성 출혈까지 다양할 수 있다. 이들은 중앙선에 나타나며 주로 뇌줄기의 비대칭적 탈출에 동반된다. 듀렛 출혈은 단 30분 만에도 발생할 수 있다.

축삭 손상

축삭 손상(axonal injury)은 신경세포 자체의 손상으로, 국소적이거나 미만성으로 나타날 수 있다. 뇌진탕과 미만성축삭손상은 서로 다른 개념으로 다뤄질 때가 많지만, 이들은 경증에서 중증에 이르는 축삭 손상의 스펙트럼을 나타낸다. 다발성 뇌진탕을 겪는 권투선수, 축구선수, 하키선수 같은 운동선수에게는 만성 축삭 손상도 나타날 수 있다.

축삭 손상은 일반적으로 급격한 가속/감속이나 회전/각 가속에 의해 축삭이 당겨지면서 발생하며, 신경의 세포골격(cytoskeleton)을 손상시킨다.[81] 이로 인해 나트륨 및 칼슘 채널이 변화하고 인지질 분해효소(phospholipase) 및 단백질 분해효소가 활성화되며, 세포는 더욱 손상된다. 축삭은 일반적으로 탄성이 있지만, 손상되면 부서지거나 파괴될 수 있다. 세포 내 성분이 손상 부위를 통과하지 못하고 쌓이면서 국소적으로 종창을 일으키는데, 이는 현미경에서 보이는 전형적인 "수축구(retraction ball)"를 형성한다.[82] 수축구는 미만성축삭손상의 특징적인 병변으로 생각되나, 허혈처럼 신경손상을 초래하는 다른 상황에서도 볼 수 있다.

축삭이 손상되면 일반적으로 손상된 지 1-2일 뒤 축삭 변성(axonal degeneration)이나 왈러 변성(Wallerian degeneration)이 시작된다.[83] 축삭과 이를 둘러싼 말이집(myelin)이 역방향으로 분해되고,[83, 84] 탐식세포가 활성화된다.[85] 세포의 조절 장애로 인해 세포 내 칼슘과 나트륨이 증가하고 칼륨은 감소한다.[81, 83] 이로 인해 미토콘드리아의 세포골격과 축삭질(axoplasm)이 손상된다.[83, 86] 이는 뇌부종과 혈액뇌장벽(blood-brain barrier)의 파괴로 이어질 수도 있다.[87]

축삭 손상의 증거는 약 12-24시간 뒤에는 HE 염색으로, 15-18시간 뒤에는 은(silver) 염색으로 볼 수 있다. 면역조직화학(immunohistochemical, IHC) 염색을 사용하면 베타 아밀로이드 전구체 단백질(β-amyloid precursor protein, β-APP)을 이용하여 손상을 3시간 이내에 확인할 수 있으며, 빠르면 40분-2시간 만에 감지할 수도 있다. 그러나 β-APP에 의한 축삭 변화는 외상에 특이적이지 않고, 저산소증이 동반된 비외상성 사례에서도 비슷한 변화가 관찰된다.[63, 88, 89] 시간이 지나면 축삭 손상의 범위와 정도는 증가한다.

가속이나 감속의 정도가 심하지 않으면 축삭의 해부학적 변형 없이 생리적 기능장애만 나타난다. 이 경우 축삭은 완전히 회복될 수도 있고, 변성(degeneration)될 수도 있다. 물리적 외력이 증가하면 비가역적인(irreversible) 생리적 손상이 심해지고, 따라서 축삭이 변성될 가능성도 커진다. 외상이 경미하면 대부분 생리적인 손상이 나타난다. 그러나 일부 축삭은 기능이 정지되며 곧바로 물리적으로 파괴될 수 있고, 생리적 장애가 변성으로 이어질 수도 있다. 가속력이나 감속력이 증가함에 따라 각각의 비율은 변화하고, 결국 축삭의 절단과 즉각적인 기능정지로 이어질 수 있다.

뇌진탕

Kelley 등은 뇌진탕을 "의식소실 여부와 관계없이 외상에 의해 나타나는 정신 상태의 변화"로 정의하였다.[90] **가벼운 뇌진탕**에서는 혼돈(confusion)과 지남력 저하(disorientation)가 나타나지만 의식이 소실되지는 않는다. 후향기억상실(retrograde amnesia)도 나타날 수 있는데, 만약 발생한다면 외상을 입은 지 5-10분 뒤에 나타난다. 점차 회복되지만 어느 정도 후유증이 남는다.[30] 일반적인 **뇌진탕**은 즉시 의식을 잃는데, 대부분 몇 분 안에 회복되지만 혼돈과 후향기억상실 또는 외상후기억상실(posttraumatic amnesia)은 최대 6시간 정도 지속될 수 있다. 임상적으로 뇌진탕은 회복 불가능한 물리적 손상이 거의 없는 미만성 뇌 손상으로 생각된다. Blumberg 등은 뇌진탕이 발생한 뒤 다른 원인으로 사망한 5명의 부검 결과를 보고했는데,[91] β-APP를 이용해 다발성 축삭 손상을 확인했다고 하였다.

뇌진탕에 의한 사망은 주로 2가지 기전으로 나타나는데, 이차충격증후군(second-impact syndrome)과 뇌진탕후무호흡(post-concussive apnea)이다. **이차충격증후군**은 가벼운 머리 손상 후 증상이 사라지기 전에 두 번째 머리 손상이 발생하는 것을 말한다.[92] 두 번째 충격 당시 환자들은 다소 멍해 보이지만 자신이 하고 있던 활동을 마무리할 수는 있을 정도인데, 결국 혼수상태에 빠진다. 이러한 현상은 사실상 운동경기 중에만 발생한다. 사망률은 약 50%이다. 다만 이 증후군에 대해서는 논란이 있다.

뇌진탕후무호흡은 술에 취한 상태에서 주로 폭행으로 머리에 뚜렷한 외상을 입었을 때 발생한다(그림 5.36). 목격자들은 이들이 머리에 외상을 입고 쓰러져 사망했다고 진술한다. 부검에서는 얼굴과 머리덮개에 연부조직 손상이 있을 수 있지만, 어떠한 형태의 머리속출혈도 없고 머리뼈 골절도 없다. 코에는 골절이 있을 수 있다. 목의 앞쪽과 뒤쪽에도 별다른 소견이 없다. 혈중 알코올 농도는 높지만 치명적이지는 않다. DiMaio는 Milovanovic[93] 및 Molina[94]와 함께 발표한 2편의 논문에서 뇌진탕과 급성알코올중독으로 사망한 총 11건의 사례를 보고했다. 이들은 모두 술에 취한 상태에서

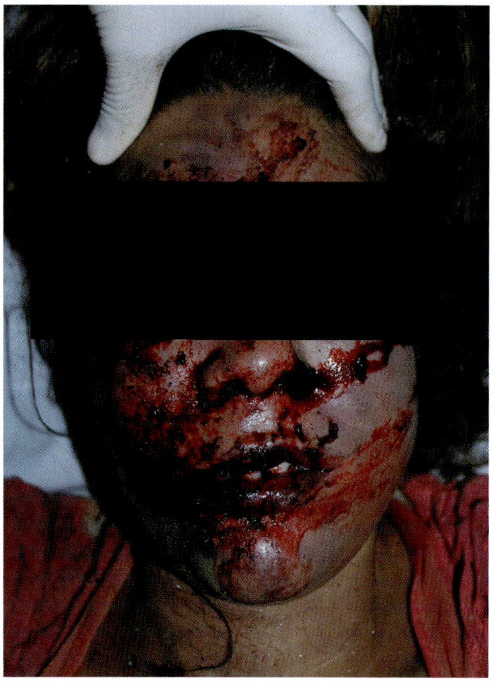

그림 5.36 교통사고를 당했지만 심한 내부 손상은 없었던 23세 여성. 혈중 알코올 농도는 0.188g/dL였다.

머리의 외상으로 사망했는데, 외상을 입은 즉시 의식을 잃었고, 부검에서 해부학적으로 별다른 이상이 없었으며, 혈중 알코올 농도는 0.168-0.33g/dL였다.

이들 사례에서 사망 원인은 뇌진탕과 급성알코올중독이 복합되어 발생한 무호흡증으로 추정된다.[93, 94] 뇌진탕 단독으로든, 알코올과 병합되든 외상 후 무호흡이 발생할 수 있다. 그러나 뇌진탕만으로 외상 후 무호흡이 생기는 경우는 드물다. 또한 짧고 비교적 경미하여 생명을 위협할 정도는 아니다. 반면 뇌진탕과 알코올중독이 병합되면 사망에 이를 정도의 무호흡이 발생하는데, 이는 Zinc와 Feustel의 동물실험으로 입증되었다.[95] 이들은 알코올이 뇌진탕에 의한 뇌 손상과 그에 따른 외상 후 무호흡의 발생을 증가시킨다고 판단했다.

미만성축삭손상

뇌진탕과 마찬가지로, 미만성축삭손상은 경미한 뇌 손상과 기능장애부터 심각한 비가역적 기능장애까지 다양한 스펙트럼을 보일 수 있다. 미만성축삭손상은 지속식물상태(persistent vegetative state)나 사망으로 이어질 수 있다. 중등도에서 중증의 머리 손상을 입은 환자 중 최대 72%에서 미만성축삭손상이 나타난다.[96] 손상은 머리의 움직임이 뇌에 미치는 영향에 따라 결정된다. 이는 가속/감속 손상으로 분류되지만 머리가 단단한 물체에 부딪혔을 때도 자주 발생한다. 이론적으로는 머리에 충격이 가해질 필요가 없지만, 실제로는 가속이나 감속뿐만 아니라 물체와의 접촉도 있어야 손상이 발생한다. 실험에서는 손상을 일으키는 가속도의 크기뿐만 아니라 가속이 일어나는 시간도 미만성축삭손상에 영향을 미친다는 것이 밝혀졌다. 각가속도가 짧은 시간동안 강하게 작용하면 경막하혈종이 생기고, 긴 시간동안 작용하면 미만성축삭손상이 생긴다.[28-30, 97] 이는 관찰결과와도 일치하는데, 충격흡수장치가 있어 충격 시간이 길어질 수 있는 교통사고에서는 미만성축삭손상이 자주 나타나지만, 충격이 흡수되지 않는 추락에서는 미만성축삭손상이 드물다. 추락 사건에서 미만성축삭손상이 확인된다면 상당한 높이에서 추락했음을 의미한다.[98] 자신의 키 높이에서 추락했을 때는 미만성축삭손상이 발생할 가능성이 거의 없다.

미만성축삭손상은 1956년 처음으로 언급되었다. 대뇌 반구의 백질, 뇌들보, 뇌줄기 위쪽에 나타나는 축삭의 손상이 특징인데, 이들 부위는 중앙선의 다른 구조물이나 회색질-백색질 이음부처럼 전단력에 가장 취약한 곳들이기 때문이다.[96] 뇌들보나 입쪽(rostral) 뇌줄기의 등쪽-가쪽 사분면에서는 국소적인 미세출혈이 자주 보이는데, 이는 축삭뿐만 아니라 작은 혈관도 함께 손상되기 때문이다. 때로는 뇌들보가 찢어지거나 심지어 절단되기도 한다. 대뇌 반구의 회색질과 해마에 활공 좌상이 발생할 수도 있다.

앞서 말했듯이, 미만성축삭손상의 조직학적 특징은 "수축구"라고 불리는 축삭의 부종이다.[63, 89, 98, 99] 미만성축삭손상에서 축삭은 우선 소시지 다발처럼 팽창되었다가 곤봉 모양이 되며, 18-24시간이 지나면 마지막으로 둥근 공 모양의 수축구를 형성한다. 이런 변화는 대뇌 백질, 뇌들보, 뇌줄기 위쪽에서 볼 수 있다. 손상 후 1주일간 수축구의 수는 계속 증가하는데, 처음부터 축삭이 절단되어 수축구가 형성되기도 하지만 어떤 축삭은 비가역적 손상을 입은 후에도 얼마동안은 기능을 하다가 결국 멈추고 변성되기 때문이다. 손상 후 2-3주가 지나면 수축구의 수가 감소하기 시작하고, 가장 뚜렷한 병변인 미세교세포(microglial cell) 군집이 나타난다. 그 후 별아교세포(astrocyte)와 말이집탈락(demyelination, 역주: 원문에는 demyelinization으로 잘못 나와 있다)이 나타난다.[59]

백질의 미세출혈은 CT에서도 자주 보이며, 미만성축삭손상에 특이적인 임상적 특징으로 간주된다.[96] 그러나 CT보다는 MRI가 미만성축삭손상의 임상적 진단에 더욱 우수한데, 백질의 병변뿐만 아니라 이에 동반된 부종까지 볼 수 있기 때문이다.

미만성축삭손상은 임상적 또는 병리학적으로 등급을 매길 수 있다. 임상적으로는 혼수상태나 의식소실의 지속시간을 기준으로 한다.[30] 경미한 미만성축삭손상에서는 이러한 상태가 24시간 미만으로 나타난다. 중등도에서는 지속시간이 24시간 이상이지만 뇌줄기 손상의 징후는 없다. 중증에서는 지속시간이 24시간 이상이며 뇌줄기 손상의 징후가 있거나 사망한다. 미만성축삭손상의 병리학적 등급은 손상이 나타난 뇌 부위에 따라 달라진다. 1등급에서는 축삭 손상이 대뇌 반구의 백질에 국한된다. 2등급에서는 뇌들보에도 손상이 나타나며, 3등급에서는 뇌줄기까지 손상된다.[96]

저자들은 머리의 둔기손상으로 사망했지만 해부학적 이상이 뚜렷하지 않거나 전혀 없었던 사례를 많이 보았다. 이러한 경우는 2가지로 나뉜다. 첫 번째의 예로는 다른 차량과 전방 충돌한 자동차의 뒷좌석에 타고 있던 8세 소년의 사례가 있다. 소년은 뒷좌석에서 앞으로 튀어 나가 정수리를 앞유리에 부딪혔다. 소년은 사고 후 몇 분 만에 현장에서 사망했다. 부검에서 신체 앞면과 뒷면을 모두 확인했지만 머리덮개, 머리뼈, 뇌, 목에 손상의 증거는 없었다. 다른 신체 부위에 대한 부검 결과나 독성학 검사에서도 이상 소견은 없었다. 두 번째의 예는 20ft(역주: 6m) 높이 사다리에서 떨어져 즉사한 20세 남성의 사례이다. 부검 결과 관자부위의 머리덮개에 작은 찢긴상처가 있었지만 머리뼈 골절이나 뇌의 육안적 손상은 없었다. 뇌줄기에는 작은 혈관주위 출혈들이 있었다. 목도 앞뒤로 검사했지만, 다른 손상의 증거는 없었다. 이러한 사례들은 사망 원인이 미만성축삭손상으로 추정되었다.

중력가속도와 롤러코스터

중력가속도(gravitational force, G force)와 롤러코스터에 대해서도 참고할 사항이 있다. 최근 몇 년간 중력가속도에 대한 내성과 특히 롤러코스터 탑승자의 부상 가능성에 대해 많은 연구가 이루어졌다. 중력가속도는 방향과 무관한 선형 가속도의 단위이다. 중력가속도는 머리 손상을 일으키는 유일한 힘으로 잘못 이해될 때가 종종 있다.[100] 머리 손상을 평가할 때는 반드시 모든 힘을 고려해야 하는데, 가속/감속을 일으키는 움직임의 속도, 방향, 작용 시간이 포함된다.[100] 앞서 설명했듯이 선형으로 작용하는 힘은 주로 머리뼈 골절이나 뇌좌상 같은 좀 더 직접적인 손상을 일으키고, 회전력은 축삭과 혈관의 손상을 일으킨다.

연구에 따르면, 사람은 중력가속도가 크더라도 작용시간이 짧으면 견딜 수 있다. 예를 들어 재채기를 하면 약 10G의 힘이 발생하지만, 작용시간은 0.002초 정도로 짧다. 권투선수도 3ms의 펀치는 100G를 넘더라도 급성 손상 없이 견딜 수 있다.[101] 그러나 5-9G의 힘에 노출된 조종사는 30초를 넘어가면 의식을 잃는데, 주로 뇌 혈류의 영향인 것으로 보인다.

2009년 Pfister 등은 중력가속도와 롤러코스터에 관해 연구했는데,[100] 그들은 성인 남성이 베개싸움을 할 때 내는 힘은 10G, 차량 충돌 시 발생하는 힘은 29G인 반면, 롤러코스터에서 발생하는 중력가속도는 평균 7.3G이라고 하였다. 그들은 회전력도 측정하여 비교했고, 롤러코스터가 베개싸움을 하거나 축구공에 헤딩하는 것보다는 덜 위험하다고 하였다.

만성 축삭 손상

만성적으로 반복된 머리 손상이 뇌를 손상시킬 수 있다는 이론은 1928년 Martland가 권투선수에 나타나는 "펀치드렁크증후군(punch drunk syndrome)"을 제시하며 처음 보고되었다.[101] 이 증후군이 진행되면 어눌한 발음, 운동실조, 기억력 저하, 치매, 넓은 보폭, 파킨슨병과 비슷한 표정이 나타난다.[101, 102] 이러한 뇌 손상은 뇌진탕에 못 미칠 정도의 충격이 수차례 누적된 결과이다. 머리에 가해진 타격은 뇌에 선형가속도를 형성하여 국소적인 허혈성 병변을 초래하는데, 특히 소뇌를 손상시킨다.[103] 이러한 병변은 손상을 입은 지 며칠 뒤에 발생한다. 얼굴에 대한 직접적 가격도 망막박리를 유발할 뿐만 아니라 목을 과신전시켜 연수다리뇌각(medullopontine angle)의 축삭과 뇌의 그물구성물질(reticular substance)을 손상시킬 수 있다.

이러한 만성적 뇌 손상은 비가역적인 것으로 보이며, 어떤 경우에는 선수가 권투를 그만둔 뒤에도 진행한다. 1973년 Corsellis 등은 이러한 선수들에게 나타난 독특한 신경병리학적 손상 양상을 다음과 같이 보고했다.[104] 투명사이막강(cavum septi pellucidi)의 천공, 대뇌 반구와 소뇌의 흉터에 동반된 푸르키네세포(Purkinje cell) 및 신경세포의 소실과 그로 인한 대뇌 반구의 신경교증에 따른 뇌 무게의 감소 및 제3뇌실, 가쪽뇌실의 확장, 흑색질(substantia nigra) 색소세포의 변성과 소실, 관자엽 안쪽 회색질과 관자엽, 뇌섬엽(insula), 이마엽의 바깥쪽 피질에 가장 흔히 나타나는 대뇌 피질 및 뇌줄기 전반의 신경섬유매듭(neurofibrillary tangle).

이러한 환자들에서는 치매를 비롯해 다른 기분장애와 정신과적 신경증도 보고되었다. 이 증후군은 뇌진탕후증후군(post-concussive syndrome) 또는 만성외상성뇌병증(chronic traumatic encephalopathy)으로도 알려지게 되었다.[105] 만성외상성뇌병증은 알츠하이머병(Alzheimer disease)처럼 타우(tau) 단백질과 관련된 신경퇴행성 질환으로 여겨지지만, 인산화 타우(p-tau)의 축적은 독특한 양상을 보인다. 만성외상성뇌병증에서 신경섬유매듭은 주로 대뇌 고랑 깊은 곳의 혈관 주위에 발생하여 주변 표층으로 점차 확산된다.[105] 관자엽 안쪽과 이마엽의 변성도 뚜렷하며, 후기에는 사이뇌(diencephalon)와 뇌줄기까지 진행한다. 인산화 타우의 특징적인 분포는 알츠하이머병, 만성알코올중독, 노화와 같은 다른 신경퇴행성 변화에서는 찾아보기 힘든 독특한 양상이다.

만성외상성뇌병증 환자는 인지, 행동, 기분, 운동 기능에서 다양한 이상을 나타낸다. 이러한 환자들은 치매나 치매와 관련된 다른 원인으로 사망하는 경우가 많고 대부분 법의병리학자에게 의뢰되지 않는다. 그러나 최근 몇 년간 타살이나 자살 같은 외인사에서 만성외상성뇌병증이 원인으로 지목되는 경우가 있었다. 만성외상성뇌병증이 있다고 해서 선행 사인이나 사망의 종류가 달라지지는 않지만, 부검에서 만성외상성뇌병증이 발견되면 사건 발생의 동기를 추정하는 데 활용될 수 있다.

가슴의 둔기손상

가슴(thorax, chest)은 심장, 폐, 이들의 주요 혈관을 보호하는 뼈와 연골로 둘러싸인 공간이다. 등은 그 뒷면으로, 12개의 등뼈(thoracic vertebrae)와 갈비뼈(rib)의 뒷부분으로 구성된다. 옆면은 12개의 갈비뼈로 11개의 갈비사이공간(intercostal space)으로 나뉘며 각각은 갈비사이근(intercostal muscle)으로 채워져 있다. 앞면은 복장뼈(sternum)와 갈비뼈로 이루어져 있다. 가로막(diaphragm)은 가슴안의 바닥을 이루며, 가슴안과 배안(abdominal cavity)을 분리한다.

심장은 가슴 한가운데에서 2개의 폐 사이에 위치하며, 심낭(pericardium)에 둘러싸여 있다. 폐는 각각 장막, 즉 가슴막에 둘러싸여 있다. 심장은 복장뼈의 몸통과 갈비뼈 결합 부위 뒤쪽에 비스듬히 위치하는데, 왼쪽 가슴안으로 조금 치우쳐 있어서 약 1/3은 중심선의 오른쪽에, 2/3는 왼쪽에 위치한다.

둔력에 의한 가슴 장기의 비관통성 손상은 가슴벽의 외부 손상과 관계없이 발생할 수 있다. 어떤 경우에는 피해자가 입은 옷 때문에 외부 손상이 생기지 않을 때도 있다. 가슴이 유연하고 탄성이 높은 어린이와 청소년은 가슴 장기가 심하게 손상되었어도 복장뼈와 갈비뼈는 골절되지 않을 수 있다. 반면 노인은 갈비뼈와 복장뼈가 자주 골절된다.

갈비뼈와 복장뼈

갈비뼈 골절은 일반적으로 4가지 유형으로 나타난다.

1. **병리적(Pathologic) 또는 자발적(spontaneous) 갈비뼈 골절**은 원발성 뼈 질환과 뼈 종양에 의해 발생한다.
2. **의인성(Iatrogenic) 또는 치료적(therapeutic) 갈비뼈 골절.** 심폐소생술 과정에서 갈비뼈나 복장뼈의 다발성 골절, 세로칸(mediastinum) 출혈, 기흉이 생길 수 있다. 이때 골절은 주로 1-6번 갈비뼈에 발생하며, 오른쪽보다 왼쪽에 잘 생기고 앞가쪽이나 앞쪽에 선형 골절이 생긴다. 사망 직전에 심폐소생술이 시행되었다면 골절에 동반된 출혈은 거의 없거나 전혀 없을 수 있다. 노인, 만성질환자, 영양실조인 사람은 약한 외력에도 갈비뼈가 쉽게 부러진다.
3. **국소적 직접적 외력에 의한 갈비뼈 골절.** 힘이 가해진 위치에 따라 1개 이상의 갈비뼈가 골절될 수 있다. 강한 직접적 외력이 가슴에 국소적으로 작용하면 골절된 갈비뼈가 바로 안쪽의 폐 실질에 좌상을 만들거나, 날카롭고 뾰

족한 뼛조각이 가슴막이나 폐, 심장을 찢어 기흉이나 혈흉을 유발할 수 있다. 1-3번 갈비뼈의 골절은 기관기관지 통로(tracheobronchial airway)나 위쪽 앞가슴의 대혈관을 손상시킬 수 있고, 10-12번 갈비뼈의 골절은 가로막이나 간, 지라를 손상시킬 수 있다.

4. **간접적 외력에 의한 갈비뼈 골절**. 높은 곳에서 추락하거나 자동차에 가슴이 깔리는 상황처럼 가슴 앞뒤로 강한 압박이 가해지면 갈비뼈가 골절될 수 있는데, 주로 가쪽의 휘어진 부분이 골절된다. 압력이 가슴 뒤쪽에서 앞쪽 방향으로 가해지면 척추 부근의 갈비뼈가 골절되는 경향이 있고, 측면에 가해지면 척추나 복장뼈 부근의 갈비뼈가 골절되는 경향이 있다. 골절된 갈비뼈의 날카롭고 뾰족한 뼛조각이 안쪽 가슴막이나 폐, 심장을 찢을 수도 있다.

원인에 관계없이 갈비뼈 골절은 다음과 같은 결과를 초래할 수 있다.

- 갈비사이혈관의 열창과 이에 동반된 혈흉
- 폐열창과 이에 동반된 기흉이나 혈기흉(hemopneumothorax)
- 심장의 꽂힌상처(impaling wound)
- 가슴막염(pleurisy), 농흉(empyema), 폐렴

갈비뼈의 다발성 골절은 보통 외상이 원인이며, 동요가슴(flail chest)으로 이어질 수 있다. 동요가슴은 일반적으로 2군데 이상 부러진 갈비뼈가 3개 이상인 경우를 가리킨다.[106] 이 경우 동반된 폐 손상이나 기계적 기능의 상실로 인해 심각한 폐 기능 장애가 생길 수 있다. 어떤 경우에는 가로막을 하강시켜 숨을 들이쉬려는 흡기(inspiratory) 노력이 오히려 손상된 가슴벽을 안쪽으로 당기게 되므로 환기(ventilatory) 교환이 거의 또는 전혀 이루어지지 않을 수 있다. 이때 숨을 쉬려 애쓰면 가슴막안의 음압만 커지며, 가슴벽의 모순적 운동을 더욱 악화시킨다. 이는 폐 실질의 손상에 의한 환기효율의 감소 효과와 함께 저산소증을 빠르게 발생시킨다.

복장뼈 손상은 심폐소생술 등에 의해 의인성으로 발생할 수도 있고 직접적 외력으로 나타날 수도 있다. 골절은 주로 가로 방향이며, 복장뼈의 몸통에 가장 흔히 생긴다. 이러한 골절은 운전대에 부딪히거나 가슴 위로 누군가가 뛰어오르는 것과 같이 가슴 앞쪽에 강한 외력이 가해지거나, 차량에 깔리는 교통사고 등으로 인해 가슴 앞뒤쪽이 강하게 압박되어 발생한다. 심폐소생술에 의한 골절은 주로 세 번째나 네 번째 갈비사이공간 높이에 발생한다.

심장

가슴 앞쪽에 가해지는 거대한 압궤력(압착력, crushing force)은 심낭의 파열창(bursting laceration)을 일으킬 수 있다. 이러한 열창은 거의 항상 심장이나 주요 혈관의 손상과 함께 나타난다. 심장은 복장뼈와 갈비뼈에 의해 앞면을 보호받고 있으며, 심낭 안쪽에서는 대동맥, 폐동맥, 대정맥(vena cava)에 매달려 있다. 심장의 앞면은 주로 오른심실과 왼심실 일부로 이루어진다. 심장의 외상은 가슴 앞쪽에 가해지는 강한 직접적 외력에 의해 발생한다. 손상의 양상은 국소적 외력의 크기와 더불어 충격 당시 심장에 혈액이 가득 차 있었는지, 심장이 복장뼈와 척주 사이에 눌릴 정도로 외력이 충분했는지에 따라 달라진다. 심장 손상은 대부분 가슴에 있는 다른 구조물의 손상과 함께 나타난다. 가슴의 둔기손상은 교

통사고가 원인일 때가 많다. 운전자는 운전대에 가슴을 강하게 부딪치게 되고, 앞좌석 탑승자는 대시보드와 부딪히면서 가슴에 손상을 입는다. 에어백과 안전띠는 이러한 손상을 최소화할 수 있다.

가슴에 직접 가해진 국소적 외력은 양쪽 심실 앞벽이나 심실사이막 앞쪽에 심장좌상을 일으킬 수 있다. 출혈은 전도계(conduction system)에 부정맥을 일으킬 수 있다.[107] 최근 발생한 좌상은 검붉은 출혈성 병변으로 나타나는데, 이를 급성심근경색증과 혼동하여서는 안 된다. 국소적 충격은 심장을 척주 쪽으로 밀어내어 양쪽 심실 뒷벽이나 심실사이막 뒤쪽에 좌상을 유발할 수 있다. 심장 뒤쪽의 좌상은 심실 뒤쪽 표면에 자주 나타나는 시체얼룩과 혼동하지 않아야 한다. 생전에 발생한 심장좌상을 현미경으로 관찰하면 국소적인 간질 출혈과 손상된 심근 섬유를 볼 수 있다. 세포가 손상되면 심전도(electrocardiogram, EKG)가 변화하고 트로포닌 같은 심근효소가 방출된다. 심장의 원발성 손상은 심폐소생술, 개흉심장마사지(open cardiac massage), 심장내 주사에 의한 의인성 손상과 반드시 감별해야 하지만, 항상 가능한 것은 아니며 특히 소생술이 장시간 시행되면 더욱 어렵다. 좌상을 입은 심근은 대개 후유증이나 잔여 손상 없이 치유된다. 드물게 손상을 입고 며칠 뒤 심근 괴사와 파열이 나타날 수 있다. 좌상을 입은 심근은 섬유성 조직으로 대체되며 치유될 수 있고, 드물게 심실류(ventricular aneurysm)가 형성된다. Killen 등은 왼심실에 외상 후 발생한 가성(pseudo) 심실류를 보고했고, 문헌에서 12개의 추가 사례를 수집했다.[108] 합병증으로는 부정맥, 심부전, 색전증이 있었다.

심장의 열창은 가슴 앞쪽에 매우 강한 압궤력이 가해졌을 때 주로 발생한다. 심장열창은 사망률이 매우 높고 대부분 치명적이다.[109] 심장열창은 심장의 1군데 이상에서 나타날 수 있는데, 심방, 심방사이막(interatrial septum), 심실, 심실사이막, 꼭지근(papillary muscle), 힘줄끈, 심장 판막까지 모두 가능하다. 심장열창이 단독 손상으로 나타나는 일은 드물다(그림 5.37).

심장열창은 대부분 교통사고 등으로 가슴에 심한 손상을 입었을 때 동반된다. Ebert는 말에게 차인 가슴 손상으로 치명적인 심장열창이 생긴 사례를 보고했다.[109] 판막이나 힘줄끈, 꼭지근이 열창을 입으면 심부전이 빠르게 발생한다. Bolooki 등은 가슴 관통창에 의한 심실사이막결손 2건을 보고하면서, 기존 문헌에는 관통창보다 둔기손상에 의한 심실사이막결손이 더욱 많이 보고되어 있다고 언급했다.[110]

1971년 Simson은 턱-복장뼈-심장 증후군(*chin-sternum-heart syndrome*)을 보고했는데,[111] 이는 안전모를 착용한 낙하산 요원에게 낙하산이 제대로 작동하지 않았을 때 발생한다고 알려져 있다. 심장에는 심방, 심내막, 심근에 다발성 열창이 나타나며, 이와 함께 복장뼈가 턱에 눌리고 턱에도 찢긴상처가 생긴다. 계단에서 넘어진 사람에게도 비슷한 손상이 발생할 수 있는데, 이 경우 목에 심한 굴곡 손상을 입게 된다. 턱의 손상, 복장뼈의 압박이나 골절, 심장 손상이 나타나면서 목뼈 골절과 함께 척수가 손상된다. 가슴에 둔기손상을 입었을 때 갈비뼈가 골절되면서 골절된 뼈끝이 심장을 찌르는 경우도 있다.

심장열창이 발생했을 때 심낭이 찢어지지 않으면 심장눌림증(cardiac tamponade)으로 빠르게 사망할 수 있다. 150-200mL 정도의 혈액만 고여도 사망할 수 있다. 심장눌림증으로 심낭내압(intrapericardial pressure)이 증가하면, 오른심장에 혈액이 유입되지 못하고 심실 수축이 기계적 방해를 받는다. 심낭에도 열창이 생기면 출혈은 가슴막안으로 이어진다.

드물게 가슴 앞쪽에 발생한 둔기손상이 심장동맥을 손상시킬 수 있는데, 이는 거의 대부분 왼심장동맥 내림앞가지에 나타난다. 죽상경화증이 있는 혈관은 외상에 더욱 취약하다. 심장동맥의 손상은 내강 혈전에 의한 심장동맥의 폐색, 죽

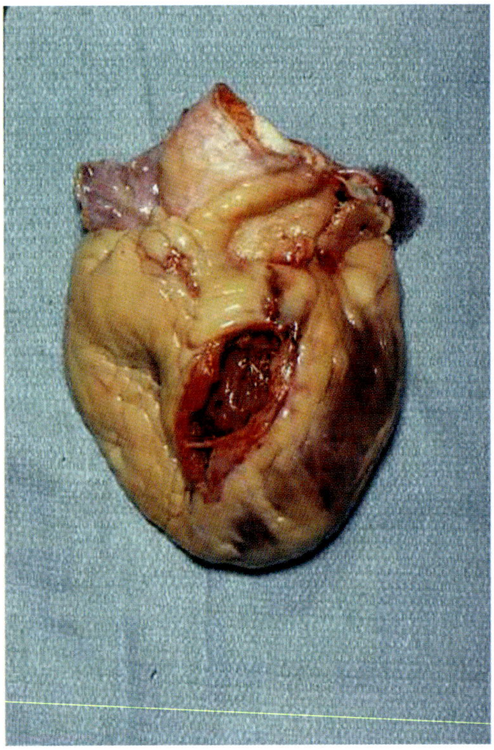

그림 5.37 가슴을 운전대에 부딪쳐 오른심실과 심실사이막이 파열된 62세 남성. 외표의 손상은 없었다.

상경화반의 출혈, 내막의 열창, 외상성 박리성 동맥류를 일으킬 수 있다.[112, 113] 외상성 심장동맥 혈전증은 법의학적으로 중요한 의미가 있으므로 진단 시 주의하여야 한다. 이를 뒷받침하는 객관적인 증거는 다음과 같다.

- 가슴벽이나 심장의 손상(혈전이 있는 심장동맥을 덮는 복장뼈나 갈비뼈의 골절, 주변 심근의 손상)
- 혈전으로 막힌 심장동맥 혈관벽의 불완전한 열창(특히 8-12시간 이상 생존하여 심근경색증이 동반된 경우)
- 현미경으로 확인된 경색의 경과시간이 심장동맥 손상 후 사망에 이른 시간과 일치할 때

반복적인 심전도 검사와 심근효소 검사의 결과가 손상 시점과 검사 시점 사이의 경과시간과 일치한다면 이 역시 심장동맥이 손상되었다는 가설을 뒷받침한다. 그러나 외상 후 심장동맥 혈전증은 외상의 일차적 합병증이 아닐 수도 있다는 것을 염두에 두어야 한다. 이는 심장동맥죽상경화증 환자에서 쇼크나 혈액 정체로 인해 혈전 형성 경향이 높아져서 발생하였을 수도 있다. 또한 트로포닌의 상승은 외상성이든 허혈성이든 모든 심장 손상에서 나타난다는 것도 유의해야 한다.

심장진탕

드물지만, 가슴에 갑작스러운 비관통성 둔력을 받으면 구조적 이상이 없는 정상 심장을 가진 사람도 심정지로 급사

할 수 있다. 이러한 심장진탕(commotio cordis)은 젊은 운동선수에게서 가장 잘 나타난다.[114, 115] 대부분 가만히 서 있다가 야구공, 하키 퍽, 가라테 발차기 등으로 가슴을 맞은 직후 쓰러지거나 잠시 후에 쓰러진다.[116] 이때의 충격은 심정지를 일으킬 정도로 심해 보이지 않는다. 절반 정도에서는 충격의 흔적이 나타나지 않는다. 충격 지점은 주로 왼심실 부위이다. 이들의 사망 원인은 원발성 심실부정맥으로 생각되는데, T파 상승기나 최고점 같은 심실흥분상태(ventricular excitability)에서 전기적으로 취약할 때 갑작스러운 둔력이 명치 부위에 가해져서 발생하는 것으로 보인다. 심폐소생술은 곧바로 시행하든 제때 시행하든 효과가 없는 것으로 보인다. 이러한 상황은 동물의 가슴에 빠른 속도로 야구공을 던지는 실험을 통해 재현되었다.[117]

대동맥

심장은 대동맥, 폐동맥, 위대정맥(superior vena cava)으로 심낭에 매달려 있다. 어떠한 형태로든 가슴 앞쪽을 강하게 압박하거나 심장을 아래로 당기는 힘은 대동맥이 가로로 찢어질 정도의 견인력을 만들 수 있다. 위대정맥과 폐동맥은 잘 찢어지지 않지만, 심장 바닥을 따라 아래대정맥(inferior vena cava)이 찢어지는 일은 드물지 않다. 대동맥 열창은 교통사고에서 가장 흔히 볼 수 있고, 추락에서는 드물다. 교통사고에서는 전방 충돌과 측면 충돌 모두 대동맥 열창이 생길 수 있다.

사실상 모든 가슴대동맥의 열창은 왼쪽 빗장밑동맥(subclavian artery)의 분지점을 지난 내림대동맥(descending aorta)에서 나타난다. 대동맥활은 이곳에서 분지하는 오른쪽 무명동맥(innominate artery), 왼쪽 온목동맥, 왼쪽 빗장밑동맥 같은 굵은 혈관들과 동맥관인대(ligamentum arteriosum, 왼쪽 폐동맥과 대동맥활을 연결함)에 의해 고정된다. 내림대동맥의 부분 또는 완전 열창은 대부분 거의 같은 지점에서 발생하는데, 이는 왼쪽 빗장밑동맥의 분지점 직후나 대동맥활에서 내림대동맥으로 이행되는 부위이다(그림 5.38).

손상의 정확한 기전은 알려지지 않았다. 대동맥 열창이 비교적 일정한 위치에 나타난다는 점과 내림대동맥은 대동맥 잘룩(aortic isthmus) 바로 아래쪽에 고정되어 있고 대동맥활은 혈관들에 의해 고정되어 있다는 점, 자동차 충돌 같은 감속 손상에서 대동맥 열창이 지속적으로 나타난다는 점은 급격한 감속으로 인해 가슴 앞쪽과 세로칸이 강한 압력을 받으면 가슴대동맥이 붙어 있던 가슴벽 뒤쪽으로부터 심장과 대혈관들이 갑자기 분리된다는 것을 시사한다. 동맥관인대와 내림대동맥이 고정되어 있던 부위에 이러한 견인력이 작용하면 왼쪽 빗장밑동맥 바로 아랫부분의 대동맥에 열창을 일으키기에 충분하다.

드물게 대동맥의 열창 때문에 생긴 대동맥 주변 혈종이 가성 동맥류로 진행할 수 있다. 혈종 주변의 혈액은 대동맥 주변 조직이나 세로칸 연부조직에 싸여 있다가 기질화되어 섬유성 결합조직으로 이루어진 벽, 즉 가성 동맥류를 만든다. 바깥벽은 기관기관지 통로나 식도 같은 주변 세로칸 구조물에 부착된다. 동맥류 주머니의 내막은 최종적으로 대동맥 내강을 감싸는 내피세포 층과 연결된다. 가성 동맥류의 벽은 탄성 조직 없이 섬유 조직으로만 구성되어 있으므로 동맥류는 계속 커질 수밖에 없다.

강한 외력이 심장과 오름대동맥의 심낭 안쪽 부분을 압박하여 심장내압과 혈관내압이 갑자기 높아지면, 대동맥판막 바로 위쪽의 오름대동맥이 가로 방향으로 찢어지면서 오름대동맥과 대동맥활이 파열될 수 있다(그림 5.39).[118, 119] 이 경우 대부분 대동맥 둘레의 일부만 파열된다. 출혈이 심하면 빠르게 사망할 수 있다. 이러한 손상에는 위쪽 갈비뼈와 복

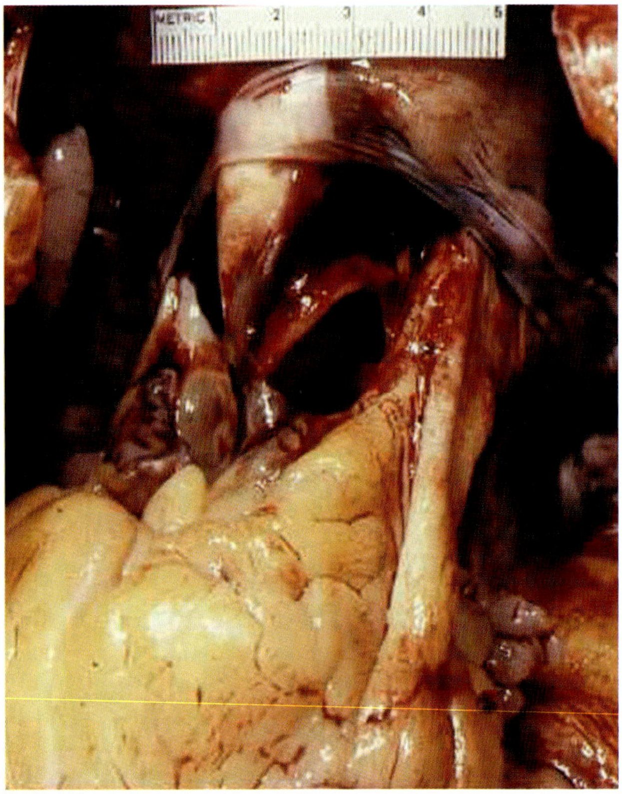

그림 5.38 교통사고에서 가슴이 압박되어 발생한 오름대동맥의 열창.

장뼈의 골절이 동반된다.

외상에 의한 대동맥의 전층 파열은 흔하지만, 외상성 대동맥박리는 상대적으로 드물다.[120] 오름대동맥이나 대동맥활의 외상성 박리성 동맥류는 더욱 드물다.[121, 122] 외상성 박리성 동맥류와 관련하여, Papadopoulos 등은 4년 전 차량 바퀴에 다쳤던 50세 고혈압 환자가 허리와 왼쪽 다리의 갑작스러운 통증으로 입원한 사례를 보고했다.[123] 통증은 금세 가라앉았으나 심한 절뚝거림(claudication)이 간헐적으로 발생했다. 허리경유대동맥조영술(translumbar aortography) 결과, 대동맥이 확장되어 있고 왼쪽 온엉덩동맥(common iliac artery)이 완전히 폐쇄되어 있었다. 수술 중 내림가슴대동맥에 거대한 박리성 동맥류가 확인되었는데, 내막은 왼쪽 빗장밑동맥 분지 직후 부위에서 파열되어 있었다. 내림가슴대동맥의 실제 내강은 매우 좁아져 있었다. 이 저자들은 1975년 10월 이전의 문헌들을 고찰하여 가슴대동맥의 만성 외상성 동맥류를 138건 발견했다.[123]

오름대동맥의 외상성 파열은 이 부위에 흔히 발생하는 낭성중간막괴사에 의한 자발적 파열과 혼동되어서는 안 된다. 이들 병변은 눈으로 보기엔 비슷하다. 그러나 다른 손상이 없으면서 현미경에서 낭성중간막괴사가 관찰된다면 비외상성 파열임을 알 수 있다. 대동맥의 외상성 열창이 의심된다면 죽상경화증이나 매독, 낭성중간막괴사 같이 대동맥의 자발성 파열이나 동맥류를 유발할 수 있는 모든 질환을 감별해야 한다. 그러나 대동맥에 이러한 질환이 있어도 외상에 의해 파열될 수 있다는 것 역시 알아야 한다.

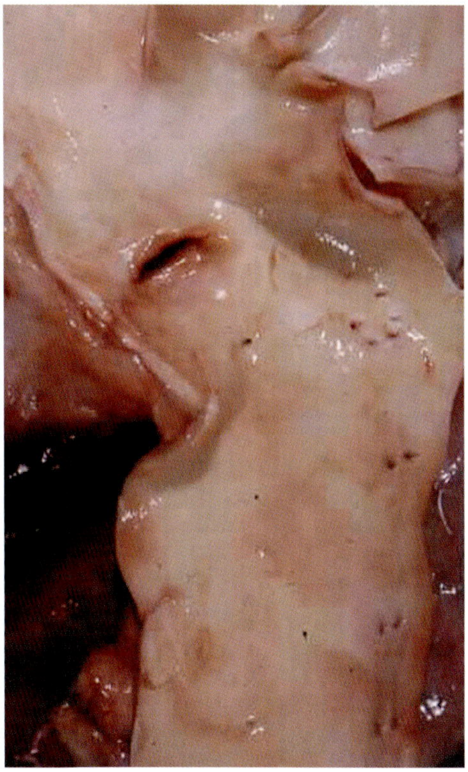

그림 5.39 왼쪽 빗장밑동맥의 분지점을 지난 곳에 발생한 작은 대동맥 열창.

Heggtveit 등은 교통사고에 의한 둔기손상으로 인해 무명동맥에 동맥류가 발생한 사례 2건을 보고했다.[124] 피해자는 복장뼈 바로 오른쪽의 가슴에 손상을 입었다. 이 충격으로 무명동맥에 비관통성 손상을 일으켜 동맥류가 발생했을 수 있다.

배대동맥(abdominal aorta)의 외상성 파열은 부분적이든 완전하든 드물진 않지만 자주 나타나지 않는다. 대부분 교통사고가 원인이지만 항상 그렇지는 않다.[125] 주로 인접한 척추의 골절이나 탈구에 파열이 동반된다.

폐와 기도

기관(trachea)과 기관지(bronchus)의 외상성 파열은 주로 가슴의 심한 압박성 손상이 원인이다. 기관기관지 통로에서 가장 흔히 파열되는 부위는 기관용골(기관분기부, carina)에서 2.5cm 이내로, 특히 주기관지에서 발생한다. 기관과 기관지의 복합손상은 드물게 발생한다. 피해자의 약 30%는 2-3번 갈비뼈의 앞쪽이 골절되어 있다. Winter와 Baum은[126] 이러한 손상을 일으킬 수 있는 다양한 기전을 다음과 같이 정리했다.

- 척주에 대한 주기관지의 압박
- 폐쇄된 성문(glottis)에 대한 복장뼈의 직접적 압박
- 성문 폐쇄 상태에서 강제적인 날숨에 의해 기관내압이 급격히 상승하며 발생하는 폭발적 효과
- 폐문부(hilar area)를 파열시키는 전단력
- 상대적으로 고정된 기관 및 몸쪽 기관지와 달리 앞쪽을 향해 흔들리던 폐가 감속되었을 때

대부분의 경우 이러한 기전 중 하나 혹은 여러 개의 조합을 통해 기관지나 기관의 손상을 유발하는 다양한 원인 상황이 발생한다.

심장처럼 폐에도 좌상이나 열창이 생길 수 있다. 폐좌상은 폐에 직접적 또는 간접적 외력이 가해져서 생긴다. Osborn은 폐 뒷면의 좌상을 맞충격 좌상이라고 불렀다.[127] 그는 이러한 좌상이 갈비뼈의 각도를 따라 거의 일정한 위치에 나타나는 것을 발견했다. 또한 그는 가슴은 주로 앞쪽과 옆쪽이 압박되고 척추에 가까운 뒤쪽은 비교적 고정되어 있으므로 전형적인 맞충격 좌상은 가슴 뒤쪽에 나타난다고도 하였다. 충격 부위의 폐포가 갈비뼈를 충격한 외력을 흡수하지 못하면 그 외력을 뒤로 전달하여 결국 폐 뒷면에 좌상이 생긴다. 폐좌상 자체는 회복이 빠르고 흉터 없이 완전히 치유된다. 대부분 48시간 이내에 호전되며 며칠 만에 완전히 회복된다.

분쇄력(grinding force)은 갈비뼈, 갈비연골, 복장뼈에 다발성 골절을 일으키고 폐를 망가뜨린다. 폐내 열창(intrapulmonary tear or laceration)은 압궤력이 가슴을 밀어 넣으며 가슴 내부 장기를 압박하고 폐 조직을 아래로 견인시켜 발생한다. 폐내 열창은 작은 다발성 손상일 수도 있고, 가슴막이 보존된 상태에서 하나의 큰 손상으로 나타날 수도 있다.

일반적으로 갈비뼈의 단순 골절은 해당 부위의 폐에 좌상이나 열창을 일으키지 않는다. 그러나 가슴에 가해지는 충격이 골절된 갈비뼈 끝을 안쪽으로 밀어낼 정도로 강하면 가슴막과 폐가 찔려 열창이 생길 수 있다. 부검에서는 골절된 갈비뼈가 안쪽을 향해 있었는지 알 수 없는 경우도 있는데, 이들이 제자리로 돌아와 있어서 단순 골절처럼 보일 수 있기 때문이다.

사람이 달리는 차량이나 뒤집힌 차체 또는 떨어지는 잔해에 깔리면 폐가 손상되어 파열창이 생길 수 있다. 이는 주로 성문이 닫힌 상태에서 가슴에 강한 압력이 가해졌을 때 발생한다. 폐포나 기관지 안에 압축된 공기는 폐쇄된 공기통로를 빠져나가지 못해 갇히게 된다. 기관지나 폐포 내 압력이 점차 증가하면 폐포는 크게 확장되다가 결국 파열되며, 폐의 출혈이나 기흉으로 이어질 수 있다. 성인에서는 가슴 앞쪽에 가해진 압궤력이 갈비뼈, 갈비연골, 복장뼈를 골절시킨다. 같은 외력이 가슴 뒤쪽에 가해지면 골절된 갈비뼈와 척추뼈를 가슴안으로 밀어 넣는다.

아동, 청소년, 젊은 성인은 가슴벽이 유연해 심한 가슴 손상을 입게 되면 복장뼈, 갈비뼈, 갈비연골의 골절 없이 가슴우리가 심하게 눌릴 수 있다. 정상 폐는 탄성 구조가 있어 점진적인 압박은 손상 없이 견뎌낼 수 있다. 그러나 강한 가격이 갑작스럽게 가해지면 갈비뼈(들)가 안쪽으로 휘어져 폐에 이차적 좌상을 유발할 수 있다. 소아에서는 충격을 받은 갈비뼈의 폭과 일치하는 뚜렷한 가슴막밑 출혈을 드물지 않게 볼 수 있다. 가슴에 국소적인 둔력이 가해지면 공기통로를 통해 정상적으로 빠져나가야 하는 공기가 폐포 안에서 압축된다. 공기통로가 막혀 폐포 안에 공기가 갇히면 폐포내압이 높아지고, 탄성 한계를 넘어가면 폐포가 파열되어 폐포내출혈이 발생할 수 있다.

폐 손상의 합병증

폐의 열창은 혈흉을 유발할 수 있다. 열창이 작으면 가슴안으로의 출혈이 많지 않은데, 우선 폐의 탄성에 의한 수축력이 작용하고, 혈흉이 커지면서 열창을 압박하기 때문이다. 그러나 열창이 크고 큰혈관도 손상되어 있다면 가슴막안에 대량의 출혈이 발생한다. 복장뼈나 갈비뼈의 골절에 의해 세로칸이나 가로막, 속가슴동맥(internal mammary artery), 갈비사이동맥에 열창이 생기면 혈흉의 양은 달라질 수 있다. 둔기손상에 의해 과거 가슴막이 유착되었던 곳이 심하게 잡아당겨지거나 파열되어 가슴막안에 출혈이 일어날 수도 있다. 이때 출혈량은 유착된 가슴막의 혈관 분포에 따라 달라진다. 치료적 또는 진단적 가슴천자(thoracentesis) 과정에서 바늘이 갈비사이동맥을 찔러 혈흉을 유발할 수도 있다. 폐동맥 카테터(Swan-Ganz catheter)에 의한 폐동맥 천공도 혈흉으로 이어질 수 있다(그림 5.40).

가슴안의 혈액은 점차 분해되어 붉은색에서 갈색으로 일련의 색상 변화를 보이다가 결국 초콜릿색 색소가 침착된 탁한 갈색 액체가 형성된다. 가슴막안의 혈액은 장액(serous fluid)에 의해 희석될 수 있다. 파열된 폐, 혈흉, 이를 희석하는 장액은 세균감염에 취약하여 폐렴, 폐농양, 가슴막염, 농흉이 발생할 수 있다.

폐의 열창은 가슴안으로 공기를 유출시켜 기흉을 만들기도 한다. 기흉에 가슴안 출혈이 동반되면 혈기흉이라고 한다. 기흉은 질병이나 의료행위, 외상에 의해 생길 수 있다. 자발성 기흉은 폐의 기종성 수포(bulla)가 파열되어 발생할 수 있다. 의인성 기흉은 심폐소생술이나 피부경유빗장밑정맥카테터(percutaneous subclavian catheter), 지속적 기계호흡에 의해 발생할 수 있다.[128, 129] 한 연구에서는 168건의 기흉 중 54건이 심폐소생술 도중이나 직후에 발생했는데, 왼쪽이 49건, 오른쪽이 5건이었다.[128] 이 중 43명은 같은 쪽 갈비뼈의 앞가쪽이 골절되어 있었다. 54명 중 45명은 왼쪽 가슴 피부를 통해 심장내 약물 투여를 받았는데, 이것이 기흉에 기여했는지는 알 수 없었다. 51명은 피부경유빗장밑정맥카테터가 삽입된 뒤 기흉이 발생했다. 또한 61명은 지속적 기계호흡 중 기흉이 발생하였고, 2명은 기관절개술 중 기흉이 발생하였다. 1982년 Newman 등은 카테터 삽입의 합병증 발생률은 완전비경구영양법(total parenteral nutrition)을 위해 빗장밑정맥이나 속목정맥(internal jugular vein)에 카테터를 삽입할 때 증가한다고 하였다.[129]

긴장기흉은 폐의 깊숙한 곳에 열창이 생겨 큰 기관지가 절단되었을 때 발생할 수 있다. 숨을 들이쉴 때마다 기관지로

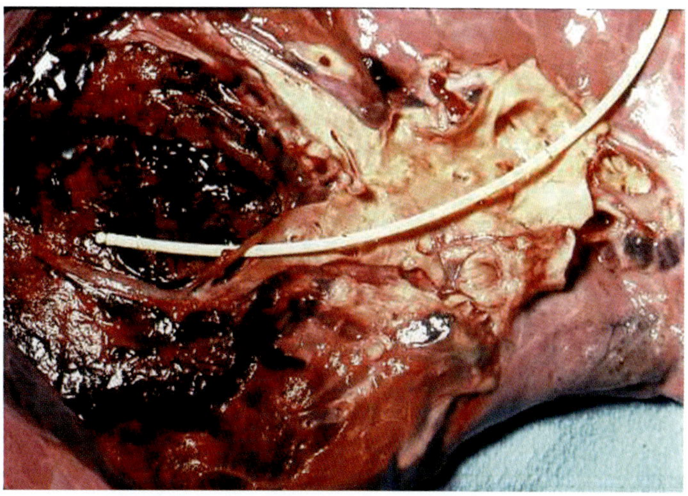

그림 5.40 폐동맥 카테터에 의한 폐동맥 천공과 다량의 폐실질 출혈 및 가슴안으로의 파열.

들어온 공기가 가슴막안으로 빠져나가고, 숨을 내쉴 때는 파열된 기관지 끝부분이 밸브 역할을 하여 공기가 기관지를 통해 가슴안을 빠져나가지 못하게 막는다. 따라서 숨을 쉴 때마다 가슴막안에 갇힌 공기의 부피와 압력이 증가해 폐를 허탈시키고 세로칸과 심장을 반대쪽으로 밀어낸다. 부검에서는 가슴막안에서 공기압에 눌려 허탈된 폐, 오목하게 눌린 가로막, 반대쪽으로 밀려난 심장과 세로칸을 볼 수 있다. 폐의 열창이 폐정맥과 인접한 기관지까지 이어지면 기관지에서 나온 공기가 폐정맥으로 들어가 왼심방과 왼심실로 전달되고, 심장과 뇌에 공기색전증을 유발할 수 있다.

가로막

가로막의 외상성 파열은 주로 가슴 앞쪽 아래쪽의 심한 둔기손상에 의해 발생하며, 갈비뼈 골절과 가슴배 손상이 자주 동반된다. 가슴 앞쪽 아래쪽에 가해지는 강한 압력은 가로막을 지나치게 당기거나 뒤틀어 결국 파열시킨다. 가로막 바로 아래에 있는 배의 장기들이 위쪽으로 강하게 밀리면서 가로막이 파열될 정도의 압력이 만들어지기도 한다. 가슴 아래쪽과 배 위쪽에 가해지는 강한 압궤력은 가로막 절반에 걸쳐 가장자리가 너덜너덜하고 출혈이 동반된 큰 손상을 유발할 수 있다. 가로막의 결손은 배의 장기가 가슴안으로 탈출할 정도로 클 때가 많다. 외상성 가로막 파열은 왼쪽에서 더욱 잘 일어나는데, 오른쪽 가로막은 간이 보호하기 때문이라고 생각된다.

왼쪽 가로막이 파열되면 위, 장, 그물막, 지라가 왼쪽 가슴안으로 탈출할 수 있다. 왼쪽 폐는 압박되며 심장은 오른쪽으로 밀려난다. 이러한 탈출은 배안의 양압과 가슴안의 음압 때문에 발생한다. 가로막의 오른쪽에 천공이 생기면 간은 일종의 마개처럼 작용한다. 드물게 간의 일부가 가로막을 통과해 꼬인탈장(strangulated hernia)처럼 단단히 조여지기도 한다. 오른쪽 가로막의 파열은 대부분 중증의 간 손상에 동반된다.

배와 골반의 둔기손상

배안 장기는 다양한 둔기손상에 취약한데, 이는 피부, 근막, 근육으로 구성된 배벽이 느슨하고 쉽게 눌려서 배안 장기에 외력을 곧바로 전달하기 때문이다. 피해자가 가격에 대비하여 배근육을 긴장시키면 충격이 분산되어 내부 손상을 줄일 수 있다. 따라서 배근육을 단련시킨 권투선수는 배안 장기에 손상을 입지 않을 수 있다.

배안 장기가 입게 되는 손상의 종류는 장기에 따라 다르다. 부드럽고 조밀하며 혈관이 많은 간과 지라는 찢어지거나 으깨어질 수 있고, 위나 장 같은 속빈장기(hollow organ)는 충격이 가해져 내부 압력이 급격히 상승하면 터질 수 있다. 외상의 중증도는 둔기의 크기, 충격의 크기, 장기의 종류, 충격 당시 장기의 상태에 따라 달라진다. 배벽에 좌상이나 피부까짐 같은 외부 손상이 없어도 1개 이상의 배안 장기에 손상이 있을 수 있고 심지어 그 손상이 광범위할 가능성이 있다는 점은 아무리 강조해도 지나치지 않는다(그림 5.41).

외부 손상이 없다면 이는 배벽이 느슨하고 쉽게 눌리며 의복으로 보호되어 있기 때문이다. 외상을 입은 피해자가 복통을 호소하는데 눈에 보이는 변화가 뚜렷하지 않으면 응급실의 담당의사나 외과 의사가 배막안 손상을 조기에 발견하지 못하여 꼭 필요한 수술이 지연될 수 있다. 이는 특히 진통효과 때문에 배막자극징후(peritoneal irritation sign)를 잘 느끼지 못하는 중독 환자나 진정제 과다투여자에게 실제로 일어나는 일이다. 저자들은 비만 환자에서도 이러한 현상을 관찰했는데, 배의 손상에 종종 동반되는 배벽의 강직(rigidity)이 지방조직에 가려져 잘 만져지지 않을 수 있다.

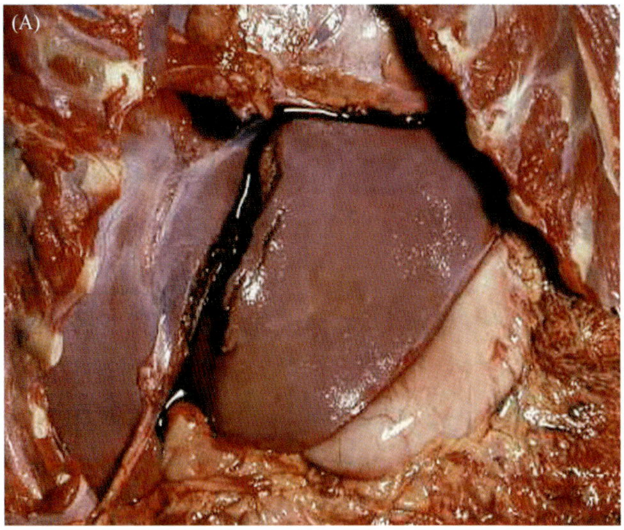

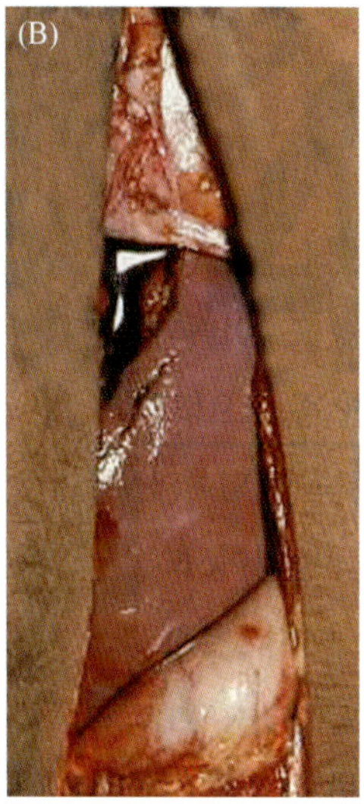

그림 5.41 **(A)** 완전히 절단된 간. **(B)** 간을 덮는 앞쪽 배벽에는 손상의 증거가 없었다.

배의 외상은 차량에 깔렸을 때처럼 배 전체에 광범위하게 나타날 수도 있고, 배를 걷어차이는 경우처럼 국소적으로 나타날 수도 있다. 둔력에 의한 타살 사건은 대부분 배에 국소적인 손상을 남긴다. 피해자의 사망을 둘러싼 주변 상황을 철저히 조사해야만 둔기손상이 타살인지 사고사인지 판단할 수 있을 것이다.

요즘은 심폐소생술이 흔히 시행되기 때문에 배안 장기의 의인성 손상과 외상에 의한 원발성 손상을 구분하는 것이 매우 중요하다. 저자들이 본 사례 중에는 다소 과격하고 서툰 심폐소생술에 의해 척추 앞쪽의 간이 찢어진 경우도 있었다. 이러한 손상은 어떻게 보면 사후에 발생한 것이지만, 배안에는 몇백 ml의 혈액이 고여 있을 수 있다.

1983년 Ducatman 등은 배곧은근집(rectus sheath)의 치명적인 혈종 3건을 보고했다.[130] 모두 외상없이 배곧은근집에 자발성 출혈이 발생한 경우였는데, 주로 항응고제와 관련이 있었다. 이는 직접 사인이 될 수도 있고 사망의 기여 요인이 될 수도 있다.

간

간은 배안의 오른쪽 위쪽 사분면에 위치하며, 갈비뼈 아래쪽과 복장뼈의 칼돌기(xiphoid process)에 의해 일부 보호된다. 간은 배의 고형장기 중 가장 크며, 배에 가해지는 둔기손상에 자주 영향을 받는 장기 중 하나이다. 배의 오른쪽 위쪽 사분면에 국소적으로 강한 둔기손상이 가해지면 보통 간만 찢어지지만, 둔기손상이 광범위하면 빈도는 낮아도 간이 아닌 다른 장기의 손상도 동반될 수 있다. 주변 갈비뼈는 피해자의 나이와 갈비뼈의 석회화 정도에 따라 골절될 수도 있고 그렇지 않을 수도 있다.

간은 외상에 취약한데, 이는 간의 크기가 크고 해부학적으로 배 위쪽에 위치하며 고형 조직이기 때문이다. 간의 손상은 피막과 실질이 모두 찢어지는 **피막(transcapsular) 열창**과, 피막은 온전하지만 피막 아래쪽이나 실질 안쪽이 손상되는 **피막밑(subcapsular) 열창**으로 분류할 수 있다. 오른엽의 손상은 왼엽보다 5배 자주 발생하며, 주로 간의 볼록한 면에 발생한다. 간의 앞쪽에 가해진 강한 국소적 외력은 간을 뒤쪽으로 밀어 척주에 압착시키고, 외력이 작용한 바로 안쪽, 오른엽과 왼엽의 경계에 피막 열창을 발생시킨다(그림 5.41, 역주: 원문에는 5.6으로 잘못 나와 있다). 이러한 손상의 변형된 형태로는 간의 맞충격 열창, 즉 척주와 닿는 오른엽 뒷면이 찢어지는 현상이 있다. 피막열창을 일으킬 정도의 국소적 외력이 간 앞쪽에 충분한 크기로 가해진다면, 간이 뒤쪽 뿐만 아니라 바깥쪽으로도 밀리면서 간 실질에 피막밑 열창이 생길 수 있다.

간의 앞쪽에 직접 둔기손상이 가해지면 실질에서 피막이 분리되어 피막밑혈종이 발생할 수 있다. 혈종은 완전히 기질화되어 두꺼운 섬유성 결합조직의 피막으로 대체될 수도 있고, 피막밑출혈이 계속되면서 발생한 압력으로 실질이 파열되어 치명적인 배막안출혈로 이어질 수도 있다. 피막밑혈종의 파열은 충격 후 며칠이 지나서 발생할 수도 있다.

간의 앞쪽을 가격한 힘이 위쪽을 향하면 간의 아랫면에 열창이 발생하고, 힘이 아래쪽과 뒤쪽을 향하면 간의 둥근 윗부분이 변형되고 간 윗면에 열창이 발생한다. 가로막이나 간 오른엽 윗면에 표재성으로 발생하는 다발성 피막 열창은 교통사고에서 흔히 발생한다.

만약 외력이 간의 앞쪽 가장자리를 따라 똑바로 가해지면, 간의 오목면과 볼록면 양쪽에 열창이 발생할 수 있다. 예를 들어 심각한 교통사고나 배를 무자비하게 차는 경우처럼 간 앞쪽에 강한 압궤력이 가해지면 간이 배 앞벽과 척주 사이에서 압착되어 왼엽이 완전히 절단될 수 있다.

간 실질 자체에 대한 손상 외에도 문맥(portal vein)이나 간동맥(hepatic artery), 아래대정맥에 손상이 발생할 수 있다. 이러한 혈관에 단독으로 손상이 발생하는 경우는 극히 드물다. 혈관이 손상될 정도의 힘은 간에도 광범위한 손상을 일으키기 때문이다.

Mays는 간 손상을 일으키는 데 필요한 에너지를 실험적으로 알아보았다.[131] 27-34ft·lb(역주: 36.6-46.1J)의 에너지는 피막 열창을 일으켰지만 혈관이나 담관가지(biliary tree)를 비롯한 간내 손상은 발생하지 않았다. 에너지가 106-134 ft·lb(역주: 143.7-181.7J)로 커지면 간 표면에 균열이 생기고 작은 담관(bile duct)이나 간동맥이 가끔 손상되었고, 주요 혈관이나 담관가지는 아무런 손상이 없었다. 에너지가 285-360ft·lb(역주: 386.4-488.1J)로 커지면 간 실질의 광범위한 파열과 함께 간동맥, 문맥, 담관의 작은 분지에 심각한 손상이 발생했다. 하지만 혈관과 담관의 주요 분지는 여전히 손상되지 않았다.

앞서 보았듯이 간에 일어나는 모든 손상이 외상에 의한 것은 아니다. 즉, 심폐소생술이나 간 생검, 혈관조영술, 간동맥을 통한 화학요법 등에 의해서도 간이 손상될 수 있다. 저자들은 간에 바늘생검(needle biopsy)을 받고 몇 시간 뒤 생검 부위에서 발생한 대량의 배막안출혈로 사망한 사례를 경험한 적이 있다. 배막안출혈은 간 종양이 파열되어 발생하기도 한다.

둔기손상으로 담낭에만 외상성 파열이 일어나는 경우는 흔치 않다. 담낭파열이 있으면 보통 간에도 광범위한 손상이 동반된다. 담낭의 단독 파열은 소아나 젊은 성인에서 더욱 흔하다고 알려져 있는데, 가슴이 더욱 쉽게 눌리기 때문인 것으로 보인다. 담즙(bile)이 배안으로 누출되면 화학적 배막염이 발생할 수 있다.

이자

이자는 배막뒤공간(retroperitoneum)에 위치하며, 뒤쪽 배벽에 맞닿아 있다. 머리, 목, 몸통, 꼬리로 구성되며, 머리는 샘창자(십이지장, duodenum)에 감싸져 있다. 목과 몸통은 문맥, 아래대정맥, 대동맥의 윗부분을 지나가며 2번 허리뼈 몸통을 덮고 있다. 꼬리는 왼쪽 콩팥의 위쪽 끝을 가로질러 지라의 위면(gastric surface)에서 끝나며, 잘록창자(결장, colon)의 지라굽이(splenic flexure)에 닿아있다. 이자는 몸통 뒤쪽에 위치하며 배벽과 상당한 거리가 있기 때문에 둔기손상이 흔히 발생하지는 않는다. 윗배에 국소적으로 강한 힘이 가해져 이자 손상이 발생했다면 이는 주로 2번 허리뼈가 덮여 있는 지점에 나타나며 좌상이나 열창, 절단 등이 발생할 수 있다. 이자의 열창에는 이자관의 손상, 이자액의 배안 누출, 화학적 배막염이 동반된다.

이자의 외상은 이자 주변이나 내부에 가성낭(pseudocyst)을 남길 수 있다. 이자주위낭(peripancreatic cyst)의 경우, 먼저 온전한 배막(peritoneum) 아래에 혈액과 이자액이 고여 이자주위혈종이 만들어졌다가, 혈액이 분해되면서 맑은 액체로 채워진 주머니가 된다. 낭벽은 상피세포 내막 없이 혈철소 탐식 대식세포와 혈철소 침전물을 포함한 섬유성 결합조직으로 이루어져 있다. 이자내낭(intrapancreatic cyst)은 이자내출혈로 발생한 혈종이 소실되면서 형성되며, 마찬가지로 상피내막 없이 혈철소를 포함한다. 이와 달리 종양성 또는 선천성 낭종은 상피세포 내막이 뚜렷하다. 대부분의 이자 가성낭은 외상보다는 이자염에 의해 발생한다.

지라

지라는 배의 왼쪽 위쪽 사분면에 위치하며, 위바닥(fundus)과 가로막 사이에서 명치부위(epigastric region)까지 걸쳐 있다. 지라는 간처럼 자주 손상되지는 않는데, 주변 구조물에 잘 보호되어 있기 때문이다. 지라의 자발성 파열은 심한 외상과는 관련이 없다. 이는 지라비대를 유발하거나 실질을 취약하게 만드는 다양한 원인에 의해 발생하는데, 전염성 단핵구증(infectious mononucleosis), 말라리아, 백혈병 등이 있다. 자발성이라고 분류되지만 실제로는 일반인이라면 전혀 영향이 없어 환자가 기억하지 못할 법한 사소한 외상에 의해 파열될 수도 있다.

배 왼쪽 위쪽에 심한 외상이 발생하면 지라의 열창이나 파열이 발생할 수 있다. 손상의 범위는 외력의 강도나 범위에 따라 달라진다. 손상의 정도는 피막의 작은 표재성 열창부터 실질의 파괴까지 다양하다. 어떤 경우에는 지라에 가해진 외력이 실질은 파열시키지만 피막을 손상시키지 못할 수도 있다. 내부 출혈이 지속되면 피막밑혈종이 형성될 수 있다. 이는 시간이 지나면 더 이상 커지지 않고 분해되어 흉터로 남는다. 출혈이 지속되면 피막밑 압력이 점점 증가해 결국 파열되고, 배막안출혈로 이어진다. 피막 파열은 외상 후 몇 시간에서 며칠 뒤에 발생할 수도 있는데, 단지 압력의 증가 때문일 수도 있고 또 다른 외상이 촉발한 것일 수도 있다. 현미경 검사를 하면 피막밑혈종의 지연성 파열을 확인할 수 있다. 피막밑혈종이 파열되기 전까지 환자는 증상이 없거나 희미한 복통 정도만 호소할 수 있다. 심폐소생술로 의인성 지라 파열이 발생하는 일은 극히 드물다. 이런 일이 발생했다면 지라비대가 있었을 가능성이 높다.

위장관

장간막을 비롯한 위장관에 둔기손상으로 좌상이 발생할 수는 있지만 심각한 손상은 잘 일어나지 않는다. 위장관의 가장 심한 손상은 파열이다. 위장관 각 부분은 유동적이어서 충격을 받더라도 쉽게 움직이므로 손상이 흔히 발생하지는 않지만, 만약 발생한다면 위장관의 내용물이 배안으로 누출되면서 배막염에 의해 사망할 수 있다.

식도

둔기손상에 의한 식도의 외상은 드물며 사망으로 이어지는 경우도 거의 없기 때문에 법의병리학자의 주된 관심사는 아니다. 격렬한 구토가 반복되면 위와 만나는 아래쪽 식도에 열창이 생길 수 있고, 심하면 천공되기도 한다. 이러한 열창은 보통 가쪽 벽이나 뒷벽 중 한 곳에 세로로 길게 발생하며, 점막만 찢어지는 표재성 열창부터 식도벽 전체가 파열되는 천공까지 다양하다. 이는 주로 알코올중독자에서 발생하며, 격렬하고 과도한 구토가 오래 지속되었을 때 발생한다. 이를 말로리-바이스 증후군(Mallory-Weiss syndrome)이라고 한다. 일반적인 구토에서는 위 근육이 수축하기 전 날문조임근(pyloric sphincter)이 수축되고 식도의 위아래 조임근이 이완된다. 그러나 격렬한 구토 중에는 식도 조임근이 제대로 이완되지 않고, 위 근육이 배벽 근육의 도움을 받아 강하게 수축하며 내용물을 식도로 분출시킨다. 이는 식도내압의 급격한 상승을 유발하며, 식도의 가쪽 뒷벽처럼 약한 부위를 파열시킨다. 이는 말로리-바이스 증후군의 말기에 나타나는 세로칸기종(mediastinal emphysema)이나 양측성 흉수(hydrothorax, pleural effusion), 수기흉(hydropneumothorax), 대량 출혈로 이어질 수 있다.

위

위는 배의 왼쪽 위쪽 사분면에 있으며 명치부위와 배꼽부위까지 이어진다. 위의 대부분을 이루는 위바닥과 몸통은 갈비뼈로 보호된다. 위의 손상은 대부분 명치부위나 배 왼쪽 위쪽에 국소적으로 가해진 둔력(발로 차거나 주먹으로 치는 행위 등)에 의해 발생한다. 이러한 힘은 위를 앞쪽 배벽과 뒤쪽의 척추 사이에서 압착시킨다. 손상의 중증도에 따라 위벽에 좌상이나 천공이 발생할 수 있다. 위의 손상은 단독으로 발생할 수도 있지만, 대부분 배의 다른 주요 손상이 동반된다. 위는 곧바로 천공될 수도 있고, 좌상 부위가 위산의 소화작용에 의해 괴사되어 뒤늦게 천공으로 이어질 수도 있다.

대부분의 위 파열 사례에서 위는 음식이나 음료 때문에 늘어나 있었다.[132] 위는 팽창할수록 둔기손상에 취약해진다. 배벽 앞쪽에 충격이 가해지면 배벽과 척추 사이에 있는 위가 눌려 내압이 갑자기 상승하며, 이는 위 전체에 균일하게 분산된다. 만약 날문조임근과 들문구멍(cardiac orifice)이 이완된 상태라면, 위 내용물이 압력에 의해 샘창자와 식도로 이동하여 위는 손상으로부터 부분적으로 보호된다. 그러나 위 내용물이 비워지지 않은 상태라면, 위 내압이 급격히 증가하면서 위벽의 저항을 뚫고 파열될 수 있다. 파열은 위의 어느 부위에서든 발생할 수 있지만, 앞벽에서 가장 자주 나타나는 것으로 보인다. 보통 가장자리가 불규칙하고 멍이 들어있는 둥근 구멍 형태로 나타난다. 앞서 설명한 위 천공의 원인 외에도, 내시경 검사나 생검, 코위관에 의해서도 발생할 수 있다.

샘창자

샘창자는 위 바로 다음에 있고 배꼽 부위에 위치한다. 위의 날문(pylorus)에서 시작되어 윗부분, 내림부분, 가로부분, 오름부분 4개의 영역으로 구분된다. 처음 세 부분은 이자 머리를 둘러싸고 있다. 4번째 오름부분은 척주를 덮고 있는데, 4번 허리뼈부터 2번 허리뼈까지 주행한 뒤 빈창자(공장, jejunum)로 이어진다. 샘창자의 오름부분과 샘빈창자굽이(duodenojejunal flexure)는 샘창자걸이근(suspensory muscle of duodenum, Treitz ligament)으로 고정되어 있다. 배에 강한 외력이 가해지면 샘창자가 손상될 수 있는데, 가장 흔히 손상되는 부위가 이 부근이다.

샘창자의 먼쪽은 고정되어 있어 앞쪽 배벽과 허리뼈 사이에서 눌리게 된다. 손상은 좌상부터 천공, 절단까지 다양하게 나타날 수 있다. 좌상이 일어난 부위의 출혈이 샘창자벽을 약화시킬 정도라면 천공으로 진행할 수 있다. 이러한 경우 샘창자 천공은 손상이 일어난 지 몇 시간에서 며칠이 지나서야 발생한다. 충격 당시 샘창자가 늘어나 있었다면 샘빈창자굽이가 파열될 수 있다. 파열 부위는 대부분 작고 타원형이며, 가장자리가 불규칙하고 출혈이 동반되어 있다.

작은창자

장이 파열되는 기전은 3가지로, 앞쪽 배벽과 척주나 골반 사이에서의 압박, 샘창자걸이근이나 돌막창자경계(ileocecal junction) 등 고정된 부위에서의 감속, 관내압의 국소적인 증가가 있다.

작은창자 중 빈창자는 주로 배꼽 부위와 왼엉덩뼈 부위에 위치하며, 돌창자(회장, ileum)는 주로 배꼽, 아랫배, 오른엉덩뼈, 골반 부위에 걸쳐 있다. 돌창자의 끝부분은 주로 오른엉덩뼈 부위의 골반 안에 위치하며, 막창자(맹장, cecum)로 이어진다. 빈창자와 돌창자는 배막의 주름인 장간막에 의해 뒤쪽 배벽에 고정된 상태에서 자유롭게 움직일 수 있다. 혈관과 신경은 장간막을 지나간다. 빈창자와 돌창자의 손상 발생률은 위와 샘창자에 비해 높고, 빈창자가 돌창자보다 자주 손상된다.[133)]

배가 강하게 가격되면 앞쪽 배벽과 척주나 골반 사이에서 작은창자가 압착된다. 그에 따른 좌상이나 천공, 절단은 둔력의 크기와 작용 부위에 따라 달라진다. 심한 좌상은 손상 후 몇 시간에서 며칠이 지난 뒤 지연성 천공으로 진행할 수 있다. 빈창자가 절단될 경우 이는 샘창자걸이근, 즉 작은창자가 뒤쪽 배벽에 단단히 고정된 부위를 지난 직후 발생한다. 작은창자가 절단되면 대부분 장간막에도 손상이 동반된다. 작은창자의 자발성 파열은 작은창자의 꼬임(incarceration)이나 조임(strangulation), 다양한 궤양성 질환, 장간막 혈전증으로 경색이 발생했을 때 일어날 수 있다.

배에 심한 둔력이 가해져 내부 장기가 손상되면 작은창자의 장간막에도 좌상이나 열창이 흔히 생긴다. 이는 단일 부위일 수도 있고 다발성 열창일 수도 있다. 장간막은 주로 배가 접선 방향으로 가격되어 막이 당겨졌을 때 찢어지는 것으로 보인다. 만약 장간막을 지나는 큰 혈관 중 하나가 찢어진다면 장간막 손상만으로도 사망할 수 있다.

큰창자

큰창자 또는 잘록창자는 작은창자에 비해 직경이 크고 고정되어 있으며 외상에 덜 취약하다. 큰창자의 중간부분인 가로잘록창자는 척주를 가로지르고 배안 안쪽으로 돌출되어 있기 때문에 외상이 가장 잘 생긴다. 앞쪽 배벽에 강한 충격이 가해지면 가로잘록창자의 중간 부분이 앞쪽 배벽과 허리뼈 사이에 압착될 수 있다. 그로 인한 외상은 둔력의 크기에 따라 좌상부터 열창, 절단까지 다양할 수 있다. 잘록창자는 성적 자극을 위해 삽입된 이물질, 손, 동물에 의해 파열되기도 한다.[134)] 잘록창자의 의인성 파열은 구불창자내시경이나 직장경검사, 관장 중에 발생할 수 있으며, 바륨관장(barium enema, 역주: 큰창자의 병변을 확인하기 위해 조영제인 바륨을 넣어 촬영하는 X-선 촬영 방법의 일종)으로 발생하기도 한다.

콩팥

콩팥은 배막뒤공간에 위치하며, 척주의 양쪽에 있다. 오른쪽 콩팥은 대부분 왼쪽보다 약간 낮게 위치한다. 오른쪽 콩팥의 뒷면과 윗부분은 12번 갈비뼈 앞에 있으며, 왼쪽 콩팥은 보통 11-12번 갈비뼈 앞에 있다. 오른쪽 콩팥의 앞면은 오른쪽 부신, 간, 오른창자굽이(right colic flexure)와 닿아있다. 왼쪽 콩팥의 앞면은 왼쪽 부신, 위, 지라, 빈창자, 잘록창자와 닿아있으며, 안쪽 면은 이자와 닿아있다.

정상적인 콩팥에서 자발성 파열은 발생하지 않는다. 콩팥의 둔기손상은 드물며, 배안에 큰 힘이 가해지는 교통사고나 높은 곳에서의 추락에서 주로 관찰된다. 옆구리에 둔력이 가해지면 배벽과 허리뼈 사이에서 콩팥이 압착될 수 있다. 콩팥에 가장 흔히 발생하는 손상은 좌상이다. 좌상 외의 손상은 대부분 가로 방향의 작은 열창으로, 피막은 온전히 덮여 있으며 출혈은 미미하다. 콩팥을 부서뜨릴 정도의 큰 열창은 드물며, 그러한 경우에는 다른 배안 장기에도 광범위한 손상이 나타난다. 둔력은 콩팥 혈관을 손상시켜 배막뒤공간의 출혈을 일으킬 수 있다.

방광

성인의 방광(urinary bladder)은 비어 있을 때 골반 안에 완전히 들어가 있고, 두덩결합 뒤에 위치한다. 방광이 팽창하면 배안까지 확장될 수 있다. 소아의 경우 방광 앞면은 배꼽과 두덩결합 사이의 배벽 아래쪽 2/3와 닿아있다. 사춘기가 되면 방광은 천천히 내려가서 골반 안에 자리잡는다. 진단 또는 치료 목적으로 기구를 사용하는 과정에서 의인성 방광 파열이 발생할 수 있다. 이보다는 골반과 아랫배에 가해진 강한 둔력으로 방광이 파열되는 상황이 더 흔히 나타난다. 손상의 정도와 유형은 방광에 들어있던 소변의 양에 따라 달라진다.

방광 파열은 **배막밖(extraperitoneal) 파열**과 **배막안(intraperitoneal) 파열** 2가지로 나뉜다. 배막밖파열은 방광이 비어 있거나 소변이 거의 없을 때 발생한다. 이때 방광은 골반 안에 있어 단단한 골반뼈로 보호되며, 방광의 열창은 골반 골절과 함께 나타난다. 골반 골절이 없으면 방광의 배막밖파열은 거의 발생하지 않지만, 둔력이 아랫배에 아래쪽으로 가해지면 나타날 수 있다.

방광의 배막안파열은 방광이 소변으로 가득 차서 현저히 늘어나 있을 때 발생한다. 이때 아랫배를 발로 차거나 때리는 등의 둔력이 가해지면 방광 뒷벽이 엉치뼈(sacrum)에 눌리며 방광내압이 상승할 수 있으며, 방광이 파열되어 소변이 배안으로 누출될 수 있다.

내부 생식기

임신 상태가 아닌 자궁이 손상되는 일은 극히 드물지만, 만약 발생한다면 주로 광범위한 골반 골절에 동반된다. 임신 중인 자궁이나 태아에 대한 둔기손상은 대부분 교통사고로 발생하며, 극소수가 추락이나 폭행으로 발생한다.[135, 136] 태아 사망의 주요 원인은 태반의 분리이다. 이는 외상을 입는 순간 시작되지만 몇 시간 동안은 뚜렷하지 않을 수도 있다. 태반 가장자리가 작게 분리되기 시작하여 태아를 해칠 정도로 태반 뒤쪽의 혈종이 커지려면 시간이 걸리기 때문일 것이다. 직접적 외상이 없어도 격렬한 움직임으로 자궁이 심하게 뒤틀리면 태반이 분리될 수 있다. 태아가 사망하면 일반적으로 48시간 안에 진통이 시작되지만 몇 주간 지연될 수도 있다. 이 과정에서 산모에게 파종혈관내응고가 발생할 수 있다. 골반 골절이 있으면 태반이 분리될 뿐만 아니라 태아도 직접 손상받아 머리뼈 골절이나 내부 손상이 나타날 수 있다.

팔다리의 둔기손상

팔다리의 손상은 피부와 피하조직에 국한될 수도 있고 근육, 혈관, 신경, 뼈, 관절까지 확장될 수도 있다.

팔의 손상은 교통사고, 추락, 폭행으로 발생한다. 타살이라면 팔에 방어흔이나 공격흔이 있는지 자세히 조사해야 한다. 손톱, 손가락, 손, 아래팔에 피부까짐이나 멍, 찢긴상처가 있는지 주의 깊게 확인해야 한다. 강간 피해자의 손톱이 부러지거나 들려 있다면 피해자가 자신을 보호하려 애썼다는 것을 알 수 있다. 피해자가 둔기를 피하려다 손가락이나 아래팔이 부러지는 경우도 있다. 관절 부위에 발생한 멍이나 피부까짐, 얕은 찢긴상처로 가해자의 정당방위가 입증될 때도 있다. 그러나 손에 손상이 없다고 해서 주먹으로 가격했을 가능성이 배제되지는 않는다. 팔 뒤쪽의 손상은 피해자가 가격을 피하려했음을 시사할 수 있다.

다리의 박피손상은 주로 보행자 교통사고에서 나타난다. 자동차 바퀴가 다리 위를 지나가면 피부와 피하조직에 접선 방향의 압력이 가해져 밑에 있는 근육과 분리될 수 있다. 이렇게 생성된 공간은 곧 혈액과 액화된 지방으로 채워진다. 피부와 피하조직까지 찢어져 큰 피부판(skin flap)을 형성하기도 한다(그림 5.42).

이처럼 혈액이 가득 찬 공간은 차량의 앞부분에 충돌한 보행자의 허벅지 뒤쪽이나 바깥쪽에 나타날 수도 있다. 자동차의 후드가 허벅지에 접선 방향의 외력을 가하면 피부와 피하조직이 근육으로부터 박리되어 이러한 공간이 형성된다(그림 5.43).

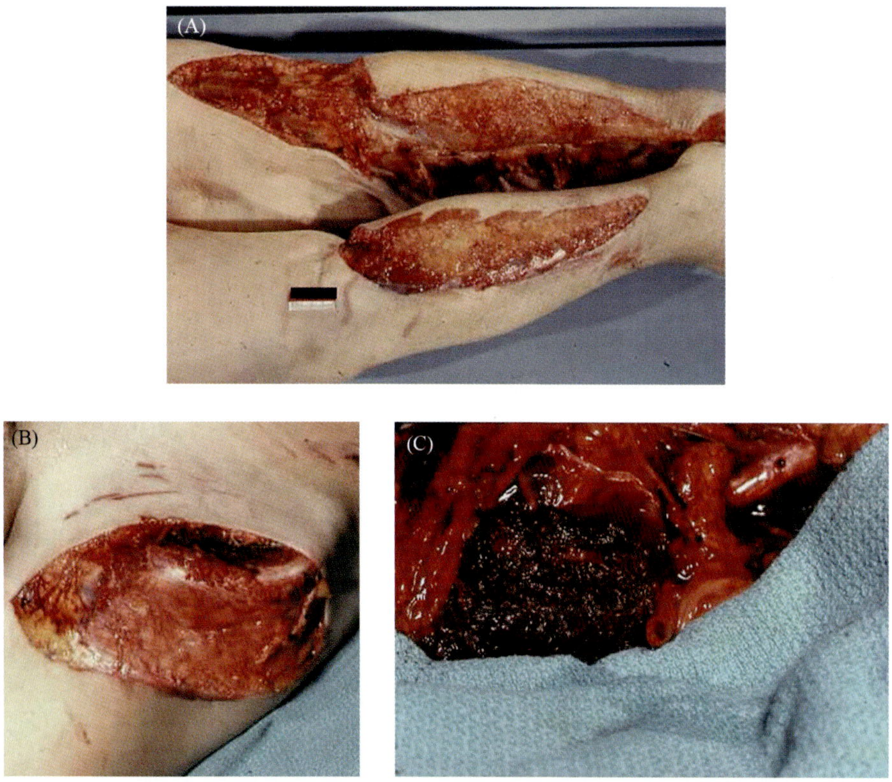

그림 5.42 **(A)** 트럭의 바퀴가 다리 위로 지나가면서 발생한 양쪽 다리의 박피손상. **(B)** 왼쪽 허벅지의 박피손상과 **(C)** 절단된 넙다리동맥.

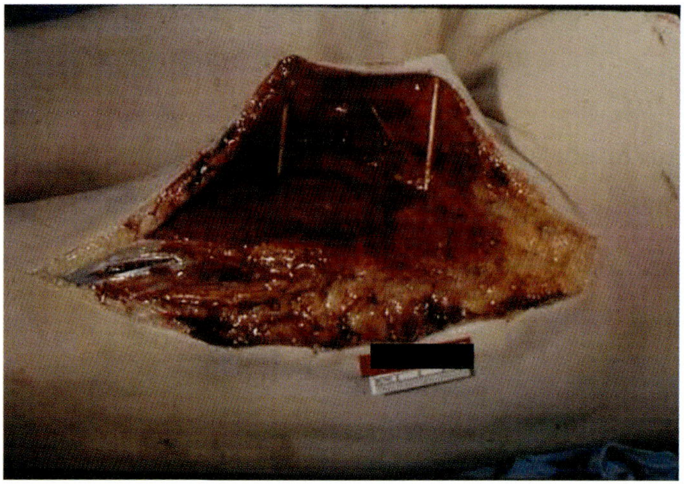

그림 5.43 허벅지 뒤쪽의 혈액이 가득 찬 공간(절개된 상태). 자동차 후드 앞쪽과의 충돌로 피부와 피하조직이 근육에서 분리되어 발생하였다.

으깸손상(압궤손상, crush injury)이 팔다리 모두에 걸쳐 발생할 수도 있다. 철근이나 추락한 물건에 깔리면 외상성 또는 허혈성 근육괴사가 발생할 수 있고 이로 인해 근색소(미오글로빈, myoglobin)가 방출되어 급성세뇨관괴사(acute tubular necrosis) 같은 콩팥 손상이 나타나기도 한다.

팔다리의 손상도 심각한 전신적 변화와 사망을 초래할 수 있다. 심한 으깸손상이나 연부조직 손상, 복합골절은 쇼크 상태로 이어질 수 있다. 외상으로 팔다리가 절단되거나 큰 혈관의 절단을 동반한 복합골절, 여러 곳의 찢긴상처, 다수의 작은 혈관 손상을 동반한 박피손상이 일어나면 심각한 출혈이 나타날 수 있다. 다리 정맥이 손상되면서 발생한 혈전증이 제3장에서 논의되었던 폐색전증으로 이어질 수도 있다. 혈전증은 팔다리 골절로 환자가 침대에 누워 지내면서 오랜 기간 움직이지 못해 다리의 정맥혈류가 정체되어 발생할 수도 있다. 골절이 없어도 다리 손상에 의한 출혈이나 부종이 정맥을 직접 손상시키거나 혈류를 정체시켜서 으깸손상을 초래하기도 한다. 앞서 설명했듯이 팔다리의 기계적 손상으로 지방색전증이 발생하기도 한다. 외상이 발생한 지 며칠에서 몇 주가 지난 뒤 감염으로 사망할 수도 있다. 복합골절은 상처 내로 이동한 세균이 괴사된 조직에 정착하여 오염되어 있을 때가 많다. 세균의 발병력(virulence)과 수술 및 상처 세척의 시기 및 범위에 따라 감염은 피부나 연부조직에서 멈출 수도 있고 뼈까지 퍼져 골수염(osteomyelitis)으로 진행할 수도 있다. 호기성 세균과 혐기성 세균의 조합은 다리의 괴저(gangrene), 악성용혈성빈혈(hemolytic anemia), 혈색소뇨를 동반한 콩팥증(hemoglobinuric nephrosis), 요독증, 패혈증을 유발할 수 있다. 흙으로 오염된 상처에는 파상풍(tetanus)이 생기기도 한다.

추가적인 문제들

동물에게 물린 상처

동물에 물린 상처(animal bites)는 일반적으로 예기손상과 둔기손상이 복합된 형태로 나타난다. 이빨에 의한 천공은 예기손상에 해당하지만, 먹잇감을 제압하고 먹기 쉽게 찢는 것은 둔기손상에 해당한다. 동물의 종류에 따라 송곳니(cuspid, canine, fang)에 뚫린 상처는 쌍으로 나타날 수 있고, 다른 이빨은 대상을 흔들거나 잡아당기는 과정에서 찢긴 상처를 만든다. 따라서 동물에 의한 상처는 대개 찢긴상처, 피부까짐, 골절이 복합적으로 나타난다.

상어와 관련된 사망에서는 이러한 물린상처(교상, bite injury)가 주로 팔다리에 발생하여 연부조직과 혈관의 광범위한 손상을 초래하며, 심지어 절단될 때도 있다. 피해자는 보통 과다출혈이나 익사로 사망한다.

개와 관련된 사망사고는 주로 소아나 노인처럼 자신을 충분히 보호할 수 없는 사람들에게 발생한다. 전형적으로 여러 번 물린 상처가 발견되고, 주변 조직이 광범위하게 손상되면서 혈관이나 근육, 장기의 손상도 동반된다(그림 5.44).

Shields 등은 개와 관련된 사망 11건을 검토한 결과 그중 10건에서 둔기손상과 예기손상의 특징이 모두 나타났고, 다양한 신체 부위에 다발성 손상이 있었으며, 머리와 얼굴에 심각한 손상이 확인되었다고 하였다. 궁극적인 사망 원인은 과다출혈이나 생명에 필수적인 장기의 회복 불가능한 손상이었다고 하였다.[137]

바위와 돌

땅바닥부터 벽, 의자, 자동차에 이르기까지 거의 모든 물체가 둔기손상을 유발할 수 있지만, 가장 전통적인 물체는 역시 바위다. 심지어 성서에도 다윗이 새총과 돌멩이 1개로 골리앗을 죽였다는 기록이 있다. 실제로 선사시대에 사냥할 때 최대 25m 거리까지는 돌을 던지거나 돌팔매질하는 것이 다른 무기만큼 효과적이었다고 밝힌 연구도 있다.[138] 인류는 어떤 돌이 다른 것보다 치명적인지 금세 알게 되었고, 무겁고 둥근 돌을 만들기 위해 자연의 돌을 조각하거나 흙으로 빚는 방법을 터득했다. 또한 돌의 속도와 정확도를 높이기 위해 새총(sling)이나 투석기(catapult) 같은 무기를 설계하는 방법도 배웠다.

돌을 과거의 무기라고 생각할 수 있지만, 돌에 맞아 사망하는 사례는 여전히 보고되고 있다. 2004년 Bhootra 등은 새총에 맞아 사망한 사례 1건을 보고했다.[139] 사망자는 사건 9일 만에 사망했는데, 머리뼈 골절, 경막하출혈, 지주막하출혈, 고름수막염이 있었고 뇌 조직에 검은 돌이 박혀있었다.

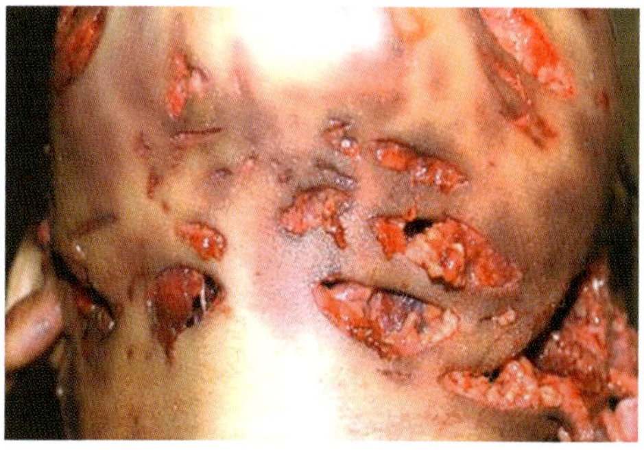

그림 5.44 개와 관련된 사망자에게 나타난 얼굴과 목의 물린상처(사진 제공: Dr. Norma J. Farley).

참고자료

1. Robertson I and Hodge PR, Histopathology of healing abrasions. Forensic Sci 1972; 1:17-25.
2. Hankey GJ, Eikelboom JW. Antiplatelet drugs. Med J Aust 2003;178:568-74.
3. Langlois NEI and Gresham GA, The aging of bruises: a review and study of the color changes with time. Forensic Sci Int 1991; 50:227-238.
4. Maguire S, et al., Can you age bruises accurately in children? A systematic review. Arch Dis Child 2005; 90(2):187-189.
5. Vanezis P, Interpreting bruises at necropsy. J Clin Pathol 2001; 54:348-355.
6. Betz P, Histological and enzyme histochemical parameters for the age estimation of human skin wounds. Int J Legal Med 1994; 107:60-68.
7. Byard RW, Wick R, Gilbert JD, and Donald T, Histologic dating of bruises in moribund infants and young children. Forensic Sci Med Pathol 2008; 4(3):187-192.
8. Robertson I, Antemortem and postmortem bruises of the skin: their differentiation. J Forensic Med 1957; 4:2-10.
9. Hernandez-Cueto C, Girela E, and Sweet DJ, Advances in the diagnosis of wound vitality: a review. Am J Forensic Med Path 2000; 21(1):21-31.
10. Harkness JW, Ramsey WC, and Ahmadi B, Principles of fractures and dislocations, in Rockwood CA, Green DP (Eds) Fractures in Adults Vol 1. JP Lippincott, Philadelphia, PA, 1984.
11. Kress TA, Porta DJ, Snider JN, et al., Fracture pattern of human cadaver long bones. Presented 1995 International IRCOBI Conference on the Biomechanics of Impact. Sept 13-15, 1995. Brunnen, Switzerland.
12. Porta DJ, Kress TA, Fuller PM, et al., Spiral fractures — definition and determination of torsional direction from radiographs. Presented at the Annual Meeting of the American Academy of Forensic Science, Nashville, February 19-24, 1996.
13. Pennal GF, Tile M, Waddell JP, et al., Pelvic disruption. Clin Orthoped Related Res 1980; 151:12-21.
14. Tile M, Fractures of the Pelvis and Acetabulum. Williams & Wilkins, Baltimore, MD, 1984.
15. ten Duis HJ, The fat embolism syndrome: review. Injury 1997; 28(2):77-85.(80)
16. Fabian TC, Unraveling the fat embolus syndrome (editorial). NEJM 1993; 329(13):961-963. (81)
17. Bulger EM, et al., Fat embolism syndrome: a 10-year review. Arch Surg 1997; 132(4):435-439.(82)
18. von Bergmann E, Ein Fall von todlicher Fettembolie. Berl Klin Wochenschr 1873; 10:385.
19. Gurd AR and Wilson RI, The fat embolism syndrome. J Bone Joint Surg Br 1974; 56:408-416.
20. Fracasso T, Karger B, Pfeiffer H, et al., Immunohistochemical identification of prevalent right ventricular ischemia causing right heart failure in cases of pulmonary fat embolism. Int J Legal Med 2010; 124:537-542.
21. Gossling HR and Pellegrini VD Jr, Fat embolism syndrome: a review of the pathophysiology and physiological basis of treatment. Clin Orthop Relat Res 1982; 165:68-82.
22. Baker PL, Pazell JA, and Peltier LF, Free fatty acids, catecholamines, and arterial hypoxia in patients with fat embolism. J Trauma 1971; 11:1026-1030.
23. Shapiro MP and Hayes JA, Fat embolism in sickle cell disease. Report of a case with brief review of the literature. Arch Intern Med 1984; 144:181-182.20
24. Falzi G, Henn R, and Spann W, On pulmonary fat embolism after injuries with different periods of survival. Munch Med Wochenschr 1964; 106:978-981.
25. Hiss J, Kahana T, and Kugel C, Beaten to death: why do they die? J Trauma 1996; 40:27-30.
26. Nichols GR 2nd, Corey TS, and Davis GJ, Nonfracture-associated fatal fat embolism in a case of child abuse. J Forensic Sci 1990; 35:493-499.
27. Mudd KL, Hunt A, Matherly RC, et al., Analysis of pulmonary fat embolism in blunt force fatalities. J Trauma 2000;48:711-715.
28. Gennarelli TA, et al., Diffuse axonal injury and traumatic coma in the primate. Ann Neurol 1982; 12:564-574.
29. Adams IH, Graham DI, and Gennarelli TA, Head injury in man and experimental animals: neuropathology. Acta Neurochirugica Suppl 1983; 32:15-30.
30. Le Roux PD, Choudhri H, and Andrews BT, Cerebral concussion and diffuse brain injury. In Cooper PR and Golfinos TA (Eds) Head Injury 4th ed. McGraw-Hill, New York, NY, 2000, Chap 7.
31. Lissner HR and Evans FG, Engineering aspects of fractures. Clin Orthoped 1958; 8:310-322.

32. Evans FG, Lissner HR, and Lebow M, The relation of energy, velocity and acceleration to skull deformation and fracture. Surg Gynecol Obstet 1958; 107:593-601.

33. Gurdjian ES, Webster JE, and Lissner HR, The mechanism of skull fractures. Radiology 1950; 54:313-338.

34. Castiglione AG, et al., Intracranial insertion of a nasogastric tube in a case of homicidal head trauma. Am J Forens Med Path 1998; 19(4):329-334.

35. Hopper RH, McElhaney JH, and Myers BS, Mandibular and basilar skull tolerance. Experiments Carried Out under the Auspices of Duke University.

36. Hein PM and Schulz E, Contrecoup fractures of the anterior cranial fossae as a consequence of blunt force caused by a fall. Acta Neurochir 1990; 105:24-29.

37. Kroman A, Kress T, Porta d, Fracture propagation in the human cranium: a re-testing of popular theories. Clin Anat 2011; 24:309-318.

38. Chan-Seng E, et al., Cervical spine injuries from diving accident: a 10-year retrospective descriptive study on 64 patients. Orthop Traumatol: Surg Res 2013; 99(5):507-508.

39. Bucholz RW, et al., Occult cervical spine injuries in fatal traffic accidents. J Trauma 1979; 19(10):768-771.

40. Adams VI, Neck injuries, I occipitoatlantal dislocations - a pathologic study of 12 traffic fatalities. J Forensic Sci 1992; 37(2):556-564.

41. Chapman JR and Anderson PA, Chapter 60: cervical spine trauma P1245-1295, in Frymoyer JW (Ed) The Adult Spine: Principles and Practice 2nd ed. Lippincott-Raven, 1997.

42. Adams VI, Neck injuries, II atlantoaxial dislocations: a pathologic study of 14 traffic fatalities. J Forensic Sci Philadelphia, 1992; 37(2):565-573.

43. Oshlag B, Ray T, and Boswell B, Neck injuries. Prim Care. 2020; 47(1):165-176.

44. Lindenberg R, Trauma of meninges and brain, in Minckler J (Ed) Pathology of the Nervous System Vol 2. McGraw-Hill, 1971.

45. Lindenberg R and Freytag E, Morphology of cortical contusions. Arch Pathol New York, 1957; 63:23-42.

46. Linderberg R and Freytag E, Morphology of brain lesions from blunt trauma in early infancy. Arch Pathol 1969; 87:298-305.

47. Gennarelli TA, Mechanisms of cerebral injury. Presented at the 34th Annual Meeting of the National Association of Medical Examiners. Indianapolis, September 14-19, 2000.

48. Adams JH, et al., Deep intracerebral (basal ganglia) haematomas in fatal nonmissile head injury in man. J Neurol Neurosurg Psych 1986; 49(9):1039-1043.

49. Cooper PR, Posttraumatic intracranial mass lesions, in Cooper PR and Golfinos JG (Eds) Head Injury 4th ed. McGraw-Hill, New York, NY, 2000.

50. Ninchoji T, et al., Traumatic intracerebral haematomas of delayed onset. Acta Neurochirugica 1984; 71:69-90.

51. Young HA, et al., Delayed traumatic intracerebral haematoma: report of 15 cases operatively treated. Neurosurgery 1984; 14:22-25.

52. Gentleman D, Nath F, and MacPhersen P, Diagnosis and management of delayed traumatic intracerebral hematoma. Br J Neurosurg 1989; 3:367-372.

53. Linderberg R and Freytag E, Brainstem lesions characteristic of traumatic hyperextension of the head. Arch Pathol 1970; 90:509-515.

54. Ezzat W, Lee CA, and Nyssen J, Pontomedullary rent: a specific type of primary brainstem traumatic injury. Am J Forensic Med 1995; 16(4):336-339.

55. Caceres JA and Goldstein JN, Intracranial hemorrhage. Emerg Med Clin North Am 2012; 30(3):771-794.

56. Mealey J, Acute extradural hematomas without demonstrable skull fractures. J Neurosurg 1960; 1(7):27-34.

57. Iwakuma T and Brunngraber CV, Chronic extradural hematomas: a study of 21 cases. J Neurosurg 1973; 38:488-493.

58. Kawasumi Y, et al., Heat haematoma: post-mortem computed tomography findings. Clin Radiol 2013; 68(2):e95-e97.

59. Graham DI and Gennarelli TA, Pathology of brain damage after injury, in Cooper PR and Golfinos JG (Eds) Head of Injury 4th ed. McGraw-Hill, New York, NY, 2000.

60. Miller JD and Nader R, Acute subdural hematoma from bridging vein rupture: a potential mechanism for growth. J Neurosurg 2014; 120(6):1378-1384.

61. Lee KS, et al., Origin of chronic subdural haematoma and relation to traumatic subdural lesions (review). Brain Injury 1998; 12(11):901-910.

62. Ross JL, et al., Forensic evaluation of subarachnoid hemorrhage. Academic Forensic Pathology. 2012; 2(1): 30-35.

63. Geddes JF, What's new in the diagnosis of head injury? J Clin Path 1997; 50(4):271-274.

64. Fishman RA, Cerebrospinal Fluid in Diseases of the Nervous System 2nd ed. WB Saunders, Philadelphia, PA, 1992, p 431

65. Toole JF, Robinson MK, and Mercuri M, Primary subarachnoid hemorrhage, in Toole JF (Ed) Handbook of Clinical Neurology. Vascular Diseases, Part III. Elsevier Science, New York, NY, 1989, pp 1-39.

66. Hardman JM, Cerebrospinal trauma, in Davis RL and Robertson DM (Eds) Textbook of Neuropathology 3rd ed. Williams & Williams, Baltimore, MD, 1997, p. 1179-1232.

67. Hammes EM, Reaction of the meninges to blood. Arch Neurol Psychiatry 1944; 52:505-514.

68. Adams RD and Sidman RL, Introduction to Neuropathology. McGraw-Hill, New York, NY, 1968, p 629.

69. Alpers BJ and Forster FM, The reparative processes in subarachnoid hemorrhage. J Neuropathol Exp Neurol 1945; 4:262-268.

70. Lindenberg R, Trauma of the meninges and brain, in Minckler J (Ed) Pathology of the Nervous System. McGraw-Hill, New York, NY, 1971, p 1705-1765.

71. Opeskin K and Burke MP, Vertebral artery trauma. Am J Forens Med Path 1998; 19(3):206-217.

72. Martin RF, et al., Blunt trauma to the carotid arteries. J Vasc Surg 1991; 14(6): 789-793.

73. Cogbill TH, et al., The spectrum of blunt injury to the carotid artery: a multicenter prospective. J Trauma 1994; 37(3):473-479.

74. Rutherfoord GS, Dada MA, and Nel JP, Cerebral infarction and intracranial dissection in closed head injuries. Am J Forensic Med Path 1996; 17(1):53-57.

75. Opeskin K, Traumatic pericallosal artery aneurysms. Am J Forensic Med Path 1995; 16(1):11-16.

76. Soria ED, Paroski MW, and Schamann ME, Traumatic aneurysms of cerebral vessels: a case study and review of the literature. Angiology 1988; 39:690-615.

77. Kobrine AI, et al., Demonstration of massive traumatic brain swelling within 20 minutes after injury. Case report. J Neurosurg 1977; 46(2):256-258.

78. Bruce DA, et al., Diffuse cerebral swelling in children: the syndrome of "malignant brain edema" J Neurosurg 1981; 54:170-178.

79. Snoek IW, et al., Delayed deterioration following mild head injury in children. Brain 1984;107:15-36.

80. Lang DA, et al., Diffuse brain swelling after injury: more often malignant in adults than children. J Neurosurg 1994; 80: 675-680.

81. Wolf JA, Stys PK, Lusardi T, Meaney D, and Smith DH, Traumatic axonal injury induces calcium influx modulated by tetrodotoxin-sensitive sodium channels. J Neurosci 2001; 21(6):1923-1930.

82. Smith DH and Meaney DF, Axonal damage in traumatic brain injury. Neuroscientist 2000; 6(6):483-495.

83. LoPachin RM and Lehning EJ, Mechanism of calcium entry during axon injury and degeneration. Toxicol Appl Pharmacol 1997; 143(2):233-244.

84. Cowie RJ and Stanton GB, Axoplasmic Transport and Neuronal Responses to Injury Archived 2005-10-29. Howard University College of Medicine 2005, Retrieved on 2008-01-17.

85. Hughes PM, Wells GMA, Perry VH, Brown MC, and Miller KM, Comparison of matrix metalloproteinase expression during Wallerian degeneration in the central and peripheral nervous systems. Neuroscience 2002; 113(2):273-287.

86. Castillo MR and Babson JR, Ca2+-dependent mechanisms of cell injury in cultured cortical neurons. Neuroscience 1998; 86(4):1133-1144.

87. Zhou F, Xiang Z, Feng WX, and Zhen LX, Neuronal free Ca2+ and BBB permeability and ultrastructure in head injury with secondary insult. J Clin Neurosci 2001; 8(6):561-563.

88. Oehmichen M, et al., Axonal injury — a diagnostic tool in forensic neuropathology? (Review). Forensic Sci Int 1998; 95(1):67-83.

89. Oehmichen M, et al., Pontine axonal injury after brain trauma and nontraumatic hypoxicischemic brain damage. Int J Legal Med 1999; 112:261-267.

90. Kelley JP, et al., Concussion in sports: guidelines for the prevention of catastrophic outcome. JAMA 1991; 226:2867-2869

91. Blumberg PC, et al., Staining of amyloid precursor protein to study axonal damage in mild head injury. Lancet 1994; 344:1055-1056.

92. Cantu RC, Second-impact syndrome. Clin Sport Med 1998; 17:37-60.

93. Milovanovic A and Di Maio VJM, Death due to concussion and alcohol. Am J Forensic Med Path 1999; 20(1):6-9.

94. Molina DK and DiMaio VJ, Head trauma and alcohol: a lethal combination. Am J Forensic Med Pathol 2015; 36(4):290-292.

95. Zink BJ and Feustel PJ, Effects of ethanol on respiratory function in traumatic brain injury. J Neurosurg 1995; 82:822-828.
96. Moenninghoff C, et al., Diffuse axonal injury at ultra-high field MRI. PLoS ONE 2015: 10(3): e0122329
97. Gennarelli TA and Thibault LE, Biomechanics of acute subdural hematoma. J Trauma 1982; 22(8):680-686.
98. Adams JH, et al., Diffuse axonal injury in head injuries caused by a fall. Lancet 1984;324: 1420-1422.
99. Gultekin SH and Smith TW, Diffuse axonal injury in craniocerebral trauma. Arch Path Lab Med 1994; 118:168-171.
100. Pfister BJ, Chickola L, and Smith DH, Head motions while riding roller coasters: implications for brain injury. Am J Forensic Med Pathol 2009; 30(4):339-345.
101. Martland HS, Punch drunk. JAMA 1928; 91:1003-1007.
102. Morrison RG, Medical and public health aspects of boxing. JAMA 1986; 255:2475-2480.
103. Lampert PW and Hardman JM, Morphological changes in brains of boxers. JAMA 1984; 251:2676-2679.
104. Corsellis J, Burton CJ, and Freeman-Browne D, The aftermath of boxing. Psychol Med 1973; 3:270-303.
105. Montenigro PH, Corp DT, and Cantu RC, Stern RA chronic traumatic encephalopathy: historical origins and current perspective. Annu Rev Clin Psychol 2015; 11:309-330.
106. Majercik S and Pieracci FM, Chest wall trauma. Thorac Surg Clin 2017; 27(2):113-121.
107. Bharati S and Levi M, The pathology of sudden death, in Josephson ME (Ed) Sudden Cardiac Death (Cardiovascular Clinics) 15/3. FA Davis Co, Philadelphia, PA, 1985, pp 1-27.
108. Killen DA, et al., Posttraumatic aneurysm of left ventricle. Circulation 1969; 39:101-108.
109. Ebert LC, et al., Fatal left ventricular rupture and pericardial tamponade following a horse kick to the chest. Am J Forensic Med Pathol 2011; 1(1):167-169.
110. Bolooki H, Karlson KE, Garzon AA, et al., Ventricular septal defects produced by penetrating chest injuries. NY State J Med 1969; 69:24712474
111. Simson LR Jr, Chin-sternum-heart syndrome: cardiac injury associated with parachute mishaps. Aerospace Med 1971; 42:1214-1218.
112. Suzuki I, Sato M, Hoshi N, and Manjo H, Coronary arterial laceration after blunt chest trauma. NEJM 2000; 343(10):742-743.
113. Cherng WJ, Bullard MJ, Chang HJ, et al., Diagnosis of coronary artery dissection following blunt chest trauma by transesophageal echocardiography. J Trauma 1995; 39:772-774.
114. Maron BJ, Poliac LC, Kaplan JA, and Mueller FO, Blunt impact to the chest leading to sudden death from cardiac arrest during sports activities. NEJM 1995; 333:337-342.
115. Viano DC, Andrzejak DV, Polley TZ, and King AI, Mechanism of fatal chest injury in baseball impact: development of an experimental model. Clin J Sport Med 1992; 2:166-171.
116. Marshall DT, Gilbert JD, and Byard RW, The spectrum of findings in cases of sudden death due to blunt cardiac trauma-'commotio cordis'. Am J Forensic Med Pathol 2008; 29(1):1-4.
117. Link MS, Wang PJ, Natesa GP, Bharati S., et al., An experimental model of sudden death due to low-energy chest-wall impact (commotio cordis). NEJM 1998 338:1805-1811.
118. Arajarvi E, Santavirta S, and Tolonen J, Aortic ruptures in seat belt wearers. J Thorac Cardiovasc Surg 1989; 98:355-361.
119. Symbas PJ, Horsley WS, and Symbas PN, Rupture of the ascending aorta caused by blunt trauma (review). Ann Thorac Surg 1998; 66(1):113-117.
120. Rogers F, Osler TM, and Shackford SR, Aortic dissection after trauma: case report and review of the literature. J Trauma 1996; 41(5):906-908.
121. Ono M, Yagyu K, Furuse A, Kotsuka Y, and Kubota H, A case of Stanford Type A acute aortic dissection caused by blunt chest trauma. J Trauma 1998; 44(3):543-544.
122. Gammie JS, Katz WE, Swanson ER, and Peitzman AB, Acute aortic dissection after blunt chest trauma. J Trauma 1996; 40(1):126-127.
123. Papadopoulos CD, Potter RT, Manoli AN, et al., Chronic traumatic dissecting aortic aneurysms. NY State J Med 1975; 75:2181-2184.
124. Heggtveit HL, Campbell JS, and Hooper GD, Innominate arterial aneurysms occurring after blunt trauma. Am J Clin Pathol 1964; 42:69-74.
125. Harkin DW, Kirk G, and Clements WDB, Abdominal aortic rupture in a child after blunt trauma on a soccer field. Injury 1999; 30:303-304.
126. Winter B and Baum R, Complete traumatic rupture of the bronchus with minimal trauma. JAMA 1968; 206:370-372.

127. Osborn GR, Findings in 252 fatal accidents. Lancet 1943; 2:277-284.
128. Steier M, Ching N, Bonfils-Roberts E, et al., Iatrogenic causes of pneumothorax: increasing incidence with advances in medical care. NY State J Med 1973; 73:1296-1298.
129. Newman LL, San Filippo JA, Halata MS, et al., Pneumothorax and hydrothorax following placement of central catheter. NY State J Med 1982; 82:341-343.
130. Ducatman BS, Ludwig J, and Hurt RD, Fatal rectus sheath hematoma. JAMA 1983; 249:924-925.
131. Mays ET, Bursting injuries of the liver. Arch Surg 1966; 93:92-106.
132. Semel L and Frittelli G, Gastric rupture from blunt abdominal trauma. NY State J Med 1981; 81:938-939.
133. Vance BM, Subcutaneous injuries of the abdominal viscera. Arch Surg 1928; 16:631-679.
134. Reay DT, Sexual abuse and death of an elderly lady by "fisting. Am J Forensic Med Path 1983; 4:347-349.
135. Rothenberger D, Quattlebaum FW, Perry JF, et al., Blunt maternal trauma: a review of 103 cases. J Trauma 1978; 18:173-179.
136. Crosby WM, Traumatic injuries during pregnancy. Clin Obstet Gynecol 1983; 26:902-912.
137. Shields LBE, Bernstein ML, Hunsaker JC, and Stewart DM, Dog bite-related fatalities: a 15-year review of Kentucky medical examiner cases. Am J Forensic Med Pathol 2009; 30(3):223-230.
138. Wilson AD, Zhu Q, Barham L, et al., A dynamical analysis of the suitability of prehistoric spheroids from the cave of hearths as thrown projectiles. Sci Rep 2016; 6: 30614.
139. Bhootra BL and Bhana BD, An unusual missile-type head injury caused by a stone: case report and medicolegal perspectives. Am J Forensic Med Pathol 2004; 25(4):355-357.

6 예기손상

"얍, 얏! 얍, 얏! 그 담엔 푹! 푹!
듬팍한 칼날 석쓱쓱덕 휘날았네."

- Jabberwocky by Lewis Carroll
(역주: 경상대 송무 교수 번역본 참고)

예기손상(sharp force wound), 즉 뾰족하고 날카로운 도구에 의한 손상은 일반적으로 4가지로 분류할 수 있다.

1. 찔린상처(자창, Stab wound)
2. 벤상처(절창, Incised wound, cut)
3. 큰칼상처(할창, Chop wound)
4. 치료/진단에 의한 손상(Therapeutic/diagnosis wound)

찔린상처

찔린상처는 길이보다 깊이가 더 깊은 예기손상으로, 뾰족한 도구에 의해 생긴다. 찔린상처의 가장자리(창연, edge)는 피부까짐이나 멍 없이 깨끗한 모습이 전형적이다(그림 6.1).

찔린상처를 만드는 가장 흔한 도구는 칼이며, 날(cutting edge) 부분으로 벤상처도 생길 수 있다. 전형적인 형태는 외날(single-edged)이면서 칼날(blade)의 길이가 4-5in.(역주: 10-13cm)인 납작한 주방용 식칼이나 주머니 또는 접이식 칼이다. 이 외에 얼음송곳, 가위, 드라이버, 깨진 유리, 포크, 펜, 연필 등도 찔린상처를 만들 수 있다.

찔린상처를 만드는 데 필요한 힘은 다음에 더 자세히 설명하겠지만, 칼이 피부를 관통하는 데 필요한 힘은 칼끝(tip)의 형태와 예리한 정도에 따라 달라진다. 끝이 날카롭고 뾰족할수록 피부를 더욱 쉽게 뚫을 것이다.[1] 칼끝이 일단 피부를 통과하면 칼날의 나머지 부분은 몸 안으로 미끄러져 들어갈 수 있다. 뼈에 막히지 않는 한, 칼은 약간의 외력으로도 장기를 쉽게 통과할 수 있다. 따라서 칼날이 몸에 완전히 꽂혔다고 해서 반드시 큰 외력이 가해졌다고 할 수는 없다.

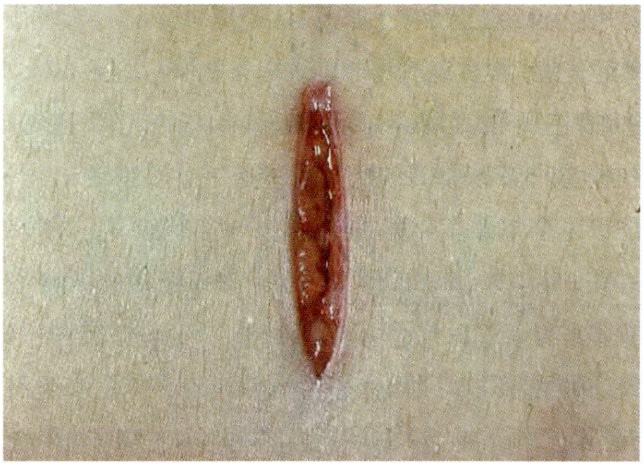

그림 6.1 외날 칼에 의한 찔린상처. 위쪽 끝은 각이 졌고 아래쪽 끝은 V자 모양이다.

찔린상처의 크기

찔린상처의 길이는 칼날의 너비와 같을 수도 있고, 그보다 짧거나 길 수도 있다. 칼이 피부를 관통하는 동안 칼날의 날 부분이 피부를 당기고 잘라내어 상처가 확장된다면 손상은 칼날의 너비보다 더욱 길어질 수 있다. 피부의 탄력이나 느슨함(laxness)도 피부 상처의 길이를 실제 칼의 크기보다 1-2mm 정도 증감시킬 수 있다.

찔린상처의 깊이는 칼날의 길이와 같을 수도 있고, 그보다 짧거나 길 수도 있다. 칼이 완전히 삽입되지 않으면 손상 경로(wound track)는 칼날 길이보다 짧지만, 배벽이나 가슴벽이 눌릴 정도의 외력으로 칼을 깊게 찔러 넣으면 손상 경로의 길이가 칼날보다 길 수도 있다. 시신에 여러 개의 찔린상처가 있다면 각각의 크기를 측정하고 서로 비교하여 칼날의 길이와 너비를 추정할 수 있다.

찔린상처가 생명에 위협이 되거나 치명적인 손상이 되기 위해 필요한 깊이는 신체 부위에 따라 다르다. Connor 등은 CT를 이용하여 다양한 장기에서 피부와의 최소 거리를 측정했다.[2] 44명의 남성과 27명의 여성에서 피부와 장기 사이의 최소 거리에는 성별에 따른 유의미한 차이가 없었다. 표 6.1은 다양한 장기에서 피부와 장기 사이 거리에 대한 최소값, 최대값, 평균값을 제시하고 있다. 다만 이러한 값은 칼이 장기에 도달할 때까지 관통해야 하는 거리를 과장할 수 있는데, 실제 상황에서는 칼에 가해지는 힘으로 피부와 피하조직이 눌릴 수 있기 때문이다.

표 6.1 피부와 장기 사이의 거리(mm)

	가슴막	심낭막	간	지라	콩팥	가슴대동맥	배대동맥	넙다리동맥
최소값	10	15	9	12	19	31	65	13
최대값	48	45	36	39	79	93	102	25
평균	22	31	19	23	37	64	87	18
표준편차	7.9	7.1	6.3	7.0	13	15.1	10.3	3.9

피부에 나타난 찔린상처의 모습

피부에 나타나는 찔린상처의 크기와 모양은 칼날의 특성, 찌르는 방향, 상처 안에서 칼날의 움직임, 칼에 찔린 피해자의 움직임, 피부의 이완 또는 긴장 상태에 따라 달라진다. 예기의 날카로운 정도에 따라 가장자리의 모양이 결정되는데, 이는 날카롭고 일정할 수도 있고, 피부까짐과 멍이 동반될 수도 있으며, 들쭉날쭉하며 멍이 들어있을 수도 있다. 날이 무디면 가장자리에 피부까짐이 생길 수 있다. 칼날의 납작한 면이 피부에 대해 비스듬한 방향으로 진행하면 찔린상처의 한쪽 가장자리는 경사지고 다른 한쪽은 깊게 파이므로, 칼이 들어온 방향을 알 수 있다.

외날 칼의 각 부분은 다음과 같이 불린다(그림 6.2).

- 손잡이(Grip)
- 보호대(Guard)
- 날밑(Ricasso, 역주: 칼자루 바로 옆의 평평한 칼날 부분)
- 칼등(Back)
- 칼고(Spine, 역주: 칼날 옆면의 각진 부분)
- 날(Edge, 역주: 칼날의 날카로운 부분, 칼배라고도 함)
- 칼끝(Point)

찔린상처의 모양은 칼을 얼마나 깊게 찔렀는지, 칼의 어떤 부분이 피부에 파고들거나 접촉했는지에 따라 달라질 수 있다. 칼에 강한 힘을 주어 손잡이 보호대가 닿을 정도로 깊게 찔렀다면 보호대 자국이 피부에 남을 수 있다. 날밑까지 삽입되었다면 찔린상처의 양쪽 끝(창각, end)이 각진 모양일 수 있다.

또한 찔린상처의 모양은 칼날의 모양뿐만 아니라 피부의 특성에 따라서도 달라진다. 피부가 당겨진 상태에서 찔려서 길고 얇은 상처가 생긴 경우, 피부가 늘어지면 손상이 짧고 넓어 보일 수 있다. 랑거선(Langer's line)도 손상의 모양에 영향을 줄 수 있다. 랑거선은 피부 진피에 분포하는 탄력섬유가 배열된 양상을 나타내는데, 사람마다 거의 동일하다. 성형외과 의사들은 이러한 탄력섬유의 특성을 활용해 흉터가 보이지 않게 한다. 찔린상처가 이 선을 가로질러서, 즉 탄력섬유에 수직으로 형성되면 탄력섬유가 가장자리를 잡아당겨 손상을 벌어지게 한다(그림 6.3).

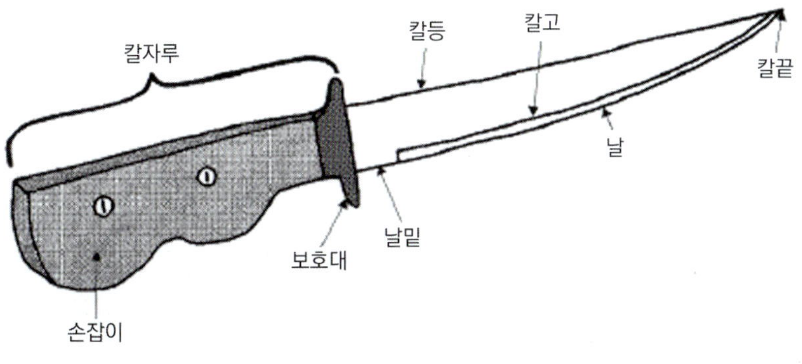

그림 6.2 외날 칼의 부위별 명칭.

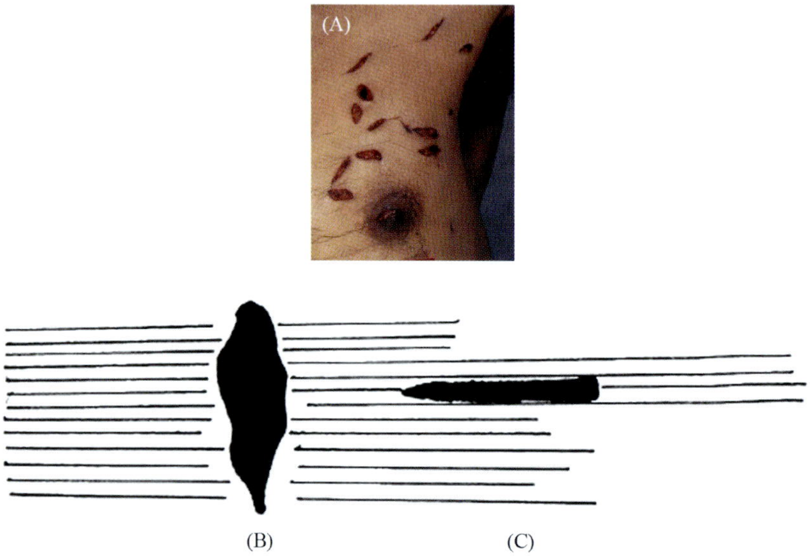

그림 6.3 **(A)** 같은 칼에 의한 여러 개의 찔린상처. 랑거선에 의해 손상이 다양한 형태를 띤다. **(B)** 랑거선에 수직인 찔린상처와 **(C)** 평행한 찔린상처가 받는 영향.

랑거선과 평행한 찔린상처는 좁은 틈새 모양(slit-like)을 띤다. 양쪽 끝 사이에 비스듬한 상처가 있다. 이때 상처는 탄력섬유의 양상에 따라 비대칭일 수도 있고 반원형일 수도 있다. 벌어진 가장자리를 모아 복원한 상처의 크기는 칼날의 최대 너비와 비슷하다.

만약 양날(double-edged)인 칼에 찔린다면, 이때 생긴 상처는 양쪽 끝이 모두 뾰족할 것이다. 이론적으로 외날 칼은 한쪽 끝은 뾰족하고 반대쪽 끝은 각지거나 무딘 형태의 찔린상처를 형성한다(그림 6.1). 미국에서 양날 칼에 의한 찔린상처는 드물며, 사실상 모든 찔린상처는 외날 칼에 의한 손상이다. 그러나 실제 손상을 검사하면 외날 칼에 찔렸는데도 마치 양날 칼에 찔린 것처럼 양쪽 끝이 모두 뾰족해 보이는 경우가 많다. 이는 다음 2가지 이유로 설명된다. 첫째, 칼의 끝이 피부를 통과할 때 칼날은 피부를 당기면서 잘라내는데, 이때 각진 칼등은 피부와 닿지 않으므로 칼등의 모양이 피부에 남지 않는다. 둘째, 외날 칼이라도 칼끝 부분에서는 칼등에 날이 서 있을 때가 많다. 이런 경우 칼끝이 피부를 처음 통과할 때는 양쪽 끝이 모두 뾰족하게 형성되고, 그 후 칼의 나머지 부분이 통과할 때 피부가 날 쪽으로 약간 당겨진다면 칼등은 피부에 닿지 않게 된다. 따라서 이론적으로는 찔린상처로 예기가 외날인지 양날인지 구분할 수 있어야 하지만, 현실적으로 단 하나의 찔린상처로는 구분하기 어렵다. 만약 외날 칼로 여러 개의 찔린상처가 형성되었다면 이들을 종합적으로 검사해 칼의 형태를 구분할 수 있을 것이다.

몸에서 칼이 빠져나올 때 칼이 비틀리거나 피해자가 움직일 수 있는데, 이때 Y자나 L자 모양의 손상이 생길 수 있다(그림 6.4). 칼이 몸에서 빠져나올 때 칼날이 진입할 때와 다른 경로로 진행하면 처음의 찔린상처가 확장될 수 있다. 칼이 약간 돌아가거나 피해자가 아주 조금 움직이면 이것의 변형된 형태를 볼 수 있는데, 찔린상처의 한쪽 끝에 V자 모양의 홈이나 "갈래(fork)"가 생기게 된다(그림 6.5). 이때 외날 칼이 사용되었다면 찔린상처의 한쪽 끝은 각지거나 뭉툭하고 반대쪽 끝은 갈라진 모양으로 나타난다.

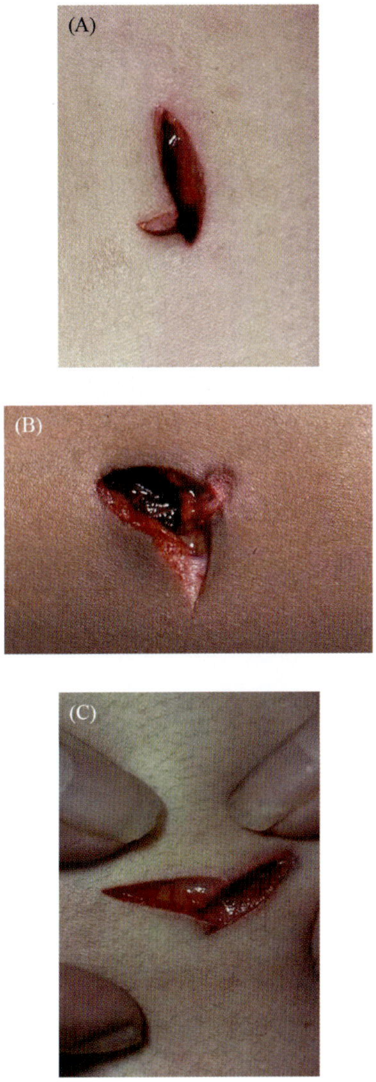

그림 6.4 (A–C) 칼을 빼낼 때 칼이 비틀리거나 피해자가 움직여서 발생한 불규칙한 형태의 찔린상처.

칼날로 인해 형성된 찔린상처의 갈래, 즉 갈라진 끝부분은 칼이 삽입될 때 칼등이나 날밑에 피부가 찢어지면서 생긴 각진 모양과 혼동될 수 있다. 이렇게 찢어진 부분은 대부분 칼날로 만들어진 갈래만큼 날카롭거나 깨끗하지 않고 주로 피부의 표층에만 나타나므로 구분할 수 있다(그림 6.6).

칼에 의한 찔린상처가 크고 불규칙하게 생기는 가장 흔한 원인은 예기를 뺄 때 피해자가 움직였기 때문이다. 그러나 검찰은 가해자가 사람을 찌른 채 칼을 비틀었기 때문이라고 주장하곤 한다.

만약 칼날이 몸 속에 완전히 삽입될 정도의 큰 외력으로 꽂혔다면, 찔린상처 주변에 손잡이 보호대에 의한 본뜬 피부까짐이 발생할 수 있다(그림 6.7). 보호대는 칼날과 손잡이 사이에 있는 금속 조각인데, 이는 원래 사용자의 손을 손잡이에 고정시키기 위해 설계된 것이다. 이를 "칼자루(hilt)"라고 표현하는 것은 맞지 않는데, 이는 검(sword)에 사용되는

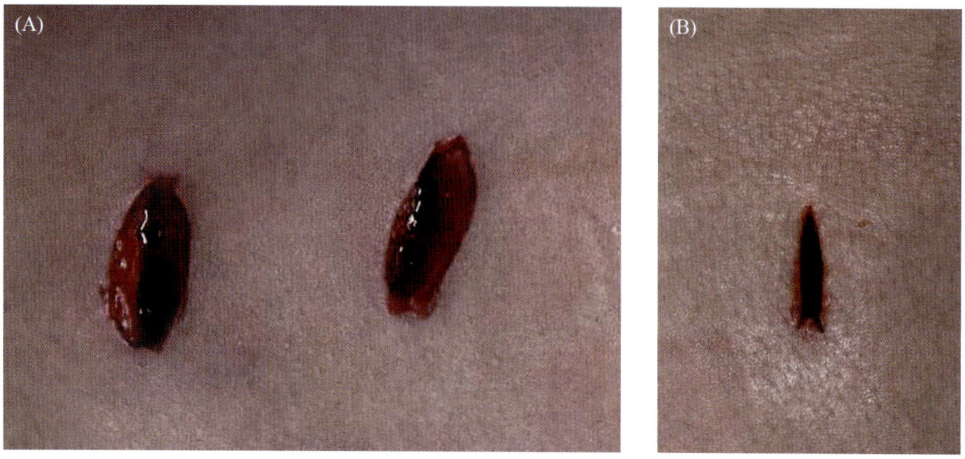

그림 6.5 **(A)** 외날 칼에 의한 찔린상처로, 칼을 빼면서 칼날 쪽 끝에 작은 갈래가 생겼다. **(B)** 양날 칼에 의한 찔린상처로, 한쪽 끝에 갈래가 있다.

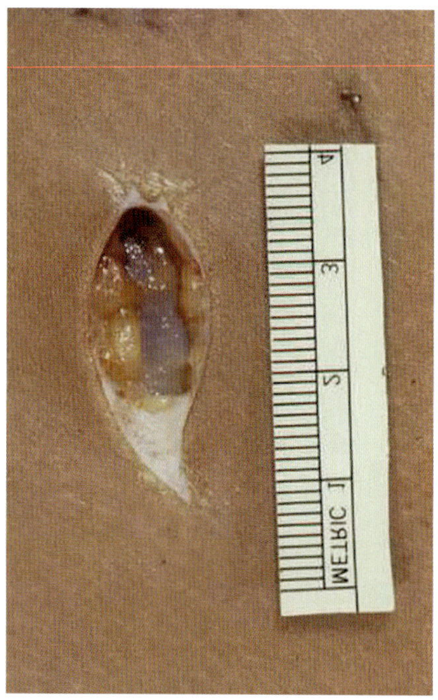

그림 6.6 외날 칼에 의한 찔린상처로, 찔린상처의 한쪽 끝은 칼등에 피부가 찢어져서 각이 져 있다.

용어이기 때문이다. 칼이 곧게 삽입되었다면 보호대 자국은 대칭적일 것이다(그림 6.7A).

칼이 아래쪽을 향해 삽입되면 보호대 자국은 찔린상처 위쪽에서 뚜렷하게 나타난다. 칼이 위쪽을 향해 삽입되면 보호대 자국은 찔린상처 아래쪽에 나타난다(그림 6.7B, C). 비스듬한 찔린상처의 경우, 오른쪽에서 칼이 들어왔다면 보호대 자국도 오른쪽에 나타난다(그림 6.7D, 역주: 원문에는 6.7B, D로 잘못 나와있다).

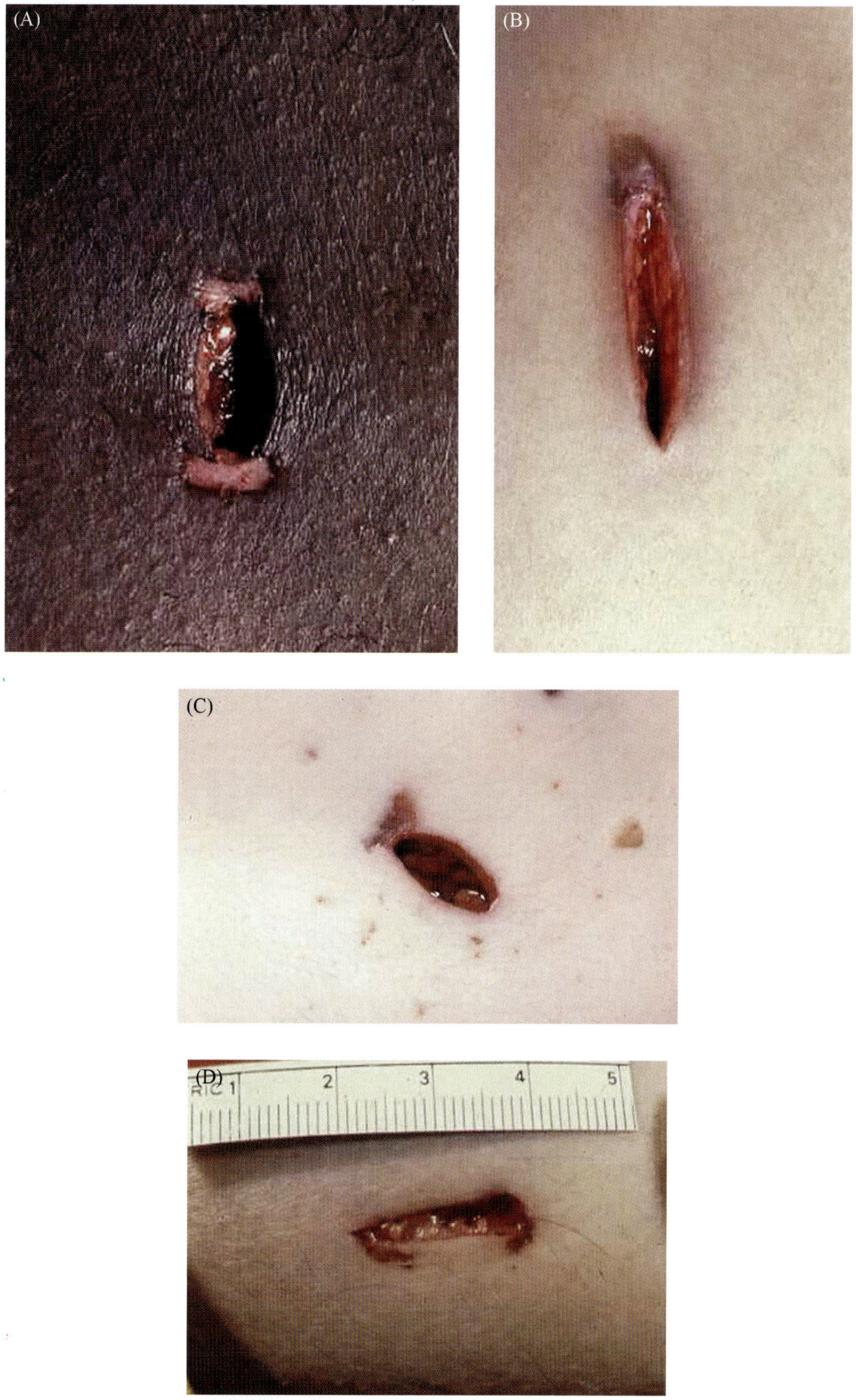

그림 6.7 외날 칼에 의한 찔린상처와 손잡이 보호대에 의한 본뜬 피부까짐. **(A)** 찔린상처의 위쪽 끝과 아래쪽 끝에 생긴 대칭적인 보호대 자국. **(B)** 칼이 아래쪽을 향해 꽂히면서 찔린상처의 위쪽 끝에 생긴 각진 보호대 자국. **(C)** 칼이 한쪽을 향해 꽂혀서 찔린상처의 다른 쪽 끝에 생긴 보호대 자국. **(D)** 아래쪽 가장자리에 보호대 자국이 남은 사선 방향의 찔린상처.

어떤 찔린상처는 양쪽 끝이 모두 각지거나 뭉툭해 보일 수 있다. 이것은 칼이 보호대까지 완전히 꽂혔기 때문이다. 대부분의 칼에는 칼날의 날과 보호대 사이에 뭉툭한 금속 부분이 있는데, 이를 날밑이라고 한다. 이 부분은 일반적으로 칼등과 날 쪽 모두 각진 모양을 갖고 있다. 따라서 칼날이 완전히 삽입되면 찔린상처의 한쪽 끝은 칼등에 의해서, 다른 쪽 끝은 날밑에 의해서 각이 지게 된다.

칼 외의 예기에 의한 찔린상처

칼이 아닌 다른 도구에 의한 찔린상처는 도구의 성질에 따라 특징적인 모습을 보일 수 있다. 얼음송곳은 이제 일반 가정에서는 잘 쓰이지 않으므로 이에 의한 상처도 보기 어렵다. 얼음송곳은 작고 둥근 상처나 좁은 틈새 모양의 상처를 만드는데, 이러한 상처는 쉽게 놓칠 수 있다. 0.22 구경 총알이나 산탄총(shotgun)의 납탄(pellet)에 의한 총창과 혼동될 수도 있다(그림 6.8). 검안을 소홀히 하다보면 이러한 얼음송곳 손상을 놓칠 수 있는데, 특히 외부로의 출혈이 거의 없거나 전혀 없다면 더욱 그렇다(그림 6.9).

바비큐 포크(barbecue fork)에 찔리면 포크의 갈래 수에 따라 2-3개의 상처가 생긴다(그림 6.10A). 각 찔린상처는 포크의 갈래와 동일한 간격으로 나타난다. 가정용 포크(kitchen fork)로 피부를 뚫는 것은 일반적으로 불가능하다. 저자들은 가정용 포크로 살인을 시도한 사례를 많이 보았지만 그중 사망에 이른 것은 단 한 건으로, 찔린상처가 가슴벽을 지나 폐까지 진행해 있었다. 포크의 갈래 수에 따라 피부에는 피부까짐이나 얕은 찔린상처가 3-4개 나타난다(그림 6.10B, C).

저자들은 펜, 연필, 부러진 당구 큐대 등으로 치명적인 찔린상처를 입은 사례도 경험했다. 한 피해자는 볼펜에 왼쪽 목이 찔렸다. 펜은 피부, 근육, 인대를 관통했고, 고리뒤통수경계에서 척주를 뚫고 들어가 척수에 구멍을 냈다(그림 6.11).

가위에 의한 찔린상처의 모양은 찌를 당시 가위가 열려 있었는지 닫혀 있었는지에 따라 달라진다(그림 6.12). 가위가

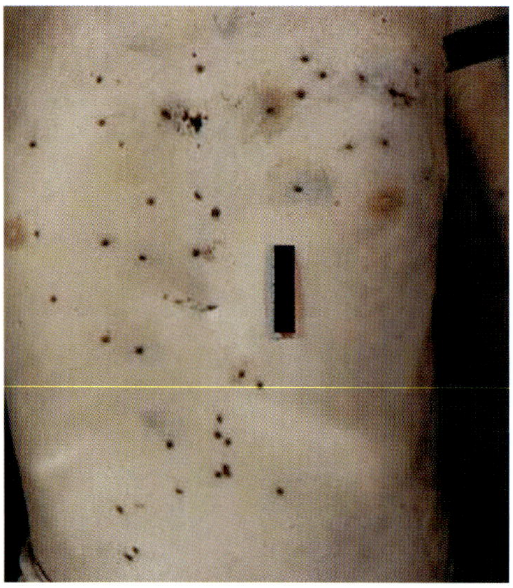

그림 6.8 한 노인의 가슴에 얼음송곳으로 형성된 여러 개의 찔린상처. 사건 초기에는 산탄총에 의한 총창으로 생각되었다.

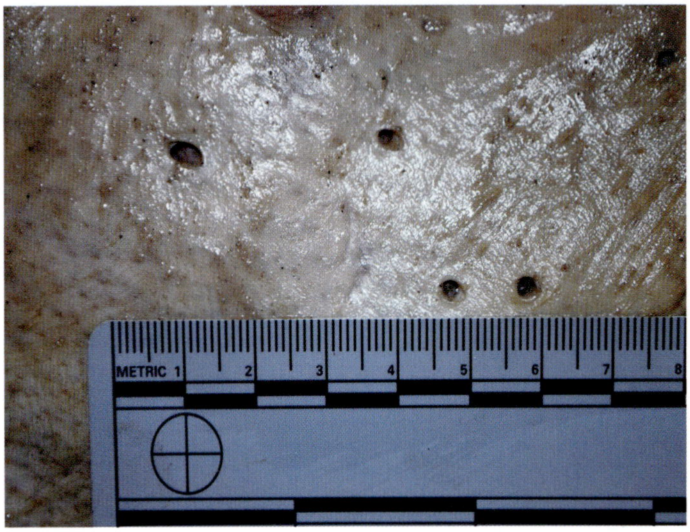

그림 6.9 눈에 잘 띄지 않았던 얼음송곳 찔린상처(사진 제공: Dr. Norma J. Farley).

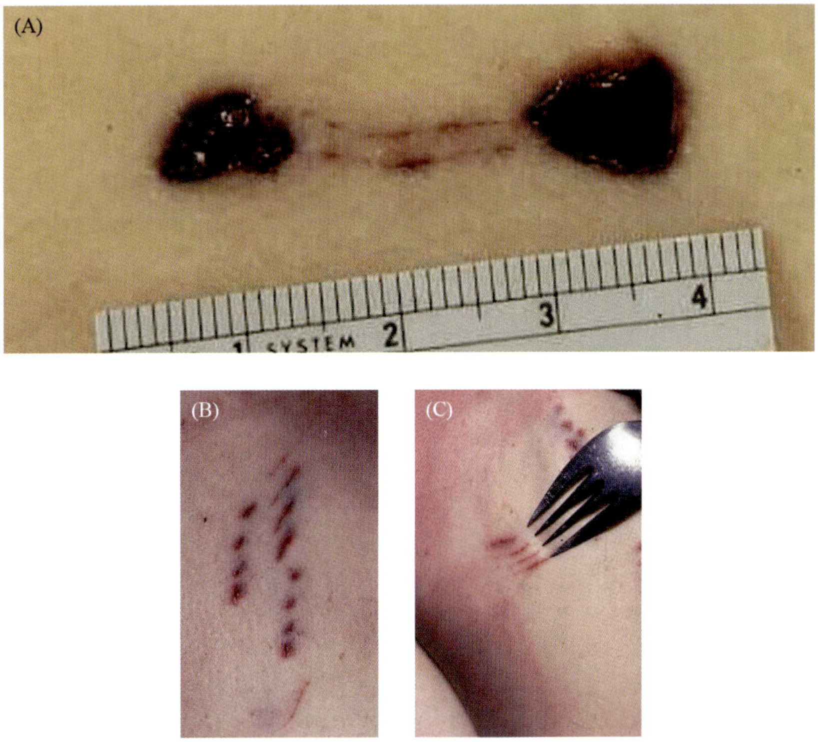

그림 6.10 **(A)** 바비큐 포크에 의한 찔린상처. **(B 및 C)** 가정용 포크에 의한 얕은 찔린상처.

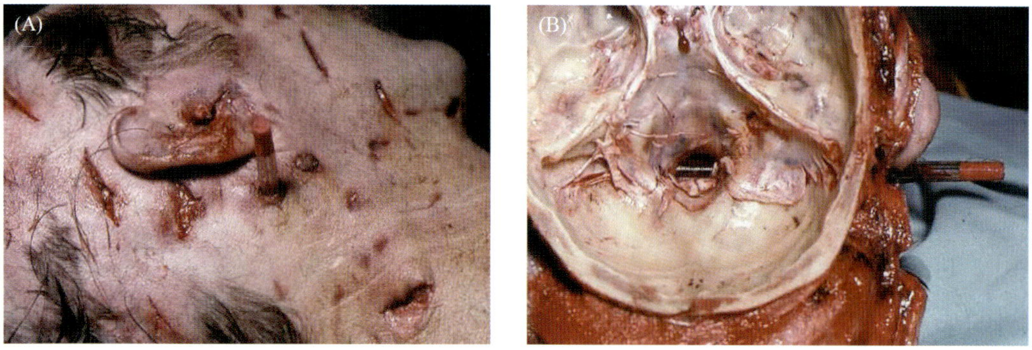

그림 6.11 볼펜에 의한 목의 찔린상처**(A)**. 고리뒤통수경계에서 척수를 천공시켰다**(B).**

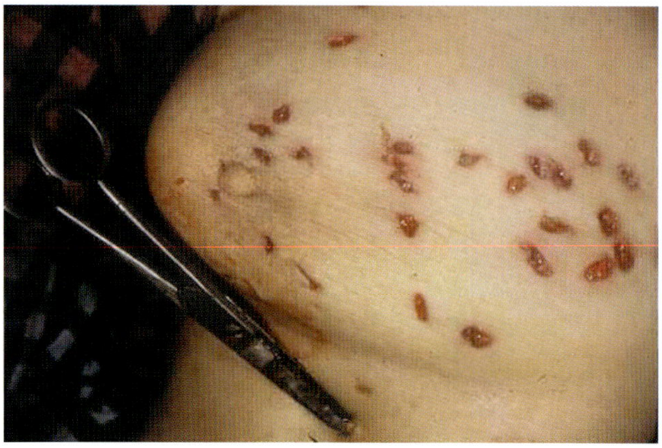

그림 6.12 자살 사례에서 발견된 가위에 의한 여러 개의 찔린상처.

닫혀 있으면 가위 끝에 피부가 베이는 대신 가장자리에 피부까짐을 동반한 선형 찔린상처가 만들어진다. 2개의 가윗날을 고정하는 나사가 평평하지 않고 돌출되어 있으면 가장자리 한쪽의 중간에 각진 찢긴상처가 형성될 수 있다. 가윗날이 벌어져 있다면 한번에 2개의 찔린상처가 생긴다.

십자드라이버(Phillips screwdriver)에 의한 찔린상처는 매우 특징적인 형태를 나타낼 수 있다. 드라이버의 X자 날 때문에 가장자리의 피부까짐과 십자 모양의 찔린상처가 동반된 둥근 상처가 만들어진다(그림 6.13A, B). 일반적인 일자드라이버(standard-blade screwdriver)는 가장자리의 피부까짐과 각진 끝을 가진 좁은 틈새 모양의 찔린상처를 만든다(그림 6.13C). 이러한 상처는 드라이버로 찌른 것인지, 좁고 무딘 칼날을 손잡이까지 찌른 것인지 단정할 수 없다.

깨진 병에 의한 찔린상처는 크기, 모양, 깊이가 다양한 여러 개의 상처가 무리지어 나타나는 경향이 있다(그림 6.14A, B). 이러한 찔린상처는 모서리가 날카롭지만 들쑥날쑥하며, 개별 상처마다 깊이가 서로 다르다. 깨진 병에 의한 치명적인 찔린상처는 주로 타살에서 보이며, 때로는 자살, 드물게 사고사에서도 볼 수 있다(그림 6.14C). 한 예로, 깨진 병 위에 떨어져 사망한 남성이 있었는데 유리조각이 목 오른쪽을 관통해 주요 혈관이 절단되어 있었다.

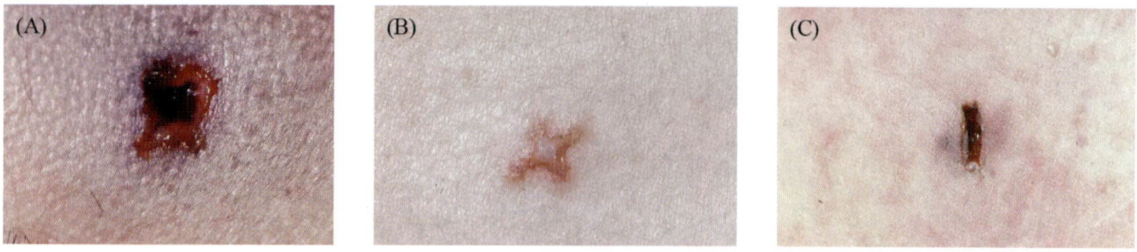

그림 6.13 **(A 및 B)** 십자드라이버에 의한 찔린상처. **(C)** 일자드라이버에 의한 찔린상처.

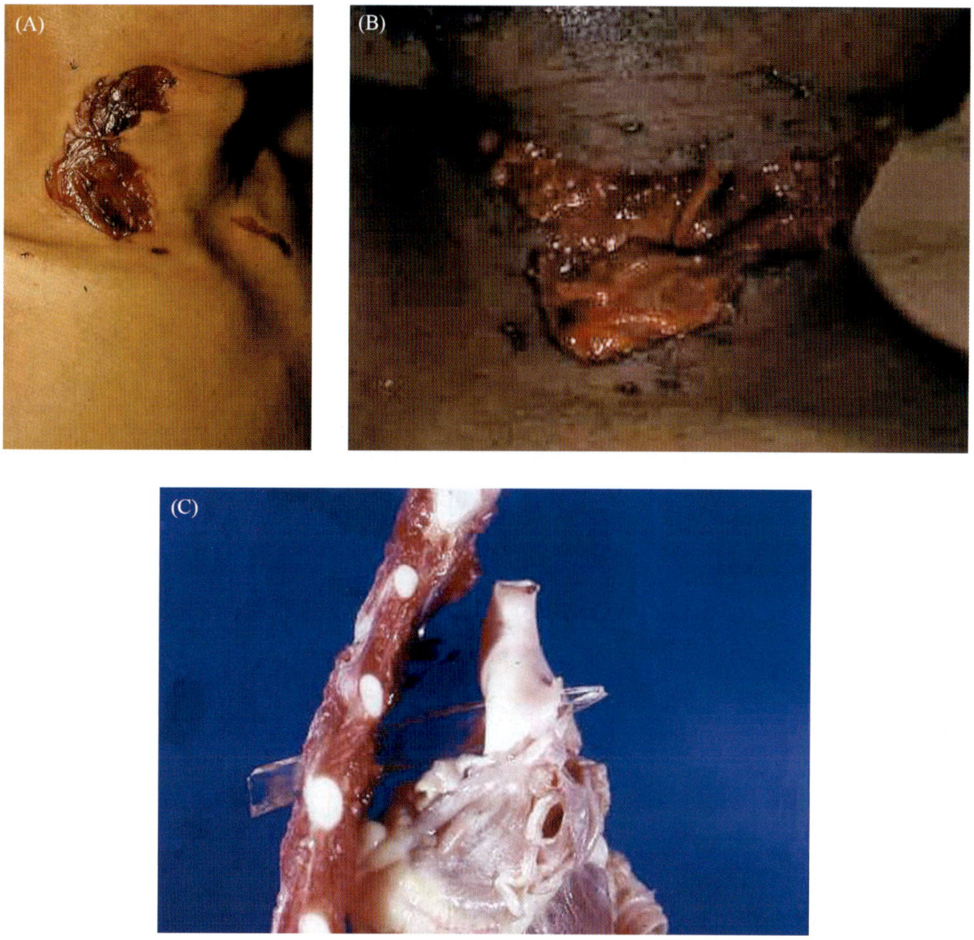

그림 6.14 **(A 및 B)** 깨진 병에 의한 찔린상처. **(C)** 복장뼈와 대동맥을 뚫은 유리조각. 사망자는 유리문을 통해 추락했다.

검이나 창(lance)에 의한 찔린상처는 미국에서는 거의 볼 수 없다. 저자들은 검에 의한 찔린상처를 단 한 건 경험했다. 가끔 화살(arrow)이나 석궁(crossbow bolt)에 맞아 사망하는 경우도 있는데, 이 역시 찔린상처로 볼 수 있다. 상처의 모양은 화살촉(arrowhead)에 따라 다르다. 양궁 화살의 화살촉(target arrow)은 끝이 뾰족한 원뿔 모양이다. 이는 피부에 총창과 비슷하게 생긴 원형 입구를 만든다. 사냥용 화살촉(hunting arrow)에는 날카로운 모서리가 2-5개 있으며, 4-5

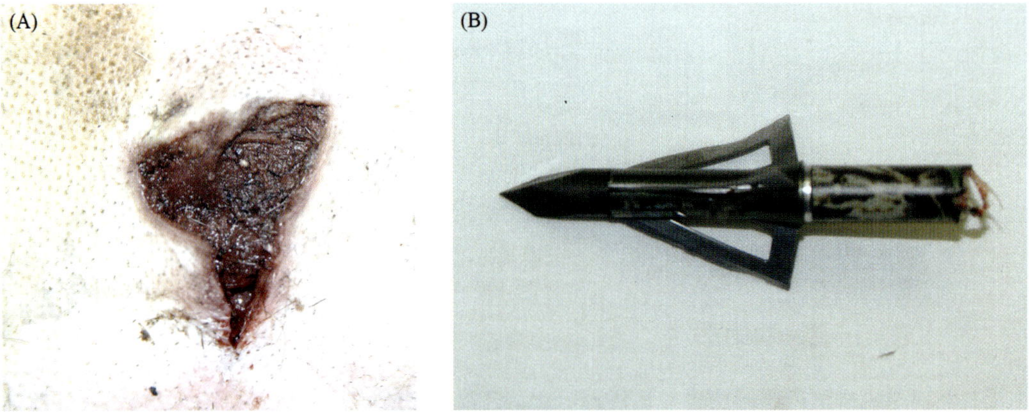

그림 6.15 **(A)** 석궁의 3각 화살촉에 의한 머리 상처. **(B)** (A)에 사용된 석궁 화살촉.

개인 경우가 가장 많다. 모서리가 4개인 화살촉은 십자형 또는 X자형 손상을 만든다. 가장자리는 피부까짐이 없어 벤상처처럼 보인다(그림 6.15).

예기의 확인

법의병리학자는 종종 살인에 사용된 도구의 특성에 대한 의견을 요청받는다. 칼은 외날인가, 양날인가? 칼날의 길이는 얼마인가? 칼날의 너비는? 칼날에 톱니가 있는가? 사용된 칼이 1개 이상인가?

이러한 질문에 답할 때는 매우 신중해야 한다. 대부분의 사건에서 상처를 검사하여 추론할 수 있는 정보는 칼날의 최대 너비, 칼날의 대략적인 길이, 날의 개수, 사용된 칼이 2개 이상일 가능성 정도이다. 칼끝이 몸에 박혀 부러지지 않는 한, 칼과 상처를 완전히 대응시킬 수는 없다(그림 6.16). 만약 칼이 회수된다면 칼끝과 도구흔(tool mark)을 비교해볼 수 있다. 이들이 물리적으로 일치한다면 탄도검사가 일치할 때만큼 유효하다. 어떠한 사건에서 제시된 칼이 특정 상처의 원인인지 질문 받는다면, 대부분의 경우 '그러할 가능성이 있다'고 답하는 것이 최선이다. 상처의 모양을 통해 칼이 톱니 모양인지 판단할 수 있는 경우도 드물다(그림 6.17).

사람을 다치거나 사망케 한 것으로 추정되는 모든 칼은 혈액이나 조직이 묻어 있는지 검사해야 한다. 모든 혈액이나 조직은 DNA 검사를 통해 그 흉기가 피해자에게 사용되었는지 확인하는 데 사용할 수 있다. 칼이나 이와 유사한 예기는 실제로 사람을 찔렀더라도 미세한 혈흔조차 남지 않을 수 있다. 고형 장기의 찔린상처에서는 칼에 의한 압력이 장기 내부에서 출혈을 막기 때문에 칼을 빼낸 후에야 비로소 출혈이 발생한다. 칼을 빼는 동안 고형 장기의 근육이나 탄력조직, 피부의 탄력조직이 칼을 둘러싸고 수축해 칼날에 묻은 혈액을 닦아낼 수도 있다. 칼이 몸에서 빠져나오면서 옷으로 깨끗이 닦이기도 한다. 칼에 피가 묻어 있지 않은 것처럼 보이면 손잡이를 제거하여 안쪽에 혈액이 있는지 확인해야 한다. 접이식 칼의 경우 칼날의 홈에 혈액이 있는지도 검사해야 한다. 칼날이나 홈에 혈액이나 조직이 없는 것처럼 보여도, 칼날을 닦아 분석하면 최소한의 DNA 검사는 해볼만큼 충분한 조직이 나올 수 있다. 이것만으로도 피해자에게 사용된 예기가 맞는지 충분히 확인할 수 있다. 또한 찔린상처가 있어도 외부 출혈이 뚜렷하지 않을 수 있는데, 이는 칼이 제거된

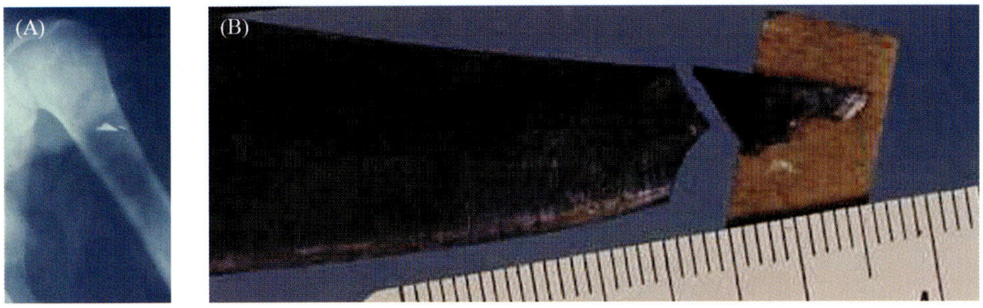

그림 6.16 **(A)** 위팔뼈(humerus)에 박힌 부러진 칼날. **(B)** 살인에 사용된 예기와 일치하였다.

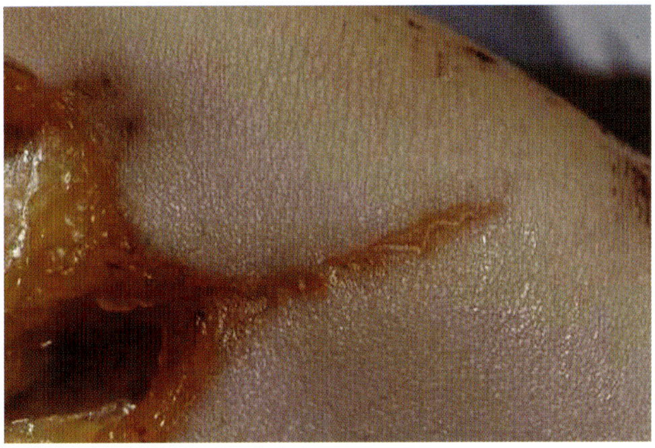

그림 6.17 톱니 모양 칼날에 의한 찔린상처.

뒤 상처가 닫혀서 출혈이 최소화될 수 있기 때문이다.

드물게 시신에 칼이 박힌 상태로 발견되기도 한다. 이를 제거할 때는 엄지와 검지로 피부 바로 위쪽의 손잡이 측면을 잡아야 한다. 가해자의 손이 닿은 칼의 손잡이에 지문이 남아 있을 수도 있는데, 이렇게 잡으면 검사자가 칼 손잡이를 만지지 않을 수 있다.

드물게 사망자의 손에 예기가 단단히 쥐어져 있을 때도 있다(그림 2.4). 시체경련, 즉 사망 순간에 나타나는 강한 근육 수축이 손에 발생한 것인데, 이는 사망 당시 그 사람의 손에 예기가 있었음을 나타낸다.

자살에서는 보통 예기가 시신 바로 옆이나 가까운 곳에서 발견된다. 스스로 목을 벨 때는 손에 혈액을 묻히지 않기가 어렵지만, 스스로 가슴이나 배를 찔렀을 때는 혈액이 묻지 않을 수 있다. 가해자는 자신이 사용한 도구를 잘 남겨두지 않으므로 사망 현장에 예기가 없다면 타살을 시사한다. 드물게 자살을 시도한 사람이 예기를 닦거나 평소 보관하던 곳에 다시 돌려놓거나 숨긴 뒤에 사망하기도 한다. 물론 가해자가 자살처럼 보이려 시신 근처에 예기를 남겨놓기도 한다.

사망의 종류

찔린상처에 의한 사망은 대부분 타살이다.[3] 살인의 경우에는 시신 전반에 걸쳐 여러 개의 상처가 퍼져 있을 때가 많다. 대부분의 상처는 깊게 진행하지 못하여 치명적이지 않다. 치명상은 대부분 가슴과 목에 있으며, 심장이나 폐, 혈관이 손상된다.[3] 대부분 과다출혈로 상당히 빠르게 사망한다. 손과 아래팔에 주로 발생하는 방어흔은 예기손상에 의한 타살 중 약 1/3에서 나타난다.[3]

칼로 찔러 자살하는 경우가 흔하지는 않다. 자신을 스스로 찌르기로 결심했다면 찌를 부위를 노출하기 위해 단추를 풀거나 옷을 걷을 때가 많다. 자살 목적의 찔린상처는 대부분 가슴에 발생하거나 단일 손상이지만, 치명상 주변에 깊이가 1-2mm에 불과하거나 피부만 겨우 찌른 얕은 주저흔(hesitation wound)이 존재할 수 있다(그림 6.18A). 이러한 손상은 "주저하여" 발생한 찔린상처다. 이러한 주저흔 또는 시도흔(tentative wound)은 예기손상에 의한 자살 중 약 1/3 정도에서 나타난다.[3] 어떤 사람들은 전혀 주저하지 않고 자신의 몸에 칼을 꽂기도 한다(그림 6.18B). 칼이 몸에 꽂혀있을 때도 있다. 저자들이 경험한 사례 중에는 칼 2개로 자신을 찌른 뒤 배에 그대로 꽂아둔 사람이 있었다.

일본 사무라이의 전통이기도 한 할복(세푸쿠, seppuku, hara-kiri)은 배의 찔린상처를 이용한 특이한 형태의 자살로, 배에서 하나의 큰 상처를 볼 수 있다. 이 경우 내부 장기가 갑자기 쏟아져 나오면서 배안압력과 심장의 환류량(return)이 순식간에 감소해 급격한 심장 허탈을 초래한다. 일반적인 할복 방법은 단검을 배의 왼쪽에 찔러 넣고 오른쪽으로 당긴 뒤 위쪽으로 올려서 L자 모양의 찔린상처를 만드는 것이다.

꽂힌상처(관통창, impaling injury)는 매우 드물고, 주로 추락이나 교통사고로 인해 발생한다. 드물지만 성적인 목적으로 일부러 꽂힌상처를 만들기도 하는데, 주로 항문과 생식기 부위가 대상이 된다. 때때로 연필 같이 자신이 갖고 있던 물체 위로 떨어지는 사람도 있다. 울타리 같은 뾰족한 물체 위로 떨어지거나 뛰어내리는 경우가 좀 더 흔하다.[4] 파이프나 금속 막대가 떨어져서 사람에게 꽂히기도 한다. 교통사고에서는 차량이 울타리 같은 장애물과 충돌하면서 그 장애물의 일부나 전체가 차량(주로 앞유리)으로 진입해 운전자나 승객을 관통할 수 있다(그림 6.19). 화물차가 급정지했을 때 차량 뒤쪽의 금속 파이프가 앞으로 미끄러지면서 운전자나 승객을 관통하기도 한다. 드물게 토네이도로 발생한 나

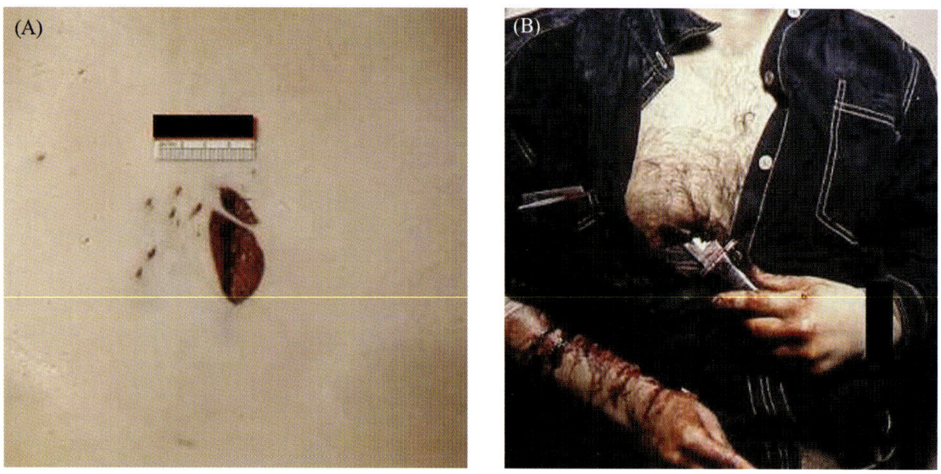

그림 6.18 **(A)** 가슴에 여러 개의 찔린상처가 있었지만 가슴안을 관통한 치명상은 단 한 개였다. **(B)** 한 개의 찔린상처로, 왼쪽 가슴에 칼이 꽂힌 채 발견되었다.

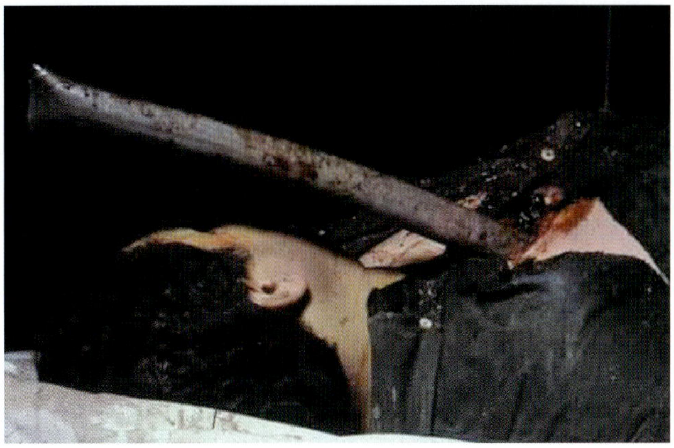

그림 6.19 파이프에 의한 꽂힌상처.

무 파편이 원인이 되기도 한다.

해부학적 위치에 따른 찔린상처

찔린상처로 사망한 경우, 손상된 장기의 종류를 비롯해 모든 손상의 경로와 깊이가 해부학적으로 확인되어야 한다. 탐침을 이용하는 방법(probing)은 별다른 이득이 없는데, 탐침에 아주 작은 힘만 주어도 손상 경로를 잘못 만들어낼 수 있기 때문이다. 따라서 찔린상처에서 탐침의 사용은 권장되지 않는다.

대부분의 치명적인 찔린상처는 가슴, 특히 왼쪽에 있다. 이는 인구의 대부분이 오른손잡이여서 피해자를 마주했을 때 왼쪽 가슴을 찌르는 경향이 있기 때문이라고 설명될 때가 많다. 또한 누군가를 죽이려는 의도가 있다면 심장이 있다고 생각되는 왼쪽 가슴을 찌르게 된다고도 한다.

가슴의 치명적인 찔린상처는 심장이나 폐, 대동맥을 손상시킨다. 오른쪽 가슴의 치명적인 찔린상처는 주로 오른심실이나 대동맥, 오른심방을 손상시킨다. 왼쪽 가슴의 찔린상처가 복장뼈 옆에 있다면 보통 오른심실을 손상시키고, 찔린상처가 바깥쪽이나 아래쪽에 있으면 왼심실이 손상된다.[5] 혈심낭(hemopericardium)이 흔히 발생하지만, 심장눌림증만으로 사망에 이르는 경우는 흔치 않다. 심낭에 150mL 이상의 혈액이 급격히 축적되어 심장눌림증이 생기면 언제든지 사망할 수 있다. 그러나 이러한 경우보다는 혈흉, 외부 출혈, 혈심낭이 모두 합쳐져 사망할 때가 더욱 많다.

심장자창으로 왼심장동맥 내림앞가지가 절단되면 빠르게 사망에 이를 수 있다. 또한 심방이나 대혈관이 손상되면 심실보다 더욱 심각한데, 심실에서는 심장근육이 수축하여 출혈을 늦추거나 멈출 수 있기 때문이다. 그 덕분에 살아남는 사람들도 있다. 심장자창은 대부분 가슴 앞쪽에 발생하고, 가끔 옆쪽에 발생하며, 뒤쪽은 드물다. 왼쪽 가슴의 찔린상처에서는 대부분 폐도 관통된다. 심장과 마찬가지로 폐자창도 가슴 앞쪽의 손상에서 주로 나타나며, 옆쪽에서는 덜 흔하고 뒤쪽에서는 드물게 발생한다. 대부분 심장 손상을 동반한다. 폐자창에 의한 사망은 대개 대량의 혈흉을 동반한 과다출혈이 원인이다. 기흉도 발생할 수 있다.

가슴 아래쪽의 찔린상처에서는 심장과 폐뿐만 아니라 배안 장기도 손상시킬 수 있다. 배의 치명적인 찔린상처는 주로 간을 비롯하여 대동맥이나 대정맥, 엉덩혈관, 장간막혈관 같은 주요 혈관의 손상을 초래한다. 배의 손상이 즉시 사망으로 이어지지 않는 경우도 간혹 있다. 이 경우 피해자는 위장관이 손상되어 배막염이 발생한다. 법의병리학자는 업무 특성상 선택편향(selection bias)을 겪는데, 특정 손상으로 사망한 사람들만 선택적으로 보기 때문이다. 배의 모든 찔린상처 중 배안을 침범하는 것은 10% 미만이고, 그중 장기에 심각한 손상을 입는 경우는 절반이 되지 않는다.[3]

목의 찔린상처도 흔한 편이며, 예기손상에 의한 사망의 약 20%를 차지한다.[3] 목의 찔린상처는 과다출혈로 급격히 사망에 이를 수 있다. 공기색전증으로 사망할 수도 있고, 심한 연부조직 출혈로 기도나 혈관이 눌려 질식할 수도 있다. 뒤늦게 사망했다면 사망 원인은 연조직염(cellulitis)이나 동맥혈전증에 의한 뇌경색일 수 있다. 목에 찔린상처가 있는 경우 공기색전증을 배제하기 위해 사후 CT(postmortem CT) 촬영이 권장되는데, 가슴 X선 사진도 고려할 수 있다. 때때로 목의 찔린상처에서는 주요 혈관뿐만 아니라 기관도 칼로 절단되어 호흡기에 대량의 출혈이 생기기도 한다.

머리의 찔린상처는 드물다. 뇌는 뼈 두께가 얇은 눈이나 관자부위를 통해 찔릴 수 있다. 뇌의 찔린상처가 하나일 때는 대부분 곧바로 치명적인 상태가 되지 않으므로 피해자가 걷거나 뛰어서 가해자로부터 도망치기도 한다. 피해자가 자신이 칼에 찔렸다는 사실을 깨닫지 못할 때도 있다.[6, 7] 드물게 뇌의 찔린상처가 몇 년이 지나서야 발견되기도 한다. 칼날이 머리에 남아 있는 경우도 있다. 피해자가 뇌에 찔린상처를 입고 입원했는데도 머리카락이나 눈주름, 눈꺼풀에 자입구가 가려져 발견되지 않을 때도 있다.[6] 이러한 경우 피해자는 지속적인 머리속출혈이나 감염으로 사망할 수 있다. 부검에서는 머리뼈 손상이 칼이나 드라이버의 너비와 두께, 얼음송곳의 직경 등과 일치하는 것을 확인할 수 있다. 뇌의 찔린상처에 의한 출혈은 경막하출혈이나 지주막하출혈, 뇌내출혈, 또는 3가지 모두가 복합된 출혈일 수 있다.

척추의 찔린상처도 드물다. 머리의 찔린상처처럼 칼날이 부러져 척주에서 발견될 수 있다. 척수 손상은 손상이 발생한 높이의 아래쪽에 완전 또는 부분 마비로 나타난다. 증상이 늦게 나타나는 경우는 드물지만, 칼에 찔린 지 30년 뒤에 증상이 나타난 사례가 1건 있었다.[8]

대부분의 치명적인 찔린상처는 몸통이나 목에 발생하지만, 때로는 팔다리의 찔린상처도 치명적일 수 있다. 이러한 경우 혈관이 원인이라면 대부분은 넙다리동맥이다. 대부분의 사례에서 피해자는 취해서 손상의 심각성을 인지하지 못했고, 쓰러져 사망할 때까지 피를 흘리며 돌아다녔다.

팔의 찔린상처는 대부분 가해자로부터 피해자가 자신을 방어하거나 보호하려다 발생한다. 다리에도 방어흔이 발생하지만 흔하지는 않다.

드물게 얼음송곳과 같이 찔린상처에 사용된 도구가 손상을 눈에 띄지 않게 만들기도 한다. 출혈도 미미하거나 없을 수 있다. 이상적인 검안이 어려운 조건에서는 현장검안에서 이러한 찔린상처를 놓칠 수 있다(그림 6.20).

찔리고벤상처

찔리고벤상처(자절창, combination incised-stab wound)는 벤상처로 이어지는 찔린상처를 말한다. 상처는 칼에 의한 찔린상처로 시작되며, 칼을 바로 뽑는 대신 조직을 베어나가며 연장되다보면 상처는 어느새 깊이보다 길이가 길어진다. 이러한 손상은 하나의 연속적인 움직임으로 만들어진다. 그림 6.21의 사망자는 칼끝이 3번 목뼈에 닿을 정도의 깊이로 목 오른쪽을 찔렸다. 그 뒤 칼이 목 앞쪽으로 움직이면서 피부, 근육, 목정맥(jugular vein)을 베어냈다.

일반적으로 손상만 살펴보아서는 칼이 조직에서 진행한 방향을 알 수 없다. 손상의 한쪽 끝에 홈(nick)이나 갈래 모양

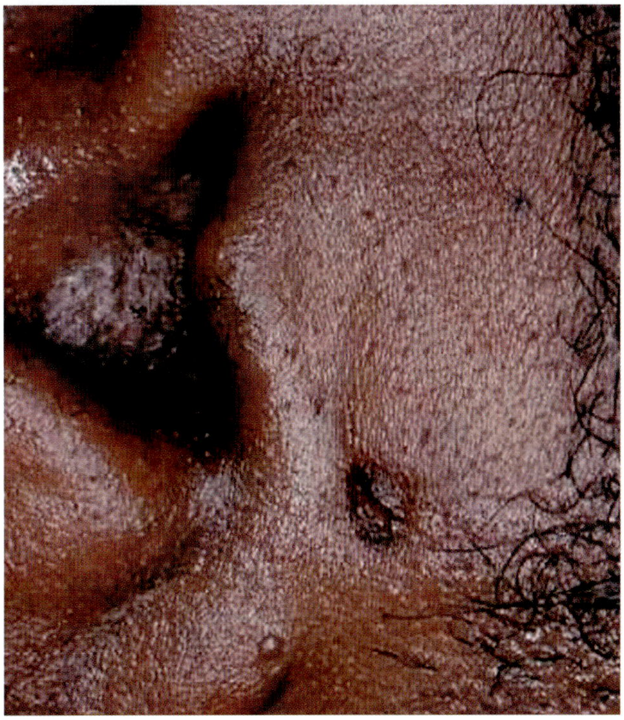

그림 6.20 눈에 잘 띄지 않았던 귀 앞쪽의 얼음송곳 찔린상처. 얼음송곳은 척추동맥을 관통하였다.

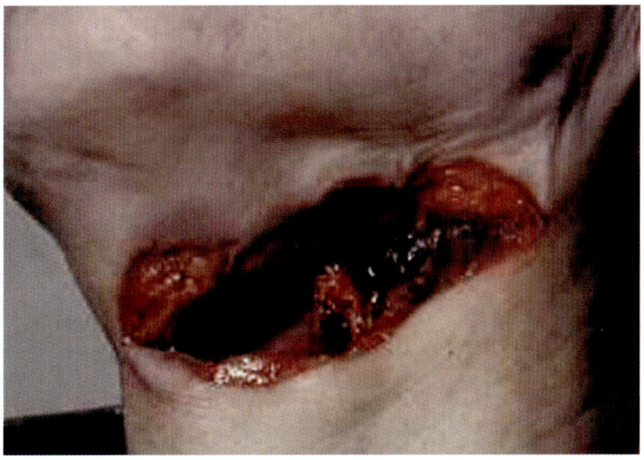

그림 6.21 목 오른쪽의 찔리고벤상처. 손상 당시 가해자는 피해자를 마주 보고 있었다.

이 있을 때만 이를 구분할 수 있다. 이런 흔적이 있다면 칼날이 이를 향해 이동했음을 나타낸다.

벤상처

벤상처는 깊이보다 길이가 긴 예기손상이다. 칼은 벤상처를 만드는 전형적인 예기이지만 유리 조각, 금속, 종이와 같이 날카로운 모서리를 가진 모든 도구가 예기가 될 수 있다. 예기의 날카로운 모서리가 피부 표면을 누르며 움직이면 깊이보다 길이가 긴 상처가 생긴다.

벤상처에서는 손상의 길이와 깊이로부터 예기에 대한 정보를 얻을 수 없다. 길이 3in.(역주: 7.62cm)의 벤상처는 칼날의 길이가 6in.(역주: 15.24cm)든 2in.(역주: 5.08cm)든, 면도기든 유리 조각이든 모두 만들 수 있다. 벤상처는 찢긴상처와 혼동되어서는 안 된다. 벤상처의 가장자리는 깨끗하게 잘린 직선이며 피부까짐이나 멍이 동반되지 않는다(그림 6.22).

벤상처 안쪽에는 가교상조직이 없다. 둔력에 의한 피부의 찢긴상처는 일반적으로 가장자리가 울퉁불퉁하고 피부까짐이 동반되어 있으며 안쪽에 가교상조직이 있다. 그러나 칼날이 무디거나 이가 빠진 경우에는 칼날 자체보다는 칼에 가해진 압력에 의해 손상이 발생하기 때문에 벤상처의 가장자리가 불규칙하거나 피부까짐 또는 멍을 동반할 수 있다는 것을 염두에 두어야 한다. 그럼에도 불구하고 손상 안쪽에 가교상조직은 보이지 않는다.

주로 금속성인 무거운 물체의 날카로운 모서리에 의해 생긴 머리덮개의 찢긴상처는 피부까짐이 없고 가장자리가 날카로워 벤상처와 혼동될 수 있다. 이때 상처 안쪽을 주의 깊게 살펴보면 대부분 가교상조직이 있으므로 찢긴상처임을 알 수 있다. 그러나 상처 하나만으로는 벤상처인지 찢긴상처인지 구분할 수 없을 때도 있다. 시신의 다른 상처를 통해 애매한 상처의 원인을 알게 되기도 한다.

벤상처는 종종 매우 얕게 시작되어 깊어졌다가 다시 얕아진다. 칼날이 피부에 비스듬한 각도로 작용하면 상처의 가장자리에 경사가 지거나 깊어진다. 칼날의 각도가 극한에 달하면 피부판이 만들어질 수 있다. 때로는 1번의 공격으로 여

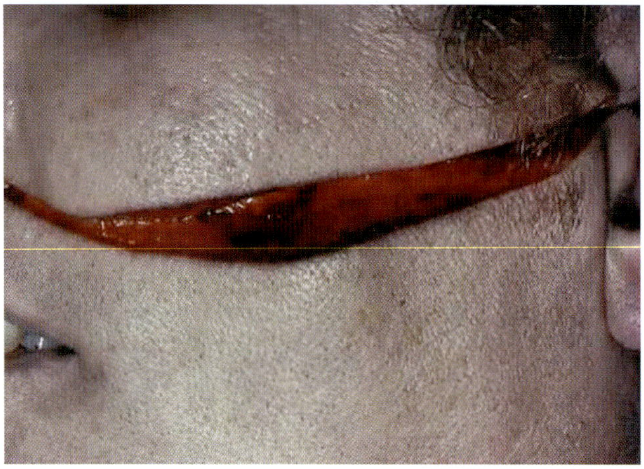

그림 6.22 면도날에 의한 얼굴의 벤상처. 가장자리는 날카롭고 깨끗하다.

러 개의 벤상처가 생길 수도 있다. 이를 **주름손상(wrinkle wound)**이라고 하는데, 피부가 평평하지 않고 주름지거나 접혀 있을 때 발생한다. 이때 피부의 이랑에서 다른 이랑으로 날이 건너뛰면서 연속된 벤상처들을 만들게 되는데, 이들은 칼이 단 한 번 움직여서 생긴 것이다(그림 6.23). 이러한 상처들은 보통 직선상에서 연결되므로 형성 과정은 매우 쉽게 추측할 수 있다. 피부가 불규칙하게 접혀 있으면 칼날이 1번 움직여서 불규칙한 지그재그 모양의 상처를 만들어낸다. 이러한 경우, 칼날이 피부를 자르기 전에 피부는 말려 올라간다.

벤상처의 가장자리는 벌어지는 경향이 있다. 이들의 간격과 이에 따른 상처 모양의 변화는 손상의 방향이 피부 탄력섬유가 진행하는 방향(랑거선)에 대해 평행한지, 수직인지, 비스듬한지에 따라 달라진다. 탄력섬유와 평행한 벤상처는 수직이거나 비스듬할 때보다 덜 벌어지는데, 이들 섬유가 피부를 잡아당겨 가장자리를 뒤집기(evert) 때문이다.

벤상처는 대부분 치명적이지 않다. 응급실로 내원하여 몇 바늘 봉합하면 퇴원할 수 있는 경우가 많다. 벤상처는 머리, 목, 팔 같이 외부에 노출된 신체 부위에 자주 발생한다. 피해자가 살아남으면 상처는 대개 일차유합(primary intention, 역주: 농양이나 육아조직 없이 섬유성 결합만으로 치유가 가능한 상태)으로 치유되어 얇은 선형 흉터만 남는다. 치명적인 벤상처는 주로 팔이나 목에 나타난다.

자살 목적의 벤상처는 일반적으로 피해자가 가장 쉽게 접근할 수 있는 신체 부위에 나타난다. 피해자는 자해하려는 신체 부위를 노출시키기도 한다. 예를 들어 목을 베기 전에 옷깃을 열거나, 가슴이나 배를 베기 전에 셔츠를 들어 올릴 수 있다.

자해에 의한 벤상처의 약 1/3에서 주저흔이 나타난다(그림 6.24). 이는 치명적인 벤상처에 인접해 있거나 이어지거나 겹치는 양상의 얕은 벤상처다. 이들은 매우 얕아서 피부층을 모두 베지 못했을 때가 많다. 이러한 손상은 사망자가 피부를 베려고 시도했으나 통증이나 망설임 때문에 처음에는 깊게 베지 못하고 종이가 잘릴 정도의 매우 얕은 벤상처만 여러 번 내다가, 마침내 피부를 완전히 벨 수 있을 정도의 용기를 냈다는 것을 보여준다. 주저흔과 같은 양상의 얕은 벤상처가 타살 피해자의 목에 있는 벤상처에서 발견되기도 한다. 피해자가 치명적인 상처를 입기 전에 몸부림을 쳤거나, 가해자가 피해자의 목을 베기 전에 잠시 주저하여 발생했을 가능성이 있다.

팔의 치명적인 벤상처는 대부분 자해이다. 자살 수단으로서 손목을 베는 것은 그리 좋지 않은 방법이다. 대부분의 사람들은 해부학적 지식이 부족하여 손목의 어느 부위에서 주요 혈관을 자를 수 있는지 잘 모른다. 혈관이 잘릴 정도로 깊게 베지 못할 때도 많다. 어떤 사람들은 아래팔을 가로축이 아닌 종축으로 베기도 한다(그림 6.25A). 어떤 사람은 이렇게 팔을 종축으로 베었다가 주치의에게 손상에 대한 설명을 듣고 나서 며칠 뒤 다시 손목을 베었는데, 이번에는 노동맥(radial artery)을 제대로 절단하여 출혈로 사망했다.

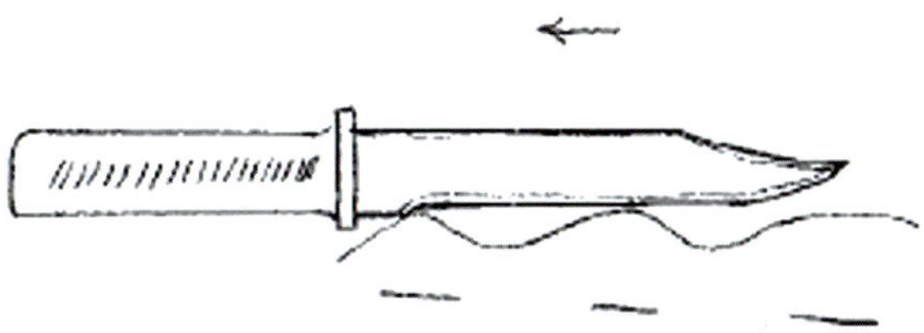

그림 6.23 피부 주름의 이랑마다 칼에 베여 만들어진 "주름" 손상.

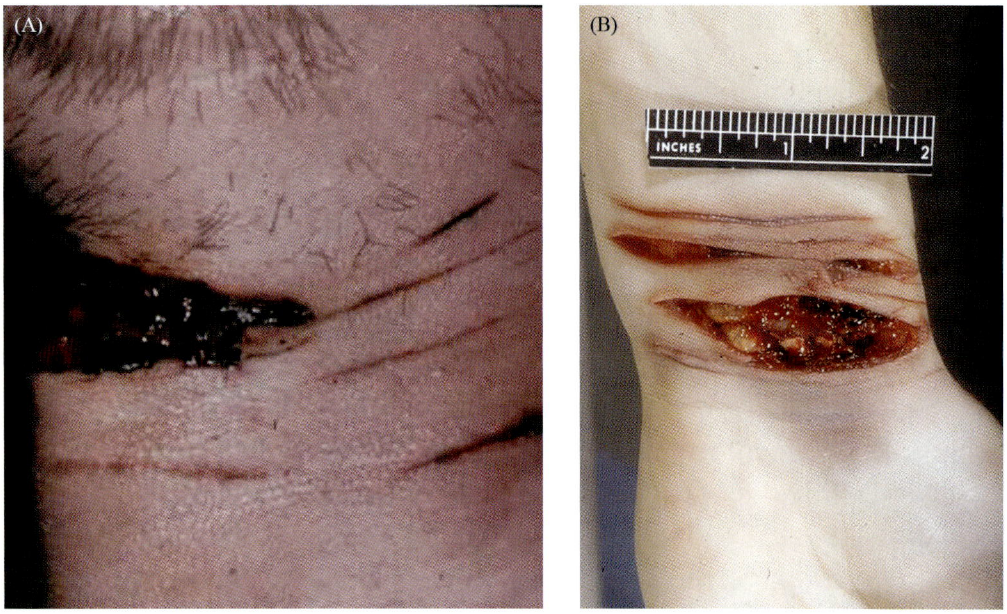

그림 6.24 목 **(A)**과 손목 **(B)**의 주저흔을 동반한 벤상처(사진 B 제공: Dr. Norma J. Farley).

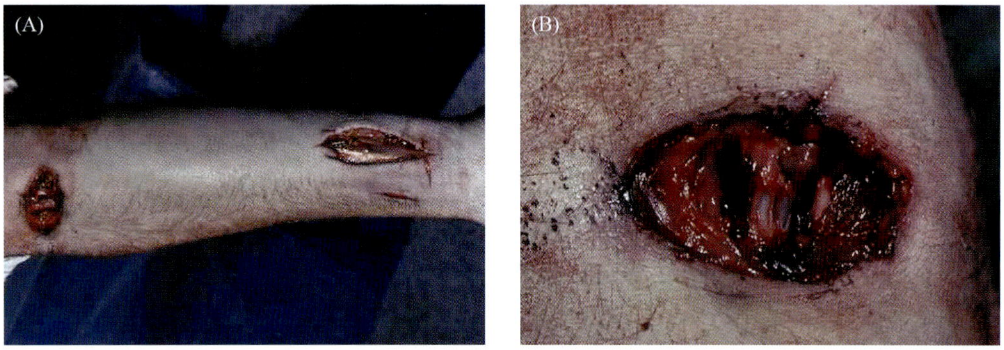

그림 6.25 **(A)** 왼쪽 아래팔의 앞쪽에서 관찰된 자해에 의한 3개의 벤상처. 그중 2개는 손목에 세로축을 따라 발생했다. **(B)** 팔오금의 벤상처를 자세히 보면 부분적으로 절단된 동맥과 정맥을 볼 수 있다.

자해에 의해 팔다리에 벤상처가 발생한 경우, 오른손잡이는 주로 왼쪽 손목이나 아래팔을, 왼손잡이는 오른쪽 손목이나 아래팔을 벤다. 이러한 벤상처는 주로 아래팔의 앞쪽이나 노뼈(radius) 쪽에서 발견된다(그림 6.26A 및 B). 따라서 이 부위에 선형 흉터가 있다면 그가 과거에 자살을 시도한 적이 있음을 시사한다.

방어흔은 피해자가 뾰족하거나 날카로운 예기를 피하려다가 팔다리에 발생하며, 예기손상에 의한 타살의 약 1/3에서 발견된다.[3] 대부분 칼을 잡거나 막으려다가 손바닥에 상처를 입는다. 아래팔과 위팔의 뒤쪽이나 아래팔의 자뼈(ulna) 쪽에서 발견되기도 한다(그림 6.27).

드물게 발이나 다리에서 방어흔이 발견되기도 한다. 이러한 상황은 피해자가 칼을 막기 위해 이를 발로 차거나, 몸을

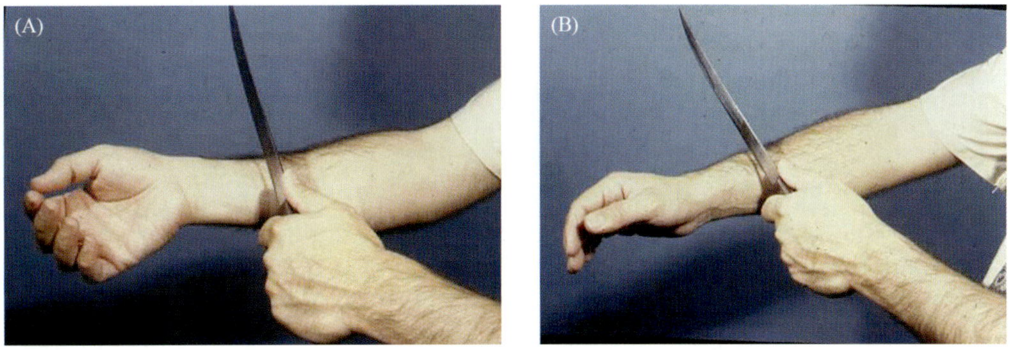

그림 6.26 **(A)** 손목 앞쪽 또는 **(B)** 아래팔 노뼈 쪽에 나타나는 자해에 의한 벤상처를 재현하는 모습.

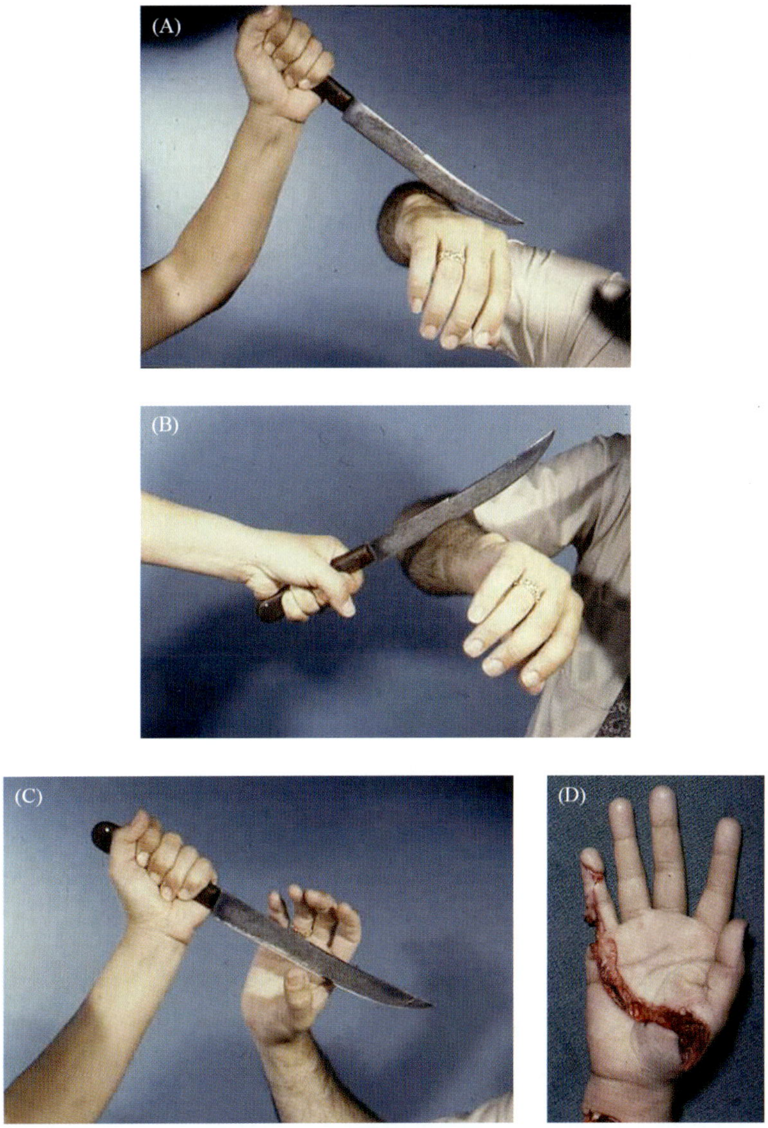

그림 6.27 **(A)** 아래팔의 뒤쪽, **(B)** 자뼈 쪽, **(C)** 손바닥에 발생한 방어흔을 재현하는 모습, **(D)** 칼을 잡으려다 손바닥에 생긴 실제 방어흔.

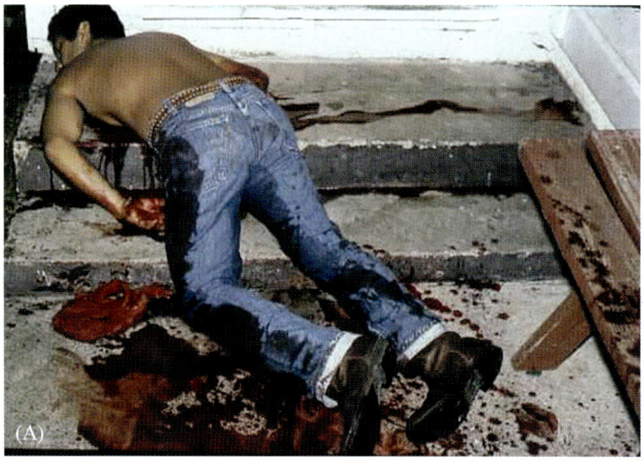

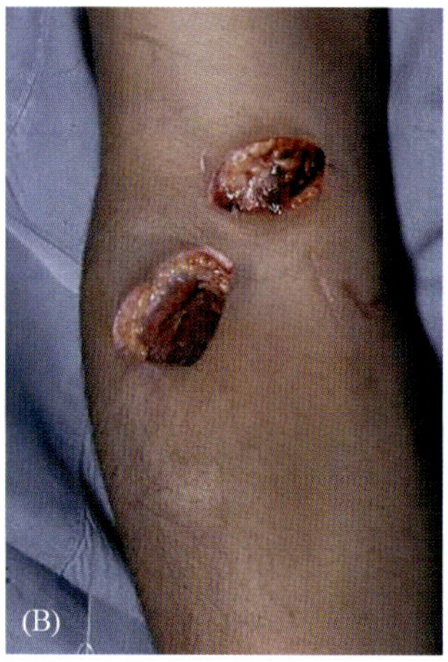

그림 6.28 **(A와 B)** 사망자는 취한 상태에서 창문을 깨고 실내로 들어가려다가 왼팔에 손상을 입었고, 주요 혈관이 절단되어 과다출혈이 발생했다.

웅크려 다리로 중요 부위를 가리려다가 발생할 수 있다. 때로는 손으로 칼날을 잡았다가 손가락이 베이기도 한다. 칼에 혈액이 많이 묻어 있으면 칼을 잡은 손이 손잡이에서 칼날로 미끄러져 손상을 입을 수 있는데, 이는 마치 방어흔처럼 보일 수 있다.

유리 조각으로 손목이나 목을 베거나, 사람을 난도질하기도 한다. 이는 타살과 자살에서 모두 볼 수 있다. 가끔 유리에 의한 사고사가 발생하기도 한다. 저자들은 취한 상태에서 손이나 주먹으로 유리판을 친 사람들을 여럿 보았는데, 그 과정에서 팔이 유리판을 뚫고 나가거나 팔을 다시 안으로 당길 때 부서진 유리의 뾰족한 부분이 팔을 깊게 베어 주요 혈관을 절단하면 과다출혈이 생긴다(그림 6.28).

목의 벤상처

목의 벤상처는 사고사, 타살, 자살에서 모두 볼 수 있다. 사고로 인한 손상은 극히 드문데, 주로 유리판을 통과하거나 날아가던 유리 조각 또는 다른 날카로운 발사체에 목을 맞았을 때 제한적으로 볼 수 있다. 13세 남아의 사례에서는 드라이아이스가 담긴 병이 폭발하면서 날아온 유리 조각에 목을 맞았는데, 왼쪽 목정맥이 절단되어 과다출혈이 발생했다.

타살에 의한 목의 벤상처는 피해자가 뒤에서 공격당했는지 앞에서 공격당했는지에 따라 2가지 양상으로 나타난다. 피해자는 대부분 뒤에 있는 가해자에게 목을 베인다. 가해자는 피해자의 머리를 뒤로 당겨 목을 드러낸 다음 칼을 가로지른다. 손상을 입을 당시 피해자가 바닥에 엎드린 상태일 때도 있다. 가해자는 자신이 주로 사용하는 손의 반대쪽에서부터 목의 위쪽을 베기 시작할 때가 많다. 오른손잡이는 왼쪽에서 오른쪽으로, 왼손잡이는 오른쪽에서 왼쪽으로 칼을 진행시킨다. 상처는 처음에는 얕았다가 깊어지고, 목의 반대쪽에서 다시 얕아지면서 끝나게 된다. 일반적으로 귀 아래쪽에서 시작되어 목 아래쪽과 안쪽으로 비스듬히 지나가며, 목의 중앙선을 가로지른 뒤 다시 위쪽으로 진행하여 목의 반대쪽에서 끝나는데, 이는 시작 지점보다 낮게 위치한다(그림 6.29).

타살에 의한 목의 벤상처가 피해자의 정면에서 형성되었다면 짧고 비스듬하게 나타나는 경향이 있다(그림 6.30). 가

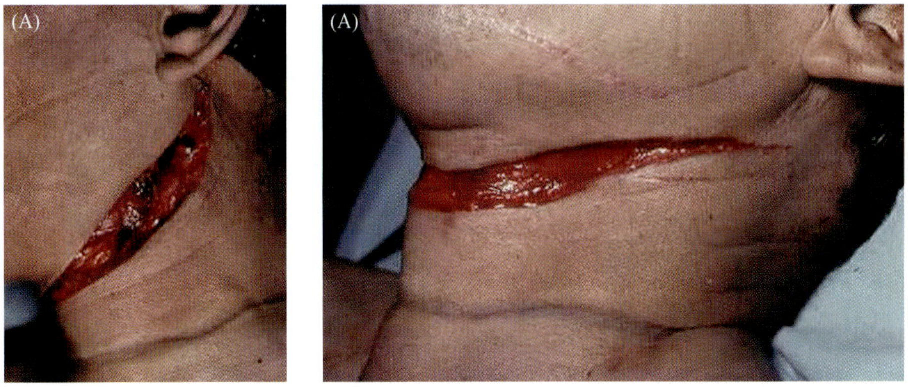

그림 6.29 타살에 의한 목의 벤상처로, 피해자의 뒤쪽에서 공격하였다. **(A)** 왼쪽 귀 아래쪽에서 시작하여 **(B)** 안쪽으로 내려와 목의 중앙선을 가로지른 뒤 목의 반대쪽으로 올라가다가 시작점보다 낮은 곳에서 끝났다.

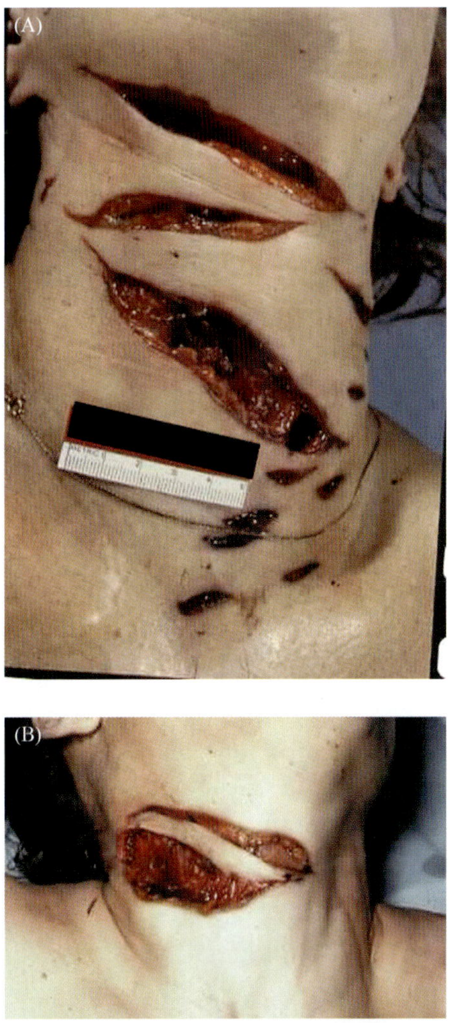

그림 6.30 **(A와 B)** 정면에서 형성된 타살에 의한 목의 벤상처로, 길이가 짧은 편이다.

해자가 오른손잡이라면 주로 피해자의 목 왼쪽을 공격하며, 이때 벤상처는 아래쪽과 안쪽을 향해 사선 방향으로 진행한다. 만약 손상이 왼쪽이 아닌 오른쪽에 있다면 개수가 적을 수 있다. 목 앞쪽을 가로지르는 상처는 수평 방향이고 짧은 편이며, 중앙선의 양쪽으로 조금씩만 진행한다. 목 앞쪽에서 공격받았을 때 벤상처가 수평으로 형성되는 경우는 매우 드물다. 정면 공격으로 생기는 손상의 특징은 그 기전을 생각해 보면 당연하다. 이러한 상황에서는 한 번의 길고 연속적인 동작보다는 피해자를 마주 보면서 칼을 휘두르거나 난도질하는 방식으로 손상이 형성된다.

자해에 의한 목의 벤상처는 뒤쪽에서 공격받은 타살과 비슷한 양상으로 나타난다. 손상의 시작 지점은 대부분 반대쪽의 종료 지점보다 높은 편이다. 항상 그렇지는 않지만, 대부분 주저흔이 동반된다(그림 6.31).

목의 벤상처로 자살한 경우, 드물게 시체경련이 나타나 사망자의 손에 칼이나 면도칼이 단단히 쥐어져 있을 수 있다. 일부 자살에서는 예기가 현장에 없을 수도 있다. 다른 사람이 현장을 변화시켰을 수도 있고, 사망자가 손상 초기에 바로 의식을 잃지 않아 사망할 때까지 예기를 숨길 시간이 있었을 수도 있다.

목의 벤상처는 척주에 완전히 닿을 정도로 매우 깊게 나타날 수 있다. 이러한 양상은 주로 가해자가 뒤쪽에서 목을 베었을 때 나타난다.

목의 벤상처에 의한 사망은 과다출혈뿐만 아니라 다량의 공기색전증으로 이어질 수 있다(공기색전증에 대한 자세한 내용은 제20장 참고). 공기는 정맥과 오른심방 사이에 음압 기울기가 생길 때마다 절단된 정맥을 통해 유입된다. 이는 숨을 들이쉴 때 발생하는 가슴안의 음압에 의해 형성된다. 절단된 정맥이 오른심방보다 높게 위치할수록 압력 기울기가 증가하며, 공기가 혈관으로 들어갈 가능성도 커진다. 따라서 목에 찔린상처나 벤상처를 입어 정맥이 손상되었다면 부검에서 공기색전증의 가능성을 확인해야 한다. 정맥과 심장에서 공기를 확인하려면 사후 CT나 가슴 X-ray를 촬영하는 것이 권장된다. 또한 심장에 공기색전증이 있는지도 확인해야 한다. 목의 벤상처로 사망하는 데 걸리는 시간은 절단된 혈관이 정맥인지 동맥인지, 공기색전증이 발생했는지에 따라 달라진다.

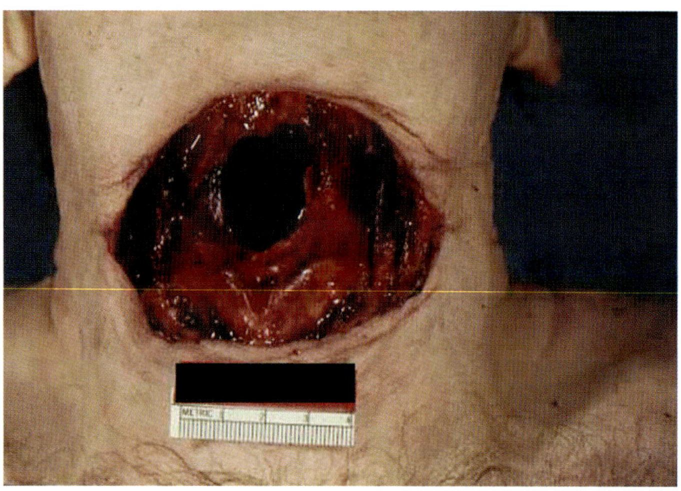

그림 6.31 주저흔을 동반한 자해에 의한 목의 벤상처.

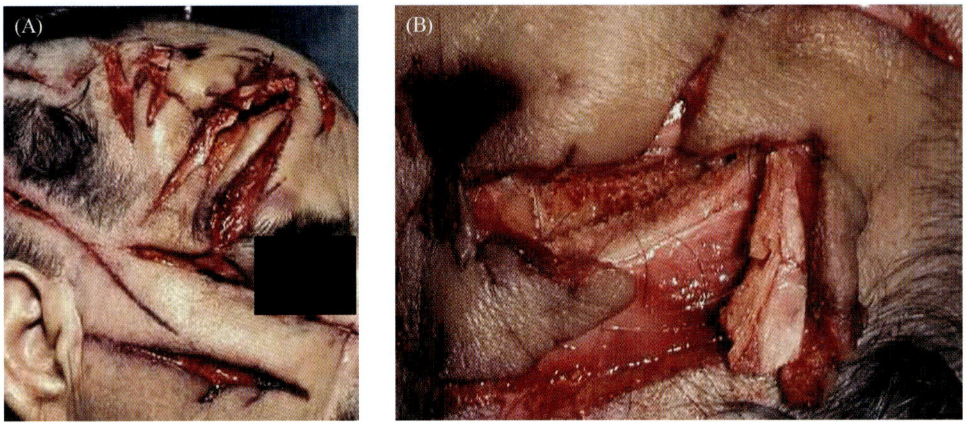

그림 6.32 **(A와 B)** 마체테로 발생한 머리의 큰칼상처. 벤상처 형태의 손상 아래쪽에 뼈가 절단되어 있다.

큰칼상처

큰칼상처는 날이 있는 무거운 도구에 의해 생기는데, 이러한 도구에는 도끼, 마체테(machete), 고기 식칼(meat cleaver)이 있다. 피부에 벤상처가 있으면서 그 밑의 뼈에 분쇄 골절이 있거나 깊은 홈이 파여 있으면 이러한 흉기가 사용되었음을 시사한다(그림 6.32). 가해자가 뼈에 박힌 예기를 꺼내는 과정에서 이를 급격히 비틀면 주변의 뼈가 부러지거나 조각날 수 있다. 머리뼈에 접하는 방향으로 손상이 형성되면 뼈가 얇은 판 모양으로 잘릴 수도 있다.

대부분의 큰칼상처는 벤상처의 형태를 띠지만, 절단과 분쇄가 함께 나타나면 벤상처와 찢긴상처의 특징을 모두 보일 수 있다.

치료/진단에 의한 손상

이는 의료진이 환자를 치료하는 과정에서 발생하는 손상이다. 흔한 예로는 가슴절개술(thoracotomy)을 위한 절개, 가슴이나 배에 튜브나 배액관을 삽입하기 위한 수술적 자창, 배벽절개술(laparotomy)을 위한 절개, 복막세척(peritoneal lavage)을 위한 절개, 손목이나 팔오금, 발목의 작은 절개, 기관절개술의 절개 등이 있다(그림 6.33).

이러한 수술 손상 중 일부는 외상성 손상으로 오인될 수 있다. 예를 들어 가슴안 배액을 위한 절개창은 타살에 의한 찔린상처로 잘못 해석될 수 있다. 어떤 경우에는 외상성 손상이 수술 과정에서 사라지기도 한다. 예를 들어 왼쪽 가슴의 찔린상처를 연장하여 가슴절개술이 시행될 수 있다. 때로는 타해에 의한 찔린상처가 치료에 활용되기도 하는데, 가슴의 찔린상처로 수술용 배액관을 삽입하는 경우가 그 예이다. 사망한 환자의 찔린상처에 배액관이 있으면 부검에서 손상이 잘못 해석될 수 있다.

치료에 의한 손상이 잘못 해석되는 일을 피하려면 각종 치료용 관을 제거하지 않은 상태로 법의관에게 시신을 보내야 한다. 법의관은 부검하기 전에 의무기록을 검토해야 하며, 의문이 있다면 주치의와 상담해야 한다.

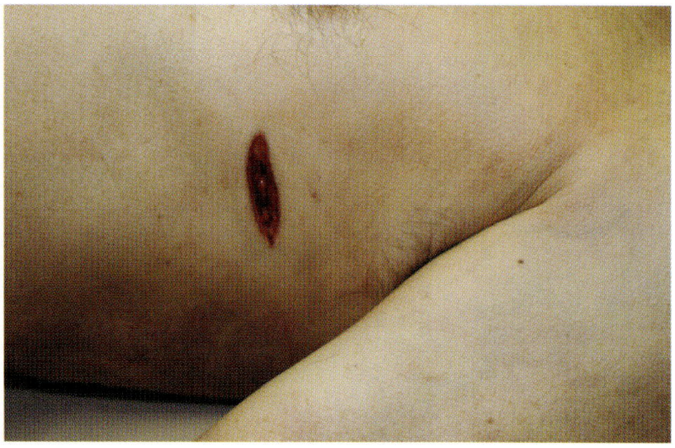

그림 6.33 가슴관 삽입을 위한 가슴 가쪽의 절개. 찔린상처와 혼동될 수 있다.

추가적인 문제들

의복

모든 예기손상에서는 의복을 검사하여 손상에 해당하는 위치에 결함이 있는지 확인해야 한다. 이것은 피해자가 칼에 찔리거나 베인 뒤에 옷이 입혀졌을 가능성을 배제하기 위한 것이다.

수중 시체

물에 오랜 기간 잠겨있던 시신에서는 찔린상처나 벤상처에서 혈액이 물에 씻겨나가 생전이 아닌 사후에 손상이 생긴 것처럼 보일 수 있다(그림 6.34). 배나 비행기의 프로펠러에 의해 시신에 큰칼상처와 비슷한 손상이 생기기도 한다. 물에서 건진 시신에서 여러 개의 큰칼상처가 발견되기도 한다(그림 6.35).

이런 경우 생전 손상인지 사후 손상인지 의문이 제기될 수 있다. 손상을 검사했을 때 연부조직에 출혈이 있으면 대부분 생전 손상으로 확신할 수 있다. 그러나 반대로 손상에 출혈이 없을 때는 사후 손상이라고 단정할 수 없다. 물에 오래 잠겨있으면 손상에서 혈액이 빠져나와 사후 손상처럼 보일 수 있기 때문이다.

치명적인 예기손상 후의 신체활동

치명적인 손상을 입은 후에도 걷거나 뛰어서 도망치는 등의 신체활동을 할 수 있는지는 손상된 장기의 종류, 손상의 정도, 출혈량, 출혈 속도에 따라 달라진다. 출혈이 심하면 신체활동이 빠르게 제한되거나 멈춘다. 출혈이 느리면 피해자는 가해자에게서 벗어날 수 있다. 혈흔으로 탈출 경로가 표시되는 경우도 드물지 않다. 어떤 피해자를 무력화시킨 손상이 다른 피해자들의 신체 활동에도 반드시 같은 효과를 나타내는 것은 아니다. 저자들은 주요 혈관에 찔린상처를 입은 후에도 몇 시간 이상 생존한 사례를 보았다.

Karger 등은 손상 후 신체활동의 가능성을 알아보기 위해 예기에 의한 12건의 자살 사례를 살펴보았다.[9] 모든 사례

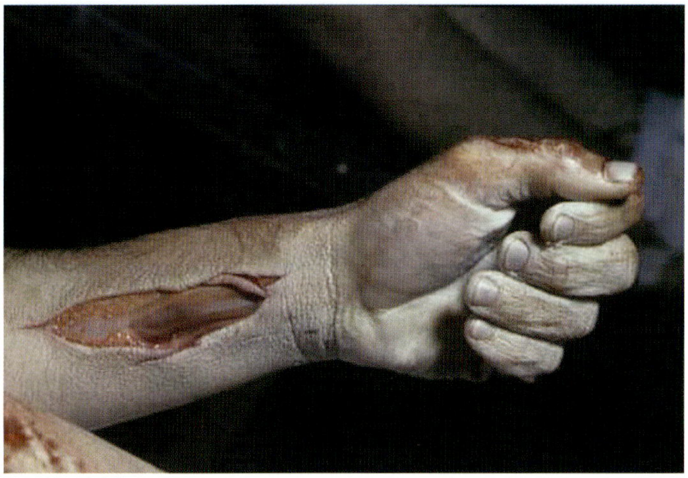

그림 6.34 생전에 왼쪽 아래팔에 벤상처가 발생했지만, 물에 잠겨있는 동안 혈액이 씻겨나갔다(역주: 원문에는 오른쪽 아래팔이라고 잘못 나와있었다).

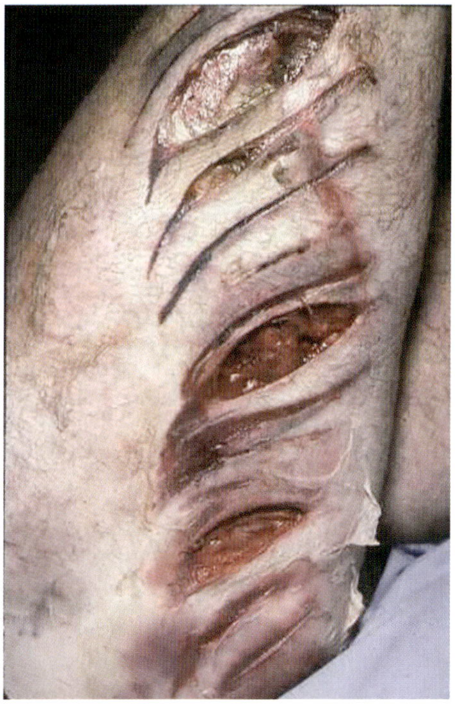

그림 6.35 물에서 건진 시신에서 발견된 프로펠러 손상.

는 자살 행위와 그 후의 신체활동에 대한 목격자가 있었다. 사망자 중 7명은 심장에 찔린상처를 입었다. 이들의 사망은 생존시간과 신체활동을 기준으로 즉각적인 무력화 1건, 단기생존 2건, 장기생존 4건 등 3가지 유형으로 분류되었다. 단기생존 그룹은 약 10초 동안, 장기생존 그룹은 2-10분을 버텼다.

즉시 사망한 1명에게는 길이 15mm의 심장 손상과 450mL의 혈심낭이 있었다. 단기생존 그룹은 2명 모두 10초 만에 사망했는데, 오른심실에 각각 14mm 또는 20mm의 손상이 있었다. 모두 혈심낭이 있었고, 한 명은 250mL였으나 다른 한 명은 확인되지 않았다. 장기생존 그룹의 손상 크기는 7-10mm 사이였는데, 4명 중 3명은 왼심실에 손상이 있었다. 이 중 2명만 각 300ml와 400ml의 혈심낭이 있었다. 400ml의 심장눌림증이 있던 사람이 생존시간은 10분으로 가장 길었다.

8번째 사례는 삽입관에 심장을 찔렸는데, 2시간 동안 생존했지만 600mL의 심장눌림증이 있었다. 또 다른 사례는 오른쪽 가슴을 스스로 찔러 폐와 간이 손상되었는데, 2시간 동안 생존했으며 오른쪽 혈흉이 2,200ml, 혈복강이 700ml 있었다.

치명적인 찔린상처에 필요한 외력

치명적인 찔린상처에 가해자가 들인 외력을 정확히 정량하는 것은 불가능하다. 그러나 다음 4가지 변수를 치명적인 찔린상처와 비교하고 연관시키면 치명적인 찔린상처에 필요한 상대적인 외력을 설명할 수 있다.

1. 칼의 상태. 칼끝이 뾰족한지 둔한지, 날이 예리한지 둔한지, 칼날이 얇은지 두꺼운지, 양날인지 외날인지. 날카롭고 뾰족하며 얇은 양날 칼은 무디고 둔한 외날 칼에 비해 힘과 노력을 적게 들여도 조직이나 장기를 통과할 수 있다.
2. 조직이나 장기의 저항 크기. 피부, 연골, 뼈처럼 질긴 조직을 통과하려면 지방 같은 연부조직보다 더욱 큰 외력이 필요하다. 따라서 칼이 통과한 조직이나 장기의 종류는 가해자가 가한 외력의 크기를 반영한다.
3. 찔린상처의 깊이와 길이. 길이 2in.(역주: 5.08cm)인 칼날이 깊이 4in.(역주: 10.16cm)의 찔린상처를 만들었다면 큰 외력이 가해졌어야 한다.
4. 의복의 양과 구성도 외력의 크기를 결정한다. 예를 들어 가죽 벨트, 두꺼운 가죽 재킷, 모피 코트 등이 뚫리려면 얇고 부드러운 옷에 비해 큰 외력이 필요하다.

위의 두 번째 항목과 관련하여, O'Callaghan 등은 칼이 서로 다른 조직을 통과할 때 필요한 힘을 측정했다.[10] 이들은 시신의 조직과 절단된 표본에 깊이 10cm의 찔린상처를 여러 차례 만들었다. 그 결과 피부, 피하지방, 근육을 모두 통과하기 위해 필요한 힘의 평균은 11.1lb(49.5N)이고 범위는 7.9-12.4lb(역주: 35-55N)였다. 피하지방과 근육에는 평균 7.8lb(35N), 근육에는 평균 8.4lb(37.5N), 지방에는 평균 0.5lb(2N)가 필요했다.

사후 출혈

사망 후에 발생한 벤상처나 찔린상처에서의 출혈, 즉 사후 출혈(postmortem bleeding)은 대부분 미미한데, 이는 절단된 혈관에 있던 소량의 혈액이 빠져나온 것에 불과하기 때문이다. 그러나 사망 후에 절단된 혈관이 크고 신체의 중력 의존 부위에 있었다면 출혈량이 상당할 수 있다. 중력 의존 부위에서는 절단된 혈관과 연결된 다른 혈관들에서도 혈액이 흘러나와 마치 절단된 혈관이 "출혈"되는 것처럼 보일 수 있다. 저자 중 한 명은 가슴과 배의 대혈관을 절단하여 체강으로 누출될 수 있는 혈액의 양을 측정하는 실험을 했는데, 혈액의 양은 300-500mL였다. 이는 생전 손상에서 누적되는 일반적인 혈액량에 비해 적다.

피해자가 여러 번 찔려 출혈이 심했다면 마지막에 생긴 찔린상처에는 출혈이 없는 것처럼 보일 수 있다. 그러한 경우 법의관은 이 찔린상처가 생긴 시점이 생전인지, 사망 도중인지, 사망 직후인지 판단하기 어려울 수 있다.

시신을 이동하거나 운반하는 동안 상처에서 혈액이 빠져나와 사망자의 옷에 묻을 수 있다. 따라서 부검에서 발견된 옷의 혈흔은 시신의 이동 및 운송 과정에서 발생한 것일 수 있다. 처음에 의복에 묻어 있던 혈흔이나 그 양상은 운송 과정에서 혈액이 흐르면서 범위나 개수가 늘거나 지워질 수 있다.

절단

정신질환자는 예기를 이용해 자신이나 다른 사람의 신체를 절단(mutilation)하기도 한다. 주로 생식기(genitalia), 귀, 코가 대상이 된다. 정신질환이 없다면 경고, 복수, 전리품 수집(보통 귀) 등의 목적으로 신체를 절단하기도 한다. 부정을 저지른 아내의 성기를 남편이 절단하기도 하고, 드물지만 여성 성노동자가 성적으로 훼손되기도 한다.

도구흔

예기가 뼈나 연골에 닿으면 도구흔 또는 커프흔(Kerf mark)이라고 불리는 특징적인 흔적을 남길 수 있다. 이는 예기의 종류를 나타낼 수 있으며, 실제 사용된 예기가 확인되기도 한다. 커프흔은 주로 칼에 의해 나타나는데, 칼은 날이 있는 도구 중 가장 흔히 사용되기 때문이다. 칼의 칼날은 연골이나 뼈에 일종의 줄무늬를 남기는데, 이는 도구의 식별에 활용될 수 있다. 따라서 이러한 흔적이 남은 부위는 나중에 비교할 수 있도록 부검 시 채취해 두어야 한다. 도구흔의 식별에 대한 자세한 내용은 제22장을 참고.

참고자료

1. Knight B, The dynamics of stab wounds. Forensic Sci 1975; 6:249-255.
2. Connor SEJ, Bleetman A, and Duddy MJ, Safety standards from stab-resistant body armour: a computer tomographic assessment of organ to skin distances. Injury 1998; 29(4):297-299.
3. Kemal CJ, Patterson T, and Molina DK, Deaths due to sharp force injuries in Bexar County, Texas, with respect to manner of death. Am J Forensic Med Pathol 2013; 34(3):253-259.
4. Missliwetz J, Fatal impalement injuries after falls at construction sites. Am J Forensic Med Pathol 1995; 16(1):81-3.
5. Wilson RF and Bassett JS, Penetrating wounds of the pericardium or its contents. JAMA 1966; 195:513-518.
6. DiMaio VJM and DiMaio DJ, An unsuspected stab wound of the brain. Mil Med 1972; 137:434-435.
7. Deb S, et al., Stab wounds to the head with intracranial penetration. J Trauma 2000; 48(6):1159-1162.
8. Kulkani AV, et al., Delayed presentation of spinal stab wounds: case report and review of the literature. J Emerg Med 2000; 18(2):209-213.
9. Karger B, Niemeyer J, and Brinkmann B, Physical activity following fatal injury from sharp pointed weapons. Int J Legal Med 1999; 112:188-191.

10. O'Callaghan PT, et al., Dynamics of stab wounds: force required for penetration of various cadaveric human tissues. Forensic Sci Int 1999; 104:173-178.

7

총기손상

펜이 칼보다 강하다고 말하는 사람은
아마 자동화기를 한 번도 보지 못했을 것이다.

- General Douglas MacArthur

총기의 기초

총기(firearm)의 종류는 세부적인 특징에 따라 구분되지만 설계 방식은 모두 유사하다. 이들은 기본적으로 손잡이(grip), 개머리판(stock), 방아쇠(trigger), 공이치기(hammer), 총열(barrel)로 구성된다(그림 7.1).

방아쇠를 당기면 공이치기가 공이(firing pin)를 쳐서 탄약(cartridge) 바닥의 뇌관(primer)을 점화하고, 이는 장약(main powder)을 연소시켜 탄두(bullet)가 총열을 따라 날아가게 한다. 뇌관은 탄약의 바닥에 있는데, 이는 공이에 맞고 점화되어 탄약 안에 들어있는 장약을 연소시킨다. 소총(rifle)용과 권총(handgun)용 탄약은 **림파이어(rimfire)나 센터파이어(center-fire) 방식**인데, 이는 뇌관의 위치와 특징을 나타낸다. **림파이어 총탄(ammunition)**은 탄약 바닥의 가장자리 부분을 충격에 민감한 뇌관으로 채워서 만든다. 이러한 가장자리에 공이치기나 공이가 부딪치면 뇌관이 폭발하여 화약을 연소시킨다. **센터파이어 총탄**의 뇌관은 탄약 바닥의 중앙에 위치한 작은 황동 또는 구리 컵으로, 안정적이지만 충격에는 민감한 폭발성 혼합물이 들어 있다. 공이치기나 공이가 뇌관을 치면 이 물질이 폭발하여 화약을 점화시킨다.

권총과 소총의 총열에는 홈이 있어서 탄두가 총구(muzzle)에서 안정적으로 빠져나간다. 이러한 **강선(rifling)**은 탄두가 총열을 따라 나선형으로 움직이게 만들어서 공기 중에서도 흔들리지 않고 똑바로 날아갈 수 있게 안정시킨다. 이는 쿼터백이 풋볼에 스핀을 넣는 것과 비슷한 원리다. 그러나 탄두가 몸에 들어간 후에는 이러한 안정 효과가 사라지고, 탄두가 회전축에서 벗어나 요동치거나 돌아가기 시작한다. 손상의 경로가 충분히 길면 탄두는 180도 뒤집어져 바닥이 앞을 향한 채로 날아갈 수 있다.

강선은 총열을 따라 진행하는 여러 줄의 평행한 나선형 홈으로, 각각의 홈은 강저(groove), 이들 사이에 보존된 금속 부분은 격장(land)이라고 부른다(그림 7.2). 격장의 수는 총기의 종류와 제조업체에 따라 2개에서 20개까지 다양할 수 있다. 격장과 강저는 탄두가 발사될 때 특징적인 자국을 남겨 탄두와 총기를 식별할 때 사용될 수 있다(그림 7.3).

다각형의 강선이 있는 총기의 총열 단면은 모서리가 둥근 다각형으로 보이는데, 이러한 총기로 발사된 탄두의 탄

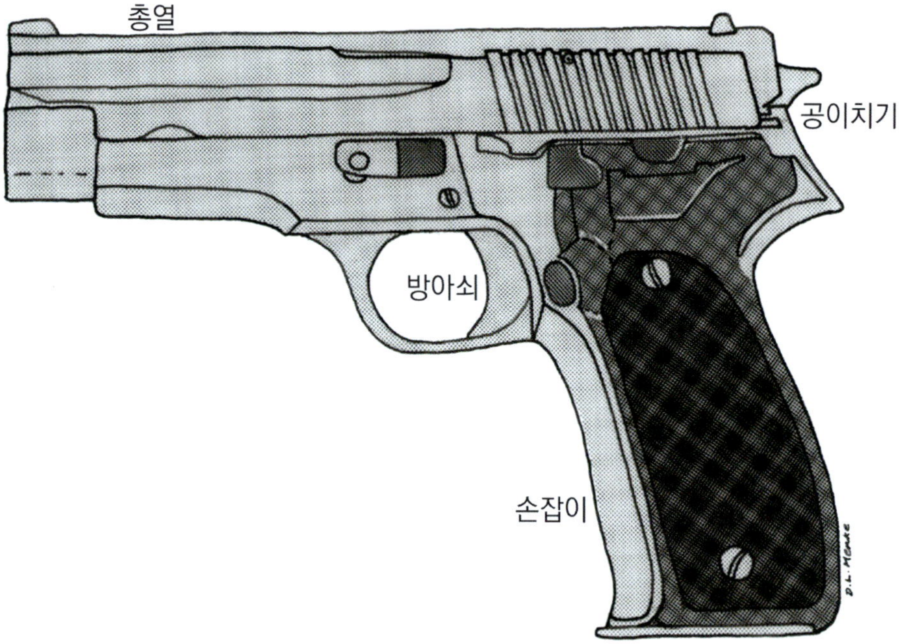

그림 7.1 총기의 모식도.

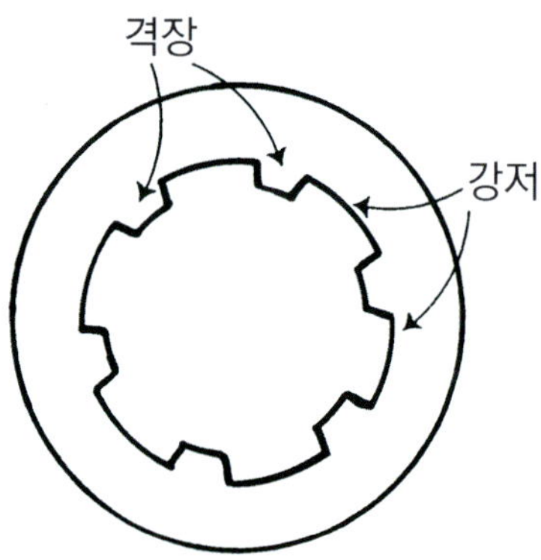

그림 7.2 총구 내부의 격장과 강저(강선)의 모식도.

도(ballistic)를 비교하는 일은 매우 어려울 수 있다.

양쪽 격장 사이의 거리를 측정한 총열의 직경을 탄두의 **구경(caliber)**으로 간주하기도 하기도 하지만 이는 경우에 따라 다르다. 예를 들어, 38 스페셜의 구경은 사실 0.357in.이고, .30-06의 이름은 개발 연도인 1906년을 나타낸다. 유럽에서는 7.62×39 소총 탄약처럼 탄두의 직경과 탄약의 길이로 구경을 표현하는 경우가 많다. 산탄총(엽총, shotgun)에서는 구경 대신 **게이지(gauge)**를 사용하여 총열의 직경을 나타낸다. 산탄총의 게이지는 총 1lb의 납으로 만든 납탄의 개수를 의미한다. 매그넘(magnum)이라는 용어는 사실 총기의 구경과 관련이 없다. 이는 소총과 권총에서는 폭발력이

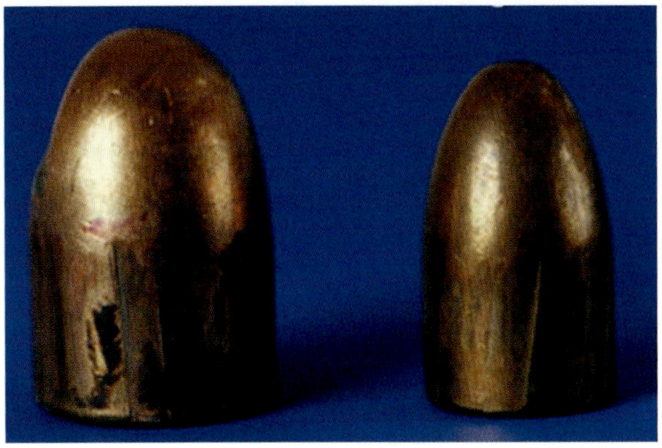

그림 7.3 탄두에 남은 강선 자국.

매우 강한 탄환을 가리키고, 산탄총에서는 무거운 납탄(pellet)을 나타낸다.

총탄의 주요 유형

총기의 총탄은 일반적으로 특정 총기에서 사용되는 탄약의 종류를 가리킨다. 이는 구경이나 뇌관의 종류, 추진분말(propellent)의 종류[예: 구형(ball) 분말, 판형(flake) 분말], 탄두에 따라 결정된다. 탄약은 "라운드(round)"라고 불리기도 하는데, 발사체(projectile) 또는 탄두, 추진분말, 뇌관, 탄피(case)로 구성된다(그림 7.4).

발사체는 총기의 종류와 구경에 따라 다양하며, 납 탄두, 준피갑탄(준피복동탄, semi-jacketed bullet), 할로포인트(중공탄, hollow point bullet, 역주: 탄두 안쪽이 비어있는 것으로 HP라고도 불린다), 전피갑탄(피복동탄, full metal jacket bullet, 역주: 탄두를 구리로 감싼 것으로 FMJ라고도 불린다) 등이 있다(그림 7.5).

초기의 납 탄두는 둥근 공 모양이어서 매우 불안정하게 날아갔다. 오늘날 대부분의 납 탄두는 모양에 따라 라운드 노즈(round nose, 역주: 둥근 모양)나 와드커터(wadcutter, 역주: 납작한 모양), 세미와드커터(semi-wadcutter, 역주: 부분적으로 납작한 모양)로 분류할 수 있다. 준피갑탄은 일반적으로 끝부분이 부드러운 납 탄두로 이루어져 있거나 비어 있어 충돌 시 변형되도록 설계되어 있다. 이는 운동에너지를 목표물에 완전히 전달하여 더욱 큰 피해를 준다. 전피갑탄은 목표물을 곧장 통과하도록 설계되어 있으며 군대에서 주로 사용되는데, 헤이그 협약에서 목표물 안쪽에서 확장되거나 납작해지는 총탄의 사용을 막고 있기 때문이다(역주: 1986년 발효된 헤이그 제2협약 제23조에서는 '불필요한 고통을 주는 무기, 발사물, 기타 물질의 사용'을 금지하고 있다).

특수한 총탄도 존재하는데, 38 스페셜과 같은 일부 권총은 특수하게 설계된 산탄 총탄(shotshell 또는 "rat shot")을 발사할 수 있다. 파쇄탄(frangible bullet)은 충돌 시 부서지도록 설계된다. 화살탄(flechette, 플레셰트 탄약)은 화살과 비슷하게 생긴 작고 길고 뾰족한 발사체를 발사한다.

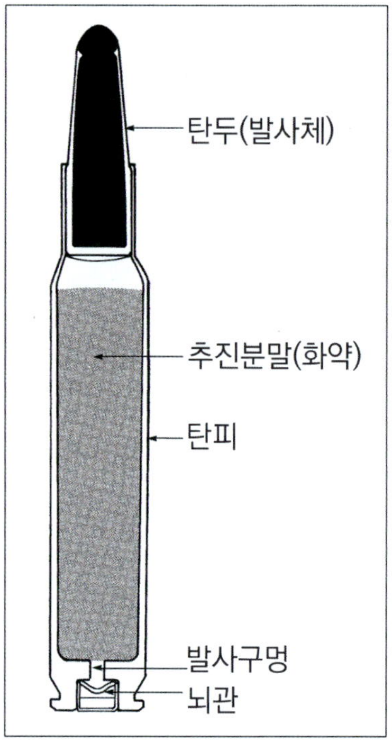

그림 7.4 총탄의 구조.

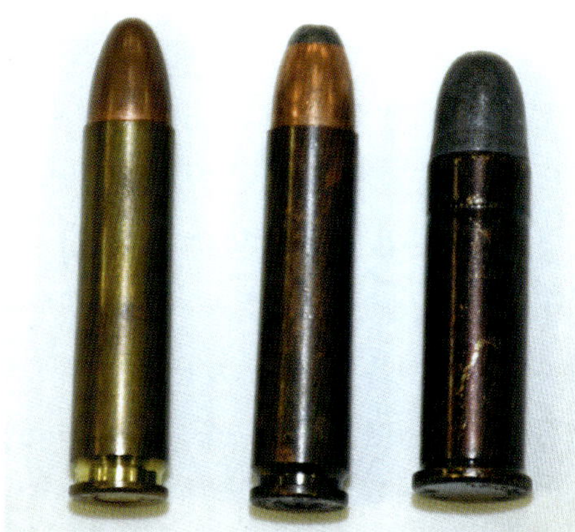

그림 7.5 다양한 종류의 탄두. 왼쪽부터 전피갑탄, 할로포인트, 납 탄두.

일반적인 주요 총기 유형

대부분의 총기는 다음과 같이 3가지로 구분할 수 있다.

- 권총
- 소총
- 산탄총

권총은 총열에 강선이 있는 작은 총기이다. 상대적으로 속도와 에너지가 낮으며, 일반적으로 총구 속도는 750-1400f/s(역주: 228.6-426.7m/s), 운동에너지는 64-550ft·lb(역주: 86.8-745.7J)이다. 권총은 다시 리볼버(revolver)와 자동권총인 피스톨(pistol, 역주: 원문에서는 피스톨을 semiautomatic, 즉 반자동권총이라고 표현하고 있으나, 기술적으로는 탄약을 수동으로 장전하는 리볼버와 자동으로 장전하는 피스톨로 구분되므로 자동권총이 더 정확한 표현이다. 참고로 사격이 자동으로 이루어지는 권총은 기관권총, 즉 machine pistol로 따로 구분된다)로 나눌 수 있다(그림 7.6A 및 B).

리볼버는 탄약을 실린더(cylinder, 역주: 리볼버의 연근 모양 회전탄창)에 장전하는데, 방아쇠를 당기면 실린더가 회

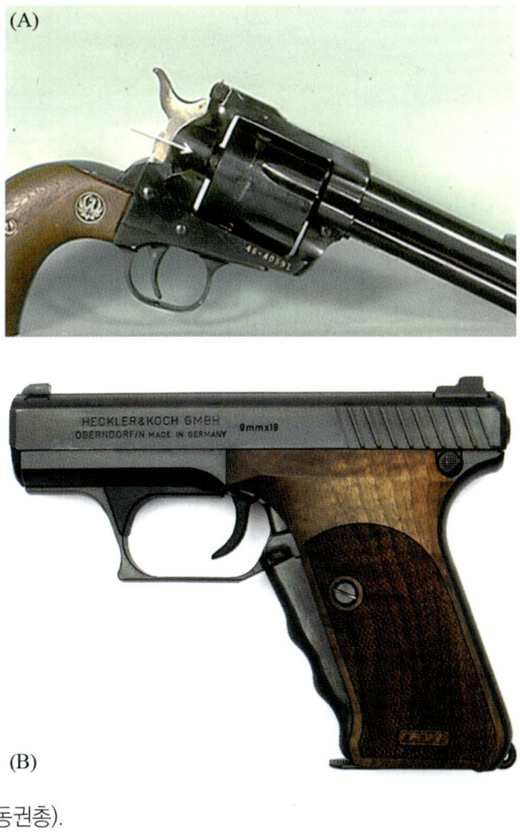

그림 7.6 **(A)** 리볼버와 **(B)** 피스톨(자동권총).

전한다. 대부분의 리볼버에는 탄약을 5-6발만 장전할 수 있다. 피스톨은 손잡이 안쪽에 탈착식 탄창이 있어 7-15발의 탄약을 장전할 수 있다. 리볼버와 피스톨에는 납 탄두, 준피갑탄, 전피갑탄을 사용할 수 있다.

소총(역주: 우리나라에서는 소총과 군용소총을 같은 개념으로 사용하는 경우가 많으나, 여기서는 군용소총뿐만 아니라 강선과 개머리판이 있는 모든 총기를 가리킨다)은 총열이 길고 강선을 가지고 있으며, 센터파이어 방식과 림파이어 방식으로 나눌 수 있다(그림 7.7A). 센터파이어 소총은 속도와 에너지가 높은 총기로, 총구 속도는 3,000f/s(역주: 914.4m/s) 가 넘고, 운동에너지는 1,050-2,500ft·lb(역주: 1,423.6-3,389.5J)이다. 센터파이어 소총의 총탄은 총구를 통과하는 속도가 높아 준피갑탄이나 전피갑탄이 사용된다. 돌격소총(assault rifle)은 자동 장전되고 보통 20발 이상의 대용량 탈착식 탄창이 사용되는, 전자동 사격이 가능한 센터파이어 방식 소총이다(그림 7.7B).

림파이어 소총은 저속 총기로 분류되며 권총과 유사한 양상의 손상을 유발한다. 총구 속도는 830-1,750f/s(역주: 253.0-533.4m/s), 운동에너지는 44-200 ft·lb(역주: 59.7-271.2J)이다. 림파이어 소총은 구경이 작아서 일반적으로 22구경의 Short탄, LR(long rifle)탄, 매그넘탄을 사용하며, 총탄의 무게는 보통 30-40g 사이지만 매그넘탄은 40-50g 사이이다.

산탄총(엽총)은 강선이 없는 긴 총열을 가지고 있으며, 일반적으로 여러 개의 납탄이 들어있는 산탄을 발사한다(그림 7.8). 산탄총은 저속 총기로 분류되며 총구 속도는 일반적으로 1,400f/s(역주: 426.7m/s) 미만이다. 산탄총에 의한 치

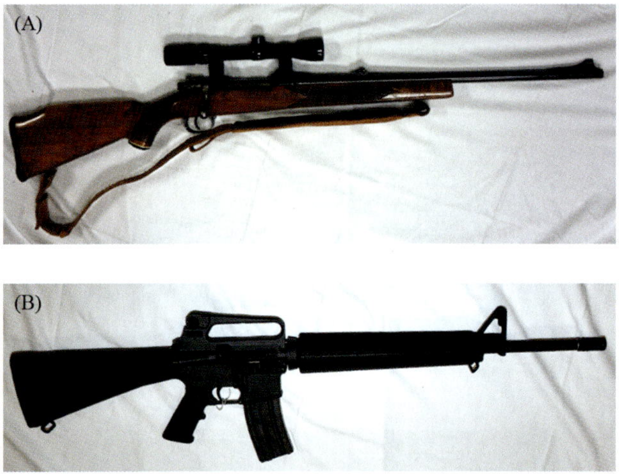

그림 7.7 **(A)** 센터파이어 소총과 **(B)** 돌격 소총.

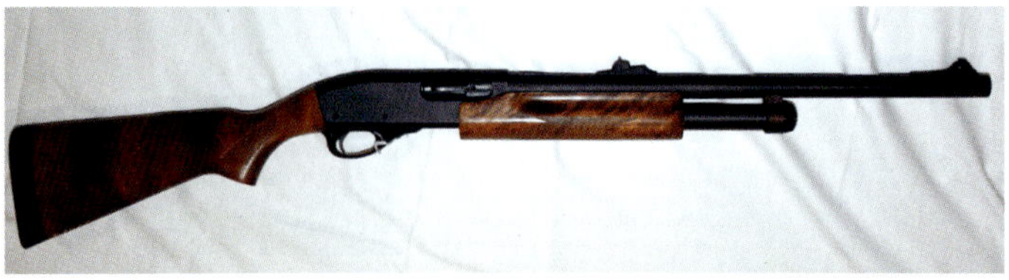

그림 7.8 산탄총.

명적 손상은 주로 산탄에 의한 다발성 총창이나 근거리에서의 폭발 자체에 의한 뇌진탕으로 나타난다. 산탄총의 산탄은 대부분 둥근 납탄이지만, 강철이나 다른 금속으로 제조될 수도 있다. 산탄총은 또한 슬러그탄(slug)이라고 불리는 단일 발사체를 발사할 수 있는데, 이는 센터파이어 소총과 비슷한 손상을 입힌다.

손상의 탄도학

탄두가 손상을 입힐 수 있는 능력은 그 탄두가 표적에 전달할 수 있는 운동에너지의 양에 따라 결정된다. 탄두는 작지만, 그 에너지는 속도에서 비롯된다.

$$\text{운동에너지} = \frac{1}{2}\ \text{질량} \times \text{속도}^2$$

따라서 총창(ballistic wound, gunshot wound)의 중증도에 영향을 미치는 요인은 탄두의 속도에 영향을 미치는 요인과 동일하다. 예를 들면 탄도의 요동침(휘어짐, yaw), 총기나 총탄의 종류, 중간 목표물의 여부 등이 있다. 또한 탄두에 맞은 장기나 조직이 무엇인지도 영향을 미친다. 탄두는 마치 호수 위의 배처럼 몸을 통과한다. 장기와 조직은 그 종류에 따라 밀도와 체액 구성이 다르기 때문에, 탄두가 이들을 통과하면 마치 배가 물결을 남기듯이 "임시 공동(temporary cavity)"이 형성된다(그림 7.9). 따라서 탄두에 의한 손상의 범위는 다음에 의해 결정된다.

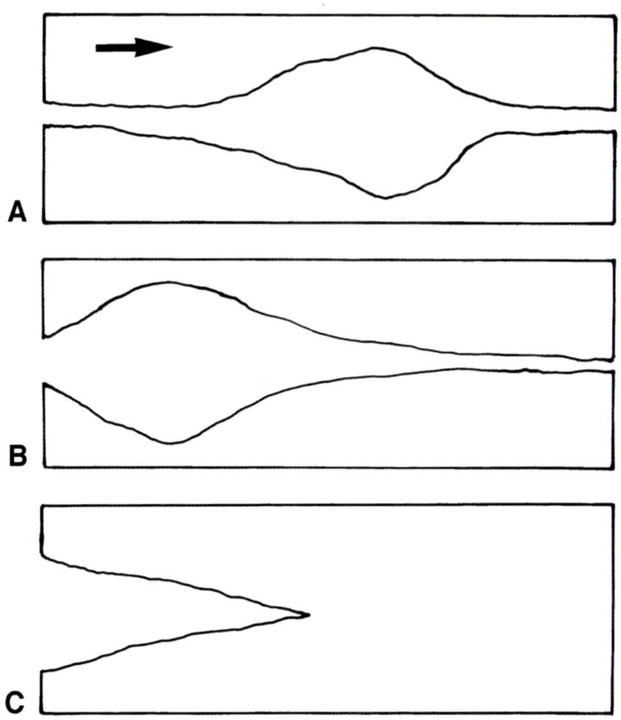

그림 7.9 임시 공동의 모식도.

1. 탄두가 조직을 관통하면서 발생하는 **조직의 기계적 파쇄 및 분쇄**
2. **임시 공동**이 형성되면서 발생하는 조직의 전단, 압박, 신전 손상
3. **탄두의 파괴**에 의한 2차 손상

체내에 형성되는 임시 공동의 위치, 크기, 모양은 탄두의 속성, 탄두가 조직을 통과할 때 손실되는 운동에너지의 양과 손실 속도, 조직의 탄력성과 응집력(cohesiveness)에 따라 달라진다. 임시 공동의 지름은 운동에너지의 손실률이 최대가 되는 지점에서 가장 커진다. 이는 총탄이 진행 방향에 대해 90°로 요동치거나 파괴되는 지점에서 발생한다. 총구 속도가 빠른 총기에서는 더 많은 운동에너지가 생성되어 더욱 큰 임시 공동이 만들어진다.

임시 공동은 5-10ms 동안 파동이 일고 난 뒤 영구적 경로로 안정화된다. 이러한 손상 경로에서는 양압과 음압이 번갈아 발생하면서 외부 물질과 세균이 사입구와 사출구를 통해 흡인되고, 혈액과 조직은 방출된다. 임시 공동의 벽이 팽창하면 주변 조직이 심각한 손상을 입을 수 있다. 밀려난 조직에는 압박력, 신전력, 전단력이 가해지므로, 손상 경로에서 다소 떨어져 있어 총탄에 직접 맞지 않은 혈관, 신경, 장기에도 손상이 발생할 수 있고, 드물게 골절이 발생하기도 한다.

임시 공동과 영구적 손상 경로의 크기는 조직에 가해진 운동에너지의 양뿐만 아니라 조직의 밀도와 탄성 응집성에 따라 결정된다. 임시 공동은 탄두가 목표물을 지나간 뒤에야 최대로 팽창한다. 권총의 탄두는 직접적인 파괴 경로를 형성하며 이는 주변 조직으로 거의 확장되지 않으므로 매우 작은 임시 공동이 만들어진다. 이 경우 임시 공동이나 탄두의 파괴 여부는 일반적으로 손상의 범위에 별다른 영향을 미치지 않는다.

반면 센터파이어 소총의 경우 임시 공동과 탄두의 파괴는 손상의 범위를 결정하는 가장 중요한 2가지 요인이다. 소총의 탄두는 일반적으로 사냥용과 군용 등 2가지로 나뉜다. 사냥용 탄두는 팽창되도록 설계되어 있어 발사 과정에서 탄두의 파편이 발생한다. 이때 탄두에 의한 손상은 탄두가 조직을 관통하면서 발생하는 분쇄 및 파쇄 효과, 탄두가 진행하는 경로의 주변 조직에 대한 임시 공동의 영향(전단, 압박, 신전 효과), 탄두의 파괴에 따른 이차적 손상들이 종합되어 나타난다. 군용 총탄으로 사용되는 전피갑탄, 즉 탄두가 변형되지 않는 경우에는 조직 관통에 의한 분쇄 및 파쇄 효과와 주변 조직에 대한 임시 공동의 영향(전단, 압박, 신전 효과)에 의해 손상이 결정된다. 반면 탄두의 파괴에 의한 이차 손상은 잘 발생하지 않는다. 단, 크기 5.56×45mm의 223구경 M-16 총탄은 예외이다. 군용 탄두에 의한 조직 파괴는 탄두가 요동치는 과정에서 조직과 가장 넓게 맞닿는 위치, 즉 90°로 돌아갔을 때 최대로 발생한다.

발사거리

총기가 발사되면 총구에서 탄두와 함께 열과 불꽃이 방출되며, 검댕(soot), 연소되거나 연소되지 않은 화약분말, 탄두와 탄피에서 기화된 금속 성분, 뇌관 잔여물 등이 포함된 화약잔사(gunshot residue)가 구름처럼 분출된다(그림 7.10).

이러한 물질은 피부와 의복에 흔적을 남겨 법의병리학자가 발사거리(range of fire)를 추정하는 데에 도움이 된다. 사입구(entry, entrance) 손상은 접사(contact), 근사(near-contact), 중간거리사(intermediate-range)를 포함하는 근거리

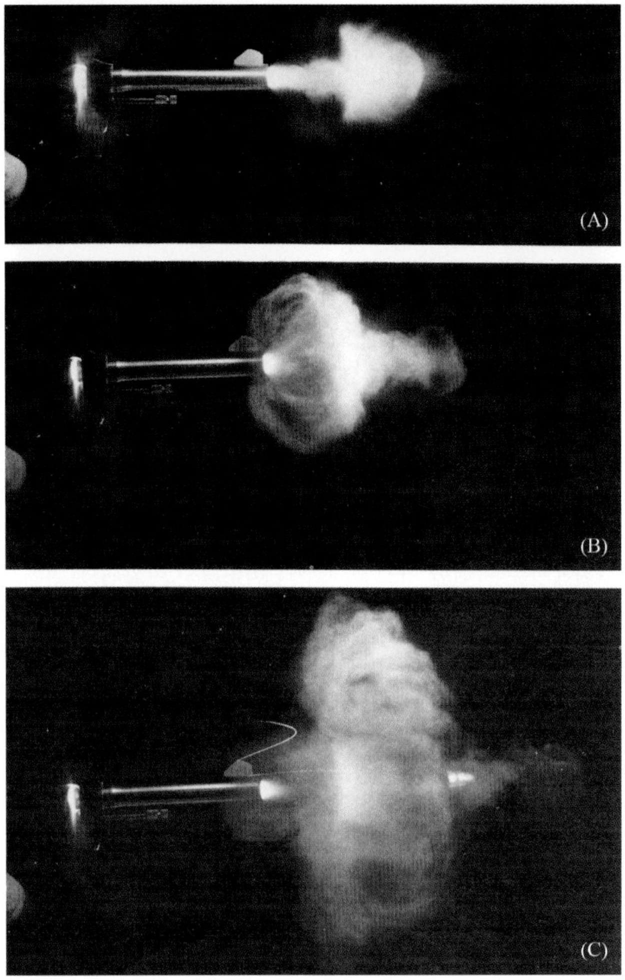

그림 7.10 총기가 발사되는 순간 총탄과 함께 총구에서 배출되는 화염과 화약잔사를 보여주는 사진.

사격(close range)인 경우와 근거리 사격의 증거가 없는 경우로 구분할 수 있다. 원거리 사격(distant shot, 원사)은 그저 근거리 사격의 특징이 나타나지 않는 것이 특징이므로 "원거리 사격을 진단"하는 것은 불가능하다. 즉, 어떤 총기와 총탄의 검댕과 화약분말이 목표물에 도달하지 못할 정도로 먼 거리에서 발사되었을 때 나타나는 현상과, 총기와 피해자 사이에 베개나 두꺼운 의복 같은 중간 목표물이 있었을 때 나타나는 현상은 동일하다.

접사 총창

접사 총창(contact wound)은 총구가 몸에 밀착된 상태에서 발사되어 나타나는 손상이다. 접사 총창에서는 탄두가 강선을 지나며 발생한 가스, 검댕, 금속 입자와 탄두 및 탄피에서 기화된 금속 성분, 뇌관 잔여물, 화약분말이 탄두와 함께 사입구 안쪽으로 밀려들어가게 된다. **눌린 접사 총창**(hard-contact wound)에서는 총구가 피부에 강하게 눌려 파고드므로, 발사 시 피부가 총구를 둘러싸게 된다. 총구에서 나오는 모든 물질은 사입구 안쪽으로 들어가며, 접사 총창으로 볼만한 외부적인 증거가 거의 남지 않을 때도 있다. 그러나 자세히 살펴보면 사입구 바로 주변에서 탄화된 피부와 검은 화약분말(검댕)을 대부분 발견할 수 있다(그림 7.11).

들뜬 접사 총창(loose-contact wound)은 총구가 피부와 가볍게 접촉한 상태에서 발사되어 나타나는 손상이다. 총구는 피부를 파고들지 않고, 그 대신 탄두에 앞서 분출된 가스와 탄두 자체가 피부를 눌러서 피부와 총구 사이에 순간적으로 가스가 빠져나갈 수 있는 틈새를 만들 수 있다. 가스에 실려 나온 검댕은 사입구 주변에 띠 모양으로 침착되는데(그림 7.12), 이는 쉽게 닦아낼 수 있다.

피부와 피하조직이 뼈를 얇게 덮고 있는 부위에 접사 총창이 발생하면 **별 모양**이나 십자가 모양(cruciform)을 띠는데, 다른 신체 부위에서는 이와 달리 원형이나 타원형의 총창이 나타난다(그림 7.13).

별 모양의 총창은 머리에서 가장 자주 나타난다. 뼈 위에 발생한 접사 총창은 총기가 발사될 때 분출되는 가스 때문에 독특한 모양을 띤다. 총기가 발사되면 추진분말이 연소되며 발생한 가스가 강하게 압축된 상태로 총열에서 분출된다. 눌린 접사 총창의 경우 이러한 가스는 탄두를 따라 피부를 지나 피하조직으로 들어가서 곧바로 팽창한다. 머리처럼 피부가 뼈를 얇게 덮고 있는 부위에서는 이러한 가스가 피부와 머리뼈의 바깥면 사이에서 팽창하며 피부를 들어 올리고 부풀린다. 이때 피부가 기존의 탄력성을 초과하여 늘어나게 되면 피부는 결국 찢어진다. 이러한 찢긴상처는 사입구에서 방사형으로 퍼져 나가 별 모양이나 십자가 모양을 만든다. 피부의 찢긴상처 여부와 정도는 총기의 구경, 추진분말이 연소되며 생성된 가스의 양, 총기가 피부에 밀착된 정도, 피부의 탄력성에 따라 달라진다. 이러한 접사 총창 중 일부는 전형적인 별 모양이나 십자가 모양 대신 검게 그을린 불규칙한 테두리를 가진 매우 큰 원형 손상으로 나타나기도 한다. 몸통의 접사 총창에서는 총기나 총탄에서 가스가 많이 발생하더라도 사입구가 별 모양이나 십자가 모양을 잘 띠지 않는데, 이는 가스가 배안이나 가슴안, 연부조직으로 새어들어갈 수 있기 때문이다.

또한 접사 총창에서는 피하조직에서 팽창한 가스가 피부의 찢긴상처 외에도 다른 결과를 만들기도 하는데, 피부가 풍선처럼 부풀어 올라 총구에 부딪쳐서 총구의 모양이 피부에 각인(imprint)될 수도 있다(그림 7.14). 이러한 각인은 매우 세밀할 수도 있고, 일부만 식별될 수도 있다. 총구의 각인은 얇은 피부가 뼈를 덮고 있는 부위뿐만 아니라, 가슴과 배

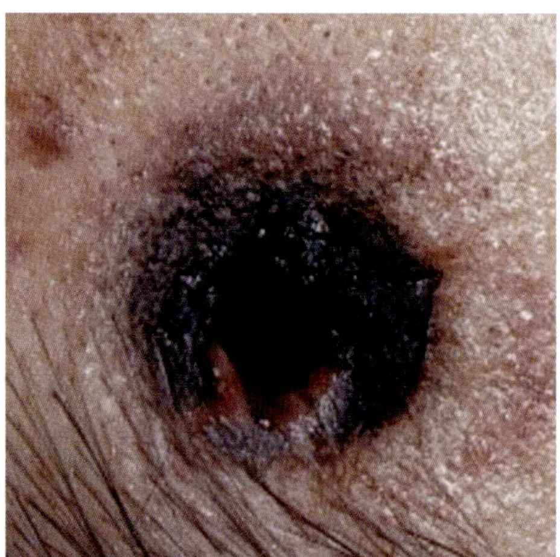

그림 7.11 눌린 접사 총창.

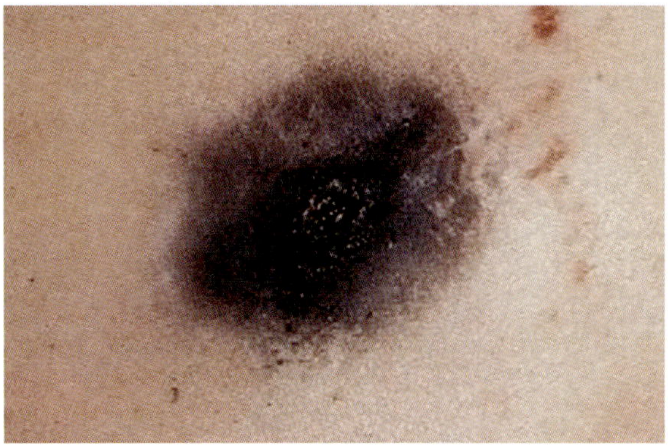

그림 7.12 들뜬 접사 총창.

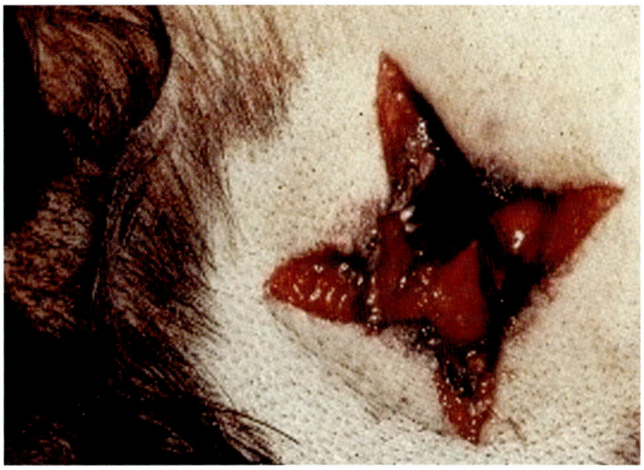

그림 7.13 머리에 생긴 별 모양의 접사 총창.

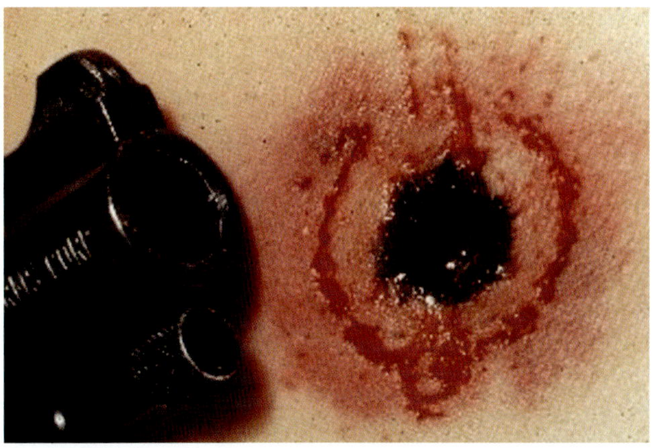

그림 7.14 총구의 각인.

에도 나타난다. 또한 사입구 안쪽의 근육은 총구에서 분출된 가스의 일산화탄소 때문에 일산화탄소혈색소(carboxyhemoglobin)와 일산화탄소근색소(carboxymyoglobin)가 형성되어 선홍색을 띨 수 있다.

근사 총창

근사 총창(**near-contact wound**)은 접사 총창과 중간거리 총창 사이의 중간 형태이다. 근사 총창과 들뜬 접사 총창은 매우 비슷한 형태를 띠기 때문에 구분하기 어려울 수 있다. 근사 총창에서는 총구가 피부에 접촉하지 않고 약간의 간격을 두고 있다. 이 간격이 매우 좁기 때문에 총구에서 나오는 화약입자는 피부에 흔적을 남길 정도로 분산되기 어렵고, 결국 중간거리 총창의 필수조건인 화약감입(powder tattooing)은 생기지 않는다. 대신 근사 총창에서는 사입구 주변의 검게 탄 피부 위에 화약에 의한 검댕이 넓게 남는다. 이렇게 탄화된 피부의 너비는 들뜬 접사 총창보다 넓게 나타난다. 이 부위의 검댕은 피부 깊이 침착되어 완전히 닦아낼 수 없다. 이러한 부위에는 연소되지 않은 화약이 약간 뭉쳐 있을 수 있다.

중간거리 총창

중간거리 총창(**intermediate-range wound**)은 총구는 신체에 닿지 않지만 총구에서 나온 화약입자는 피부에 닿을 수 있을 정도의 거리에서 발사될 때 나타나는 총창이다. 즉 화약감입은 중간거리 총창의 필수조건이다(그림 7.15).

추진분말이 연소되면서 발생한 검댕 때문에 사입구 주변 피부나 다른 물질이 검게 변색될 수 있지만, 이러한 검댕은 다량의 출혈에 씻겨나갈 수 있고 의도적으로 닦아낼 수도 있다. 반면 화약감입은 닦이지 않는다. 화약감입은 사입구 주변을 둘러싸는 수많은 적갈색 또는 주홍색의 점상 피부까짐을 말한다. 화약감입은 미연소 혹은 부분연소되거나 연소 중인 화약분말이 피부에 부딪치거나 침투하여 발생한다. 화약감입은 이러한 효과를 직접 가리키는 용어이다. 반면 "스티플링(stippling)"은 좀 더 보편적인 용어로, 어떠한 추진체와 함께 피부에 날아들 수 있는 유리나 나무 등에 의해 나타날 수 있는 사입구 주변의 모든 자국을 가리킨다. 스티플링은 파편이나 폭발에 의한 손상을 설명할 때 주로 사용되며, 화약감입은 총창에만 사용된다.

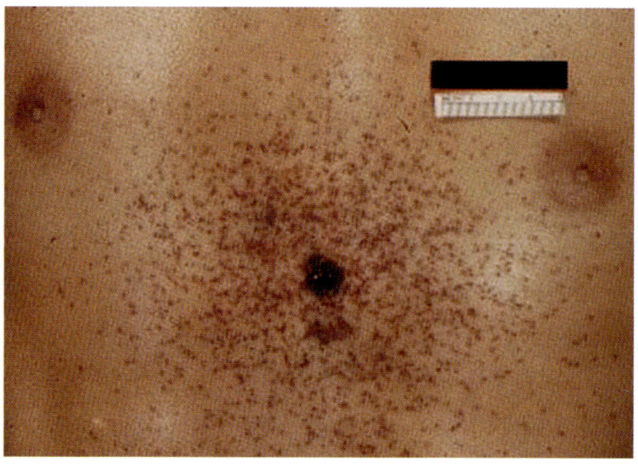

그림 7.15 화약감입.

화약감입의 면적과 밀도는 총기의 구경, 총열의 길이, 추진분말의 종류, 총구와 목표물 사이의 거리에 따라 달라진다. 거리가 멀어질수록 화약감입의 강도와 밀도는 감소하고, 검댕의 면적은 넓어진다. 거의 모든 권총 탄약은 발사거리가 30cm(12in.)를 넘어가면 검댕이 발생하지 않는다. 일반적인 센터파이어 권총 탄약의 경우, 판형 분말은 18-24in.(45-60cm)까지, 타원형 분말은 30-36in.(75-90cm)까지, 구형 분말은 36-42in.(90-105cm)까지 화약감입이 나타난다. 반면 .22LR탄은 판형 분말의 경우 18-24in.(45-60cm), 구형 분말을 사용하면 12-18in.(30-45cm)까지 화약감입이 나타난다. 화약감입이 발생하는 최대 발사거리와 화약감입의 크기와 밀도는 화약분말의 형태뿐만 아니라 총열의 길이, 구경, 개별 총기의 특성, 화약분말을 흡수할 수 있는 머리카락이나 의복 같은 중간 목표물의 존재 등 다양한 변수에 따라 달라진다. 발사거리가 멀어질수록 화약감입은 크고 흐리게 나타난다.

원거리 총창

원거리 총창(distant wound)에서는 총구가 몸에서 멀리 떨어져 있어 검댕이나 화약감입이 나타나지 않는다(그림 7.16). 앞서 설명했듯이, 센터파이어 권총의 경우에는 사용된 총탄의 종류에 따라 발사거리가 24-42in.(60-106cm) 이상일 때부터 원거리 총창이 나타난다. 정확한 발사거리는 개별 총기와 총탄에 따라 달라지므로, 해당 총기와 총탄을 사용하여 실험해야 비로소 결정할 수 있다. 원거리 총창은 앞서 설명한 근거리 총창의 특징들을 전혀 나타내지 않는다. 그러나 중간 목표물의 존재가 배제되지 않는 한, 섣불리 원거리 총창으로 판단해서는 안 된다. 중간 목표물은 검댕과 화약분말이 피부에 도달하지 못하게 막아낼 수 있으므로 근거리에서도 원거리 총창과 같은 양상이 나타날 수 있다.

원거리에서 총이 발사되면 가스가 총창에 아무런 작용을 하지 못하지만, 그래도 불규칙한 십자가나 별 모양의 사입구가 형성될 수 있다. 이러한 손상은 총탄이 뼈가 돌출된 부위나 얇은 피부가 둥근 뼈를 팽팽하게 덮고 있는 부위를 관통했을 때 발생한다. 이러한 손상은 머리에서 가장 흔히 발생하며(그림 7.17), 머리 경계선을 지나 이마의 경사진 부분, 정수리, 뒤통수, 눈썹뼈, 광대뼈에도 자주 나타난다.

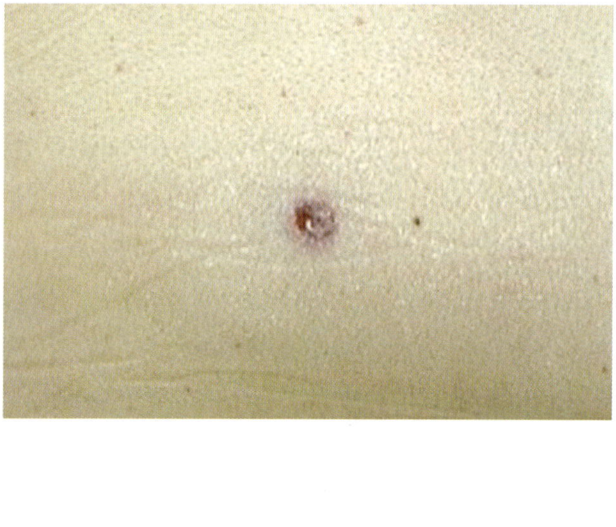

그림 7.16 원거리 총창.

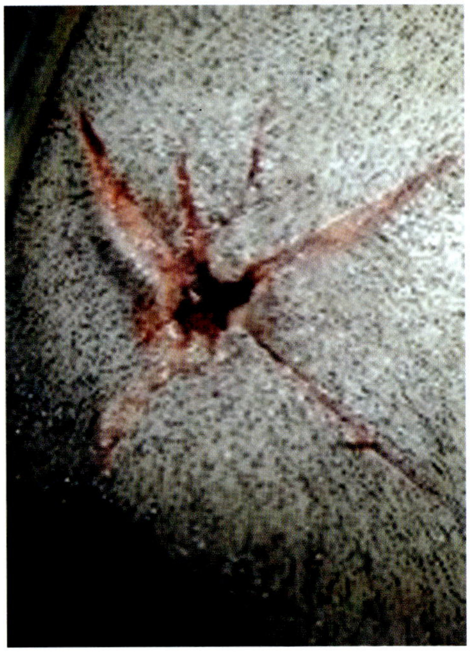

그림 7.17 원거리 사격에 의해 정수리에 발생한 별 모양의 총창.

사입구와 사출구 손상

사입구 손상

일반적으로 사입구 손상(entrance wound)은 원형이나 타원형의 찢긴상처로, 가장자리가 붉은색이나 적갈색의 피부까짐, 즉 **까진고리(박탈륜, abrasion ring)**로 둘러싸여 있다(그림 7.18). 까진고리는 건조되면서 적갈색을 띠게 된다. 사입구를 둘러싸는 피부까짐은 처음에는 수분기가 있고, 흰색 또는 붉은색을 띠고 있다. 그러나 공기와의 접촉이 길어질수록 노출된 진피가 건조되면서 이 부위는 갈색을 띠게 된다. 일부의 주장과 달리, 까진고리는 탄두의 온도와 관련이 없다. 총구를 떠난 탄두는 표면 온도가 100℃ 이상으로 상승할 수 있지만, 탄두와 피부가 접촉하는 시간이 극히 짧기 때문에 화상을 일으키지는 못한다.

까진고리의 너비는 총기의 구경, 탄두가 진입한 각도, 사입구의 해부학적 위치에 따라 달라진다. 빗장뼈(clavicle)를 덮은 피부에 사입구가 생기면 다른 부위보다 까진고리가 넓게 형성되는데, 이는 뼈의 둥근 면을 피부가 얇게 감싸면서 당겨졌기 때문일 것이다. 사입구 주변의 까진고리는 탄두와 피부 사이의 각도에 따라 동심형(concentric)일 수도 있고 편심형(eccentric)일 수도 있다. 탄두가 피부에 수직으로 도달했다면 까진고리는 동심원이 된다(그림 7.19). 탄두가 비스듬하게 진입하면 피부의 까진고리는 편심형으로 형성되며, 탄두가 다가오는 쪽이 더욱 넓게 나타난다(그림 7.20).

지금까지는 피부가 평평하다고 가정했지만, 실제 사람의 몸은 3차원으로서 곡면과 굴곡이 있다. 따라서 탄두가 인체에 대하여 수직으로 발사되어 곧바로 체내에 진입하더라도 가슴과 같이 돌출된 부위에 맞았다면 편심형의 까진고리가 형성될 수 있다. 따라서 사입구만 보고 탄두가 어떤 각도로 몸에 도달했는지 판단하는 것은 불가능하다.

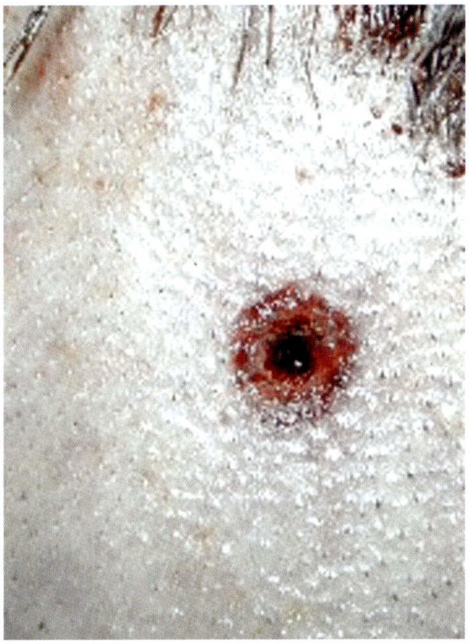

그림 7.18 전형적인 형태의 사입구 손상.

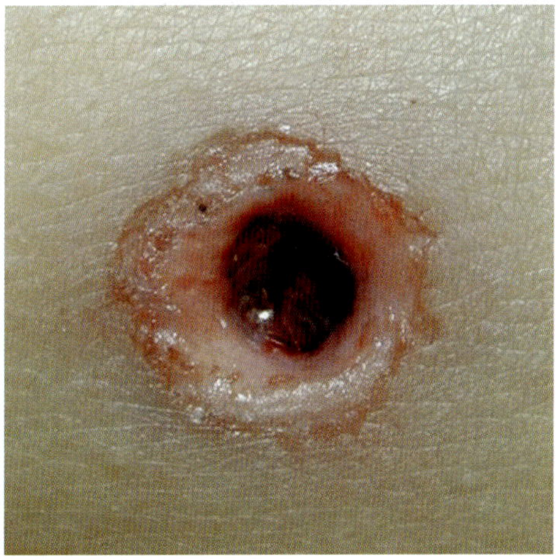

그림 7.19 동심형 까진고리가 나타난 사입구 손상.

사입구의 형태는 사실 훨씬 다양하게 나타난다. 총에 맞은 직후에는 까진고리 없이 마치 펀치 구멍처럼 정상 피부에서 곧바로 밝은색 진피로 이어지는 양상으로 나타날 수 있다. 이때 사입구의 가장자리는 칼로 도려낸 것처럼 예리한 원 모양을 띠면서 안쪽으로 비스듬히 깎여 있을 것이다. 어떤 경우에는 형태는 비슷하지만 자세히 보면 가장자리 안쪽에 표피 잔여물이 남아있을 수도 있고, 사입구의 가장자리에 미세한 찢긴상처가 있을 수도 있다(그림 7.21). 이러한 찢긴 상처는 대칭적일 수도 있지만 사입구가 타원형이면 비대칭적으로 나타날 수도 있다. 미세한 찢긴상처가 있는 경우 대

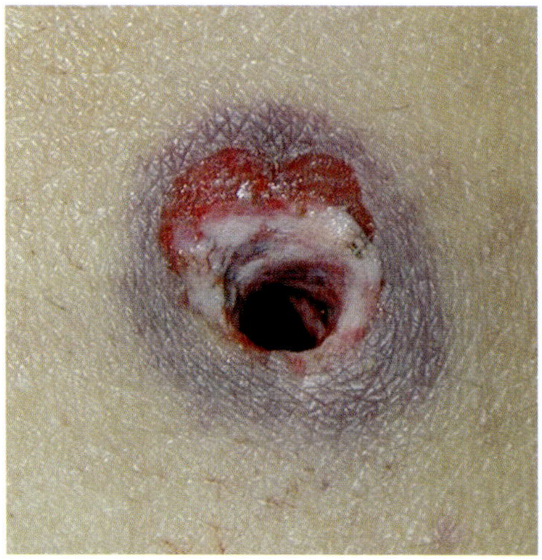

그림 7.20 편심형 까진고리가 나타난 사입구 손상.

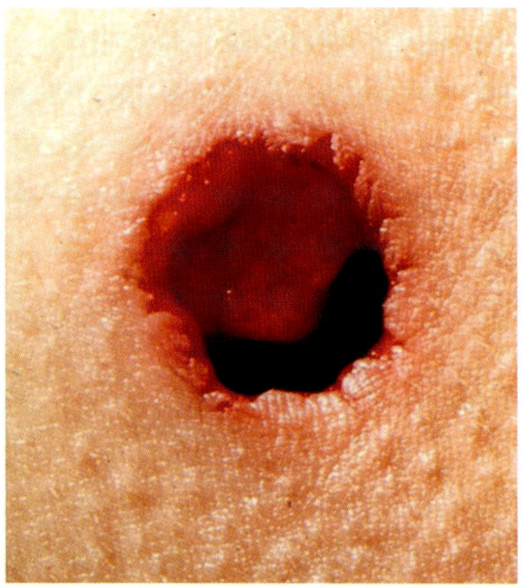

그림 7.21 사입구를 둘러싼 미세한 찢긴상처.

부분 까진고리가 보이지 않는다.

전통적으로 까진고리는 탄두가 피부를 뚫고 들어가면서 사입구의 가장자리를 마모시킨 흔적이라고 설명되어 왔다. 그러나 고속촬영을 통해 까진고리가 탄두와의 마찰이 아닌 발사 방향과 반대로 튕겨 나온 조직 입자 때문에 발생한다는 것이 확인되었다. 즉, 사입구 가장자리로부터 이러한 물질들이 거꾸로 분출되는 것이다. 탄두가 피부에 진입하면 피부는 방사형으로 가속되면서 원심력 방향으로 밀려나게 되고, 사입구에 탄두의 구경보다 큰 원뿔 모양의 입구가 짧은 시간 동안 일시적으로 만들어지는데, 원뿔의 끝은 사입구 안쪽을 향한다.[1)]

사출구 손상

사출구 손상(exit wound)은 일반적으로 사입구 손상보다 크고 불규칙하다. 까진고리는 형성되지 않지만 드물게 예외가 있을 수는 있다. 사출구는 별이나 틈새, 초승달, 원 모양일 수도 있고, 완전히 불규칙한 모양일 수도 있다(그림 7.22).

사출구는 2가지 요인 때문에 크고 불규칙한 형태를 갖게 된다. 첫째, 공기 중에서 탄두를 안정시켰던 회전운동은 밀도가 높은 조직에 진입하고 나면 사라지게 된다. 따라서 탄두는 몸을 통과하면서 저절로 요동치게 되며, 조직을 충분히 통과하고 나면 결국 뒤집어져 탄두의 바닥이 앞을 향하게 된다. 둘째, 탄두가 몸을 통과하는 과정에서 변형될 수도 있다. 이들 요인은 모두 사출구에 맞닿는 탄두의 면적을 증가시켜 사출구를 크고 불규칙하게 만든다.

드물게 사출구의 가장자리에 피부까짐이 생길 수 있다. 이를 **떠받힌 사출구 손상(shored exit wound)**이라고 하며, 사출구 주변에 넓고 불규칙한 까진고리가 생기는 것이 특징이다(그림 7.23). 이때 탄두가 빠져나오는 부위의 피부는 단단한 표면으로 받쳐지거나 지지되어 있다. 즉, 바닥에 누워있거나 벽에 기댄 상태, 또는 의자 등받이에 기댄 상태에서 총을 맞으면 떠받힌 사출구 손상이 나타날 수 있다. 탄두가 사출구를 빠져나오면 이 부위의 피부가 뒤집히는데, 이렇게 뒤집힌 부위는 벽이나 바닥, 의자 등받이에 부딪혀 피부까짐이 일어난다. 떠받힌 사출구 손상은 가터벨트, 브래지어, 벨트처럼 신체를 받쳐주는 의복이나 심지어 꽉 조이는 옷에 의해 나타날 수도 있다.

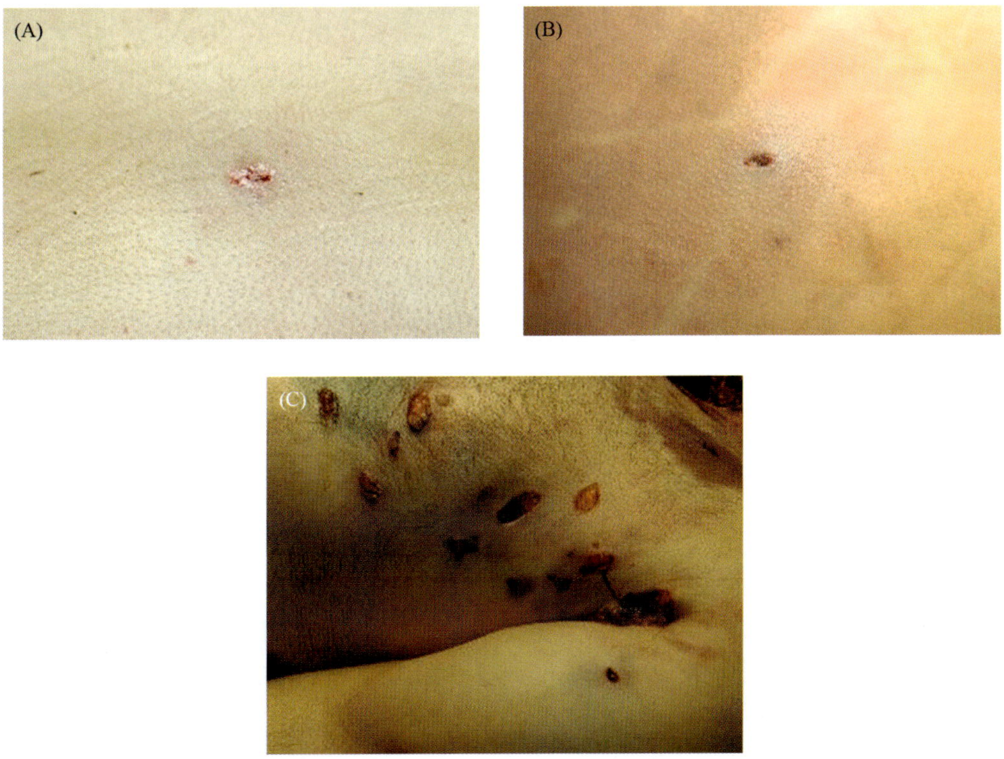

그림 7.22 **(A 및 B)** 단일 사출구와 **(C)** 다발성 사출구.

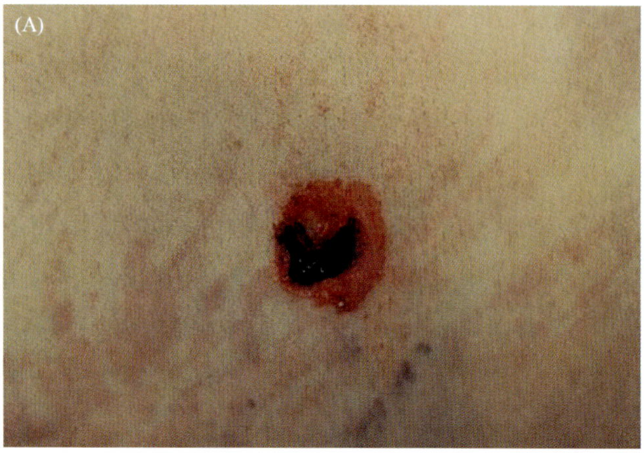

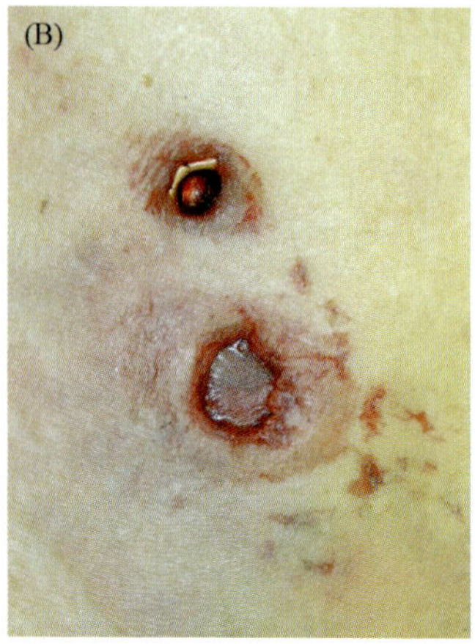

그림 7.23 **(A와 B)** 떠받힌 사출구 손상.

기타 손상 유형

찰과 총창(**graze wound**)은 탄두가 피부에 완만한 각도로 도달했을 때 발생하며, 피부를 실제로 뚫거나 찢지 않고 긴 피부까짐을 만든다(그림 7.24).

접선 총창(**tangential wound**)에서는 손상이 피하조직까지 확장된다. 피부는 탄두에 의해 찢어지며 "찢긴상처"가 형성된다(그림 7.25).

찰과 총창은 방향을 결정하기 어려울 때가 많지만, 접선 총창에서는 피부의 찢긴상처가 총탄이 날아온 방향을 가리킬 수 있다.

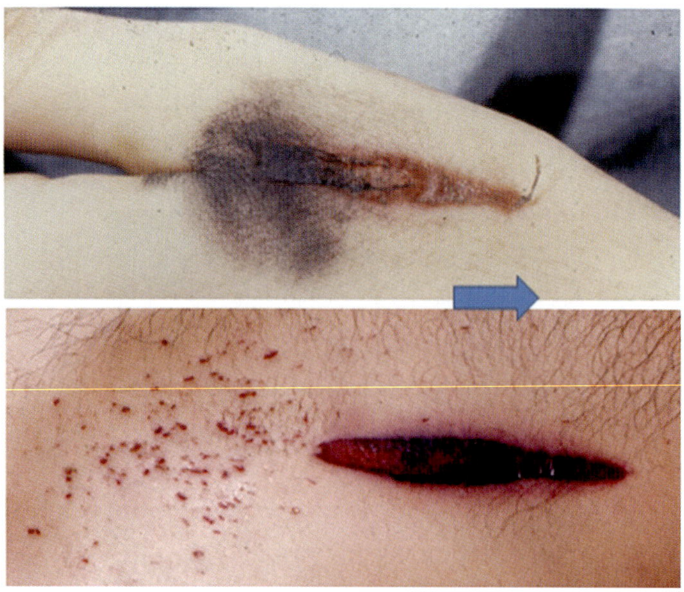

그림 7.24 찰과 총창(화살표는 탄두의 이동 방향).

표면 관통 총창(superficial perforating wound)은 탄두가 피부 바로 아래를 통과하여 사입구와 사출구가 가깝게 나타나는 얕은 관통창이다(그림 7.26).

재진입 총창(reentry wound)은 탄두가 신체의 한 부위를 통과한 뒤 다른 부위로 다시 들어가는 것을 말한다. 처음 관통된 부위는 중간 목표물의 역할을 한다. 이러한 상황은 대부분 팔을 관통한 탄두가 가슴으로 다시 진입하는 양상으로 나타난다(그림 7.27).

재진입 총창은 크고 불규칙한 사입구와 울퉁불퉁한 가장자리, 넓고 불규칙한 까진고리가 특징적이다. 사출구와 재진입 손상을 맞닿게 하면 멍이나 피부까짐이 거울상으로 나타나기도 한다. 이는 손상이 발생했을 당시 양쪽의 피부가 가깝게 위치하면 나타날 수 있는 현상으로, 겨드랑이에서 가장 흔히 볼 수 있다.

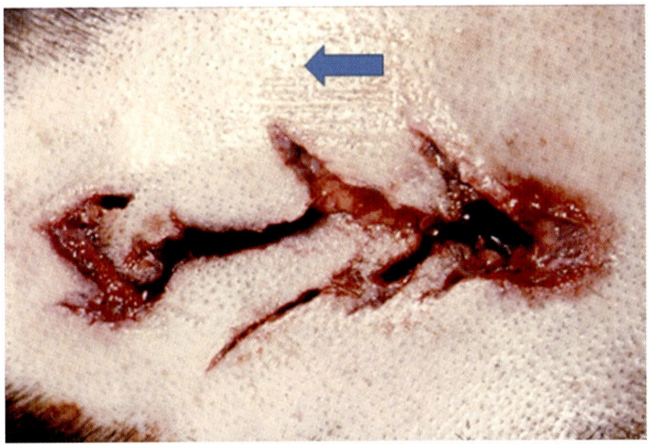

그림 7.25 접선 총창(화살표는 탄두의 이동 방향).

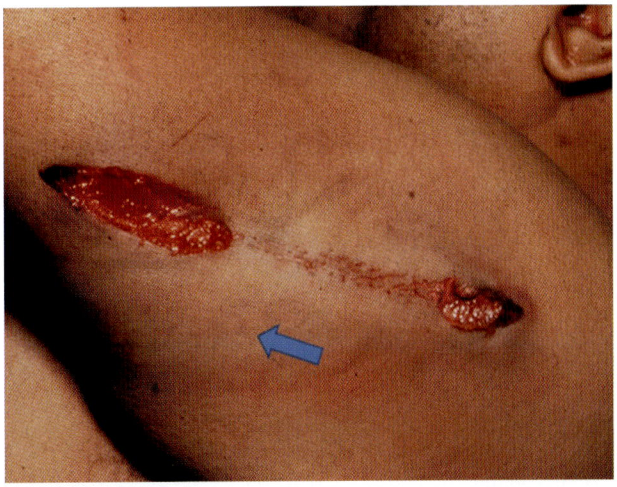

그림 7.26 표면 관통 총창(화살표는 탄두의 진행 방향).

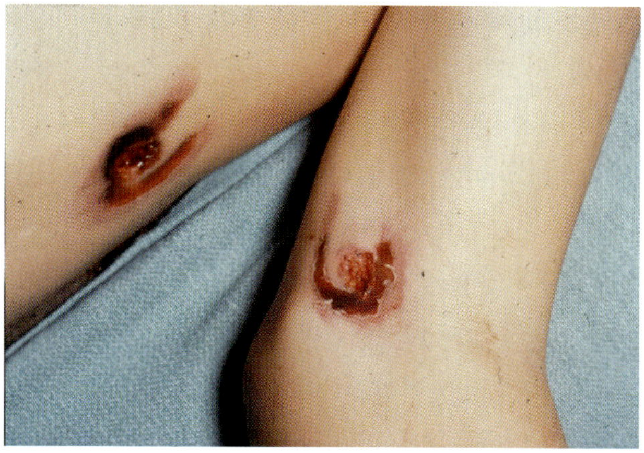

그림 7.27 가슴의 재진입 총창과 팔의 사출구 손상.

소총 손상

센터파이어 방식의 소총 탄두에 의한 총창에서 손상의 정도를 결정하는 가장 중요한 2가지 요소는 임시 공동과 탄두의 파괴이다. 앞서 총창의 탄도학에서 논의한 바와 같이, 소총 탄두는 주로 사냥용과 군용으로 분류된다. 사냥용 탄두는 대부분 준피갑탄 또는 할로포인트로, 목표물에 도달했을 때 탄두가 팽창하도록 설계되어 있어서 탄두에서 파편이 발생한다. 사냥용 총탄에 맞은 사람을 X-ray로 촬영하면 특징적인 **'납 눈보라(lead snowstorm)'** 현상을 볼 수 있다(그림 7.28).

사냥용 탄두가 팽창하며 인체를 통과하면 납으로 이루어진 탄심(core)에서 납 조각이 떨어져 나와 주변 조직으로 퍼져 나간다. X-ray 사진에서는 손상 경로를 따라 흩어져 있는 몇십 개의 작은 방사선 불투과성 탄두 조각을 볼 수 있는데(납 눈보라), 이러한 파편은 먼지 크기인 것부터 크고 불규칙한 금속 조각까지 다양하다. 소총 탄두가 반드시 뼈에 맞지 않아도 이러한 현상은 나타날 수 있다. 또한 사냥용 총탄에 의한 납 눈보라는 탄두의 속도에 따라 다르게 나타나므로, 이러한 현상이 나타나지 않았다고 해서 총창의 원인이 소총 탄두일 가능성을 배제할 수는 없다.

군용 총탄, 즉 탄두 형태가 변하지 않는 전피갑탄의 손상은 탄두에 의한 조직의 파쇄 및 분쇄 효과와 탄두 경로 주변의 임시 공동에 의한 전단, 압박, 신전 효과가 조합되어 나타난다. 군용 탄두는 전피갑탄의 특성에 따라 몸을 그대로 통과하는 경향이 있어서 사냥용 총탄보다는 손상의 범위가 제한적이다. 또한 군용 탄두는 몸 안에서 잘 부서지지 않고, 납 조각을 흩뿌리면서 이동하지도 않기 때문에 "납 눈보라" 현상은 나타나지 않는다. 이러한 군용 총탄은 속도가 빠르고 구조가 견고하기 때문에 여러 사람을 관통한 뒤에야 정지하기도 한다.

발사거리

소총에 의한 머리의 접사 총창 중 일부는 손상이 너무 심해 사입구를 찾기 어려울 수 있다(그림 7.29). 가슴과 배의 접사 총창은 대부분 머리의 손상처럼 극적인 모습을 보이지는 않는다. 사입구는 일반적으로 원형이며, 권총 탄두의 사

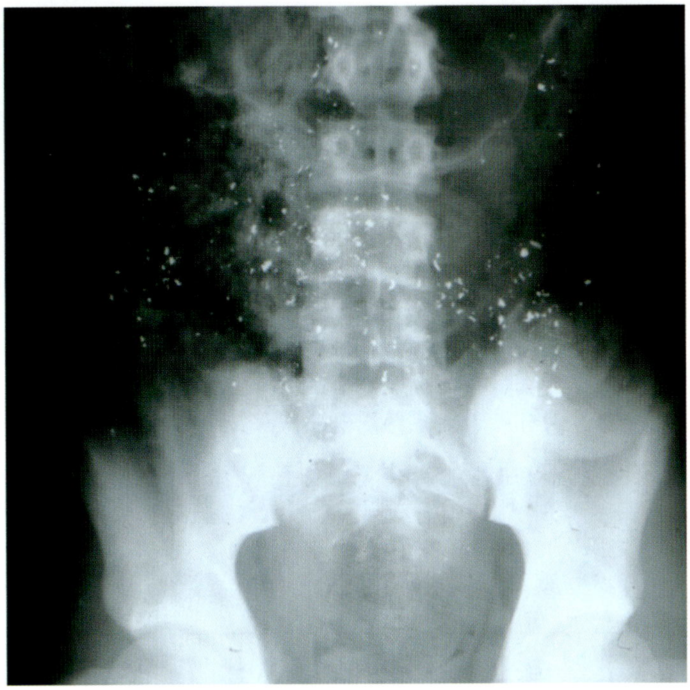

그림 7.28 흩어진 납 조각, 즉 "납 눈보라"가 나타난 X-ray 사진.

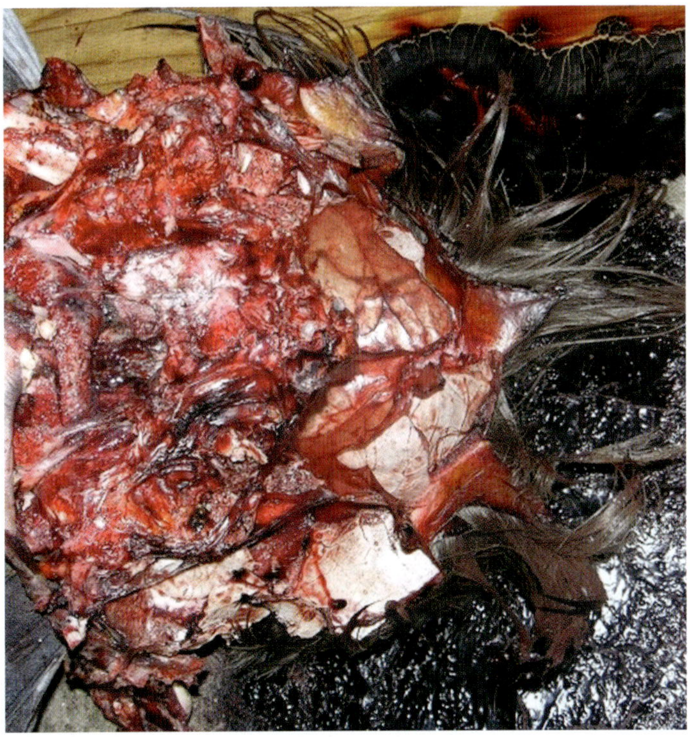

그림 7.29 소총에 의한 머리의 접사 총창.

입구보다는 직경이 큰 편이다. 사입구 가장자리는 총구에서 분출된 열에 그을리지만, 가스 때문에 피부가 찢어지는 일은 거의 없다. 검댕은 권총 총창보다는 적게 발생하지만 손상 안팎에 침착될 수 있다. 총구 자국은 대부분의 총창에서 관찰된다. 피부 밖에서 보이는 모습과 달리, 센터파이어 소총에 의한 접사 총창이 가슴이나 배에 발생하면 임시 공동에 의해 심한 내부 손상을 입게 된다.

중간거리 총창에서는 사입구 주변에 화약감입이 나타날 수 있다. 센터파이어 소총에 의한 화약감입의 범위는 탄약에 들어있는 화약의 물리적 형태에 따라 달라진다. 미국에서 제조된 센터파이어 탄약에는 구형과 원통형 등 2가지 형태의 화약분말이 사용된다. 원통형 분말이 사용된 탄약은 화약감입이 12-18in.(역주: 30-45cm)까지 나타나고, 구형 분말은 2-3ft(역주: 60-90cm)까지 나타난다.

머리에 발생한 중간거리 및 원거리 총창은 탄두의 종류와 사입구의 위치에 따라 중증도가 다양하게 나타난다. 센터파이어 소총의 탄두로 몸통에 원거리 총창이 발생하면 사입구는 권총 탄두의 총창과 유사한 형태를 띤다.

산탄총 손상

소총과 권총에서는 강선이 있는 총열을 통해 한 번에 한 발이 발사된다. 반면 산탄총은 강선이 없는 활강 총열을 가지고 있다. 슬러그탄처럼 단일 발사체가 사용될 수도 있지만, 일반적으로는 여러 발의 납탄이 들어있는 총탄이 사용된다. 산탄총의 구경은 오랫동안 "게이지"로 표현되어 왔는데, 이는 1lb의 납으로 동일한 크기의 공을 만들었을 때 그 공의 개수를 말한다. 즉, 12게이지는 납 1lb로 12개의 공을 만들었음을 의미한다(역주: 이렇게 만들어진 공 하나의 직경이 구경이 된다).

게이지	구경(in.)
10	0.775
12	0.729
16	0.662
20	0.615
28	0.550
.410	0.410

대부분의 산탄총에는 사격 양상을 조절하기 위해 총구에서 총열의 구경을 부분적으로 조여주는 다양한 형태의 초크(choke, 역주: 조리개)가 있다. 초크는 총열에 내장된 영구적인 형태일 수도 있고, 총열을 조이고 싶은 만큼 초크 튜브를 총구에 돌려 꽂는 방식일 수도 있다.

산탄총의 총탄(shell)은 플라스틱 몸체, 황동이나 황동 도금 강철 소재로 된 얇은 머리 부분, 뇌관, 화약, 탄알(shot), 와드(wad, 역주: 납탄을 담은 일종의 컵)로 구성된다. 와드는 종이 성분이나 플라스틱으로 제작된다(그림 7.30).

슬러그탄(역주: 여러 개의 작은 납탄이 아닌 한 덩어리의 납이 들어있는 산탄총 총탄)은 센터파이어 소총의 사냥용 탄두와 비슷한 수준의 심한 내부 손상을 유발한다(그림 7.31).

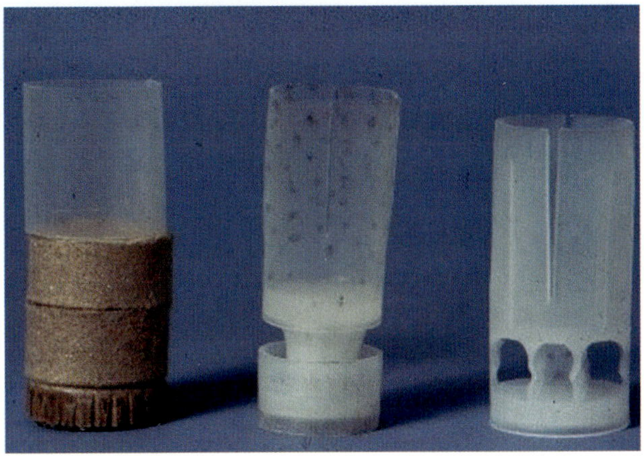

그림 7.30 Winchester사, Federal사, Remington사의 와드.

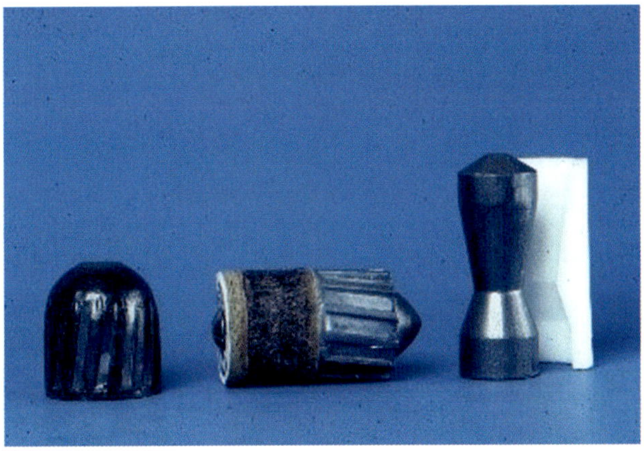

그림 7.31 Foster사, Brenneke사, Sabot사의 산탄총 슬러그탄.

산탄총의 납탄은 일반적으로 버드샷(birdshot)과 벅샷(buckshot) 2가지로 나뉜다. 버드샷은 조류나 소형 동물의 사냥에 사용되며, 벅샷은 사슴 같은 대형 동물의 사냥에 사용된다. 탄알의 크기는 가장 작은 12번부터 가장 큰 000번까지 있는데, 탄알 번호가 작을수록 납탄의 직경이 크다. 버드샷의 납탄에는 12번(0.05in.)부터 BB번(0.18in.)이 사용되고, 벅샷의 납탄은 4번(0.24in.)부터 000번(0.360in.)까지 7가지 크기로 제조된다. 벅샷의 총탄에는 일반적으로 흰색 폴리에틸렌(polyethylene) 충진재(filler)가 채워진다(그림 7.32).

이러한 충진재는 발사 시 납탄을 완충시켜서 진행 경로의 왜곡을 줄이고 발사 양상을 개선한다. 과립형 충진재는 피부에 화약감입과 동일한 형태의 피부까짐(스티플링)을 형성할 수 있으므로 법의병리학자가 관심을 가져야 한다.

버드샷과 벅샷 모두 총창의 중증도와 치사율은 몸에 진입한 납탄의 수, 납탄에 손상된 장기, 조직 파괴의 정도에 따라 달라진다. 개별 납탄에 의한 손상은 물리적으로 접촉한 조직에 한정된다. 즉, 산탄총 총창에서 임시 공동은 별다른 의미가 없다.

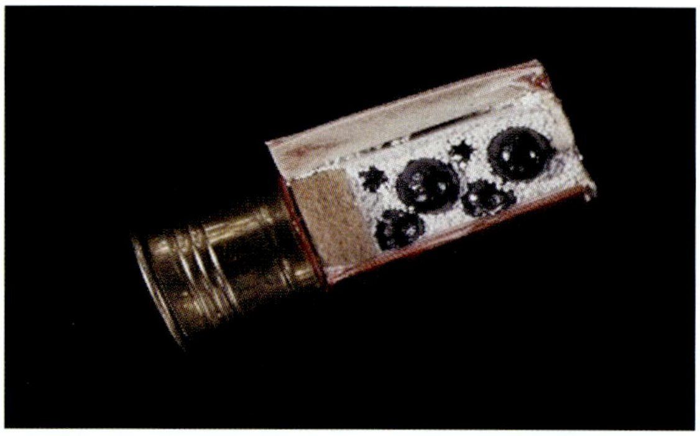

그림 7.32 충진재가 보이는 산탄총 탄약의 단면.

슬러그탄은 인구밀집지역에서의 사슴이나 곰 사냥에 사용되는데, 이는 발사 후 속도가 급격히 감소하여 오발되더라도 피해가 최소화되기 때문이다. 슬러그탄의 사입구에는 가장자리에 피부까짐이 동반된 원형 손상이 발생한다.

발사거리

근거리에서 산탄총은 모든 소형 무기 중 가장 강력하고 파괴적이다. 접사 총창의 중증도는 2가지 요인에 의해 결정되는데, 발사된 탄알과 추진분말의 연소에 의한 가스(또는 "폭발 효과")이다. 산탄총의 접사 총창은 대부분 자살에 의한 것이다. 중간거리 총창과 근거리 총창도 접사 총창만큼 파괴적인데, 중간거리까지는 납탄이 하나의 덩어리로 이동하기 때문이다.

머리에 발생하는 산탄총의 접사 총창은 총기손상 중에서도 가장 파괴적이다. 머리가 폭발하면서 뼈와 연부조직이 광범위하게 파괴되는 모습은 예외적인 현상이 아니라 오히려 일반적이다. 머리에 비하면 몸통의 접사 총창은 상대적으로 나은 편이다. 사입구는 원형이며, 직경은 총기의 입구와 거의 동일하다. 눌린 접사 총창의 경우 사입구에 검댕은 나타나지 않지만 가장자리는 뜨거운 가스에 그을려 탄화된다.

총구에서 목표물까지의 거리가 1-2cm를 넘어가면 화약감입이 나타난다. 산탄총의 화약감입은 같은 거리에서 권총이 발사되었을 때보다 밀도가 낮은데, 산탄총은 총열이 길어서 완전 연소되는 화약이 많기 때문이다. 산탄총으로 화약감입이 나타날 수 있는 최대 발사거리는 화약의 종류가 구형인지 판형인지에 따라 크게 달라진다. 판형 분말을 사용하면 발사거리가 24in.(60cm)일 때까지는 화약감입이 나타나다가 30in.(75cm)에서는 나타나지 않는다. 동일한 탄약에 구형 분말을 채워서 동일한 총으로 발사하면 발사거리 30in.(75cm)에서도 뚜렷한 화약감입이 나타난다. 화약감입은 36in.(90cm)에서는 매우 흐려지고, 40in.(125cm)에서는 나타나지 않는다.

산탄총의 총구가 몸에서 멀어질수록 화약감입은 점차 사라지고, 사입구의 직경은 개별 납탄이 무리에서 이탈하기 시작할 때까지 증가한다. 발사거리가 2ft(역주: 61cm) 이내일 때는 산탄총으로 버드샷을 발사할 경우 1개의 원형 사입구가 형성된다(그림 7.33A). 3ft(역주: 91cm) 거리에서는 사입구가 넓어지면서 가장자리가 물결무늬를 띤다(그림 7.33B). 4ft(역주: 122cm) 거리에서는 주요 사입구 주변을 개별 납탄에 의한 작은 총창들이 둘러싼다(그림 7.33C). 6-7ft(역주: 183-213cm) 거리에서는 약간 불규칙한 사입구를 개별 납탄의 총창들이 두껍게 둘러싼다(그림 7.33D,

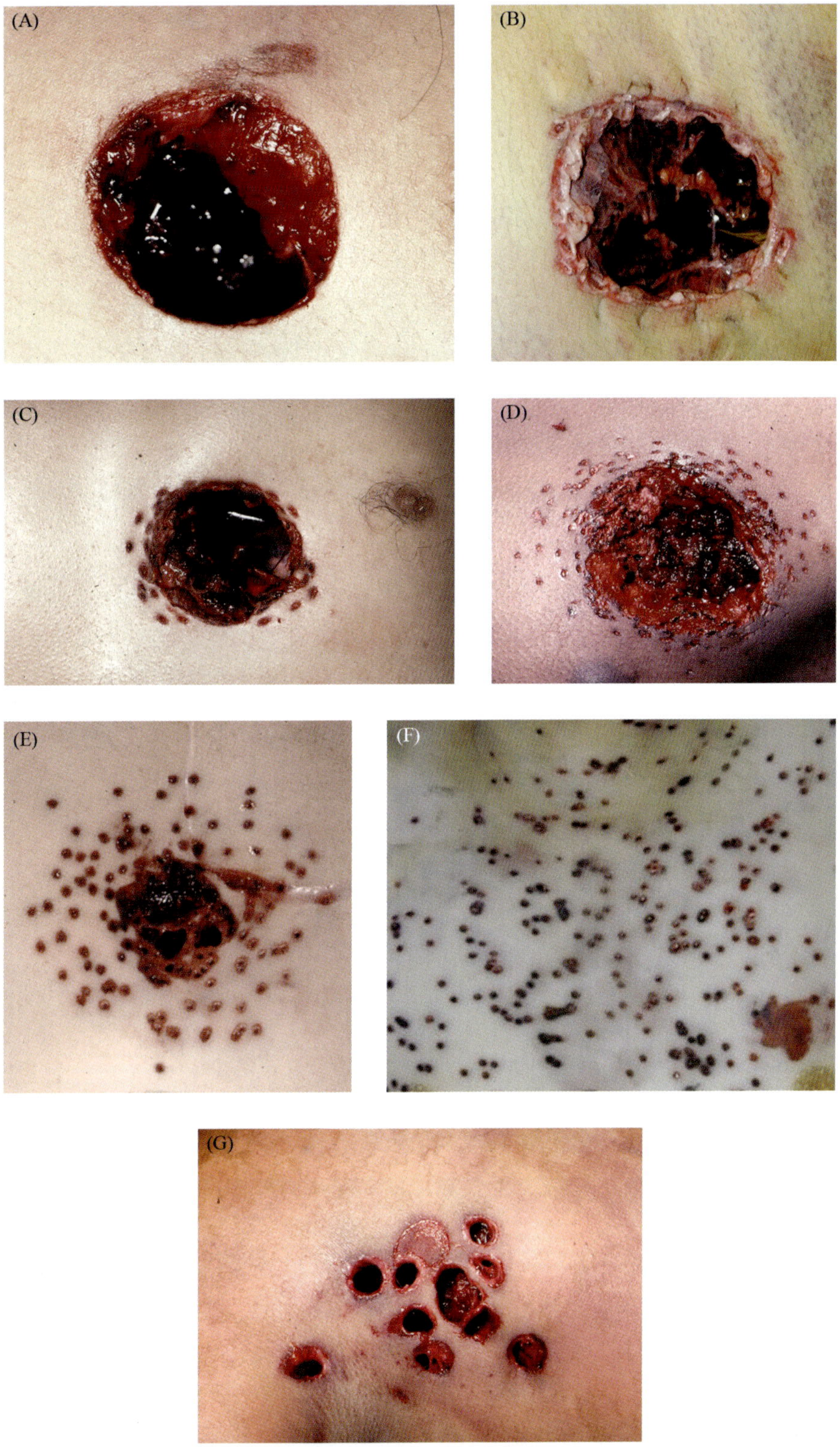

그림 7.33 산탄총 발사에 의한 납탄 총창의 분포 양상. **(A)** 단일 원형 사입구. **(B)** 가장자리가 물결 모양을 띠는 사입구. **(C)** 주요 사입구를 둘러싸는 작은 납탄 총창들. **(D 및 E)** 불규칙한 사입구 주변을 두껍게 둘러싸는 납탄 총창들. **(F)** 광범위하게 분산된 개별 납탄 총창들. **(G)** 벅샷 납탄의 총창이 분산된 모습.

E). 10ft(역주: 305cm)를 넘어가면 사용된 총탄이나 초크, 특히 발사거리에 따라 납탄의 총창들이 매우 다양한 양상으로 나타난다(그림 7.33F, G).

발사거리가 동일해도 총기나 총탄에 따라 총창의 양상은 불규칙한 주요 사입구를 납탄 총창이 둘러싸는 형태부터 수많은 납탄 총창만 나타나는 형태까지 다양할 수 있다. 산탄총 총창으로 사망한 모든 시신에서는 발사거리를 정확히 판단할 수 있도록 총창의 크기를 측정해야 한다. 그러나 총창의 크기와 모양을 바탕으로 추정한 발사거리는 대략적인 참고자료로만 사용해야 한다. 발사거리를 믿을 만하게 추정할 수 있는 유일한 방법은 실제로 사용된 총기에 동일한 제품의 총탄을 적용하여 시험사격을 반복함으로써 시신에 나타난 총창을 과녁판에 재현하는 것이다.

근거리에서 단 한 개의 큰 사입구만 남았다면 산탄총의 총탄에 들어있던 와드가 몸 안에서 발견될 것이다. 발사거리에 따라 탄환이 날아갈 때 와드는 꽃잎처럼 쪼개지는데, 이는 몸 안에 들어가면서 사입구 주위에 본뜬 피부까짐을 남길 수 있다. 이러한 "꽃잎" 자국은 사입구가 옷으로 덮여있어도 나타날 수 있다. 12, 16, 20게이지의 총탄은 몰타 십자가(역주: 모든 끝이 갈라져 있는 모양의 십자가) 모양 피부까짐의 중앙에 원형 사입구가 겹쳐진 형태의 총창을 만들게 된다(그림 7.34A).

.410 구경 총탄은 납탄을 담고 있던 컵이 3갈래로 갈라지므로, 총창은 4갈래가 아닌 3갈래의 각진 피부까짐이 사입구를 둘러싸는 형태로 나타난다(그림 7.34B). 12, 16, 20게이지 총탄의 꽃잎 자국은 발사거리가 1-3ft(역주: 30-91cm) 사이일 때 볼 수 있다. 발사거리가 1ft 이내이면 와드가 충분히 열리지 않아 피부에 꽃잎 자국을 남기지 않는다. 발사거리가 1ft 정도면 와드가 대부분 열려 피부에 꽃잎 자국이 남는다. 발사거리가 3ft를 넘어가면 공기 저항이 증가하여 와드의 꽃잎이 와드 옆면과 맞닿을 정도로 뒤로 완전히 접히므로 꽃잎 자국이 만들어지지 않는다. 산탄총의 종류에 따라 다르지만, 와드는 근거리에서만 몸 안쪽으로 들어가게 되고, 최대 10ft(역주: 305cm)까지 날아가면서 인체를 타격해 테두리가 각진 불규칙한 피부까짐을 남기기도 한다(그림 7.35). 와드에 의한 피부까짐이 발견되면 발사거리를 판단할 때 도움이 될 수 있다.

만약 총탄이 중간 목표물을 타격하면 총탄이 분산되는 범위가 증가한다. 이는 "당구공 효과"에 의해 발생하는데, 첫 번째 납탄이 중간 목표물에 부딪혀서 느려지면 뒤이어 오던 납탄에 따라잡혀서 충돌하게 되고, 이러한 연쇄반응은 납탄들의 이동 경로를 분산시키게 된다. 만약 중간 목표물의 두께가 충분해서 사람에게 도달하기 전 납탄을 분산시킬 수

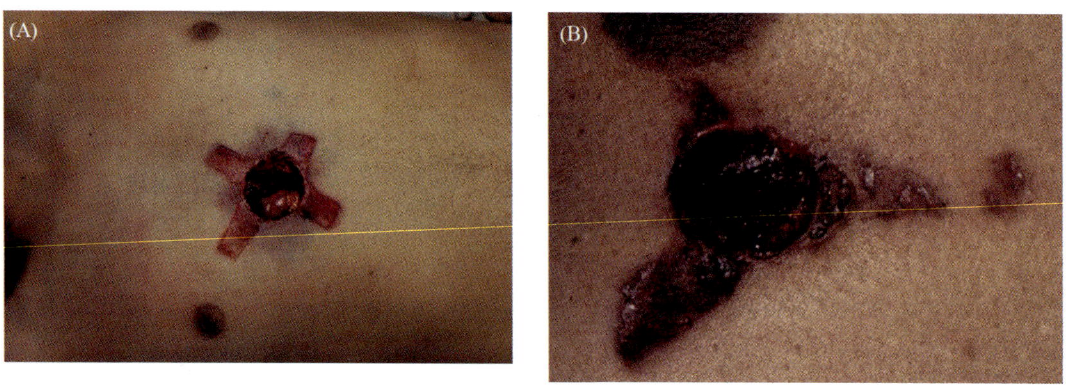

그림 7.34 **(A)** 12게이지 산탄총 총탄의 와드 자국 및 **(B)** .410 구경 총탄의 와드 자국.

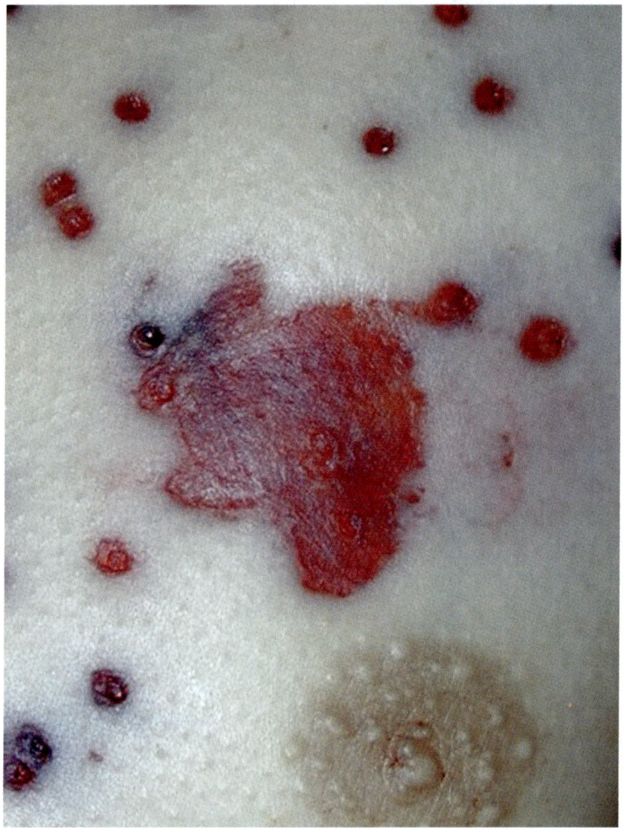

그림 7.35 원거리에서 발사된 산탄총의 와드에 의한 손상(그림 7.33F와 동일 손상).

있는 상황인 경우, 이러한 분산효과를 고려하지 않고 몸에 남은 손상만으로 발사거리를 추정한다면 잘못된 결과가 도출될 것이다.

그 외의 주제

구경의 판단

피부를 뚫고 들어간 탄두의 구경은 사입구의 직경만으로 판단할 수 없다. 사입구의 크기는 탄두의 직경뿐만 아니라 피부의 탄력성과 손상 위치에도 영향을 받는다. 피부가 팽팽하게 늘어나 있는 부위에 사입구가 생겼다면 그 직경은 피부가 이완된 부위의 사입구와 다르게 나타날 것이다. 마찬가지로, 뼈에 난 구멍의 크기로 뼈를 관통한 탄두의 구경을 판단할 수는 없다. 다만 이 경우 특정 구경의 탄두는 배제할 수 있다.

실린더 갭

리볼버가 발사되면 총구 끝뿐만 아니라 실린더와 총열 사이의 틈, 즉 실린더 갭(cylinder gap)에서도 가스, 검댕, 화약이 새어 나온다. 이는 총기의 장축에 대하여 거의 수직으로 부채꼴 모양을 띤다. 발사 당시 리볼버가 몸에 가까이 있었다면 새어나온 가스와 화약에 피부가 타거나 그을릴 수 있고, 심지어 화약감입이 생길 수도 있다. 총기에 익숙하지 않은 사람이 리볼버를 발사하면서 실린더 갭에 손을 올려놓았다가 피부가 독특한 양상으로 타거나 그을리기도 한다.

도탄

도탄(ricochet bullet, 역주: 물체를 관통하지 못해 튕겨져 나간 발사체)에 의해 형성된 사입구는 비전형적인 형태를 보이는데, 이는 탄두가 도탄 현상에 의해 불안정해져서 흔들리거나 회전하기 때문이다. 이렇게 불안정해진 탄두는 불규칙한 사입구를 형성한다. 도탄은 불안정해지면서 속도가 급격히 감소하기 때문에 신체를 관통하기 어려워진다. 이는 충격에 의한 감속 효과와 함께, 흔들리면서 진입한 총탄이 몸 안에서도 요동치기 때문이다. 도탄 현상은 탄두가 단단한 표면이나 유체에 특정 입사각으로 충돌할 때 발생하는데, 탄두가 이를 임계각도 미만으로 충돌하게 되면 이를 통과하지 못하고 튕겨 나오게 된다. 단단한 표면의 임계 각도는 10-30°이며, 물의 임계 각도는 3-8°이다. 총탄이 부딪힌 물체의 표면은 변형되며, 탄두의 한쪽 면도 충돌을 반영하여 특징적인 편평한 모습으로 변형된다(그림 7.36).

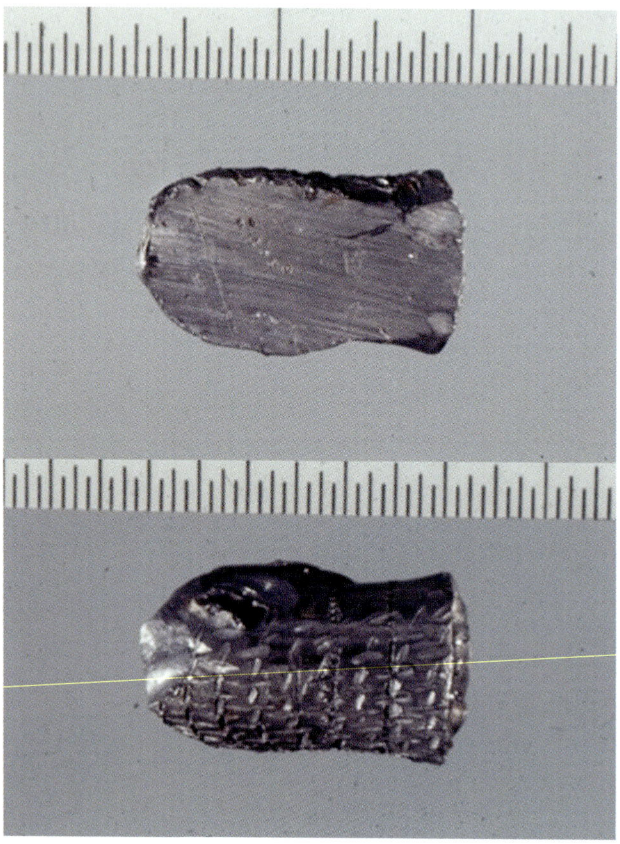

그림 7.36 도탄.

화약잔사 검사

앞서 설명한 바와 같이, 총기가 발사되면 공이가 탄약 바닥의 뇌관을 쳐서 추진분말이 점화된다. 미국에서 사용되는 뇌관은 주로 스티프네이트 납(lead styphnate), 질산바륨(barium nitrate), 황화안티몬(antimony sulfide)의 화합물로 이루어져 있지만, 최근에는 이 중 1가지 이상이 빠져있는 경우도 있다. 추진분말의 연소로 발생한 열은 뇌관 혼합물의 금속 성분을 기화시키고, 이 성분은 총기의 총구나 총신 뒤쪽, 실린더 갭을 통해 배출된다. 기화되었던 금속 성분은 다시 응축되어 가해자나 피해자, 총기, 주변 환경에 침착될 수 있다.

화약잔사 검사(gunshot residue testing, GSR 검사)는 총기를 발사하거나 만진 것으로 생각되는 살아있는 사람의 손에 주로 시행된다. 총기 발사를 부인하는 사람의 손에서 GSR이 검출되면 수사관이 관련자들을 심문하거나 총격 상황을 재현할 때 유용하게 활용할 수 있다. GSR 검사는 총창이 자해에 의한 것인지 확인할 때 사용되기도 한다. 그러나 총상 피해자의 GSR 검사 결과는 총기를 사용한 것으로 추정되는 피의자의 검사 결과보다 더욱 해석하기 어려울 수 있다. 연구에 따르면, GSR은 발사된 총기 주변으로 반경 수 m까지 분산될 수 있다.[2] 따라서 GSR 검사가 양성으로 나온다면 이는 검사대상자가 총기를 발사했거나 총기가 발사되었을 당시 근처에 있었음을 나타낸다. 그러나 총기 사망에서 총창이 있다는 사실은 사망자가 발사 당시 총기 근처에 있었다는 것을 이미 알려주므로 GSR 검사가 양성으로 나오더라도 의미가 없다.

또한 가까운 시일 내에 총기를 발사한 경험이 있는 사람에게 GSR 검사를 시행하면 총기의 종류에 따라 양성률이 10-70%까지 다양하게 나타난다는 연구도 있었다.[3] 이러한 경우 GSR의 양성률은 일반적으로 약 50%에 불과하다. 따라서 GSR 검사가 음성이더라도 검사대상자가 총을 발사했을 가능성은 배제되지 않는다. 이러한 이유 때문에 총창 피해자의 손에 대한 GSR 검사는 결과를 제대로 해석할 수 없어 권장되지 않는다.

사후 영상검사

단순 방사선사진이나 CT 등의 사후 영상검사(postmortem imaging)는 총창의 평가에 매우 중요하다. 이러한 영상검사는 모든 총창 사건에 시행되어야 하며, 특히 사출구가 있다면 더욱 중요하다. 영상검사는 사망자가 옷을 그대로 입은 상태에서 시행되어야 하는데, 몸을 관통한 뒤 옷 사이에 남아있는 탄두를 확인할 수 있기 때문이다.

사후 영상검사는 다음과 같은 여러 가지 이유로 유용하다.

1. 탄두 또는 그 일부가 몸 안에 남아있는지 확인하기 위해
2. 특히 탄두 색전증에서 탄두의 위치를 확인하기 위해
3. 몸을 관통한 탄두가 남긴 작은 파편을 회수할 위치를 확인하기 위해
4. 부검 전에 총탄이나 총기의 종류를 확인할 때 또는 부검에서 이들이 확인되지 않았을 때
5. 탄두의 진행 경로를 기록하기 위해

"사출구"가 있다고 해서 탄두가 반드시 몸을 빠져나갔다고 볼 수는 없으므로, 총창이 있는 모든 시신은 사출구가 뚜렷하더라도 사후 영상검사를 시행해야 한다. 어떤 경우에는 몸을 통과한 탄두가 피부를 뚫고 나갈 에너지를 가지고 있

으면서도 다시 몸 안으로 튕겨 들어가기도 한다. 이는 피부의 탄력성이나 의복에 의한 저항 때문일 수 있다. “사출구”는 총탄에 앞서 피부를 뚫고 나간 뼛조각에 의해 생길 수도 있고, 정작 탄두는 몸 안에 남아있을 수도 있다.

준피갑탄은 특별한 상황을 초래할 수 있는데, 총탄이 몸을 통과하면서 피갑(jacket)과 탄심이 분리되는 것이다. 피갑은 몸속에 남은 채 탄심만 빠져나가기도 한다(그림 7.37).

탄심은 탄두 비교에 사용되지 않는다. 개별 소총의 특징을 비교할 수 있는 것은 피갑뿐이다. 만약 탄두 전체가 아닌 탄심만 몸을 빠져나가고 피갑이 아직 몸 안에 남아있는 것을 모른 채 부검을 진행한다면 피갑을 발견하지 못하고 놓칠 수 있다. 특히 피갑이 사출구 주변의 근육에 박혀있다면 더욱 그렇다. 경찰이 현장에서 회수한 탄심을 온전한 탄두로 오인하면 법의관에게 “탄두”가 회수되었다고 통보할 수 있으므로 문제가 더욱 복잡해진다. 탄심을 탄두로 오인하기 쉬운 이유는 피갑을 넘어 탄심에도 희미한 “강선” 자국이 남아있을 수 있기 때문이다. 그러나 이러한 흔적은 개별 총기가 아닌 총기의 종류만 나타내기 때문에 탄두 비교에 사용할 수 없다. 대부분의 경우에는 탄심이 몸을 빠져나가고 피갑은 남아있지만, 반대로 피갑이 몸을 빠져나가는 경우도 있다.

몸 안에서 피갑과 탄심이 분리된 뒤 둘 다 남아있는 경우도 있다. 법의병리학자는 희미한 “강선”이 있는 탄심을 회수한 뒤 이를 온전한 탄두로 오해하고 몸 안에 피갑을 남겨두거나 장기 조직과 함께 폐기할 수도 있다. 시신의 X-ray를 촬영하여 탄심과 피갑이 분리되었는지 확인하면 이러한 실수를 방지할 수 있다. X-ray에서는 탄심과 피갑의 밀도가 다르게 나타나므로 이들을 쉽게 구분할 수 있다. 그러나 모든 피갑의 방사선 밀도가 높은 것은 아니므로 (특히 알루미늄 피갑) X-ray에서 놓칠 수 있다는 점도 기억해야 한다.

몸을 완전히 관통한(through-and-through) 총창에서는 총탄의 작은 금속 파편이 손상 경로나 탄두에 관통된 뼈 안에 남아있을 수 있다. 이러한 파편들은 부검에서 쉽게 놓칠 수 있으며, 특히 2-3개 정도에 불과할 때 더욱 그렇다. 그러

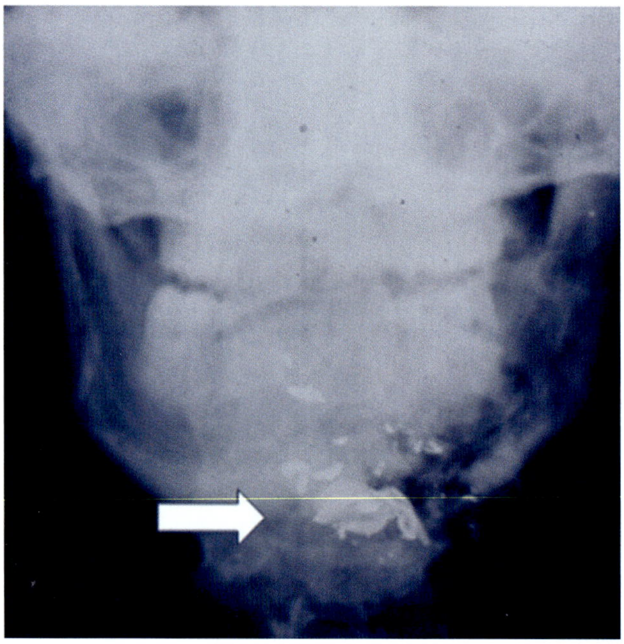

그림 7.37 납으로 된 탄두는 빠져나가고 구리 피갑만 턱에 남아있는 방사선 사진.

나 이들을 회수하는 것은 수사에 중요할 수 있다. 이러한 조각에서 구리, 안티몬, 비소 같은 미량 원소를 분석하여 현장에서 발견된 탄두나 사건에 사용된 것으로 생각되는 탄창의 다른 탄두와 비교할 수 있기 때문이다.[4)]

방사선 사진은 부검을 시작하기 전에 총기나 탄환이 어떤 종류인지 단서를 제공할 수도 있다. 예를 들어 X-ray 사진으로 산탄총 총창의 원인이 버드샷보다는 슬러그탄이나 벅샷임을 알게 될 수 있다. 전신 X-ray에 총탄이 전혀 없어 탄두 색전증이 배제될 뿐만 아니라 사출구조차 없다면 이는 공포탄에 의한 총상일 수 있다. 손상 경로를 따라 작은 금속 파편이 존재한다면 피스톨에 사용되는 전피갑탄은 사실상 배제할 수 있지만, 그 반대는 아니다. X-ray에서 납이 보이지 않는다고 해서 납 총탄을 배제할 수는 없다. 앞서 논의한 바와 같이, 센터파이어 소총의 총창에서는 "납 눈보라"를 볼 수 있다.

권총에 사용된 고속의 준피갑탄(대부분 .357 구경 매그넘)은 머리뼈를 관통하면서 탄심의 파편을 남길 수 있다. 이러한 영상은 일견 소총 탄두에 의한 납 눈보라처럼 보일 수 있지만, 자세히 보면 납 눈보라보다 파편이 크고 거칠면서 수가 훨씬 적다는 것을 알 수 있다. 머리 X-ray에서는 머리 안쪽의 도탄이 확인될 수도 있는데, 이 경우 작은 납 파편이 진행 경로를 되돌아가는 모습이 반복되는 양상으로 나타난다.

총창에 의한 사망 사건에서 영상검사를 일상적으로 시행하다보면 사망과 무관한 오래된 탄두나 납탄, 탄두 파편이 발견될 수도 있다. 이들은 대부분 섬유성 흉터 조직으로 둘러싸여 있으므로 새로운 탄두와 잘 구별되며, 대부분 산화되어 검은색을 띤다(그림 7.38). 그러나 위장관의 내용물에 노출되면 새로운 탄두도 검게 변색될 수 있다.

산탄총 총창의 발사거리는 X-ray에서 관찰되는 납탄의 분포만으로 판단할 수 없다. 가슴에 발생한 접사 총창의 X-ray 사진은 "당구공 효과"[5)]로 인해 10ft(역주: 305cm) 거리에서 발사된 총창의 사진과 완전히 똑같아 보일 수 있다. 몸 안에 한꺼번에 들어간 몇십 개의 납탄이 서로 충돌하며 조직 전반에 걸쳐 무작위로 퍼져 나가는 것이다. 또한 버드샷에 맞아 발생한 머리의 "폭발적" 접사 총창에서는 납탄이 거의 모두 머리 밖으로 튕겨나갈 수도 있다. 머리 X-ray를 촬영하지 않은 상태에서 부검에서도 납탄이 발견되지 않는다면 법의병리학자는 매우 혼란스러울 수 있다. 이러한 경우

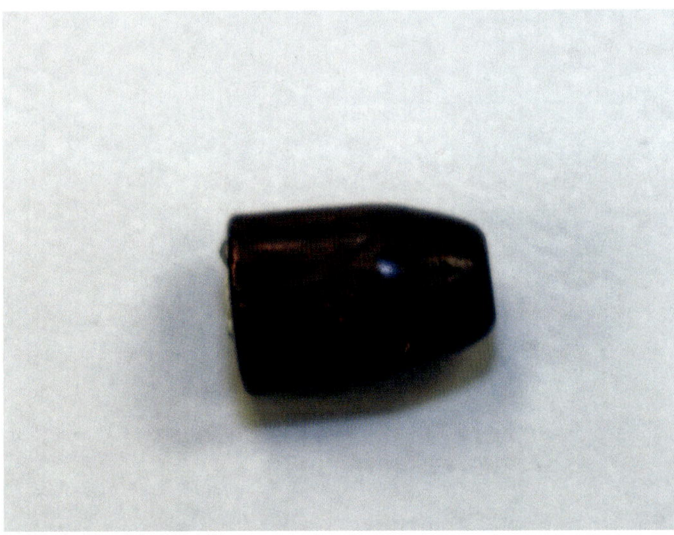

그림 7.38 부검에서 발견된 오래되어 변색된 총알.

산탄총 손상으로 사망했을 가능성을 의심하여 X-ray를 촬영한다면 적어도 납탄 몇 개는 발견될 것이다.

탄두의 구경은 영상검사로는 정확히 확인할 수 없는데, 방사선원으로부터의 거리에 따라 탄두의 이미지가 확대될 수 있기 때문이다. 원점에 가까운 탄두는 탐지기에 가까운 총탄보다 더욱 크고 흐리게 보일 것이다. 방사선 사진에서 탄두로 오인될 수 있는 인공물이 관찰될 수도 있다. 지퍼의 “줄기” 부분은 버섯 모양으로 찌그러진 총알처럼 보이기도 한다(그림 7.39). 치아에서 떨어진 크라운(치관)도 납작한 총알처럼 보일 수 있다(그림 7.40). 탄두가 목걸이나 금속 지퍼 같은 중간 목표물의 파편을 몸 안에 밀어 넣어 영상검사에서 관찰되기도 한다.

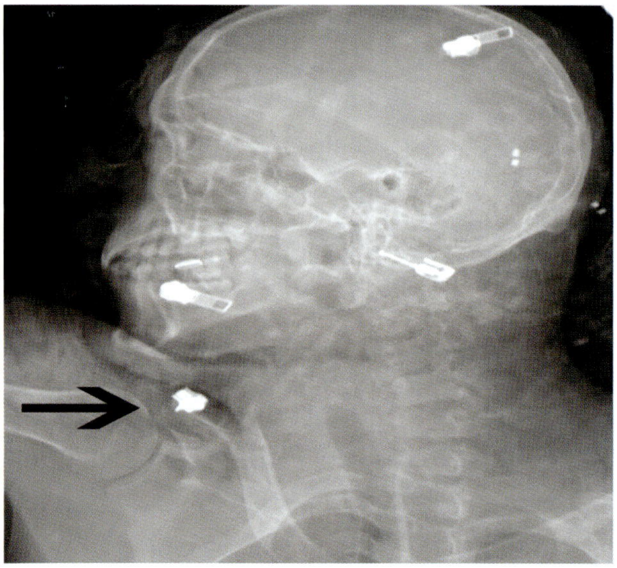

그림 7.39 탄두와 유사한 모양의 지퍼(화살표).

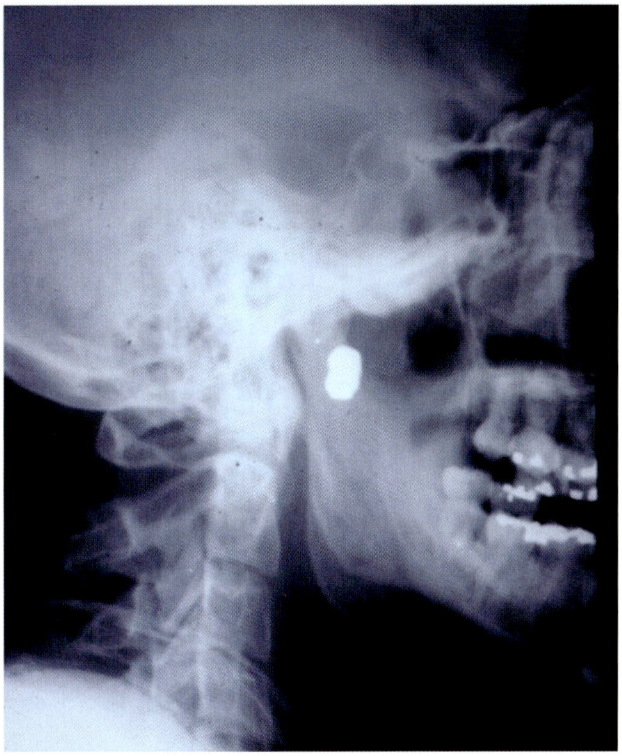

그림 7.40 탄두처럼 보이는 코인두 뒤쪽의 편평한 치아.

참고자료

1. Sellier K, Bullet entry studies of the skin. Beitr Gerichtl Med 1968; 25:265-270.
2. Blakey LS, Sharples GP, Chana K, and Birkett JW, Fate and behavior of gunshot residue—a review. J Forensic Sci 2018; 63(1):9-19.
3. Molina DK, Castorena J, and DiMaio VJ, Gunshot residue testing in suicides: part II analysis by ICP/. Am J Forensic Med Pathol 2007; 28(3):191-194.
4. Committee on Scientific Assessment.National Research Council Forensic Analysis: Weighing Bullet Lead Evidence. Washington DC National Academies Press, 2004.
5. Breitenecker R, Shotgun wound patterns. Am J Clin Pathol 1969; 52:269-285.

참고

이번 장의 모든 내용에 대해 더욱 많은 정보를 얻고 싶다면 다음을 참고하기를 바란다. DiMaio VJM, Gunshot Wounds: Practical Aspects of Firearms, Ballistics, and Forensic Techniques 3rd ed. CRC Press, New York, NY, 2016.

역주

이번 장에서 총기 관련 용어는 다음과 같이 번역하였다. 강선(rifling), 강저(groove), 개머리판(stock), 게이지(gauge), 격장(land), 공이치기(hammer), 구경(caliber), 권총(handgun), 공이(firing pin), 근거리 사격(close range shot), 근사(near-contact shot), 납탄(pellet), 뇌관(primer), 손잡이(grip), 발사거리(range of fire), 발사체(projectile), 방아쇠(trigger), 버드샷(birdshot), 벅샷(buckshot), 사입구(entry, entrance), 사출구(exit), 산탄총(shotgun), 소총(rifle), 슬러그탄(slug), 와드(wad), 원거리 사격(distant range shot), 임시 공동(temporary cavity), 장

약(main powder), 전피갑탄 또는 피복동탄(full metal jacket bullet), 접사(contact shot), 접선 총창(tangential wound), 준피갑탄 또는 준피복동탄(semi-jacketed bullet), 중간거리사(intermediate-range shot), 찰과 총창(graze wound), 총구(muzzle), 총기(firearm), 총열(barrel), 총탄(ammunition, shell), 추진분말(propellent), 탄도(ballistic), 탄두(bullet), 탄심(core), 탄알(shot), 탄약(cartridge), 탄피(case), 까진고리(abrasion ring), 피갑 또는 피복(jacket), 할로포인트 또는 중공탄(hollow point), 화약(powder), 화약감입(powder tattooing), 화약잔사(gunshot residue)

질식

8

그날도 화창했고, 폐에 들어오는 공기는 혀에 닿는 꿀처럼 달콤했다.

- John Muir, My First Summer in the Sierra

질식(asphyxia)에 의한 사망은 세포가 산소를 공급받지 못하거나 활용하지 못하여 발생한다. 산소 결핍은 부분적일 수도 있고(저산소증, hypoxia), 완전할 수도 있다(무산소증, anoxia). 질식의 전형적인 징후는 장기의 울혈(congestion)과 점출혈, 청색증(cyanosis), 혈액의 유동성(fluidity)이지만, 이는 비특이적이며 다른 사망 원인에서도 나타날 수 있다. 장기의 울혈은 정맥혈의 흐름이 막히거나 모세혈관이나 정맥이 충혈되어 발생하는데, 이 중 후자는 저산소증에 취약한 이들 혈관이 확장되고 혈액이 정체되어 발생한다.

점출혈은 작은 혈관의 파열에 의한 점상 출혈을 말하는데, 주로 작은 세정맥에서 나타난다(그림 8.1). 파열의 원인은 기계적인 것으로 보이며, 혈관 내 압력이 갑작스럽게 증가하면 혈관은 급격히 팽창하여 파열된다.[1, 2] 이는 폐의 내장쪽 가슴막(visceral pleura)과 심장바깥막에서 가장 흔히 볼 수 있다. 목눌림(경부압박) 질식사에서는 결막과 공막의 점출혈이 전형적으로 나타난다. 그러나 점출혈은 비특이적이어서[1, 2] 질식사뿐만 아니라 치명적이지 않은 다양한 상황에서도 결막과 공막에 나타날 수 있다. 머리덮개 안쪽에서는 점출혈이 사망 형태에 관계없이 나타날 수 있으므로 진단적 의미가 없다. 후두덮개(epiglottis)의 점출혈도 의미가 없다. Gordon과 Mansfield는 사망한 뒤에도 심외막에 점출혈이 새롭게 나타날 수 있다고 보고했다.[2]

중력 의존 부위에서는 사망 후에도 점출혈이 발생할 수 있는데, 침대 옆에 늘어뜨린 팔을 예로 들 수 있다. 이때 중력은 혈관 내 울혈과 압력을 증가시켜 작은 혈관의 기계적 파열을 초래한다.

청색증은 산소와 해리된 혈색소, 즉 환원혈색소(reduced hemoglobin)가 증가하여 발생하며, 이 역시 당연히 비특이적이다. 청색증은 환원혈색소의 양이 적어도 5g이 되어야 관찰할 수 있다. 유동혈은 질식을 비롯해 특정한 사망 원인에서만 나타나는 것은 아니며, 아마도 급사로 사망하기 직전 카테콜아민의 농도가 높아져 섬유소용해율이 증가하기 때문인 것으로 보인다.[3]

질식은 일련의 생리적 변화를 초래한다. 먼저 심장박동이 느려지는 서맥(bradycardia)이 나타나고, 호흡이 감소하다가 결국 숨이 멎게 된다. 혈중 산소포화도가 충분히 떨어지고 나면 뇌파(electroencephalogram, EEG)가 점점 느려지다가 평평해지고, 뇌사로 이어진다. 뇌파가 평평해진 뒤에도 심장은 계속 뛸 수 있다. 영아는 질식 상태가 시작되어 30초

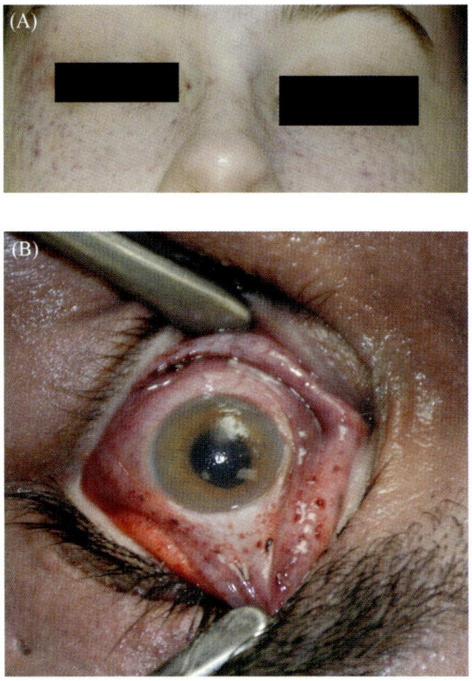

그림 8.1 눈 주위(**A**)와, 결막밑(**B**, subconjunctival)에 나타난 점출혈.

가 지나면 서맥이 나타나고, 90초가 지나면 뇌파가 평평해진다고 알려져 있다.[4] 보통 호흡이 정지된 후에는 질식의 원인이 제거되더라도 자발적으로 호흡이 돌아오지 않지만, 심폐소생술로 회복되는 경우도 있다. 질병이 있으면 저산소증에 더욱 취약해지듯이, 산소요구량을 높이는 격렬한 신체활동은 이러한 과정을 더욱 앞당길 수 있다.

질식사는 다음과 같이 크게 3가지로 나눌 수 있다(역주: 질식사의 분류는 교과서나 문헌에 따라 조금씩 다르다).

1. 질식(Suffocation, 역주: asphyxia와 suffocation은 모두 '질식'으로 번역되나, suffocation는 asphyxia에 비해 좁은 의미를 갖는다)
2. 목눌림(경부압박, Strangulation)
3. 화학적 질식(Chemical asphyxia)

질식사에서 사망의 종류는 사고사일 수도 있고 자살이나 타살일 수도 있다. 미국에서 질식을 이용한 타살은 다른 방법에 비해 상대적으로 드물며, 주로 손이나 끈을 이용한 목눌림의 형태로 발생한다. 지난 10년간 미국에서 질식에 의한 타살 사건은 매년 평균 약 500건이 발생했다.[5]

질식

질식에 의한 사망에서는 산소가 혈액에 도달하지 못하며, 일반적으로 6가지 형태로 나타난다.

1. 갇힘 또는 환경에 의한 질식(Entrapment/environmental suffocation)
2. 코입막힘질식(비구폐색성 질식, Smothering)
3. 기도막힘질식(기도폐쇄성 질식, Choking)
4. 기계적 질식(Mechanical asphyxia)
5. 코입막힘을 동반한 기계적 질식
6. 산소 외의 기체에 의한 질식(Suffocating gases)

갇힘 또는 환경에 의한 질식

갇힘이나 환경에 의한 질식은 주변 대기의 산소 부족이 원인이다. 이는 거의 대부분 사고사에 해당한다. **갇힘(entrapment)**은 절대적 혹은 상대적으로 공기와 차단된 상태를 말하는데, 처음에는 숨쉬기에 충분한 산소가 있었어도 계속 호흡하다보면 산소가 고갈되어 질식이 초래된다. 이러한 상황의 가장 대표적인 예는 버려진 냉장고에서 놀던 아이가 갇히는 사고이다. 다행히 오늘날 냉장고는 잠금장치가 없고 안쪽에서 밀어서 열 수 있기 때문에 이런 사고는 크게 줄었다. 그러나 다른 가전제품을 이용한 유사한 사고는 여전히 일어날 수 있다(그림 8.2). 드물게 갇힘을 이용한 자살이나 타살이 일어나기도 한다.

환경성 질식(environmental suffocation)은 총 산소량이 부족한 공간에 우연히 들어갔을 때 발생한다. 이때 산소의 부족은 어떤 기전에 의해 산소 자체가 고갈된 상황을 말하며, 산소가 다른 기체로 대체되는 상황은 다음에 논의될 것이다. 지하실에서 산소 부족으로 2명이 사망한 사건을 예로 들 수 있다.[6] 정상적인 대기 중 산소 농도는 20.946%지만, 이

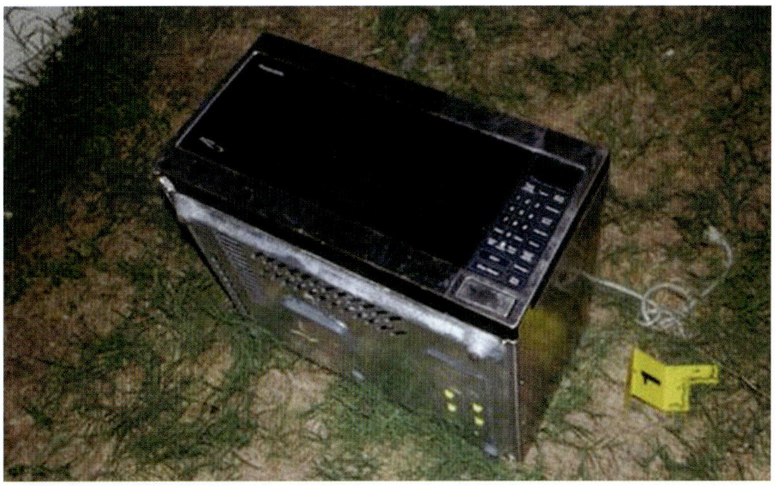

그림 8.2 숨바꼭질하던 아이가 갇힌 버려진 전자레인지.

사건에서 지하실 내부의 산소 농도는 9.6%였다. 벽과 바닥에 쌓여 있던 먼지에 진균류와 하등 식물이 자라면서 지하실 내부 공기는 이처럼 치명적인 상태가 되었다. 진균과 식물의 대사 과정이 이산화탄소의 생성과 산소 고갈을 초래한 것이다. 일반적인 대기 중 이산화탄소 농도는 평균 0.033%지만, 사건 현장에서는 7.0%에 달했다. 그러나 이산화탄소의 증가만으로는 사망을 초래할 정도로 산소가 대체되었다고 할 수 없었다. 결국 사망의 원인은 산소의 절대적인 부족이었다. 산소 농도가 10-15%로 감소하면 판단력과 운동능력이 저하되고, 8-10%에서는 의식이 소실되며, 8% 이하가 되면 사망에 이를 수 있다. 산소 농도가 4-6%에 불과한 경우에는 40초 만에 의식을 잃고 몇 분 이내에 사망하게 된다.

갇힘이나 **환경에 의한 질식**으로 사망하면 부검 소견이 비특이적이기 때문에 부검만으로는 사망 원인을 확정할 수 없다. 사망 전후의 정황을 분석하고 다른 원인을 배제하여야 비로소 사망 원인을 결정할 수 있다.

코입막힘질식

코입막힘질식은 공기가 유입되는 외부 호흡기, 즉 코와 입의 기계적 폐쇄나 차단에 의해 발생한다. 이러한 사망은 대개 타살이나 자살이며, 사고사는 매우 드물다(그림 8.3A).

코입막힘질식에 의한 자살의 가장 흔한 형태는 머리에 비닐봉지를 쓰는 것이다(그림 8.3B). 비닐봉지가 두껍다면 목 부분을 묶기도 한다. 대부분의 자살자는 얇은 비닐봉지를 사용하는데, 이는 얼굴에 달라붙어 코와 입을 막기 때문에 목 부분을 묶을 필요가 거의 없다. 이처럼 얇은 비닐봉지는 아기 침대의 매트리스나 베개를 덮는 데 사용되기도 하는데, 이 경우 드물게 아이가 비닐봉지에 감싸여 질식되는 사고가 생길 수 있다. 저자들의 경험상 머리에 비닐봉지를 써서 사망한 사례에서는 특이적인 부검 소견이 나타나지 않는다. 얼굴, 공막, 결막의 점출혈은 거의 없었고, 심장바깥막이나

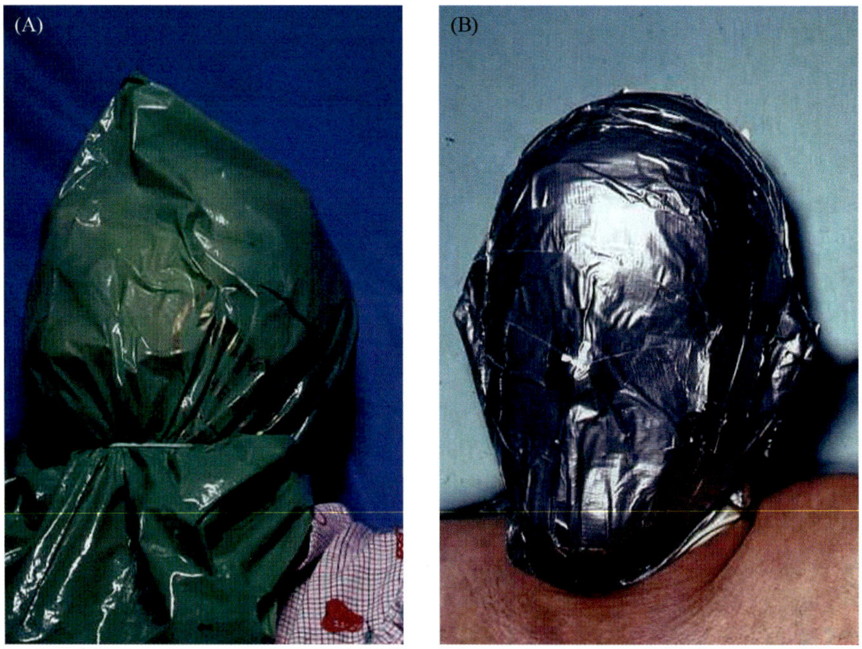

그림8.3 **(A)** 비닐봉지를 머리에 쓴 뒤 끈으로 목 부분을 묶어 자살한 여성 노인. **(B)** 접착테이프로 얼굴을 감쌌다가 질식으로 사망한 43세 지적장애 남성. 생전에도 이러한 행위를 한 적이 있었다.

가슴막에는 가끔 점출혈이 있었지만 이는 비특이적이므로 저자들은 별다른 의미를 두지 않았다. 비닐봉지를 이용한 자살 사건에서 수사 담당자가 확인하기 전에 누군가가 비닐봉지를 제거했다면, 부검만으로는 사망 원인을 알 수 없다.

간혹 알코올중독자가 베개에 엎드려 사망한 채 발견되기도 한다. 이때 입과 코 주변이 창백해 보이면 코입막힘질식으로 사망했다고 판단할 수 있지만, 이는 사망 후 머리가 베개를 누르며 발생한 수동적 압력에 의한 사후변화일 수도 있다. 따라서 이러한 "증거"는 진단에 사용될 수 없으며, 만약 이렇게 진단이 이루어진다면 저자들은 강한 의문을 제기할 것이다. 이런 식의 코입막힘질식으로 사망에 이르려면 사망자는 알코올성혼수였어야 한다. 그러나 이 정도의 알코올중독은 그 자체로 매우 위험하므로, 질식의 원인이라기보다는 사망 원인으로 보아야 한다.

코입막힘질식 사고는 특히 영아에서 자주 발생한다. 성인이나 소아가 영아와 같은 침대를 사용하면 잠을 자다가 실수로 영아의 코와 입을 막을 수 있다. 이 경우 영아는 스스로 벗어날 힘이 없으므로 결국 코입막힘질식에 이르게 된다. 성인이 실수로 영아를 깔고 누우면 코입막힘질식뿐만 아니라 외상성 질식도 초래할 수 있다. 코입막힘질식 사고는 아기침대에서 혼자서 자는 영아에게도 발생한다. 침대에 비해 매트리스가 너무 작거나 침대에 결함이 있으면 영아가 침대와 매트리스 사이에 낄 수 있는데, 이때 영아의 얼굴이 매트리스에 파묻히면 질식될 수 있다(그림 8.4). 아이는 움직이지 못한 채 코와 입이 눌리게 된다. 경우에 따라 이러한 상황은 자세성 질식(positional asphyxia)으로 이어지기도 한다.

입마개(gag)가 코와 입을 막아 사망에 이를 수도 있다. 가해자에게 살해의 의도가 없었더라도 만약 다른 범죄를 저지르는 사이 입마개를 채워둔 피해자가 사망했다면 이는 타살에 해당한다. 이때 입마개는 일반적으로 코와 입을 막으면서 얼굴을 감싸는 양상을 띤다(그림 8.5). 피해자들은 대부분 스스로 입마개도 벗지 못할 정도로 저항할 힘이 부족하거나 기저질환 때문에 저산소증에 취약한 노인들이다. 코안(nasal cavity)과 기도에 콧물, 침, 가래 같은 체액이 축적되어

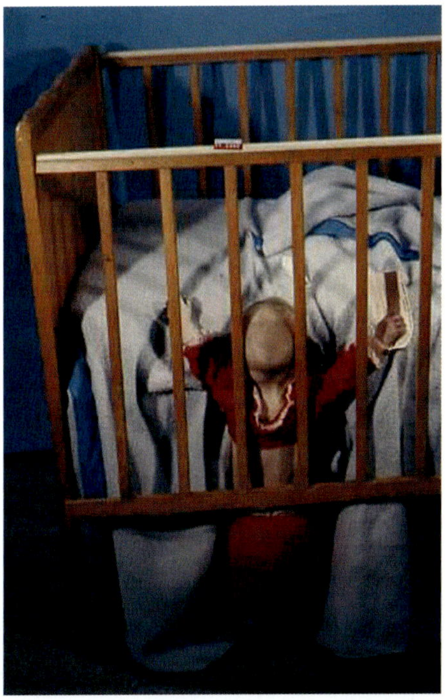

그림 8.4 아기침대에 결함이 있어 침대 프레임과 매트리스 사이에 빠진 생후 9개월 영아. 얼굴이 매트리스에 파묻혀 있다.

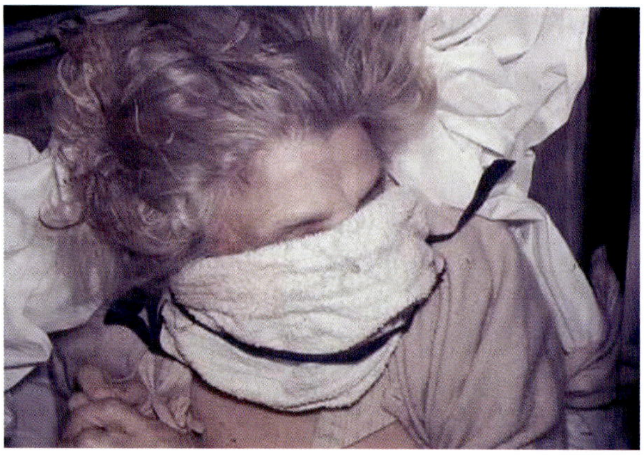

그림 8.5 강도 피해를 당한 75세 여성. 입과 코를 감싼 수건에 의해 질식하였다.

질식에 기여할 수도 있다. 이러한 노인들은 얼굴이 울혈되어 공막, 결막, 피부에 미세한 점출혈이 퍼져 있을 수 있지만, 젊은 사람들에게는 이러한 점출혈이 잘 나타나지 않는다. 이러한 경우 질식을 진단하려면 질식의 징후가 아니라 호흡기를 막은 입마개를 확인해야 한다.

코입막힘질식에 의한 타살에 주로 사용되는 도구는 베개, 침구, 손이다. 영아에게는 비닐봉지가 사용되기도 한다. 피해자는 매우 어리거나 매우 나이가 많거나, 억제대, 질병, 약물에 의해 제압되거나 무력한 상태일 때가 많다. 신체능력이 온전한 성인을 코입막힘질식으로 질식시키기는 매우 어렵지만, 저자들이 경험한 사례 중에는 양손이 묶인 젊은 여성이 머리에 비닐봉지가 씌워져 질식당한 경우가 있었다.

베개는 피해자의 얼굴에 올려놓고 내리누르는 방식으로 사용되는데, 이는 코와 입을 막아 질식에 의한 사망을 초래한다. 얼굴에는 대부분 아무런 자국이 없고, 얼굴의 울혈이나 공막 및 결막의 점출혈도 나타나지 않는다(그림 8.6).

얼굴의 피부까짐은 피해자가 격렬히 저항해야 발생할 수 있다. 코입막힘질식으로 사망한 2세 미만의 영유아 15명을 연구한 결과, 점출혈 여부를 확인할 수 있었던 13명 중 단 1명만 점출혈이 있었는데, 결막에는 점출혈이 단 1개 있었고 공막 출혈도 1군데만 있었다. 그러나 이 사건은 정황상 사망 원인이 코입막힘질식뿐만 아니라 기도막힘질식일 가능성도 있었다. 침구 안으로 얼굴을 밀어 넣으면 베개에 눌리는 것과 같은 효과를 얻을 수 있다.

손에 의해 코입막힘질식이 일어나기도 한다. 한손으로는 코를 잡고, 다른 손으로는 턱을 밀어 올려서 입을 다물리게 되는데, 어린아이가 대상이라면 성인의 한쪽 손으로도 충분하다. 영아나 방어 능력이 없는 성인에게는 별다른 부검 소견이 발견되지 않는다. 성인의 경우 조금이라도 저항했다면 코나 턱에 손톱에 의한 피부까짐이 생기거나 손바닥의 압력으로 입술에 멍이 생길 수 있다(그림 8.7).

기도막힘질식

기도막힘질식은 공기 통로가 막혀 질식이 초래되는 것을 말하며, 사망의 종류는 내인사, 자살, 타살, 사고사 모두 가능하다. 내인사는 과거보다는 드물지만 오늘날에도 여전히 발생한다. 급성전격후두덮개염(acute fulminant epiglottitis)

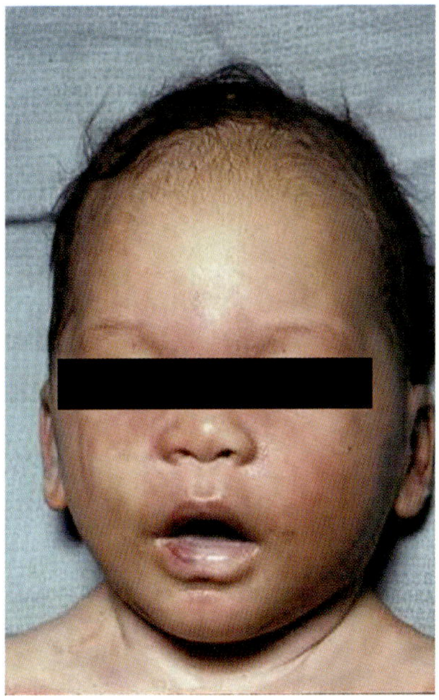

그림 8.6 코입막힘질식으로 부모에게 살해당한 생후 2개월 영아. 공막, 결막, 얼굴에서 점출혈이 관찰되지 않는다.

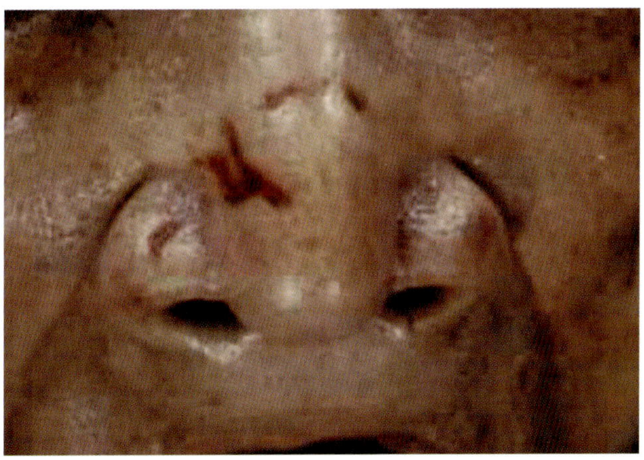

그림 8.7 손에 의한 코입막힘질식으로 질식한 고령의 여성. 코에 손톱자국이 있다.

은 급사로 이어질 수 있는데, 염증이 일어난 후두덮개와 주변 연부조직에 의해 기도가 폐쇄된다. 이는 의학적으로 응급 상황이며 환자가 말 그대로 의사 눈 앞에서 사망할 수도 있다. 환자는 인후통, 쉰 목소리, 호흡곤란을 보이면서 말을 하지 못하다가 기도가 완전히 폐쇄되면 갑자기 의식을 잃는다. 뜨거운 증기를 흡입하면 비슷한 상황이 초래될 수 있는데, 폐쇄된 후두의 점막은 심하게 붓고 짙은 붉은색을 띤다(그림 8.8).

내인사는 루드비히앙기나(Ludwig's angina) 또는 특발혈관부종(idiopathic angioedema)으로 발생하기도 한다. 루드비

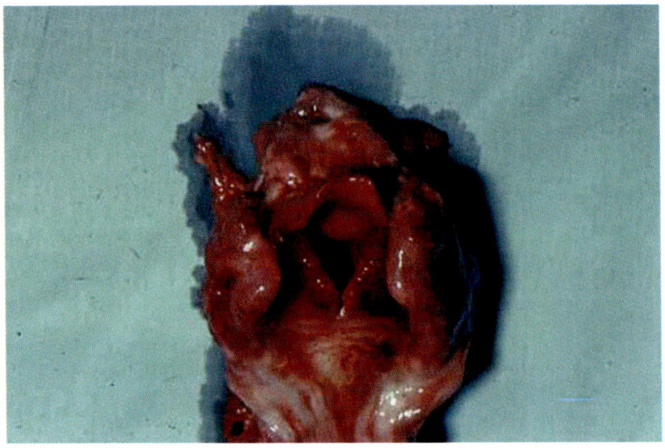

그림 8.8 증기 흡입에 의한 심한 후두부종(laryngeal edema).

히앙기나의 경우 혀밑 공간과 턱밑 공간의 광범위한 염증으로 혀가 뒤쪽으로 밀려나 기도를 막게 된다. 환자들은 대부분 연조직염이 나타나며 턱밑 조직이 단단해지고 혀와 입바닥이 붓는다. 혈관부종은 아나필락시스 반응의 일부로 나타나거나 약물에 대한 이상 반응으로 나타날 수 있다. 유전혈관부종(hereditary angioedema)도 발생할 수 있는데, 이는 C1 에스테르분해효소 억제제(C1 esterase inhibitor)의 결핍이 원인이다.

기도막힘질식을 이용한 타살은 상대적으로 드물다. 신생아는 화장지로 입이 틀어 막혀 살해당하기도 한다. 그림 8.9A의 영아는 아버지가 입에 고무젖꼭지를 쑤셔 넣어 살해하였다.

성인의 경우에는 소리를 지르지 못하게 옷이나 양말로 입이 가득 채워진 강도나 절도 피해자가 질식에 이르기도 하는데, 이는 재갈을 물릴 때 함께 사용되곤 하는 방법이다(그림 8.9B). 대중매체에서는 이렇게 재갈을 물려도 별다른 피해가 없는 것처럼 표현되지만, 불행하게도 현실에서는 이러한 천 뭉치가 인두 뒤쪽을 완전히 막아 질식을 초래할 수 있다. 기도막힘질식으로 자살하는 경우는 드물지만, 저자들은 천과 휴지를 비롯한 다양한 물건을 자신의 목구멍에 넣어 질식한 정신질환자의 사례를 경험한 적이 있다.

기도막힘질식에 의한 사망은 대부분 사고사이다. 2017년 미국에서는 음식 등의 이물질을 흡인하는 사고로 약 5,000

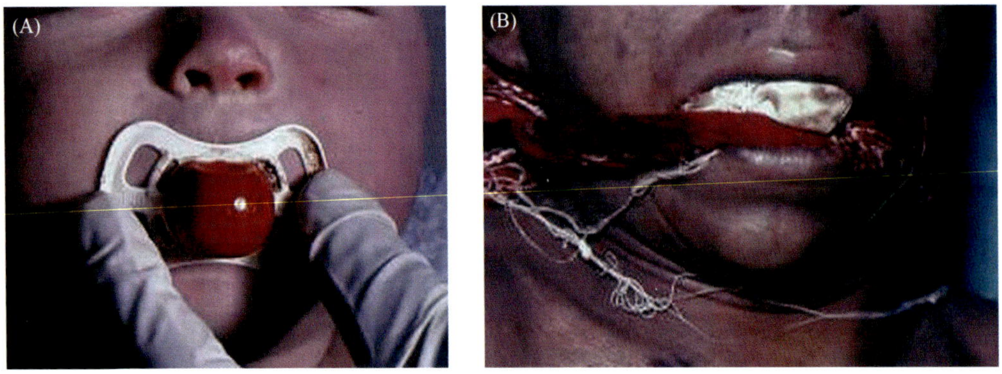

그림 8.9 **(A)** 아버지가 밀어 넣은 고무젖꼭지. **(B)** 반다나(역주: 머리나 목에 두르는 작은 스카프)로 고정된 재갈에 의한 기도막힘질식.

명이 사망하였다.[7] 어린이의 경우에는 주로 고무공이나 풍선 같은 작은 물체가 후두에 흡인되어 기도막힘질식이 일어난다(그림 8.10). 성인의 기도막힘질식은 대부분 음식에 의해 발생한다(그림 8.11). 그러나 옥수수가루나 톱밥 같이 미세하게 갈린 물질에 빠져 질식으로 사망하는 사건도 가끔 발생한다. 이러한 상황에서 무심코 숨을 들이마시면 이들 물질이 흡인되어 기도를 완전히 막게 된다.

음식물에 의한 기도막힘질식은 대부분 급성알코올중독, 잘 맞지 않는 틀니, 신경학적 손상, 노쇠와 관련이 있다. 인후두나 후두에 낀 음식물 조각이 기도를 완전히 막아 사망할 수 있는데, 이러한 사망을 "카페코로너리증후군(cafe coronary syndrome)"이라고 부르기도 한다. 이들은 음식을 먹다가 갑자기 말을 멈추고 일어서서 곧 쓰러지는데, 이를 본 사람들은 심정지가 일어난 줄 알고 심폐소생술을 시도한다. 사실 음식물로 기도가 막힌 것이므로 이때 심폐소생술은 효과가 없다. 입대입인공호흡을 해보면 숨을 불어넣어도 가슴이 올라가지 않는 것을 볼 수 있으며, 이를 통해 기도막힘질식을 짐작할 수 있다.

기도막힘질식으로 쓰러진 것처럼 보이던 사람이 만약 기침을 한다면 기도막힘질식을 배제할 수 있다. 기침이 나오려면 기도가 열려 있어야하기 때문이다. 기침이 나오려면 우선 2-2.5L의 공기를 들이마신 뒤 후두덮개와 성대를 닫고, 배 근육을 수축시켜 가로막을 들어올리며, 동시에 호기(expiratory) 근육을 수축시켜야 한다. 그 다음 후두덮개와 성대가 열리면서 폐에서 공기가 강제로 밖으로 배출되는데, 이때 기관지와 기관에 있던 이물질이 실려 나온다.[8] 기침으로 분출되는 공기의 속도는 75-100mi/h(역주: 120-160km/h)에 이를 수 있다.

부검 중 호흡기에서 소량의 음식물이 발견되었다고 해서 질식사로 진단할 수 있는 것은 아니다. 사전기에는 사망 원인과 무관하게 약 20-25%의 사망자에게 음식물의 흡인이 일어난다.[9] 후두 아랫부분이 음식물로 완전히 막혀 있는 경

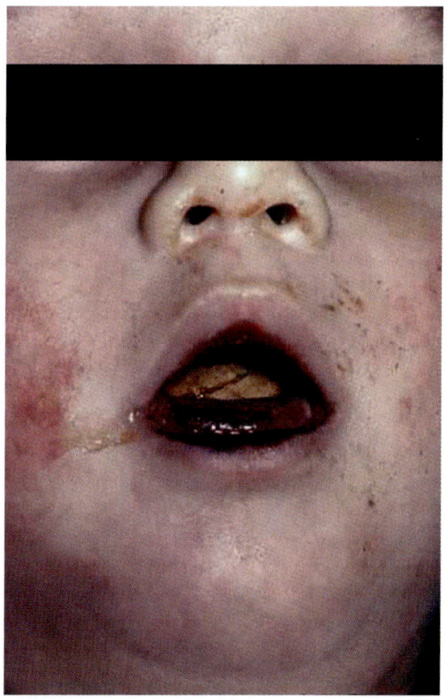

그림 8.10 와인 코르크를 삼켜 기도가 막힌 2세 유아.

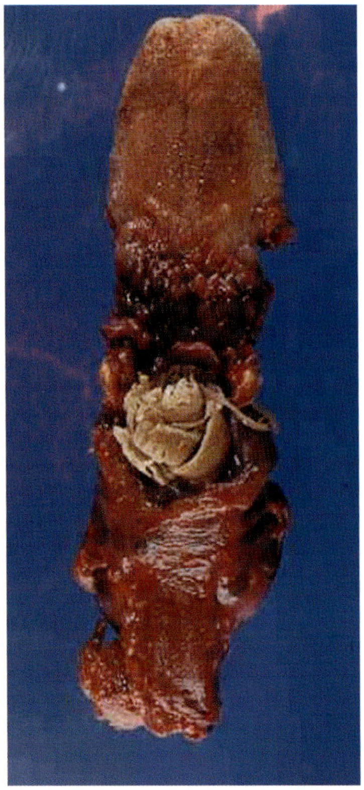

그림 8.11 햄샌드위치에 기도가 막힌 39세 남성.

우에만 음식물 흡인이 사망에 기여했다고 할 수 있다. 법의관 사무소에서는 다량의 음식물 흡인으로 사망에 이른 사례를 자주 보지 못한다. 이러한 상황은 주로 중추신경계 기능이 손상된 혼수상태의 환자에게 나타난다.

기도막힘질식에 의한 사망은 부검에서 기도가 막혀 있는 것이 확인되어야 진단할 수 있다. 기도가 막혔었지만 응급처치 과정에서 이물질이나 음식물이 제거된 상태라면 그러한 병력을 알아야 비로소 진단할 수 있다. 기도가 막혀 있는 모습 외에 부검에서 기도막힘질식을 진단할 수 있는 특이적인 소견은 없다.

일부 의료인은 기도가 완전히 막히지 않아도 기도막힘질식으로 사망에 이를 수 있다고 주장하며 후두경련(laryngospasm)을 사망 원인으로 제시한다. 그러나 이에 대한 객관적 증거는 확인되지 않았다. 후두경련이 발생했어도 사전기에는 후두가 이완되므로, 결국 기도가 열려 회복하게 된다. 어떤 사람은 흡인된 음식물에 대한 후두의 과민반응이 부교감(parasympathetic) 신경계를 자극하여 치명적인 "미주신경 반응(vasovagal reaction)"이나 "반사성 심장사(reflex cardiac death)"가 발생하는 것이라고 주장하지만, 이 역시 객관적 증거는 확인되지 않았다.

기계적 질식

기계적 질식에서는 신체 외부의 압력에 의해 호흡이 방해되는데, 대부분 사고로 발생한다. 기계적 질식은 다시 3가지로 나눌 수 있다.

1. 외상성 질식(Traumatic asphyxia, 기계적 질식이라는 용어와 자주 혼용됨)
2. 자세성 질식(Positional asphyxia)
3. 군중 압착(Riot-crush, 역주: 원문의 'riot-crush'라는 용어는 피해자들이 폭동 중 압착되는 상황에 이르렀다는 의미인데, 이는 불법적인 행위를 전제하고 있어 동일한 기전을 공유하는 다양한 상황을 포괄하기 어렵다고 판단되어 좀 더 중립적인 용어로 번역하였다) 혹은 "인간 더미(human pile)"에 의한 사망

기계적 질식은 몸부림(struggle) 중의 사망을 설명할 때 사용되는 개념이기도 하다. 이러한 형태의 질식에 대한 자세한 설명은 제19장 "몸부림 도중이나 직후의 돌연사"를 참고하기 바란다.

외상성 질식

외상성 질식은 무거운 물체가 가슴이나 윗배를 압박하여 호흡을 방해하는 것을 말한다. 외상성 질식의 흔한 양상 중 하나는 차량 바닥을 수리하던 중 이를 받치고 있던 잭(jack)이 미끄러져서 차량에 깔리는 상황이다(그림 8.12). 이 경우 부검에서는 머리, 목, 몸통 위쪽에 울혈과 함께 다수의 점출혈이 발견되고, 공막, 결막, 눈 주위에서도 점출혈이 나타난

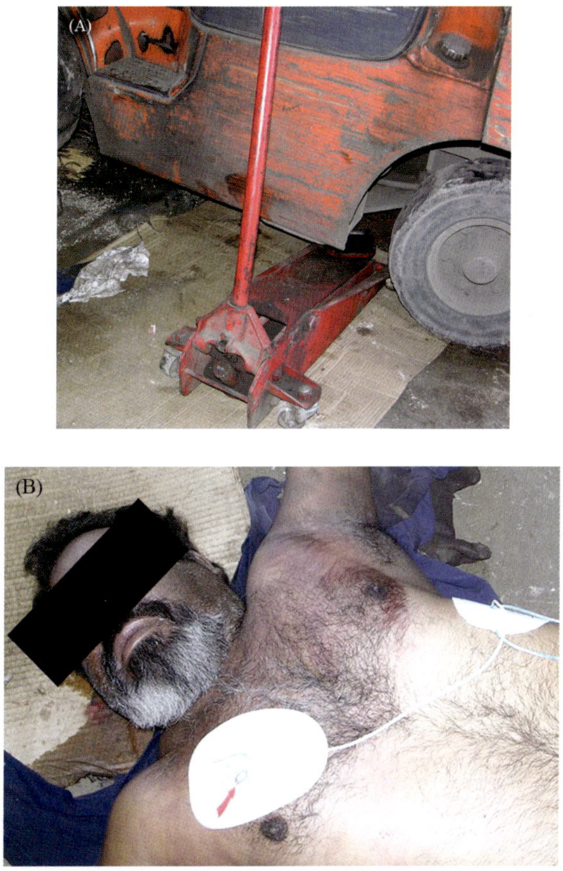

그림 8.12 외상성 질식사. **(A)** 사망자는 작업하던 차량에 깔려 있었다. **(B)** 압박 부위의 위쪽인 얼굴과 가슴이 심하게 울혈되어 있다.

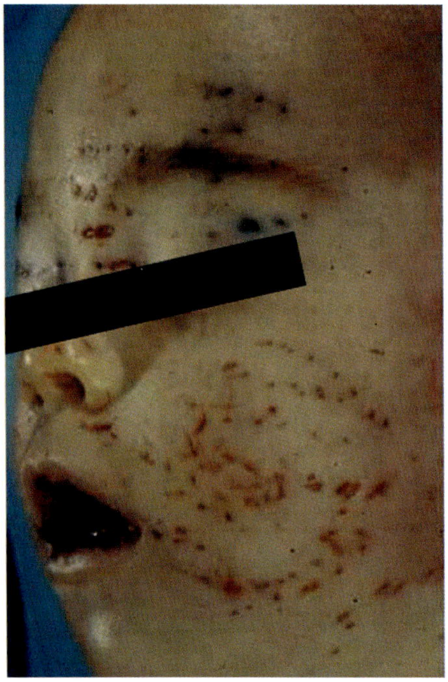

그림 8.13 비단뱀에 살해된 생후 5개월 영아. 점출혈이나 출혈, 멍은 관찰되지 않았다. 얼굴에는 반원 모양으로 배열된 작은 구멍들이 관찰되었는데, 바늘처럼 뾰족한 비단뱀의 이빨 자국이었다.

다. 각막 출혈도 나타날 수 있다. 가슴에서는 무거운 물체에 눌렸는데도 내부 손상이 확인되지 않을 때가 많다. 외상성 질식 사고의 또 다른 형태는 붕괴 현장에서 파묻혀 머리만 땅 위에 나와 있는 경우이다. 드물게 외상성 질식이 타살로 나타나기도 하는데, 피해자를 넘어뜨린 뒤 냉장고와 오디오에 깔리게 만든 사례가 있었다.

저자 중 한 명이 본 가장 특이한 외상성 질식사는 비단뱀에 의해 사망한 생후 5개월 영아였다. 뱀은 아기를 둘둘 감싼 채 아기가 숨을 내쉴 때마다 더욱 조여 들었다. 부검에서는 뱀이 아기를 통째로 삼키려다 남긴 이빨 자국만 관찰되었는데, 뱀의 입 크기에 비해 아기의 머리가 너무 컸기 때문이었다(그림 8.13). 점출혈이나 출혈, 멍은 관찰되지 않았다.

자세성 질식

자세성 질식은 사실상 모두 사고로 발생하며, 주로 알코올중독이나 약물중독과 관련이 있다. 이들은 제한된 공간에 갇힌 뒤 자신의 자세 때문에 그 장소를 벗어나지 못하거나 자세를 풀지 못하고, 결국 호흡이 제한되어 사망에 이른다(그림 8.14).

이들에게는 대부분 심한 울혈, 청색증, 점출혈이 나타난다. 자세성 질식은 우물에 추락하여 벽 사이에 끼어서 발생하기도 하는데, 이 경우 숨을 내쉴 때마다 점점 더 아래쪽으로 미끄러져 숨을 들이마실 수 없게 된다. 제18장에서 논의하겠지만, 이러한 상황은 침대 난간에 의해 노인에게 발생하기도 한다.

특이하고 역사적인 자세성 질식사 중 하나는 십자가 처형이다.[10] 이들은 십자가에 못이 박혀 매달리는데, 가로 막대에는 양쪽 손목이, 세로 기둥에는 양발이 박힌다. 사망의 원인으로는 저혈량성 쇼크와 못에 박힌 통증에 의한 이차적 쇼

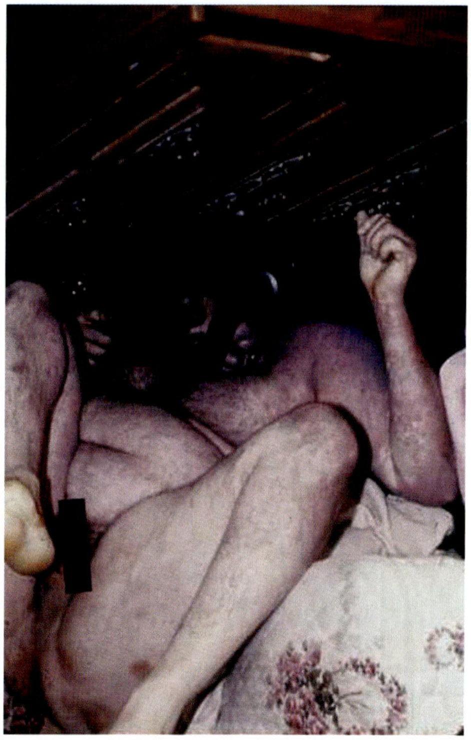

그림 8.14 급성중독에 동반된 자세성 질식사.

크가 복합적으로 작용하며, 탈수와 질식에 의한 효과도 더해진다. 양쪽으로 뻗은 팔에 체중이 가해지면 갈비사이근육이 들숨 상태로 유지되어 숨을 내쉴 수 없게 된다. 처음에는 가로막 운동을 통해 숨을 내쉬지만, 시간이 지나면 결국 호흡장애와 질식으로 이어지게 된다.

거꾸로 매달리기(upside down suspension)도 자세성 질식의 한 형태로, 오랜 시간 거꾸로 매달려 있으면 사망에 이를 수 있다. 사망의 과정은 급성심부전이나 급성호흡부전, 혹은 이들의 조합일 수 있다. 사망에 이르는 데 걸리는 시간은 개인의 건강상태에 따라 달라지며, 몇 시간에서 하루 정도이거나 더 오래 걸릴 수도 있다.

군중 압착

군중 압착은 이름에서 알 수 있듯이 폭동 등의 상황에서 한 곳에 몰린 수많은 사람이 쌓이면서 가슴이 압박되는 것을 말하며, 이러한 인간 더미에서는 결국 호흡운동이 차단된다. 이는 뉴스에서 보도하듯이 서로를 짓밟아서 발생하는 현상이 아니다. 그보다는 군중 자체가 개인이 저항하거나 통제할 수 없는 수준의 힘을 만들어낸다. 다수의 군중이 여러 번 밀면 강철로 된 난간도 구부러질 수 있는데, 이는 적어도 4,500N(1,000lb) 이상의 힘이 발생함을 의미한다. 이러한 힘은 사람들이 밀거나 서로 기대는 도미노 현상에 의해 발생한다. 압박성 질식(compressive asphyxia)은 사람들이 수직으로 차례차례 쌓이거나 수평 방향으로 밀거나 기대어 발생한다.[11]

코입막힘질식이 동반된 기계적 질식

코입막힘질식이 동반된 외상성 질식은 2가지 형태의 질식이 조합된 것으로, 사고사일 수도 있고 타살일 수도 있다. 사고사의 형태 중 하나는 **포압사(overlay)**로, 성인이나 소아와 같은 침대를 사용하던 영아에게 나타나며, 영아는 결국 사망한 채 발견된다. 함께 자던 사람이 밤사이 영아 위로 굴러가서 코입막힘질식과 외상성 질식으로 영아를 사망에 이르게 하는 것이다. 또 다른 형태로는 붕괴 현장이나 곡물창고, 모래 등에 파묻히는 상황이 있다. 부검에서는 대부분 별다른 소견이 없지만, 드물게 얼굴 피부에 미세한 점출혈이 발견될 수 있다. 공막이나 결막의 점출혈은 거의 나타나지 않는다.

버킹(burkings)은 19세기 초에 "시체 도굴꾼"이었던 Burke와 Hare가 개발한(혹은 완성한) 방법이다.[12] 이들은 묘지에서 시신을 파내 의과대학에 해부용 시신으로 공급하면서 생계를 유지했지만, 시신을 파내는 것이 번거로워 아예 시신을 만들어내기로 하였다. 희생자는 대부분 만취 상태였는데, Burke는 바닥에 눕힌 이들의 가슴 위에 무릎을 꿇거나 깔고 앉아서 숨을 내뱉기만 하고 들이마시지 못하게 하였다. 이때 한손은 희생자의 코와 입 위에 올리고, 다른 한손은 아래턱을 눌러 입을 다물게 했다. 눈에 보이는 손상은 거의 남지 않았다. 이들은 이렇게 의과대학에 공급할 신선한 시신을 얻었다.

산소 외의 기체에 의한 질식

산소 외의 기체에 의한 질식은 기체 자체의 독성이 아니라, 산소가 다른 기체로 대체되는 현상 때문에 발생한다. 이산화탄소, 질소, 메탄 같은 기체는 우리가 들이마시는 공기 중의 산소를 물리적으로 대체하여 세포가 산소를 공급받지 못하도록 한다. 대기는 질소(78%), 산소(21%), 기타 기체로 구성되어 있는데, 불활성 기체(inert gas)가 공기 중의 산소를 대체하여 산소 농도가 정상치의 25% 미만, 즉 5-6%로 감소되면 사람은 불과 몇 초 만에 의식을 잃고 몇 분 뒤 사망한다.

이산화탄소와 메탄은 질식을 유발하는 가장 흔한 기체이다. 둘 다 그 자체로는 독성이나 냄새가 없고, 하수구나 광산에서 발견된다. 메탄은 요리에 사용되는 천연가스의 주성분으로서 천연가스의 94-96%를 차지한다. 이는 원래 냄새가 없으며, 우리가 천연가스에서 맡는 냄새는 가스누출을 감지할 수 있도록 인위적으로 추가한 성분이다. 이산화탄소는 정상적으로 혈액을 구성하는 성분이므로 이에 대한 독성학 검사는 도움이 되지 않는다. 메탄은 혈액에서 검출할 수 있지만, 그 자체에는 독성이 없기 때문에 메탄이 검출되더라도 이는 메탄이 포함된 공기에 노출되었음을 의미할 뿐, 메탄에 의해 사망했다는 뜻은 아니다. 그러나 메탄 농도가 6.0μL/g을 넘는다면 산소 결핍에 의한 질식사로 판단할 수 있다.

이러한 사건에서 사망 원인은 사망 정황에 대한 정보를 수집하고 가능성 있는 다른 사망 원인을 배제함으로써 결정된다. 점출혈, 얼굴의 울혈, 부종, 청색증 같은 "전형적인" 질식의 징후가 관찰될 수 있지만, 이는 비특이적이어서 다른 원인에 의한 사망에서도 나타날 수 있다. 현실적으로 이러한 질식사에서는 별다른 부검 소견이 확인되지 않는다.

목눌림

목눌림은 외부 압력에 의해 목의 혈관과 기도가 폐쇄되어 뇌의 저산소증이 초래되는 것을 특징으로 하는 질식의 한 형태이다. 외부 압력은 뇌에 혈액을 공급하는 혈관들, 즉 속목동맥과 척추동맥의 폐쇄를 유발하는데, 작은 척수동맥(spinal artery)들이나 바깥목동맥(external carotid artery) 및 빗장밑동맥 가지들의 연결(anastomosis) 부위도 영향을 받을 수 있다.

목동맥은 목 앞쪽에 위치하므로 직접적인 압력을 받으면 쉽게 눌린다. 반면 척추동맥은 목 뒤쪽에 있는 척추뼈 고리로 보호되어 있어서 직접적인 압력에는 견딜 수 있지만 목을 옆으로 심하게 굽히거나 돌리면 눌릴 수 있다.[13] 목동맥을 막는 데 필요한 압력의 양은 약 11lb(역주: 5kg)이고 척추동맥은 66lb(역주: 30kg)이다.[14] 목동맥 부위에 압력이 가해지면 평균 10초 만에 의식을 잃게 되고,[15] 곧바로 압력을 제거하면 10-12초 뒤에 의식이 회복된다. 그동안 심전도의 변화는 미미하며, 뇌파는 마치 뇌전증 발작처럼 진폭이 증가했다가 약 20초 뒤 사라진다.[16]

Rossen 등은 목동맥 뿐만 아니라 척추동맥과 바깥목동맥-빗장밑동맥 가지들의 연결 부위가 폐쇄되는 현상에 대해 광범위하게 연구하였다.[17] 실험방법은 목 아래쪽 1/3에 혈압측정띠를 감아 1/8초 만에 600mmHg의 압력을 가하여 작은 척수동맥을 제외한 모든 동맥을 폐쇄시키는 것이었다. 실험대상은 17세에서 31세 사이의 건강한 남성 자원자 126명이었다. 동맥 순환이 갑자기 차단되면 시력이 흐려지고 시야가 좁아지며, 의식소실과 저산소성 경련이 나타났다. 피험자가 의식을 잃으면 혈압측정띠의 압력을 곧바로 풀었는데, 의식은 1-2분 안에 회복되었으며 후유증은 없었다. 의식소실 후 발생한 경련은 경미한 전신강직간대발작(generalized tonic-clonic seizure)이었고 6-8초를 넘지 않았다. 의식소실 당시의 뇌파는 크고 느린 파형을 보였고, 심전도의 변화는 미미했다. 피험자의 절반이 6-6.5초 만에 의식을 잃었고, 전체 범위는 5-11초 정도였다.

이들은 이후 11명의 피험자를 대상으로 뇌 혈류가 계속 차단될 때 나타나는 현상을 연구했다.[17] 이와 유사한 다른 실험과 마찬가지로, 피험자의 뇌 혈류를 완전히 차단시키지는 않았다. 목에 대한 압력은 최대 100초간 가해졌고, 피험자들은 이후 30-40초 안에 의식을 회복하고 2분 안에 걸을 수 있었다. 의식이 소실된 후 경련과 청색증이 나타났고, 일부에서는 비자발적 배뇨와 배변이 나타났으며, 서맥과 동공 확장도 관찰되었다. 경련은 비교적 경미했으나 일부에서는 의식이 소실된 동안 지속되었고, 다른 피험자들에게서는 30-40초 동안 나타났다. 의식소실 초기에는 심박수가 안정적이었지만, 점차 서맥이 나타나면서 심박수는 50%까지 떨어졌다. 실험 도중 호흡수는 증가했지만 호흡은 유지되었다.

목눌림은 뇌에서 나온 혈액이 지나가는 정맥을 폐쇄시켜 머리속압력과 이산화탄소 농도를 높이기도 한다. 머리의 정맥혈은 목정맥과 척추정맥을 통해 배출된다. 척추정맥계는 척주 주변의 깊은 목 근육에 있는 외부 척추얼기(vertebral plexus)와 척수강 안쪽에 있는 내부 척추얼기로 구성된다. 내부 척추얼기는 혈액 수송량은 적지만 목에 가해지는 압력에 영향을 받지 않는다. 반면 목정맥은 4.4lb(역주: 2kg) 정도의 압력이면 폐쇄된다.[13]

목눌림으로 기도가 폐쇄되기도 하는데, 기관이 직접 압박될 수도 있고 끈이 후두 위를 눌러서 혀와 입바닥이 뒤로 밀려올라가서 기도를 막을 수도 있다. 기관이 눌리려면 33lb(역주: 15kg)의 압력이 필요하다.[14] 그러나 반드시 기도가 막히거나 압박되어야 목눌림으로 사망하는 것은 아니다. 이를 증명하는 사례로 기관절개술을 받은 사람이 그 위쪽의 후두를 조이는 올가미로 목을 매어 사망한 경우가 있다.

법의관은 질식사의 가능성을 조사할 때 여러 요인들을 함께 고려해야 한다. 목동맥의 압박은 뇌 혈류를 감소시키므로, 이론적으로 목이나 대뇌 혈관에 죽상경화증이 있던 사람에게 뇌졸중을 일으킬 수 있다. 이러한 압력이 죽상경화반을 혈관벽에서 분리시켜 색전에 의한 뇌경색이 발생할 수도 있고, 만약 척추동맥도 죽상경화증에 의해 이미 혈류가 감소된 상태였다면 목동맥의 폐쇄가 이러한 순환장애를 더욱 악화시켜서 혈전증이나 뇌졸중을 초래할 수도 있다.

목눌림 질식사의 부검 소견은 대부분의 목맴(hanging)에 의한 사망, 즉 목맴사(의사)처럼 별다른 소견이 없거나 경미할 수도 있고, 피해자의 저항이 큰 끈졸림(ligature strangulation)에 의한 사망, 즉 끈졸림사(교사)처럼 꽤 광범위한 변화가 나타날 수도 있다. 점출혈은 소정맥과 모세혈관의 파열에 의해 발생하는데, 속목정맥을 비롯한 정맥은 완전히 폐쇄되어도 동맥은 불완전하게 폐쇄되므로 척추동맥을 통해 혈액이 계속 공급되어 혈관 내 압력이 증가하기 때문이다. 끈졸림이나 손졸림(manual strangulation)에서는 대부분 결막에 점출혈이 나타나지만, 점출혈은 내인사를 비롯한 다양한 상황에서 나타나므로 점출혈이 있다고 해서 곧바로 사망 원인을 목눌림이라고 할 수는 없다.[18] 심한 구토나 기침으로도 점출혈이 생길 수 있다. 시신이 엎드린 자세로 오랜 시간 방치되면 부패가 시작되면서 시체얼룩이 형성된 부위의 피부, 결막, 공막에 사후 점출혈이 나타날 수 있다. 점출혈은 목눌림을 당했지만 치명적인 질식에 빠지지 않은 생존자에게도 나타날 수 있다. 끈졸림이나 손졸림을 당한 생존자 79명을 연구한 결과 14명에서 목눌림을 시사하는 결막의 점출혈이 관찰되었지만 그중 8명만 의식을 잃었고 4명만 조임근(sphincter)에 실금(incontinence)이 나타났다.[19] 이는 점출혈이 나타나더라도 반드시 치명적인 질식 상태는 아닐 수 있고, 단지 국소적으로 정맥 울혈이 발생한 것 뿐임을 시사한다.

목눌림으로 사망하면 목뼈를 덮고 있는 후두 뒤쪽과 연부조직에 출혈이 나타나기도 하지만, 이를 외력에 의한 손상으로 해석할 때는 매우 주의해야 한다. 이러한 출혈은 대부분 목의 손상에 의한 결과가 아니라, 인후두의 정맥얼기를 형성하는 정맥동이 과팽창하여 파열된 이차적 변화이기 때문이다.[13] 이러한 출혈은 내인사에서도 볼 수 있고, 사망 전후(perimortem)나 사망 초기에 나타나는 사후변화일 수도 있다.

목눌림은 일반적으로 3가지 형태로 구분한다.

1. 목맴(hanging)
2. 끈졸림(ligature strangulation)
3. 손졸림(manual strangulation)

대부분의 목맴사는 자살이고 손졸림에 의한 사망, 즉 손졸림사(액사)는 대부분 타살이지만, 끈졸림사는 타살, 자살, 사고사가 모두 가능하다.

목눌림 질식사에서는 목을 주의 깊게 살펴보고 손상의 증거를 찾아야 한다. 목의 내부를 검사하는 가장 좋은 방법은 가슴과 배의 장기를 먼저 제거하고, 뇌를 제거한 다음에 목을 관찰하는 것이다. 머리안과 가슴안의 혈액이 배출되고 나면 목 부위는 상대적으로 출혈에 의한 오염 없이 해부할 수 있다. 그 다음, 목 내부 장기를 적출하지 않은 상태에서 근육을 층별로 박리하며 모든 출혈과 골절을 기록해야 한다. 방패연골(thyroid cartilage), 반지연골(cricoid cartilage), 목뿔뼈(hyoid bone)는 골절 부위에 출혈이 있어야 생전에 골절되었다고 볼 수 있다. 저자들은 현미경에서만 확인되는 미량의 출혈로는 생전의 골절을 뒷받침하기 어렵다고 생각한다.

목맴

목맴에서는 체중에 의해 올가미나 끈이 당겨지면서 목의 구조물이 압박되고 조여져서 질식이 유발된다. 시신은 허공에 완전히 매달릴 수도 있고(완전목맴사, complete suspension) 불완전하게 매달릴 수도(불완전목맴사, incomplete suspension) 있다(그림 8.15A와 B).

불완전목맴사는 발가락이나 발, 드물게는 무릎이나 엉덩이가 땅에 닿는 형태로서 매우 흔히 볼 수 있다. 목맴은 전 세계적으로 가장 흔한 자살 방법이며,[20] 사실상 거의 모든 목맴사는 자살이다. 사고에 의한 목맴사는 흔치 않고, 타살은 매우 드물다. 사망의 과정은 주로 목 혈관의 압박이지만 기도의 폐쇄일 수도 있다. 자살 목적의 목맴사에서 목의 골절은

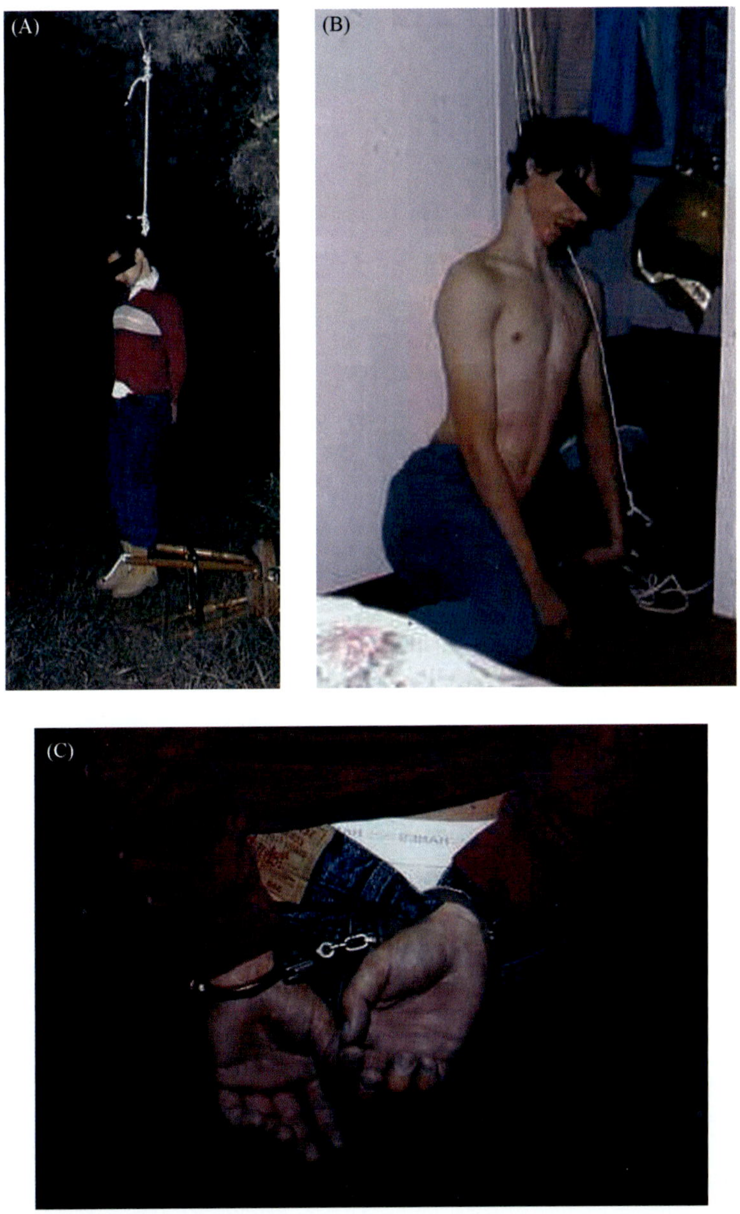

그림 8.15 **(A)** 완전목맴사. **(B)** 불완전목맴사. **(C)** 등 뒤에서 수갑을 찬 목맨 시신.

사실상 아무런 역할을 하지 않는다. 이는 드물게 발생하는데, 저자들의 경험에 따르면 대부분 목뼈에 골관절염 같은 퇴행성 질환이 진행된 상태에서 완전목맴사나 갑작스러운 추락이 일어났을 때, 또는 사망자가 비만일 때 나타난다.

목정맥은 4.4lb(역주: 2kg), 목동맥은 11lb(역주: 5kg) 정도의 작은 힘으로도 압박되므로 앉거나 무릎을 꿇거나 누운 상태에서도 목을 맬 수 있다. 올가미에 머리의 무게가 10-12lb(역주: 4.5-5.5kg) 정도만 가해져도 목정맥과 목동맥이 모두 폐쇄되어 사망할 수 있다. 저자들은 잠이 든 배우자 옆에서 침대 기둥에 목을 매고 누운 채 자살한 사례를 여러 건 경험하였다. 무릎을 꿇거나 앉은 자세로 목을 매는 경우도 흔하다.

목맴사에서 나타나는 사망의 과정은 다른 형태의 목눌림과 유사하다. Sauvageau 등이 목맴사 과정을 촬영한 14개의 영상을 분석한 결과, 목을 맨 뒤 약 13초 뒤 의식이 소실되고, 15초 뒤에 "가벼운 경련(mild convulsions)"이 나타나며, 19초 뒤에 대뇌제거자세(decerebrate posture)를 보이고, 1분 째에 근육의 힘이 풀리면서 4분 만에 모든 움직임이 완전히 사라지는 것이 확인되었다.[21]

목맴사에는 대부분 단순한 풀매듭(slipknot) 형태의 올가미가 사용된다. 이러한 끈에는 주변에서 쉽게 구할 수 있는 물건이 사용된다. 밧줄, 전깃줄, 허리띠가 가장 흔하다. 감옥이나 구치소 수감자들은 티셔츠, 속옷, 바지, 때로는 양말을 사용할 뿐만 아니라, 침대 시트를 찢어서 끈을 만들기도 한다. 드물게 사망자가 끈을 풀려다 끈자국(삭흔, ligature mark) 주변에 긁힌 상처를 남기기도 하는데, 이러한 심경의 변화를 막기 위해 스스로 손을 묶기도 한다. 저자들은 자신의 손을 등 뒤로 묶고 자살한 사례를 많이 보았다(그림 8.15C).

매단점(현수점, point of suspension)은 목 옆쪽에 가장 흔히 생기고, 그 다음으로 목 뒤쪽이나 앞쪽에 나타난다. 목을 매면 끈은 후두를 향해 끌려 올라가다가 턱에 걸리게 된다(그림 8.16).

목에는 깊은 주름(furrow) 형태의 끈자국이 생기는데, 대부분 목을 완전히 감싸지는 않고 매단점이나 매듭을 향해 비스듬히 위쪽으로 진행하다가 그 부근에서 점차 희미해진다(그림 8.17).

매듭이 턱 밑에 있었다면 피부에 남은 피부까짐이나 눌린 자국을 보고 알 수 있다. 또한 끈자국의 경계와 형태는 사

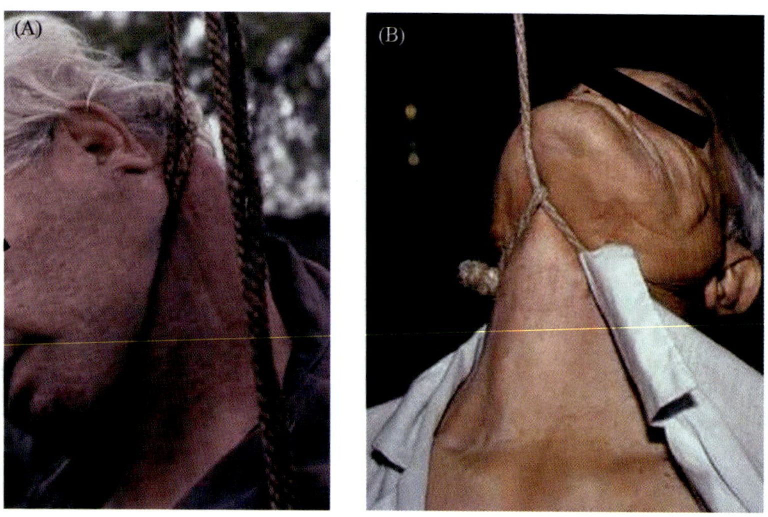

그림 8.16 **(A)** 목의 옆쪽과 **(B)** 목의 앞쪽에 매단점이 있는 목맴사.

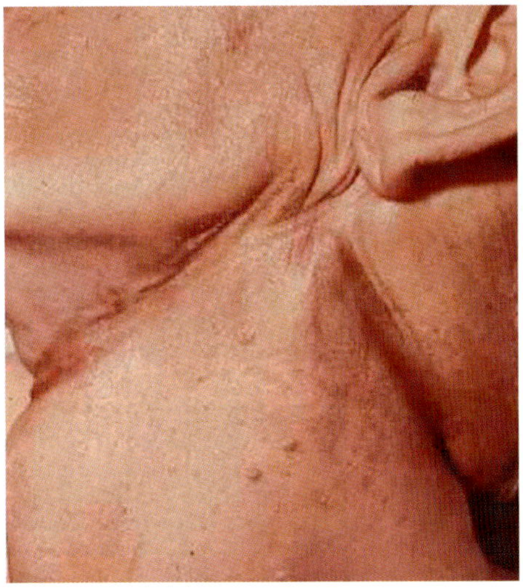

그림 8.17 매단점을 향해 비스듬히 올라가는 올가미에 의한 끈자국.

용된 끈에 따라 달라지는데, 얇고 질긴 끈은 좁고 깊으며 경계가 뚜렷한 자국을 남긴다. 밧줄의 꼬인 표면은 피부에 같은 모양의 자국을 남긴다(그림 8.18A). 끈자국은 처음에는 창백한 노란색을 띠면서 질긴 양피지처럼 보이며 가장자리는 울혈된다. 시간이 지나면 끈자국은 건조되어 짙은 갈색이 된다. 수건처럼 부드러운 물건을 사용했거나 사망 직후에 끈이 제거되었다면 목에 아무런 자국이 남지 않을 수 있다(그림 8.18B). 부드러운 끈은 멍이나 피부까짐 없이 희미하고 창백한 눌린 자국만 남기기도 한다(그림 8.18C). 어떤 끈자국은 아래쪽 가장자리는 창백하게, 위쪽 가장자리는 붉게 나타나기도 하는데, 이는 혈관의 사후 울혈에 의해 나타나는 변화이다. 시신이 오래 매달려 있을수록 끈자국은 더욱 뚜렷해진다. 끈자국은 매단점의 반대쪽이 가장 깊다.

목맴에 의한 자살에서는 대부분 한 줄로 된 올가미가 사용되지만 드물게 두 줄일 때도 있다. 이러한 경우 두 줄의 끈자국은 서로 평행하게 진행하다가 부분적으로 겹치기도 하고, 서로 완전히 다른 경로로 진행하기도 한다. 한 줄은 비스듬하게, 한 줄은 평행하게 진행하는 경우를 예로 들 수 있다(그림 8.19).

벨트가 끈으로 사용된 경우, 벨트의 위쪽과 아래쪽 가장자리가 피부로 파고들면서 두 줄의 평행한 끈자국이 남는다(그림 8.20).

부패가 진행되어도 끈자국은 잘 보존되어 알아보기 쉬운 편이다. 이는 끈이 피부의 혈관을 압박해 부패균의 접근을 막기 때문인 것으로 보인다.

대부분의 목맴사에서 얼굴은 창백하고, 혀는 돌출되어 건조되면서 검은색을 띤다(그림 8.21).

얼굴의 울혈이나 점출혈은 완전목맴사에서는 거의 볼 수 없는데, 목을 지나가는 모든 동맥과 정맥이 완전히 폐쇄되기 때문이다. 반면 불완전목맴사에서는 목동맥과 목정맥이 폐쇄되더라도 척추동맥은 머리에 계속 혈액을 공급하기 때문에 얼굴에 울혈과 점출혈이 생긴다. 따라서 불완전목맴사에서는 얼굴의 울혈과 점출혈을 흔히 볼 수 있다.

목맴사에서 혈액은 보통 아래팔, 손, 종아리와 같은 중력 의존 부위에 고이게 된다. 시간이 지나면 혈관이 파열되면서 타르디외 반점(따르듀 반점) 같은 점출혈이 나타나게 된다(그림 8.22).

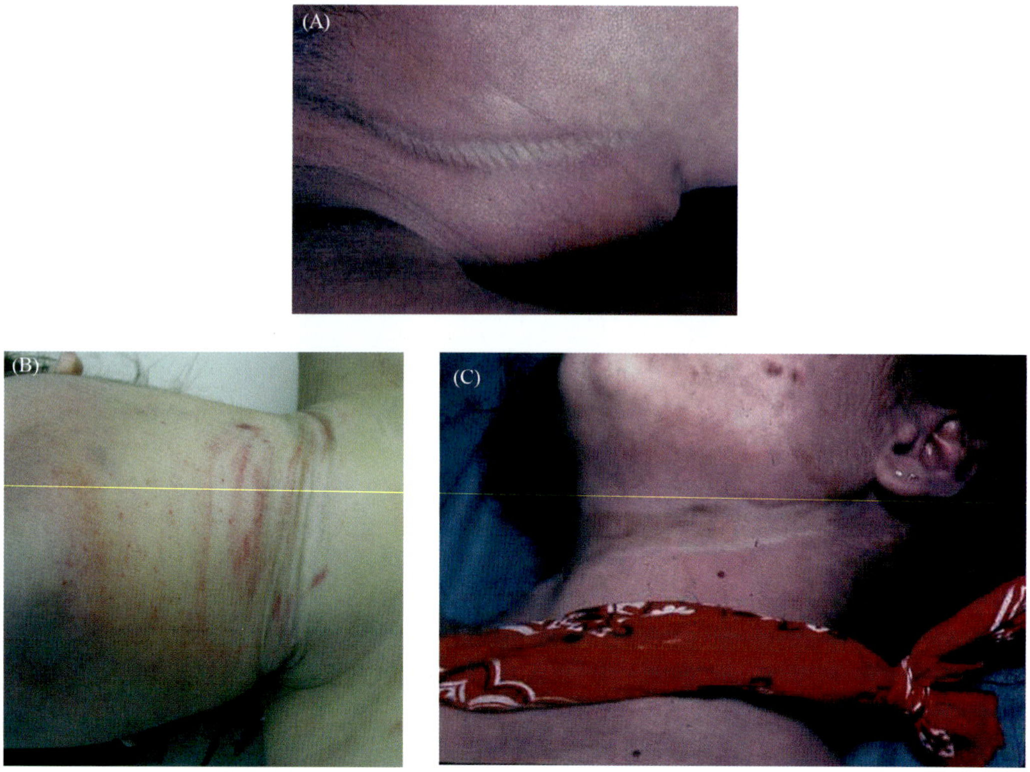

그림 8.18 **(A)** 가운데는 창백하고 가장자리는 붉게 울혈된 끈자국. **(B)** 시트를 접어서 만든 끈에 의한 넓고 경계가 흐린 끈자국. **(C)** 천을 말아서 만든 끈에 의한 넓고 창백한 끈자국.

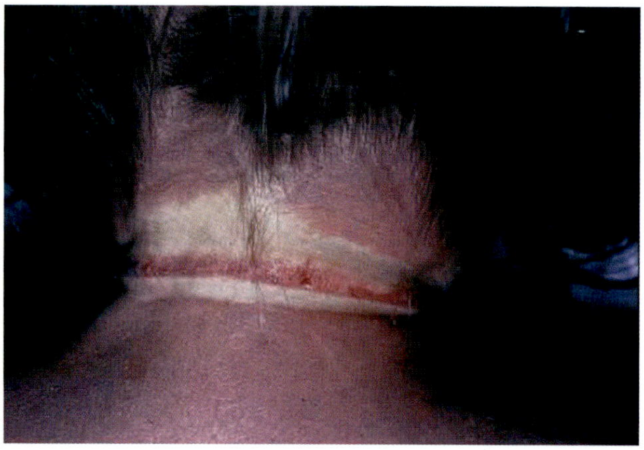

그림 8.19 자살자에게 나타난 두 줄의 삭흔과 그 사이에 피부가 낀 흔적.

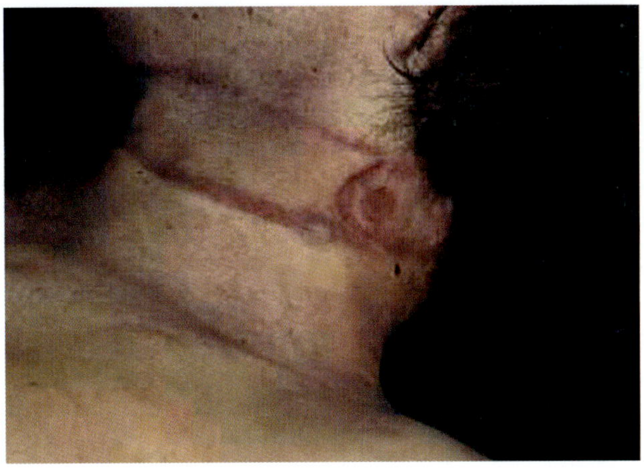

그림 8.20 벨트를 이용한 자살.

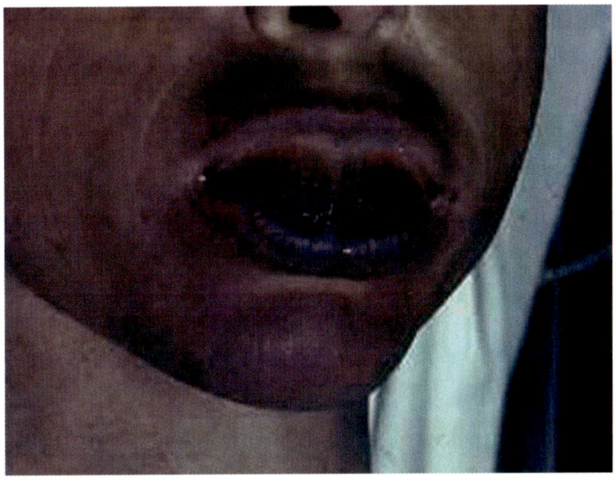

그림 8.21 목을 매어 자살한 사람으로, 혀가 돌출되어 건조되어 있다.

목에서 끈을 제거하기 전에는 끈의 속성, 재질, 너비, 목에 두른 방식, 위치, 매듭의 종류를 자세히 확인해야 한다. 제거 후에는 목에 남은 끈자국도 마찬가지로 자세히 확인해야 한다. 끈자국의 방향은 어떤지(비스듬히 올라가는지, 수평 방향인지 등), 연속적인지 중단되는지, 색상은 어떤지, 깊이와 너비는 얼마나 되는지, 특이한 본뜬손상이 있는지, 목의 어느 부위에 위치하는지, 해부학적 표지점과의 관계는 어떤지도 확인해야 한다.

대부분의 시신에는 끈자국 외에 다른 외상이 없다. 만약 손상이 있다면 법의관은 이것이 자해 손상인지, 사망 직전 경련기에 발생한 것인지, 시신을 바닥에 내리거나 심폐소생술을 시도하면서 발생한 것인지, 시신이 흔들리다가 다른 물체에 부딪친 것인지 확인해야 한다. 그렇지 않고 다른 사람에 의해 발생한 손상이라면 이는 타살 사건으로 전환될 수 있다.

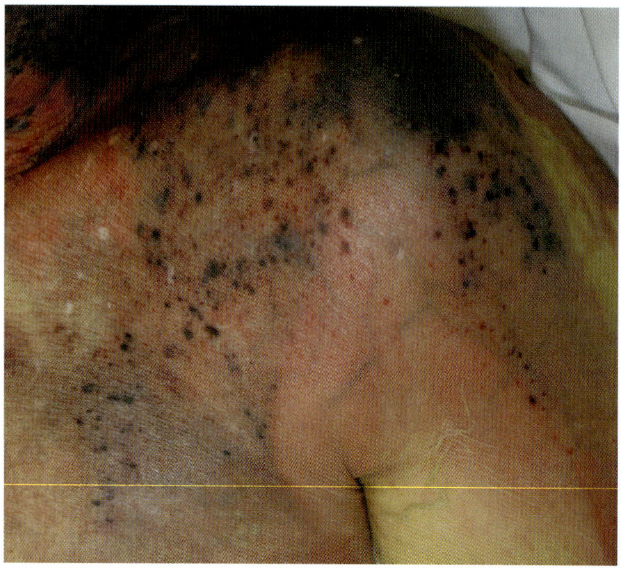

그림 8.22 타르디외 반점.

목맴사에서는 목의 내부 손상도 드물게 나타난다. 목맴 사망자 75명에 대한 연구에서 Hlavaty 등은 단 7명(9%)에서만 내부 손상을 발견했다.[22] 7명 모두 목뿔아래근육(infrahyoid muscle)에 출혈이 있었고, 1명은 목뿔뼈 골절이, 1명은 방패연골 골절이 함께 나타났다. 이는 저자 중 한 명의 연구 결과와 일치하는데, 83건의 목맴사 중 골절은 단 10건(12%)에서만 나타났다. 그중 9건은 방패연골, 특히 위뿔(superior horn)의 골절이었고, 목뿔뼈 골절은 한 건도 없었으며, 1건은 목뼈에 골절이 있었다. 마지막 사례는 목뼈에 관절염이 있는 비만 여성이었는데, 사다리에서 짧은 거리를 뛰어내려 매달린 경우였다. 방패연골 위뿔이 골절된 9건 중 7건은 한쪽만, 나머지 2건은 양쪽이 골절되었다. 83건 중 골절이 있던 경우를 제외하고 17건(20.5%)에서는 목뿔아래근육의 출혈이 관찰되었다. 목이 골절되는 비율이 낮다는 것은 Feigin의 연구에서도 확인되었다.[23] 307건의 자살 또는 사고에 의한 목맴사를 후향적으로 조사한 결과 목의 골절은 9.5%(29건)에서만 나타났다. 이 중 3건은 각각 1-2번 목뼈, 3-4번 목뼈, 6-7번 목뼈(방패연골 골절을 동반)에 골절이 있었고, 14건은 방패연골만 골절되었으며, 9건은 목뿔뼈에만, 3건은 목뿔뼈와 방패연골 모두 골절이 있었다. 목이 3군데 이상 골절된 경우는 없었다. 골절은 나이가 들수록 증가하는 경향이 있었지만, 매단점의 높이, 성별, 끈자국의 폭과는 관련이 없었다.

목맴을 이용한 타살은 매우 드물다. 신체조건이 동일한 건강한 성인 2명 중 1명이 다른 1명의 목을 매다는 것은 현실적으로 불가능하다. 이는 피해자가 맞아서 의식을 잃거나 알코올이나 약물로 무력화되어야 가능한데, 전자는 피해자의 손상을 통해 타살을 의심할 수 있다. 후자의 상황이나 힘이 센 가해자 2명 이상에게 빠르게 제압된 경우에는 피해자의 몸에 끈자국 외의 다른 소견이 없을 수 있고, 제압되는 과정에서 팔에 멍이 드는 정도로 그칠 수 있다. 성인과 소아, 또는 몸집이 큰 남자와 작은 여자와 같이 가해자와 피해자 사이에 힘의 차이가 크다면 폭행 흔적 없이 피해자를 목매다는 것도 가능할 것이다. 피해자가 끈졸림으로 살해당한 뒤 매달리는 경우도 있을 수 있다. 다만 이때 끈자국은 전형적인 역-V자로 나타나지 않을 것이다. 그러나 저자들은 불완전목맴에 의한 자살에서 끈자국이 매단점 쪽으로 끌려 올라가며 역-V자를 형성하지 않고 후두를 지나 수평으로 진행하는 경우를 본 적이 있다. 눈에 보이지 않는 폭행의 가능성과 약물중독의 가능성을 확인하기 위해, 목맴으로 자살했다고 의심되는 모든 시신은 완전한 독성학 검사를 의뢰해야 하고, 가능하면 완전한 부검도 시행하여야 한다.

사고에 의한 목맴사는 주로 줄을 갖고 놀다가 매달리거나 엉킨 아이들이나 성적인 목적으로 질식을 시도하는 성인에게 발생한다. 드물게 목에 걸어놓은 고무젖꼭지의 줄, 아기침대 위에 매달린 장난감 또는 모빌이 영아의 목에 감기기도 한다.[23] 영아나 걸음마를 막 뗀 유아가 고무젖꼭지 줄이나 블라인드 줄, 옷의 끈에 목이 감긴 사고도 보고된 적이 있다.[24~26]

자기색정성 질식(autoerotic asphyxia)에 의한 사망은 주로 목맴사의 형태를 띠는데, 자위행동의 성적 자극을 강화하기 위해 의도적으로 유발된 일시적인 무산소증으로 사망한다. 이러한 사망은 드물지만 사실상 모두 남성에게 일어난다. 여성은 극히 일부에 불과하다.[28] 사망자는 대개 사적인 장소에서 전신 또는 일부를 탈의한 상태로 발견되며, (남성임에도) 여성의 옷을 입고 있을 때도 있다. 주변에 도색 잡지나 성적인 도구가 놓여 있거나, 반대편에 자신의 행동을 볼 수 있는 거울이 있을 수도 있다. 사망자는 목에 끈화상(rope burn, 역주: 끈에 쓸리는 상처)이나 끈자국이 생기지 않도록 올가미와 피부 사이에 수건이나 천 같은 것을 대고 목을 맨 채 발견된다(그림 8.23).

이러한 행동은 반복적으로 일어나며, 사망자가 몇 년에 걸쳐 그러한 행동을 수 차례 해왔다는 증거가 발견되기도 한다. 사망자의 목에 걸려있는 올가미는 형태가 단순한 것이 전형적이지만, 몸에는 밧줄이 정교하게 여러 번 감겨 있을 수도 있고, 양손이 몸의 앞쪽이나 뒤쪽에서 묶여 있을 수도 있다. 매듭을 조사해보면 스스로 묶을 수 있는 형태임을 알 수 있다. 올가미가 아닌 다른 끈이나 장치가 사용되는 경우도 있다. 의식을 잃기 전에 스스로 목의 압력을 풀 수 있는 안전

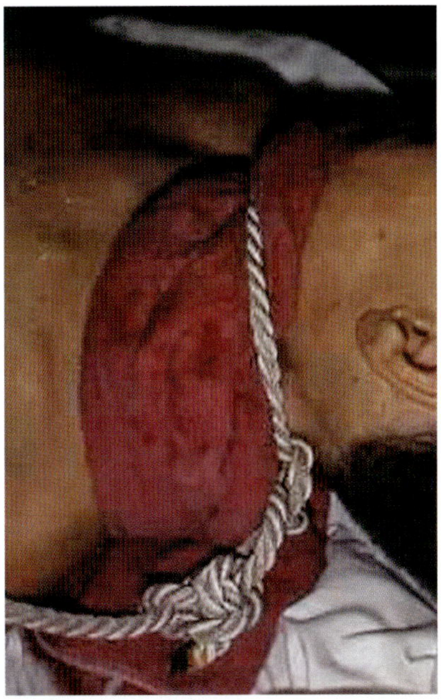

그림 8.23 자기색정성 질식으로 사망한 21세 남성으로, 올가미와 피부 사이에 수건이 끼워져 있다.

장치는 항상 존재하지만, 고장이 나거나 설계 또는 제작상의 결함이 있거나 당사자의 통제력이 상실되면 사고가 발생한다.

경찰이 인지한 모든 목맴사 사건은 즉시 법의관에게 통보되어야 한다. 피해자가 사망한 것이 명백하다면 현장을 정확하게 사진으로 기록하고 조사할 수 있도록 시신을 바닥에 내리지 않아야 한다. 시신이 안치실로 이송될 때까지 목에 매인 끈은 절대로 자르거나 풀지 말아야 한다. 법의관이 목의 끈을 제거할 때도 매듭을 풀지 않은 채 머리에서 그대로 벗기거나 매듭 반대편에서 절단하여 양끝을 테이프로 고정해야 한다.

목을 맨 시신에 대한 연구는 오랫동안 진행되었다. 1817년부터 1855년까지 Casper는 사망한 상태에서 목을 맸을 때 나타나는 변화를 확인하기 위해 23건의 실험을 진행했다.[29] 그는 사망 후 2시간 이내에 시신의 목을 매달면 생전에 생긴 것과 같은 양상의 끈자국을 만들 수 있다는 결론을 얻었다. 따라서 끈자국이 있다고 해서 반드시 사망자가 생전에 목을 매달았다고 할 수는 없다.

사법기관에 의한 목맴사, 즉 **교수형(judicial hanging)**에서는 위쪽 목뼈의 골절-탈구와 척수의 절단으로 사망에 이르게 된다. 매듭은 왼쪽 귀 아래에 위치하며, 드물게 턱 밑에 있을 때도 있다. 바닥에 설치된 문이 열리면 체중에 따라 일정 높이를 추락하게 된다. 추락거리가 짧으면 목이 부러지는 대신 졸리게 되고, 너무 길면 목이 잘린다. 교수형이 적절하게 집행된다면 죄수는 추락하다가 갑자기 멈추면서 머리가 뒤로 젖혀지고 척추가 골절된다. 이때 전형적인 교수형 골절(hangman's fracture)이 나타나는데, 2번 목뼈의 고리뿌리(pedicle)는 골절되고 뒤고리는 3번 목뼈에 고정된 채로 보존된다. 1번 목뼈, 치아돌기, 2번 목뼈 앞고리도 머리뼈 바닥과의 관절 구조를 유지한다. 이러한 손상은 과신전과 신연에 의해 발생하며, 2-3번 목뼈의 척수가 손상된다. 모든 교수형에서 이처럼 전형적인 형태의 골절이 나타나는 것은 아니다. 6건의 교수형에 대한 Spence 등의 인류학적 연구에서는 2번 목뼈의 몸통과 1-3번 및 5번 목뼈의 가로돌기뿐만 아니라 목뿔뼈, 관자뼈 붓돌기(styloid process), 뒤통수뼈에서도 골절이 발견되었다.[30]

Hartshorne과 Reay가 최근 보고한 목맴사 2건에서는 양쪽 척추동맥의 열창에 의한 뇌바닥의 지주막하출혈, 목뿔뼈 및 방패연골의 골절, 목 근육의 출혈이 발견되었다.[31] 이 중 1건에서는 2-3번 목뼈가 골절 또는 분리되어 있었고 척수도 완전히 절단되어 있었으며, 양쪽 목동맥 내막의 경미한 열창과 경막하혈종도 발견되었다고 하였다. 이 사망자는 5.5 ft(역주: 1.7m)를 추락하여 매듭이 귀밑(subaural)까지 올라가 있었다고 하였다. 다른 사망자는 7ft(역주: 2.1m)를 추락하여 매듭이 귓바퀴밑(subauricular)에 있었다고 하였다.

교수형에서는 의식은 즉시 소실되지만 심장은 8-20분 정도 더 뛸 수 있기 때문에 얼굴 근육의 수축, 팔다리와 몸통의 경련 또는 발작, 가슴의 격렬한 호흡운동이 나타날 수 있다. Rossen 등의 실험에 따르면, 교수형이 아닌 목눌림으로 사망한 경우 목동맥과 척추동맥이 모두 폐쇄된 완전목맴사에서는 5-11초 만에 의식을 잃고, 이 중 절반은 6-6.5초에 의식을 잃는다. 만약 목동맥만 폐쇄된다면 10-15초가 지나도 의식을 잃지 않을 수 있다.

끈졸림

끈졸림에서는 체중이 아닌 다른 힘으로 조여진 끈이 목에 압력을 가한다. 질식을 이용한 타살 133건에 관한 한 연구에서 끈졸림사는 48건, 손졸림사는 41건이었다.[32] 끈졸림의 피해자 48명 중 27명은 여성, 21명은 남성으로, 손졸림사만큼은 아니지만 끈졸림사에서도 여성이 피해자인 경우가 더 많았다. 타살보다는 드물지만 자살이나 사고로 인한 끈졸림사도 발생한다.

목맴사와 달리 끈졸림사는 끈자국 위쪽에 있는 얼굴과 목에 울혈이 뚜렷하게 나타나며 공막 출혈과 결막의 점출혈이 동반된다. 얼굴 피부, 특히 눈 주위에도 미세한 점출혈이 나타날 수 있다. 점출혈은 끈졸림사의 86%에서 나타난다.[32] 끈졸림사에서 얼굴의 울혈과 점출혈, 공막 출혈은 목맴사와 달리 목 앞쪽의 혈관이 완전히 폐쇄되지 않기 때문에 발생한다. 혈액은 척추동맥을 통해서도 머리로 계속 유입된다. 그러나 정맥은 압박되어 있기 때문에 유입된 혈액은 빠져나가지 못하며, 이는 혈관 내 압력의 증가, 울혈, 혈관의 파열로 이어진다.

끈의 종류는 전깃줄부터 넥타이, 노끈, 전화선, 침대시트, 호스에 이르기까지 다양하다. 끈자국도 끈의 속성, 피해자가 저항한 정도, 가해자가 가한 힘의 크기에 따라 매우 다양할 수 있다. 어린 아동이나 제압된 상태의 성인이 피해자라면 끈자국이 눈에 거의 띄지 않을 정도로 희미하거나 없을 수도 있다. 수건 같은 부드러운 물체를 끈으로 사용한 뒤 곧바로 이를 제거했다면 더욱 그러하다(그림 8.24 A-E). 얇고 단단한 끈을 사용하면 목을 두르는 매우 뚜렷하고 깊은 자국이 생긴다. 처음에는 노란색 양피지처럼 보이다가 짙은 갈색으로 변한다.

끈졸림은 목맴과 달리 끈자국이 주로 후두나 기관 위쪽 높이에서 수평 방향으로 목을 둘러싸는 경우가 많다(그림 8.25). 와이어나 전깃줄을 사용하면 끈자국이 목을 완전히 두를 때가 많다. 하지만 목 뒤쪽에서 끈자국이 중단되기도 하는데, 이는 가해자가 끈을 잡고 조인 부위이다. 목 피부에서 끈자국 외에 다른 피부까짐이나 멍은 잘 나타나지 않지

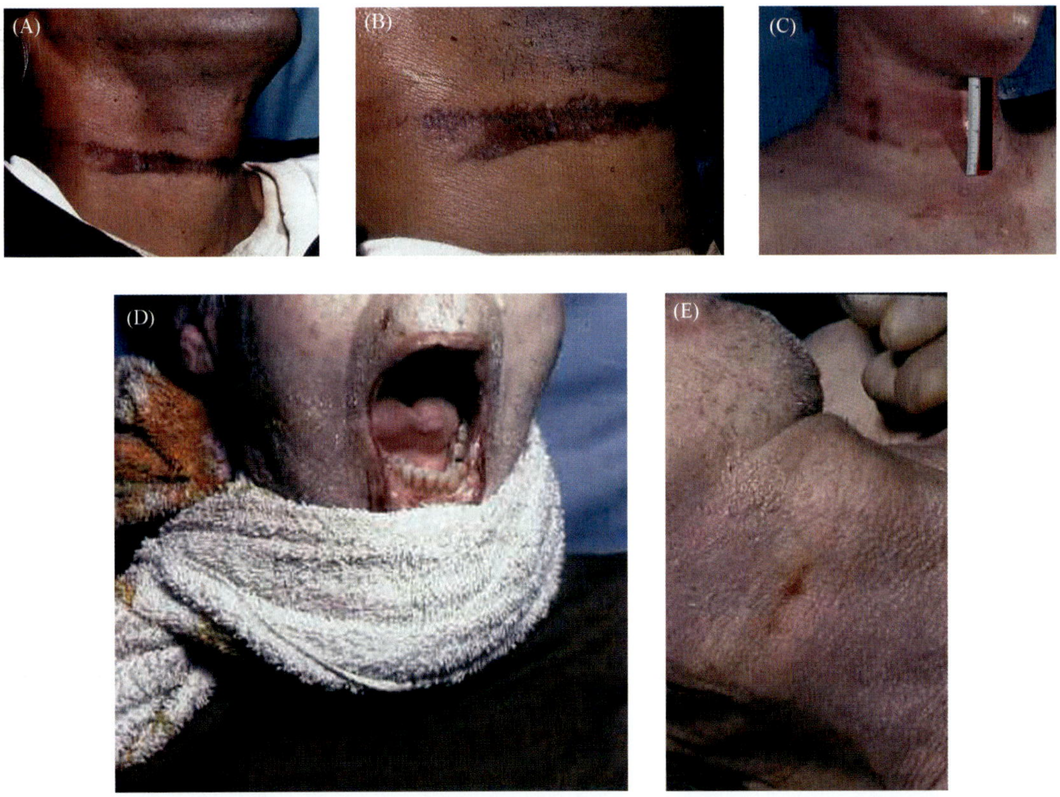

그림 8.24 **(A)** 천으로 된 끈을 이용한 끈졸림사. 목의 앞면과 옆면에 끈자국이 있다. **(B)** 수직 방향의 직물 무늬가 관찰되는 확대사진. **(C)** 티셔츠로 목이 졸린 어린 소녀에게 나타난 희미한 끈자국. **(D와 E)** 수건으로 목이 졸린 노인.

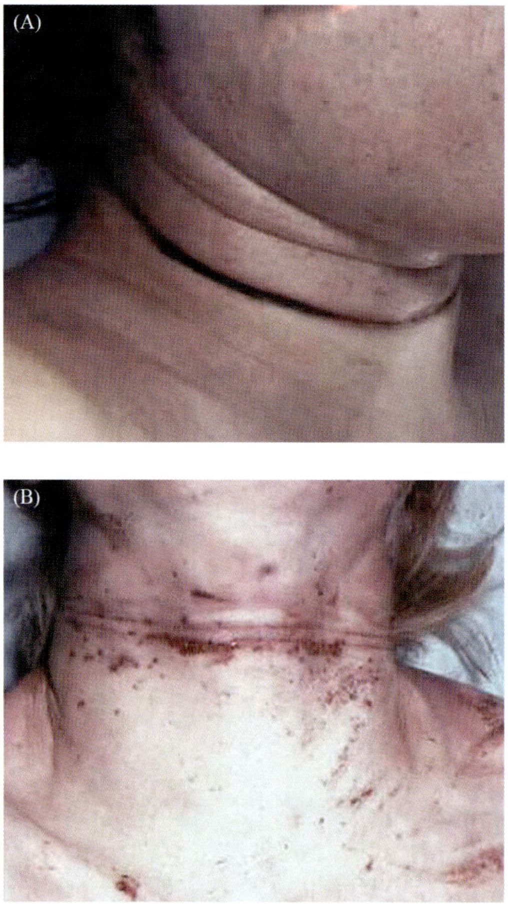

그림 8.25 **(A)** 전화선과 **(B)** 구두끈으로 목이 졸린 피해자들. 얼굴은 울혈되고 다수의 점출혈이 있으며, 후두 높이에서 수평 방향의 끈자국이 목을 두르고 있다.

만, 가해자가 끈 아래나 주변에 손을 넣고 비틀어 목을 조이거나, 피해자가 끈을 풀려고 목을 긁는다면 이러한 손상이 발생할 수 있다. 목에 끈이 2번 이상 감기면 끈 사이에 피부가 끼어서 멍이 들기도 한다.

목의 내부 손상은 항상 발생하지 않는다. 48명의 끈졸림 사망자를 대상으로 한 연구에서 목뿔뼈 또는 방패연골의 골절은 남성 5명(23.8%)과 여성 1명(3.7%) 등 총 6명(12.5%)에서만 확인되었다.[32)] 이들 6명에서 총 12개의 골절이 확인되었는데, 목뿔뼈에 7개, 방패연골에 5개가 있었다. 피해자 중 4명은 방패연골과 목뿔뼈 모두, 2명은 목뿔뼈만 골절되었다. 방패연골의 골절은 모두 위뿔에 나타났다.

끈졸림을 이용한 자살은 드물다. 이 경우 사망자의 목에는 끈이 단단히 묶여 있다(그림 8.26A). 목동맥이 완전히 폐쇄된 후에도 10-15초 정도 의식이 유지되는 경우가 있는데, 이는 매듭을 1번 정도 묶기에 충분한 시간이다. 어떤 사람들은 매듭을 묶는 대신 목에 끈을 여러 번 감아 고리를 겹쳐서 고정시킨다. 압박대(tourniquet) 방법을 사용하기도 하는데, 목에 끈을 느슨하게 두르고 매듭을 지은 뒤 끈에 막대기를 넣고 여러 번 돌려서 조이는 것이다. 옷이나 시신의 무게가 막대기를 고정시켜서 "압박대"로 작용하게 된다. 저자들은 케이블타이를 이용해 스스로 목을 조른 사례도 경험하였

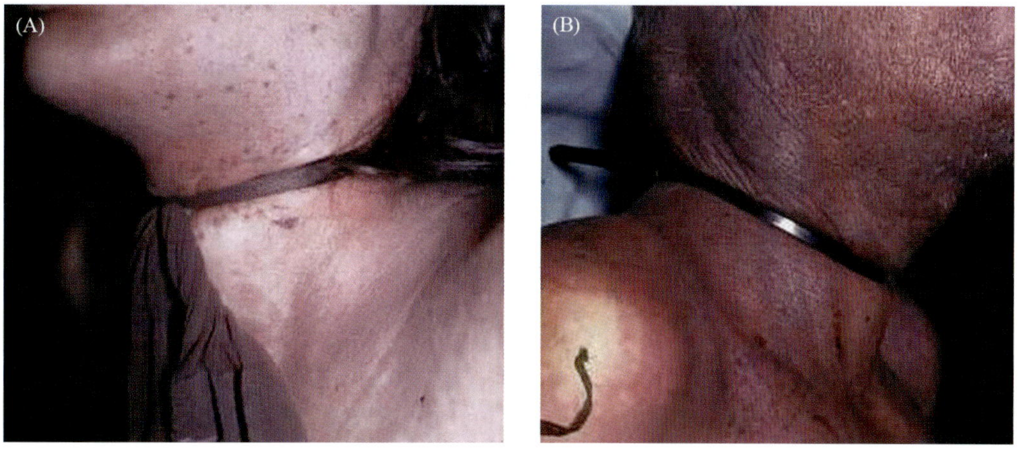

그림 8.26 **(A)** 스타킹을 이용해 자살한 사람으로, 자살시도를 한 적이 6번 있었다. **(B)** 케이블 타이를 이용한 자살.

다(그림 8.26B).

끈졸림에 의한 사고사는 드물다. 넥타이, 스카프, 셔츠와 같은 의복이 움직이는 기계에 엉키는 경우가 가장 흔하다. 무용가 Isadora Duncan이 목에 두르고 있던 스카프가 자동차 바퀴에 감겨 사망한 사건은 유명하다.[33] 오토바이, 스노모빌, 스키 리프트, 마사지기에 옷이 끼기도 한다.[33]

영아, 노인, 부패된 시신에서는 끈졸림사로 오해할 수 있는 거짓 끈자국(pseudo-ligature mark)이 나타날 수 있다. 영아에서는 목 피부가 겹쳐서 생긴 창백한 주름 자국이 끈자국으로 오인될 수 있다. 자연분만으로 태어난 신생아는 출산 과정에서 가슴이 압박되면서 점출혈이 흔히 생기기 때문에 더욱 헷갈릴 수 있다. 노인에서도 비슷한 거짓 끈자국을 볼 수 있는데, 피부가 겹쳐서 생긴 창백한 주름 자국이나 (심부전에 의한) 공막 및 결막의 점출혈과 함께 인두뒤(retropharyngeal) 출혈이 나타날 수 있다. 점출혈은 급성심부전에서 흔히 나타나는데, 이는 노인에게 흔히 나타나는 사망의 원인이자 과정이다. 여기서 떠오르는 사례는 침대에서 사망한 채 발견된 여성 노인인데, 발견 당시 베개가 머리를 떠받쳐서 턱이 가슴에 닿아 있었다. 사망자에겐 오랜 심장질환의 병력이 있었다고 하였다. 법의관 사무소에서 검시할 때 목 앞쪽을 가로지르는 선형 자국이 관찰되었는데 이는 마치 끈자국처럼 보였다. 그 위쪽의 얼굴은 울혈되어 있었고 공막, 결막, 눈 주위 피부에 미세한 점출혈이 있었으며, 인두뒤 출혈도 발견되었다. 시신을 부검할 당시에는 사망 전후의 상황과 사망 현장이 제대로 조사되어 있지 않았다. 예를 들어 머리가 떠받쳐져 있었고, 오랜 심부전 병력이 있으며, 방에는 창문이 없었고 출입구가 하나뿐이었으며, 이는 거동하지 못하는 남편이 자고 있던 침대로 막혀있었다는 사실 등이 파악되지 않은 상태였다. 실제 사망 원인은 오래 전부터 있었던 심장동맥질환이었고, "끈자국"은 머리의 자세 때문에 생긴 주름일 뿐이었다. 부패한 시신에서도 목을 꽉 조이는 옷깃 등에 의해 거짓 끈자국이 나타날 수 있다. 시신이 부패하면 피부가 부풀어 올라 의복에 밀착되면서 끈자국처럼 보이는 깊은 주름이 만들어진다.

목맴사와 마찬가지로 끈졸림사에서도 모든 신체 손상과 함께 시신에 남아있는 끈과 그 자국을 자세히 기록해야 한다. 끈졸림으로 살해당한 피해자는 손에 머리카락을 움켜쥐고 있을 때가 많다. 이는 반드시 채취하여 보관해야 하며, 피해자의 머리카락으로 밝혀지는 경우도 많으므로 비교를 위해 피해자의 머리카락도 함께 채취해야 한다. 손톱 밑에 가해자의 조직이 있을 수 있으므로 손톱도 깎아야 한다.

손졸림

손졸림은 손이나 아래팔을 비롯한 팔다리로 가해진 압력으로 목의 내부구조를 압박하여 나타난다. 사망의 과정은 뇌에 혈액을 공급하는 혈관, 즉 목동맥의 폐쇄이며, 기도의 폐쇄는 일어나지 않거나 보조적인 역할만 한다. 사실상 모든 손졸림사는 타살이다. 사람은 손졸림으로 자살할 수 없는데, 의식을 잃는 순간 손의 힘이 풀리면서 의식이 회복되기 때문이다.

어떤 사람들은 목을 만지거나 잡거나 치는 행위로 미주신경 반응(vasovagal reaction), 즉 반사성 심장사(reflex cardiac death)가 유발되면 건강한 사람도 의도치 않게 손졸림으로 사망할 수 있다고 주장한다. 이는 흥미로운 이론이지만 객관적 증거는 없다. 이 경우 사망의 과정은 목동맥팽대(carotid sinus)의 자극에 의한 부정맥으로 추정된다. 목동맥팽대는 온목동맥이 넓어지면서 바깥목동맥과 속목동맥으로 갈라지는 곳이다. 목동맥팽대를 압박하거나 자극하면 이 부위의 혈압이 상승하는데, 이는 심박수를 감소시키고 혈관을 확장시켜 혈압을 다시 낮춘다. 정상인에서는 목동맥팽대에 압력이 가해져도 영향이 크지 않아 심박수의 감소는 분당 6회 미만, 혈압의 감소는 10mmHg 미만에 불과하다.[34] 그러나 일부 사람들은 목동맥팽대의 자극에 매우 민감하여 서맥, 저혈압, 부정맥이 나타날 수 있는데, 이때 부정맥의 형태는 심실 부정맥부터 심정지까지 다양하다. 다양한 자세에서 목을 돌리는 행위나 높은 옷깃 또는 꽉 조이는 옷깃 때문에 어지럼증과 실신이 발생한 사례도 보고되어 있다.[34, 35] 어떤 논문에서는 목동맥팽대의 자극이 서맥을 유발하여 심정지와 사망으로 이어진 것으로 보이는 사례를 인용하기도 하는데,[35] 증례보고의 실제 원문을 확인해 보면 이러한 사례들은 대부분 급사의 위험이 충분한 중증의 심혈관질환을 앓고 있던 노인이다.

한편 목동맥팽대 아래쪽의 온목동맥이 눌리면 혈류량이 감소해 목동맥팽대의 혈압이 낮아진다. 이는 저혈압이나 출혈 또는 쇼크에 의한 혈액공급의 감소와 비슷한 상황으로, 심박동이 빨라지고 혈관이 수축하여 혈압을 다시 높인다. 이는 대부분의 손졸림에서 서맥, 혈관 확장, 저혈압이 나타나지만 목 아래쪽이 졸린 일부 사례에서는 이와 반대로 빈맥, 혈관 수축, 고혈압이 나타나는 현상을 설명한다.

손졸림사에서는 얼굴에 대부분 울혈, 청색증, 결막과 공막의 점출혈이 나타난다. DiMaio가 경험한 손졸림 사건 중 89%는 결막이나 공막에 점출혈이 있었다.[32] 얼굴 피부에도 미세한 점출혈이 나타날 수 있다. 점출혈은 안구결막(bulbar conjunctiva), 결막주머니(conjunctival sac), 위아래 눈꺼풀의 피부, 콧등, 눈썹, 뺨에서 가장 두드러진다. 피해자가 몸부림을 치고 가해자가 이를 제압하려 목을 더욱 강하게 압박하면 결막의 출혈은 더욱 심해진다. 질식의 특징적 징후인 청색증과 다발성 점출혈은 목이 압박된 부위의 위쪽에 가장 뚜렷하게 나타난다.

대부분 손졸림 사건에서 가해자는 피해자를 제압하여 살해하고도 남을 정도의 강한 외력을 가한다. 따라서 목의 피부에는 폭행의 흔적이 남을 때가 많고, 이는 주로 피부까짐, 멍, 손톱자국의 형태를 띤다(그림 8.27, 역주: 본문 내용에 맞게 그림 인용을 수정하였다). 드물게 흔적이 없을 때도 있지만(그림 8.28), 목을 절개해보면 대부분 근육까지 이어지는 광범위한 출혈을 볼 수 있다(그림 8.29).

피해자의 나이와 외력의 크기에 따라 목뿔뼈나 방패연골이 골절될 수 있다(그림 8.30). 나이가 들면 이러한 구조물은 점차 석회화되어 골절되기 쉬워진다. 따라서 이러한 골절은 10대나 20대 후반보다는 30대 이상에서 자주 일어난다. 목

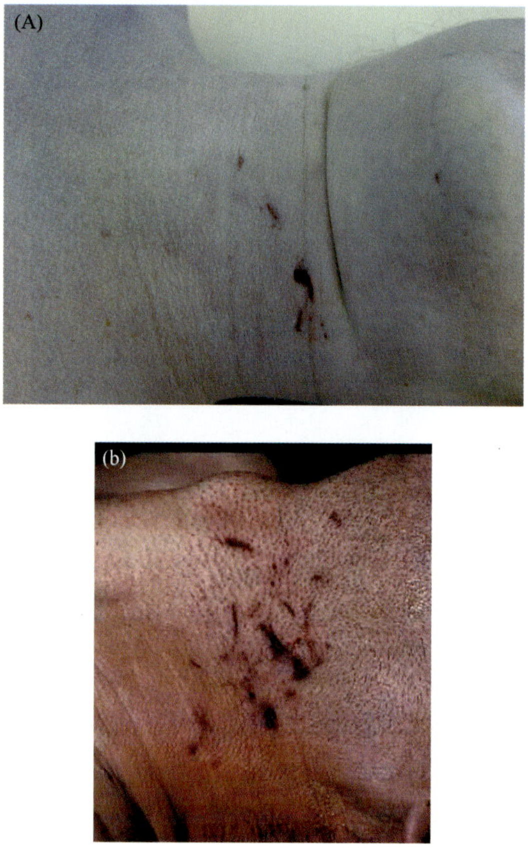

그림 8.27 (**A** 및 **B**) 목 옆면에 손톱자국과 피부까짐이 나타난 손졸림사.

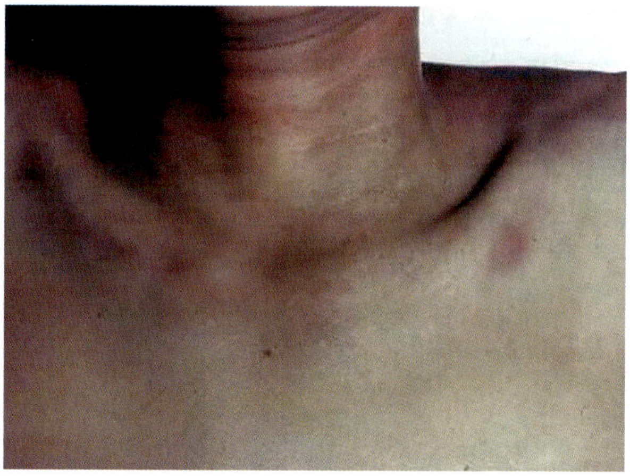

그림 8.28 손졸림으로 사망한 38세 여성. 양쪽 방패연골 위뿔과 반지연골이 골절되어 있었으나 피부에는 손졸림의 소견이 없었다. 목에 있는 가로방향의 흉터는 수술 자국이다.

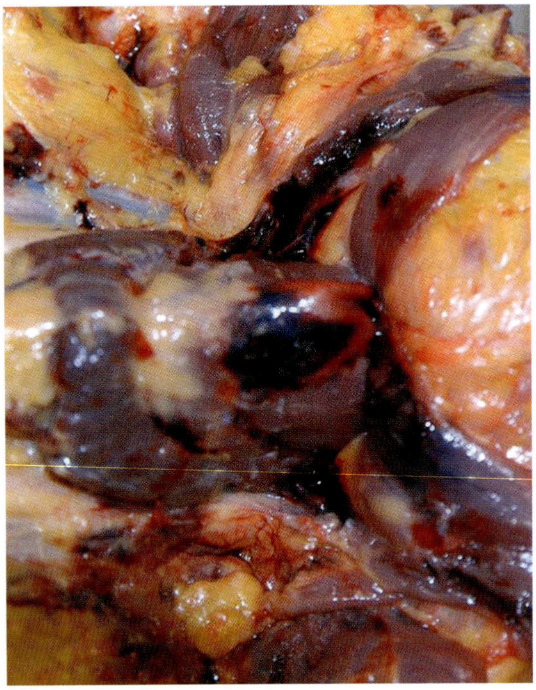

그림 8.29 손졸림사에서 나타난 목 근육의 출혈.

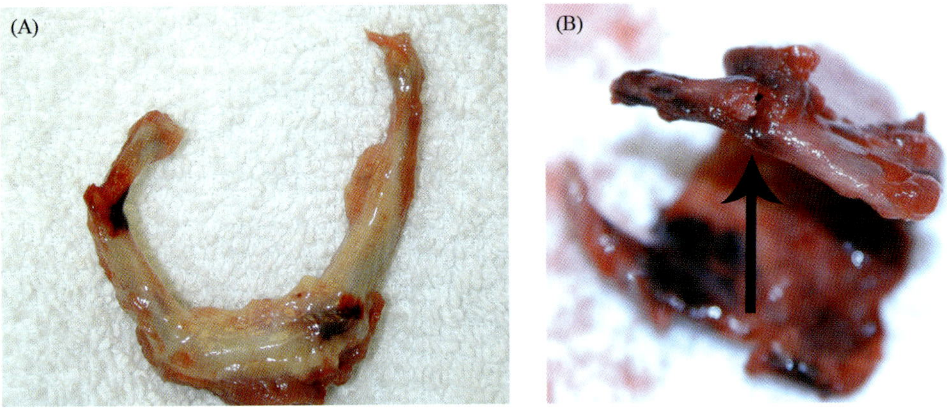

그림 8.30 **(A)** 목뿔뼈와 **(B)** 방패연골의 골절.

뿔뼈의 큰뿔(greater horn)과 몸통 사이, 방패연골의 위뿔과 판(plate) 사이는 연골로 연결되어 있으므로, 이를 골절로 착각하지 않도록 주의해야 한다. 골절 부위에는 반드시 출혈이 있어야 생전의 골절이라고 할 수 있다.

손졸림사에서는 목을 주의 깊게 해부하면 높은 빈도로 골절을 확인할 수 있다. DiMaio가 분석한 손졸림사 41건 중 남성은 100%(14건 중 14건), 여성은 52%(27건 중 14건), 총 68.1%(28건)에서 골절이 발견되었다.[32] Harm과 Rajs가 보고한 20건 중에는 70%, Simpson과 Knight가 보고한 25건 중에는 92%에 골절이 있었다.[19, 36] 목뿔뼈가 한쪽만 골절되는 경우가 양쪽 골절보다 3배 많았고, 왼쪽과 오른쪽의 비는 11:7로 왼쪽이 더 자주 골절되었다.[32] 손졸림사에서 방패연골의 골절은 몸통이 아닌 위뿔에 발생한다. 방패연골 몸통의 골절은 주로 방패연골을 향하는 둔력에 의해 발생하며, 골절선은 세로 방향으로 나타나는 경향이 있다.

목뿔뼈는 목의 높은 곳에 위치하므로 목을 뒤로 젖히지 않는 한 직접적인 외력에는 상대적으로 보호를 받는다. 직접적인 가격으로 목뿔뼈가 골절되었다면 이는 대부분 아래턱뼈의 골절에 동반된 손상이다. 목뿔뼈는 U자 모양이어서 압박에 의해서는 골절되기 쉽다. 따라서 목뿔뼈의 골절은 목뿔뼈에 압박이 가해지는 손졸림사에서 흔히 나타난다.

4번 목뼈와 6번 목뼈 사이에 위치하는 후두는 피부와 2층의 근막으로만 덮여있어서 목에 대한 직접적인 가격에 취약하다. 따라서 목이 직접 가격당하면 방패연골 몸통에 골절이 발생할 수 있다. 손졸림사에서처럼 후두의 가쪽이 압박되면 방패연골의 뿔이 골절된다. 반지연골의 골절은 주로 척주의 앞뒤로 압력이 가해질 때 나타나는데, 정중선 또는 가쪽에 주로 수직 방향으로 발생한다.

손졸림에서는 대부분 목의 바깥쪽과 안쪽이 모두 손상된다. 일반적인 방식으로 목을 잡으면 네 손가락 끝이 손톱과 함께 목을 파고든다. 손톱의 길이와 날카롭거나 가지런한 정도에 따라 선형 또는 준선형의 피부까짐, 생채기, 찰과상이 생길 수 있다(그림 8.27B). 손가락 끝은 멍이나 붉게 눌린 자국을 만들 수 있다. 엄지손가락에 의한 압력은 손가락 끝보다는 마디 전체로 전달된다. 따라서 엄지손가락에 의해 멍이 생길 수는 있지만 손톱자국은 잘 나타나지 않는다.

손졸림에는 다양한 방법이 사용된다. 가장 단순한 방법은 피해자의 정면에서 한손으로 공격하는 것으로, 목의 한쪽이 여러 손가락에 눌려 손톱자국을 동반한 작은 멍과 붉게 눌린 자국이 남게 된다. 그 반대쪽에는 엄지손가락에 눌린 붉은 자국이나 멍이 남으며, 손톱자국은 드물게 나타난다. 가해자가 오른손을 사용했다면 이러한 엄지손가락 자국은 피해자의 목 오른쪽에 나타난다. 가해자가 피해자의 정면에서 양손을 사용해 공격하면 목의 양쪽에 붉은 자국과 멍이나 손톱자국이 생기며, 이는 주로 목빗근(sternocleidomastoid muscle) 뒤쪽에 나타난다. 양손 공격의 변형된 방법은 목의 중앙을 양쪽 엄지손가락으로 누르는 것이다. 가해자의 엄지손가락이 후두와 기관을 직접 누르거나 그 옆면을 누르면 목 앞쪽에 붉게 눌린 자국이나 멍이 생긴다. 출혈은 양쪽 시상옆면(parasagittal plane)에 생기거나 정중선(midline)을 가로질러 서로 겹쳐진다. 손가락에 의한 손톱자국, 멍, 붉은 자국은 목의 가쪽에 생긴다.

한손이든 양손이든 뒤쪽에서 공격을 당하면 일반적으로 피해자의 목 앞쪽, 후두와 목빗근 사이에서 손톱자국과 손가락 끝에 의한 붉은 자국이나 멍이 발견된다. 한손이 사용되었다면 목의 한쪽에서만, 양손이 사용되었다면 양쪽 모두 나타난다. 엄지손가락의 멍 자국은 목 뒤쪽에 나타난다.

드물게 사용되는 방법으로는 손가락 끝을 사용하지 않고 손바닥 전체로 목 앞쪽을 압박하는 경우가 있다. 저자들은 이러한 사례 몇 건을 경험했는데, 피해자는 모두 급성알코올중독으로 의식을 잃은 성인이나 어린 아동이었다. 외표에서 손가락 끝이나 손톱에 의한 손상은 발견되지 않았다. 1명을 제외한 모든 피해자는 얼굴이 울혈되어 있었고 결막, 공막, 눈 주위 피부에 점출혈이 있었다. 목 내부에는 출혈이나 손상이 없었다.

Harm와 Rajs의 분류에 따르면 손톱자국은 찍힌 자국(impression mark), 파인 자국(claw mark), 긁힌 자국(scratch mark)의 3가지로 구분할 수 있다. 찍힌 자국은 "일정한 곡선이나 쉼표, 느낌표, 줄표(dash), 타원, 삼각형, 직사각형 모양의 표피 손상으로, 길이는 10-15mm, 폭은 최대 수 mm"이다.[19] 이는 손톱이 피부를 수직으로 파고들어 표피를 관통해 진피까지 침투했을 때 생긴다. 찍힌 자국이 곡선형일 경우 반드시 손톱의 곡선과 일치하는 것은 아니지만, 거울상으로 맞물릴 수도 있다.

파인 자국은 표피와 진피에 나타나는 U자형 손상으로, 길이가 3-4mm에서 수 cm까지 다양하다. 파인 자국은 손톱이 피부에 비스듬히 진입하여 표피와 진피를 파고들었을 때 발생한다. 긁힌 자국은 평행한 선형의 피부까짐이나 붉은 줄로서 너비는 1cm을 넘지 않으며, 손톱이 표피를 수직으로 파고든 뒤 피부를 따라 길게 진행하며 만들어진다.

대부분의 손졸림 피해자에게는 목 안팎에 손상의 증거가 있지만, 가끔 손상이 전혀 없을 때도 있다. 저자 중 한 명(VJMD)은 3개월간 손졸림으로 살해당한 여성 3명을 경험한 적이 있다. 첫 번째 피해자는 목 안팎에 아무런 손상이 없었고, 두 번째 피해자는 얼굴이 울혈되고 결막과 얼굴 피부에 미세한 점출혈이 있었지만 목에는 손상이 없었다. 세 번째 피해자는 목 피부에 피부까짐과 긁힌 자국이 있었고 근육에도 광범위한 출혈이 있었다. 이들은 모두 같은 범인에게 살해당했고, 혈중 알코올 농도는 0.300g/dL 이상이었다. 범인은 술집에서 만난 여성에게 만취할 때까지 술을 사주고, 함께 나가 성관계를 가진 뒤 목을 졸라 살해하는 수법(*modus operandi*)을 사용했다. 여성들은 급성알코올중독으로 의식을 잃은 상태였기 때문에 범인은 아주 작은 힘으로도 목을 조를 수 있었다. 그는 피해자들의 목에 손을 얹고 아래쪽으로 누르면서 목의 혈관을 압박했다. 세 번째 피해자는 의식을 되찾고 몸부림을 치다가 손상을 입었다. 가해자는 몇 년 간 미국 여러 주에서 다른 여성들도 이러한 방식으로 여러 명 살해했다고 인정했다.

손졸림사 피해자는 대개 여성이며, 남성이라면 대부분 술에 많이 취해있다. 따라서 모든 손졸림사는 완전한 독성학 검사를 실시하는 것이 권장된다.

조임근의 실금은 목눌림에 특징적인 현상으로 생각되고 있다. Harm과 Rajs는 목눌림으로 사망한 37명과 생존한 79명의 피해자에 대한 연구에서 이를 분석했다.[19] 사망자 37명 중 60%(22명)은 방광이 비어 있었지만 다른 원인으로 사망한 54명의 대조군에서는 14%만 방광이 비어 있었다. 목눌림의 생존자 79명 중에서는 5%(4명)만 실금이 있었다. 즉, 조임근의 실금은 목눌림에서 더 흔하긴 하지만 절대적인 소견은 아니다.

목눌림에서 후두나 목뿔뼈의 골절은 목에 압력이나 외력이 가해졌음을 나타낼 뿐이다. 이러한 골절 자체는 사망 원인이 될 수 없다. 단지 목 손상의 징후 중 하나에 불과하다. 저자들은 가해자가 피해자의 목을 조르려다가 실패하여 결국 칼로 찌르거나 때려서 살해하였고, 이 과정에서 피해자의 방패연골과 목뿔뼈가 골절된 사례를 여러 건 경험하였다.

목조르기와 목동맥 누르기

드물게 목조르기(초크홀드, choke hold, bar arm, 역주: 격투기나 프로레슬링 기술 중에는 air choke에 좀 더 가까운 것으로 보인다)나 목동맥 누르기(슬리퍼 홀드, carotid hold, sleeper hold, 역주: 이 역시 격투기나 프로레슬링에서 자주 사용되는 기술로 rear naked choke와 유사하다) 같은 방법으로 사망한 것으로 추정되는 사례를 접할 수도 있다.[37~40] 이들 용어는 같은 의미로 사용되기도 하지만 실제로는 일시적인 뇌 허혈이나 의식소실을 유발하는 서로 다른 2가지 방법을 가리킨다. 이렇게 목을 압박할 때는 주로 팔이나 아래팔이 사용되지만, 지휘봉이나 손전등 같은 도구가 사용되기도 한다. 저자들도 이처럼 다양한 도구를 사용한 사례를 여러 건 경험했는데, 목의 광범위한 출혈과 목뿔뼈나 후두의 골절이 나타날 때가 많다.

목조르기(그림 19.2 참고)에서는 한쪽 아래팔로 상대방의 목 앞쪽을 가로지른 뒤, 다른 쪽 손으로 손목을 잡고 뒤로 당겨서 상대방의 기도를 압박하고 혀를 뒤로 밀어 후두인두(hypopharynx)를 폐쇄시킨다. 기도와 목동맥이 압박되면 뇌의 산소 공급이 감소하므로 상대방을 제압할 수 있다. 의식이 소실되는 주된 기전은 목동맥의 압박이다. 지나치게 강한 힘이 가해지면 후두나 목뿔뼈가 골절될 수 있다. Reay와 Eisele는 이로 인해 목뿔뼈의 한쪽 큰뿔이 골절된 사례 2건을 보고한 바 있다.[37] 의식을 잃은 직후 목조르기에서 풀려났다면 피해자는 30초 이내에 의식을 회복하며, 영구적인 후유증은 남지 않는다. 목조르기가 너무 오래 지속되면 당연히 사망할 수 있고, 이는 손졸림사에 해당한다.

목동맥 누르기(그림 19.3 참고)는 위팔과 아래팔로 상대방의 목 앞쪽에 대칭적인 힘을 가하여 기관이 아닌 목동맥과 목정맥만 압박한다. 이때 한쪽 팔의 팔오금이나 팔꿈치가 상대방의 목 앞쪽 중앙에 위치하게 되며, 다른 쪽 손으로 손목을 뒤로 잡아당기면 팔이 조여져서 상대방에게 일시적인 뇌 허혈이 일어난다. 즉 목동맥 누르기는 위팔과 아래팔을 조여서 상대방의 목 양쪽을 눌러 목동맥의 혈류를 방해하는 것이다. 제대로 적용하면 목동맥이 압박된 지 약 10-15초 안에 의식을 잃게 되며, 팔을 풀면 약 10-20초 안에 뇌 혈류가 회복되어 별다른 부작용 없이 의식이 돌아온다. Reay와 Holloway의 실험에 따르면, 5명의 피험자에게 목동맥 누르기를 시행하자 머리로 가는 혈류가 평균 85% 감소했고 전체 범위는 82-96%였다고 하였다.[38] 혈류가 가장 낮아지는 데 걸리는 시간은 평균 6초, 전체 범위는 3.2-7.2초였다.

이론적으로 목동맥 누르기는 손상 없이 빠르게 의식 소실을 유도할 수 있다. 그러나 상대방이 격렬하게 몸부림친다면 목동맥 누르기는 의도치 않게 목조르기로 전환될 수 있는데, 이들은 제압에서 벗어나려 몸을 비틀고 돌리기 때문이다. 또한 의식을 잃은 후에도 압력이 유지되면 손졸림으로 이어져 사망에 이를 수 있다.

목조르기와 목동맥 누르기는 적절하게 사용된다면 상대방을 안전하게 제압할 수 있는 기술이고 그중에서도 후자는 더욱 안전하기 때문에, 사법기관에서 피의자를 제압할 때 자주 사용된다. 다만 특정 상황에서 어느 정도로 힘을 줄지 결정할 때는 외력을 가하는 모든 행동이 심각한 손상과 사망을 초래할 수 있다는 점을 항상 고려해야 한다.

소생 목적의 기관삽관에 의한 인두와 후두의 손상

소생술 도중 기관삽관에 의한 발생하는 인두와 후두의 손상은 목눌림이나 목조르기에 의한 손상과 비슷해 보일 수 있다. 응급실에 도착하기 전 기관삽관이 되었으나 소생하지 못한 50명을 대상으로 한 연구 결과, 37명(74%)에게 기관삽관에 의한 기도 손상이 있었다.[41] 입에 나타난 손상으로는 입술과 볼 점막의 국소적인 멍, 찢긴상처, 피부까짐이 있었다. 입인두(oropharynx) 뒤쪽과 인후두의 손상으로는 혀뿌리의 멍, 후두덮개의 멍이나 점출혈, 조롱박오목(piriform recess)의 멍, 후두덮개의 찢긴상처(1명)가 있었다. 후두 손상(32명)으로는 멍과 점출혈이 있었고, 이 중 7명에게는 후두의 얕은 근육과 깊은 근육에 출혈이 있었다. 따라서 사망 전 기관삽관이 시도되었다면 후두덮개, 후두, 기관의 점출혈은 진단적 의미가 없다. 외부 손상의 경우, 2명에게는 목 피부의 피부까짐, 3명에게는 얼굴의 점출혈, 10명에게는 결막의 점출혈이 있었다.

목눌림의 가해자에게 나타나는 손상

Harm과 Rajs는 목눌림에 관한 연구에서 가해자의 손상도 기록했다.[19] 가해자 20명을 대상으로 손상 여부를 조사한 결과, 이 중 13명(65%)에게서 총 98개의 손상이 발견되었다. 흥미롭게도 피해자의 방어흔 유무는 가해자의 손상 유무와 관련이 없었다. 손상이 있었던 가해자 13명이 살해한 피해자를 관찰한 결과, 그중 6명은 손과 팔에 방어흔이 있었다. 반면 다른 7명의 경우, 가해자에게는 몸싸움을 시사하는 손상이 있었지만 피해자에게는 그러한 손상이 없었다.

13명의 가해자에게 나타난 손상 중 82%는 손톱자국(찍힌 자국, 파인 자국, 긁힌 자국)이었고 나머지 18%는 비특이적인 손상이었다. 가해자 중 11명(85%)은 손톱자국이 각각 2개부터 26개까지 있었다. 이 중 10명에게 나타난 손톱자국 중 70%는 손과 아래팔의 등쪽에 있었고 대부분 찍힌 자국이었다. 손톱자국은 주로 집게손가락과 엄지손가락의 등쪽에 집중되어 있었고 그 다음으로 얼굴과 오른쪽 어깨에 많이 나타났다.

화학적 질식

화학적 질식에서는 기체 화합물을 흡입하여 세포 수준에서의 산소 이용에 방해를 받는다. 질식을 초래하는 가장 흔한 물질은 일산화탄소(carbon monoxide, CO), 사이안화물(cyanide), 황화수소(hydrogen sulfide)이다.

일산화탄소

일산화탄소는 무색, 무취, 무미, 비자극성 기체로, 공기보다 상대 밀도가 약간 낮다. 일산화탄소중독에 의한 사망의 가장 흔한 원인은 화재, 자동차 배기가스, 난방기기의 결함, 연탄 같은 발화용 제품의 불완전 연소이다. 유기물질이 연소될 때 완전 연소가 일어날 만큼 산소가 충분하지 않으면 일산화탄소는 언제든 발생한다. 화재 사망과 극소수의 타살 사건을 제외하면, 미국에서 일산화탄소중독에 의한 사망자는 연간 약 1,500명이며, 이 중 약 400건은 사고사, 1,100건은 자살이다.[42] 자살과 사고사의 대부분은 자동차 배기가스와 관련되어 있지만, 자동차 배기가스의 일산화탄소 배출량이 감소함에 따라 이러한 사망은 감소하고 있다.

일산화탄소는 산소를 운반하는 헴단백질(hemoprotein, hemeprotein)인 혈색소, 근색소, 사이토크롬(cytochrome) c 산화효소(oxidase), 사이토크롬 P-450의 결합 부위를 놓고 산소와 경쟁하여 조직의 저산소증을 유발한다.[43] 헴단백질에 대한 일산화탄소의 친화력은 헴단백질의 종류에 따라 산소의 30배에서 500배까지 다양한데,[43, 44] 혈색소의 경우에는 산소의 250배에서 300배에 달한다. 따라서 대기 중에 산소가 다시 공급되더라도 일산화탄소가 산소로 치환되는 속도는 느리다. 일산화탄소의 강한 친화력과 더불어, 일산화탄소혈색소는 산소혈색소 해리 곡선(oxyhemoglobin dissociation curve)을 왼쪽으로 이동시켜 혈색소의 산소 친화력을 더욱 증가시키고 조직으로의 산소 전달을 감소시킨다. 그 결과 조직의 저산소증은 빈혈이 있을 때보다 더욱 심하게 발생한다. 또한 일산화탄소는 사이토크롬 산화효소의 복합체에 결합하여 미토콘드리아 호흡을 방해함으로써 세포 수준의 직접 독성도 유발하는 것으로 보인다.[45] 혈색소와 달리 사이토크롬 산화효소는 산소에 대한 친화력이 훨씬 높지만, 세포가 무산소증에 빠져있는 동안에는 일산화탄소가 대신 결합할 수 있다. 일산화탄소는 세포 내 근색소에 결합하여 심장근육으로의 산소 공급을 감소시키기도 하는데, 이는 기존의 심장질환을 악화시켜 부정맥이나 치명적인 심정지가 일어날 위험을 증가시킬 수 있다.

일산화탄소 포화도는 전체 혈색소 중 일산화탄소와 결합한 혈색소, 즉 일산화탄소혈색소의 비율로 정의된다. 혈색소는 일산화탄소와의 친화력이 높으므로 대기 중의 일산화탄소 농도가 극도로 낮아도 혈중 일산화탄소 포화도는 매우 높아질 수 있다. 예를 들어, 대기 중 일산화탄소 농도가 0.5-1%(5,000-10,000ppm)라면 일산화탄소혈색소의 비율은 2-15분 안에 80%까지 도달할 수 있다. 다만 0.2-0.3%에서는 30-45분, 0.02-0.06%에서는 4-6시간이 걸린다.[46]

습기, 높은 대기온도, 고지대, 신체활동은 모두 호흡 속도와 그에 따른 일산화탄소의 흡수를 증가시킨다. 미국 산업

안전보건청(The Occupational Safety and Health Administration, OSHA)에서 권장하는 일산화탄소의 최대 노출 허용 기준은 8시간 동안 35ppm이다.[47] 일산화탄소에 노출되는 작업자의 혈중 일산화탄소혈색소 농도는 안전을 위해 5%를 넘지 않아야 하지만, 현실적으로 이를 항상 준수하기는 어렵다. 비흡연자의 혈중 일산화탄소혈색소 농도는 1-3%인 반면, 흡연자의 혈중 일산화탄소혈색소 농도는 평상시 보통 5-6%이며 10%에 이를 때도 많다. 심지어 15%를 넘을 수도 있다.[48] 화재 진압 직후의 소방관이나[49] 용혈성 빈혈 환자는[50] 혈중 일산화탄소혈색소 농도가 10-14%까지 나올 수 있다. 터널에서 근무하는 경찰관이나 자동차가 다니는 주차장에서 일하는 근로자가 흡연자인 경우에도 혈중 일산화탄소혈색소 농도는 최대 13%까지 증가할 수 있다.

자동차 배기가스

일산화탄소중독사에서 화재 다음으로 흔한 두 번째 원인은 자동차 배기가스 흡입이다. 이러한 사망은 대부분 자살이지만, 사고사도 있다. 사고의 경우에는 차량 결함이 원인인데, 심지어 차량이 운행 중이거나 창문이 2-4in.(역주: 4.08-10.16cm) 정도 약간 열린 상태에서 발생하기도 한다.[51] 운전자가 자동차를 예열시키기 위해 차고에 가서 시동을 켜놓고 다시 집으로 들어갔을 때도 사고가 발생할 수 있다. 배기가스에 포함된 일산화탄소가 집 안으로 흘러 들어와 거주자를 중독시키는 것이다. 시동 버튼을 사용하는 최근의 자동차에서도 운전자가 시동을 끄지 않고 집에 들어가면 이러한 사고가 발생할 수 있다.

휘발유 엔진에서 발생하는 일산화탄소의 양은 공회전 속도, 공기-연료 비율, 압축 비율, 촉매 변환기(catalytic converter) 여부 등 여러 요인에 따라 달라진다. 촉매 변환기가 도입되기 전에는 공회전을 하면 7%의 일산화탄소가 배출되었다. 효율적인 작동을 위해 기화기(carburetor)가 적용된 상태에서 같은 엔진의 차량이 60mph(역주: 96.5km/h)로 주행한다면 0.5% 미만의 일산화탄소가 배출된다.[52] 경유 엔진은 일반적으로 휘발유 엔진보다 일산화탄소를 적게 배출한다.

1975년부터 대부분의 신차에는 산화-환원 반응을 통해 일산화탄소를 이산화탄소로 변환시키는 촉매 변환기가 장착되었다. 1980년대에는 변환기, 산소 감지기, 컴퓨터가 더욱 정교해지면서 변환기의 효율이 높아졌다. 촉매 변환기를 잘 적용하면 대부분의 일산화탄소를 제거할 수 있으므로, 공회전을 해도 0.1% 미만의 일산화탄소가 배기가스로 배출된다.[53] 이 때문에 법의병리학자들은 배기가스를 흡입하여 사망했는데도 일산화탄소 농도가 정상인 사례를 간혹 접하게 되었다.[54] 이러한 경우 사망 원인은 이산화탄소의 산소 대체 효과나 직접 독성, 또는 배기가스에 포함된 다른 화합물의 작용으로 추정된다.

촉매 변환기에는 한계가 있다. 촉매 변환기와 엔진이 특정 온도에 도달할 때까지는 최대로 작동하지 않는다. 따라서 작동 초기에는 일산화탄소가 다량 배출되어 농도가 높아졌다가 점차 감소하여 낮은 농도를 유지하게 된다. 시동을 걸기 전 엔진과 변환기가 따뜻할수록 일산화탄소의 최대 농도는 낮아진다.[53] 다만 촉매 변환기가 과열되면 효율은 떨어진다.

밀폐된 자동차가 시동이 걸린 채 방치되면 일산화탄소가 축적될 뿐만 아니라 실내 온도도 상승한다. 한 26세 여성이 소형 밴 안에서 사망한 채 발견된 사례가 있었는데, 배기구에서 왼쪽 창문으로 호스가 연결되어 있었다.[52] 당시 차량의 실내 온도는 배기가스로 인해 앞쪽은 21.6℃에서 40.50℃로, 뒤쪽은 34.9℃로 점차 상승했다. 이러한 실내 온도의 상승은 다른 사례에서도 볼 수 있는데, 자동차에서 일산화탄소중독으로 사망한 시신들은 높은 실내 온도 때문에 사후경과시간이 얼마 지나지 않았는데도 부패에 의한 표피탈락이 나타나곤 한다.

DiMaio와 Dana는 실외에서 자동차 배기가스의 일산화탄소를 흡입하여 사망한 사례 3건을 보고했다.[55] 혈중 일산화탄소혈색소 농도는 부패 중인 시신에서 가장 낮은 58%였고 최대 81%까지 측정되었다. 모든 사망자는 자동차 배기관 옆에 누운 상태로 발견되었고, 2명은 자살이었다. 이러한 사례는 일산화탄소가 풍부한 곳에 장시간 있으면 실외에서도 일산화탄소 흡입으로 사망에 이를 수 있다는 사실을 보여준다.

차량 외의 상황

연탄은 불꽃을 내지 않고 서서히 타들어 가도록 제조되는데, 이러한 불완전 연소 때문에 일산화탄소가 발생한다. 따라서 주택, 차고, 트레일러, 텐트, 현관과 같이 환기되지 않는 장소에서 연탄 그릴을 사용하면 다량의 일산화탄소가 발생하여 사망할 수 있다. 캠핑 중 보온을 위해 연탄을 사용하기도 하는데, 이로 인해 일산화탄소중독 사상자가 다수 발생하고 있다. 나무나 부탄가스를 이용하는 난방기에 탄소 침전물이 쌓여서 발생한 불완전 연소 가스로 일산화탄소중독이 일어나기도 한다. 저자들이 겪은 사례 중에는 전기가 끊긴 거주지에서 에어컨을 가동하기 위해 집 안에 설치된 가스 발전기를 사용하다가 3명의 가족이 사망한 사건도 있었다.

스쿠버 다이버의 공기탱크에 일산화탄소가 유입될 수도 있다. 이 경우, 휘발유로 구동되는 공기압축기에서 누출된 일산화탄소가 스쿠버 산소통으로 잘못 유입되어 공기와 섞이게 된다.

일산화탄소중독의 소견

Haldane과 Killick은 일산화탄소 노출에 의한 효과를 연구했다.[56, 57] 증상이 있다면 이는 혈중 일산화탄소 농도와 거의 비례한다. 초기에는 대부분 증상과 징후가 모호하다. 혈중 일산화탄소혈색소 농도가 0-10% 정도면 증상이 거의 없다. 혈중 일산화탄소혈색소 농도가 10-20%이고 휴식 중이라면 대부분 두통 외에는 별다른 증상이 없다. 그러나 이러한 사람들에게 검사를 해보면 복잡한 작업은 수행하기 어려운 상태로 나타난다. Haldane의 사례 중에는 18-23%까지도 아무런 증상이 없는 경우가 있었다. Killick의 연구 결과, 30% 미만에서 나타나는 증상은 무시할 수 있을 정도였지만 30-35%에서는 머리가 욱신거리고 꽉 차는 느낌의 두통이 나타났다.[56] 30-40%에서는 욱신거리는 두통, 구역, 구토, 실신, 졸음이 나타났다. 40%에 가까워지자 조금만 움직여도 실신했고, 맥박과 호흡은 빨라지고 혈압은 떨어졌다. 40-60%에서는 정신혼동, 위약감, 운동부조화 등이 나타났다. Haldane의 연구에서는 56%를 넘자 다른 사람의 도움을 받아야 겨우 걸을 수 있었고,[57] 60% 이상이 되자 의식을 잃고 체인-스토크스 호흡(Cheyne-Stokes respiration, 역주: 과호흡과 무호흡 내지 저호흡이 주기적으로 반복되는 임종기 호흡의 한 형태)이 나타났으며 간헐적 경련, 심부전, 호흡부전이 진행되며 사망했다.

일산화탄소중독의 부검 소견은 비특이적일 수 있다. 일산화탄소혈색소는 조직이 특징적인 선홍색이나 밝은 분홍색을 띠게 하므로, 백인에서는 선명한 분홍색을 관찰할 수 있다. 시체얼룩도 선홍색을 띨 수 있다. 그러나 이러한 색상은 사망 현장이나 시체안치실에서 장시간 추위에 노출된 시신이나 청산중독에서도 볼 수 있다. 피부색이 어두운 사람은 이러한 색상변화가 결막이나 손톱바닥, 입술 점막에서 더욱 뚜렷할 수 있다.

시신 내부의 근육과 내장도 밝은 선홍색을 보일 수 있다. 이러한 변화는 조직이 적출되어 포름알데하이드에 보관된 뒤에도 지속되며, 시신의 방부처리로도 변하지 않는다. 혈관에서 채취한 혈액도 이러한 특징적인 색을 띨 수 있다. 하지만 이러한 현상이 항상 나타나는 것은 아니다. 저자 중 한 명은 일산화탄소혈색소 수치가 45%인 사람을 부검했지만 특징적인 색상변화를 보지 못했는데, 사망 원인은 거주지의 난방장치 결함이었다.

뇌는 일산화탄소의 작용에 가장 민감한 기관이다. 뇌 손상은 특정 영역에 국한되는 것이 특징이다. 곧바로 사망하지 않는다면 이러한 부위의 손상이 몇 시간에서 며칠에 걸쳐 악화될 수 있다. 일산화탄소는 대뇌의 회색질에 선택적 손상을 일으킨다. 창백핵(globus pallidus)의 양측성 괴사가 가장 특징적이지만, 대뇌 피질, 특히 제2층(바깥과립층, external granular layer)과 제3층(바깥피라미드세포층, external pyramidal layer), 백질, 해마, 소뇌의 푸르키네세포, 흑색질도 영향을 받는다. 그러나 창백핵의 병변은 비특이적이어서 약물 과다투여에서도 볼 수 있다. 해마의 CA1 피라미드세포(pyramidal cell)와 같은 일부 세포는 일산화탄소에 노출된 후 기능을 회복했다가 며칠 후에 사망할 수 있다는 사실도 밝혀졌다.[58] 이러한 지연성 손상은 허혈 후 재관류 손상(post-ischemic reperfusion injury)이나 혈관 내피세포 및 활성산소 매개 뇌 산소 재산소화(oxygen radical-mediated brain oxygen reoxygenation)에 대한 일산화탄소의 영향 때문에 발생한다고 추정되고 있다.

일산화탄소중독에 의한 신경학적 후유증은 급성중독 단계에서 발생할 수도 있고, 노출 후 3-240일 동안 뚜렷한 증상 없이 진행할 수도 있다.[59~62] 무증상 기간이 지나면 성격 변화나 경미한 인지장애 같은 모호한 이상부터 중증 치매나 정신질환까지 나타날 수 있다.[59, 60] 일시적인 겉질시각상실(cortical blindness)과 기억상실도 흔히 나타난다. 또한 실어증, 무관심, 지남력 상실, 환각, 실금, 운동 지연, 근육 경직도 나타날 수 있다. 일산화탄소뇌병증은 행동과 기능에 다양한 장애를 유발할 수 있는데, 여기에는 주의력, 실행 기능, 언어 능력, 운동 능력, 시공간 능력, 학습력, 단기 기억력, 기분 및 사회 적응력의 변화가 포함된다.

일산화탄소중독에 의한 지연성 신경학적 증후군은 대뇌 백질의 병변과 관련이 있다. 그러나 이러한 병변은 비특이적이며 저산소증이나 저혈압과 관련된 다른 상황에서도 볼 수 있다. 저혈압과 저산소증이 조합되어야 이러한 병변이 발생하는 것으로 보인다.

일산화탄소혈색소의 농도

일산화탄소중독으로 사망한 사람의 일산화탄소혈색소 수치는 일산화탄소의 출처, 사망 당시의 상황, 개인의 건강 상태에 따라 크게 달라질 수 있다. 고령자나 심장동맥질환 또는 만성폐쇄폐질환 같은 중증질환자의 경우에는 20-30% 정도의 낮은 농도도 치명적일 수 있다. 가정 화재 사건에서 일산화탄소혈색소 농도는 평균 57%이며, 30-40%로 나타나는 경우도 흔하다. 반면 배기가스 흡입으로 사망한 경우에는 대부분 70%를 넘으며 평균이 79%에 달한다. 다만 피해자가 회복 불가능한 혼수상태에 빠져 호흡만 하는 상태에서 자동차의 시동이 꺼졌다면 저산소성 뇌손상은 이미 돌이킬 수 없는 상태이더라도 일산화탄소혈색소 농도는 계속 감소하여 낮아질 수 있다. 해수면에서 일반 대기를 호흡했을 때 일산화탄소의 반감기는 약 4-6시간이다. 반감기는 산소요법으로 단축시킬 수 있는데, 산소 농도에 따라 1기압에서 100% 산소를 투여하면 40-80분, 고압 산소를 투여하면 15-30분으로 줄어든다.[49] 환자가 생존 상태로 응급실에 도착한 경우, 맥박산소측정기(pulse oximeter)에 사용되는 일반적인 파장으로는 일산화탄소혈색소와 산화혈색소를 구분할

수 없기 때문에 산소 포화도를 정확히 측정할 수 없다.[63, 64]

가정 화재에서는 원칙적으로 일산화탄소 수치가 상승해야 하지만, 개방된 환경에서 화염 화재로 사망했다면 그렇지 않을 수도 있다. 이론적으로 교통사고에서 가스탱크가 폭발하여 사망했다면 일산화탄소 수치는 높지 않을 수 있다. 이러한 경우는 매우 드물며 특수한 상황에서 나타난다.

일산화탄소는 산모에서 태아의 혈액으로 전달될 수 있다. 태아의 일산화탄소혈색소 농도는 산모의 농도에 따라 달라지는데, 산모의 일산화탄소혈색소가 천천히 해리되므로 태아의 일산화탄소 포화도가 뒤따라 상승하려면 상당한 시간이 걸린다. 그러나 시간이 지나면 결국 평형에 도달하며, 태아의 일산화탄소 포화도는 최종적으로 산모보다 최대 10% 높을 수 있다.[65] 따라서 산모는 일산화탄소중독에서 생존하더라도 태아의 자궁내 사망이 초래될 수 있다.

부패한 시신의 혈액이나 체액의 일산화탄소혈색소 농도는 생전의 혈중 일산화탄소 농도에 따라 결정된다. 사후에 혈색소나 근색소 등의 물질이 분해되더라도 일산화탄소가 생성되지는 않는다. Dominguez 등은 4일간 바닷물에 잠겨있던 개의 혈중 일산화탄소혈색소 농도가 6% 이하로 유지되었다는 사실을 통해 사후 부패가 혈중 일산화탄소혈색소 농도를 크게 변화시키지 않는다는 것을 확인했다. 또한 이들은 혈액의 일산화탄소혈색소 농도가 가슴안 체액의 농도와 유의한 차이가 없다는 것도 확인했다.[66] 또한 Kunsman 등은 혈액을 밀폐된 EDTA 용기나 불화나트륨 용기에 넣어 냉장 보관하면 최대 2년까지 일산화탄소혈색소 농도가 유지된다는 것을 확인하였다.[67]

어떤 사람들은 일산화탄소중독으로 곧바로 사망하지 않는다. 비가역적인 혼수상태가 시작되고 일산화탄소혈색소가 더 이상 생성되지 않으면, 비록 뇌손상은 돌이킬 수 없어도 일산화탄소는 체내에서 서서히 제거된다. 실제로 저자들은 일산화탄소중독으로 사망한 사람의 부검에서 일산화탄소혈색소 수치가 매우 낮거나 심지어 음성이었던 사례들을 경험했다. 이런 경우 사망 원인은 현장 조사 결과를 바탕으로 진단된다. 예를 들어, 한 남성이 주차된 차 안에서 숨진 채 발견되었는데 차에는 시동이 켜져 있고 연료통이 비어 있던 사건이 있었다. 부검과 완전한 독성학 검사로는 사망 원인을 밝힐 수 없었지만, 자동차를 검사한 결과 배기 시스템의 결함으로 자동차가 달리는 동안 일산화탄소가 고농도로 축적되는 것이 밝혀졌다.

자살 또는 사고

일산화탄소를 이용한 자살은 현장에서 즉시 판단할 수 있는 경우가 많다. 피해자는 보통 차고나 시동이 켜진 차 안에서 발견된다. 차는 시동이 걸려 있을 수도 있지만 그렇지 않을 때가 더 많다. 배기관에 연결된 파이프나 호스가 차량 내부로 이어져 있을 수 있다(그림 8.31).

일산화탄소중독에 의한 사고사는 그 양상이 모호할 수 있다. 사망자는 주차된 차량에서 시동이 켜져 있고 모터가 작동 중이거나 정지된 상태로 발견될 수 있다. 차량의 결함으로 일산화탄소가 유입되어 사망에 이른 것이지만 조사관은 사망 원인을 심장질환으로 잘못 판단할 수 있다. 시동이 켜져 있는 차량에서 2명 이상의 사망자가 발견된다면 이는 거의 일산화탄소가 원인이다. 한 집에서 2명 이상의 사망자가 발견되었거나 일부는 사망하고 일부는 혼수상태인데 이들 모두 외상이 없다면 난방장치의 결함에 의한 일산화탄소중독을 가장 먼저 의심해야 한다.

어떤 사람들은 자살을 사고처럼 보이려 한다. 이들은 문이 닫힌 차고에서 시동이 켜져 있고 후드가 열려 있는 차량에서 발견될텐데, 펜더(fender)에는 공구가 올려져 있을 것이다. 이를 보면 차량을 수리하다가 배기가스에 중독되었다고

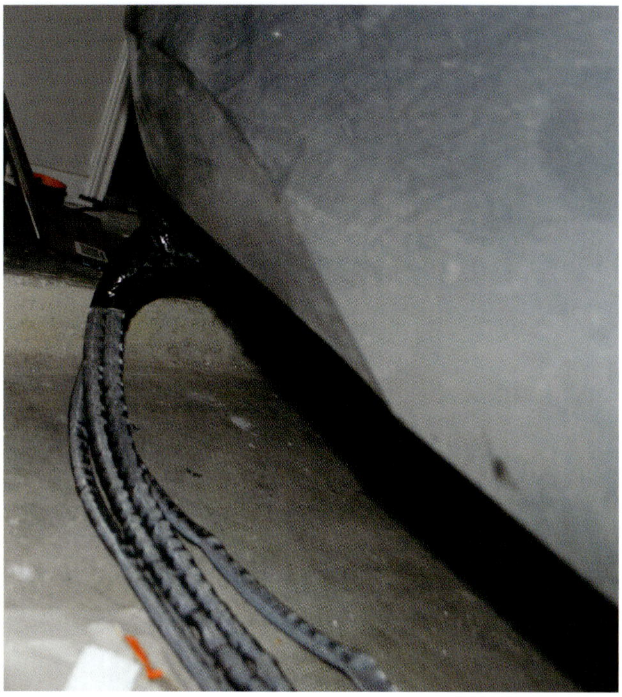

그림 8.31 배기가스를 이용한 일산화탄소중독 자살에서 정교하게 설치된 호스.

생각하게 될 것이다. 그러나 이러한 사건은 항상 자살이다. 밀폐된 차고에서 자동차에 시동을 건다면 배기가스 때문에 2-3분 안에 숨쉬기 어려울 정도로 공기가 탁해져 차량 수리 따위는 전혀 할 수 없기 때문이다. 이런 경우에는 시동을 끄고 차고 문을 열어 연기가 빠져나가게 해야 한다.

사이안화물

사이안화수소(청산, hydrogen cyanide)와 그 화합물인 사이안화물(청산염), 즉 사이안화칼륨(청산가리, potassium cyanide)이나 사이안화나트륨(sodium cyanide)은 빠르고 강력한 독성 물질이다. 사이안화물은 세포 내 사이토크롬 산화효소를 억제하여 세포의 저산소증을 유발한다. 특히 사이안화물은 미토콘드리아의 사이토크롬 c 산화효소 복합체를 구성하는 사이토크롬 a_3의 철과 결합하여 전자 수송과 산소 이용을 방해한다. 이는 세포의 저산소증과 혐기성 대사를 유도하여 젖산 생성과 대사성 산증을 초래한다. 다량의 사이안화물에 급성중독되면 다른 효소 시스템도 독성 발현 과정에 참여할 수 있다. 전신적인 급성청산중독의 징후와 증상은 몇 분 만에 빠르게 나타나지만, 사이안화물의 노출 경로와 양에 따라 달라질 수 있다. 청산의 독성은 합성 비타민 B12 주사제인 히드록소코발라민(hydroxocobalamin)으로 치료할 수 있다.[68] 히드록소코발라민은 사이안화물과 결합하여 사이토크롬 a_3에 결합하지 못하게 막는다. 사이안화물과 히드록소코발라민은 사이아노코발라민(cyanocobalamin)을 형성하며, 이는 소변으로 배설된다.

사이안화물을 섭취하거나 흡입하면 생존하거나 사망하거나 둘 중 하나일 뿐, 체내에 축적되지는 않는다. 사이안화물은 인화, 조각, 전기 도금, 화학 실험에 사용된다. 사이안화물 섭취에 의한 사망은 대부분 자살이며, 사이안화물을 다루는 직업의 종사자와 관련이 있다.

사이안화물은 본래 무해하지만, 산과 접촉하고 나면 사이안화수소 가스가 생성된다. 가스실처럼 좁은 공간에서 이 가스를 매우 높은 농도로 흡입하면 곧바로 쓰러져 즉사할 수도 있지만, 이러한 경우는 드물다. 사이안화 가스를 흡입하여 사망에 이르려면 대개 몇 분이 걸린다. 나치의 가스실에서도 순수한 사이안화 가스를 밀폐된 방에 대량으로 주입했지만 희생자들이 사망에 이르는 데에는 몇 분이 걸렸다. 위가 비어 있는 상태에서 섭취한 사이안화물이 위산과 접촉하면 곧바로 사망할 수 있지만, 위가 가득 차 있으면 사망에 이르기까지 몇 분에서 1시간까지 소요될 수 있다. Baselt의 연구[69]와 J. Garriott에게 개인적으로 확인한 내용에 따르면, 사이안화나트륨이나 사이안화칼륨의 최소 치사량은 성인의 경우 약 200mg이다. 사이안화물은 화재 현장에서도 생성되는데, 특히 고온의 화재나 폴리우레탄과 같은 플라스틱, 합성 섬유, 양모, 실크가 연소되었을 때 발생한다.

사이안화물을 섭취한 사람을 부검하면 입과 위장에서 독특한 야생 아몬드(bitter almond) 냄새가 난다. 그러나 사이안화물의 냄새를 맡는 능력은 유전적 특성에 의해 결정되며, 인구의 상당수는 냄새를 맡지 못한다. 일산화탄소중독에서 본 것과 같이 위 점막과 혈액은 선홍색을 띨 수 있고, 시체얼룩도 선홍색을 띤다. 이러한 색상변화는 사이안화물이 사이토크롬 산화효소 시스템을 억제하여 혈액을 순환하는 산화혈색소의 활용을 방해했기 때문이다. 혈액이 선홍색을 띠게 하는 것은 생체 내에서 충분히 생성되기 어려운 사이안혈색소(cyanohemoglobin)가 아닌 산화혈색소이다. 고농도의 사이안화칼륨이나 사이안화나트륨 용액을 섭취할 경우 위 점막에는 약간의 알칼리화상이 나타날 수 있다. 이를 구토하면 입 주변의 피부에도 비슷한 알칼리화상이 나타날 수 있다. 사이안화수소를 흡입할 경우 유일한 부검 소견은 혈액과 시체얼룩의 선홍색 변화이다.

혈액에서 사이안화물을 검출하고 정량할 때는 어려움이 따른다. 혈액에서 사이안화물을 검출하려면 가능한 한 빠르게 시행해야 한다. 사이안화물은 시간이 지나면 분해될 뿐만 아니라, 사후 부패 과정에 의해 체내의 혈액이나 시험관의 혈액에서 생성될 수도 있다. 또한 분석 방법이 고도로 특이적이지 않다면 혈액에 함유된 황화물 같은 다른 물질이 마치 사이안화물처럼 반응하여 잘못된 결과를 얻을 수 있다.[70] 한때 사이안화물로 수많은 사망자가 발생했다고 보고하여 널리 인용된 연구가 있었지만, 이 연구에 사용된 분석 방법은 신뢰하기 어렵다.[71]

사이안화물은 간에서 싸이오사이안산염(thiocyanate)으로 해독된다. 싸이오사이안산염의 혈중 정상 농도는 비흡연자라면 1-4mg/L, 흡연자라면 3-12mg/L이다. 건강한 피험자의 혈중 사이안화물 농도는 0.016-0.041mg/L이다. 사이안화물의 독성 농도는 0.1-5mg/L이며, 치사 농도는 일반적으로 1mg/L 이상이다. 사이안화물에 만성적으로 노출되는 산업에 종사한다면 흡연자는 평균 0.232mg/L, 비흡연자는 평균 0.183mg/L로 측정된다. 흡연자이면서 이러한 일을 했던 한 근로자는 혈중 농도가 2.2mg/L에 달했는데, 이는 보통 치사 농도에 해당한다.[72]

화재 사망자의 사이안화물 농도는 0.1-8.0mg/L로 나타나는데, 대부분 일산화탄소혈색소도 평균 40%의 높은 농도로 검출된다.[73] 그러나 화재사에서도 사이안화물이 중독 물질로 작용할 가능성이 있으며, 사망자의 일산화탄소 농도가 낮은 경우 특히 그러하다.

황화수소

황화수소(H_2S)는 유기물의 발효로 생성되며, 석유, 화학, 섬유 산업시설뿐만 아니라 하수도, 하수 처리장, 오수 웅덩이에서도 발견된다. 황화수소는 하수구에서 발생하는 이산화탄소 및 메탄(methane)과 함께 하수도 가스라고 불린다. 사이안화수소와 마찬가지로, 황화수소 역시 흡입된 뒤 체내에 축적되지는 않는다. 황화수소의 독성 효과는 사이토크롬 산화효소가 억제되어 발생하는 것으로 보인다.

황화수소는 0.005ppm 정도의 낮은 농도에서도 자극적인 썩은 달걀 냄새로 알아차릴 수 있다. 100ppm 미만의 저농도에서는 두통, 구역, 점막 자극과 같은 국소적 자극을 유발한다. 150ppm 이상이 되면 폐부종과 함께 후각신경이 마비되어 유해가스를 감지하지 못하게 된다. 500ppm에서는 노출된 지 30-60분 만에 의식을 잃고 사망할 수 있다. 700ppm을 넘으면 중추신경계가 손상되어 급격히 의식을 잃고 혼수상태나 사망에 이를 수 있다.

부검에서는 청색증과 함께 혈액과 점막이 어두운 색을 띤다. 이는 산화혈색소의 감소와 메트혈색소의 생성 때문이다. 또한 황화수소는 금속과 반응하여 어두운 색의 금속 황화물을 형성하는데, 황화수소에 노출되어 사망한 피해자의 주머니에서 검은색으로 변색된 동전이 발견되기도 한다(그림 8.32).

황화수소에 대한 검사에서는 일반적으로 황화물과 싸이오황산염(thiosulfate)의 농도를 모두 측정한다. 싸이오황산염은 간에서 황화수소가 산화되어 형성된다. 황화수소 노출이 치명적이지 않은 경우 혈중 농도는 최대 0.05mg/L에 불과하며, 황화물의 혈중 치사 농도는 5-29mg/L이다.[74, 75] 그러나 황화물은 부패 과정에서도 생성되며 최대 33mg/L까지 검출된 사례도 있기 때문에, 황화수소중독 여부를 판단하기 어려울 수 있다.[74]

황화수소중독에 의한 사망을 조사하는 일도 어려울 수 있다. 부패로 생성될 수 있는 황화수소의 농도와 치사 농도

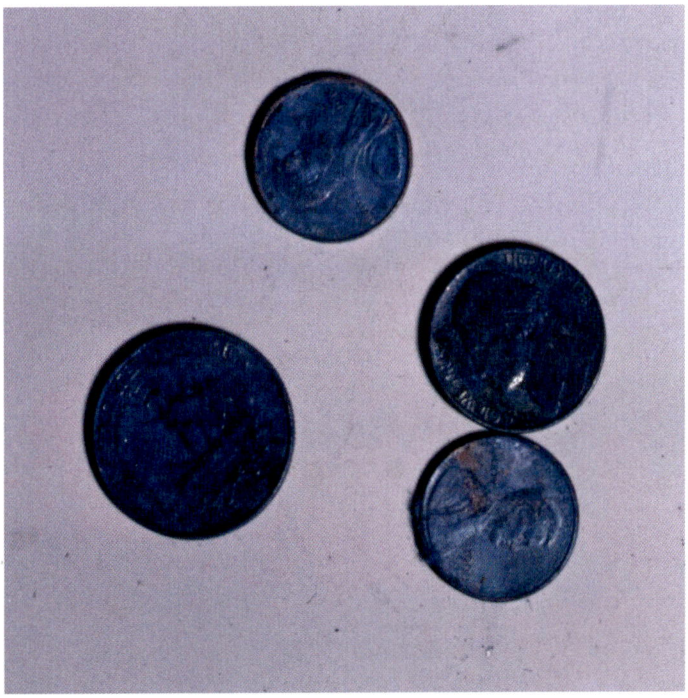

그림 8.32 황화수소에 의한 사망자에게 발견된 부식된 동전.

의 범위는 서로 겹치기 때문에 독성학 검사는 도움이 되지 않을 수 있다. 따라서 철저한 현장 조사가 매우 중요하다. 황화수소는 독성물질에 의한 사고를 처리하는 작업자에게도 위험하므로, 이러한 현장에서 피해자를 구출할 때는 각별한 주의를 기울여야 한다. 과거 대부분의 황화수소중독은 사고였지만, 최근에는 자살이 증가하고 있다.[76] 황화수소에 의한 자살이 처음 보고된 곳은 일본이지만 지금은 미국에서도 여러 건이 보고되어 있다. 황화수소 자살은 일반적인 가정용 화학제품을 이용해 황화수소 가스를 만드는 방법이 인터넷에 유포되면서 증가한 것으로 보이는데, 이러한 자료에서는 주로 시중에 판매하는 수영장 세정제에 포함된 염산(hydrochloric acid)과 일반 살충제에 포함된 석회유황(lime sulfur), 즉 폴리황화칼슘(calcium polysulfide)을 사용한다. 인터넷에서는 한 번만 들이마셔도 의식을 잃고 즉시 사망하기 때문에 황화수소가 고통 없이 자살하는 방법이라고 소개하고 있을 뿐만 아니라, 가족이나 응급구조대원을 위한 경고표식도 공유되고 있다.

참고자료

1. Ely SF and Hirsch CS, Asphyxial deaths and petechiae: a review. J Forensic Sci 2000; 45(6):1274-1277.
2. Gordon I and Mansfield RA, Subpleural, subpericardial and subendocardial hemorrhages. J Forensic Med 1955; 2:31-50.
3. Gilg T, et al., Investigations on postmortem coagulation and fibrinolytic reactions in blood. Beitr Gerichtl Med 1986; 44:399-405.
4. Rossen CL, et al., Two siblings and recurrent cardiorespiratory arrest: Munchausen syndrome by proxy or child abuse? Pediatrics 1983; 71:715-720.
5. CDC's WISQARS™ (Web-based Injury Statistics Query and Reporting System) https://www.cdc.gov/injury/wisqars/index.html accessed 6 Sept 2019.
6. DiMaio DJ and DiMaio VJM, Two deaths caused by a lack of oxygen in a water vault. J Forensic Sci 1974; 19:398.40 1.
7. National Safety Council, Injury Facts 2017. National Safety Council. https://www.nsc.org/home-safety/safety-topics/choking-suffocation accessed 6 Sept 2019.
8. Guyton AC and Hall JE, Textbook of Medical Physiology 10th ed. W.B. Saunders, Philadelphia, PA, 2000.
9. Knight BH, The significance of the postmortem discovery of gastric contents in the air passages. J Forensic Sci 1975; 6:229-234.
10. Edwards WD, Gabel WJ, and Hosmer FE, On the physical death of Jesus Christ. JAMA 1986; 255:1455-1463.
11. Fruin JJ, The Causes of Prevention of Crowd Disasters. Presented at the First International Conference on Engineering for Crowd Safety, London, England, 1993.
12. Roughead W, Burke and Hare 3rd ed. Edinburgh, Cited in Polson C, Gee DJ, Knight B, The Essentials of Forensic Medicine. Pergamon Press, New York, NY, 1985.
13. Camps FE and Hunt AC, Pressure on the neck. J Forensic Med 1959; 6:116-135.
14. Brouardel P, Cited in Polson CJ, Gee DJ, Knight B, The Essentials of Forensic Medicine. Pergamon Press, New York, NY, 1985.
15. Ikai M, et al., Physiological studies on choking in judo, in Bulletin of the Association for the Scientific Studies on Judo, Part 1, Studies in General. 1958; pp 1-12.
16. Suzuki E, Medical studies on choking in judo, with special reference to electroencephalographic investigation, in Bulletin of the Association for the Scientific Studies on Judo. 1958; pp 23-48.
17. Rossen R, Kabat H, and Anderson JP, Acute arrest of cerebral circulation in man. Arch Neurol Psychiatry 1943; 50:510-528.
18. Rao V and Weti CV, The forensic significance of conjunctival petechiae. Am J Forensic Med Pathol 1988; 9:32-34.
19. Harm T and Rajs J, Types of injuries and interrelated conditions of victims and assailants in attempted and homicide strangulations. Forensic Sci Int 1981; 18:101-123.
20. Ajdacic-Gross V, Weiss MG, Ring M, et al., Methods of suicide: international suicide patterns derived from the WHO mortality database. Bull

World Health Organ 2008; 86(9):726-732.

21. Sauvageau A, Laharpe R, King D, et al., Agonal sequences in 14 filmed hangings with comments on the role of the type of suspension, ischemic habituation, and ethanol intoxication on the timing of agonal responses. Am J Forensic Med Pathol 2011; 32(2):104-107.

22. Hlavaty L, Kasper W, and Sung L, Current analysis of hangings that deviates from recently published studies. Am J Forensic Med Pathol 2016; 37:299-305.

23. Feigin G, Frequency of neck organ fractures in hanging. Am J Forensic Med Pathol 1999; 20(2):128-130.

24. DiMaio VJM, Accidental hangings due to pacifiers. JAMA 1973; 226:790.

25. Rauchschwalbe R and Mann NC, Pediatric window-cord strangulations in the United States, 1981-1995. JAMA 1997; 277:1696-1698.

26. Petruk J, et al., Fatal asphyxiations in children involving drawstrings on clothing. Can Med Assoc J 1996; 155(10):1417-1419.

27. Uva JL, Review: autoerotic asphyxiation in the United States. J Forensic Sci 1995; 40(4):574-581.

28. Byard RW, Hucker SJ, and Hazelwood RR, Fatal and near-fatal autoerotic asphyxial episodes in women. Am J Forensic Med Pathol 1993; 14(1):70-73.

29. Casper JL, Handbook of the Practice of Forensic Medicine, vol 2, 3rd ed., GW Balfour (trans). New Syndenham Society, London, 1982, pp 169-182.

30. Spence MW, et al., Craniocervical injuries in judicial hangings: an anthropologic analysis of six cases. Am J Forensic Med Pathol 1999; 20(4):309-322.

31. Hartshorne NJ and Reay DT, Judicial hanging (letter). Am J Forensic Med Pathol 1995; 16(1):87.

32. DiMaio VJM, Homicidal asphyxia. Am J Forensic Med Pathol 2000; 21(1):1-4.

33. Habal M, Meguid MM, and Murray JE, The long scarf syndrome—a potentially fatal and preventable hazard. JAMA 1972; 221:1269,1270.

34. Weiss S and Baker JP, The carotid sinus reflex in health and disease. Medicine (Baltimore) 1933; 12:297-354.

35. Thomas JE, Hyperactive carotid sinus reflex and carotid sinus syncope. Mayo Clin Proc 1969; 44:127-139.

36. Simpson K and Knight B, Forensic Medicine, 9th ed. Edward Arnold, Baltimore, MD, 1985.

37. Reay DT and Eisele JW, Death from law enforcement neck holds. Am J Forensic Med Pathol 1982; 3:253-258.

38. Reay DT and Holloway GA, Changes in carotid blood flow produced by neck compression. Am J Forensic Med Pathol 1982; 3:199-202.

39. Koiwai EK, Deaths allegedly caused by use of "choke holds" (ShimeWazal). J Forensic Sci 1987; 32:419-432.

40. Kornblum RN, Medical analysis of police choke holds and general neck trauma: I, II. Trauma, February 1986; 27(51:7-60; June 1986; 28(l):13-64.

41. Raven KP, Reay DT, and Harruff RC, Artifactual injuries of the larynx produced by resuscitative intubation. Am J Forensic Med Pathol 1999; 20(1):31-36.

42. Hampson NB, U.S. mortality due to carbon monoxide poisoning, 1999-2014. Accidental and Intentional Deaths. Ann Am Thorac Soc 2016; 13(10):1768-1774.

43. Caughey WS, Carbon monoxide bonding in hemeproteins. Ann NY Acad Sci 1970; 174:148-153.

44. Wald G and Allen DW, The equilibrium between cytochrome oxidase and carbon monoxide. J Gen Physiol 1957; 40:593-608.

45. Dolan MC, Carbon monoxide poisoning. Can Med Assoc 11985; 133:392399.

46. Von Oettingen WF, Carbon Monoxide: Its Hazards and the Mechanism of Its Action, U.S. Public Health Service, Bulletin, vol 290. U.S. Government Printing Office, 1944 Washington, DC.

47. Occupational Safety and Health Administration, Occupational Safety and Health Guideline for Carbon Monoxide. http://www.oshaslc.gov/SLTC/healthguidelines/carbonmonoxide/recognition.html.

48. Ernst A and Zibrak JD, Carbon monoxide poisoning (current concepts). NEJM 1998; 339(22):1603-1608.

49. Radford EP and Levine MS, Occupational exposure to carbon monoxide in Baltimore firefighters. J Occup Med 1976; 18:628-632.

50. Hampson NB, Carboxyhemoglobin elevation due to hemolytic anemia. J Emerg Med 2007; 33(1):17-19.

51. Baker SP, et al., Fatal unintentional carbon monoxide poisoning in motor vehicles. Am J Public Health 1972; 62:1463-1467.

52. Tsunenari S, et al., Suicidal carbon monoxide inhalation of exhaust fumes. Am J Forensic Med Pathol 1985; 6:233-239.

53. Morgen C, et al., Automobile exhaust as a means of suicide: an experimental study with a proposed model. J Forensic Sci 1998; 43(4):827-

836.

54. Atkinson P, et al., Suicide, carbon dioxide and suffocation. Lancet 1994; 344:192-193.
55. DiMaio VJM and Dana SE, Deaths caused by carbon monoxide poisoning in an open environment (outdoors). J Forensic Sci 1987; 32:1794-1795.
56. Killick EM, The acclimatization of the human subject to atmospheres containing low concentration of carbon monoxide. J Physiol 1936; 87:41-55.
57. Haldane J, Carbon monoxide poisoning. Br Med J 1930; ii 16-18.
58. Seisjo BK, Oxygen deficiency and brain damage: localization, evaluation in time and mechanisms of damage. J Toxicol Clin Toxicol 1985; 23(46):267-280.
59. Choi HS, Delayed neurologic sequelae in carbon monoxide intoxication. Arch Neurol 1983; 4:433-435.
60. Mimura K, Harada M, Sumiyoshi S, et al., Long-term follow-up study on sequelae of carbon monoxide poisoning; serial investigation 33 years after poisoning. Seishin Shinkeigaku Zasshi 1999; 101(7):592-618.
61. Ginsberg MD, Carbon monoxide intoxication: clinical features, neuropathology and mechanisms of injury. J Toxicol Clin Toxicol 1985; 23(46):281-288.
62. Werner B, et al., Two cases of acute carbon monoxide poisoning with delayed neurological sequelae after a "free" interval. J Toxicol Clin Toxicol 1985; 23(4-6):249-265.
63. Buckley RG, et al., The pulse oximetry gap in carbon monoxide intoxication. Ann Emerg Med 1994; 24:252-255.
64. Vegfors M and Lennmarken C, carboxyhaemoglobinaemia and pulse oximetry. Br J Anaesth 1991; 66:625-626.
65. Farrow JR, et al., Fetal death caused by nonlethal maternal carbon monoxide poisoning. J Forensic Sci, 1990; 35(6):1448-1452.
66. Dominguez A, Halstead JR, and Domanski TJ, The effect of postmortem changes on carboxyhemoglobin results. J Forensic Sci 1964; 9:330-341.
67. Kunsman GW, Presses CL, and Rodriguez P, Carbon monoxide stability in stored postmortem blood samples. J Anal Toxicol 2000; 24(7):572-578.
68. Houeto P, Hoffman JR, Imbert M, et al., Relation of blood cyanide to plasma cyanocobalamin concentration after a fixed dose of hydroxocobalamin in cyanide poisoning. Lancet 1995; 346(8975):605-608.
69. Baselt RC (Ed), Disposition of Toxic Drugs and Chemicals in Man 5th. Chemical Toxicology Institute, Foster City, CA, 2000.
70. McAnnalley BH, et al., Determination of inorganic sulfide and cyanide in blood using specific ion electrodes: application to the investigation of hydrogen sulfide and cyanide poisoning. J Anal Toxicol 1979; 3:111-114.
71. Silverman SH, et al., Cyanide toxicity in burned patients. J Trauma 1988; 28:171-176.
72. Chandra H, et al., Chronic cyanide exposure—a biochemical and industrial hygiene study. J Anal Toxicol 1980; 4:161-165.
73. Stoll S, Roider G, and Keil W, Concentrations of cyanide in blood samples of corpses after smoke inhalation of varying origin. Int J Legal Med 2017; 131(1):123-129.
74. Barbera N, Montana A, Indorato F, et al., Evaluation of the role of toxicological data in discriminating between H_2S femoral blood concentration secondary to lethal poisoning and endogenous H_2S putrefactive production. J Forensic Sci 2017; 62(2):390-394.
75. Spagnolo EV, Romano G, Zuccarello P, et al., Toxicological investigations in a fatal and nonfatal accident due to hydrogen sulphide (H_2S) poisoning. Forensic Sci Int 2019; 300:e4-e8.
76. Sams RN, Carver HW, Catanese C, and Gilson T, Suicide with hydrogen sulfide. Am J Forensic Med Pathol 2013; 34(2):81-82.

9

영아의 돌연사

인생에서 일어나는 모든 일 중에서 어린아이의 죽음만큼 예방 가능한 것은 없으며 이것만큼 부자연스러운 것 또한 없다. 그러나 이는 아직도 꾸준히 일어나고 있다. 우리는 공동체로서 이를 예방하기 위해 최소한의 노력은 기울여야 한다.

– Charles Dickens

영아는 사고와 타살로 사망하기도 하지만(제10장 "신생아살해, 영아살해, 아동살해" 참고) 대부분은 자연적인 질병으로 사망한다. 어릴수록 내인사의 비율이 높고, 나이가 들면 사고사의 비율이 증가한다. 내인사의 가장 흔한 원인은 감염, 종양, 선천심장병 같은 선천적 이상이다. 흔히 일어나는 사고로는 교통사고, 익사, 질식이 있다. 이번 장에서는 주로 영아돌연사에 대한 법의학적 문제와 필수적인 조사 절차에 대해 주로 살펴볼 것이다.

자궁내태아사망(사산)의 진단

자궁내태아사망(intrauterine death, intrauterine fetal demise)은 영아가 분만되기 전 사망한 것을 가리킨다. 이는 태반기능부전(placental insufficiency), 태반조기박리(placental abruption), 탯줄탈출(cord prolapse), 목감은탯줄(nuchal cord) 같은 태반이나 탯줄의 문제, 감염, 선천적 이상, 유전적 이상 같은 태아의 문제, 출혈, 산모 감염, 산모 사망 같은 산모의 문제로 발생할 수 있다.

자궁내태아사망의 특징은 분만된 태아가 심하게 짓무른(macerated) 상태라는 것인데, 이는 자궁 안에서 태아가 사망한 뒤 상당한 시간이 흘렀음을 나타낸다. 의사 없이 태어난 만삭아가 경미하게 짓무른 상태라면 이를 본 응급실 의료진이나 응급구조사, 경찰은 출산 중 또는 직후에 외상이 있었다고 잘못 해석할 수 있다. 심지어 의사도 자궁내태아사망을 외상으로 오해할 수 있다. 한 사건에서는 조산사가 가정에서 만삭아를 받아낸 뒤 아기가 울지 않자 "자극"을 주려 아기를 따뜻한 물에 넣고 문질러서 태지(vernix caseosa)를 제거했다. 하지만 아기는 반응하지 않고 "사망"했고, 응급실에서 사망 선고를 받았다. 응급실 의사는 경찰에 신고하여 아기의 전신에 열탕화상(탕상화상, scalding burn)이 있다고 진술했다. 저자 중 한 명(VJMD)이 검시한 결과, 몸통, 팔다리, 얼굴 아래쪽 절반의 피부가 벗겨지고 손바닥과 발바닥에만 피부가 남아있어서 열에 의한 손상이 아닌 짓무름에 합당한 소견이었다(그림 9.1). 내부 검사 결과 자가용해 초기로 확

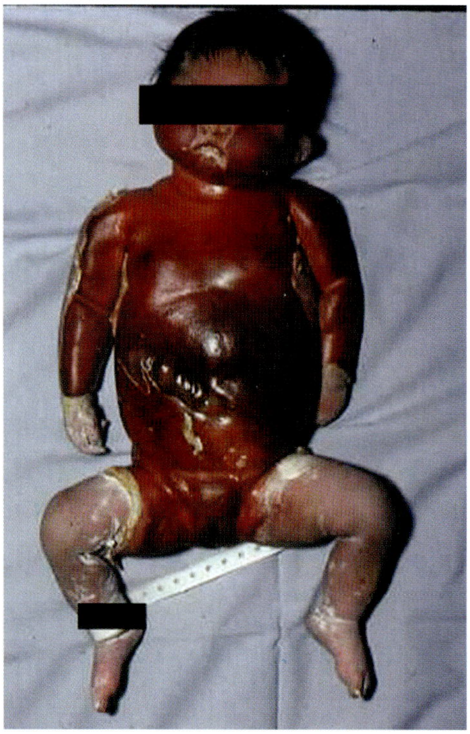

그림 9.1 자궁내 부패의 소견이 있는 사산아. 출생 후 열탕화상을 입었다고 오진되었다.

인되었고, 이는 아기가 태어나기 전 이미 사망했다는 것을 더욱 뒷받침하였다.

태어난 아기가 짓무른 상태라면 이는 자궁내태아사망의 절대적인 증거이다. 자궁 안에서 사망한 태아는 온전한 양막 안에서 무균 상태인 양수를 떠다니게 된다. 영아의 조직과 세포 효소에 적당한 체온이 작용하여 무균적 자가용해가 일어나는데, 이것이 바로 짓무름이다. 짓무른 사산아에서 나타나는 첫 징후는 표피가 진피로부터 분리되는 표피탈락이다. 이는 자궁내 사망 후 12시간 이상 지나야 나타나며, 빠르면 6시간 만에도 나타난다.[1, 2] 자궁내 부패가 진행되면 피부에 수포가 생길 수 있다. 수포가 파열되면 피부가 노출되면서 건조해지고 적갈색으로 변한다. 조직은 용혈에 의해 붉은색을 띠게 되고, 장액혈액성 체액이 가슴안과 배안에 축적된다. 내부 장기는 자가용해가 진행되면서 물러진다. 태아가 자궁 안에 며칠 동안 머물게 되면 머리뼈가 무너지고 뇌는 반쯤 액화된다. 분만 전에 자궁내태아사망이 진단되었다면 태아를 배출시키기 위해 분만을 유도하게 되는데, 분만 중 주의를 기울이지 않으면 태아의 조직이 분리되어 팔다리가 절단되거나 심지어 목이 잘릴 수도 있다. 하지만 이 역시 외상으로 오인해서는 안 된다.

출산 관련 사망

출산은 산모와 태아 모두에게 힘겨운 일이다. 출산이 얼마나 수월하게 진행되느냐에 따라 태아가 겪게 되는 손상은 경미한 것부터 치명적인 것까지 다양하게 나타난다. 미국에서 중증의 출산손상은 출생아의 2% 미만에서 발생하며, 치명적인 손상은 훨씬 적게 나타난다. 외상성 손상은 일반적으로 몸집이 큰 영아, 볼기(breech) 분만, 겸자 같은 도구가 사용되었을 때 나타난다.

머리와 얼굴의 손상은 가장 흔한 출산손상이다. 머리덮개에 약간의 출혈이 생기는 것은 정상이다. 산류(caput succedaneum), 즉 머리덮개와 얕은 근막의 출혈성 부종도 흔히 나타난다. 뼈막밑(subperiosteal) 출혈이나 경막외출혈은 드물다. 경막외출혈은 대부분 머리뼈 골절과 함께 나타나고 범위가 작은 편이며, 사망의 원인이 되는 경우는 많지 않다.

영아의 머리덮개뼈는 아직 무기질화되지 않은 뼈판이 막으로 결합되어 있다. 따라서 아기는 머리뼈가 뒤틀려도 골절 없이 상당 부분 견딜 수 있다. 만약 골절이 발생한다면 주로 마루뼈에 선형으로 나타나 봉합선을 따라 진행한다.[3] 이러한 골절 자체는 치명적이지 않지만 머리에 상당한 힘이 가해졌음을 나타낸다. 이는 겸자를 사용할 정도의 어려운 분만에서 흔히 볼 수 있다. 더 심한 머리뼈 손상은 뒤통수뼈의 비늘부분과 옆부분이 분리되는 것이다. 이들은 원래 생후 2세가 될 때까지 유합되지 않는다. 어려운 분만에서는 뒤통수뼈의 비늘부분과 옆부분이 앞쪽으로 전위되어 경막과 뒤통수정맥굴(occipital sinus)이 찢어지고, 결국 뒤머리뼈우묵의 경막하출혈과 소뇌 열창이 발생한다. 이러한 손상은 주로 뒤통수 뒤쪽에 나타나므로 부검에서 자주 놓치게 된다.

외상성 분만 중에는 연결정맥의 파열에 의한 경막하출혈도 발생할 수 있다. 경막하출혈은 드물게 경막주름(dural fold)의 파열 때문에 발생하기도 하는데, 이는 머리가 심하게 변형되었을 때 일어난다. 약 15-20%의 영아에게 출산 중 경막하혈종이 발생하는 것으로 추정된다.[4] 그러나 이러한 경막하혈종은 일반적으로 증상이 없으며 의료적 처치가 필요하지도 않다.

병원 밖에서 산모가 홀로 출산했는데 아기에게 머리뼈 골절이 있는 경우, 산모는 선 자세에서 급속분만(precipitate labor)되어 아기 머리가 땅에 부딪혔다고 진술할 수 있다. 이론적으로 이러한 현상은 산도(birth canal)가 넓은 다산부, 작은 태아, 심한 진통이 있을 때 나타날 수 있다. 그러나 Klein은 이러한 골절은 거의 나타나지 않는다고 보았다.[5] 그는 산모가 무릎을 꿇거나, 앉거나, 선 자세에서 급속분만되어 영아가 바닥에 추락한 사례 183건을 분석했다. 이 중 사망한 아기는 1명뿐이었고, 외부적으로 머리뼈 골절이 파악된 경우는 없었다. 이는 아기가 분만되어도 여전히 탯줄로 산모와 연결되어 있기 때문이다. 평균 길이가 20in.(역주: 50cm)인 탯줄은 아기의 머리가 땅에 세게 부딪히지 않도록 약간 당겨준다.

출산 중에는 다른 형태의 손상도 발생할 수 있는데, 척수 손상이나 배막안출혈 등이 있다. 그러나 이는 흔하지 않으며 주로 이와 관련된 출산력이 있을 때 고려된다. 이러한 손상은 집에서 의료인 없이 혼자서 출산했을 때보다 병원에서 출산하였을 때 조사하기가 쉽다.

영아돌연사

영아기의 돌연사는 태초부터 존재했다. 기원전 1세기 바빌론에서는 이것이 악마 Larbatu 때문이라고 믿었다. 히브리 민속문화에서는 Adam의 첫 번째 부인인 Lilith가 La Broosha라 불리는 흡혈 고양이가 되어 아기들을 잡아먹으며 세상을 두려움에 떨게 했다고 전한다. 지금도 매트리스 속 유독 가스부터 가로막의 치명적인 기능부전까지 다양한 설화가 떠돌지만, 진실은 우리가 아직 영아돌연사의 원인을 알지 못한다는 것이다.

영아돌연사증후군(영아급사증후군, sudden infant death syndrome, SIDS)이라는 용어는 1969년부터 1970년대에 이르러 널리 사용되기 시작하였다. SIDS의 정의는 몇 년에 걸쳐 개정된 결과, 건강해 보이던 12개월 미만 영아의 갑작스럽고 예상치 못한 사망으로서 완전한 부검을 시행하고 모든 병력과 사망 현장 및 정황을 검토한 뒤에도 사망 원인을 확인할 수 없는 경우로 정리되었다. 최근 미국법의관협회(NAME)와 영유아돌연사국제위원회(International Congress on Unexplained Deaths in Infants and Children)는 SIDS 대신 영아돌연사(sudden unexplained infant death, SUID)라는 용어를 사용할 것을 권장하고 있다.[6)]

미국에서 SUID는 연간 3,000-4,000명에게 발생하고 있지만, 1990년 미국소아과학회(American Academy of Pediatrics)가 똑바로 눕혀 재우기(back to sleep) 같은 수면 계획이 포함된 안전 수면 지침을 발표하기 시작하면서 전 국가적으로 발병률이 감소하고 있다.[7)] 2018년 미국의 SUID 발병률은 출생아 10만 명당 90.9명이었다.[7)]

SIDS는 1개의 단일 질환이 아닌 다양한 질병이 복합되어 발생하는 것으로 추정된다. 따라서 이는 **배제진단(diagnosis of exclusion)**이지 단일 질병이 **아니다**. 대중과 의료인 모두 이러한 사실을 잘못 이해할 때가 많다. 대부분은 자연적 원인에 의해 발생하지만, 일부는 외상으로, 그중에서도 질식 때문에 발생한다. SUID라는 용어는 안전하지 않은 침구나 공동 수면처럼 질식을 초래할 수 있는 수면 환경을 비롯한 환경적 요인뿐만 아니라 SIDS를 유발할 수 있는 모든 자연적 질환을 포괄한다.

역학

SUID가 나타날 가능성은 미숙아에서 더욱 큰 것으로 보이지만, 대부분의 SUID는 만삭아에게 나타난다. 다른 여러 질환처럼 SUID도 여아보다 남아에게 더 많이 발생한다. 인종은 관련이 없어 보이지만 가족의 사회경제적 상태는 관련이 있다. SUID는 환경 온도에 따라 달라지는 것으로 보인다. 기온이 낮아지면 SUID가 많이 발생하는 경향이 있다. 겨울철에 공동 수면과 압착 사고가 증가하기 때문일 수도 있고, 추운 날씨에 유행하는 "감기"가 사망 과정을 촉발하기 때문일 수도 있다.

SUID는 대부분 아기가 잠들어 있을 때 발생하며, 아침에 부모가 밥을 먹이려 아기침대를 들여다보다가 발견하곤 한다. 아기침대 관련 사망의 발생률은 자정부터 아침 식사 시간 사이에 가장 높다. 그러나 SUID는 모든 시간대에 발생할 수 있고, 아기침대나 일반 침대뿐만 아니라 유모차나 차량 뒷좌석, 심지어 부모가 아기를 안고 있는 동안에도 발생한다. 어쨌든 아기는 발견 당시 항상 잠들어 있던 것처럼 보인다.

SUID는 무작위로 발생하는 것으로 보이며 유전적 원인에 대한 증거는 없다. SUID 사망자의 형제자매에게 SUID가 발생할 가능성은 일반 인구와 동일하다. 가족 중 2명 이상 SUID가 발생했거나 쌍둥이 모두에게 SUID가 발생한 사례가 몇 건 보고되어 있지만,[8, 9)] 그중 일부는 단지 우연이거나 확인되지 않은 환경적 위험이 원인일 수 있다. 그러나 아마 대부분은 영아살해일 것이다. 저자들이 갖고 있는 원칙은 이렇다. 어떤 가족에서 SIDS처럼 보이는 사망이 처음 발생했다면 SUID로 진단한다. 그 어머니의 두 번째 아이가 비슷하게 사망했다면 불명 또는 SUID의 가능성이 있는 사망(possible SUID)으로 분류한 뒤 사망 정황에 대해 더욱 강도 높게 조사하고, 경찰에게도 가족을 조사해달라고 요청한다. 같은 부모의 세 번째 아이가 사망했다면 저자들은 다른 사망 원인이 밝혀지지 않는 한 타살로 생각한다. 코입막힘질식에 의한 영아살해의 가능성은 이 책의 다른 부분에서 논의할 것이다. 저자들이 생각하기에, 한 어머니에게 SUID가 2번 이상 발생할 가능성은 매우 낮지만, 시간 간격이 떨어져 있다면 있을 수 있는 일이므로 대부분은 어머니를 믿어볼 수 있다. 그러나 3번은 거의 불가능하다. 이는 불상이나 추정적 타살(probable homicide)로 분류하고 완전한 부검과 함께 현미경 검사와 독성학 및 유전자 검사를 시행해야 한다.

원인

SUID의 원인은 여러 가지로 보이며, 자연적 원인뿐만 아니라 사고, 드물게 타살도 포함된다. SUID의 원인에 대한 이론은 몇 년마다 새롭게 등장하여 사라졌다가 돌아오기를 반복한다. 가슴샘비대가 나타나는 가슴샘림프체질(status thymolymphaticus), 중간뇌의 바이러스 감염, 면역반응, 항상성 불균형 등 온갖 가설들이 제안되어 왔다.

어떤 가설은 SIDS가 DPT, 즉 디프테리아-백일해(pertussis)-파상풍(tetanus) 백신 접종으로 발생할 수 있다고 주장했다. 그러나 국립아동보건및인간발달연구소(National Institute of Child Health and Human Development)의 연구에 따르면 757건의 SIDS 중 40%만 DPT 백신을 접종받았고,[10] 나이, 인종, 출생체중을 통제한 대조군에서는 53%가 예방접종을 받은 것으로 나타났다. 따라서 DPT를 비롯한 백신 접종과 SIDS 사이에는 연관성이 발견되지 않았다.

또 다른 이론은 유전특발무호흡(hereditary idiopathic apnea)이다. 1972년 Steinschneider는 수면 중 원인불명의 청색증과 무호흡이 반복적으로 발생한 영아 5명의 사례를 보고했다.[11] 이 중 2명은 부모가 같았고, 결국 사망했다. Steinschneider는 장기간의 수면무호흡이 SIDS의 원인이라는 가설을 제기했다. 그 후 이에 관한 다수의 연구가 이어졌다. 특히 유명해진 것은 "놓칠 뻔한(near-miss)" SIDS 사례들이 발견되면서부터였다. 이러한 영아들은 무호흡과 청색증으로 응급실에 실려 왔지만 심폐소생술로 잘 회복되었다. 일부는 같은 증상으로 입원을 반복했지만, 대부분은 그 후 아무 일도 일어나지 않았다. 여기서 중요한 것은 무호흡과 청색증 같은 첫 증상이 집에서 아기를 돌보던 비의료인이 판단한 것이라는 점과 그 판단이 정확한지 알 수 없다는 점이다. 어떤 경우에는 이러한 사례들이 코입막힘질식을 이용한 반복적인 학대로 밝혀져 소위 대리뮌하우젠증후군(Munchausen syndrome by proxy)으로 간주되기도 하였다.[12~14] 1995년에는 과거 Steinschneider의 논문에 보고되었던 사례가 코입막힘질식에 의한 타살로 밝혀지기도 하였다.[15]

몇 년간의 연구에도 불구하고, 미숙아에서 흔히 나타나는 무호흡과 SIDS가 서로 관련되어 있다는 증거는 전혀 발견되지 않았다.[16, 17] 다만 이 이론은 무호흡 모니터를 유행시켰다. Southall 등은 이러한 모니터로 SIDS를 감지할 수 있는지 확인하기 위해 만삭아 6,914명과 미숙아 2,337명의 호흡 양상을 퇴원 전 24시간 동안 감시했다.[18] 이 중 29명이 돌연사했지만 이들은 감시기간 중 지속적인 무호흡 증상이 없었다. 지속적인 무호흡이 있었던 영아들 중에서는 사망자가 없었다. 무호흡 모니터 사용이 SUID를 예방한다는 증거도 없다. 즉 이러한 모니터를 사용해야 할 기본적인 근거가 부정되었으므로 이는 사용할 필요가 없다.[16, 17]

SUID의 가능성 있는 원인으로 몇 가지 가설이 계속 연구되고 있다. 하나는 뇌줄기의 세로토닌 이상에 의해 수면 중 나타나는 신경학적 심장호흡조절장애와 관련이 있다.[19] 또 다른 가설은 QT 간격의 연장을 비롯한 심장 리듬 이상에 대한 것으로, 이를 근거로 SUID로 사망한 모든 영아에게 유전자 검사를 권장하는 전문가들도 있다.[20] 그러나 많은 유전자 돌연변이들이 아직 완전히 해석되지 않고 있으므로, 해당 돌연변이 때문에 사망했을 가능성보다는 사망 당시 그 돌연변이가 그저 존재했을 가능성도 존재한다. 또한 이러한 돌연변이를 잘못 해석하면 아기의 가족과 그들의 가족계획에 중대한 영향을 미칠 수 있다. 따라서 이러한 검사가 적절한지는 신중히 검토해야 한다.[21]

SUID에는 질식사가 포함되어 있을 수 있으며, 여기에는 안전하지 않은 수면 습관에 의한 사고와 의도적인 코입막 힘질식이 모두 해당된다. Gafafer는 사망으로 이어질 수 있는 수면 환경의 중요성을 최초로 제안한 사람으로, 아동이 침대보나 침구에 질식할 수 있다고 주장했다.[22] 이에 대해 비판적이었던 Wooley는 1945년 설명할 수 없는 영아 사망은 완전한 부검을 시행하되 사망 원인을 알 수 없다면 이불 속에서 질식했다고 추정할 것이 아니라 불명으로 진단해야 한다고 하였다.[23] 오늘날에는 수면 환경뿐만 아니라 아기와 가족이 같은 침대를 사용하는 공동 수면(역주: 영어로는 co-sleeping이라고 하나, 한글 용어는 아직 확립되지 않았다)도 사망과 관련된 위험 인자로서 조사 과정에 포함하고 있다(그림 9.2, 9.3).

SUID의 조사

법의관이 조사하는 다른 사망과 마찬가지로 영아돌연사에 대한 조사 과정도 3단계, 즉 현장 조사, 부검, 실험실 검사로 진행된다. 시신이 옮겨졌든 그렇지 않든 조사관은 현장에 직접 방문하여 기록해야 한다. 아기의 부모나 보호자는 사망에 이르게 된 경위, 사망을 둘러싼 정황, 아기의 마지막 생존 시각, 마지막 식사 시각, 잠든 시각 등에 대해 질문을 받게 된다. 아기가 발견된 자세, 즉 얼굴을 파묻고 있었는지 똑바로 하고 있었는지도 확인해야 한다. 영아의 머리는 담요에 덮여있었는지, 매트리스나 칸막이 사이에 끼어 있었는지도 확인한다. 조사 전에 시신이 옮겨졌다면, 이를 옮긴 사람도 조사하여 이러한 정보를 얻어야 한다. 가능하면 봉제인형이나 다른 적당한 모델을 이용해 수면 환경 등의 상황을 재현해야 한다(그림 9.4).

부모에 대한 조사는 세심하고 동정적이며 연민 어린 태도로 접근해야 한다. 사망한 영아의 부모는 자기 잘못으로 자녀가 사망했다는 죄책감으로 심각한 심리적 트라우마를 겪는 경우가 많다. 따라서 조사관도 이들의 슬픔을 덜어주고 죄책감에 잘못된 행동을 하지 않도록 막아야 한다. 조사관은 현장 조사 업무에 더하여, 부모에게 그들이 잘못하여 자녀가 사망한 것이 아니므로 비난받을 이유가 없으며 이를 막을 방법도 없었다는 것을 최대한 이해시켜야 한다. 만약 나중에 아기가 SUID에 해당하지 않거나 부모가 사망을 막을 수 있었다는 것이 밝혀지더라도 이러한 접근방법은 아무런 문제가 되지 않는다.

현장에서 조사관들은 부모를 비난하지 않는 방식으로 진술을 받아야 하며, 이는 심문이 되어서는 안 된다. 부모는 방해받지 않고 진솔하게 이야기할 수 있어야 하며, 아이가 사망에 이른 상황을 묘사할 수 있게 충분한 시간을 보장받아야 한다. 힘들어하는 부모들의 이야기를 가만히 듣는 것만으로도 필요한 정보를 상당 부분 얻을 수 있을 때가 많다. 만약 아이가 사망하기 전후의 상황에서 확인이 필요한 부분이 있어 질문을 하게 된다면 부모를 흥분시키거나 비난하지 않아야 한다. 그렇지 않으면 부모들은 죄책감이 깊어져 조사관에게 분노하거나 수사에 비협조적이 될 수 있다.

아기의 병력 정보는 철저히 수집해야 하며, 다음과 같은 질문이 포함되어야 한다.

- 나이, 생년월일, 출생체중(가능하면), 인종, 성별
- 아이의 생존을 마지막으로 확인한 사람과 확인 일시
- 사망한 아이를 발견한 사람과 발견 일시
- 아이가 사망한 장소(요람, 아기침대, 부모의 침대 등)

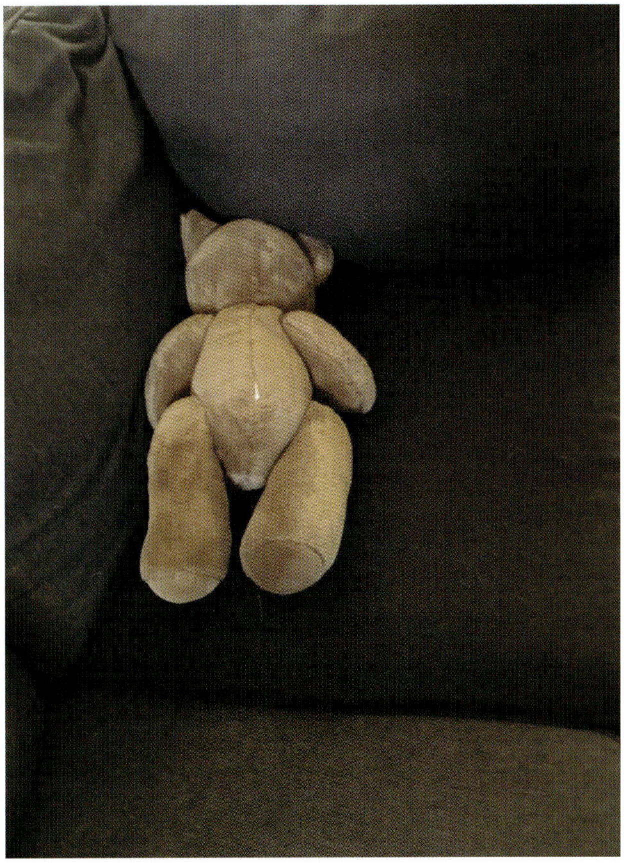

그림 9.2 소파에서 부모 옆에 자고 있던 아기의 마지막 모습을 곰인형으로 재연한 것.

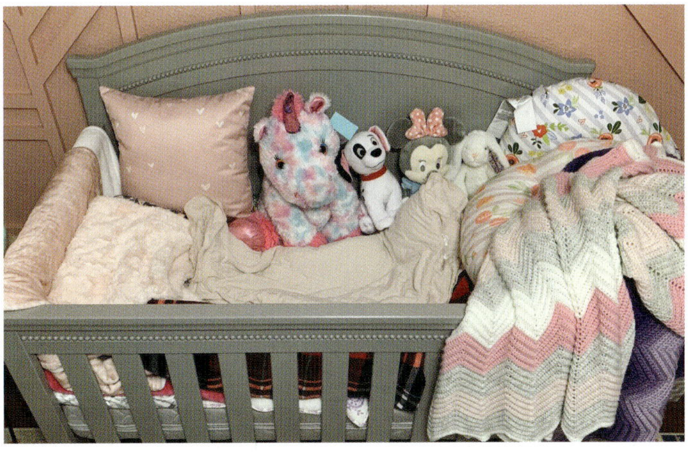

그림 9.3 이불, 봉제인형, 베개로 가득 찬 아기침대는 영아의 질식사고로 이어질 수 있다(사진 제공: Alexandra Ramirez).

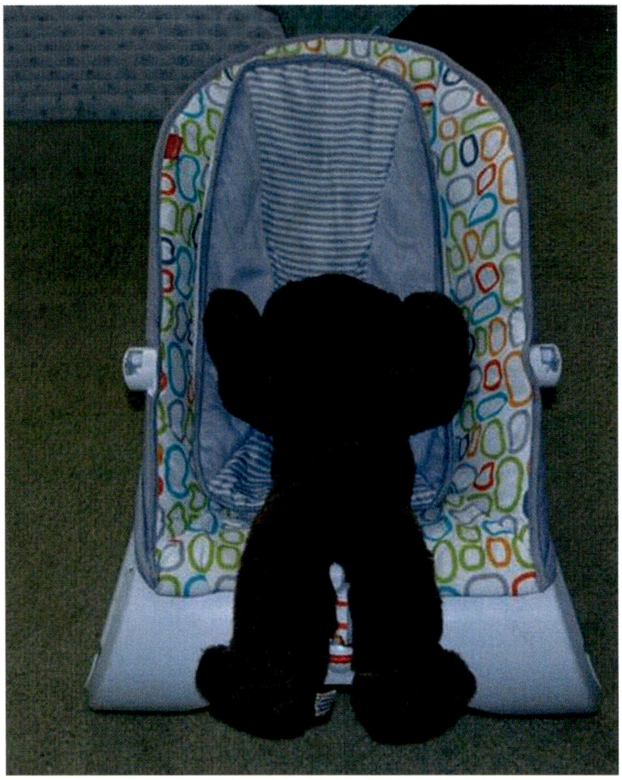

그림 9.4 의자에 얼굴을 파묻고 있던 영아의 마지막 자세를 곰인형을 이용해 재현한 모습.

- 발견 당시 아기의 자세
- 아기의 자세가 변경되었다면 변경한 사람과 그 이유
- 심폐소생술이 시도되었다면 이를 시행한 사람과 사용된 방법
- 감기나 코감기 같은 경미한 질병까지 포함하여, 최근 아기가 아픈 적이 있었는지
- 의사에게 진료를 받았는지 여부와 진료한 의사
- 아기가 받은 치료
- 아기의 약물복용 여부와 약물의 종류
- 마지막으로 의사의 진료를 받은 일시, 사유, 진료한 의사
- 최근 아기가 환자에게 노출된 적이 있는지
- 최근 가족 중 환자가 있었는지
- 수유방법(모유 또는 분유)과 마지막 식사 일시 및 식사 내용
- 지난 며칠 동안 아기의 외모나 행동에 변화가 있었는지
- 가족 중 SIDS로 사망한 아기가 있는지
- 부모가 아닌 다른 사람이 아기를 돌본 경우, 그 사람이 돌보다가 사망한 아기가 더 있는지

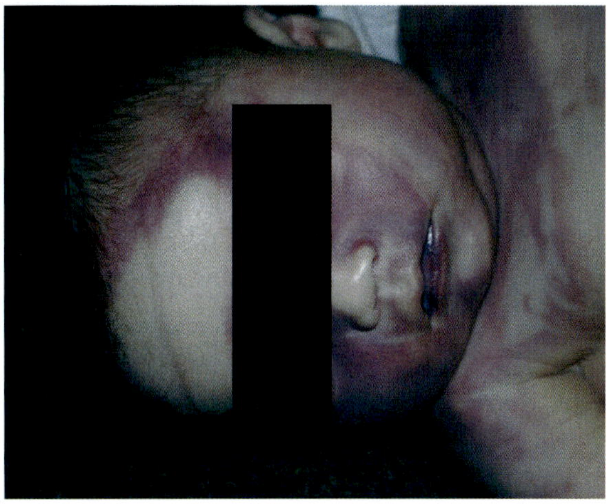

그림 9.5 엎드려 자던 영아의 신체 앞쪽에 나타난 시체얼룩.

위의 목록은 질문 내용에 대한 대략적인 지침이며, 모두 나열한 것은 아니다. 미국 질병통제예방센터(The United States Centers for Disease Control and Prevention, CDC)는 각 관할지역에서 개별 지침을 만들 때 참고할 수 있도록 영아 사망 조사에 대한 포괄적 지침을 제공하고 있다.[24]

현장 조사 후에는 완전한 부검을 시행해야 하며, 주요 장기에 대한 현미경 검사도 포함되어야 한다. 의료인이나 경찰은 시체얼룩을 멍으로, 입이나 코의 혈성 거품을 출혈로 오해하곤 한다. 외상이 없다면 법의병리학자는 시체얼룩을 바탕으로 아기의 마지막 자세를 추정할 수 있다(그림 9.5).

기저귀발진이 외상으로 오인되기도 한다. 이러한 모든 요인이 평가에 고려되어야 한다. 최근에 생긴 것이든 시일이 지난 것이든 외상의 가능성을 배제할 수 있도록 전신 방사선 사진도 촬영해야 한다. 눈 유리체액의 전해질 검사를 비롯하여 완전한 독성학 검사도 시행해야 한다. 미생물 검사, 대사기능 검사, 유전자 검사는 사건에 따라 필요한 경우 시행한다.

SUID의 사망진단서 작성

SUID를 사망진단서에 작성하는 방법은 계속 개선되고 있으며 아직은 관할권마다 다른 방식을 사용하고 있다.[6] 모든 SUID는 사망 원인이 불명이므로 사망의 종류는 "불상"으로 구분하는 것이 권장된다. 알려져 있는 위험 인자가 확인되지 않는다면 간단히 SUID라고 기록하면 된다. 하지만 부모와 같은 침대를 사용했거나 소파나 베개로 둘러싸인 성인 침대 같은 안전하지 않은 수면 환경 등의 위험 인자가 있다면 이를 함께 기록해야 한다. 예를 들어, 사망 원인을 '부모와 같은 침대를 사용하다가 발생한 영아돌연사' 또는 '안전하지 않은 수면 환경에서의 영아돌연사'로 기재하면 사망을 좀 더 정확히 이해할 수 있다.

참고자료

1. Wigglesworth JS, The macerated stillborn fetus, in Perinatal Pathology 2nd ed. WB Saunders Co, Philadelphia, PA, 1996, pp 78-86.
2. Strachan GI, The pathology of fetal maceration. Br Med J 1922; 2:80-82.
3. Wigglesworth JS, Intrapartum and early neonatal death: the interaction of asphyxia and trauma, in Perinatal Pathology 2nd ed. WB Saunders Co, Philadelphia, PA, 1996, pp 87-103.
4. Högberg U, Andersson J, Squier W, et al., Epidemiology of subdural haemorrhage during infancy: a population-based register study. PLoS One 2018;13(10):e0206340.
5. Klein cited by Taylor AS, Medical Jurisprudence 7th ed. Blanchard and Lea London, 1961.
6. Goldstein RD, Blair PS, Sens MA, et al., Inconsistent classification of unexplained sudden deaths in infants and children hinders surveillance, prevention and research: recommendations from the 3rd International congress on sudden infant and child death. Forensic Sci Med Pathol 2019; 15(4):622-628.
7. Centers for Disease Control and Prevention Sudden Unexpected Infant Death and Sudden Infant Death Syndrome: Data and Statistics.. Available at: https://www.cdc.gov/sids/data.htm. Accessed 4 January 2020.
8. Oren J, Kelly DH, and Shannon DC, Familial occurrence of sudden infant death syndrome and apnea of infancy. Pediatrics 1987; 80:355-358.
9. Ramos V, Hernandez AF, and Villanueva E, Simultaneous death of twins: an environmental hazard or SIDS. Am J Forensic Med Pathol 1997; 18(1):75-78.
10. Hoffman HJ, et al Diphtheria-tetanus-pertussis immunization and sudden infant death: results of the National Institute of Child Health and Human Development Cooperative Epidemiological Study of Sudden Infant Death Syndrome risk factors. Pediatrics 1987;79(4):598-611
11. Steinschneider A, Prolonged apnea and the sudden infant death syndrome: clinical and laboratory observations. Pediatrics 1972; 50:646-654.
12. Berger D, Child abuse simulating "near miss" sudden infant death syndrome. J Pediatr 1979; 95:554-556.
13. Minford AMB, Child abuse presenting as apparent "near miss" sudden infant death syndrome. Br Med 11981; 282:521.
14. Rosen CL, et al., Two siblings with recurrent cardiorespiratory arrest: Munchausen syndrome by proxy or child abuse. Pediatrics 1983;71:715-720.
15. Firstman R and Talan J, The Death of Innocents. Bantam Books, New York, NY, 1997.
16. Milner AD, Apnea monitors and sudden infant death. Arch Dis Childhood 1985; 60:76-80.
17. Avery ME and Frantz ID, To breathe or not to breathe: what have we learned about apneic spells and sudden infant death? (Editorial retrospective). NEJM 1983; 309:107-108.
18. Southall DP, et al., Identification of infants destined to die unexpectedly during infancy: evaluation of predictive importance of prolonged apnoea and disorders of cardiac rhythm or conduction. Br Med J 1983; 286:1092-1096.
19. Kinney HC, The serotonin brainstem hypothesis for the sudden infant death syndrome. J Neuropathol Exp Neurol 2019; 78(9):765-779.
20. Ackerman MJ, Prior SG, Willems S, et al., HRS/EHRA expert consensus statement on the state of genetic testing for the channelopathies. Heart Rhythm 2011;8:1308-1339.
21. Tang Y, Williams N, and Sampson BA, Genetic testing in sudden unexpected natural death in the young: New York City office of the chief medical Examiner's experience and perspective. Forensic Sci Med Pathol 2019; 15(3):481-484.
22. Gafafer WM, Time changes in mortality from accidental mechanical suffocation among infants under one year in different geographical regions of the United States, 1925-32; Studies on fatal accidents of children. Public Health Rep 1936; 51:1641-1646.
23. Wooley PV, Mechanical suffocation during infancy. J Pediatr 1945; 26:572575.
24. Hanzlick R, Jentzen J, and Clark S, Sudden, Unexplained Infant Death Investigation: Guidelines for the Scene Investigator, Centers for Disease Control and Prevention. 2007. Available at: https://www.cdc.gov/sids/pdf/508SUIDIGuidelinesSingles_tag508.pdf. Accessed 4 January 2020.

10 신생아살해, 영아살해, 아동살해

당신의 아이에게 거칠게 말하세요, 아이가 재채기를 한다면 때리세요.

- Louis Carroll, 이상한 나라의 앨리스

미국에서 매년 살해당하는 아동(child)의 수는 전체 살인 사건 수에 비해 상대적으로 적다. 언론은 이러한 사실은 숨긴 채 매년 몇천 명의 아동들이 살해당한다며 보도해 왔다. 이러한 충격적인 수치는 18세 이하 모든 영유아, 소아, 청소년을 아동으로 포함하여 얻은 것이다(역주: 아동은 18세 미만인 모든 사람을 가리키며, 1개월까지는 신생아, 1개월부터 만 1세까지는 영아라고 한다. 이후의 나이대는 정의에 따라 다소 다르나, 여기서는 대략 1세부터 만 6세까지는 유아, 1세부터 만 12세까지는 소아, 12세부터 만 18세까지는 청소년으로 구분하였다). 표 10.1은 2017년도에 발생한 살인 사건 수를 나이에 따라 구분한 것이다.[1)]

표 10.1 2017년 아동 살인 사건의 나이별 분류

나이	피해 아동 수
영아(1세 미만)	302
1-4세	303
5-9세	154
10-14세	178
15-19세	1,835

대부분의 아동살해는 생후 2년 이내에 발생하며, 그중에서도 대부분 첫해에 발생한다. 생후 첫해에 작위(act) 혹은 부작위(omission)에 의해 고의로 아동을 살해하는 것을 영아살해(infanticide)라고 한다. 이러한 사건은 대부분 부모에 의한 아동살해, 즉 자녀살해(filicide)에 해당한다.

신생아살해

신생아살해(neonaticide)는 출생 후 24시간 이내의 신생아를 고의로 살해하는 행위로 정의된다. 가해자는 보통 산모로, 자신이 출산한 아이를 살해한다. 가끔 친척이나 친구에게 도움을 받기도 하지만, 신생아살해는 대부분 목격자가 없는 상태에서 단독 범행으로 일어난다. 가해자는 대부분 젊고 미혼이며, 일부는 분만할 때까지 임신 사실을 몰랐다고 주장하기도 한다. 살해의 목적은 아이를 낳았다는 사실을 숨기거나 원치 않는 아이를 처리하는 것이다.

대도시에서는 영아의 시신이 하수구, 쓰레기장, 공중화장실에서 발견되곤 한다. 이들은 신생아살해의 피해자일 수도 있고 사산아일 수도 있다. 아이를 유기한 사람은 주로 어머니인데, 체포되고 나면 대부분 아이를 사산한 뒤 당황해서 시신을 유기했다고 항변한다. 따라서 신생아살해가 의심되는 사건에서 가장 먼저 확인해야 할 것은 아이가 생산아였는지, 즉 살아있는 상태로 출생했는지이다. 이는 확인하기 매우 어려울 수 있다. 태아가 짓물러 있다면 자궁내태아사망을 시사하지만, 위장에 우유나 음식물이 들어 있다면 생산아라고 판단할 수 있다. 그러나 신생아살해는 일반적으로 출생 직후 곧바로 이루어지므로 위장에서 우유나 음식물을 찾을 수 없다.

아기가 숨을 쉬었는지 확인하기 위한 표준검사로는 전통적으로 폐부유검사(hydrostatic test)가 시행되고 있다. 폐가 물에 뜨는지 확인하여 만약 폐가 가라앉으면 사산아로, 폐가 뜨면 생산아로 추정하는 것이다. 그러나 이 검사의 문제점은 부패가 진행되면 사산아의 폐도 물에 뜰 수 있다는 점이다. 두 번째 문제는 일부 생산아는 태어난 뒤 몇 번 밖에 숨을 쉬지 못하기 때문에 폐가 물에 뜰 정도로 충분한 공기가 유입되지 않는다는 점이다. 이 때문에 의사들은 폐의 현미경 검사를 병행해 왔다. 폐포가 접혀 있으면 아기가 숨을 쉬지 않은 것으로 추정할 수 있고, 폐포가 완전하고 균일하게 부풀어 있으면 공기가 들어있을 테니 아이가 분명히 숨을 쉬었다고 보는 것이다. 그러나 현미경 검사는 폐부유검사보다도 정확하지 못하다. 만약 심폐소생술이 시도되었다면 호흡기와 폐포가 팽창될 수 있으므로 아이가 생산아인지 사산아인지 확인할 수 없다. 저자 중 한 명은 자궁 안에서 사망한 채 10시간 동안 있던 태아의 폐를 현미경으로 검사하여 모든 폐포가 균일하게 팽창된 것을 확인하였다. 이는 마치 몇 시간 동안 숨을 쉰 것 같은 모습이었지만, 폐는 물에 뜨지 않았다.

현재 저자들은 폐부유검사를 가장 신뢰한다. 저자들은 양쪽 폐가 한꺼번에 뜨는지 확인한 다음 폐의 각 부분을 따로 띄워본다. 만약 모든 부위가 뜬다면 저자들은 아이가 숨을 쉬었을 가능성이 높으므로 살아있었다고 본다. 물론 이는 아이가 심폐소생술을 받거나 부패되지 않았다는 가정이 있어야 한다. 간도 부패의 지표로 사용될 수 있는데, 만약 정상적으로 가라앉아야 하는 간이 떠오른다면 부패가 일어난 것이므로 폐부유검사는 성립하지 않는다. 생산아 여부를 판단하는 데 사용되는 다른 소견으로는 폐나 심장의 점출혈과 방사선 검사에서 관찰되는 위 내부의 공기가 있다. 그러나 이 중 어느 것도 확실하지 않다. 점출혈은 비특이적이어서 자궁내 스트레스로도 발생할 수 있고, 위 내부의 공기는 아이가 산도를 통과하면서 숨을 쉬려고 애쓰다가 유입되었을 수도 있다.

생산아라는 것이 확인되고 나면 살해방법도 확인해야 한다. 영아를 살해하는 가장 간편하면서 아마도 가장 흔한 방법은 질식일 것이다. 손으로 직접 얼굴을 덮거나, 베개 같은 물체로 코와 입을 막거나, 비닐봉지에 아이를 넣으면 질식시킬 수 있다. 드물게 목을 조르거나, 걸레나 화장지를 입에 가득 넣거나, 변기나 욕조에 빠뜨리거나, 건물 밖으로 던져버리는 등의 방법으로 아기를 위험에 노출하거나 돌보지 않아 사망하게 하기도 한다.

유기에 의한 사망은 의도치 않게 발생하기도 하는데, 산모가 아기를 어딘가에 두었다가 잠시 후 데려가려 했지만 어떠한 이유로 그러지 못하거나, 온도 같은 환경적 조건이 급격하게 변하는 경우가 해당된다. 온도가 적당하다면 신생아는 음식이나 물 없이 7-10일 정도 생존할 수 있다. 이는 1985년 9월 멕시코시티 지진 당시 병원이 붕괴되면서 신생아 44명이 몇 톤의 잔해에 파묻혔던 사례에서 확인되었다.[2]

좀 더 자란 아이는 더욱 공격적인 방법으로 살해되지만, 이러한 방법은 신생아에게는 잘 사용되지 않는다. 즉, 신생아를 때리거나 밟는 사람은 거의 없다. 그러나 신생아가 질식으로 사망하면 신체적 징후가 거의 나타나지 않는다. 따라서 법의병리학자들은 산모가 아기를 비닐봉지에 넣어두거나, 입에 화장지를 넣고 그대로 두거나, 이러한 행동을 자백했을 때만 이를 진단할 수 있다. 그렇지 않다면 사망 원인은 추정에 그치게 된다.

신생아의 시신이 따뜻하고 건조한 대기에 방치되면 미라화가 일어나기 쉽다. 신생아는 무균 상태에 가까워서 이러한 현상이 더욱 잘 일어난다. 미라화된 영아는 다락방에 있던 보관함이나 오래된 집의 마룻바닥 밑에서 발견되기도 한다.

영아살해

출생 후 며칠만 지나도 살해 방법은 급격하게 변한다. 남편, 남자친구, 보모가 어머니의 공범으로 합류하기도 한다. 대부분의 아동살해는 생후 2년 이내에 발생하며, 첫해에 가장 많이 발생하고 2살이 넘으면 급격히 감소한다. 2017년 미국에서는 1-4세 아동 303명이 살해당했다.[1]

유아가 살해되는 사건은 몇 가지로 구분할 수 있는데, 전형적인 매맞는아이증후군(battered child syndrome)과 그 변형인 방치되거나(neglected) 굶주린(starved) 아이들, "충동"이나 "분노"에 의한 살인과 그 변형인 "벌 받는(주로 열탕화상)" 아이들, 코입막힘질식을 이용한 "조용한" 살인과 그 변형인 치명적인 대리뮌하우젠증후군이 있다. 이러한 범주에 속하지 않는 기타 분류도 있다.

임상의학 문헌과 대중매체에서 보이는 것과 달리, 대다수의 피해 아동은 전형적인 매맞는아이증후군과 관련이 없으며 그보다는 "충동"이나 "분노"에 의한 살인에 가깝다. 저자들의 경험에 따르면, 아동살해는 대부분 이에 속한다.

둔기손상으로 살해당한 5세 이하 아동 101명을 분석한 결과, 약 1/3에서는 외상 흔적이 전혀 보이지 않았다.[3] 나머지도 외상은 비교적 경미했고, 주로 머리와 목에 발생하였다. 이 연구에서는 가장 많은 49.5%가 12개월 이하였고, 나이가 증가함에 따라 손상률과 사망률은 감소했다. 72%는 머리뼈나 뇌 손상으로, 21%는 몸통 손상으로, 7%는 머리와 몸통 손상으로 사망했다. 또한 나이가 많을수록 배의 손상으로 사망하는 경우가 많았다.

머리 손상으로 사망한 아동에서는 머리뼈 골절의 유무와 관계없이 경막하혈종이 가장 흔히 발견되었다. 저자들은 경막외출혈, 경막하출혈, 지주막하출혈, 또는 이들이 복합적으로 발생한 어린 아동의 사망 사례를 분석했다. 경막외혈종 5건은 모두 골절이 있었다. 지주막하출혈만 있었던 4명 중 1명은 골절이 없었다. 경막하혈종으로 사망한 39명 중 17명(43.6%)은 머리뼈 골절이 없었지만, 경막하혈종이 머리 양쪽에 있던 4명은 머리뼈 골절이 있었다. 즉 머리뼈 골절은 양측성 경막하혈종이나 지주막하출혈과 좀 더 관련이 있는 것으로 보인다.

배의 손상으로 사망한 아동 중 76%는 창자나 이자, 장간막에, 14%는 간에, 2%는 간과 창자 모두 손상을 입었다.[3]

둔기손상으로 사망한 아동의 시신에서는 최근에 생겼거나 이미 치유된 여러 개의 멍과 피부까짐이 함께 관찰될 때가 많은데, 이는 머리에서 가장 흔히 나타난다. 찢긴상처나 화상, 허리띠, 옷걸이, 막대기 등에 의한 본뜬손상도 나타날 수 있다. 창백한 피부를 사이에 두고 선 모양의 멍이 평행하게 나타나면(역주: 중선 출혈 또는 두줄 출혈) 허리띠나 막대기를, 고리 모양의 자국은 옷걸이나 전기줄을 시사한다(그림 10.1). 특히 피부색이 어두운 경우에는 멍을 관찰하기가 매우 어려울 수 있다. 따라서 등, 엉덩이, 팔다리까지 길게 절개하여 연부조직 출혈을 확인하는 것이 좋다(그림 10.2). 입안에서는 항상 주름띠(frenulum), 잇몸, 입술에 찢긴상처나 멍이 있는지 확인하고, 입 주변에 둔력이 가해져 치아가 탈락하지는 않았는지 살펴봐야 한다(그림 10.3).

가해자는 영아에게 발견된 손상이 심폐소생술 때문이라고 둘러대기도 한다. 심폐소생술을 받으면 얼굴, 입술, 잇몸에 손상이 생길 수 있다. 입술의 경미한 손상은 심폐소생술로 발생할 수 있어도, 얼굴의 다발성 피부까짐이나 멍은 그렇지 않다. 갈비뼈 골절도 심폐소생술로 자주 발생한다. Dolinak은 외상이 없는 상태에서 사망 전 심폐소생술을 받은 생후 2주에서 8개월 사이의 영아 70명을 대상으로 벽가슴막(parietal pleura)을 제거한 뒤 갈비뼈 골절이 있는지 확인했다.[4] 골절은 8명에게 발생하였는데, 모두 갈비뼈 앞가쪽에 있었고, 5명은 양측성이었으며, 7명은 다발성이었다. 모든

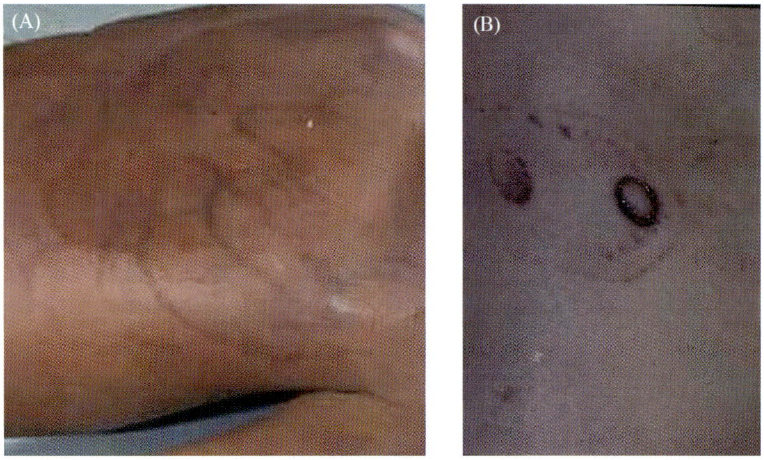

그림 10.1 **(A)** 옷걸이에 의한 고리 모양의 멍. **(B)** 허리띠의 자국.

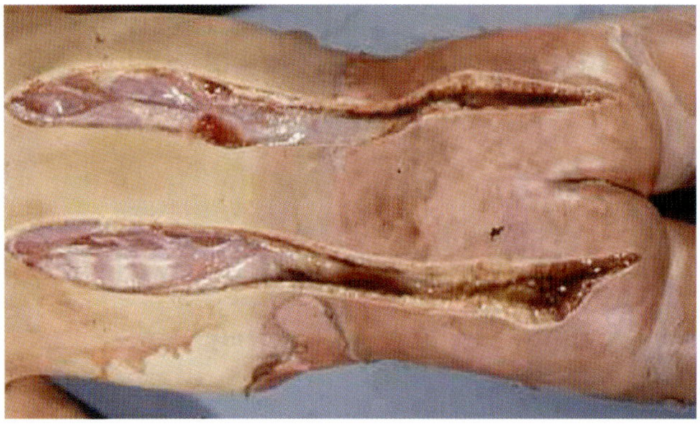

그림 10.2 연부조직 출혈을 찾기 위해 등을 길게 절개한 모습.

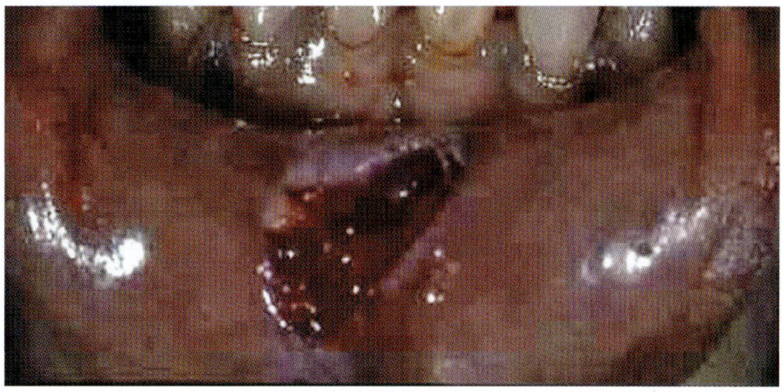

그림 10.3 입에 가해진 둔력에 의한 입술 점막의 찢긴상처.

골절은 경미했고 출혈이 거의 없었다. 갈비뼈 뒤쪽의 골절은 심폐소생술과 관련이 없고 대부분 의도적인 손상을 나타낸다.

영아살해는 둔력이 원인일 때가 가장 많지만, 소아나 청소년처럼 총에 맞거나 칼에 찔리거나 독살당할 수도 있다. 영아는 젖병을 사용하기 때문에 중독시키기가 매우 쉽다. 저자들은 영아돌연사증후군이 의심되던 사례가 독성학 검사를 통해 중독사로 밝혀지는 것을 여러 번 경험했다.

매맞는아이증후군

매맞는아이증후군은 사소한 계기로 어린 아동에게 반복적으로 의도적인 손상을 입히는 상황을 말한다. 이것의 변형으로 음식과 물을 주지 않기도 한다. 급성 손상으로 의사나 응급실을 찾아온 아동에게서 오래전부터 최근까지 생긴 멍이나 골절 등의 손상이 한꺼번에 관찰되는 것이 전형적이다. 머리뼈나 팔다리의 골절, 내장 파열, 경막하혈종, 화상도 나타날 수 있다. 부모는 아이가 그렇게 아픈지 몰랐다며 병원에 늦게 데려오곤 한다. 이때 부모가 진술하는 아이의 병력과 임상 양상 사이에는 큰 차이가 있을 때가 많다. 최근의 손상이 발생한 경위에 대한 설명은 모호하거나, 일관되지 않거나, 손상과 모순된다. 여러 개의 멍에 대해서는 아이가 "쉽게 멍이 든다"라거나 "항상 넘어진다"라고 변명한다. 머리 손상은 아이가 부모의 품에서 떨어지거나, 높은 의자에서 떨어지거나, 테이블이나 침대에서 굴러떨어진 것이라고 한다. 화상에 대해서는 아이 스스로 끓는 물에 손을 넣었거나 뜨거운 물이 담긴 냄비를 자기 쪽으로 끌어당겼거나 욕조에 들어가 아이 본인이나 형제가 뜨거운 물을 틀었다고 주장한다. 아이가 굶주리고 탈수되어 있다면 "먹기만 하면 뱉어내는" "입맛이 까다로운" 아이라고 묘사한다. 심한 기저귀발진도 자주 볼 수 있는데, 이에 대해서는 아이가 "매우 연약한 피부"를 가지고 있고 "온갖 알레르기가 있는 것 같다"라고 한다.

매맞는아이증후군은 1962년에서야 알려졌다. 1946년 피츠버그의 영상의학과 의사인 John Caffey는 "만성경막하혈종이 있는 영아의 다발성 긴뼈골절"이라는 논문을 썼다.[5] 그는 만성경막하혈종이 있는 생후 2주에서 12개월 사이의 영아 6명의 병력을 상세히 기술했는데, 이들에게는 총 23곳의 엉덩뼈 골절이 있었다. 지금의 관점에서는 전형적인 반복적 영아학대의 교과서적 사례이지만 Caffey는 사건의 본질을 보지 못했다. 그는 모든 질병을 체계적으로 배제하고 나서도 손상의 원인을 이해하지 못했다.

1953년 Silverman은 아동이 처음엔 아무런 병력 없이 이러한 양상을 보이더라도, 그 가족을 주의 깊게 면담하면 외상의 병력을 파악할 수 있다고 생각했다.[6] 그가 부모에게 받은 진술은 학대 가해자들이 일반적으로 둘러대는 이야기들이었다. 아기가 팔에서 떨어졌다거나, 부모가 아이와 함께 계단에서 넘어졌다거나, 아기의 팔과 다리가 아기침대에 끼었다거나, 요람이 넘어져서 아이를 구하려고 붙잡았다거나, 아이를 공중에 던지며 놀아주다가 놓쳤다거나 하는 따위의 핑계였다. Silverman은 이러한 내용이 손상을 정확하고 적절하게 설명하지 못한다는 것을 알지 못했고, 일부 아동에게 유달리 손상에 취약한 개인적 요인이 있으리라 생각했다.

1962년 Kempe 등의 "매맞는아이증후군"이라는 논문이 발표되면서 이 증후군이 널리 알려지게 되었다.[7] 저자들은 영아에게 나타나는 외상의 원인을 자세히 설명했고, 의사에게 그러한 손상이 반복되지 않도록 주시할 의무가 있다고 주장했다. 그 후 아동학대에 관한 엄청난 양의 문헌이 쏟아져 나왔고, 어떤 집단에서는 아동학대가 일종의 유행 같은 사회적 이슈가 되었다. 자동차 범퍼에 "아동은 아프지 않아야 한다"라는 스티커를 붙이는 사람도 있었다. 어떤 사회 집단에서는 이 개념이 인기를 끌면서 다른 형태의 아동학대나 아동살해가 과소 진단되기도 하였다. 아동살해가 매맞는아이증후군의 양상으로 나타나지 않는 경우가 많은데도 전형적인 매맞는아이증후군을 기대하는 사회적 분위기가 있었기 때문이다.

부검에서는 폭행당한 아동의 전신, 특히 머리와 가슴에서 서로 다른 시기에 생긴 여러 개의 멍이 확인된다. 보통 아이들처럼 놀다가 넘어지는 등의 사고에서는 종아리나 아래팔에 멍이 생기지만, 매 맞는 아이는 머리에 멍이 생기는 경향이 있다. 아이를 세게 움켜잡아 팔다리에 손가락 모양의 멍이 생기거나, 허리띠나 옷걸이에 몸통을 맞아 그 모양대로 멍이 생길 수도 있다. 그러나 분명 맞았는데 멍이 보이지 않을 때도 있다. 따라서 아동학대가 의심되는 사망 사건은 등, 엉덩이, 팔다리를 길게 절개하여 숨어 있는 연부조직 출혈을 확인해야 한다. 일부 어린 아동에게 관찰되는 허리엉치 부위의 색소침착, 즉 몽고반점(Mongolian spot)은 멍과 혼동하지 않아야 한다. 드물지만 구타에 의한 연부조직의 대량 출혈만으로도 사망에 이를 수 있다.

얼굴에 둔력이 가해지면 주름띠가 찢어지고 치아가 빠질 수 있다. 소아나 청소년은 입술 안쪽 점막이 치아와 부딪혀서 베이기도 한다. 몸에 담배 화상이 있을 수도 있다(그림 10.4).

뜨거운 물에 손을 담그거나 뜨거운 물체에 손을 갖다 대는 방식으로 벌을 받는 아동도 있다. 뜨거운 액체를 뒤집어쓸

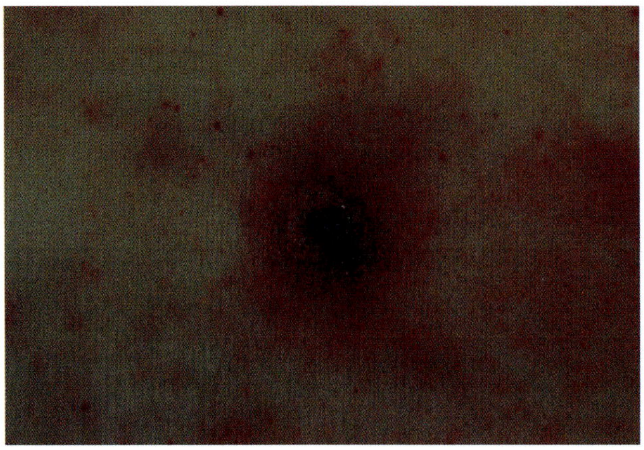

그림 10.4 영아의 가슴에서 발견된 치유 중인 담배 화상.

수도 있다. 이 경우 물이 흘러내리는 경로를 따라 화상이 생길 수 있다. 방사선 검사에서는 골절이 발견될 수도 있다.

매 맞는 아이는 대부분 머리 손상으로 사망한다. 머리뼈 골절과 관계없이 경막하출혈과 지주막하출혈이 발생한다. 뇌 손상은 머리뼈 골절이 없어도 충분히 생길 수 있다. 골절은 이차성 수막염으로 이어지기도 한다. 최근의 출혈뿐만 아니라 오래된 경막하혈종이 발견될 수도 있다. 머리뼈 골절과 뇌 손상이 있어도 머리덮개와 연부조직의 손상은 미미하거나 없을 수 있다. 따라서 머리에 외부적인 손상이 없다고 해서 뇌 손상을 배제할 수는 없다(그림 10.5, 10.6). 이는 머리덮개밑출혈이 없을 때도 마찬가지이다. 머리가 평평하고 유연한 표면에 충분한 힘으로 충돌하면 머리덮개 안팎의 멍

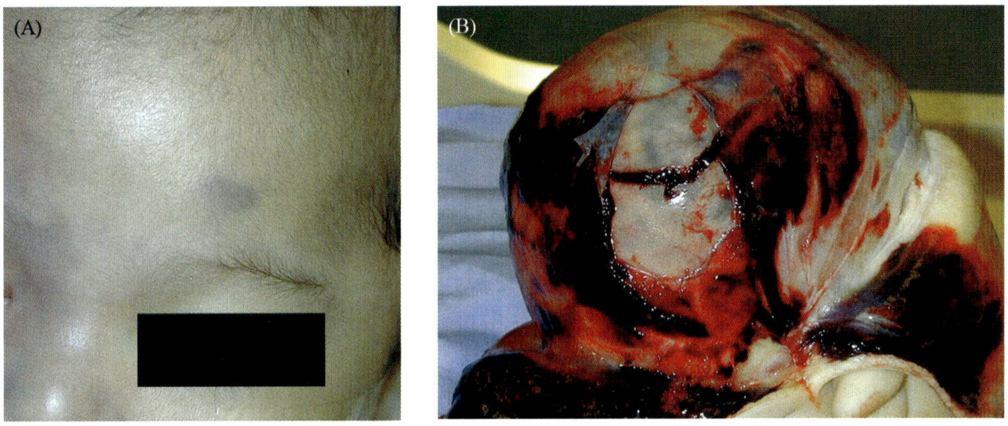

그림 10.5 의식소실 상태로 입원한 1세 유아. **(A)** 면도 후에도 머리덮개에서는 이마의 작은 멍만 확인되었다. **(B)** 머리덮개를 벗긴 후에야 머리뼈 골절을 동반한 광범위한 머리덮개밑출혈이 확인되었다.

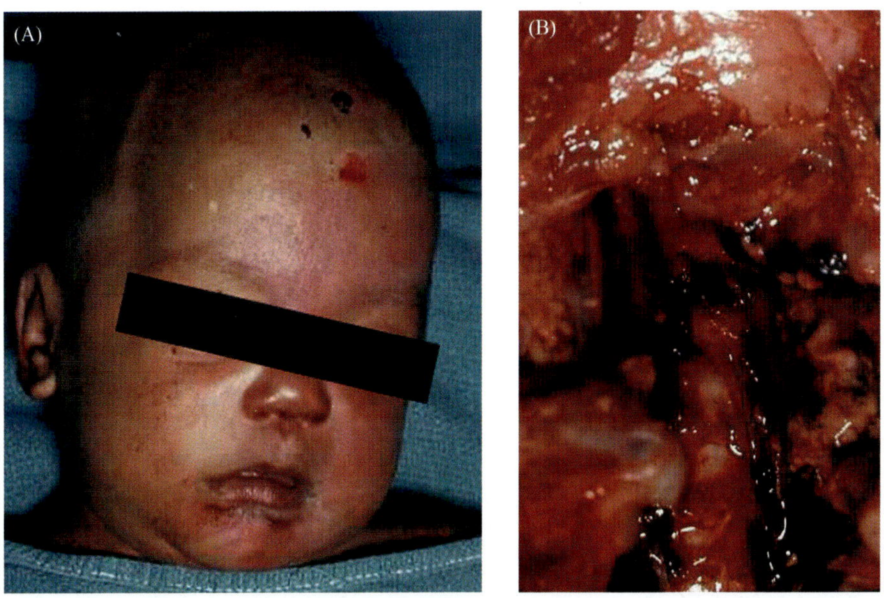

그림 10.6 SIDS를 진단받고 법의관 사무소에 이송된 생후 32개월의 유아. **(A)** 외표에는 이마에 치유 중인 딱지가 3개 있었고 턱에 피부까짐이 있었다. **(B)** 부검에서는 6-7번 목뼈에 골절이 있었다. 부모는 아이가 엎드린 상태에서 머리를 침대에 내리쳤다고 인정했다.

이 없어도 뇌 손상이 발생할 수 있다.

학대 아동에서 사망과 이환(morbidity)의 가장 흔한 원인은 머리 손상인데, 영아의 경우 사고로 머리속 손상이 발생하는 일은 매우 드물다. 어린 아동과 영아에게 중증의 치명적인 머리 손상이 발생하는 원인은 대부분(95%) 학대, 교통사고, 높은 곳에서의 추락이며, 나머지는 다른 드문 상황이 원인이다.[8] 영아는 침대, 소파, 높은 의자에서 떨어져도 대부분 가벼운 뇌진탕만 겪는다. 이러한 상황만으로는 머리속 손상을 설명할 수 없다. 이는 Helfer 등의 연구 결과와 일치하는데, 이들은 입원 중 요람, 침대, 검사대에서 낙상한 아동 85명을 연구하였다.[9] 낙상 높이는 약 36in.(90cm)였다. 85건 중 57건은 별다른 손상이 없었고, 20건에는 혹이나 멍이 있었으며, 17건은 작은 벤상처, 생채기, 코피를 보였고, 1건만 머리뼈 골절이 있었다(일부 사례에서는 2군데 이상의 손상이 있었기 때문에 전체 손상 건수는 85건을 넘는다). 머리뼈 골절이 있었던 아동에게 심각하거나 뚜렷한 후유증은 없었다. 사실 골절 부위에는 연부조직 손상의 징후도 없었다.

심각한 머리 손상은 망막출혈과 함께 나타나기도 한다. 아동이 살아남으면 망막에 흉터가 남을 수 있다. 망막출혈은 출산 중 저절로 생길 수도 있지만 이때는 흉터가 잘 생기지 않는다.[10] 망막출혈은 타살 사건에서 더욱 흔하지만, 심각한 사고에 의한 머리 손상에서도 나타날 수 있다. 망막출혈은 응고장애, 패혈증, 혈관병증, 머리속출혈이 증가했을 때에도 볼 수 있다.[11, 12] 교통사고에서 안전띠가 가슴을 조이는 것처럼, 가슴에 갑자기 강한 압박이 가해져 망막출혈이 발생하는 사례도 드물게 발생한다.[13]

매 맞는 아이의 사망 원인으로 머리 손상 다음 흔한 것은 배의 손상으로, 배를 주먹으로 맞거나 발로 차여서 생긴다. 배벽에 외상이 전혀 없어도 배안에는 간열창, 지라파열, 장간막열창, 창자파열, 대량의 혈복강 등이 있을 수 있다. 배를 심하게 맞으면 척주가 지나가는 위치에서 간, 샘창자, 이자가 절단되기도 한다. 창자 손상이 단독으로 발생하면 배막염으로 사망할 수 있다.

어떤 변호사는 심폐소생술 때문에 배의 손상이 발생했다고 주장하기도 한다. Price 등이 심폐소생술이 시도되었던 아동 내인사 324건을 조사했지만 배의 손상은 발견되지 않았다.[14] 이는 심폐소생술을 시행한 의료인의 숙련도나 부모나 행인 같은 비의료인의 시행 여부와는 관계가 없었다. Bush 등도 사망 전 심폐소생술을 받았고 사망 원인이 외상이 아니었던 12세 미만의 소아 211명을 분석했다.[15] 15명에게서 최소 1군데 이상의 손상이 발견되었고 이 중 7명의 손상은 의학적으로 중증이었지만, 배안 장기의 손상은 없었다. 생명을 위협할 수 있는 손상은 3명에서만 확인되었는데, 각각 기흉, 심장바깥막 혈종, 배막안출혈에 동반된 폐실질 출혈이었다.

아동 방임 또는 기아

기아를 비롯한 방임에 의한 사망은 매맞는아이증후군의 변형된 형태이다. 아동의 식사는 불충분하거나 불규칙하며, 아동은 대소변과 함께 방치된다. 아동의 이목구비는 움푹 파이거나 주름져 있고, 배는 꺼지고 갈비뼈는 불거지며, 피부는 탄력을 잃어 주름지고 늘어지는 등 전반적으로 쇠약한 모습을 보인다(그림 10.7). 심한 궤양성 기저귀발진이 동반될 때도 있다.

아동의 이러한 모습은 3가지로 설명할 수 있다. 범죄 수준의 방임, 영아의 양육에 대한 부모의 무지, 위장관 기형이나 흡수장애 증후군과 같은 선천성 질환 등이다. 어머니가 어리거나 가난하거나 교육받지 못했거나 지적장애가 있다면,

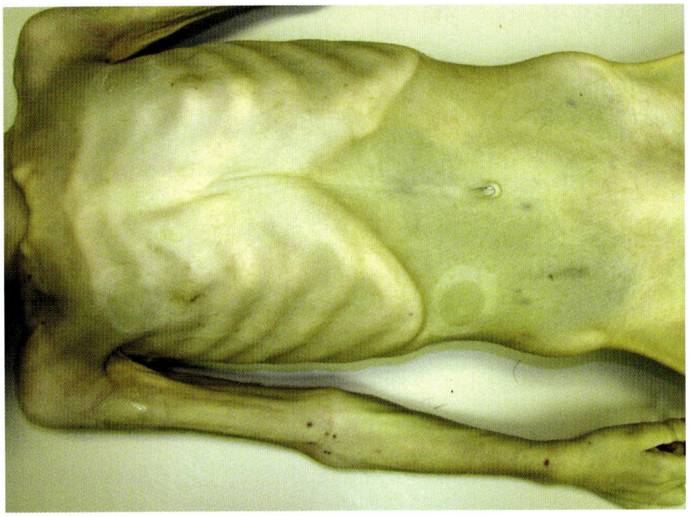

그림 10.7 기아 상태의 아이.

적절한 수유 방법과 양육법을 몰라 영아가 영양실조에 빠질 수 있다. 이 경우 영아는 겨우 생존할 수 있을 정도의 영양만 공급받게 된다. 이때 만약 심한 설사가 발생한다면 불과 몇 시간만 이어져도 기존의 영양실조가 악화되어 심각한 상태가 될 수 있다.

기아나 방임 상태의 아동들은 대부분 사망하기 전 적어도 한 번은 입원한다. 선천성 질환에 의한 것이 아니라면 아동들은 병원에서 빠르게 체중이 증가하여 건강하고 영양상태가 좋은 모습으로 퇴원한다. 그랬던 아동들이 나중에 굶주려 사망한 채 발견된다면, 이는 누군가의 의도적인 행동에 의한 타살이라고 할 수 있다. 입원 병력이 없다면 우선 영양실조를 유발할 수 있는 자연적 질병의 가능성을 배제해야 한다.

"충동" 또는 "분노"에 의한 타살

영아살해나 아동살해의 대부분이 여기에 속한다. 이들은 경미하거나 사소한 계기로 유발된 갑작스러운 폭력 행위에 희생된다. 가해자는 어머니의 남편이나 남자친구일 때가 많고, 드물게는 어머니 본인일 때도 있다. 아동이 울거나 기저귀를 더럽히면 가해자는 억눌려 있던 분노와 불만이 갑자기 터져 나와 아동을 집어 던지거나 물건, 바닥, 벽에 내리친다. 이로 인한 치명적인 손상을 제외하면 아동의 양육 상태나 영양 상태는 좋은 편이다. 어떤 아동에게는 가볍고 오래된 상처가 몇 개 발견될 수 있지만 이는 매맞는아이증후군에서 나타나는 시기가 다른 다발성 손상과는 다르다. 사망 원인은 대개 머리 손상이다. 드물게 가해자가 배를 때리거나 발로 차서 심각한 손상을 입히기도 한다. 내부 손상이 심해도 겉으로는 드러나지 않을 수 있다. 간혹 SUID처럼 보이던 사건에서 (적어도 외표에서는) 눈에 보이지 않던 심각한 머리나 배의 손상이 발견되어 충동적 살인으로 밝혀지기도 한다. 가해자는 손상에 대해 보통 "내 품에서 떨어졌다", "공중에 던지고 잡으려다 놓쳤다", "높은 의자에서 떨어졌다", "침대에서 굴러 떨어졌다" 등으로 둘러댄다.

어떤 사람들은 아동을 벌주기 위해 뜨거운 물에 담그기도 한다. 특정 행동을 하지 않도록 "가르치기" 위해 아동의 손이나 발을 끓는 물에 담그는 것이다. 그러나 법의병리학자는 허리까지 물에 담가진 아이를 더욱 많이 본다. 의도적인 열탕화상을 입은 아동은 사고로 화상을 입었다며 일단 병원 응급실에 이송된다. 화상을 입은 시각과 아동이 응급실로 이송된 시각 사이에 시간이 지연된 경우가 많다. 보호자는 손상이 그 정도로 심한지 몰랐다고 하겠지만, 아동은 신체의 절반 이상에 2도나 3도 화상을 입는 등 심각한 상태여서 일반인도 알아볼 수 있을 정도일 것이다. 화상을 입게 된 경위로는 대부분 몇 가지 시나리오 중 하나를 말할 것이다. 어떤 사람은 아동을 씻기고 있었는데 비명을 지르고 나서야 물이 그렇게 뜨거운 줄 알았다고 하지만 정작 자기 손에는 화상의 흔적이 없다. 피해자가 소아라면, 가해자는 아동이 욕조에 들어가서 뜨거운 물을 틀었다가 무슨 이유에선지 빠져나오지 못했다고 한다. 이것의 변형으로, 아동이 욕조에 들어간 사이 형제나 자매가 뜨거운 물을 틀었다고도 한다. 이러한 진술을 자세히 들어보면 앞뒤가 맞지 않고 화상의 양상과도 다르다.

열탕화상(탕상화상)에 의한 아동학대는 대부분 기저귀를 더럽혔다는 등의 이유로 어른이 아동을 벌하는 과정에서 발생한다. 싱크대나 욕조에 물을 틀어놓고 아동의 허리춤이나 팔을 잡고 물속으로 가라앉히는 것이 전형적이다. 이들이 모르는 것은 주거용 건물의 온수기는 대부분 140℉(역주: 60℃) 전후로 설정되어 있다는 점이다. 이 정도 온도에서는 물에 닿은 지 불과 몇 초 만에 피부 전층에 화상을 입을 수 있다.[16] 물의 온도가 낮아질수록 이러한 3도 화상을 입는 데 필요한 시간은 늘어난다.

아동을 물에 담그면 발이 먼저 물에 닿는데, 무의식적으로 발을 빼려고 하면 무릎과 엉덩이를 굽히게 되므로 아동은 쪼그려 앉은 자세로 물에 잠기게 된다. 대부분의 경우 물의 깊이는 6-12in.(역주: 15-30cm) 정도로 그리 깊지 않다. 아이가 물속에서 취하는 자세 때문에 화상은 매우 특징적인 분포를 보이게 된다(그림 10.8).

무릎 주변과 무릎오금의 피부는 보존되는데, 아이가 다리를 구부리면서 무릎이 물 밖으로 나오게 되고 허벅지와 종아리가 맞닿아 무릎오금의 피부를 보호하기 때문이다. 허벅지가 배에 밀착될 때도 많은데, 이 경우 샅굴(inguinal) 부위도 보존될 수 있다. 기저귀를 찬 상태였고 물에 잠긴 시간이 길지 않다면, 기저귀로 샅굴 부위가 보호되기도 한다.

뜨거운 액체를 떨어뜨리는 등의 사고로 화상을 입었다면 대부분 특징적인 양상을 볼 수 있다. 이러한 화상은 보통 가장자리가 불규칙하며 깊이가 일정하지 않다. 또한 화상은 대부분의 액체가 처음 접촉한 중앙의 넓은 화상과 그 주변을 위성처럼 둘러싸는 작은 화상들로 구성된다. 일반적으로 액체는 처음 접촉한 부위에서 아래로 흘러내리므로, 마치 몸의 아래쪽을 가리키는 화살표 같은 형태를 보일 수 있다.[17] 옷이나 중간 물질의 존재도 화상의 양상에 영향을 미칠 수 있다. 모든 화상이 고의적인 것은 아니므로, 화상을 조사할 때는 화상의 양상을 반드시 고려해야 한다. 그러나 아동에게 뜨거운 액체를 끼얹었을 때와 아동이 실수로 자신에게 액체를 쏟았을 때 나타나는 화상은 서로 비슷한 양상을 보일 수 있으므로, 정황 정보와 신체적 소견을 포함한 철저한 조사가 이루어져야 한다.

표 10.2는 표피와 피부 전층의 화상을 일으키는 데 필요한 수온과 시간 사이의 관계를 보여준다. 이는 인체 실험을 기반으로 한 것인데,[16] 실험대상자는 성인이었기 때문에 피부가 얇고 연약한 어린아이는 소요 시간이 더욱 짧을 가능성이 높다.

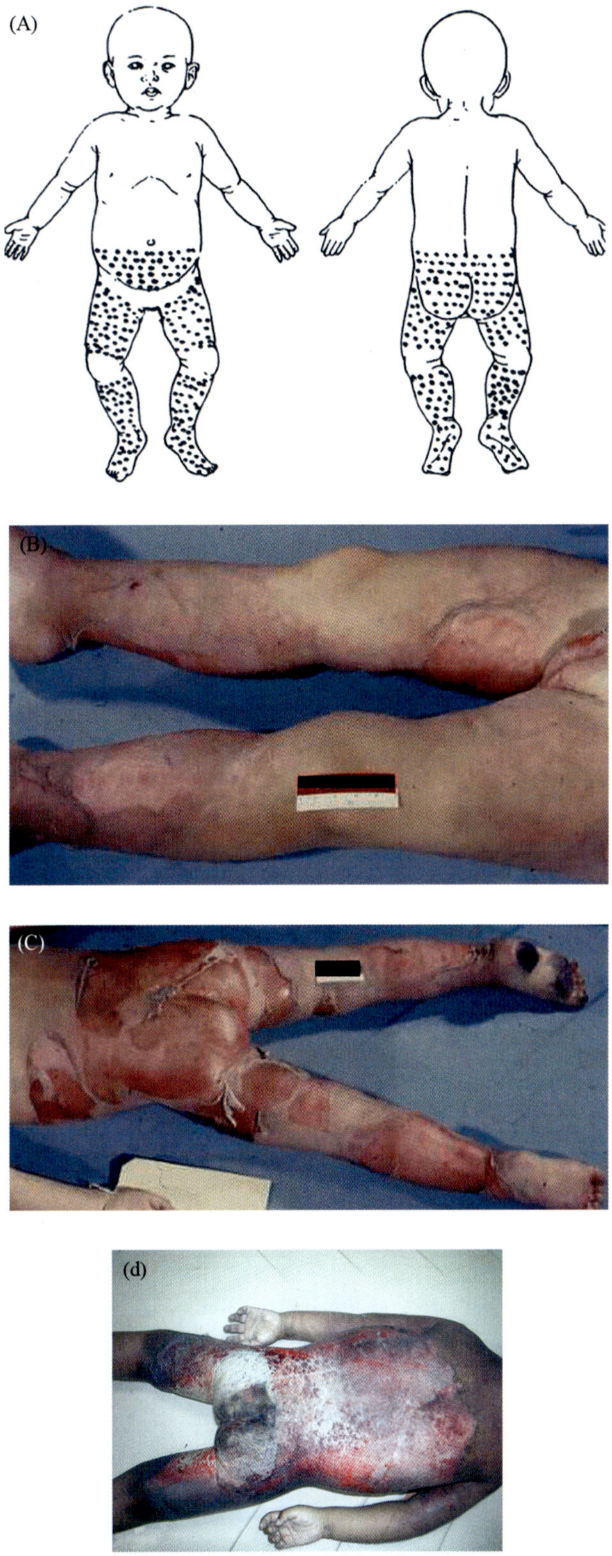

그림 10.8 **(A)** 일반적인 열탕화상의 분포를 나타낸 그림으로, 무릎, 무릎오금, 샅굴 부위는 손상을 입지 않았다. **(B)** 무릎 피부가 보존된 시신. **(C)** 무릎오금이 보존된 시신. **(D)** 욕조에 닿아있던 엉덩이가 보존된 시신.

표 10.2 열탕화상이 일어나는 시간과 수온의 관계(역주: 온도에는 섭씨를 추가로 표기하였다)

온도	표피 손상의 임계시간	피부 전층 손상의 임계시간
120℉ (48.9℃)	290초	600초
125℉ (51.7℃)	50초	120초
130℉ (54.4℃)	15초	30초
140℉ (60.0℃)	2.6초	약 7초
150℉ (65.6℃)	< 1초	2.3초

조용한 살인

영유아를 살해하는 방법 중 가장 흔히 놓치게 되는 것은 아마도 코입막힘질식일 것이다. 저자들의 경험에 따르면, 코입막힘질식은 영아에게 충동에 의한 살인 다음으로 흔한 살해 방법이다. 영아에게 코입막힘질식을 유발하는 것은 매우 쉽다. 두 손가락으로 아이의 코를 막는 동시에 손바닥으로 아래턱을 밀어 올려 기도를 막으면 된다. 다른 방법으로는 베개나 수건을 아이의 얼굴에 대고 누르는 방법, 얼굴을 아래로 하여 침구로 밀어 넣는 방법, 그냥 손으로 코와 입을 막는 방법 등이 있다. 이는 자백이나 목격자 진술로 확인된 것인데, 이러한 행위가 녹화된 경우도 있다.

영아의 코입막힘질식 사건이 실제로 얼마나 발생하는지는 알려지지 않았는데, 이를 확인할 수 있는 과학적인 검사방법이 개발되지 않는 한 앞으로도 알 수 없을 것이다. 이렇게 영유아를 질식시키는 데 필요한 힘의 크기가 매우 작기 때문에 외상의 흔적은 거의 남지 않는다. 영아의 질식에 필요한 시간, 즉 뇌파가 평평해지고 자발호흡이 사라지는 데 필요한 시간은 70-90초로 알려져 있다.[18, 19] 부검에서는 SUID와 마찬가지로 특이소견이 없다(그림 10.9).

SUID 중 일부가 코입막힘질식이라는 점은 의심할 여지가 없다. 그 비율은 최대 10%로 추정된다. 다만 저자들이 보기에 이러한 추정치는 과도하고, 코입막힘질식이 SUID로 진단된 사례는 전체 SUID의 몇 퍼센트에 불과할 것으로 생각된다.

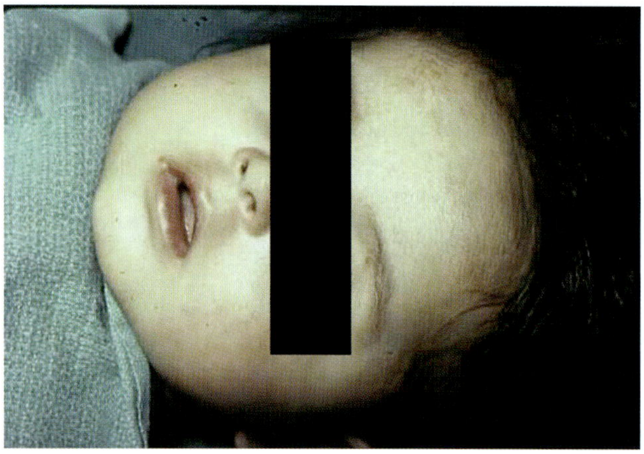

그림 10.9 SUID로 법의관 사무소에 이송된 생후 2개월 영아. 부검 결과 손상이나 점출혈은 없었다. 이후 어머니는 수건으로 아이를 질식시켰다고 인정하였다.

질식을 이용한 영아살해는 대부분 산발적으로 발생하지만, 이러한 피해자 중 일부는 오늘날 타인에 대한 인위장애(*factitious disorder imposed on another*)라고 불리는 대리뮌하우젠증후군 환자에 의해 질식이 유발되며, 가해자는 대부분 피해자의 어머니이다. 이들은 아동에게 인위적인 증상과 징후를 만들어 낸 뒤 병원에 데리고 가서 의사에게 지어낸 병력을 말한다.[20] 아동은 여러 차례 입원하여 존재하지 않는 질환에 대한 광범위한 검사, 치료, 수술을 받게 된다. 흔한 형태의 대리뮌하우젠증후군에서는 여러 번의 입원 끝에 진단이 내려지곤 하는데, 대개 증상과 징후가 의학적으로 이해되지 않고 기이해 보이기 때문이다. 피해 아동의 성별에는 차이가 없고, 거의 모든 가해자는 어머니이다.[20] 아동의 아버지는 보통 아내를 지지하는데, 무슨 일이 일어나고 있는지 모르는 상태에서도 그러할뿐더러 아내가 고발된 후에도 대부분 이러한 태도를 유지한다. 진료 초기에는 여러 가지 다양한 감별 진단이 고려된다. 어머니와 아동은 매우 친밀해 보여서 의사나 사회복지사는 어머니가 무슨 짓을 하고 있는지 알아차리기 어렵다.

1974년 DiMaio와 Bernstein이 대리뮌하우젠증후군의 더욱 치명적인 형태를 법의병리학 학술지에 보고했지만,[21] 이 진단명을 사용하지 않아서 소아청소년과 의사들은 오랫동안 이를 인식하지 못했다. 이러한 경우 주로 어머니인 가해자는 아동의 코와 입을 반복적으로 막아 의식을 잃게 한다. 아동들은 부모의 심폐소생술로 의식을 되찾거나, 무호흡, 청색증, 의식소실이 있었다며 거의 빈사 상태로 응급실에 이송된다. 이러한 일은 아동이 병원에 입원할 때까지 반복된다. 입원 후 아동은 광범위한 검사를 받지만 이상 소견은 발견되지 않는다. 아동들은 대부분 병원에 있는 동안에는 무호흡과 청색증이 발생하지 않는다. 병원에서도 발생한 경우, 병력을 자세히 조사해 보면 병원 밖에서 이러한 발작을 목격했던 보호자가 재발 당시에도 병실에 아동과 단둘이 있었다는 것이 드러난다. 병원에서 퇴원하고 나면 대리뮌하우젠증후군 진단이 내려지거나 아동이 사망할 때까지 "발작"이 계속된다.

Rosen 등은 어머니에 의한 코입막힘질식으로 심폐정지가 반복되었던 두 아동의 사례를 보고했는데,[18] 어머니의 범행은 영상으로 기록되었다. 아동은 심폐정지로 입원한 5개월 된 여자아이로, 4살 오빠도 비슷한 병력을 가지고 있었다. 어머니는 아동이 생후 1주일부터 거의 매일 무호흡, 청색증, 서맥, 의식소실을 보였다고 하였다. 발작은 매우 잦아서 발작 사이의 가장 긴 시간간격은 72시간에 불과했고, 수면 여부와 관계없이 발생했다. 아동은 CT, 심전도 검사, 뇌파 검사 등 광범위한 검사를 받았고 여러 종류의 항경련제를 투여받았다. 아동은 병원에서도 여러 차례 무호흡 발작이 일어났고 무호흡과 함께 청색증, 서맥, 의식소실을 보였지만, 산소를 공급하고 심장 압박을 하면 매번 깨어났다. 하지만 마지막 입원 당시 의사들은 이러한 상황이 의심스러워 비디오 장비를 이용했고, 어머니가 오른손바닥을 아이의 얼굴에 얹어 질식시키는 모습을 촬영할 수 있었다. 그녀는 90초 동안 손을 대고 있었는데, 기도가 막힌 지 30초 뒤에 심박수가 떨어지기 시작했고, 90초가 되자 뇌파가 느려지고 평평해졌다.

소아청소년과 의사들 사이에 이 증후군이 점차 알려지고 비디오카메라가 대중화되면서, 추가로 발견된 사례들이 보고되었다. Southall 등은 비디오카메라에 기록된 2건의 코입막힘질식 사례를 보고했다.[19] 그중 1건에서는 어머니가 22개월 유아의 코와 입을 티셔츠로 덮고 머리를 매트리스에 눌렀다. 다른 사건의 생후 6개월 유아도 어머니가 얼굴에 옷을 덮고 머리를 매트리스에 눌렀다. 첫 번째 사건은 비디오로 촬영되지는 않았지만 의료진이 모니터 중이었는데, 아동은 코와 입이 막힌 지 2분 만에 의식을 잃고 청색증 상태로 발견되었다. 이 영상에서 두 아동은 의식을 잃을 때까지 격렬하게 몸부림을 쳤다. 따라서 "조용한" 살인이라는 용어는 부적절하다. 의식소실과 관련된 뇌파 변화가 발생하기까지는 최소 70초가 걸렸다. 입술이나 코에는 아무런 흔적이 보이지 않았다. Southall 등은 코입막힘질식이 시행되는 동안 촬영된 영상을 바탕으로 이 과정에서 나타나는 생리적 변화를 기술하였다.[19] 먼저 큰 움직임이 갑자기 시작되는데, 아동이 코입막힘질식에 저항하여 격렬히 몸부림친 것으로 보인다. 1분이 지나면 아동은 비교적 느린 속도로 깊게 숨을 쉬며, 호기 단계가 길어져 "헐떡이는" 호흡을 하게 된다. 이 무렵 뇌파는 등전선(isoelectric baseline)에 가까워지는 크고 느린 파동을 보였는데, 이는 대뇌의 저산소증을 시사하는 소견이다.

치명적 형태의 대리뮌하우젠증후군에 의한 사망은 (실제로는 존재하지 않는) "놓칠 뻔한 SIDS"라고 진단될 수 있다. Berger는 놓칠 뻔한 SIDS처럼 나타난 질식에 의한 아동학대 2건을 보고했다.[22] 다행히 두 아동 모두 생존하였고, 가해자는 모두 어머니로, 아동의 코와 입에 손을 얹은 것으로 보였다. Minford도 놓칠 뻔한 SIDS처럼 나타난 아동학대 사례를 보고했는데,[23] 이 사례에서도 아이는 생존했고, 어머니는 아이의 코를 잡아서 청색증과 무호흡을 유발했다고 인정했다.

대리뮌하우젠증후군에 대한 변호를 위해 가족성 SIDS가 이용되기도 하였다. 한 사건에서는 어머니가 두 자녀를 질식사시킨 혐의로 대배심에 기소되었지만, 지방 검사가 사건을 기각하여 그녀는 어느 자녀에 대해서도 재판을 받지 않았다. 해당 검사는 소아청소년과 의사로부터 이 아이들이 유전성 SIDS에 해당한다는 의견을 받았다. 여기에는 SIDS의 유전적 소인을 주장하며 무호흡 모니터의 예방적 사용을 대중화시킨 Steinschneider의 연구[24]가 인용되었다. 법의병리학자들은 이 사건들을 연쇄살인으로 강력히 의심하면서 이 논문에 대해서도 곧바로 회의적인 반응을 보였지만, Steinschneider의 논문에 이어 한 가족에서 여러 명의 SIDS가 진단된 다수의 사례들이 의학 학술지에 추가로 보고되면서 마치 SIDS의 유전성이 확인된 것 같은 분위기가 되었다. 그러나 1994년 3월, Stienschneider의 논문에 인용된 어머니는 아이 울음소리를 참지 못해 자신의 다섯 자녀 모두 코입막힘질식으로 질식시켰다고 고백했다. 그녀는 이후 타살 혐의로 재판을 받았고 유죄 판결을 받았다.[18, 20]

이러한 사건들은 영상증거 없이는 법정에서 입증하기 어려울 수 있지만, Woods 사건(United States v. Woods)은 범죄의 실체(corpus delicti), 즉 실제로 살인이 이루어졌다는 것을 증명하기 위해 피고인이 과거 유사한 범죄를 저질렀다는 증거를 재판에 제출할 수 있도록 허용한 선례가 된 획기적인 판결이었다. 해당 재판에서는 당시 피고인이 살해한 것으로 추정되던 여아 외에, 지난 23년간 피고인의 보호를 받다가 유사한 의학적 이상을 보이며 사망한 6명을 포함한 8명의 다른 아이들에 대한 기록이 증거로 제출되도록 허용되었다. 피고인은 당시 이들 8명의 아동과 관련된 범죄로 기소되거나 유죄 판결을 받은 적이 없었다. 법원은 이 아이들과 관련하여 새롭게 도입된 증거를 통해 피고인이 살해한 혐의를 받는 피해 아동이 불상의 질병으로 사망한 것이 아닌 살인의 피해자임을 알 수 있다고 판결했다. 우연의 원리(doctrine of chances), 즉 한 사람에게 비슷한 사건이 반복된다면 이는 우연이 아니라는 주장에 따라 앞서 반복된 다른 사건이 이처럼 증거로 허용될 수 있었다. 이 판례는 학대 사건을 기소할 때 특히 중요한데, 아동은 나이와 상황 때문에 가해자의 상대 측 증인으로 증언하기 어렵기 때문이다(Samantha DiMaio, J.D.와의 개인적 대화에 근거함).

흔들린아이증후군

과격한 흔들기가 어떠한 결과를 초래하는지 나타낸 가장 유명한 글은 1871년 출판된 것으로, 1862년 7월에 일어난 사건이 기록되어 있다. 어린 소녀는 "붉은 여왕의 팔 아래를 잡고 격렬하게 흔들기 시작했고", "온

힘을 다해 여왕을 앞뒤로 흔들었다… 앨리스가 계속 흔들자… 여왕은 점점 더 짧아지고, 더 뚱뚱해지고, 더 부드러워지고, 더 둥글어져서 결국 새끼 고양이가 되었다" "만약 누구라도 이 일을 설명해 준다면" 앨리스가 말했다…. "내가 6펜스를 줄게요. 나는 아무 의미도 못 찾겠어요."(Louis Carroll의 이상한 나라의 앨리스 중 일부)

흔들린 아기에게 나타나는 손상, 즉 흔들린아이증후군(shaken baby syndrome)의 개념은 1972년 John Caffey가 제안했는데, 격렬하게 흔들린 영아에게 특징적으로 나타나는 망막출혈, 경막하출혈, 지주막하출혈과 같은 임상적, 병리학적 상태를 설명하기 위해서였다.[25] 이 장의 앞부분에서 설명한 바와 같이, 그는 과거 "만성경막하혈종이 있는 영아의 다발성 긴뼈골절"[5]이라는 논문을 썼지만, 당시에는 그것이 실제로는 외상성 손상이라는 것을 알지 못했다. 몇 년 후 그는 이 증후군이 아기를 흔들 때 머리가 상대적으로 무거워서 일어난 일종의 채찍질 효과라고 생각했는데, 아기의 목 근육이 약하고, 머리뼈는 미성숙하고 일부는 막으로 되어 있으며, 지주막하공간은 상대적으로 넓고, 뇌는 미성숙하고 부드럽다는 점도 관여했다고 보았다. 다시 말하면 이러한 손상은 머리에 직접 가해진 충격에 의한 손상이 아니라, 머리가 앞뒤로 흔들리면서 발생하는 가속-감속에 의한 간접적인 견인력이 원인이라는 것이다. 흥미롭게도, Caffey의 원래 논문에 기술된 사례 중 상당수는 뇌 손상이 없었기 때문에 오늘날의 기준으로는 흔들린아이증후군에 해당하지 않는다. Caffey의 논문은 과학적 오류도 많았기 때문에 지금이라면 출판될 수 없었을 것이다. 지나치게 격렬한 "트림"이 치명적일 수 있다거나 호흡정지발작, 몸 흔들기, 머리 굴리기가 뇌 손상을 유발한다는 등 그의 논문은 대부분 과학적 근거가 없는 추측으로 이루어져 있었고, 논문에 제시된 27건 중 15건은 *Newsweek* 잡지에서 수집한 것이었다.[25] Caffey는 흔들린아이증후군을 구상하면서 머리속출혈과 망막출혈은 있지만 머리에 외력이 가해졌다는 증거는 없는 사례들을 광범위하게 관찰하여 하나의 통일된 가설을 세웠다.[25] 그러나 가설이 항상 진실인 것은 아니므로 연구자는 가설을 증명하거나 반박할 의무가 있다. 이를 위해서는 실험과 반복적인 객관적 관찰을 통해 다른 가능한 설명을 배제해 나가야 한다.

흔들린아이증후군에 대한 대부분의 논문에서는 임상적 양상을 기반으로 이를 진단하였다. 환자가 사망하여도 이들을 모두 부검하지는 않았고, 부검 소견이 논문에 잘 언급되지도 않았다. 처음 소개되고 나서 이 "증후군"의 더 많은 사례가 발굴되고 연구됨에 따라, 이들 사례에서 외력으로만 설명할 수 있는 머리덮개와 머리뼈의 멍이나 골절 같은 손상이 발견되기 시작했다. Duhaime 등이 흔들린아이증후군으로 진단받은 48명의 영유아를 연구한 결과 13명이 사망했는데,[26] 7명은 임상적으로 머리에 둔기손상(예, 머리덮개의 멍, 머리덮개밑 또는 뼈막밑의 출혈, 머리뼈 골절 등)의 증거가 전혀 없었다. 그러나 부검에서는 13명 모두 머리에서 둔기손상이 발견되었다. 8명은 연부조직 출혈, 5명은 멍과 머리뼈 골절이 있었다. 머리에 임상적으로 둔기손상이 없었던 7명 중 4명만 망막출혈, 경막하혈종, 지주막하출혈 등의 전형적 증상을 보였다. 나머지 3명은 경막하혈종과 지주막하출혈은 있었지만 망막출혈은 없었다.

흔들린아이증후군으로 추정되는 사례에서 외력에 의한 손상이 발견되자 일부 저자는 용어를 "흔들린충격증후군(shaken impact syndrome)"으로 수정했다.[27] 이 "개정된" 형태에서는 아동이 흔들리면서 망막출혈과 머리속출혈이 일어난 뒤 머리가 단단한 표면과 충돌하여 멍과 골절, 추가적인 머리속출혈이 발생했을 것으로 추정한다. 그러나 충격 전과 후의 머리속손상을 구분할 수 있는 방법은 없다. "흔들린충격증후군"은 흔들린아이증후군의 존재 자체에 대해 의문을 제기하는 불편한 시각을 설득해 보려는 시도로 보인다.

관찰을 통해 흔들린아이증후군의 개념을 증명하려면, 다른 원인을 배제할 수 있는 객관적인 증거가 있어야 한다. 머리의 충격을 "배제"했던 기존의 관찰연구는 거의 모두 임상적 진단에 머물렀고 부검은 이루어지지 않았는데, 이는 관찰의 질적 수준에 심각한 의문을 초래한다. 생존한 아이에서 신체검진이나 영상의학적 검사로 충격의 흔적이 없다는 것이 확인된 사례가 있다고 해도 이 증후군의 존재를 증명한다고 할 수는 없다. 머리뼈 골절과 같은 광범위한 외상도 이러한 검사에서 확인되지 않을 수 있기 때문이다. 외표나 영상의학적 검사에서는 손상이 발견되지 않았지만 부검에서 광범위한 손상이 확인되는 상황은 숙련된 법의병리학자라면 누구나 겪는 일이다. 흔들린아이증후군으로 의심되는 사례를 부검하기 시작하자, 멍이나 골절 같은 충격의 증거가 관찰되기 시작했다. 머리뼈 골절이나 머리덮개밑 혈종, 머리덮개 출혈이 있다면 이미 확실한 원인, 즉 충격이 입증되었으므로 흔들림을 원인으로 계속 고려할 필요가 없다. 하나의 원인으로 손상이 충분히 설명된다면 2가지 원인을 제시할 필요가 없다. 따라서 손상을 납득할 수 있는 타당한 원인, 즉 머리의 충격이 존재하는 한 이러한 사례는 흔들린아이증후군을 증명하는 데 사용할 수 없다.

Duhaime 등은 생체역학 연구를 통해 흔들린아이증후군을 실험적으로 검증하려 시도했다.[26] 그들은 생후 1개월 영아의 모형에 가속도계를 이식한 뒤 성인 남성과 여성에게 반복적으로 격렬히 흔들게 하였다. 모형을 흔들고 나면 그 뒤통수를 금속 막대나 푹신한 표면에 충돌시켰다. 총 69회의 흔들림 실험을 60회의 충돌 실험과 비교했다. 최대 접선 가속도의 평균은 69회의 흔들림 실험에서는 9.29g, 60회의 충돌 실험에서는 428.18g이었다. 평균 지속시간은 각각 106.6ms와 20.9ms였다. 즉, 충돌에 의한 가속도는 흔들림에 의한 가속도의 거의 50배에 달했다. 또한 예상대로 푹신한 표면과의 충돌은 금속 막대에 비해 가속도는 훨씬 작고(각각의 평균 380.6g 및 489.5g), 지속시간은 더욱 길었다(각각의 평균 24.22ms 및 17.13ms).

각가속도의 크기와 지속시간은 모두 손상의 양상에 영향을 미치는 중요한 생체역학적 요인이다. 짧은 시간 동안 큰 각가속도가 가해지면 경막하혈종이 발생하는 반면, 지속시간이 길어지면 미만성축삭손상이 발생한다. 인간 이하 영장류에 대한 Thibault와 Gennarelli의 연구에 따르면, 흔들림으로 발생하는 각가속도와 속도는 뇌진탕이나 경막하혈종, 미만성축삭손상을 일으키기에는 부족했지만, 충격에 의한 결과는 이러한 범주에 속했다고 하였다.[28]

드물게 머리덮개나 머리뼈에 대한 충격의 증거 없이 외상성 머리속출혈이 발견되는 아동들의 사례는 어떻게 해석해야 할까? 외상이 없다고 해서 충격이 배제되는 것은 아니다. 저자들이 경험한 수많은 성인과 아동의 사례에서는 사망자의 머리에 충격이 가해지는 것이 목격되었고 실제로 사망 원인도 머리 손상이었지만 부검에서 머리덮개나 머리뼈에 충격의 증거가 남아있지 않았다. Bernard Knight는 그의 저서 법의병리학에서 이를 다음과 같이 잘 설명했다. "흔들림이 경막하혈종을 유발할 수는 있지만, 이는 충격보다는 상대적으로 드문 원인인 듯 하다. 영아의 머리에 둔력이 작용했을 때 만약 그 힘이 평평한 표면에 닿아 넓게 퍼졌다면 머리덮개 외표의 손상, 머리덮개밑출혈, 머리뼈 골절은 발생하지 않을 수 있다. 하지만 머리안으로 전달된 힘은 여전히 경막하출혈을 일으키기에 충분한 전단력을 유발한다."[29]

어떤 임상의사들은 망막출혈이 흔들린아이증후군에 특징적이라고 주장하며 망막출혈만 있어도 흔들린아이증후군을 진단한다. 이러한 주장의 문제점은 2가지이다. 첫째, 일단 흔들린아이증후군의 존재 자체가 입증되지 않았다. 둘째, 망막출혈은 앞서 설명한 것처럼 다른 원인으로도 발생할 수 있다. 망막 정맥압의 증가, 지주막하 혈액의 혈관 외 유출, 유리체망막 경계면에서의 각감속에 의한 망막혈관의 견인 등의 가설이 제안되었지만, 망막출혈을 유발하는 정확한 기전은 아직 알려지지 않았다.[30]

흔들린아이증후군의 개념을 지지하는 사람들이 간과하는 또 다른 점은 목과 경수의 손상이 없다는 것이다. 뇌혈관이 찢어지고 망막출혈이 일어날 정도로 머리가 앞뒤로 흔들리는데 어떻게 목뼈 골절이 일어나지 않는 것일까? 어떤 사람들은 영유아의 척추 유연성이 뼈 구조의 손상을 막아준다고 주장하지만, 척수 손상이 나타나지 않는 이유는 설명하지 못한다. 척수는 앞뒤로 움직이는 "유연한" 척추뼈에 뭉개지거나 적어도 늘어나거나 찢어져야 하지만, 흔들린아이증후군에서 이러한 손상은 발견되지 않는다.

흔들린아이증후군을 옹호하는 어떤 사람들은 경수에 경막외출혈이 있으면 흔들림이 있었다고 진단할 수 있다고 주장한다. Harris와 Adelson은 내인사나 SIDS로 사망한 영아 19명을 연구했는데,[31] 그중 18건에서 다양한 수준의 경막외출혈을 발견했다. 이들은 경수 주변의 경막외출혈은 외상과 관계없이 나타나며, 척수 손상이 아닌 혈역학적 힘에 의한 것으로 추정된다고 하였다. 실제로 이러한 소견은 외상으로 사망하지 않은 시신에서 시체얼룩이나 척수 뒤쪽 혈관의 파열로 종종 나타난다. 이는 부검 중 인위적으로 형성될 수도 있는데, 목 앞쪽에서 척수에 접근하려면 척추뼈를 절단하면서 혈액이 풍부한 골수가 노출되기 때문이다. 3세 미만의 유아 50명을 대상으로 이러한 현상을 연구한 결과, 그중 일부는 머리가 흔들린 것으로 추정되었지만 흔들림과 경막외출혈 사이에는 관련이 없는 것으로 나타났다.[12]

최근에는 흔들린아이증후군이 머리가 아닌 목 손상으로 발생한다는 주장도 있었다.[31, 32] 그러나 이러한 가설은 흔들린아이증후군에서 흔히 나타나는 전형적인 3대 증상, 즉 경막하출혈, 망막출혈, 뇌병증을 여전히 설명하지 못한다. 실제로 Lynøe 등은 QUADAS(quality assessment of diagnostic accuracy studies, 역주: 진단검사의 질적 수준을 평가하는 도구 중 하나)를 사용하여 흔들린아이증후군의 근거에 대해 연구했다.[33] 이들은 3,773개의 초록과 30개의 논문 전문을 평가했는데, 논문 중 28개는 방법론적 결함과 순환 논법이 사용되는 등 편향성이 높은 것으로 나타났고, 나머지 2개는 중간 정도의 편향성이 있는 것으로 나타났다. 편향성이 낮은 논문은 없었다. 저자들은 "…외상성 흔들림을 진단하는 3대 징후의 정확성을 평가할 수 있는 과학적 증거가 불충분하다"는 결론을 내렸다.[33]

따라서 저자들은 이 책의 초판에서 그랬던 것처럼, 흔들린아이증후군이 존재하는지 여전히 심각한 의문을 갖고 있다. 책이 출판된 후에도 이러한 의견을 바꿀 계기는 없었고, 오히려 더욱 확고해졌다. 이러한 증후군이 존재한다는 결정적 증거는 없다. 다만 저자들은 흔들림의 결과라고 묘사된 여러 손상은 누군가의 의도가 반영된 것으로, 흔들림에 의한 채찍질 손상보다는 머리가 무언가와 충돌하거나 무언가에 충격을 받아 생긴 손상이라고 본다.

머리속출혈의 비의도적 원인

몇 살 되지 않은 어린 영유아에게 머리속출혈과 망막출혈이 생겼다면 대부분은 아동학대의 피해자이겠지만, 항상 그런 것은 아니다. 이렇게 어린 아이들에게도 사고는 일어난다. 다만 이러한 사고는 명백하게 강한 외력이 가해질 만한 상황들로, 교통사고나 높은 곳에서의 추락이 대부분이다.

드물게 자연적 질병이 아동학대와 유사한 양상을 보일 수 있는데, 뇌동맥류 파열을 예로 들 수 있다.[34] 또 다른 예로는 비타민K결핍에 의한 후기 신생아 출혈성 질환이 있다.[35] 주로 생후 4-6주에 나타나며, 피부, 위장관, 비뇨생식기 출혈뿐만 아니라 경막하출혈, 지주막하출혈, 뇌내출혈 같은 머리속출혈도 나타난다. Rutty 등은 의식소실로 병원에 실려 온 생후 9주 남아에서 오른쪽 경막하혈종과 양쪽 망막출혈이 발견된 사례를 보고했다.[35] 이러한 모습을 보면 누구나 가장 먼저 아동학대를 떠올릴 것이다. 위 사례에서는 아기가 병원에 도착하여 24시간 이상 생존한 덕분에 혈액검사에서 비타민K결핍유도단백질(protein induced by vitamin K absence, PIVKA)의 수치가 높아진 것을 확인할 수 있었다. 이 단백질은 기능이 없으며 중증의 비타민K결핍이 있을 때 생성된다. 이 검사와 다른 검사 결과들을 통해 후기 신생아 출혈성 질환을 확진할 수 있었다. 아기가 집에서 사망했거나 병원 도착 당시 사망한 상태였다면 이러한 질병을 진단하지 못해 아동학대 사건으로 다뤄졌을 것이다. 머리에 외상이 없었기 때문에 전형적인 흔들린아이증후군으로 간주되었을 수도 있다.

아동살해

아동살해는 중독부터 예기손상, 둔기손상, 익사, 총기손상까지 다양한 사망 원인을 포괄하는 매우 광범위한 개념이다. 가해자는 다양한 유형으로 나타나는데, 먼저 어떤 망상 때문에 아동에게 총을 쏘거나 칼로 찌르거나 몽둥이로 때리는 정신병적 유형이 있으며 이는 부모 중 한 명일 때가 많다. 이들은 자기 행동을 숨기지 않고, 아동이 악마에게 홀렸다거나 아동 자체가 악마라고 주장하기도 한다. 이러한 사건은 법의관이나 경찰에게는 그리 어렵지 않은데, 가해자가 자신의 범행을 자세히 설명하려 하고 사망 원인이 매우 분명하기 때문이다.

두 번째 유형의 가해자는 정신적으로는 문제가 없는데, 살해 동기는 명확할 수도 있고 그렇지 않을 수도 있다. 이들은 칼 등을 이용하여 명백한 폭력을 가한 뒤 범인이 따로 있다거나 아동이 납치되었다고 주장할 수 있다. 이들은 아동의 사망이 사고처럼 보이도록 조작할 수도 있는데, 아동이 실수로 욕조나 강에 빠져 익사했다고 둘러대는 것이다. 특히 독극물이 사용되었다면 사건은 더욱 모호해질 수 있다. 아동은 독살되기가 매우 쉬운데, 어른에게 의존하여 식사할 때가 많기 때문이다. 가해자는 대부분 정신질환자가 아니지만 어떠한 이유로 아동이 사라지기를 바란다. 따라서 아동의 사망 원인이 해부학적으로 뚜렷하지 않다면 SIDS처럼 완전한 독성학 검사를 시행하는 것이 바람직하다. 한때 저자가 2년간 경험한 사건 중, 1건은 명백한 살인이었고, 1건은 어머니가 아동에게 약물을 잘못 투여한 사고였으며, 1건은 사망의 종류를 불상으로 판단했지만 타살의 가능성이 높았다. 마지막 1건은 목에 솜뭉치가 끼어 질식한 아동이었으나 혈중 알코올 농도가 중독 수준이었다.

영유아가 형제자매에게 살해되는 경우도 있다. 이들은 아동을 때리거나 코입막힘질식을 유발하기도 하는데, 살해 동기는 아동에 대한 질투심일 수 있다.

아동학대의 영상의학적 증거

뼈 손상의 영상의학적 소견은 아동학대의 진단에 중요한 역할을 할 수 있다. 뼈 손상에 대한 영상의학적 소견은 학대 아동의 약 1/3에서 확인되며, 대부분 생후 2년 이내에 발생한다.[36] 뼈 손상의 위치, 특성, 다발성 여부가 고려되어야 한다. 신생아 시기를 제외하면, 팔다리의 긴뼈에 나타나는 뼈끝(epiphysis)-뼈몸통끝(metaphysis) 골절과 갈비뼈 골절은 아동학대에 특징적인 소견으로 간주된다. 다른 부위의 반복적인 다발성 골절도 아동학대를 고려해볼 수 있지만 특징적이지는 않다.

학대 아동의 1/3은 1세 미만이며 절반은 2세 미만으로, 대부분 어리다.[37] 생존 아동에게 뼈 손상이 있는 경우 가장 흔한 부위는 팔다리(77%), 머리뼈(34%), 갈비뼈(19%) 순이었다.[37] 팔다리의 뼈끝-뼈몸통끝 손상은 아동학대에 진단적인 소견으로 생각되는데,[37, 38] 이 나이대에 일어나는 사고로는 일반적으로 이러한 골절을 일으킬 정도의 힘이 가해지지 않기 때문이다. 이러한 경우 팔다리가 과격하게 당겨지거나 비틀리면서 뼈끝이나 성장판(physis), 뼈몸통끝의 얇은 층에 분리나 골절이 발생한다. 현미경 검사에서는 뼈끝과 가까운 부위에 미세골절 같은 뼈몸통끝의 손상이 관찰된다.[38] 학대와 관련된 전형적인 뼈끝-뼈몸통끝 골절은 뼈몸통끝의 한쪽 또는 양쪽 모서리의 골절-분리["모서리 골절(corner fracture)"], 뼈몸통끝 둥근 면의 골절-분리["양동이 손잡이(bucket-handle)" 골절], 뼈몸통끝의 완전 분리 및 조각 전위 등이 있다.

영아와 아동에서는 비틀거나 잡아당기는 힘에 의해 뼈에서 뼈막이 분리될 수 있다. 이는 뼈막밑 출혈을 초래하며, 뼈막과 뼈의 피질 사이에 혈액이 축적된다. 혈종으로부터 새로운 뼈가 형성되어 뼈몸통을 따라 진행한다. X-ray 검사에서는 뼈막밑 석회화가 뼈와 평행한 가는 선으로 나타난다.[39] 뼈막밑의 뼈형성이 매우 광범위하게 나타나기도 한다(그림 10.10).

뼈몸통(diaphysis) 손상의 발생 빈도는 뼈끝-뼈몸통끝 골절의 4배에 달하며,[36, 37] 나선 방향이나 가로 방향으로 골절된다. **나선 방향 골절**은 팔다리가 비틀리면서 발생한다. 특히 스스로 걷지 못하는 아동에서 이러한 골절은 학대일 가능성이 매우 높다. 그러나 나선 방향 골절은 넘어지는 사고로도 발생할 수 있으므로 아동학대의 진단적 소견은 아니다. **가로 방향 골절**은 뼈가 직접 가격당하거나 굽혀졌을 때 나타나는데, 이 역시 사고로 발생할 수 있다. 아동학대 사례에서는 가격에 의한 가로 방향 골절이 나선 방향 골절보다 훨씬 흔하다.

아동학대에서 흔히 볼 수 있는 손상 중 하나는 갈비뼈 골절이다.[36, 37] 신생아기를 지난 어린 아동에게 교통사고와 같은 명백한 사고 병력이나 내부적인 뼈 질환 없이 갈비뼈 골절이 발견된다면 이는 아동학대에 매우 특이적인 소견이다.[36, 37, 40] 이는 가슴이 갑작스럽고 과격하게 압박되었을 때 발생한다. 학대 아동의 갈비뼈 골절은 대개 다발성이고 양측성이며, 주로 가슴 뒤쪽의 갈비척추관절 주변에 나타난다. 아이는 대부분 2세 미만이다. X-ray 검사나 신체검진에서

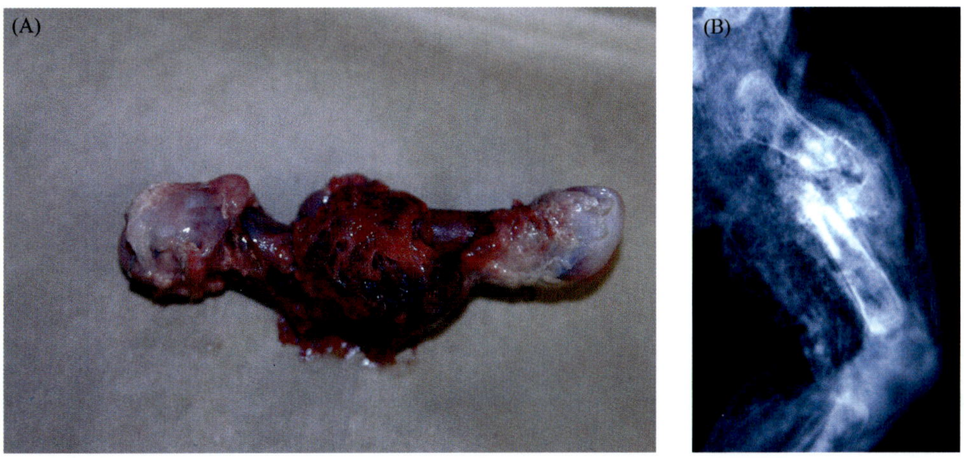

그림 10.10 영아의 넙다리뼈 골절이 치유된 부위에 형성된 광범위한 애벌뼈. **(A)** 형태학적 소견과 **(B)** 방사선 사진.

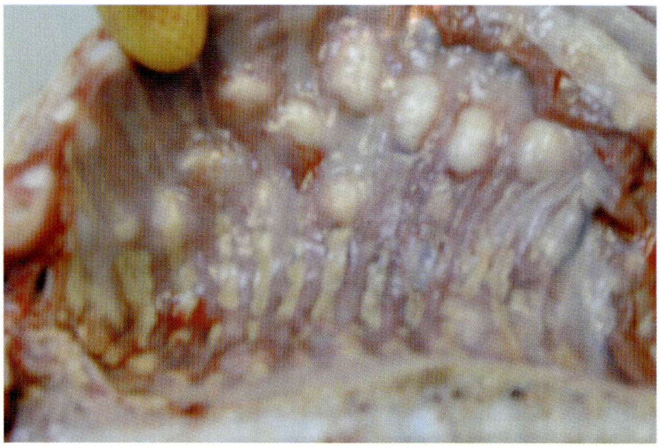

그림 10.11 영아에서 발견된 치유 중인 다발성 갈비뼈 골절. 급성 다발성 골절도 있었다.

서로 다른 시기에 발생하여 치유 중인 골절이 발견될 수 있다(그림 10.11). 아동학대에서 나타나는 갈비뼈 뒤쪽의 골절은 몸통을 움켜쥐거나 직접 가격하여 발생하며, 갈비뼈 가쪽의 골절은 가슴을 앞뒤로 심하게 압박하여 발생하는 것으로 보인다.

어린 아동에게 발생한 갈비뼈 골절을 심폐소생술 탓으로 돌리기도 한다. Feldman과 Brewer는 신생아부터 97개월 유아까지 평균 연령 27개월인 심폐소생술을 받은 영유아 50명을 분석했다.[41] 이 중 단 1명에게 갈비뼈 골절이 발견되었는데, 이후 아동학대를 당한 것으로 밝혀졌다. Betz와 Liebhardt는 심폐소생술을 받았고 외상으로 사망하지 않은 생후 수일부터 7세 사이의 영유아 94명을 분석했는데,[40] 이 중 2명에게 갈비뼈 골절이 있었다. 1명은 SIDS로 진단된 생후 2개월 영아로, 양쪽 2-5번 갈비뼈의 앞쪽에 골절이 있었다. 다른 1명은 5세 유아로, 오른쪽 2-6번 갈비뼈 앞쪽에 골절이 있었다. 이들 모두 의사에게 심폐소생술을 받았다. 비의료인에게 심폐소생술을 받은 경우에는 골절이 없었다. Betz와 Liebhardt는 자신들의 사례는 모두 갈비뼈 앞쪽이 골절되었지만, 학대에 의한 골절은 대부분 갈비뼈 뒤쪽에 나타난다는 것을 지적했다. 이는 Bush 등의 연구 결과와 일치하는데, 이들은 심폐소생술을 받았고 외상으로 사망하지 않은 12세 미만 아동 211명을 분석하였다.[15] 갈비뼈 골절은 단 1건 있었는데, 이는 SIDS로 사망한 생후 3개월 영아로 양쪽 8번과 9번 복장연골관절(sternochondral junction)에 골절이 있었다. 즉, 아동, 특히 영아에서 심폐소생술에 의한 골절은 극히 드물며, 만약 골절이 있다면 복장연골관절이나 갈비뼈 앞쪽에 나타날 것이다.

아동학대에서 빗장뼈 골절은 그리 흔하지 않다. 대부분 사고에 의한 손상처럼 중간 부분에 발생한다. 빗장뼈 먼쪽 끝의 골절은 드물지만 팔다리를 갑자기 잡아당겼을 때 발생하므로[38] 아동학대와 좀 더 관련이 있다.

참고자료

1. WISQARS Fatal Injury Database. Centers for Disease Control and Prevention. Available at: https://wisqars.cdc.gov/sasweb/ncipc/mortrate.html; Accessed 11 January 2020.
2. Russell G, Mexico miracles amid the ruins. TIME, October 7, 1985; 126(14):38.

3. Molina DK, Clarkson A, Farley KL, and Farley NJ, A review of blunt force injury homicides of children aged 0 to 5 years in Bexar County, Texas, from 1988 to 2009. Am J Forensic Med Pathol 2012; 33(4):344-348.
4. Dolinak D, Rib fractures in infants due to cardiopulmonary resuscitation efforts. Am J Forensic Med Pathol 2007; 28(2):107-110.
5. Caffey J, Multiple fractures in the long bones of infants suffering from chronic subdural hematoma. Am J Roentgenol Radiat Ther 1946; 56:163173.
6. Silverman F, The roentgen manifestations of unrecognized skeletal trauma in infants. Am J Roentgenol Radiat Ther 1953; 69:413-426.
7. Kempe C, et al., The battered child syndrome. JAMA 1962; 181:17-24.
8. Billmire ME and Myers PA, Serious head injury in infants: accident or abuse. Pediatrics 1985; 75:340-342.
9. Helfer RE, Slovis TL, and Black M, Injuries resulting when small children fall out of bed. Pediatrics 1977; 60:533-535.
10. Sezen F, Retinal hemorrhage in newborn infants. Br J Ophthalmol 1970; 55:248-253.
11. Case MES, Neuropathology of head and neck injuries in young children. Presented at the AAFS 52nd Annual Meeting, February 21, 2000, Reno, NV.
12. Mattheij M, Venstermans C, de Veuster I, et al., Retinal haemorrhages in a university hospital: not always abusive head injury. Acta Neurol Belg 2017; 117(2):515-522.
13. Kelley JS, Purtscher's retinopathy related to chest compression by safety belts. Am J Ophthalmol 1972; 74:278-283.
14. Price EA, et al., Cardiopulmonary resuscitation—related injuries and homicidal blunt abdominal trauma in children. Am J Forensic Med Pathol 2000; 21(4):307-310.
15. Bush CM, et al., Pediatric injuries from cardiopulmonary resuscitation. Ann Emerg Med 1996; 28:40-44.
16. Moritz AR and Henriques FC, Studies of thermal injury: 11. The relative importance of time and surface temperature in the causation of cutaneous burns. Am J Pathol 1947; 23:695-720.
17. U.S. Department of Justice Office of Justice Programs Office of Juvenile Justice and Delinquency Prevention Burn Injuries in Child Abuse, June 2001 NCJ 162424.
18. Rosen CL, et al., Two siblings and recurrent cardiorespiratory arrest: Munchausen syndrome by proxy or child abuse? Pediatrics 1983; 71:715-720.
19. Southall DP, et al., Apneic episodes induced by smothering: two cases identified by covert video surveillance. Br Med J 1987; 294:1637-1641.
20. Zitelli BI, Seltman MF, and Shannon RM, Munchausen's syndrome by proxy and its professional participants. Am J Dis Child 1987; 141:1099-1102.
21. DiMaio VIM and Bernstein CG, A case of infanticide. J Forensic Sci 1974; 19:744-754.
22. Berger D, Child abuse simulating "near-miss" sudden infant death syndrome. J Pediatr 1979; 95:554-556.
23. Minford AMB, Child abuse presenting as apparent "near-miss" sudden infant death syndrome. Br Med J 1981; 282:521.
24. Steinschneider A, Prolonged apnea and the sudden infant death syndrome: clinical and laboratory observations. Pediatrics 1972; 50:646-653.
25. Caffey J, On the theory and practice of shaking infants. Am Dis Child 1972; 124:161-169.
26. Duhaime A, et al., The shaken baby syndrome: a clinical, pathological and biomechanical study. J Neurosurg 1987; 66:409-415.
27. Bruce DA and Zimmerman RA, Shaken impact syndrome. Pediatr Ann 1989; 18:48294.
28. Thibault LE and Gennarelli TA, Biomechanics of diffuse brain injury, in Proc. 4th Exper Safety Vehicle Conf. American Association of Automotive Engineers, New York, NY, 1985.
29. Knight B, Forensic Pathology 2nd ed. Hodder Headline Group, London, Oxford University Press, New York, 1996.
30. Duhaime A-C, et al., Nonaccidental head injury in infants—the "Shaken-baby syndrome". N Engl J Med 1998; 338(25):1822-1829.
31. Harris LS and Adelson L, Spinal injury and sudden infant death. J Clin Pathol 1969; 52:289-295.
32. Matshes EW, Evans RM, Pinckard JK, et al., Shaken infants die of neck trauma, not of brain trauma). Acad For Path 2011; 1(1):82-91.
33. Lynøe N, Elinder G, Hallberg B, et al., Insufficient evidence for 'shaken baby syndrome' - a systematic review. Acta Paediatr 2017; 106(7):1021-1027.
34. Plunkett J, Sudden death in an infant caused by rupture of a basilar artery aneurysm. Am J Forensic Med Pathol 1999; 20(2):211-214.
35. Rutty GN, Smith CM, and Malia RG, Late-form hemorrhagic disease of the newborn: a fatal case report with illustration of investigations that

may assist in avoiding the mistaken diagnosis of child abuse. Am J Forensic Med Pathol 1999; 20(1):48-51.

36. Merten DF, Radkowski MA, and Leonidas JC, The abused child: a radiological reappraisal. Radiology 1983; 146:37-381.

37. Leonidas JC, Skeletal trauma in the child abuse syndrome. Pediatr Ann 1983; 12:875-881.

38. Kleinman PK, Marks SC, and Blackbourne B, The metaphyseal lesion in abused infants: a radiologic-histopathologic study. Am J Radiol 1986; 146:895-905.

39. Brogdon BG, Forensic Radiology. CRC Press, Boca Raton, FL, 1998.

40. Betz P and Liebhardt E, Rib fractures in children—resuscitation or child abuse? Int J Legal Med 1994; 106:215-218.

41. Feldman KW and Brewer DK, Child abuse, cardiopulmonary resuscitation and rib fractures. Pediatrics 1980; 73:339-342.

교통사고에 의한 사망

11

어떤 결정의 순간은 마치 교통사고처럼 갑작스럽게 다가와 다양한 결과로 이어진다.

- Allison Glock

2018년 미국에서 교통사고 사망자는 거의 4만 명에 달했다.[1] 치명적인 교통사고는 여성보다 남성에게 많이 일어난다. 대부분 승용차나 소형 트럭에 발생하며, 여기에는 스포츠 유틸리티 차량(sports utility vehicle, SUV)과 밴(van)이 포함된다. 약 10%는 세미트럭(semitruck, semi-truck, 역주: 트럭 뒤쪽에 연결된 트레일러가 semi-trailer, 즉 full trailer와 달리 뒷바퀴만 있는 형태인 것을 가리킨다)을 비롯한 대형 트럭에 일어난다. 교통사고 사망자의 대부분은 운전자로서 약 50%를 차지하며, 동승자(passenger, 역주: 이는 본래 차량의 탑승자를 의미하나 운전자와의 구분이 필요한 경우에는 동승자라고 표현하였다)와 보행자는 각각 20% 미만, 오토바이 운전자는 약 10%를 차지한다.[1]

미국의 경우 사상자가 발생한 교통사고의 원인은 주로 운전자의 문제이다. 일반적으로 교통사고로 사망한 자동차 운전자의 약 절반이 음주 상태이며, 만약 사고 가해자로 한정한다면 65-75%가 음주나 약물중독 상태에 있다고 볼 수 있다.[2] 약 10%는 운전 중 휴대폰이나 문자메시지 사용 등 주의를 산만하게 하는 운전 습관이 원인이다.[3] 미국 대부분의 주에서 운전 중 문자메시지 사용을 금지하고 있지만, 운전 중 휴대폰 사용은 지속적으로 큰 문제가 되고 있다. 이는 교통사고 위험을 4.5배 정도 증가시키는 것으로 추정된다.[4]

교통사고 사망에 대한 조사

교통사고에 의한 사망은 사고 차량의 종류나 사고 역학을 비롯하여 기저질환이나 음주 상태 등의 유무와 같은 많은 요인에 따라 달라진다. 교통사고 손상은 사람과 자동차 내외부 구조물의 충돌, 차량 구조물이나 다른 차량 또는 가로등 같은 외부 물체의 함입에 의한 탑승공간의 침범, 탑승자의 부분 또는 완전 차량 이탈, 충돌 후의 화재 등에 의해 발생할 수 있다.

교통사고에 의한 모든 급성 사망은 부검이 권장된다. 부검의 목적은 다음과 같다.

- 사망 원인의 결정
- 사고에 의한 손상이 사망 원인인지 확인
- 손상 정도의 파악
- 사고나 사망을 촉발하거나 이에 기여할 수 있는 질병이나 약물 등의 요인 파악
- 사망과 관련된 범죄행위의 파악
- 민형사 소송 진행을 위한 기록의 확보
- 시신의 신원확인(특히 시신이 불에 탔거나 심하게 훼손된 경우)

내인사에 의한 교통사고는 드물며 대중에게 심각한 위험이 되지는 않는다. 운전 중 내인성 급사가 발생할 경우 사망자는 보통 운전자뿐이며, 사망 원인은 내인성 질환이다. 운전자는 대부분 결국 차량을 멈추게 되며, 충돌이 발생하더라도 시신과 차량의 손상은 경미하다. 대부분은 고령자이며 급성심장사로 사망하는데, 사고 당시 능동적으로 운전하고 있었을 수도 있고 그렇지 않을 수도 있다.

교통사고

교통사고는 발생 경위에 따라 4가지로 나눌 수 있다.

1. 전방 충돌(Front-impact crashes)
2. 측면 충돌(Side-impact crashes)
3. 전복(Rollovers)
4. 후방 충돌(Rear-impact crashes)

사망 가능성은 사고 차량의 크기와 종류에 따라 달라진다. 소형 차량은 그 크기만큼 충돌 에너지를 덜 흡수한다. 따라서 중증 손상과 사망은 소형 차량에서 더 많이 발생한다. SUV와 트럭은 일반 자동차보다 무거우므로 탑승자가 생존할 가능성이 높다. 그러나 트럭과 SUV는 일반 자동차보다 치명적인 단독사고가 일어날 가능성이 높다. SUV의 경우에는 전복되기 쉽기 때문에 그러하다.

사망자는 단독사고보다 다중사고에서 조금 더 많이 발생한다. 치명적인 단독사고에서 충돌의 형태는 전방 충돌이 가장 흔하고, 다음으로 측면 충돌, 전복, 후방 추돌 순으로 나타난다.[5] SUV와 트럭에서는 전복, 전방 충돌, 측면 충돌, 후방 추돌 순이다. 치명적인 다중사고에서는 전방 충돌과 측면 충돌이 거의 비슷하고, 그 다음으로 후방 추돌, 전복 순이다. SUV와 트럭에서는 전방 충돌, 측면 충돌, 후방 추돌, 전복 순이다.

전방 충돌

대부분의 사람들이 일반적으로 생각하는 교통사고는 전방 충돌이다. 교과서도 전방 충돌을 집중적으로 서술하는 경

향이 있는데, 설명하기도 이해하기도 쉽기 때문이다. 2대의 차량이 정면으로 충돌하거나 1대의 차량이 고정된 물체에 충돌하는 상황에서 운전자와 동승자가 고정되어 있지 않다면 이들은 차량이 멈춰도 앞으로 계속 이동하려 한다. 운전자의 무릎은 계기판에, 가슴은 운전대에, 머리는 앞유리나 그 위의 차광판, 그보다 위의 프레임에 부딪히게 된다. 운전대가 아닌 계기판에 부딪힌다는 것을 제외하면 동승자에게도 같은 형태의 손상이 나타난다. 전방 충돌이 차량의 중앙을 벗어난 곳에 일어나면 운전자나 동승자의 머리가 A필러(역주: 자동차 앞유리의 양쪽 기둥)에 부딪힐 수 있다.

에어백과 안전띠가 작동되었다면 대부분의 손상은 차체의 내부 침범 때문에 일어난다. 운전자와 동승자가 안전띠를 했고 탑승공간도 손상되지 않았다면 차량 탑승자들은 큰 손상 없이 생존한다. 탑승공간에 차량 일부나 다른 물체가 함입되었더라도 이는 일시적이어서 다시 튀어 나갈 수도 있다. 이 경우 처음에는 탑승공간이 손상되었는지 알기 어려울 수 있다.

운전자가 안전띠를 착용했어도 에어백이 작동하지 않으면 머리가 앞으로 숙여지며 무릎이 계기판에 부딪힐 수 있다. 그와 동시에 턱은 복장뼈에, 심하면 운전대에 부딪힌다. 뒷좌석 탑승자가 안전띠를 매지 않았다면 앞좌석 뒤쪽에 부딪히게 되고, 앞좌석 탑승자는 앞유리나 차광판 쪽으로 튀어 나간다. 레버나 손잡이 같이 계기판에 돌출된 부분이 있다면 본뜬 피부까짐을 남길 수 있다.

운전자나 앞좌석 동승자의 머리가 앞유리에 충돌하면 이마, 코, 얼굴에 수직 방향의 피부까짐이나 얕은 벤상처가 생긴다(그림 11.1). 앞유리의 얇은 조각들이 상처에 박혀 있거나 옷에 뿌려져 있을 수도 있다. 유리 조각에 의한 상처 자체는 심하지 않은데, 이는 앞유리의 구조 덕분이다. 앞유리는 탑승자의 심각한 손상이나 차량 밖으로의 이탈을 방지할 수 있도록 설계되어 있다. 그러나 앞유리가 창틀에서 아예 빠져버리면 탑승자가 튀어 나갈 수 있다. 오늘날 차량 앞유리는

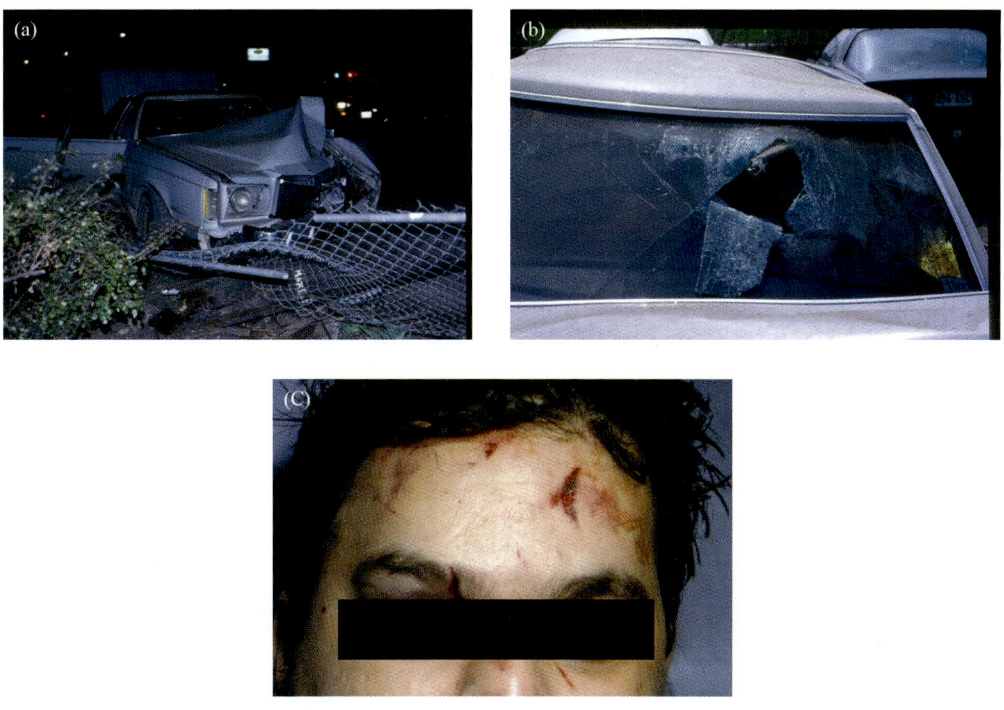

그림 11.1 앞유리와의 충돌(**A, B**)에 의한 이마의 피부까짐과 얕은 벤상처(**C**).

중간층은 두꺼운 플라스틱으로, 바깥층과 안층은 얇은 유리로 구성되어 있다. 머리가 앞유리에 강하게 부딪히면 유리는 산산조각 나지만 플라스틱은 휘어질 뿐이다.

앞유리와의 충돌로 벤상처가 심하게 발생하지는 않지만, 충분한 힘이 가해진다면 연부조직 손상은 꽤 심해질 수 있다. 피부가 일부 벗겨져서 위쪽에 매달리기도 한다(그림 11.2). 이런 손상은 발생 부위의 특성 때문에 출혈이 심할 때가 많아서 보기에 충격적이며, 치명적이라고 생각할 수 있다. 응급실 의사들이 모든 신경을 쏟다가 가슴과 배의 손상을 놓치게 만들고 결국 환자가 사망에 이를 수 있지만, 정작 이러한 손상은 심각해보여도 생명에 지장이 없다(그림 11.3).

외부적인 손상 외에도, 머리가 앞유리 위의 프레임에 부딪히면 머리뼈바닥 골절, 폐쇄성 머리 손상, 목 골절이 발생할 수 있다. 머리뼈바닥의 골절은 바위능선(petrous ridge)을 따라 진행하여 터키안장(sella turcica)을 통과하는 "경첩 골절"로 나타나는 경향이 있다. 다음으로 흔한 손상은 고리 골절이나 머리뼈바닥의 다발성 선형 골절이다.

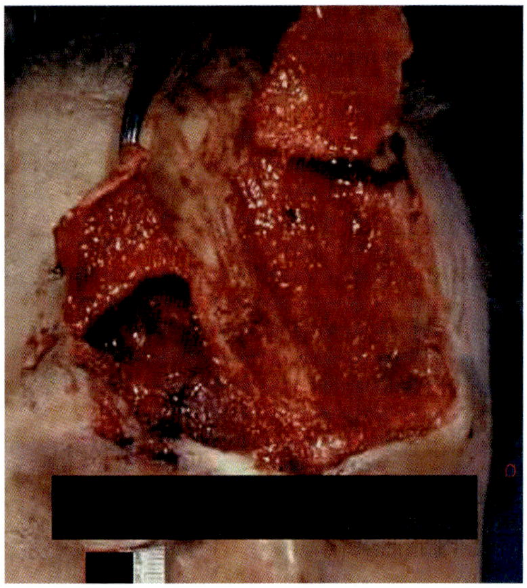

그림 11.2 앞유리와의 충돌로 박리된 피부.

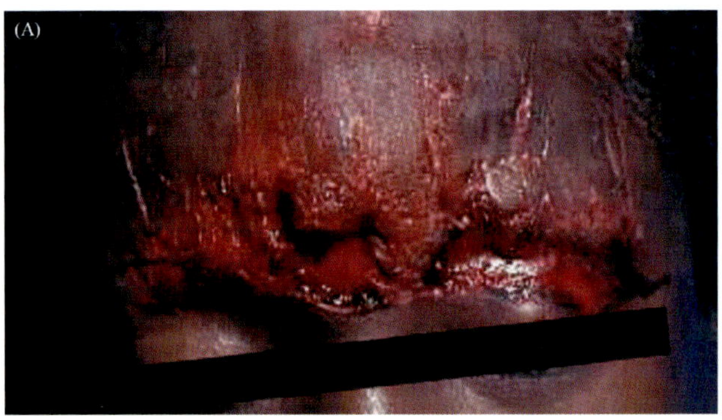

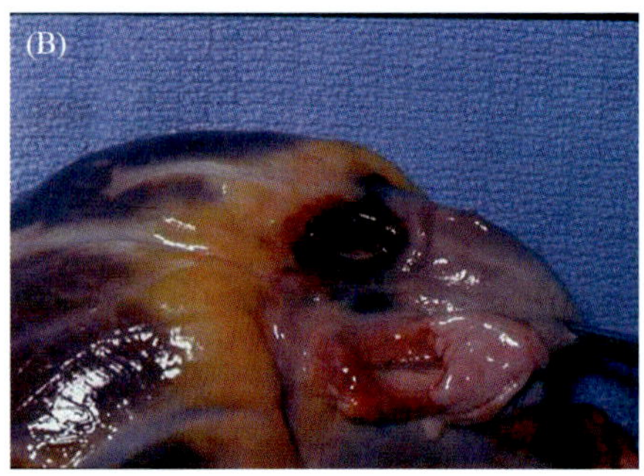

그림 11.3 **(A)** 앞유리에 부딪혀 이마에 심한 찢긴상처가 생긴 24세 남자로, 치료를 받았지만 뇌 손상은 없었다. **(B)** 실제 사망 원인은 오른 심방의 1cm 짜리 열창과 250mL의 혈심낭이었다.

목에서 가장 흔한 치명적 손상은 위쪽 목뼈의 골절이나 고리뒤통수관절의 탈구이다(그림 11.4). 이는 척수를 완전히 절단하거나 압착시킬 수 있다. 또는 척수가 아래쪽으로 심하게 당겨지면서 다리뇌연수경계(ponto-medullary junction)에서 뇌줄기 앞쪽의 일부나 전체가 찢어질 수 있다.

에어백이나 안전띠가 없으면 운전자의 가슴은 운전대에, 동승자의 가슴은 계기판에 부딪힐 수 있다. 이러한 충격에 의한 손상은 운전대나 계기판 모양을 본뜬 피부까짐이나 멍부터 외부적으로 아무런 손상이 없는 경우까지 다양하다(그림 11.5).

신체 내부에는 다음과 같은 손상이 나타나는 것이 전형적이지만, 외력의 크기와 피해자의 나이에 따라 달라질 수 있다.

- 복장뼈의 가로 방향 골절(주로 세 번째 갈비사이공간)
- 양쪽 갈비뼈의 다발성 골절
- 골절된 갈비뼈에 의한 폐의 찔린상처
- 폐 실질의 좌상, 열창, 파열
- 심장 파열
- 대동맥의 절단
- 간이나 지라의 열창

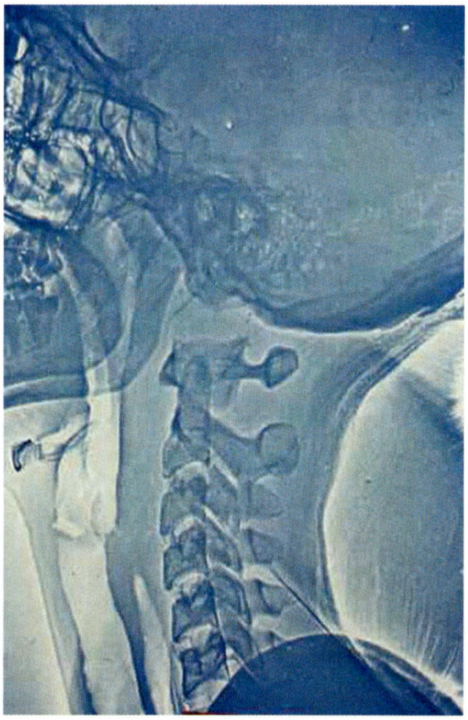

그림 11.4 목의 고리뒤통수관절에 발생한 골절-탈구.

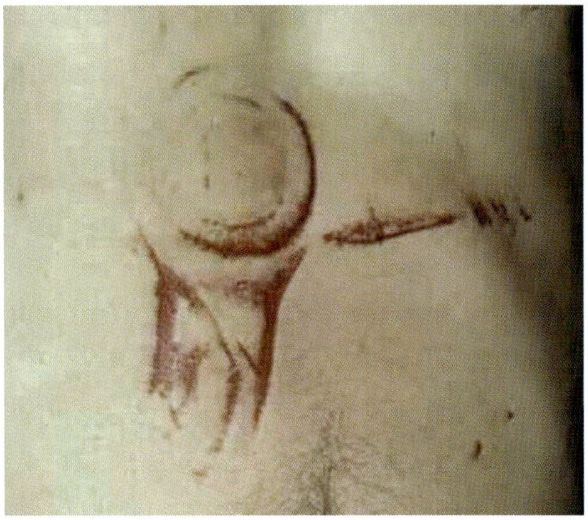

그림 11.5 가슴에 남은 운전대 모양의 본뜬손상.

젊은 사람의 복장뼈나 갈비뼈는 탄력성이 있어 골절 없이 광범위한 가슴 손상이 발생할 수 있다. 1960년대 후반 에너지를 흡수하는 압축식 운전대 지지대가 도입되면서 운전대와의 충돌에 의한 중증 가슴 손상이 줄어들었다. 이는 당시 전방 충돌에서 전체 운전자 사망률을 12%, 중증 손상과 사망을 38% 감소시킨 것으로 알려졌다.[6]

흔히 볼 수 있는 치명적인 가슴 손상 중 하나는 대동맥의 절단이다(그림 11.6). 이는 일반적으로 대동맥에서 왼쪽 빗장밑동맥이 갈라지는 지점 바로 다음에 발생한다. 이러한 손상은 과거 교통사고에서 살아남았다가 다른 원인으로 사망한 시신을 부검할 때 가끔 볼 수 있다. 대동맥을 열어보면 왼쪽 빗장밑동맥이 분지한 직후 희미한 가로 방향의 선형 흉터가 보인다. 이는 내막의 불완전한 열창이 점차 치유되었음을 나타낸다. 가슴대동맥에 열창이 생기는 원인은 급격한 감속이라고 알려져 왔지만, 최근의 연구에서는 가슴에 대한 압력을 원인으로 제시하였다.[7]

심장의 손상은 대동맥에 비해 드물다. 가장 흔한 손상은 심장좌상, 심낭열창, 오른심방파열, 오른심실 심실사이막 앞쪽의 파열, 왼심방파열, 심방사이막열창이다(그림 11.7). 간혹 광범위한 폐좌상에 의한 폐 실질 출혈로 사망하는 경우도 있다.

가슴 손상에 더하여, 간과 지라에도 열창이 발생한다. 간의 손상은 피막의 얕은 열창부터 실질 파열까지 다양하다. 광범위한 둔기손상에 왼쪽 가로막이 파열되기도 한다. 지라와 간이 모두 손상된 경우 초기에는 손상이 얼마나 심한지 간과할 수 있는데, 특히 피막밑혈종이 그러하다. 환자를 검사해도 경미한 손상만 확인되고, 복막천자를 해도 혈액이 확인되지 않는다. 그러다 몇 시간 혹은 며칠이 지나 간이나 지라의 피막밑혈종이 파열되면 환자는 사망하게 된다. 저자들은 의사들이 다른 손상에 집중하다가 배의 손상 가능성을 놓쳐 사망한 환자들을 경험하였다. 한 환자는 초기 복막천자에서 출혈이 확인되지 않았는데, 이후 환자가 복통을 호소하고 적혈구용적률(hematocrit)이 감소했는데도 의사들은 다른 손상에 더욱 신경을 썼고, 결국 간 손상으로 환자를 잃었다.

운전자가 교통사고로 운전대에 부딪힌 뒤 사망했는데 완전한 부검과 독성학 검사를 시행하여도 해부학적 사망 원인이 발견되지 않는 경우가 간혹 있다. 가슴에는 연부조직 손상과 복장뼈나 갈비뼈의 골절 등이 발견되지만 모두 사망 원

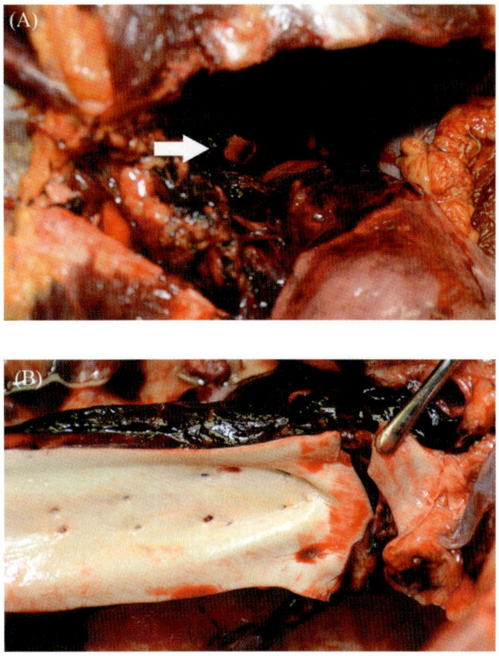

그림 11.6 대동맥의 절단.

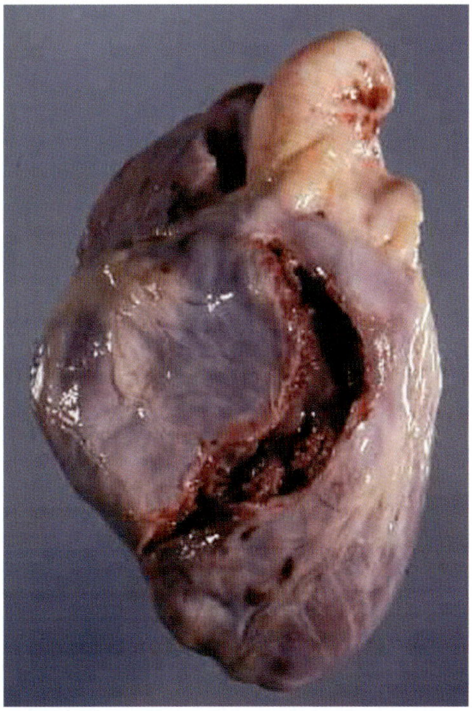

그림 11.7 가슴과 운전대의 충돌에 의한 심장 파열.

인으로 보기엔 경미하다. 이러한 사망은 심장좌상에 따른 치명적인 부정맥이 원인이다. 사망 과정이 너무 빨라서 심장을 검사해도 심장에 충격이 가해졌다는 증거가 발견되지 않을 수 있다. 어떤 환자들은 입원 후에야 부정맥이 발생하기도 한다. 이런 경우에는 심근효소 검사와 심전도 검사로 심장좌상을 진단한다. 가끔 부정맥으로 사망하기도 하지만, 대부분은 잘 회복된다. 저자들은 가슴의 둔기손상으로 왼심장동맥 내림앞가지에 외상성 박리성 동맥류가 발생한 드문 사례를 경험한 적이 있다.

심장좌상을 사망 원인으로 진단하려면 (뒤에서 설명할) 자세성 또는 외상성 질식사를 먼저 배제해야 한다. 또한 목에서는 위쪽 목뼈 부위를 앞뒤 모두 주의 깊게 해부해야 한다. 저자들은 위쪽 목뼈의 뒤쪽이 골절되거나 탈구되어 사망했지만 위쪽 목뼈 앞쪽에 출혈이 없거나 뇌줄기에 지주막하출혈이 없었던 사례를 여러 건 경험하였다. 목뼈 뒤쪽을 확인하지 않았다면 손상을 놓쳤을 것이다. 이러한 손상은 머리의 과굴곡에 의해 발생한다. 교통사고 사망자의 부검에서 사망 원인이 발견되지 않는다면 목 뒤쪽을 조사해야 한다.

젊은 사람은 살아남을 손상에 노인은 사망할 수 있다. 심장 기능이 불안정한 노인은 갈비뼈 골절, 경미한 심장좌상, 폐좌상, 가슴안이나 배안의 경미한 손상으로도 사망할 수 있다.

안전띠와 에어백은 사망과 손상을 줄이는 데 효과적이지만, 그 자체가 손상을 유발하거나 심지어 사망까지 초래하기도 한다. 2점식 안전띠(역주: 아랫배를 지나감)는 장간막과 그물막을 파열시킬 수 있고 창자의 열창을 일으키기도 한다. 3점식 안전띠(역주: 어깨와 아랫배를 지나감)는 선형 피부까짐을 남길 수 있는데, 운전자는 목 왼쪽, 조수석의 동승자는 목 오른쪽에서 아래쪽, 안쪽으로 비스듬히 진행한다(그림 11.8A, B, 역주: 원문에는 B가 빠져 있다). 안전띠가 닿아있던 부위를 보여주는 희미한 피부까짐이나 멍이 아랫배에서 관찰되기도 한다(그림 11.8C, 역주: 원문에는 C가 B로 잘못 나와있다). 이러한 손상은 창자 파열도 동반할 수 있는데, 초기에는 진단이 어려울 수 있다. 저자들은 특히 비만한 사람에서 창자 손상이 진단되지 않아 교통사고 며칠 뒤 배막염으로 사망한 사례를 여러 건 경험했다.

앞서 언급한 손상 외에도, 자동차 측면과 뒤쪽 유리창이 깨질 때 발생한 유리 파편으로 피부에 얕은 벤상처, 즉 주사위 손상(dicing injury)이 생길 수도 있다(그림 11.9). 이들 창문에는 강화유리가 사용되는데, 강한 충격을 받으면 작은 육면체로 부서지도록 제작된다. 이는 차량 탑승자가 유리 조각에 심각한 상처를 입는 것을 막기 위한 것이다. 이처럼 작은 유리 육면체에 의한 손상은 선형이고 직각으로 꺾여 있으며, 매우 얕다. 이는 생명에 전혀 지장이 없다. 운전자에게는 전형적으로 얼굴과 이마의 왼쪽, 왼팔에 손상이 생기고, 조수석의 동승자에게는 얼굴과 이마의 오른쪽, 오른팔에 생긴다(역주: 미국은 우리나라처럼 운전자가 왼쪽에 앉는다).

정면 충돌에서는 바닥판이 들려서 안쪽으로 밀리면서 발목을 비틀어 골절시킬 수 있다. 또는 의자가 앞쪽으로 밀리면서 의자 아래에 발이 껴서 발목이 부러지기도 한다.

측면 충돌

두 번째 충돌 형태는 측면 충돌이다. 승용차와 관련된 교통사고 사망에서는 전방 충돌 다음으로 빈도가 높다. 이러한 충돌은 주로 교차로에서 일어나는데, 교차로를 통과하는 차량의 옆면에 수직 방향으로 진행하던 차가 충돌한다. 이 경우 주사위 손상은 운전자의 한쪽에만 나타날 수도 있고 양쪽 모두 나타날 수도 있는데, 이는 옆 유리창이 운전자에게 날아들었는지, 운전자가 옆 유리창에 부딪혔는지, 혹은 둘 다 일어났는지에 따라 달라진다. 측면 충돌은 자동차가 옆으로

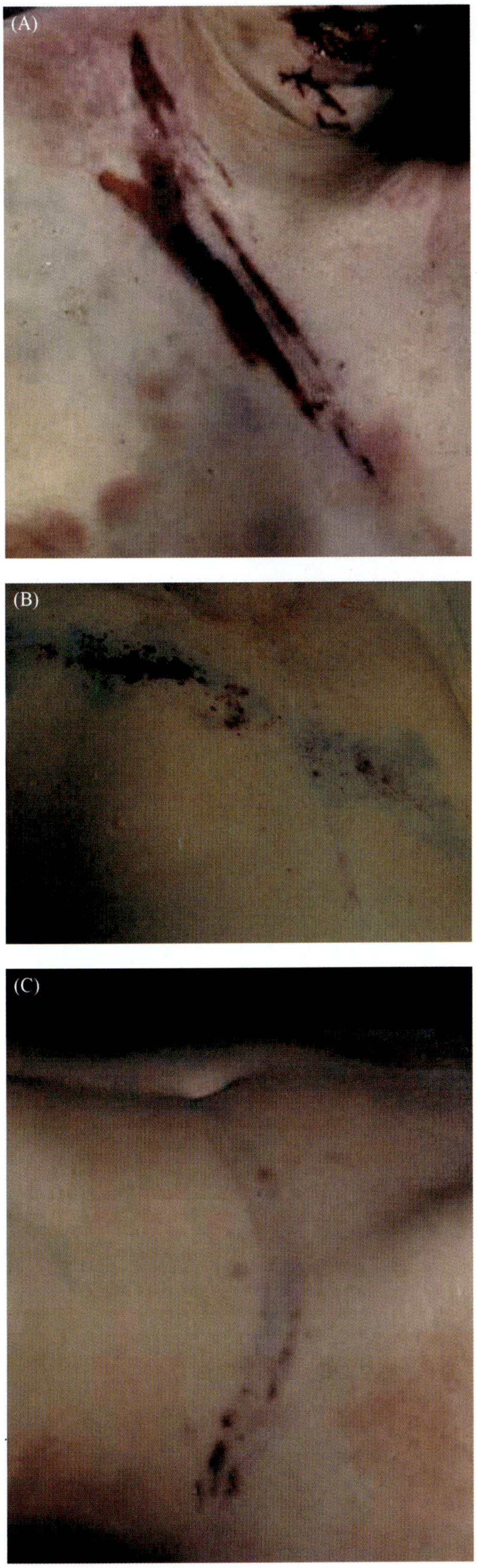

그림 11.8 3점식 안전띠(**A, B**)와 2점식 안전띠(**C**)에 의한 피부 까짐과 멍.

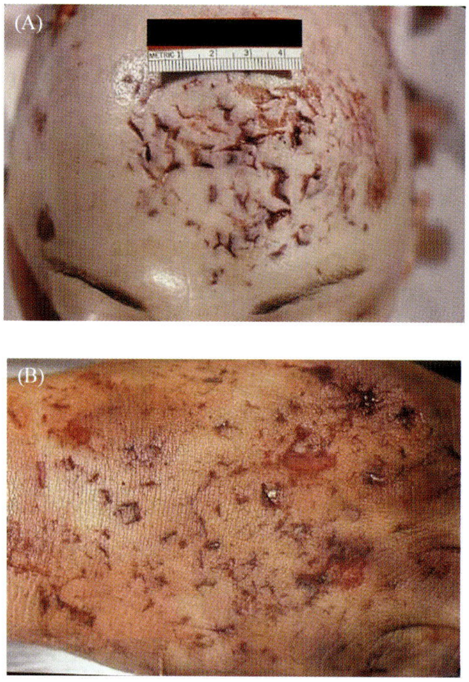

그림 11.9 이마 **(A)**와 왼쪽 손등 **(B)**의 주사위 손상(역주: 원문에는 그림 번호가 반대로 나와있다).

미끄러지면서 나무나 기둥 같은 고정된 물체에 부딪쳐서 발생하기도 한다.

차대차 사고에서 충격이 운전자 쪽에 가해지면 외력은 운전자의 어깨높이에서부터 아래쪽으로 작용하게 된다. 머리는 옆 유리창을 향해 꺾이며, 충돌한 상대 차량에 부딪히기도 한다. A필러나 B필러(역주: 옆 유리창 사이의 기둥)에 부딪힐 수도 있다. 충돌한 상대 차량이 트럭이라면 외력은 지붕 높이에서부터 바닥으로 전달되며, 달려드는 상대 차량이 운전자의 머리에 직접 닿을 수도 있다. 이러한 상황에서 안전띠나 전면 에어백은 사실 도움이 되지 못한다. 피부까짐, 찢긴상처, 주사위 손상, 골절 같은 외부 손상은 신체 왼쪽에 발생하는 경향이 있으며 왼쪽 팔다리가 골절될 수 있다. 내부적으로는 갈비뼈 골절도 주로 왼쪽에 나타난다. 교과서에서는 항상 대동맥 손상이 정면 충돌로 발생한다고 설명하지만, 이는 측면 충돌로 발생할 수도 있다. 또한 측면 충돌에서는 정면 충돌과 같은 양상으로 심장 파열도 발생할 수 있다. 왼쪽 콩팥뿐만 아니라 간에도 열창이 나타날 수 있고, 상대적으로 드물지만 지라에도 나타날 수 있다. 머리뼈바닥과 목도 골절될 수 있다. 손상을 전반적으로 살펴보면 신체의 오른쪽보다는 왼쪽에 더욱 심하게 발생하는 것으로 보인다. 동승자들에게도 손상이 왼쪽에 발생하는 경향이 있다. 조수석의 동승자는 안전띠를 착용하지 않더라도 운전자를 통해 충격이 완화되어 손상이 약간 줄어들 수 있다. 그러나 안전띠까지 착용한다면 운전자나 상대 차량, 탑승공간의 구조물과의 접촉을 막아 손상이 더욱 감소하거나 심지어 전혀 일어나지 않을 수도 있다.

충격이 오른쪽, 즉 조수석 쪽에서 가해진다면 신체의 오른쪽이 더욱 심한 손상을 입을 것이다. 대동맥 절단도 발생할 수 있지만 전방 충돌이나 왼쪽 측면 충돌보다는 덜 일어난다. 심장이나 간, 지라의 열창, 목의 골절, 머리뼈바닥 골절도 발생할 수 있다.

앞서 본 것처럼 안전띠는 사람들이 차량 한쪽에서 다른 쪽으로 휩쓸리지 않도록 제자리에 고정하는 역할을 한다. 측면 충돌에서 안전띠의 손상 예방 효과는 정면 충돌에 비해 덜 효과적인데, 이는 차량의 측면이 얇은 철판으로 만들어지기 때문이다.

측면 충돌이 발생하면 충격을 가한 차량보다는 받은 차량에서 주로 사망자가 발생한다. 이는 충격을 가한 차량의 엔진이 운전자와 동승자를 보호하기 때문이다. 고정된 물체와의 측면 충돌, 즉 자동차가 고정된 물체를 향해 옆으로 미끄러졌을 때 운전자나 동승자가 고정되어 있지 않다면 창밖으로 일부 튀어나와 고정된 물체에 부딪힌 뒤 다시 차 안으로 튕겨 들어갈 수 있다.

전복

전복 사고는 사망자가 발생한 교통사고의 약 20%를 차지한다.[8] SUV 사망사고 중에서는 약 1/3을, 트럭에서는 25%, 밴에서는 20%, 대형 트럭에서는 10%를 차지한다.[8] 전복 사고는 전면 충돌이나 측면 충돌보다 더욱 치명적이라고 보고되는데,[8] 이는 순전히 탑승자의 차량 이탈률이 높기 때문이다. 탑승자가 고정되어 있어서 차량이 전복되어도 이탈하지 않는다면 전복 사고는 정면 충돌이나 측면 충돌보다 덜 치명적이다. 어떤 방법으로든 탑승자의 이탈이 차단되면 생존 확률이 증가한다. 오늘날 자동차의 문은 과거에 비해 잘 설계되어서 전복되어도 거의 열리지 않는다. 고정되지 않은 탑승자는 문 대신 창문을 통해 이탈하게 된다. 따라서 안전띠를 착용하면 이러한 사고에서 큰 도움이 된다. 안전띠를 착용하지 않았다면 탑승공간에서 봉제 인형처럼 이리저리 던져지게 되며, 차량 밖으로 튕겨 나가는 경우도 적지 않다. 탑승자가 차량 밖으로 완전히 이탈되어 전복된 차량에 깔릴 수도 있고, 머리와 몸통 위쪽만 튀어나와 있다가 차량에 깔릴 수도 있다. 그러고는 다시 차 안으로 튕겨 들어가기도 한다. 전복 사고에서 창문 옆의 자동차 지붕이 피가 묻은 채 함몰되어 있는 경우는 그리 드물지 않다(그림 11.10). 차량이 전복되면서 일부 탑승자의 머리가 유리창으로 튀어나왔다가 지붕과 부딪히며 이를 함몰시키는 것이다. 이때 차량 지붕의 페인트가 피해자의 머리에 남기도 한다.

전복 사고에서 탑승자가 고정되어 있지 않다면 손상의 양상은 훨씬 다양하다. 탑승자가 여기저기 부딪히며 다양한

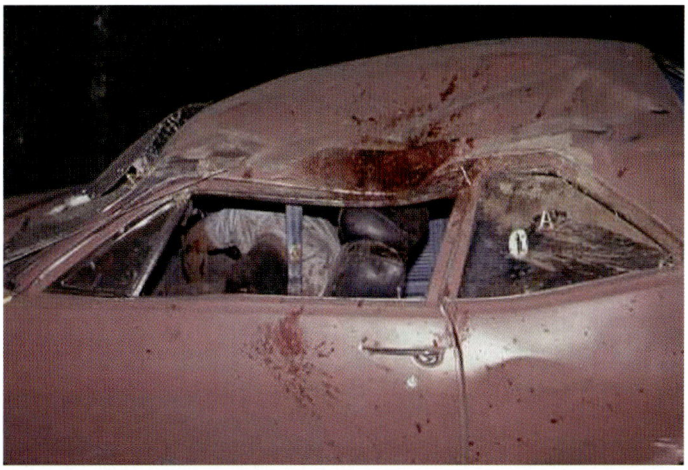

그림 11.10 차량 지붕의 창문 옆 부분에 혈액이 묻은 채 함몰되어 있다. 이는 탑승자의 머리가 창밖으로 튀어나왔다가 차량에 깔리면서 발생한 흔적이다.

물체와 충돌하기 때문이다. 따라서 특이적인 손상 양상이 존재하지 않는다. 만약 차량을 이탈한 탑승자의 머리가 아닌 몸통이 자동차에 깔린다면 외부적인 손상이 보이지 않을 수도 있다(그림 11.11). 그러나 부검을 해보면 폐, 심장, 간, 지라, 장간막에 광범위한 파열이 발견될 수 있다.

탑승자가 고정된 상태에서 전복 사고로 사망했다면, 차량이 뒤집어지면서 무너진 지붕에 머리가 눌리면서 머리뼈와 뇌의 손상이나 목 골절이 발생할 수도 있다.

대부분의 단독 전복 사고는 도로에서 이탈한 차량을 다시 도로에 복귀시키려고 차량을 급하게 조작하다가 발생한다. 차량은 옆으로 미끄러지고, 진행 방향 쪽으로 점차 기울어진다. 측면으로의 가속도가 충분하면 바퀴가 도로 표면을 파

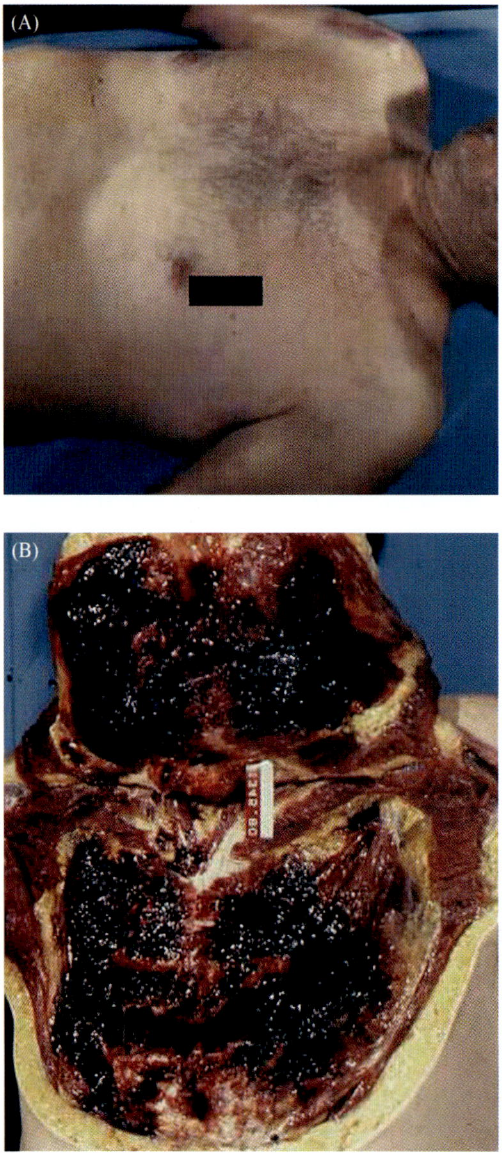

그림 11.11 트랙터 전복 사고의 사망자로, 외표에는 손상의 증거가 없었지만**(A)**, 갈비뼈와 복장뼈가 골절되고 장기가 파열되는 등 광범위한 내부 손상이 있었다**(B)**.

고들며 차량이 전복되지만, 가속도가 부족하면 기울어졌던 차량은 다시 서게 된다. 차량이 전복되기 시작하는 지점은 도로에서 바퀴 자국이 사라지는 지점이라고 볼 수 있다. 차량이 기울어질지 그렇지 않을지는 측면 가속도뿐만 아니라 지면의 특성과 차량 무게중심의 높이(이 때문에 SUV가 전복될 가능성이 높다)에 따라서도 결정된다. 포장도로보다는 흙길에서 차량이 전복될 가능성이 더욱 높다.

차량이 옆으로 구르기 시작하면 어느 순간 공중에 떠 있게 된다. 승용차와 같이 무게중심이 낮은 차량은 전복이 시작된 쪽의 반대쪽 지붕 모서리로 착지하는 경향이 있다. SUV와 같이 무게중심이 높은 차량은 전복이 시작된 쪽의 지붕 모서리로 충돌할 가능성이 높다. 차량은 충돌 후 계속 굴러가며, 바퀴로 착지하는 경우도 많다. 전복된 차량은 대부분 2바퀴 이상 구르지 않는다. 사고 재구성 전문가는 현장과 차량을 분석하여 전복 당시 차량의 속도, 구른 횟수, 충돌 지점, 구른 방향을 추정할 수 있다.

후방 충돌

후방 충돌 사고는 자동차 사망사고 중 가장 드문 형태인데, 추돌당한 차량의 트렁크와 뒷좌석 탑승자가 앞좌석 탑승자를 보호하기 때문이다. 이들은 대부분 가해 차량을 감속시켜서 앞좌석 탑승자를 보호한다. 가해 차량의 탑승자는 해당 차량의 엔진에도 보호받는다. 후방 충돌 사고는 채찍손상증후군(whiplash syndrome)과 관련된 많은 민사 소송의 원인이 된다. 상대적으로 드물지만, 후방 충돌 사고에서 발생할 수 있는 위험한 상황 중 하나는 연료통의 파열과 연료의 발화이다. 연료통의 파열 가능성은 당연히 추돌 속도에 비례한다. 저자들의 경험에 따르면, 치명적인 자동차 화재는 대부분 후드에서 시작되며 후방 충돌과는 관련이 없다.

후방 충돌에서는 의자 등받이가 파손될 수 있으며, 앞좌석에서는 등받이가 평평하게 젖혀지기도 한다. 이때 좌석에 앉아 있던 사람은 뒤로 밀려나 뒷좌석이나 지붕에 충돌하게 되고, 심지어 뒷유리창으로 튕겨 나갈 수도 있다. 이는 치명적이지는 않아도 머리나 목에 심각한 손상을 입힐 수 있다. 이러한 손상은 안전띠를 착용해도 발생할 수 있다. 저자들이 경험한 한 사건에서는 후방 충돌로 좌석이 일부 파손되어 경사면이 만들어졌고, 운전자는 이를 타고 차량 뒤쪽으로 밀려 올라갔다. 운전자의 머리는 차량 지붕에 강하게 충돌했는데 이는 천장 안감에 머리카락이 박힐 정도였고, 그 충격으로 목이 골절되어 팔다리마비(quadriplegia)가 발생했다.

자세성 질식

간혹 교통사고 사망자에게서 아무런 신체 손상이 발견되지 않을 때가 있는데, 이 경우 자세성 또는 외상성 질식사를 고려해야 한다. 자세성 질식사는 환기가 어려운 비정상적 자세에서 스스로 벗어날 수 없을 때 발생한다. 외상성 질식사는 무거운 물체가 가슴이나 윗배를 누를 때 발생하는데, 탑승자가 함입된 차량 구조물에 갇혀서 호흡이 차단되면 발생할 수 있다(그림 11.12).

자세성 질식사는 주로 차량이 전복되어 탑승자가 뒤집힌 자세로 오랜 시간 있게 되었을 때 발생한다. 뒤집힌 자세에서 치명적인 질식이 발생하는 기전은 다양하게 설명되고 있다. 뒤집힌 자세에서 호흡이 기계적으로 방해받기 때문이기도 하고, 자세 자체의 병태생리학적 효과 때문이기도 하다. 한 연구에서는 배안 내장이 가로막을 압박하여 호흡근의 피로를 유발하기 때문에 사망에 이른다는 가설을 제시했다. 어떤 사람들은 심근의 심한 저산소증으로 심정지가 발생한다

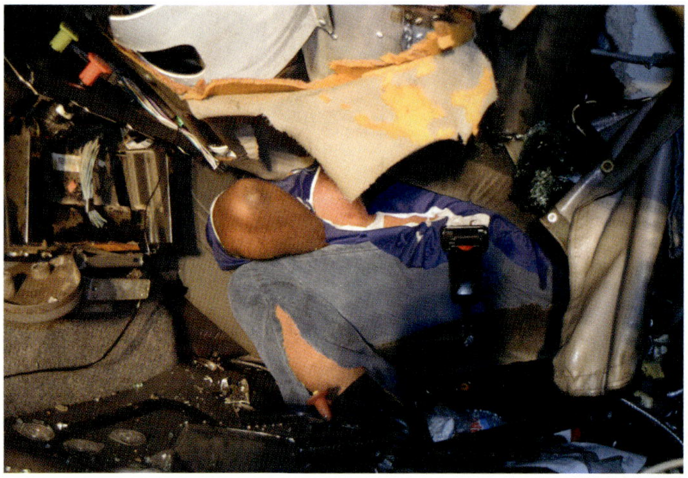

그림 11.12 외상성 질식에 의한 사망자로, 몸이 굽혀져서 머리를 무릎 사이에 두고 있었다. 부검에서 외상은 발견되지 않았다.

고 주장한다.

교통사고에 의한 질식사에서는 구조가 늦어져 얼굴과 결막에 다수의 점출혈이 나타나기도 한다.

추가적인 고려 사항

복합적인 충돌

앞서 여러 형태의 충돌에 의해 나타날 수 있는 손상 양상을 논의하면서 모든 충돌을 전방 충돌, 측면 충돌, 전복, 후방 충돌의 4가지로 단순하게 나누었지만 당연히 이는 인위적인 구분일 뿐이며, 실제로는 여러 형태가 복합적으로 나타날 수 있다. 예를 들어 전방 충돌이 일어난 차량이 튕겨서 전복된 뒤 측면으로 나무를 들이박을 수도 있다.

배터리 손상

배터리 손상(battery injury)은 교통사고에 부수적으로 일어나는 드문 손상이지만 흥미로운 특징이 있어 언급하고자 한다. 안치실에 이송된 피해자의 피부가 회색이나 희미한 녹색을 띠는 가죽처럼 보일 때가 있는데, 이는 차량용 배터리가 파열되어 산성 물질이 뿌려진 것이다(그림 11.13).

차량 화재

교통사고에 화재가 동반되기도 한다. 차량 화재는 대부분 승용차(83%)에서 발생한다. 66%는 일반적인(standard) 승용차이며 버스는 1% 미만에 불과하다.[9] 승용차 외의 차량은 약 10%를 차지하는데, 9%는 화물차를 비롯한 운송용 차량에서 발생한다. 치명적인 차량 화재는 대부분 충돌(60%)에 의해 발생한다.[9]

화재는 주로 엔진룸에 국한되는데, 탑승공간이 방화벽으로 보호되어 있기 때문이다. 차량 화재로 사상자가 발생하면 제조사에 대한 대규모 소송으로 이어질 때가 많다. 따라서 교통사고에 화재가 발생하여 소훼된 시신이 수습되었다면

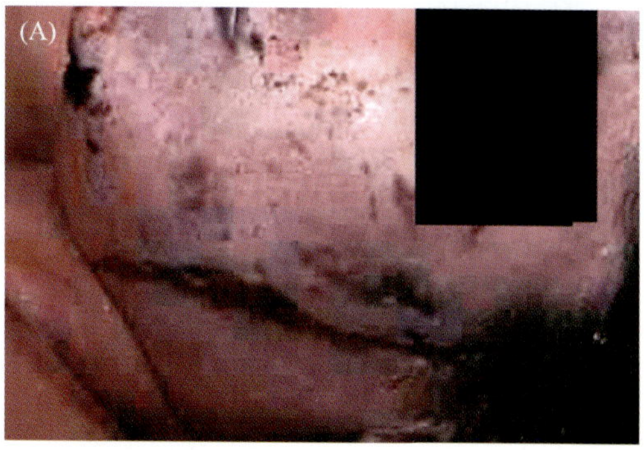

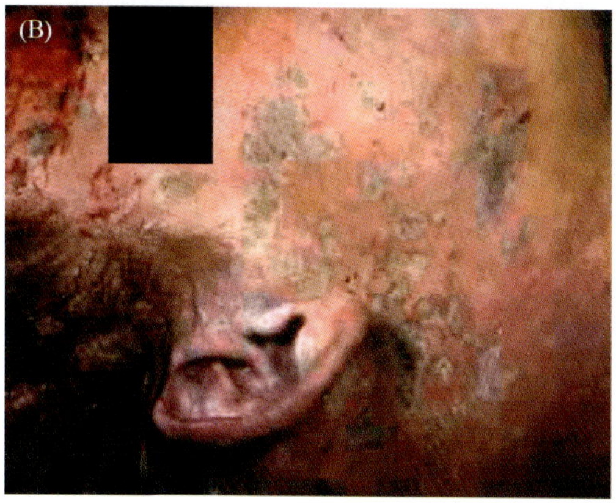

그림 11.13 **(A 및 B)** 파열된 배터리에 의한 얼굴의 산성화상.

완전하고 철저한 부검을 시행해야 한다. 특히 사망을 설명할만한 외상이 뚜렷하지 않다면 목의 앞쪽과 뒤쪽을 모두 확인해야 한다.

혈중 일산화탄소혈색소 검사도 시행해야 한다. 혈액을 채취할 수 없다면 지라를 사용해도 되고, 필요하다면 골수나 간, 근육도 대신 사용할 수 있다. 일산화탄소 검사는 화재 당시의 생존 여부를 증명하기 위해 자주 사용된다. 하지만 저자들은 자동차 화재 당시 살아있었는데도 사망 후 일산화탄소혈색소가 증가되지 않은 시신을 여러 건 경험하였다. 아마도 개방된 환경에서 발생한 섬광 화재(flash fire, 역주: 공기 중으로 기화된 가연성 물질에 점화원이 작용하여 발생하는 화재)가 원인일 것으로 생각된다.

화재가 발생한 차량을 이용한 여러 실험이 시행되었다. 이들 실험은 추진제를 사용하지 않았다. 한 실험에서는 자동차의 탑승공간에 불을 붙였다.[10] 창문 4개를 열어 놓고 이를 통해 10km/h의 바람을 운전석에서 조수석 쪽으로 계속 불어넣었다. 탑승공간의 최고 온도는 867℃에서 1,133℃ 사이였다. 대기 중 일산화탄소 농도는 최대 15,100ppm이었고, 이산화탄소 농도는 최대 122,000ppm이었다. 산소 농도는 8.5%로 감소했다.

같은 종류의 차량으로 같은 실험을 하되 이번에는 창문을 닫고 진행했더니,[11] 연기가 점점 짙어지면서 어느 순간 섬광 화재가 발생했다. 불은 1분이 채 안 되어 꺼졌는데, 산소 부족이 원인으로 보였다. 발화지점 인근의 온도는 최대 30℃ 정도로 그리 높지 않았다. 섬광 화재가 발생했을 당시의 온도는 바닥이 29℃, 운전자 머리 부근이 266℃, 차량 천장이 603℃이었다. 섬광 화재 후 온도는 50℃ 미만으로 하강했다. 섬광 화재가 일어나기 전 대기 중 일산화탄소 농도는 110-260ppm, 이산화탄소 농도는 700-1,000ppm이었는데, 화재 후에는 일산화탄소 농도가 24,800ppm, 이산화탄소 농도가 59,000ppm으로 상승했고, 산소 농도는 8%로 감소했다.

교통사고의 독성학 검사

대부분의 교통사고에서 운전자는 약물이나 알코올의 영향을 받는 상태이다. 미국의 모든 주에서 음주상태의 법적 기준을 정해놓고 있는데, 대부분 혈중 알코올 농도 0.08g/dL를 기준으로 한다(역주: 우리나라의 음주운전 기준은 2025년 현재 0.03%이다). 미국에서는 사망한 운전자의 약 60%가 알코올 검사에 양성으로 나타나며, 20%는 2가지 이상의 약물에 양성이다.[12] 합법적 약물과 불법적 약물 모두 운전 능력에 영향을 줄 수 있다. 알코올, 대마(marijuana), 벤조다이아제핀(benzodiazepine) 같은 진정제는 판단력과 운동 조절 능력을 손상시키고 반응시간을 지연시킨다. 코카인이나 메스암페타민과 같은 자극제도 판단력을 손상시키고 무모한 행동이나 난폭 운전을 증가시킨다.

최근 미국 여러 주에서 대마초를 합법화한 뒤 THC(역주: tetrahydrocannabinol, 대마초의 성분 중 향정신성 효과를 일으키는 주요 성분. 참고로 의료용 대마는 THC 함량을 최소화한 것을 말한다)를 복용한 상태에서 발생한 교통사고가 증가했다는 연구 결과가 발표되고 있다. 교통사고로 사망할 가능성은 술만 마셨을 때는 16배, THC만 복용했을 때는 1.5배 증가하지만, THC와 술을 동시에 복용했을 때는 25배 증가하는 것으로 나타났다.[13] 같은 연구에서는 운전자의 약 50%가 알코올에 양성이었고, THC는 12%에서 양성이었다고 하였다.

따라서 사상자가 발생한 모든 교통사고에서는 운전자와 동승자 모두에게 알코올과 다양한 약물에 대한 완전한 독성학 검사를 시행해야 한다. 알코올 검사만으로는 충분하지 않다. 아편(opiate)이나 코카인까지 검사해야 하는 사건도 있고, 상황에 따라 일산화탄소 검사가 필요할 때도 있다. 동승자에 대한 독성학 검사가 권장되는 이유는 2가지이다. 첫째, "동승자"인 줄 알았던 사람이 사실은 운전자일 수 있다. 둘째, 동승자가 약물이나 알코올을 복용했다면 운전자도 비슷한 상태일 수 있다.

교통사고의 피해자들은 현장에서 곧바로 사망하지 않고 병원으로 이송되기도 하는데, 이때 수액치료와 대량수혈이 시행된다. 대부분 수혈을 준비하면서 혈액형 및 교차반응을 검사하기 위해 혈액이 채취되는데, 검사 후 남은 혈액은 보통 7일 정도는 보관된다. 따라서 입원 1주일 이내에는 독성학 검사에 사용할 수 있는 수혈 전 혈액을 확보할 수 있는 경우가 많다.

수혈 및 의료적 처치에도 불구하고 피해자가 몇 시간 뒤 사망했다면 부검에서 채취된 혈액과 눈 유리체액으로 독성학 검사를 해야 한다. 혈중 알코올 농도는 대량수혈을 받은 뒤에도 높게 검출될 수 있는데, 알코올은 수용성이어서 음주자의 전신에 분포되어 있기 때문이다. 이러한 상태에서 수혈을 받으면 체내의 알코올은 조직의 수분에서 혈액으로 확산하여 농도를 동일하게 맞추려 한다. 눈 유리체액도 유용한데, 이는 사망하기 1-2시간 전의 알코올이나 약물 농도를 반영하며 본질적으로 수혈에 영향을 받지 않기 때문이다.

교통사고 사망자는 대부분 일산화탄소 농도를 측정할 것이 권장되는데, 사망이나 교통사고 자체가 일산화탄소중독이 원인인 경우가 있기 때문이다. 이때 일산화탄소는 대개 차량 배기 시스템의 결함 때문에 발생한다.[14]

자동차를 이용한 자살

단독 교통사고 중 일부는 자동차를 이용한 자살이다. 운전자가 자신의 차를 콘크리트 다리나 강둑, 전신주 같은 고정된 물체에 정면 충돌 시키는 것이 전형적인 양상이며, 이들은 도로를 벗어나 브레이크 없이 상당한 거리를 달려 물체에 돌진한다. 바퀴 자국을 분석해보면 이들이 실수로 도로를 벗어났다고 해도 도로로 되돌아가거나 충돌을 피할 시간이 충분했다는 것이 명확할 때가 많다. 또한 만약 목격자가 있었다면 사고 차량의 브레이크 등이 켜지지 않았다고 진술할 것이다. 자살임이 밝혀지지 않을 수도 있는데, 이 경우에는 음주나 운전 중 졸음이 "사고" 원인으로 잘못 지목된다.

자살 가능성이 의심된다면 운전자의 신발 밑창에 페달의 모양이 찍혀 있는지 확인해야 한다. 만약 밑창에 가속 페달의 모양이 찍혀 있다면 운전자가 충돌 당시 가속 중이었다고 추정할 수 있으며, 자살을 뒷받침하는 증거로 사용된다.

실제 운전자의 확인

가끔 2명 이상의 탑승자가 있는 상태에서 교통사고가 발생했는데 누가 운전자인지 분명하지 않을 때가 있다. 모든 탑승자가 사망할 수도 있지만, 만약 생존자가 있다면 자신이 실제 운전자였는데도 법적 책임을 피하려 사망한 동승자가 운전자였다고 주장할 수 있다. 이런 경우 시신, 차량, 의복에 대한 조사가 실제 운전자를 확인하는 결정적 역할을 할 수 있다. 예를 들면 안전띠 자국이나 주사위 손상, 운전대 자국 같은 손상 양상을 통해 운전자를 식별할 수 있다. 차량을 조사하다가 부러진 운전대나 차광판 안쪽에서 탑승자 중 한 사람의 의복과 일치하는 섬유가 발견될 수도 있다. 신발 밑창에 가속 페달이나 브레이크 페달의 모양이 찍혀 있는지 확인하는 것도 도움이 된다. 운전대나 차광판, 앞유리에 묻어있던 혈액에서 운전자와 일치하는 DNA가 검출될 수도 있다.

사상자가 발생한 교통사고에서 20세 여성이 운전자로 의심되는 사건이 있었다. 혈중 알코올 농도로 보아 충돌 당시 그녀는 음주 상태였다. 그녀는 사망한 동승자가 운전자였다고 주장했다. 그녀의 신발과 자동차의 페달을 조사한 결과, 그녀의 신발 밑창은 얇은 홈이 평행하게 패여 있어 페달 모양이 찍힐 수 없는 상태였지만 페달에서 그녀의 신발 밑창 자국이 발견되어 그녀가 운전자였음을 알 수 있었다(그림 11.14).

자동차-기차 사고

기차와 자동차 사이의 충돌은 대부분 측면 충돌의 형태로, 교차로를 통과하려 하거나 기찻길에 멈춰 있는 자동차의 옆면에 기차가 충돌하여 발생한다. 드물지만 빠르게 달리던 자동차가 기차 옆을 충돌하는 경우도 있다. 손상은 전형적인 측면 충돌이나 전방 충돌의 양상부터 대부분의 사고가 해당하는 비특이적이고 광범위한 신체 절단까지 다양하게 나타난다. 이러한 많은 사건들이 민사 소송으로 이어지므로, 완전한 부검과 알코올 및 약물에 대한 독성학 검사가 필수적이다. 실제로 사고 차량의 운전자 중 상당수가 음주 상태로 밝혀진다. 그리고 대부분의 철도회사가 기차 앞쪽에 카메라를 설치해두고 있으므로 사망 사건을 조사할 때는 이러한 영상도 확인해야 한다.

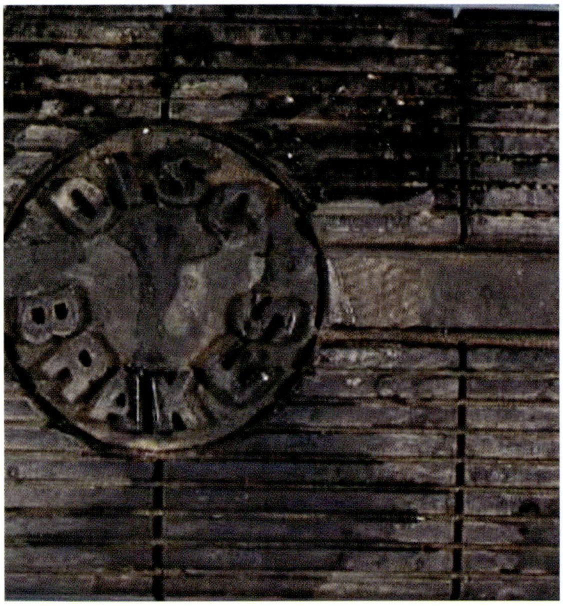

그림 11.14 신발 밑창 자국이 남은 브레이크 페달.

자동차 안전장치 및 에어백

주로 안전띠를 가리키는 자동차 고정 장치와 에어백은 앞서 언급된 여러 손상을 예방하기 위해 함께 작동하도록 설계되어 있다. 물론 탑승공간이 심하게 파괴되면 이러한 장치가 있어도 중증 손상이나 사망을 막기 어려울 수 있다. 안전띠는 충돌 시 탑승자의 움직임을 최소화하고 차량 밖으로 튕겨 나가는 것을 막을 수 있게, 에어백은 운전대나 계기판과 같은 차량 내부의 단단한 구조물에 부딪혀 발생하는 손상을 방지할 수 있게 설계된다.

안전띠

안전띠는 1964년부터 자동차의 표준 사양이 되었고, 미국에서는 뉴햄프셔를 제외한 모든 주에서 안전띠 사용이 법적으로 의무화되었다. 그러나 자동차 탑승자의 약 69%만 안전띠를 착용하는 것으로 추정된다.[15] 2016년 교통사고로 사망한 13-44세 탑승자의 절반 이상은 사망 당시 안전띠를 착용하지 않은 상태였다.[16] 자동차 안전띠는 주로 3가지 형태인데, 2점식 허리띠와 2점식 어깨(대각선)띠, 3점식 안전띠(허리띠+어깨띠)이다.

2점식 허리띠는 안전띠의 최초 형태로, 1964년 자동차의 표준 사양으로 채택되었다. 이는 구형 차량에서 볼 수 있고, 차량 뒷좌석에는 여전히 적용되고 있다. 충돌 시 운전자와 탑승자가 차량 밖으로 튀어 나가는 것을 방지함으로써 사망률과 치명률을 효과적으로 감소시키며, 뒷좌석 탑승자가 앞좌석에 부딪히거나 앞으로 튀어 나가는 것도 막아준다. 전방 충돌에서는 운전자나 탑승자의 머리가 앞유리의 창틀에 부딪히는 것을 막아주고, 운전대나 계기판에 충돌하여 발생하는 손상도 줄여 준다. 반면 운전자의 머리와 가슴이 벨트를 중심으로 접히면서 운전자의 머리는 운전대에, 조수석 탑승자의 머리는 계기판에 부딪히기도 하는데, 이는 심각하고 치명적인 손상을 유발할 수 있다.

2점식 허리띠가 사망률과 손상을 성공적으로 감소시키기는 하지만, 어떤 경우에는 허리띠가 손상을 일으키기도 한다. 허리띠를 너무 높게 착용하여 골반 위에 위치하면 몸이 심하게 접히면서 허리뼈의 고리뿌리(pedicle)나 가로돌기, 고리판(lamina) 골절뿐만 아니라 허리뼈 몸통의 압박골절이나 가로 방향 골절을 유발할 수 있다.[17~19] 척추 손상은 심한 굴곡과 전단력이 복합되어 발생한다. 허리띠에 의한 연부조직 손상에는 샘창자나 빈창자, 돌창자의 좌상이나 열창, 지라나 이자의 열창이 있다. 작은창자의 손상은 장간막의 반대쪽에 생긴다.

이러한 손상들은 모두 허리띠를 너무 높게 착용했을 때 발생하지만 올바르게 착용했을 때도 나타나는데, 이를 **"잠수현상(submarining)"**이라고 한다. 전방 충돌이 빠른 속도로 일어나면 골반이 좌석에 깊게 파고들면서 허리띠 아래쪽으로 가라앉게 되는 것이다. 이는 간과 지라의 열창, 창자 같은 속이 빈 내장(hollow viscera)의 파열, 척수 손상 등을 유발한다. 이와 함께 배벽에는 "안전띠 자국(seat belt sign)", 즉 안전띠에 의한 멍과 피부까짐이 자주 나타난다.[20]

2점식 어깨띠는 1968년 도입되었으나, 허리띠가 함께 사용되지 않으면 목뼈, 등뼈, 허리뼈의 골절, 갈비뼈나 복장뼈의 골절, 후두, 간, 지라, 콩팥 손상을 초래할 수 있다.[19]

허리띠와 어깨띠를 합친 3점식 안전띠는 1974년 도입되었으며 현재 미국에서 생산되는 모든 차량에 표준으로 사용된다. 3점식 안전띠에서는 허리띠와 어깨띠의 장점이 결합되어 운전대나 계기판과의 충돌을 막아준다. 3점식 안전띠도 갈비뼈, 빗장뼈, 복장뼈, 목뼈의 골절을 초래할 수 있다.[18, 19] 그러나 3점식 안전띠에 의한 손상의 위험은 승용차 운전자의 사망률을 45%나 감소시키는 안전띠의 착용 효과와 비교할 수 없다.[15] 안전띠의 인명 보호 효과는 탑승자가 차량에서 튕겨 나가지 않도록 막아준다는 점에서 더욱 명확해지는데, 차량에서 튕겨 나간 탑승자의 75%가 사망하기 때문이다.[21] 안전띠를 맨 탑승자는 1%만 튕겨 나가지만, 안전띠를 매지 않으면 22%가 튕겨 나간다.

에어백

에어백은 특히 안전띠를 착용하지 않는 탑승자에게서 교통사고에 의한 중증 손상과 사망을 감소시키기 위해 도입되었지만, 이는 안전띠와 함께 사용하여야 한다. 3점식 안전띠에 비하면 에어백의 효과는 매우 작다. 모든 종류의 교통사고에서 에어백만 사용했을 때 운전자의 사망률은 14% 감소하지만, 3점식 안전띠만 사용하면 45% 감소할 것으로 예상된다. 이를 함께 사용하면 사망률은 50% 감소할 것이다.[15]

에어백은 기본적으로 공기가 순간적으로 찼다가 빠지는 완충장치로, 단단한 차량 구조물 대신 부드러운 주머니가 사고의 충격과 그로 인한 에너지를 흡수할 수 있게 설계되었다. 에어백은 1998년 승용차의 표준 사양이 되었는데, 처음에는 전방 에어백이라고 하여 차량 앞좌석에 설치하여 전방 충돌에 의한 운전대나 계기판과의 충돌을 막는 것이 목적이었다. 이후 측면 충돌로부터 탑승자를 보호하기 위한 측면 에어백도 개발되었다. 이는 탑승자의 머리와 목이 차량의 창문이나 차체 옆면과 충돌하는 것을 막도록 설계되었다. 오늘날 자동차에는 다양한 위치에 최대 10개의 에어백이 장착되고 있다.

이러한 기능을 하려면 에어백은 운전자와 운전대 사이 또는 탑승자와 계기판 사이의 공간을 최대한 많이 채워야 한다. 또한 최대한 빠르게 작동해야 한다. 다른 생명구조장치나 약물처럼 에어백도 부작용이 생길 수 있다. 손상을 유발하기도 하고 드물게 사망을 초래할 수도 있다.

에어백의 작동 형태는 각 차량의 설계가 갖고 있는 여러 고유한 특징에 따라 달라진다. 여기에는 에어백 작동에 필요한 충돌 속도, 에어백의 작동속도, 확장 거리, 물리적 특징 등이 있다. 일반적인 에어백은 차량이 고형 물체에 최소 10-15mph(역주: 16-24km/h)의 속도로 충돌한 만큼의 충격을 충돌 센서가 감지하면 작동한다.[15] 일각에서는 이러한 임계값이 너무 낮고, 이를 약 30km/h(18mph)까지 올려도 운전자가 심각한 손상을 입거나 사망하지 않는다고 주장한다. 이들은 적어도 안전띠를 착용한 경우에는 에어백의 작동 임계값을 18mph(역주: 30km/h)로 올릴 것을 제안한다.[22] 어떤 차량은 실제로 작동 임계값이 10-15mph(역주: 16-24km/h)보다 높게 설정되어 있고, 임계값이 이중으로 적용된 차량도 있다. 메르세데스가 이러한 경우인데, 탑승자가 안전띠를 착용하지 않았다면 에어백이 12mph(역주: 20km/h)에서, 안전띠를 착용했다면 18mph(역주: 30km/h)에서 작동된다.[22]

일반적으로 에어백은 불꽃 장치로 가스가 생성되어 충전된다. 작동속도는 100mph(역주: 160km/h)에서 200mph(역주: 320km/h) 이상까지 다양한데, 과거에는 이보다 빨랐다. 작동시간은 최소 30ms이다. 에어백은 테더(tether, 역주: 에어백의 형태를 고정해 주는 끈 모양 부품)가 있는 것과 없는 것으로 나뉜다. 테더가 있다면 이는 에어백의 모양과 함께 탑승자를 향해 얼마나 나아갈지를 조절한다. 에어백이 운전대로부터 운전자까지 이동할 수 있는 거리는 12-20in.(역주: 30-50cm) 사이이며, 테더가 없으면 더욱 멀리 나아갈 수 있다. 최신형 에어백은 좀 더 부드럽고 운전자나 탑승자의 체격에 따라 팽창 정도가 조절된다. 측면 에어백은 전면 에어백보다 작지만 더욱 빨리 팽창해야 한다.

안전띠처럼 에어백도 손상을 유발할 수 있지만, 안전띠와 달리 에어백 손상은 즉사할 수 있다. 에어백에 의한 대부분의 손상은 에어백이 빠르게 팽창하면서 그 부근에 있는 탑승자를 가격함으로써 발생하는데, 특히 운전대와의 거리가 10in.(역주: 25cm) 미만인 운전자에게 주로 나타난다. 체격이 작은 여성이나 키가 작은 운전자는 페달을 밟으려면 운전대에 가까이 앉아야 하므로 이러한 일이 더욱 자주 발생한다. 13세 미만의 어린이도 에어백 손상을 입기 쉬운데, 특히 안전띠나 카시트를 착용하지 않았거나 제자리에 앉아 있지 않으면 더욱 위험하다. 역방향 카시트는 절대로 앞좌석에 장착하면 안 되는데, 영유아의 머리와 몸이 에어백 장치에 매우 가까워지기 때문이다. 메르세데스를 비롯한 일부 차량에는 에어백과 동일한 센서를 공유하는 "프리텐셔너(pretensioners)"가 있다. 프리텐셔너는 에어백이 작동하기 직전 느슨해진 어깨띠를 당겨서 탑승자가 앞으로 움직이지 않도록 좌석으로 끌어당기는데, 이러한 작용은 이후 발생할 탑승자와 에어백의 충격을 줄이고 에어백 손상의 가능성을 낮춘다.

에어백에 의한 치명적 손상에는 목뼈의 탈구나 골절, 머리뼈 바닥의 골절, 가슴안이나 배안 장기의 손상이 포함된다. 이러한 손상을 입은 사람들의 목 앞쪽과 턱 아랫면에는 특징적인 피부까짐이 나타날 수 있다(그림 11.15).

가슴에도 피부까짐이 나타날 수 있다. 저자 중 한 명(VJMD)이 담당한 사건 중 하나는 비교적 경미한 교통사고였는데, 사망자의 온목동맥에서 오른쪽 속목동맥이 갈라져 나온 부위에 둔기손상이 있었다. 사고 현장에서 운전자는 약간의 지남력장애를 보여 병원에서 진료를 받고 귀가했는데, 12시간 후 경련을 했다며 다시 입원하였다. 의식과 지남력은 정상적이었고 대화도 가능했지만, 왼쪽 반신마비가 있었다. 혈관조영술에서는 오른쪽 속목동맥이 혈전으로 완전히 막혀 있는 것이 발견되었다. 그녀는 이후 며칠 동안 점점 악화되다가 사망했는데, 오른쪽 대뇌반구에 뇌경색이 광범위하게 진행된 것이 원인이었다. 부검에서는 속목동맥에서 외상을 확인할 수 있었다.

에어백과 안전띠의 효과

에어백과 안전띠 모두 심각한 손상을 일으킬 수 있기 때문에 이들을 굳이 사용해야 하는지 의문이 들 수도 있다. 반드

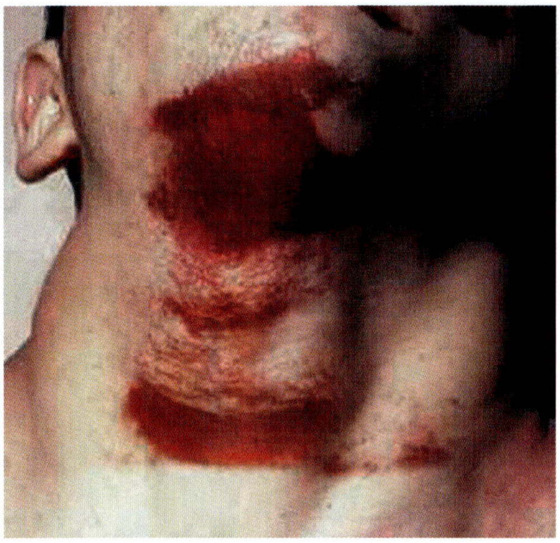

그림 11.15 에어백에 의한 턱 아랫면과 목의 피부까짐. 사망 원인은 목뼈 골절이었다.

시 알아야 하는 것은, 이러한 안전장치가 손상을 일으킬 수는 있지만 더 큰 손상을 막아주기도 한다는 점이다. 에어백이나 안전띠에 의한 손상의 위험이 있다고 해서 이들을 사용하지 않는다면, 이와 비슷하거나 더욱 심한 손상을 입을 수 있다. 미국 고속도로교통안전국(National Highway Traffic Safety Administration)이 검토한 바에 따르면, 에어백은 전방 충돌 사고에서의 사망 위험을 31% 감소시킨다.[23] 또한 안전띠만 착용한 경우와 비교했을 때 에어백은 운전자의 사망 위험을 9% 감소시키며, 안전띠도 착용하지 않은 경우와 비교하면 사망 위험을 13% 감소시킨다. 에어백과 안전띠를 함께 사용하면 사망률은 50%로 감소한다.

에어백 감지시스템("블랙박스")

사상자가 발생한 교통사고는 민사 소송으로 이어지곤 한다. 이러한 사건에서는 충돌 당시 차량 속도나 충격의 크기, 운전자의 브레이크 작동 여부나 회피 조치 여부, 안전띠 착용 여부, 에어백의 정상 작동 여부 등이 논란이 될 수 있다. 법의관은 피해자의 손상 양상이 사고 경위, 안전띠의 착용 여부, 에어백의 작동 결과에 부합하는지 질문을 받을 수 있다. 그러나 허리띠든 어깨띠든 안전띠는 몸에 흔적을 남기지 않는 경우가 많다.

차량과 운전자의 행동, 안전띠 사용, 에어백 작동과 관련하여 앞서 열거한 거의 모든 질문은 이제 추측할 필요가 없다. 오늘날의 자동차에는 에어백 감지시스템(Sensing Diagnostic Module), 즉 "블랙박스(black boxes)"가 장착되고 있기 때문이다. 메르세데스를 비롯한 일부 자동차 제조사는 이미 오래 전부터 차량에 이를 장착해 왔고, 최근에는 보험회사에서도 고객들에게 비슷한 장치를 제공한다. 이러한 장치들은 차량의 여러 기능, 예를 들어 속도, 스로틀(throttle, 역주: 엔진의 공기 유입구) 위치, 엔진 회전수, 브레이크 사용, 충격 속도, 안전띠 사용, 에어백 작동 등을 지속적으로 기록한다. 충돌 순간 이 장치는 약 5초간 수집된 모든 기록을 저장하게 된다. 나중에 이를 재생하면 사고 직전 및 사고 당시 무슨 일이 있었는지 확인할 수 있다.

오토바이에 의한 사망

"아들에게 마지막 생일을 만들어주고 싶다면 생일선물로 오토바이를 선물하세요"라는 오래된 문구는 어떤 면에서 오토바이 사고를 함축적으로 보여준다. 오토바이는 설계 자체가 위험하다. 자동차 탑승자에게는 가벼운 손상만 남길 사고도 오토바이 탑승자에서는 사망으로 이어질 수 있다. 2018년 미국에서는 오토바이 사망이 5,000건에 달하여 모든 교통사고 사망자의 약 10%를 차지했다. 오토바이 사망자에 대한 2019년 연구에 따르면, 대부분의 사망사고는 낮 시간(54%)에 과속의 증거 없이(64%) 일반적인 고속도로 제한속도(55mph, 역주: 90km/h)에서 발생했다.[24] 사망자는 주로 차량을 비롯한 다른 물체와의 충돌(45%)이나 차량을 제어할 수 없는 상황(42%)에서 발생했고, 피해자의 대부분(58%)은 안전모를 쓰고 있었다.

자동차 사고에서 탑승자에게 가장 위험한 상황은 차량 밖으로 튕겨 나가는 것인데, 오토바이 사고에서는 운전자나 동승자가 항상 튕겨 나간다. 오토바이 사고의 사망 원인은 머리나 목 손상이 전형적이며 이 중 전자가 더욱 흔하다. 대부분 머리뼈에 광범위한 골절이 있으며, 머리뼈바닥에 가장 흔히 나타난다. 이러한 손상들은 지면이나 도로 경계석, 가로등 같은 다른 물체와 충돌하여 발생한다. 탑승자가 보호복을 착용하지 않았다면 도로를 미끄러지면서 광범위한 찰과상이 발생하는데, 이는 심지어 보호복을 입어도 발생한다. 이를 절개해 보면 피하조직 출혈은 보이지 않는데, 손상이 매우 얕아서 피부층에 국한되기 때문이다. 달리는 오토바이에서 추락했다면 뒤통수의 찢긴상처, 뒤머리뼈우묵의 골절, 뇌 이마엽의 맞충격 좌상, 등과 팔꿈치의 피부까짐이 전형적으로 나타난다. 만약 탑승자가 앞으로 굴렀다면 얼굴에 피부까짐이 생길 것이다. 오토바이의 안전모는 사고 당시 주행속도가 느리면 머리 손상의 발생률을 감소시키지만, 중등도 이상의 속도에서는 이러한 효과가 제한적이다.

오토바이 사고의 가장 흔한 원인은 음주, 약물복용, 과속, 난폭운전이며, 다른 운전자들이 오토바이를 보지 못하여 일어나기도 한다. 오토바이 사고에서 사망에 이르는 가장 흔한 원인은 도로 이탈이다. 사망사고에 연루된 오토바이 운전자 중 약 30%가 알코올이나 불법 약물에 양성 반응을 보였다.[24]

저자들은 도로를 가로지르거나 기둥 또는 탑을 지지하는 전선이나 철선에 목이나 팔이 절단된 오토바이 운전자도 다수 보았다(그림 11.16A-C). 이러한 손상은 오토바이 운전자가 전선이나 철선을 미처 보지 못해 일어난다. 절단된 머리와 팔다리를 자세히 보면 마치 칼로 자른 것처럼 가장자리가 깨끗하다. 사망자가 오토바이를 타고 가다가 철선에 목이 절단되었다는 것을 모르는 누군가가 머리와 몸통을 발견한다면 깨끗한 가장자리를 보고 날카로운 흉기에 베였다고 생각할 것이다.

어떤 오토바이 운전자들은 바로 앞에서 급정거한 자동차를 피할 수 없다고 생각되면 오토바이를 한쪽으로 넘어뜨려 자동차 쪽으로 미끄러지며 충돌을 피하려 한다. 저자들이 본 많은 사례들에서는 이러한 시도가 성공하여 오토바이 운전자에게 심각한 손상이 발생하지 않았지만, 한 사례에서는 오토바이 운전자가 자동차 아래로 미끄러져 들어가다가 턱이 범퍼에 걸리면서 목이 고리뒤통수관절 부위에서 탈구되었다.

앞서 언급한 것처럼 자동차 운전자들이 도로에서 오토바이를 미처 보지 못하는 경우가 있는데, 오토바이가 눈에 잘 띄지 않는 상태였거나 자동차 운전자가 부주의했을 수 있다. 자동차가 오토바이를 앞질러 회전하다가 오토바이가 자동차를 들이받거나, 교차로를 통과하다가 오토바이를 보지 못해 충돌할 수도 있다. 앞서 오토바이 운전자가 다른 물체에

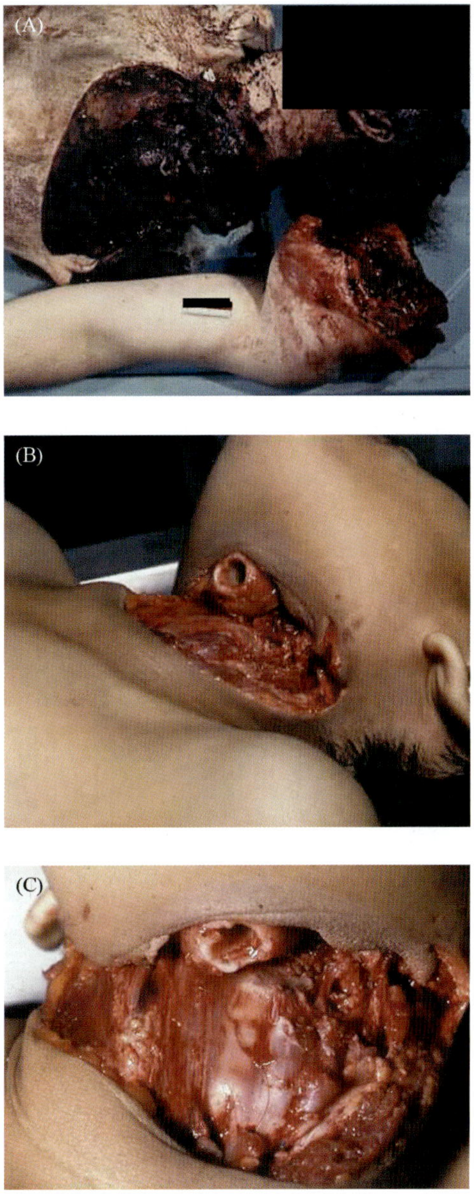

그림 11.16 **(A)** 버팀줄(guy wire)에 오른팔이 완전히 절단되었는데, 가장자리는 깨끗했다. **(B)** 전선에 의한 목의 부분 절단으로, **(C)** 가장자리가 칼로 벤 것처럼 깨끗했다.

충돌했을 때 사망할 가능성이 높다고 설명한 이유를 여기서 알 수 있다.

전 지형 만능차와 스노모빌

오토바이에 대한 설명은 오프로드용 전 지형 만능차(all-terrain vehicles, ATV)에도 어느 정도 적용된다. ATV는 현재 모두 4륜 차량이며, 3륜 차량은 안전성 문제로 미국에서는 더 이상 판매되지 않는다. 치명적인 손상은 주로 머리와 목에 발생하는데, 때로는 ATV가 구르면서 운전자를 덮치는 경우도 있다. 법적으로 자동차나 오토바이를 운전할 수 없는 나이의 아동이 ATV를 몰다가 사망하기도 한다.

스노모빌도 함께 살펴보면, 이와 관련된 가장 흔한 사망 원인 중 하나는 익사이다. 호수의 얼음이 차량을 지탱할 정도로 두꺼워지지 않은 상태에서 이를 모르고 호수를 건너려다가 사고가 발생하게 된다.

보행자 사망

보행자가 자동차에 치었을 때 원인 기전과 손상의 양상 및 중증도는 주로 다음 4가지 요인에 따라 달라진다.

1. 차량의 속도
2. 차량의 물리적 특성
3. 차량의 제동 여부
4. 피해자의 나이(어린이, 성인)

충돌 당시 속도와 손상의 관계

차량의 속도는 중증 손상을 유발하는 가장 중요한 요인이다. 20-40km/h(12-25mph)를 기준으로 손상의 속성이 달라지며, 이를 넘으면 중증 손상이 발생한다. 그러나 이보다 낮은 속도에서도 심각하거나 치명적인 손상이 발생할 수 있다.[25]

Karger 등은 보행자-승용차 사고로 사망한 47명에서 충돌 속도와 손상을 연구했는데,[25] 다음 4가지 손상이 충돌 속도와 관련이 있다는 것을 발견했다.

1. 척추 골절
2. 가슴대동맥의 파열
3. 살굴 피부의 파열
4. 신체 절단(Dismemberment)

척추 골절의 경우, 거의 절반은 목뼈에서 발생했고, 충격 속도가 27.5km/h(17mph)를 넘으면 나타나기 시작하여 45km/h(28mph)를 넘으면 자주 나타났으며, 67.5km/h(42mph)를 넘으면 항상 나타났다. 가슴대동맥의 파열은 63km/h(39mph)부터 나타나 85km/h(53mph)를 넘으면 항상 나타났으며, 같은 높이의 등뼈 골절과 관련이 있었다. 살굴 피부의 파열은 66km/h(41mph)부터 나타나 95km/h(59mph)를 넘으면 항상 나타났다. 신체 절단은 98km/h(61mph)부터 나타났다. 마지막 현상과 관련하여 Zivot과 DiMaio는 85명의 보행자 사망을 검토하여 사지가 절단된 5명과 몸통이 절단된 2명을 확인했다. 이들 7건 모두 차량의 속도는 55mph(88.5km/h)를 넘었다.[26]

아동 보행자

제동하지 못하거나 늦게 제동한 차량에 아동이 치일 경우 차량의 앞면은 아동의 무게중심 위쪽에 충돌하게 된다. 피해자는 충돌 후 바닥으로 추락하고 차량에 깔린다. 충돌하기 전 차량이 급제동한다면 차량의 앞면은 더욱 바닥으로 낮아져 아동을 앞으로 날려 보내기도 한다.

성인 보행자

성인 보행자가 차량 높이가 높은 트럭에 부딪힌다면 아동 보행자와 비슷한 상황이 생길 수 있다. 제동하지 못하거나 늦게 제동한 차량에 부딪힌 성인은 무게중심 위쪽에 충격을 받고 바닥으로 추락한 뒤 차량에 깔린다. 트럭이 충돌 전 급제동했다면, 피해자는 앞으로 날아간다.

성인이 일반 승용차나 소형 트럭에 부딪힌다면 무게중심 아래쪽에 충격을 받게 되므로 트럭과는 손상 양상이 달라진다. 매우 빠른 속도로 달리던 차량이 제동하지 못하거나 늦게 제동한다면 보행자는 충돌 후 지면에서 떠올라 차량 지붕 위로 날아간다. 차량을 조사해 보면 대부분 전면 후드가 움푹 파여 있을 뿐만 아니라 범퍼가 긁혀있거나 파여 있기도 한다. 보행자가 차량 위로 날아갔다면 지붕이나 트렁크가 파여 있을 수도 있다. 저자들은 65-80mph(역주: 104.6-128.7km/h) 정도의 고속 충돌에서 이러한 양상을 보았다. 이러한 경우 시신이 심하게 훼손되며, 심한 둔기손상으로 팔다리가 부분 또는 완전 절단된다(그림 11.17).

차량이 보행자의 엉덩이를 추돌하여 사타구니가 갑자기 펴지면 여러 줄의 선형 손상, 즉 편손상(신전손상)이 나타날 수 있다(그림 11.18). 이러한 손상은 목이 갑자기 굽혀지며 나타나기도 하는데, 목뼈에는 다발성 골절이 동반된다.

충돌 당시 차량 속도가 중간 정도였다면 보행자는 바닥에서 떠올랐다가 차량 후드에 착지하여 앞유리에 부딪힌 뒤 바닥으로 미끄러질 것이다. 이때 사고 차량에는 보행자 사고의 전형적인 손상이 나타나는데, 범퍼가 긁히거나 파인 자국, 후드 앞쪽과 위쪽의 파인 자국, 앞유리의 파손 등이다(그림 11.19). 보행자는 차량 앞유리에 머리를 부딪칠 때가 많으므로 머리카락에서 앞유리 조각이 발견될 수도 있다. 반대로 차량 앞유리에 피해자의 머리카락이 남아있을 수도 있

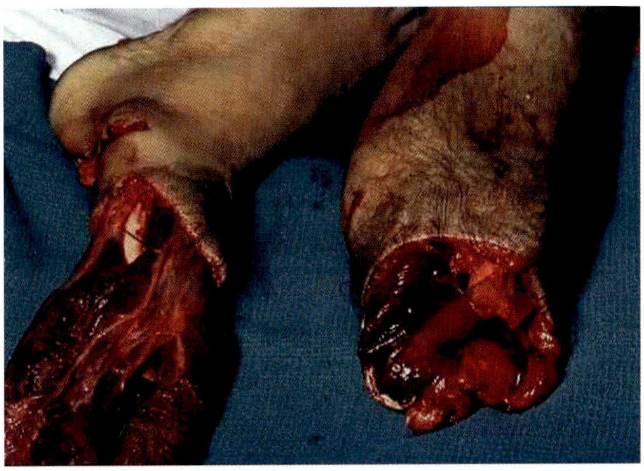

그림 11.17 고속으로 달리던 자동차에 다리가 절단된 보행자. 절단면이 날카롭다.

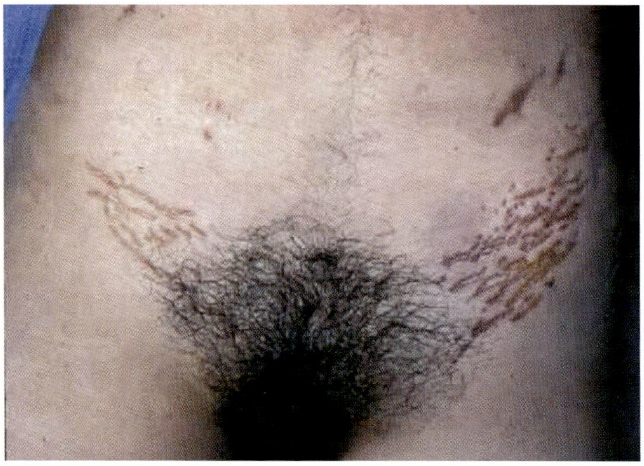

그림 11.18 과도한 피부 신전에 의한 샅굴 부위의 선형 손상. 사망한 보행자는 빠르게 달리던 자동차에 엉덩이를 추돌당했다.

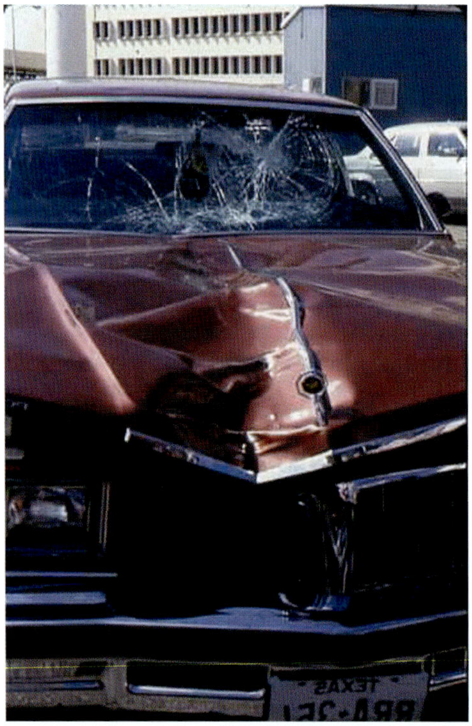

그림 11.19 보행자 사고의 전형적인 차량 손상 양상. 후드가 움푹 파이고 앞유리가 파손되었다.

다. 저자들은 피해자 의복의 직물 패턴이 후드에 찍힌 사례도 보았다. 파손된 후드에 실이 걸려 있을 수도 있는데, 이를 통해 피해자의 옷을 알아볼 수도 있다. 차량 후드가 움푹 파일 정도로 피해자의 신체가 부딪히면 옷에 후드의 페인트가 묻을 수도 있다. 지금까지 언급한 모든 미세증거는 뺑소니(hit and run) 사건에서 피해자와 가해 차량을 연결지을 사용할 수 있다.

보행자가 전조등 같은 차량 앞쪽 모서리에 부딪힌다면 펜더(fender, 역주: 바퀴를 덮는 부위)에 올라갔다가 떨어지게 된다. 이때 차량 손상은 전조등과 펜더 주변에 집중되므로 후드나 앞유리는 파손되지 않는다.

중간 이상의 속도로 달리던 차량이 성인 보행자와 충돌하기 직전 급제동을 한다면 2가지 가능성이 있지만, 어느 쪽이든 보행자는 급격히 감속되는 차량에 무게중심 아래쪽을 부딪치게 된다. 첫 번째 가능성은 보행자가 앞으로 날아가는 것이다. 두 번째 가능성은 차량과 충돌한 뒤 떠올려졌다가 후드에 떨어지고, 다시 앞으로 날아가 급제동하는 차량의 앞쪽 바닥에 추락하는 것이다. 후자의 경우에는 차량의 후드 앞쪽과 위쪽이 손상될 것이다.

손상의 역학

보행자가 차량과 가장 먼저 접촉하게 되는 부분은 범퍼이다. 오늘날 일반적인 차량이 제동하지 않았을 때 평균 키의 남성 보행자가 부딪치게 되는 부위는 무릎이나 약간 아래쪽이 된다. 당연히 보행자의 키가 작다면 이는 더욱 높아진다. 그러나 대부분의 운전자들은 보행자와 충돌하기 전 제동을 걸게 된다. 따라서 범퍼는 정강뼈나 종아리뼈의 중간이나 아래쪽을 치게 된다. 차량의 속도와 뼈의 강도에 따라 정강뼈나 종아리뼈, 또는 이들 모두 골절될 수 있고, 골절은 폐쇄성일 수도 있고 개방성일 수도 있다. 이를 "범퍼 골절(bumper fracture)"이라고 한다(그림 11.20).

범퍼 골절이 양쪽 다리의 서로 다른 높이에 발생하기도 한다. 이는 보행자가 충돌 당시 걷거나 뛰고 있었다는 것을 의

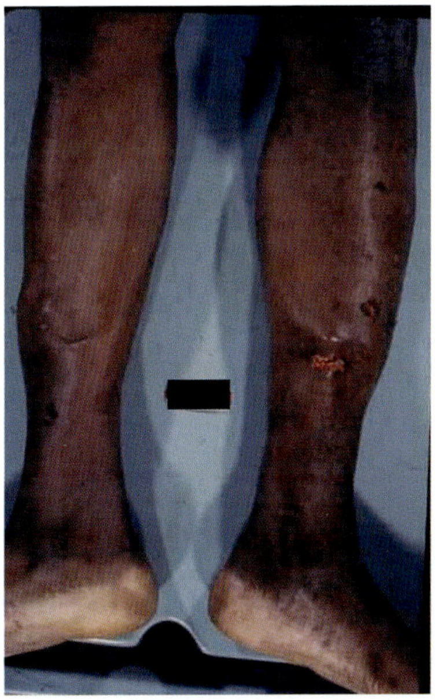

그림 11.20 양쪽 정강이의 "범퍼" 골절.

미하는데, 손상이 높게 나타난 쪽이 땅을 딛고 몸무게를 지탱하고 있었다고 볼 수 있다. 만약 보행자의 신체 옆면에 차량이 충돌했다면, "범퍼 골절"은 한쪽 다리에만 나타날 수 있다. 어떤 경우에는 골절 없이 피부까짐과 종아리의 멍만 생길 수도 있다. 어떤 경우에는 겉으로는 손상이 보이지 않다가 종아리를 절개하고 나서야 내부 출혈이 발견될 수도 있다. 아예 손상이 없을 수도 있다. 범퍼와의 충돌에 의한 긴뼈 골절은 대부분 2가지 형태로 나타나는데, 하나는 쐐기 모양의 골절로서 꼭지점이 힘의 진행방향을 가리키며, 다른 하나는 사선 방향 골절이다.[27]

충돌 시 보행자의 몸은 떠올라서 머리와 몸통이 후드와 앞유리에 부딪히게 된다. 이때 엉덩이와 허벅지 위쪽이 후드 앞쪽과 부딪히는 힘으로 몸통이 회전하기도 한다. 후드가 엉덩이와 허벅지에 부딪히며 발생하는 접선력은 근육에서 피부와 피하조직을 분리시켜 그 사이에 빈 공간을 만들 수 있다. 이 안에 다량의 출혈이 일어나면 혈액이 1-2L까지 고일 수 있다. 이러한 손상은 겉으로 보이지 않을 때가 많지만 손으로는 쉽게 만져지므로 절개해서 확인할 수 있다.

보행자가 차량에 부딪혀 날아가면서 말 그대로 옷이 벗겨지기도 한다. 저자들은 셔츠와 속옷 하의만 입은 채 고속도로에서 발견된 시신을 몇 건 보았다. 처음에는 이들이 술에 취해 옷을 벗고 돌아다닌 줄 알았지만, 이어진 현장 조사에서 이들의 바지가 뒤집어진 채 발견되었고, 겉면에는 차량 페인트가 묻어있었다. 다시 말해, 이들은 자동차에 부딪힌 뒤 공중을 날아가다가 바지와 신발이 벗겨진 것이다. 발목에 수평 방향으로 선형 자국이 있다면 발에서 벗겨진 신발의 가장자리를 나타내는 흔적일 수 있다.

피해자가 차량에 깔리면, 몸의 한 면에는 바퀴 자국이, 도로에 접촉한 다른 면에는 찰과상이 남게 된다(그림 11.21, 역주: 이를 차깔림손상 또는 역과손상이라고 한다). 이러한 피부까짐은 회전하는 바퀴가 몸을 뒤쪽으로 밀어내면서 피부가 바닥을 따라 긁히게 되어 나타난다. 바퀴 자국이 항상 나타나지는 않지만, 만약 있다면 피부와 의복에 모두 나타나거나 피부 대신 의복에 나타날 수 있다(그림 11.22). 바퀴가 팔다리를 지나간다면 바퀴가 회전하면서 피부와 피하조직을 근막과 근육에서 분리할 수 있다(그림 11.23).

뺑소니 사망사고가 일어났다면 현장에서 바퀴 자국에 자를 대고 촬영하여 추후 차량 바퀴와 대조할 수 있게 해야 한다. 차량이 피해자를 타고 넘어가면서 차량 바닥의 기름이나 먼지가 시신이나 의복에 묻을 수 있다. 머리카락, 시신에서 채취한 기름 시료, 의복은 보관해둔다. 만약 용의차량이 발견되면 차량 바닥에 혈흔이나 머리카락, 의복 섬유가 있는지 조사한다. 발견되는 것이 있다면 시신에서 수집한 검체와 비교해 볼 수 있다.

보행자 사고에서 가장 흔한 사망 원인은 머리 손상과 목뼈, 특히 고리뒤통수관절의 골절-탈구이다. 대부분의 보행자 사고에서 가슴이나 배의 손상은 경미하거나 없다. 손상의 정도를 결정하는 요소는 차량의 속도와 다른 고정된 물체 및 피해자의 추가 충돌 여부이다. 시신이 충돌 후 날아가 머리로 바닥에 추락한다면 얼굴에 피부까짐과 찢긴상처가 발생한다. 시신이 도로를 따라 끌려갔다면 광범위한 찰과상이 나타날 수 있다. 만약 피해자의 전신이 두꺼운 의복으로 덮여 있었다면 얼굴과 머리의 경미한 상처 외에는 외부 손상이 거의 없을 수도 있다.

운전자와 탑승자에게 발생하는 가슴대동맥의 열창은 차량에 치인 보행자에게도 나타날 수 있다. Brundage 등은 220명의 보행자 사망을 분석하여 가슴대동맥이 파열된 비율이 12.7%라고 보고했다.[28] 열창이 나타난 부위는 주로 왼쪽 빗장밑동맥이 분지한 직후(28건 중 15건, 53.6%)였다. 4건(14.3%)은 오름대동맥이나 대동맥활에 나타났다. 대동맥 손상이 발생한 사망자 중 절반에서는 등뼈 손상이 동반되었다.

피해자가 도로나 주차장에서 으깸손상을 입고 발견되기도 하는데, 신체 한쪽 면에는 바퀴 자국이, 다른 면에는 찰과

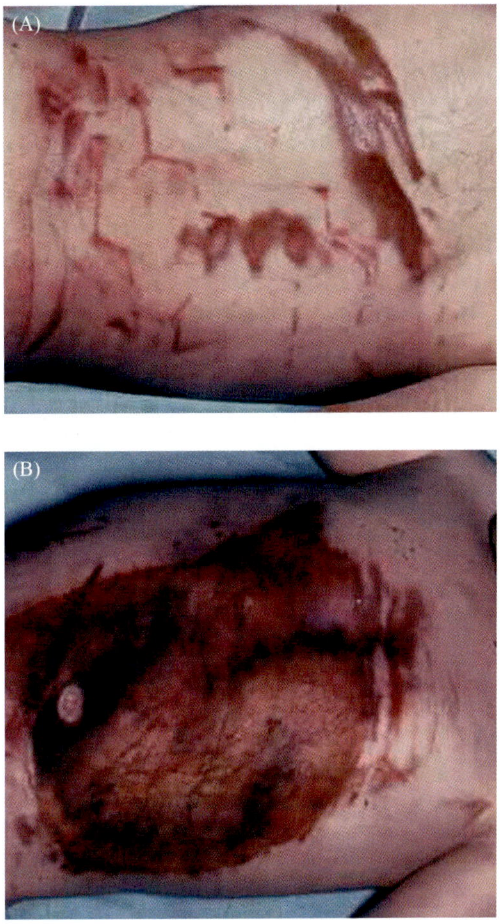

그림 11.21 트럭에 깔린 3세 유아의 **(A)** 등에 남은 바퀴 자국과 **(B)** 도로에 닿은 몸통 앞쪽의 찰과상.

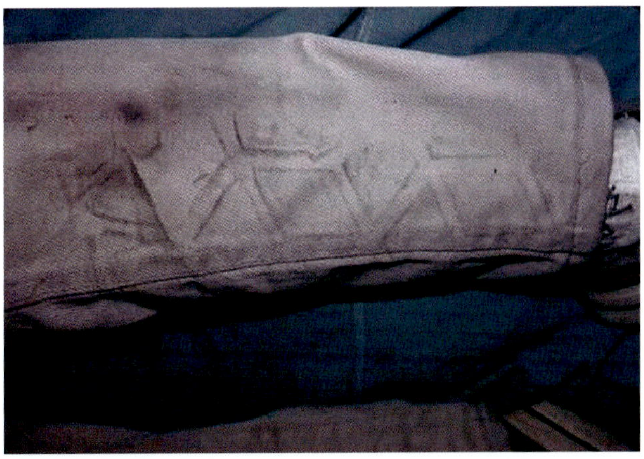

그림 11.22 뺑소니 사망자의 의복에 남은 바퀴 자국.

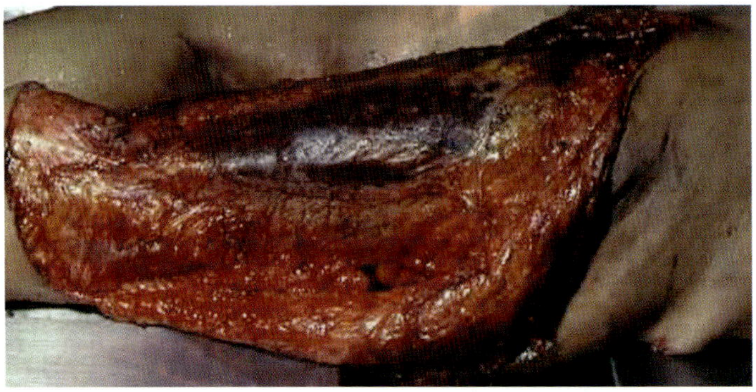

그림 11.23 차량 바퀴가 다리를 깔고 넘어가면서 허벅지 피부가 분리된 모습.

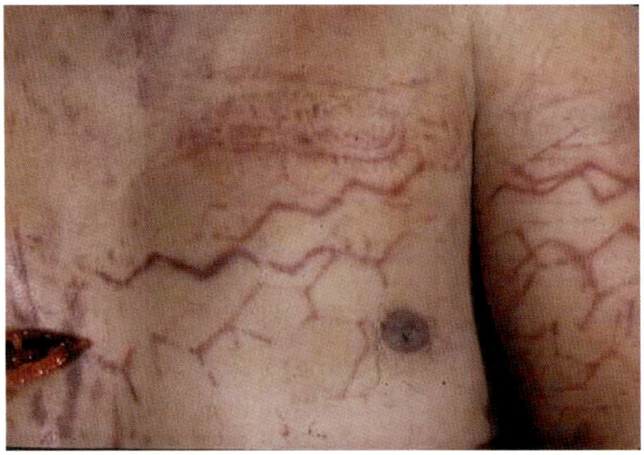

그림 11.24 42세 남성의 팔과 가슴을 가로지르는 바퀴 자국. 주차장에서 잠들었다가 트럭에 치여 사망했다.

상이 있을 수 있다(그림 11.24). 그러나 가해 차량의 앞쪽에는 충돌 흔적이 없고, 독성학 검사에서는 피해자에게 '급성 알코올중독'이 확인된다. 이들은 도로나 주차장에서 잠들거나 기절했다가, 이들을 보지 못하고 지나가던 차량에 치여 사망한 것이다.

참고자료

1. WISQARS Fatal Injury Data, Fatal Injury Reports, National, Regional and State, 1981-2018. Centers of Disease Control and Prevention. Available at: https://wisqars.cdc.gov/sasweb/ncipc/mortrate.html; Accessed 21 April 2020.
2. Garriott JC, DiMaio VJM, and Rodriguez RG, Detection of cannabinoids in homicide victims and motor vehicle fatalities. J Forensic Sci 1986; 31:12741282.
3. Ascone D, Lindsey T, and Varghese C, An Examination of Driver Distraction as Recorded in NHTSA Databases, DOT HS 811 216. National Center for Statistics and Analysis (U.S.), 2009.
4. Klauer SG, Guo F, Simons-Morton BG, et al., Distracted driving and risk of road crashes among novice and experienced drivers. N Engl J

Med 2013; 370:54-59.

5. National Highway Traffic Safety Administration, Traffic Safety Facts 1998. National Highway Traffic Safety Administration, Washington, DC.
6. Kahane CJ, An Evaluation of Federal Motor Vehicle Safety Standards for Passenger Car Steering Assemblies, DOT HS 805 705. National Highway Traffic Safety Administration, Washington, DC, January 1981.
7. Crass JR, et al., A proposed new mechanism of traumatic aortic rupture: the osseous pinch. Radiology 1990; 176:645-649.
8. Deutermann W, Characteristics of Fatal Rollover Crashes 6. Performing Organization Code NRD-31 7. U.S. Department of Transportation National Highway Traffic Safety Administration. Technical Report:HS8094382, 2002.
9. Highway Vehicle Fires (2014-2016) Topical Fire Report Series. National Fire Data Center, U.S. Fire Administration, 2018; 12(2).
10. Abu-Isa IA, Fleck LL, and Jacques CHM, Research Report PO-399, AN 87: Vehicle Combustion Experiments II. Electrical Ignition of Interior with Windows Opened. GMC Research Labs, March 1979.
11. Abu-Isa IA, Fleck LL and Jacques CHM, Research Report PO-363, AN 67: Vehicle Combustion Experiments I. Electrical Ignition of Interior with Windows Closed. GMC Research Labs, October 1977.
12. Brady JE, Li G. Prevalence of alcohol and other drugs in fatally injured drivers. Addiction. 2013;108(1):104-114.
13. Chihuri S, Li G and Chen Q, Interaction of marijuana and alcohol on fatal motor vehicle crash risk: a case-control study. Inj Epidemiol 2017; 4(1):8.
14. Baker SP, Fisher RS, Masemore WC, et al., Fatal unintentional carbon monoxide poisoning in motor vehicles. Am J Public Health 1972; 62:1463-1467.
15. National Highway Traffic Safety Administration, Fourth Report to Congress: Effectiveness of Occupant Protection Systems and their Use. National Highway Traffic Safety Administration, Washington, DC, May 1999.
16. National Highway Traffic Safety Administration, Traffic Safety Facts: 2016 Data: Occupant Protection. U.S. Department of Transportation, 2018. Publication no. DOT-HS-812-494. Available at: https://crashstats.nhtsa.dot.gov/Api/Public/ViewPublication/812494 External; Accessed 4 June 2018.
17. Williams N and Ratliff DA, Gastrointestinal disruption and vertebral fracture associated with the use of seat belts. Ann R Coll Surg 1993; 75:129-132.
18. Hendey GW and Votey SR, Injuries in restrained motor vehicle accident victims. Ann Emerg Med 1994; 24:77-84.
19. Sims JK, et al., Automobile accident occupant injuries. JACEP 1976; 5:796-808.
20. Chandler CF, Lane JS, and Waxman KS, Seatbelt sign following blunt trauma is associated with increased incidence of abdominal injury. Am Surg 1997; 63:885-888.
21. National Highway Traffic Safety Administration, Traffic Safety Facts 1999 - Overview. National Highway Traffic Safety Administration, Washington, DC.
22. Kallina, Ingo (head of design and safety at Mercedes Benz), Testimony at NTSB Air Bag Public Forum, March 1997.
23. Third Report to Congress Effectiveness of Occupant Protection Systems and Their Use, National Highway Traffic Safety Administration, U. S. Department of Transportation Washington, D. C. 20590 December 1996.
24. Saunders RN, Dull MB, Witte AB, et al., The danger zone: injuries and conditions associated with immediately fatal motorcycle crashes in the state of Michigan. Am J Surg 2019; 217(3):552-555.
25. Karger B, Teige K, Buhren W, and DuChesne A, Relationship between impact velocities and injuries in fatal pedestrian-car collisions. Int J Legal Med 2000; 113:84-88.
26. Zivot U and DiMaio VJM, Motor vehicle-pedestrian accidents in adults: relationship between impact speed, injuries and distance thrown. Am J Forensic Med Pathol 1993; 14(3):185-186.
27. Kress TA, et al., Fracture patterns of human cadaver long bones. Presented at 1995 International IRCOBI Conference on the Biomechanics of Impact, September 13-15, 1995 - Brunnen, Switzerland.
28. Brundage SI, et al., The epidemiology of thoracic aortic injuries in pedestrians. J Trauma 1998; 45 (6):1010-1014.

12 대량재난

올라간 것은 내려오기 마련이다.

- Isaac Newton

불행히도 오늘날 대량재난(mass fatality disaster)은 자연적 재해든 인위적 재난이든 발생빈도가 증가하는 경향이 있다(역주: 영어의 'disaster'를 우리나라에서는 자연적 원인은 재해, 인위적 원인은 재난이라고 구분하곤 하는데, 최근에는 재난으로 통일하는 경향이 있다). 따라서 이를 성공적으로 조사하고 대응하기 위해서는 이러한 사건에 대한 대비와 이해가 필수적이다. 모든 법의관 및 검시관 사무소는 대량재난에 대한 관리계획이 있어야 한다. 이러한 계획은 해당 지역의 비상대응체계와 협조하여 수립하는 것이 가장 바람직하다. 계획안에는 허리케인이나 토네이도와 같은 자연적 변화에 의한 대규모 재난뿐만 아니라 비행기나 기차 등에 의한 교통사고나 총기 난사, 폭발, 화학, 생물, 방사능(핵) 재난에 대한 대응책이 포함되어야 한다. 모든 대량재난에 대한 조사는 사건마다 개별적이어서 조사 참여기관의 범위를 지역에 한정할지 전국(역주: 원문에는 연방으로 되어 있으나 우리나라에 맞게 의역하였다)으로 확대할지부터 차이가 있지만, 핵심은 이러한 상황에 활용할 수 있는 자원과 계획을 미리 파악하는 것이다. 또한 재난 발생 시 지원을 요청할 수 있는 법치의학자와 법의인류학자 등으로 구성된 조직을 미리 만들어두는 것이 중요하다.

대량재난의 대응책 수립에 대해 깊이 논의하는 것은 이 책의 범위를 벗어난다. 이에 참고할 수 있는 자료가 이미 다양하게 존재하기 때문이다. 자연재해로 인한 대량사망에서 볼 수 있는 손상은 토네이도 같은 파괴적인 힘에 의한 둔기손상이나 허리케인이나 홍수에 의한 익사로 나타나는 경향이 있다. 총기 난사는 제7장 "총기손상"에서 논의한 것 같은 총창을 만들어낸다. 화학, 방사능, 생물 재난에서는 원인물질의 종류에 따라 완전히 다른 소견들이 나타나는데, 이러한 유형의 사망이나 조사 방법에 대해서도 참고할 만한 자료가 많다.[1~3] 따라서 이 장에서는 주로 항공기 추락 같은 교통사고와 폭발사고를 살펴보기로 한다.

항공기 사고

항공기 사고(air crash)는 열기구부터 글라이더, 동력 글라이더, 행글라이더, 헬리콥터, 경비행기(light aircraft, light-plane), 여객기(commercial aircraft), 군용기(military aircraft)까지 관련될 수 있다. 항공기 사고에서 법의병리학자의 역할은 항공기의 종류, 승객 및 승무원의 수, 추락 상황에 따라 달라진다.

경비행기

경비행기 사고에서 법의병리학자는 대부분 여객기 사고에 비해 손상이 덜한 적은 수의 시신을 접하게 된다(그림 12.1).

사상자가 한 명이 아니라면 법의병리학자는 손상 양상을 통해 조종사가 누구였는지 판단해야 할 수 있다. 안전띠나 계기판, 조종 장치를 본뜬 피부까짐이나 멍으로 조종사가 구분될 수도 있다. 이러한 표면을 면봉으로 닦아내거나 조직을 채취하여 DNA 검사를 해보는 것도 도움이 될 수 있다.

"조종간 손상(control surface injury)"도 조종사와 승객을 구분할 수 있다고 알려져 있다. 이러한 손상은 추락 당시의 충격으로 발생한 외력이 항공기의 조종 장치를 통해 조종사의 팔과 다리로 전달되어 발생한다고 설명된다. 팔에 나타나는 조종간 손상에는 손바닥의 찢긴상처, 손목뼈(carpal bone)와 손허리뼈(metacarpal bone)의 골절, 노뼈와 자뼈 먼쪽의 골절이 있다. 다리에서는 발목뼈(tarsal bone)와 발허리뼈(metatarsal bone)의 골절, 정강뼈와 종아리뼈의 골절이 나타난다. 그러나 Campman과 Bexfield가 항공기 사고 사망자 100명을 분석한 결과, 이러한 손상은 일반 승객에게도 높은 빈도로 나타났다.[4] 이들은 이러한 손상이 있는 사망자를 조종자로 판단하기에는 민감도와 특이도가 부족하다고 판단했다.

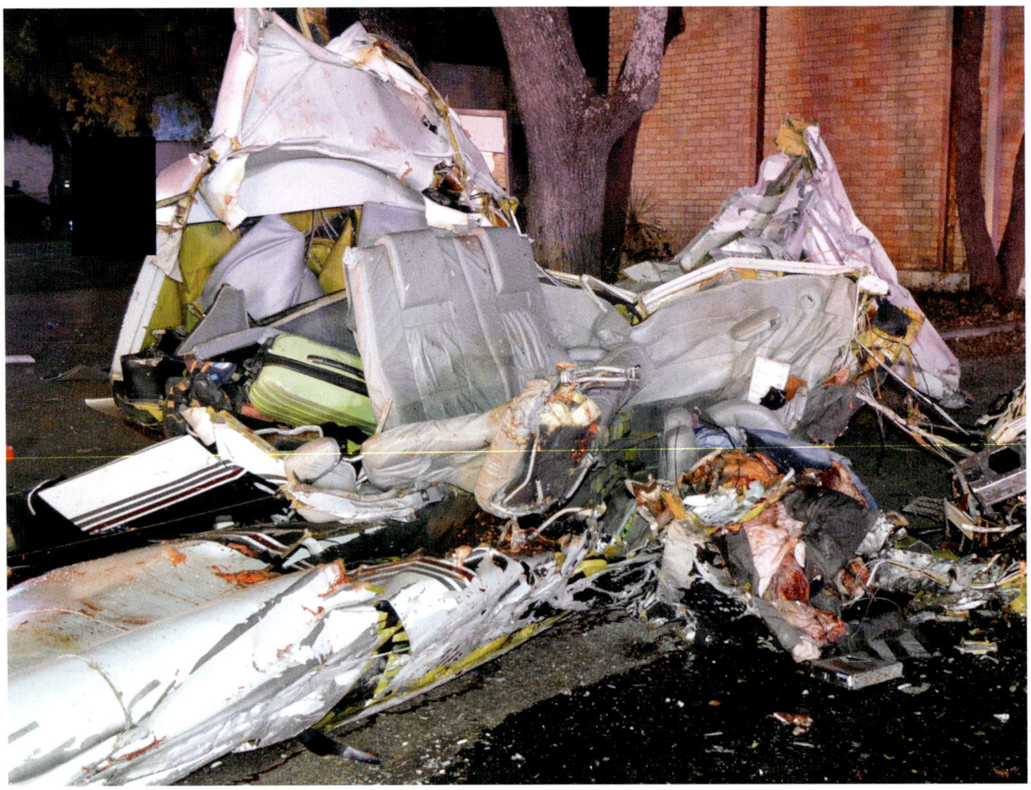

그림 12.1 경비행기 추락 현장.

다른 항공기 사고와 마찬가지로 법의병리학자는 탄화되거나 절단된 시신의 신원을 확인하고, 손상을 기록하며, 사망자의 질병이나 약물, 폭력 행위가 사망에 관여했는지 판단해야 한다. 시신의 수가 적기 때문에 신원확인은 대체로 어렵지 않다. 대부분의 신원은 지문과 치과 기록을 통해 확인되며, 때때로 생전과 사후의 방사선 사진을 비교하거나 드물게 DNA를 검사하여 확인되기도 한다.

여객기 사고

여객기 사고에서는 시신이 일부만 발견되는 경우가 많기 때문에 법의병리학자의 주된 역할은 시신의 신원을 확인하는 것이다(그림 12.2). 먼저 지문, 치아, 생전 및 사후의 방사선 사진을 비교하여 신원확인을 시도해야 한다. 이러한 방법으로 확인되지 않으면 DNA 검사를 시도할 수 있다. DNA 신원확인은 온전한 시신뿐만 아니라 부분시신에도 사용할 수 있다. 마지막 수단으로 과학 외적인 방법을 사용해야 할 수도 있는데, 이때 사용되는 정보에는 시신에 대한 기록이나 장신구, 배제법(예를 들어 탑승자 중 아동이 단 1명인 경우), 문신이나 흉터 같은 비특이적 신체 특징들이 포함된다.

탑승자의 신원확인 뿐만 아니라, 법의병리학자는 승무원을 부검하여 생전의 질환이나 복용한 약물이 사고의 발생에 기여했는지 확인해야 한다. 물론 여객기에 탑승하는 승무원의 규모와 여객기의 정교한 기계 장치를 고려하면 이러한 가능성은 희박하다. 법의병리학자는 사고에 의한 결과는 아니지만 사고가 발생한 경위를 나타내는 손상도 확인해야 하므로 총창이나 폭발의 흔적을 찾아보아야 한다. 폭탄 파편이 있는지 확인할 수 있도록 시신에 대한 영상검사는 반드시 시행해야 한다. 탑승자에 대한 부검은 대부분 선택적으로 이루어지는데, 비행기가 추락한 경위, 사망에 대한 화재 연기의 영향, 폭발 손상의 흔적 등을 확인하기 위해 시행된다.

사고 원인

경비행기든 여객기든, 조종사(여객기의 경우 승무원을 포함)에게는 중독 가능성을 확인하기 위해 완전한 독성학 검

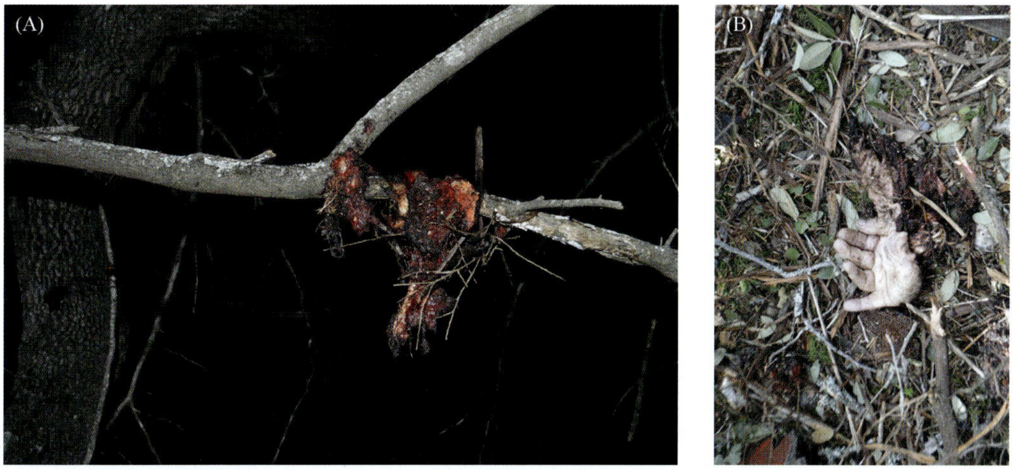

그림 12.2 여객기 사고에 의한 부분시신.

사를 시행해야 한다. 이를 통해 반사작용이나 사고능력을 저하시켜 사고에 기여하거나 사고의 원인이 될 수 있는 모든 물질을 찾아야 한다. 따라서 독성학 검사에서는 매우 민감하고 특이적인 분석법을 사용해야 한다. 그러나 비행기(airplane) 사고에 질병이나 약물이 관여하는 경우는 거의 없으며, 이는 대부분 경비행기 사고에서 나타난다. 비행기 사고는 대부분 조종사의 실수나 기계 결함, 날씨 같은 요인들이 단독 또는 복합되어 발생한다.

사고 현장

대부분의 비행기 사고는 이륙하거나 착륙할 때 발생한다. Rutherford는 전 세계에서 발생한 473건의 민간 항공기 사고를 검토한 결과 34.9%는 이륙할 때, 36.9%는 하강하거나 착륙할 때, 26.4%는 비행 중에, 1.8%는 주차 중에 발생했다고 하였다. 사고 1건당 사망자 수는 적은 편이었는데, 50.7%는 사망자가 5명 미만이었고, 72.7%는 20명 미만이었다.[5]

사고 현장에서 가장 중요한 초동 조치는 현장을 통제하고, 기록하며, 앞으로 도착할 조사단을 위해 모든 증거를 보존하는 것이다. 부분시신이 발견된다면 이를 함부로 옮기지 말고 현장에 그대로 둔 채 다른 부분시신이나 기타 잔여물과의 위치 관계를 기록해야 한다(그림 12.3). 안타깝게도 여객기 사고에서는 온전한 시신보다는 부분시신을 수습해야 할 때가 많다. 더욱 안타까운 것은 비행기 사고를 노리는 수집가나 절도범이 몰려들기도 한다는 점이다.

시신에 대한 신원확인과 시신처리의 실무 절차는 지역마다 다르다. 어떤 지역에서는 사고현장 인근에 냉장 트럭과 텐트 형태의 시설을 갖춘 임시 영안소를 설치하기도 한다. 이 경우 현장에서 곧바로 신원확인이 이루어질 수 있다. 어떤 지역에서는 시신을 기존의 공시소로 이송하기도 하는데, 이 경우에도 시신의 규모나 편의성을 고려하면 냉장 트럭은 필수적이다. 신원확인이 현장과 공시소에서 종합적으로 이루어지기도 한다. 폭탄이 관련된 것으로 의심된다면 시신에 영상검사를 시행하여 폭발 잔여물을 조사해야 한다.

법의병리학자는 여객기에 의한 대량재난에서 현실적으로 자신의 역할이 상대적으로 크지 않다는 것을 인지해야 한다. 사고 재구성 전문가나 인간공학 전문가, 기상학자, 생물역학 전문가, 발전소 기술자, 금속공학자, 항공역학자 같은 다른 전문 영역의 조사자들이 법의병리학자보다 더욱 중요한 역할을 한다. 이는 비행기 사고를 조사하는 주된 목표가 사고의 원인을 알아내는 것이기 때문이다. 이러한 전문가들은 조종사(또는 승무원), 항공기, 환경(기후, 산맥 분포, 다른 비행기의 존재 여부) 등 3가지의 주요 분야를 조사하게 된다.

사고 양상

비행기 사고는 기본적으로 6가지 형태로 나타난다.[6]

1. 지면 파임(Hole-in-the-ground)
2. 회전 충돌(Spin impact)
3. 나선형 충돌(Spiraling impact)
4. 소각 충돌(Small-angle-of-impact)
5. 비행 중 분해(In-flight disintegration)
6. 전선 충돌(Wire strike)

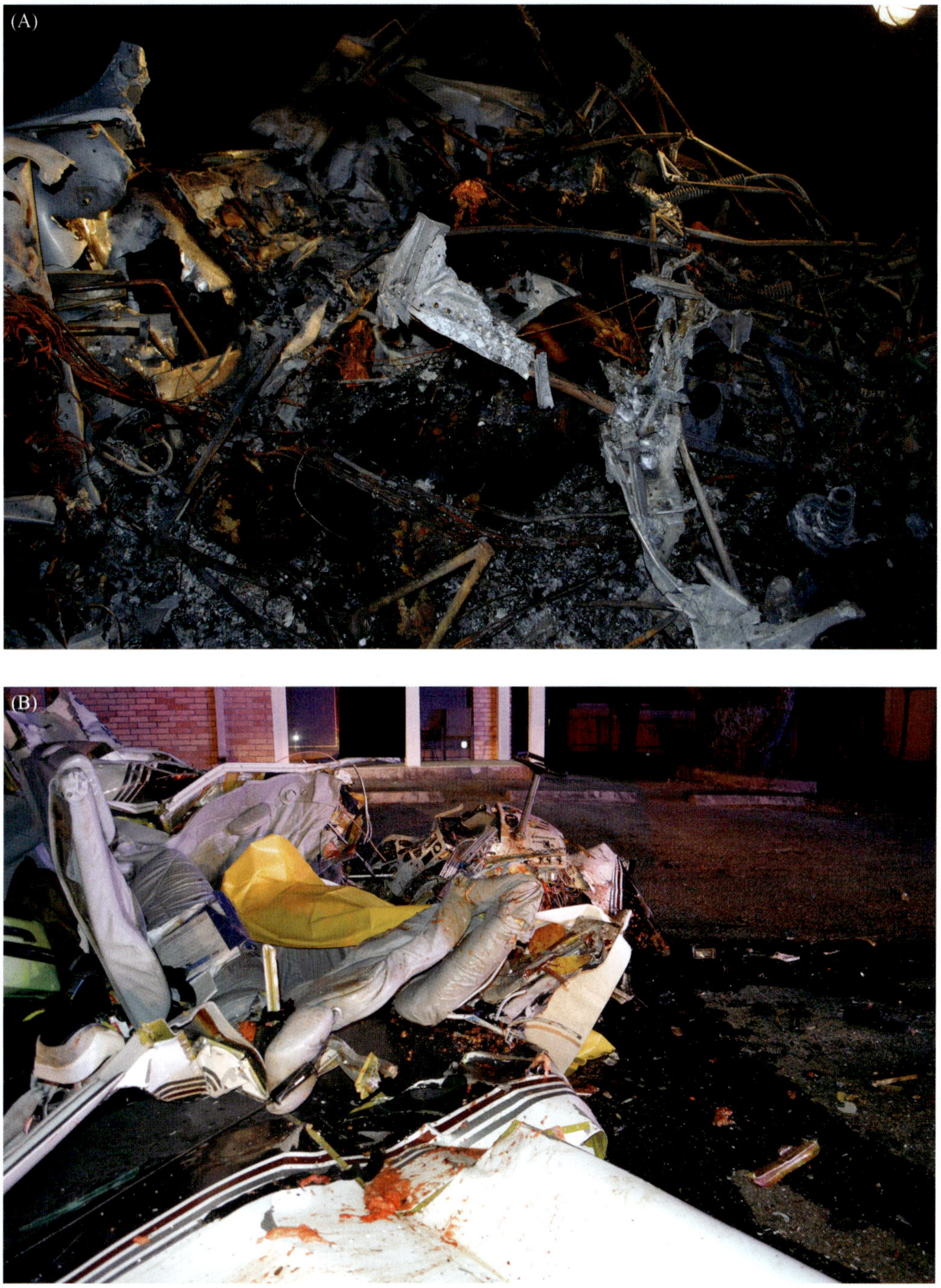

그림 12.3 비행기 사고 잔해에 섞여 있는 부분시신(**A** 및 **B**).

지면 파임은 비행기의 기수가 지면과 45-90° 사이의 각도를 유지하면서 지면에 고속으로 돌진하여 발생한다. 엔진처럼 무거운 비행기 부품들은 구덩이의 바닥에서 발견되거나 바닥 아래에 묻힌 채 발견된다. 이러한 사고는 조종사가 비행기를 통제할 수 없는 상태였음을 분명히 나타낸다.

회전 충돌에서는 대부분 비행기가 기수를 숙이고 회전하면서 지면에 도달한다. 비행기가 회전하면서 비행기의 속도가 상대적으로 느려지므로 구덩이는 지면 파임보다 얕게 형성된다(그림 12.4). 비행기의 날개는 충돌로 생긴 구덩이의 바깥쪽 바닥에 자국을 남긴다. 일반적으로 회전하는 비행기의 안쪽 날개가 지면에 가장 먼저 충돌하며, 바깥쪽 날개의 자국은 안쪽 날개의 자국 반대쪽에 나타난다. 지면의 자국을 보고 회전 방향을 알 수 있다. 대부분의 회전 충돌 사고는 비행기가 기수를 숙이고 지면과 충돌하지만, 지면과 평행하게 충돌하는 경우도 있다.

나선형 충돌은 비행기가 나선형으로 돌면서 지면에 충돌하는 것이다. 이 경우에도 안쪽 날개가 먼저 지면에 충돌한 뒤 바깥쪽 날개가 충돌하지만, 회전 충돌과 달리 잔해는 부채꼴 모양으로 좀 더 넓게 퍼진다. 날개가 비행기에서 분리되기도 하지만, 기체에서 그리 멀지 않은 곳에 떨어진다. 엔진이 날개에 장착되어 있었다면 대부분 분리되어 첫 충돌 지점 부근에 떨어진다.

소각 충돌은 고속일 수도 있고 저속일 수도 있다. 저속의 소각 충돌은 보통 강제로 착륙했을 때 나타난다. 이때 항공기의 손상은 고속 충돌보다 훨씬 적고, 탑승자가 생존할 수도 있다. 고속의 소각 충돌에서는 기체가 산산조각 나 파편이 긴 부채꼴 모양으로 퍼지며, 무거운 부품일수록 멀리 날아간다. 비행기가 충돌하기 시작할 때 나타나는 최초의 흔적은

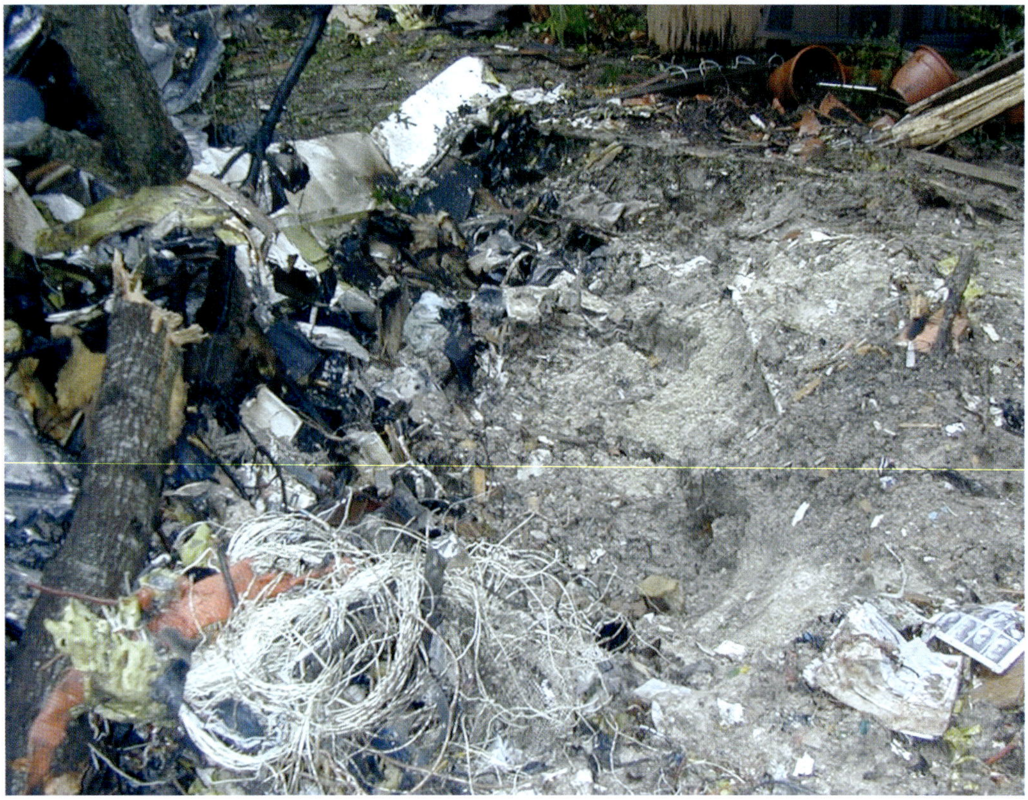

그림 12.4 소형 여객기의 회전 충돌로 형성된 얕은 구덩이. 비행기의 엔진과 기체, 승객 몇 명이 구덩이 아래에 묻혀 있었다.

만약 착륙 장치가 내려와 있었다면 바퀴 자국으로 나타나며, 프로펠러 비행기에서는 프로펠러 자국으로 나타난다. 숲이 우거져 있다면 땅에 닿기 훨씬 전에 날개가 먼저 나무에 파손될 수 있다. 고속의 소각 충돌은 비행기가 통제되는 상태에서 지면에 너무 가깝게 비행하다가 발생하게 된다.

비행 중 분해가 일어나면 항공기의 주요 부분이 뚜렷한 규칙성 없이 광범위하게 흩어진다. 이처럼 불규칙하게 흩어지는 양상은 비행 중 폭발이나 기체의 중대한 구조적 결함, 공중 충돌에서 나타난다. 비행 중 사고는 모든 사고 중 26.4%를 차지한다.[5] 만약 단독사고라면 비행 중 폭발로 간주하여야 한다. 시신의 방사선 사진을 촬영하여 폭발에 의해 폭탄 파편이나 기체 조각이 체내에 박혔는지 확인해야 한다. 폭발물에 가까이 있다가 발생한 화상이 있는지도 확인해야 한다. 의복을 보관하여 폭발물의 잔류성분을 분석할 수 있게 해야 하며, 피부도 면봉으로 닦아 보관해야 한다.

전선 충돌은 주로 낮게 비행하던 헬리콥터나 농약 살포기가 전선에 충돌하여 발생한다.

비행 중 화재

비행 중 화재는 기체 내부의 화재 발생 장소에서부터 검댕이 이어져 있고 탑승객이나 승무원의 혈중 일산화탄소 농도가 증가되어 있을 때 고려할 수 있다. 화재 발생 부위에서 열에 녹은 알루미늄 방울이 기체를 따라 바람에 날아가기도 한다. 한편 충돌 후 발생한 화재에서는 검댕과 화재로 인한 기체 손상이 광범위하게 나타나며, 검댕과 알루미늄 방울의 분포 양상도 별다른 특징을 보이지 않는다. 이 경우 탑승객의 혈중 일산화탄소 농도는 음성으로 나타난다.

헬리콥터 사고

헬리콥터 사고는 공중 폭발이나 다른 항공기와의 공중 충돌, 갑작스러운 동력 상실, 지면 충돌뿐만 아니라 탑이나 전선 같은 정지된 물체와의 충돌로 발생하기도 한다. 고정익(fixed-wing) 항공기와 비교했을 때 헬리콥터의 유일한 특징은 비행 중 동력을 잃거나 공중 충돌 등으로 무력화되면 수직으로 낙하할 수 있다는 것이다. 이로 인한 손상은 전형적인 항공기 사고보다 추락 손상과 더 비슷하게 나타날 수 있다.

열기구

열기구 비행은 미국 일부 지역에서 대중화되어 있지만 사망 사고는 흔치 않다. Ballard 등은[7] 12년간의 열기구 사고를 검토하여 총 78건의 사고가 있었고, 518명의 승객 중 91명은 중상, 5명은 사망했음을 확인했다. 사고 중 83%에서 중상자나 사망자가 나타났다.[7] 중상의 56%는 다리의 골절이었다. 대부분의 사고는 착륙 중(81%) 발생했고, 65%는 급박한 경착륙(hard landing) 과정에서 나타났다. 착륙 과정에서는 승객이 타고 있던 곤돌라가 끌려가거나 기울어지거나 튕기거나 승객들이 곤돌라 밖으로 추락했을 때 좋지 않은 결과가 발생했다. 중상자의 절반과 모든 사망자는 고정된 물체에 충돌하는 사고로 발생했다. 이전의 연구에서 Cowl 등은 32년간 발생한 485건의 열기구 사고와 승객 1,533명을 분석하여 92명의 사망자와 384명의 중상자를 확인했다.[8] Ballard 등의 연구와 마찬가지로, 사고 대부분이 착륙 지점에 접근하거나(20.6%) 착륙하는 도중(46%)에 발생했다. 전선과의 충돌로 27.7%의 사고와 44.6%의 사망자가 발생했다. 전선과의 접촉은 승객이 탑승한 바구니를 뒤집거나 바구니의 케이블을 끊거나 감전을 유발할 수 있다. 사고는 주로 조종사의 실수나 조종불능상태(85.1%)가 원인이었다. 기기의 고장은 7.3%를 차지했다. 중상자나 사망자가 발생한 사고

중 20%에서 열기구가 크게 손상되거나 파괴되었다.[7] 열기구 관광 중 발생하는 사고에서도 사상률이 높게 나타나고 있으며, 유료 탑승 후 발생하는 열기구 사고의 비율도 증가하고 있다.[7]

번개

번개와 관련된 항공기 사고는 매우 드물다. 실제로 Cherington와 Mathys는 이러한 사건을 1963년부터 1989년까지 단 40건만 확인할 수 있었는데,[9] 이로 인해 290명이 사망했다. 사고 중 30건은 개인 전용기, 10건은 여객기에서 발생했다. 번개는 (1) 연료실에 들어가 연료를 점화시키거나, (2) 밝은 섬광으로 조종사의 시야를 일시적으로 차단하거나, (3) 전기 시스템을 교란하여 사고를 유발한다. Cherington와 Mathys는 연료나 전기적 자동 제어 시스템이 발전하였으므로 번개 사고가 훨씬 감소해야 한다고 생각했다. 번개가 직접적인 원인이 된 여객기 사고가 미국에서 마지막으로 확인된 것은 1967년으로, 번개가 연료 탱크를 완전히 폭발시켰다.[10] 이후 번개가 어떻게 비행기에 영향을 미치는지 많은 것이 알려졌고, 그 결과 번개 보호 기술이 향상되었다. 오늘날 생산되는 비행기는 설계의 안전성을 입증하기 위해 철저한 번개 보호 인증 시험을 받는다. 그러나 비행기 제작에 복합 소재가 사용되면서 새로운 문제가 발생했는데, 이러한 소재들이 부도체이기 때문이다. 이들이 번개에 맞으면 타면서 구멍이 날 수 있다. 이에 제조사들은 번개가 타격한 지점에서 전기를 전도시킬 방법을 개발하고 있다.

폭발 손상

폭발은 액체나 고체가 기체로 빠르게 전환되는 복합적인 현상이다. 폭발은 고온 및 고압 상태에서 가스를 생성하며, 그 압력은 폭발의 중심에서 파동 형태로 외부에 빠르게 전파된다. 이로 인해 발생하는 높은 운동력을 폭발의 파괴력(brisance)이라고 하며, 이는 폭발의 파괴 효과를 가리킨다.

폭발은 독특한 형태의 손상을 형성할 수 있다. 손상은 중간 폭발의 유형과 강도, 관련 물질, 폭발이 발생한 환경(예: 밀폐된 공간이나 개방된 장소), 피해자와 폭발 사이의 거리 및 중간 보호벽이나 환경적 장애물의 존재에 따라 달라진다. 예를 들어, 수중 폭발에 의한 손상은 대기 중 폭발보다 심하게 나타나는데, 이는 충격파가 물에서 더욱 빠르게 이동하기 때문이다.

폭발 손상은 폭발 시 발생하는 압력파에 의해 발생한다. 이러한 폭발파(blast waves)에 의한 손상은 1차, 2차, 3차, 4차에 이를 수 있다. 1차 폭발 손상은 폭발파가 신체를 직접 가격하여 발생한다. 만약 인체가 강한 폭발에 가까이 있었다면 완전히 파괴되어 산산조각 날 수 있다.

1차 폭발 손상은 음향 임피던스(acoustic impedance)가 변화하면서 공기와 액체 사이의 경계면에서 충격파의 에너지가 소멸하기 때문에 발생한다.[11, 12] 폐, 귀, 위장관처럼 내부에 빈 공간이 있는 부위가 이러한 손상에 가장 취약한데, 급격한 압력 변화로 인해 장기가 변형되거나 손상 또는 파열되기 때문이다.[11] 고막(tympanic membrane)은 이러한 압력 변화에 매우 민감하여 폭발에 의해 다른 장기가 손상될 때 거의 항상 함께 손상된다.

폐 손상은 열창이나 좌상으로 나타난다. 폐의 표면에 갈비뼈에 눌린 자국이 남기도 하는데, 폐가 빠르게 팽창하면서 단단한 갈비우리(rib cage)에 부딪치는 동시에 외부에서 압력파가 가해지면서 갈비우리도 폐를 일시적으로 압박하기 때문이다.[11] 폐포벽과 모세혈관이 파열되면서 폐출혈이 발생하기도 하는데, 이때 공기가 들어있는 폐포와 혈관이 직접 연결되면서 공기색전증이 나타나기도 한다. 폐 손상으로 혈흉이나 기흉도 발생할 수 있다.

위장관 손상은 열창이나 파열로 나타나며 주로 큰창자와 막창자 또는 작은창자 끝부분에서 발생한다. 지연성 손상으로서 창자 천공이 발생하기도 하는데, 이는 창자벽이 과도하게 팽창되어 창자의 허혈과 괴사가 초래되기 때문이다.

뇌도 폭발 손상에 취약한 장기이다. 충격파 자체에 의한 가속-감속 손상뿐만 아니라 뇌척수액을 따라 압력파가 전달되면서 전단력에 의한 손상과 뇌진탕 형태의 손상이 모두 발생하게 된다. 이라크와 아프가니스탄 간의 전쟁에서 수많은 군인이 폭발에 의한 뇌 손상을 입기도 했다.[12]

2차 폭발 손상은 폭발의 파편이나 비산 잔해, 2차 발사체(역주: 최초 충격으로 발생한 파편이나 골편 등이 높은 속도를 얻어 마치 총탄처럼 날아가게 되는 것) 등에 맞아서 발생하며, 대부분 관통 손상이다. 3차 폭발 손상은 폭발의 힘으로 사람이 날아가 지면이나 벽 같은 물체에 충돌하여 받게 되는 둔력손상을 가리킨다. 4차 손상에는 폭발에 의한 직접적인 손상은 아니지만 폭발의 결과로 발생한 손상이 해당하며, 화상이나 독성 화학물질 또는 가스에 대한 노출 등이 있다.

으깸손상

으깸손상은 자연재해와 인위적 재난 모두에서 발생할 수 있다. 지진과 폭발 모두 구조물을 붕괴시켜 사람들이 건물 잔해에 갇힐 수 있다. 붕괴된 구조물이 가슴이나 배를 덮쳐 호흡을 방해하여 외상성 질식사를 일으킬 수도 있고, 팔다리를 눌러 허혈성 손상이나 조직 손상, 즉 으깸손상을 초래할 수도 있다. 으깸손상은 대부분 다리(74%)에 발생하며, 그 다음으로 팔(10%)와 몸통(9%)에 나타난다.[13] 으깸손상은 외상성 횡문근융해증(rhabdomyolysis)을 유발하여 으깸증후군(압궤증후군, crush syndrome)이라 불리는 전신 질환으로 진행할 수 있는데, 이는 급성신부전이나 전해질 이상, 사망을 초래할 수 있다. 지진으로 대형 구조물이 파괴되었을 때 으깸증후군의 발생률은 2-15%에 달한다.[13]

참고자료

1. Centers for Disease Control and prevention, Medical examiners, coroners and biologic terrorism: a guidebook for surveillance and case management. MMWR 2004; 53:1-36.
2. Hanzlick R, Nolte K, deJong J; National Association of Medical Examiners Bioterrorism and Infectious Disease Committee. The Medical Examiner/Coroner's Guide for Contaminated Deceased Body Management. Am J Forensic Med Pathol. 2009 Dec;30(4):327-38
3. Wood CM, DePaolo F, and Whittaker RG, Guidelines for Handling Decedents Contaminated with Radioactive Materials. Centers for Disease Control and Prevention, 2007.
4. Campman SC and Bexfield KD, The sensitivity and specificity of control surface injuries in aircraft accident fatalities. Presented at the 34th Annual Meeting of NAME, Indianapolis, Sept. 16, 2000.
5. Rutherford WH, An analysis of civil air crash statistics 1977-1986 for the purposes of planning disaster exercises. Injury 1988; 19:384-388.
6. Horton NL, Cited by Schiff B: after the fall. AOPA Pilot 1988; 31:67-70.
7. Ballard SB, Beaty LP, and Baker SP, Hot-air balloon tours: crash epidemiology in the United States, 2000-2011. Aviat Space Environ Med 2013; 84(11):1172-1177.
8. Cowl CT, et al., Factors associated with fatalities from hot-air-balloon crashes. JAMA 1998; 79(13):1011-1014.

9. Cherington M and Mathys K, Deaths and injuries as a result of lightning strikes to aircraft. Aviat Space Environ Med 1995; 66(7):687-689.
10. Rupke EJ, What happens when lightning strikes an airplane? Sci Am 2001. Available at: https://www.scientificamerican.com/article/what-happens-when-lightni/; accessed 3 May 2019.
11. Sharpnack DD, Johnson AJ, and Phillips YY, The pathology of primary blast injury, in Zajtchuk R, Jenkins DP, and Bellamy RF (Eds) Conventional Warfare: Ballistic, Blast, and Burn Injuries. Office of the Surgeon General of the United States Army, Washington, DC, 1991, pp 271-294.
12. Ropper A, Brain injuries from blasts. N Engl J Med 2011; 364:2156-2157.
13. Centers for Disease Control and Prevention, Blast Injuries Crush Injury and Crush Syndrome. 2006. Available at: https://www.hsdl.org/c/abstract/?docid=235885; accessed 22 Nov 2019.

화상과 화재사

13

나는 불이요, 나는 죽음이다.

– Smaug, The Hobbit, J.R.R. Tolkien

2017년 미국에서는 약 1,319,500건의 화재가 발생하여 약 3,400명이 사망하고 14,670명이 부상을 입었다.[1] 화재의 약 73%는 가정에서 발생하며, 흡연, 전기배선 결함, 부주의, 요리 등으로 인해 발생한다.[1]

화상

화상(burn)은 크게 5가지로 분류할 수 있다.

1. 화염(Flame)
2. 접촉(Contact)
3. 복사열(Radiant heat)
4. (끓는 물 등에) 뎀(Scalding)
5. 화학물질(Chemical)
6. 마이크로파(Microwave)

화염화상(flame burn)은 인체와 불꽃이 실제로 접촉하여 발생하며, 피부가 그을리다가 점차 탄화된다. **섬광화상(flash burn)**은 화염화상의 한 형태로, 가스나 석유화학제품, 미세입자의 갑작스러운 점화나 폭발로 인해 섬광 화재가 발생했을 때 초기 점화, 즉 "섬광"에 의해 발생한다. 전형적인 초기 섬광은 지속 시간이 최대 몇 초에 불과하다. 노출된 표면은 모두 균일하게 연소된다. 피해자의 옷에 불이 붙으면 섬광화상과 화염화상이 복합된 형태로 나타난다. 섬광화상은 대부분 피부층을 부분적으로 침범하며 머리카락이 그슬린다(그림 13.1). 피부는 열전도율이 낮으므로 열의 파동이 짧으면 화상이 얕게 발생한다.

접촉화상(contact burn)은 인체와 뜨거운 물체가 물리적으로 접촉하여 발생한다. 표면 온도가 70℃ 이상이면 표피는

1초 안에 괴사한다.[2)]

복사열화상(**radiant heat burn**)은 전자기파의 일종인 열파(heat wave)에 의해 발생한다. 인체는 화염이나 뜨거운 물체와 접촉하지 않는다. 처음에는 피부에 홍반과 물집이 생기고 표피가 일부 벗겨진다. 약한 열에 장시간 노출되면 피부는 밝은 갈색을 띠게 되며 가죽처럼 변한다(그림 13.2). 대부분의 복사열화상에서 머리카락은 적어도 초기에는 잘 보존된다. 복사열이 오래 가해지면 인체는 결국 탄화된다. 복사열화상의 발생 여부, 범위, 중증도를 결정하는 3가지 요소는

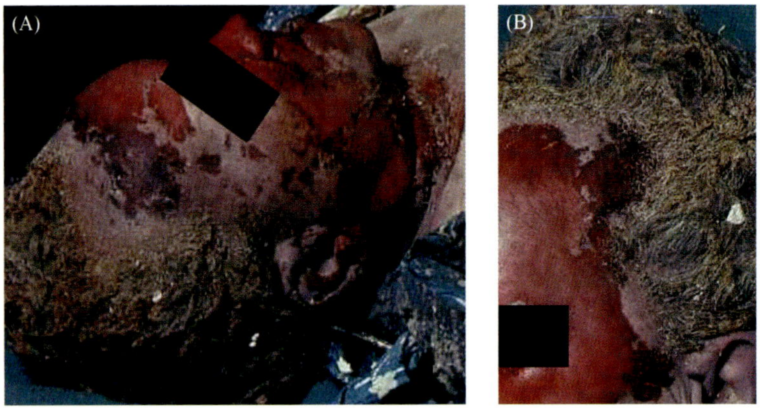

그림 13.1 **(A, B)** 메탄 폭발에 의한 섬광화상. 머리카락이 그슬려 있다.

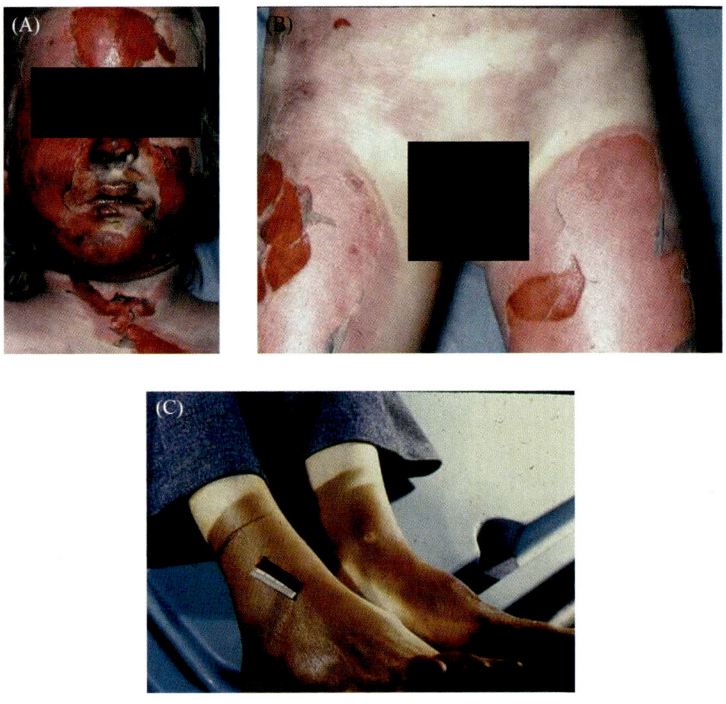

그림 13.2 **(A, B)** 복사열에 의한 홍반, 물집, 표피탈락. **(C)** 약한 열에 장시간 노출되어 "익은(cooked)" 피부.

다음과 같다.

1. 피부에 닿는 열파의 온도
2. 노출시간
3. 피부가 의복에 덮여있었는지 여부

극히 높은 온도에 의한 복사열은 불과 몇 초 만에 화상을 일으킨다. Ripple 등은 대기 온도가 1,500℃ 이상이면 10ms 안에 맨 피부에 2도 화상이 일어난다고 하였다.[3]

열탕화상(탕상화상, scalding burn)은 뜨거운 액체와의 접촉으로 발생하며, 물이 가장 흔한 원인이다. 열탕화상은 대부분 노출된 피부에서 나타나는데, 의복에 한 겹만 감싸여 있어도 보호받을 수 있기 때문이다. 화상의 마지막 2가지 형태는 **화학화상(chemical burn)**과 **마이크로파화상(microwave burn)**이다.

화상의 중증도

화상의 중증도는 다음에 따라 달라진다.

- 화상의 범위
- 화상의 깊이(역주: 원문에는 제목과 동일하게 severity로 나와 있었으나, 맥락상 depth로 대체하였다)
- 피해자의 나이
- 흡입손상(Inhalation injury)의 유무

살아있는 환자의 경우 화상의 범위는 총 체표면적(total body surface area, TBSA) 중 화상의 면적을 백분율로 환산하여 나타낸다. 여기에는 "9의 법칙"이 적용된다. 총 체표면적이 100%라면 머리는 9%, 양쪽 팔은 각각 9%, 몸통 앞쪽은 18%, 등은 18%, 양쪽 다리는 각각 18%, 샅(perineum)은 1%를 차지한다.

화상은 1도부터 4도 화상으로 구분하거나 표층(superficial), 부분층(partial-thickness), 전층(full-thickness)으로 구분한다. 이들 2가지 체계를 조합할 수도 있다. **1도(표층) 화상**은 피부가 붉게 홍반을 띠지만 물집은 발생하지 않는다. 현미경으로 보면 진피 혈관이 충혈되고 확장되어 있다. 표피는 보존되어 있지만 세포는 다소 손상되어 있다. 괴사된 표피세포는 점차 탈락하는데, 햇볕에 탔을 때 피부가 벗겨지는 현상이다. 1도 화상은 이렇게 햇볕 같은 약한 열이나 빛에 장시간 노출되었을 때 또는 강한 열이나 빛에 단시간 노출되었을 때 발생한다.

2도(부분층) 화상은 다시 표재성(superficial)과 심재성(deep)으로 구분한다. 전형적인 2도 화상은 습기가 있고 붉게 홍반을 띠며 물집이 나타난다. 표재성 2도 화상에서는 표피의 과립층(stratum granulosum, 역주: 원문에는 striatum으로 잘못 나와있다)과 각질층(stratum corneum)이 파괴된다. 바닥층은 완전히 파괴되지 않지만 표피와 진피의 경계면에 부종이 생긴다. 이는 흉터 없이 아물 수 있다. 심재성 2도 화상에서는 표피가 완전히 붕괴되고 바닥층도 대부분 파괴되며, 물집이 생길 수 있다. 진피에 있는 털과 땀샘 같은 피부 부속기는 보존되어 표피를 재생하는 근원이 된다. 2도 화상은 대부분 흉터 없이 아물게 된다.

3도(전층) 화상에서는 표피와 진피에 응고괴사(coagulation necrosis)가 일어나고 피부 부속기가 파괴된다. 병변은 밝은색을 띠는 건조된 가죽처럼 보이며, 물집은 나타나지 않는다. 탄화되거나 괴사딱지(eschar)가 형성되면 갈색이나 검은색을 띨 수 있다. 이는 치유되고 나서 흉터가 남는다. **4도 화상**에서는 피부 아래 조직까지 소각된다.

화상의 겉모습으로 손상의 깊이를 항상 알 수는 없다는 것을 염두에 두어야 한다. 피부의 괴사 범위나 화상의 깊이는 피해자가 생존한 상태에서 시간이 조금 지나야 알 수 있다. 예를 들어, 뜨거운 물체와 접촉한 병변은 마치 밝은색 가죽처럼 창백하여 3도(전층) 화상처럼 보일 수 있지만, 시간이 지나면 심재성 2도(부분층) 화상으로 밝혀질 수도 있다.

손상된 부위의 피부 두께가 병변의 모습에 영향을 미칠 수도 있다. 즉, 손바닥처럼 두꺼운 피부에서는 2도 화상이 3도 화상처럼 보일 수 있고, 반대로 얇은 피부에서는 2도 화상처럼 보여도 실제로는 3도 화상일 수 있다.

의복

사고로 옷에 불이 붙어 사망하는 사람은 연간 약 150-200명에 달한다.[1] 피해자들은 대부분 매우 어리거나 고령이다. 여성의 화염화상은 주로 요리 중에 발생하는데, 소매가 긴 나이트가운이나 로브, 드레스를 입은 상태에서 가스레인지 위로 손을 뻗다가 화구로부터 불이 옮겨 붙는 것이다.

의복은 화상으로부터 인체를 약간 보호하는 효과가 있는데, 특히 섬광과 복사열을 반사하거나 흡수할 수 있다. 이 경우 화상의 범위와 깊이는 감소하게 된다. 그러나 의복에 아예 불이 붙으면 오히려 화염화상이 발생한다. 의복의 보호 능력은 화염이나 섬광 등 노출된 열의 종류, 직물의 물리적 특징, 인체에 대한 밀착 정도에 따라 달라진다. 옷이 밝은색이거나 헐렁하면 화상의 중증도가 낮아질 수 있는데, 피부와 의복 사이에 공기층이 형성되기 때문이다. 의복이 건조하거나 여러 겹이어도 이러한 효과가 있다. 반면 땀에 젖어 피부에 달라붙은 짙은색의 옷은 화상의 중증도를 높인다.

화재사

화재에 의한 사망은 즉각적일 수도 있고 천천히 나타날 수도 있다. **즉사**는 인체의 직접적인 열 손상, 즉 화상이 원인일 수도 있지만 "연기 흡입" 때문인 경우가 더 많다. **지연 사망**으로 2-3일 만에 사망했다면 쇼크나 탈수, 호흡기계의 흡입손상에 따른 급성호흡부전이 원인이다. 그 이후에는 대부분 패혈증이나 만성호흡부전으로 사망한다.

불에 탄 시신

부검에서는 중증도와 분포를 비롯한 화상의 성상을 자세히 기록해야 한다. 어린이에게 총 체표면적의 20%를 넘는 화상은 치명적이지만, 성인은 40%까지도 견딜 수 있다. 화상의 총 체표면적은 주로 9의 법칙을 바탕으로 평가한다.

9의 법칙(성인)	
머리	9%
몸통 앞쪽	18%(가슴과 배 각각 9%)
등	18%
팔	9%(양쪽 각각)
다리 앞쪽	9%(양쪽 각각)
다리 뒤쪽	9%(양쪽 각각)

맨눈으로 보아 생전의 화상과 사후의 화상을 구분하는 것은 대부분 불가능하다. 염증반응이 진행될 정도로 피해자가 오래 생존하지 않는 한 현미경 검사도 도움이 되지 않는다. 반면 염증반응이 없다고 해서 반드시 사후 화상인 것도 아니다. 저자 중 한 명(VJMD)은 베트남에서 발생한 3도 화상 환자의 현미경 슬라이드를 볼 기회가 있었는데, 이들은 사고 후 일본으로 대피하여 2-3일 후 사망했다. 이들의 화상 중 일부는 염증반응이 없었는데, 아마도 진피 혈관이 열성 혈전(heat thrombosis)으로 막혀서 병변으로 염증세포가 유입되지 못하여 염증반응이 일어나지 못한 것으로 추정되었다.

화재 현장의 모든 시신이 탄화되고 훼손되는 것은 아니다. 어떤 시신은 손상이 전혀 없을 수도 있고, 어떤 시신은 피부가 그슬리기만 한다. 후자의 경우, 피부는 밝은 갈색의 가죽처럼 변하고, 물집이 생기기도 한다. 물집이 있다고 해서 화상이 일어났을 때 피해자가 살아있었다고 할 수는 없는데, 물집은 사후에도 생길 수 있기 때문이다. 물집이나 화상을 둘러싸는 홍반성 테두리를 보고 피해자가 화재 당시 살아있었다고 생각하는 경우도 있지만(그림 13.3), 이는 옳지 않다. 시신에도 붉은 테두리를 동반한 물집이 생긴다. 피부에 열이 가해지면 진피의 모세혈관이 수축하여 혈액을 물집이나 화상의 가장자리로 밀어내는데, 이는 생전에 염증반응에 의해 충혈이 일어나는 것과 유사한 현상이다.

심한 화상을 입으면 피부가 갈라지거나 완전히 소각되어 근육이 노출될 수 있다(그림 13.4). 근육도 열에 의해 파열되는 경우가 많다. 화상을 입지 않은 피부도 그슬린 가죽 같은 모습을 보이곤 한다. 만약 피해자가 평평한 바닥에 누워 있는 상태에서 전신이 심하게 탄화되었다면 바닥에 닿아 있던 피부는 완벽하게 보존될 수 있다. 심하게 불에 탄 시신에

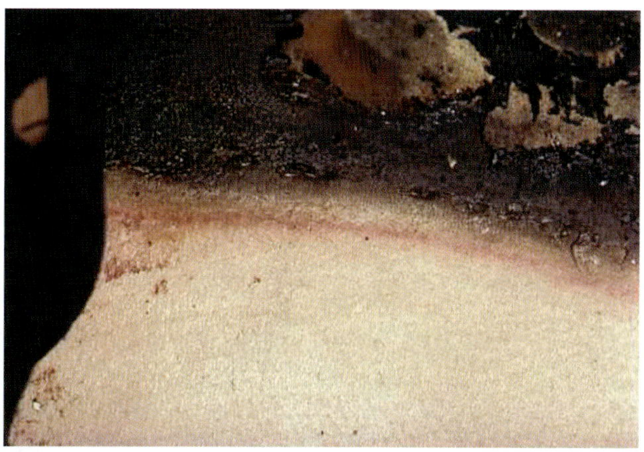

그림 13.3 사후에 생긴 화상의 홍반성 테두리.

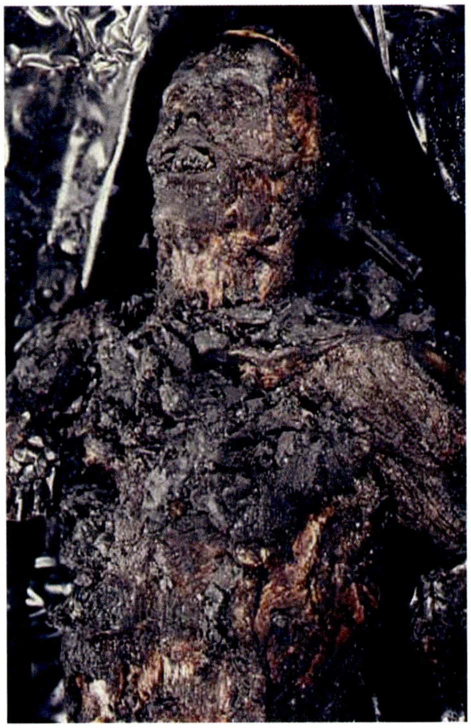

그림 13.4 피부가 소각된 탄화된 시신으로, 노출된 근육이 파열되어 있다.

서는 가슴벽과 배벽 일부가 소각되어 내장이 노출될 수 있다. 내부 장기도 그슬리거나 탄화될 수 있다.

불에 탄 뼈는 회백색을 띠며, 피질 표면에 미세하고 얕은 열골절(heat fracture)이 그물처럼 나타나곤 한다(그림 13.5). 이는 옮기다가 부서질 수도 있다. 얼굴의 연부조직이 소각되어 머리뼈가 드러나는 일도 흔하다(그림 13.6). 노출된 머리덮개뼈의 바깥판에 미세한 격자 모양의 열골절이 나타나거나, 부서져 사라지기도 한다. 시신은 손과 발이 사라진 상태로 의뢰되기도 하는데, 이는 너무 심하게 타서 현장에서도 알아볼 수 없었거나 부서진 것이다.

불에 탄 시신은 **투사형(pugilistic) 자세**를 나타낼 수 있다. 열에 의해 근육이 응고되고 근육섬유가 수축하여 팔다리를 굽힌 상태가 된다. 이때 양팔은 권투선수가 몸 앞으로 양손을 드는 것 같은 자세가 된다. 투사형 자세는 화재가 발생하기 전 피해자의 생존 또는 사망 여부와는 관련이 없다.

심하게 불에 타서 머리가 탄화된 시신에서는 화재 자체에 의한 사후변화로서 **사후 경막외혈종**이 흔히 나타난다(그림 13.7). 이는 생전의 경막외혈종과 어렵지 않게 구분할 수 있어야 한다. 화재에 의한 사후 경막외혈종은 초콜릿색에 가까운 갈색을 띠며 부스러지거나 벌집 모양을 보인다. 양이 많고 최대 1.5cm 정도로 두꺼우며, 이마부위와 마루부위, 관자부위에 걸쳐 나타나는 것이 전형적이지만 뒤통수부위까지 이어질 때도 있다.

연기 흡입

화재 사망자에게 열 손상의 증거가 없거나 경미하다면 흔히 "연기 흡입"이 사망 원인으로 판단된다. 이는 일산화탄소

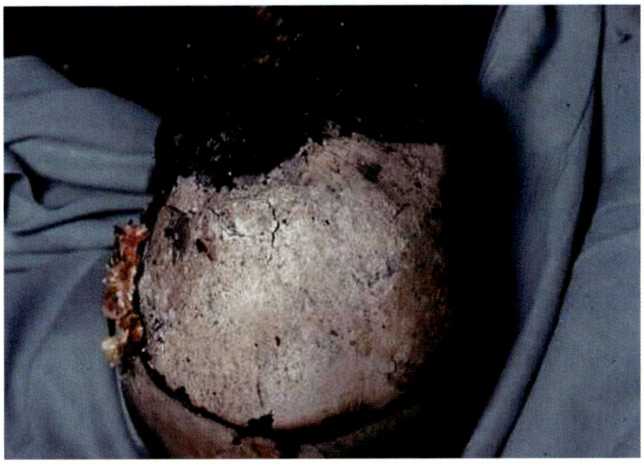

그림 13.5 머리덮개가 소각되면서 드러난 머리덮개뼈. 부스러질 듯한 회백색의 뼈에 선상 열골절이 관찰된다.

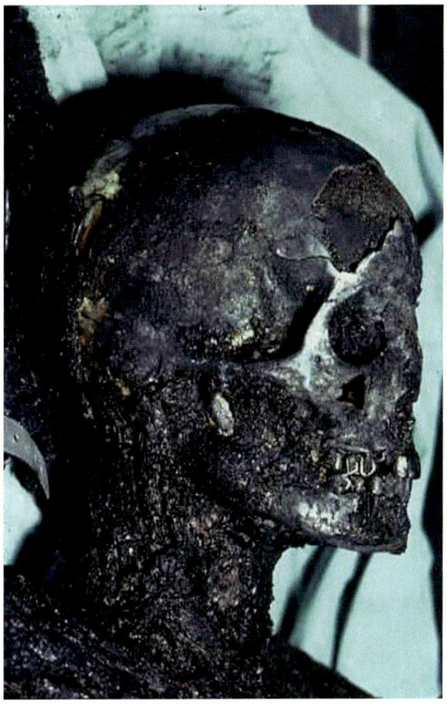

그림 13.6 연부조직이 불에 타서 부분적으로 백골화된 얼굴. 오른쪽(역주: 원문에는 왼쪽이라고 잘못 나와있었다) 이마는 머리뼈의 바깥판이 떨어져 나가 있다.

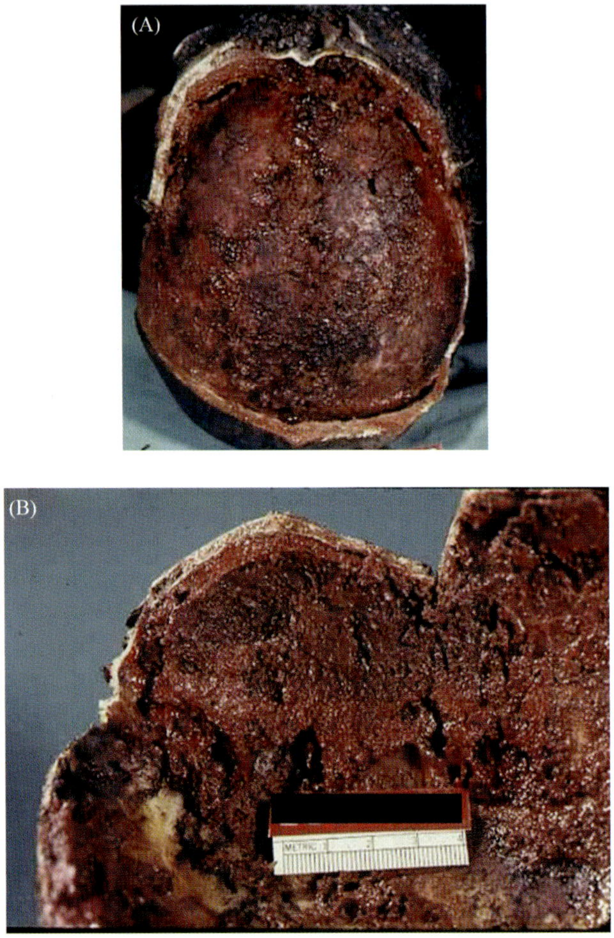

그림 13.7 **(A, B)** 열에 의한 사후 경막외혈종.

중독과 같은 의미로 사용되곤 하지만, 연기 흡입은 일산화탄소중독보다 더욱 다양하게 나타날 수 있다(다음 "흡입손상" 부분 참고).

연기를 흡입한 피해자를 검사해 보면 대부분 후두, 기관, 기관지가 검댕(soot)으로 덮여있을 뿐만 아니라 콧구멍과 입 안에서도 검댕이 발견된다(그림 13.8). 그러나 검댕이 없다고 해서 화재 발생 전에 사망했다고 단정할 수 있는 것은 아니다. 저자들은 후두나 기관에는 검댕이 없었지만 혈액 검사에서 일산화탄소혈색소가 치명적인 농도로 검출된 사례를 다수 경험하였다.

일산화탄소중독으로 사망한 시신의 부검에서는 근육이나 내부 장기, 혈액뿐만 아니라 시체얼룩까지 선홍색을 띠는 것을 볼 수 있다. 그러나 이러한 색상이 관찰되더라도 혈중 일산화탄소 농도는 반드시 측정해야 한다. 선홍색 변화는 사이안화물 같은 다른 요인에 의해 나타날 수 있고, 선홍색 시체얼룩은 추위에 장시간 노출된 시신에서도 흔히 나타난다. 또한 일산화탄소 농도가 치명적인 수준인데도 선홍색이 뚜렷하게 나타나지 않는 경우도 있다.

연기 흡입으로 사망한 시신의 사망 원인을 일산화탄소중독으로 돌리는 것은 복잡한 사망 과정을 지나치게 단순화하

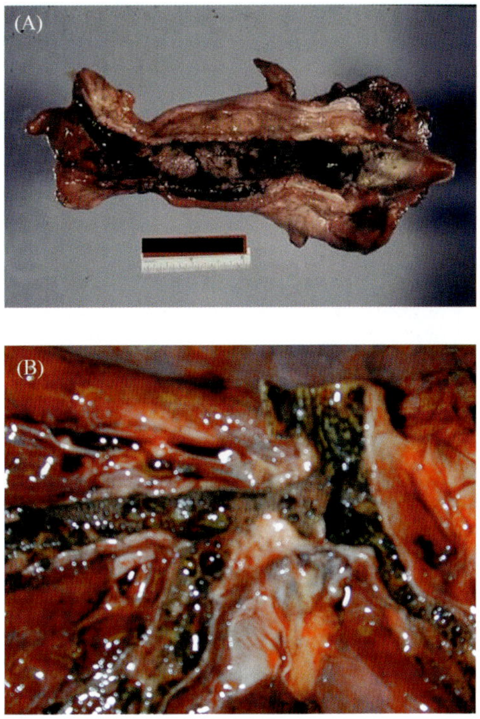

그림 13.8 **(A)** 후두와 기관, **(B)** 기관지의 검댕.

는 것이다. 연기 흡입에 의한 사망 과정이 항상 명확한 것은 아니다. 화재로 사망한 시신의 실제 일산화탄소 농도는 독성 효과는 유발할 수 있어도 사망에 이를 정도는 아닐 때가 많다. 이러한 경우 혈중 일산화탄소 농도는 일산화탄소가 포함된 배기가스를 흡입하여 사망한 경우보다 20% 정도 낮은 것이 특징이다. 저자들의 경험에 따르면 자동차 배기가스 흡입으로 사망하였을 때 일산화탄소혈색소 농도는 평균 79%였고, 이 중 82%는 일산화탄소혈색소 농도가 70% 이상이었다. 화재의 경우 일산화탄소혈색소 농도는 평균 57%였고, 대부분 30-40%였으며, 일부는 20%대였다. 기저질환이 사망에 일부 기여하는 경우도 있는데, 예를 들어 고도의 심장동맥죽상경화증이 있다면 건강한 사람보다 낮은 일산화탄소혈색소 농도에도 사망할 수 있다. 약물이나 알코올이 기여 요인으로 작용하기도 한다.

연기 흡입의 사망 원인으로는 일산화탄소 외에도 여러 가지 요인이 제시되고 있다. 여기에는 산소결핍이나 사이안화물, 활성산소, 상세불명의 독성 물질 등이 있다. 가정 화재에서 산소의 소모에 따른 산소결핍을 사망의 원인으로 보는 것은 비현실적이다. 생명을 유지하지 못할 정도로 산소가 부족했다면 불도 꺼졌을 것이다.

사이안화물은 흔히 사용되는 다양한 합성 물질이 연소되는 과정에서 생성된다. 이는 드물게 사망에 기여할 수 있지만 대부분의 화재에서 사이안화물중독(청산중독)을 사망 원인으로 지목하는 것은 옳지 않다. 민사 소송을 담당하는 변호사들은 화재 사망자의 사망 원인이 사이안화물중독이라고 주장하고 싶어 하며, 사망자가 마치 합성 물질이 불에 타면서 피어오른 사이안화물 연기에 휩싸여 순식간에 사망한 것처럼 묘사한다. 실제로 화재 시 생성되는 사이안화물의 양은 비교적 적은 편이고, 실제 사례에서도 농도는 매우 낮게 측정된다. 나치의 독가스실처럼 밀폐된 공간에 순수한 사이안화물 가스가 고농도로 유입되더라도 곧바로 정신을 잃지는 않으며, 몇 분이 지나도 살아있을 수 있다(사이안화물에 대한 자세한 논의는 제8장 참고).

활성산소도 가능성 있는 사망 원인으로 제시되었는데, 이는 활성산소가 폐포의 표면활성물질(surfactant)을 비활성화시켜 산소가 폐포를 통해 혈액으로 유입되는 것을 막을 수 있기 때문이다.[4)]

흡입손상

흡입손상은 뜨거운 공기를 흡입하여 발생하는 호흡기의 "화상"이라고 설명되곤 한다. Moritz 등은 이미 1945년 피부에 즉시 화상을 입힐 정도로 뜨겁고 건조한 공기를 흡입하여도 폐에는 거의 영향이 없다는 것을 확인했다.[5)] 그들은 동물실험에서 350℃와 500℃로 가열된 건조한 실내 공기를 흡입시켰다. 이 건조한 공기는 폐에 도달하기 전 대부분의 열을 잃어서 폐나 기관 아래쪽에 손상을 입히지 않았다. 기관 위쪽의 손상도 경미했다. 반면 뜨겁고 습한 공기는 기도에 화상을 입혔다.

기관기관지계의 화상이 열에 의해 일어나는 일은 드물고 대부분 증기에 의해 발생하는데, 증기는 공기보다 4,000배 더 많은 열을 가진다.[5, 6)] 건조하든 습하든 뜨거운 공기는 폐쇄성 후두부종을 일으켜 빠르게 치명적인 상태로 진행될 수 있지만, 이는 매우 드물게 발생한다. 폐의 흡입손상은 대부분 불완전 연소의 부산물에 의한 화학적 손상이다.[6)] 이는 내피세포-상피세포 경계면의 손상에 의한 폐부종, 표면활성물질의 생산 감소에 의한 폐포 허탈, 기관지 섬모의 손상을 초래한다. 극도로 뜨거운 공기를 흡입하면 후두경련(laryngospasm)이 일어날 수 있다는 가설도 제안되었다. 후두경련이 화재로 생성된 일산화탄소 같은 가스의 흡입을 막아준다는 내용이지만, 이는 추측에 불과하다.

사망자의 신원확인

많은 화재사에서 시신의 열 손상은 뚜렷하지 않다. 시신을 변형시킬 정도의 화상이 없다면 개인적 확인이나 사진, 지문으로 쉽게 신원을 알아낼 수 있다. 시신이 탄화되어 이목구비가 손상되거나 지문을 얻을 수 없다면 다른 방법으로 신원을 확인해야 한다. 심하게 타서 지문을 얻을 수 없는 시신은 치아 기록이나 DNA를 이용한 신원확인이 필요할 수 있다(제2장 참고).

화장

시신이 불에 탈 때 나타나는 변화를 가장 구체적으로 분석한 것은 시신 15구의 화장(cremation) 과정을 관찰한 Bohnert 등의 연구이다.[7)] 15구의 시신은 오크나 전나무 관에 든 채로 670-810℃ 사이의 온도에서 화장되었다. 시신이 재와 석회(calcined)로 변하기까지 2-3시간이 걸렸다. 화장장에서는 일정한 열원에 시신이 지속적으로 노출되는 통제된 조건에서 화장이 이루어진다. 이는 사고에 의한 화재와는 다른데, 이때는 시신이 불에 간헐적으로 노출될 수 있고 불의 온도도 가변적이어서 화장에 사용되는 온도까지는 절대 도달할 수 없기 때문이다. Bohnert 등의 논문에서는 화장의 각 단계를 넘어가는 데 걸리는 시간이 중요한 것이 아니라 시신이 불에 탈 때 나타나는 변화의 순서가 중요하다고 하였다.

Bohnert 등은 화장을 시작하고 10분이 지나면 머리덮개가 소각되어 머리덮개뼈가 노출되지만, 뼈는 아직 석회로 변하지 않은 상태라고 하였다. 얼굴의 연부조직은 탄화된다. 20분 후에는 머리덮개뼈의 바깥판에 균열이 생기거나 관상봉합 또는 시상봉합이 파열된다. 30분이 되면 골절된 머리덮개뼈가 넓게 벌어지고, 바깥판은 부서지기 시작한다. 얼굴뼈는 석회로 변하고 약간의 연부조직만 남는다. 40분이 되면 머리덮개뼈는 소각되고, 검게 위축된 뇌 조직이 노출된다. 연부조직이 모두 사라진 얼굴뼈는 석회로 변하여 부서지기 시작한다. 시신 중 절반에서는 목의 연부조직이 소실되고, 나머지 절반은 탄화된다. 50분이 지나면 머리뼈바닥이 보이고 얼굴뼈는 부서진다. 60분이 지나면 얼굴뼈의 중심부와 머리뼈의 바닥만 남는다.

몸통의 경우, 20분이 지나면 가슴 앞쪽의 피부가 소각되고, 탄화된 근육이 드러난다. 절반이 조금 넘는 시신에서 갈비뼈 앞쪽이 노출되었고, 이 중 3건은 복장뼈와 갈비연골이 소각되었다. 30분이 지나면 가슴안과 배안이 노출되고, 내장은 검게 그을리고 위축되는데, 창자는 예외적으로 앞쪽만 검게 그을리고 뒤쪽은 습기를 유지한다. 갈비뼈의 앞쪽은 석회로 변한다. 40분이 지나면 갈비뼈가 노출되어 뒤겨드랑선(posterior axillary line)까지 석회로 변한다. 가슴과 배의 내장은 위축되어 표면이 스펀지처럼 변하고, 간을 제외한 다른 내장들은 모두 50분이 지나면 형태를 알아볼 수 없게 되고 60분 후에는 재가 된다.

팔다리의 경우, 20분이 지나면 피부가 소각되어 노출된 근육이 탄화되고, 자뼈와 노뼈가 부분적으로 드러난다. 손뼈는 완전히 파괴되지 않았다면 밖으로 드러나 석회로 변하며, 탄화된 연부조직으로 연결을 유지한다. 30분이 지나면 아래팔의 몸쪽 일부만 남게 되고, 40분이 지나면 아래팔이 사라진다. 40분이 지나면 위팔의 연부조직이 대부분 사라지고 위팔뼈 머리가 노출되며, 위팔뼈는 광범위한 세로 방향 골절이 나타나면서 석회로 변한다. 다리의 경우 30분이 지나면 넙다리뼈 먼쪽과 정강뼈 주변의 연부조직이 대부분 사라지고, 노출된 뼈는 석회로 변하여 세로 방향 골절이 나타나며 가장자리는 둥글게 말려 올라간다. 50분이 지나면 팔은 완전히 사라지고, 넙다리뼈는 석회로 변한 짧은 토막만 남게 된다.

화재의 원인

흡연은 가정 화재의 흔한 원인이다. 어떤 사람이 흡연자인지, 만약 그렇다면 그가 화재를 일으켰는지 알 수 없는 상황이 생길 수 있다. 사후 검체를 이용해 니코틴(nicotine)을 검사하면 사망자가 흡연자였는지 추정할 수 있지만, 전자담배(vaping)의 사용이 증가하면서 니코틴이 검출되어도 연초(tobacco) 사용자라고 단정할 수는 없게 되었다.

아동은 화재의 피해자가 될 수도 있지만 가해자일 수도 있다. 이러한 경우 보호자가 관리에 소홀하였을 때가 많은데, 상당 시간 아동 곁에 없었거나 주의를 두지 않았을 수 있다. 아동은 자신이 일으킨 화재에 목숨을 잃기도 한다. 화재가 발생하면 아동은 공포에 사로잡혀 옷장이나 침대 아래, 욕실에 숨으려 한다. 도시 지역은 주거 환경이 열악한 곳이 많아 화재로 한꺼번에 많은 아동이 사망하기도 한다. 관계 당국은 그 부모를 아동에 대한 과실치사 및 아동복지법 위반으로 체포하겠지만, 이는 화재와 사망을 초래한 사회적 현실에 책임이 있는 고위 공무원이 져야 할 양심의 가책을 덜어줄 뿐이다.

화재를 이용한 타살

화재에 의한 사망은 대부분 사고사이지만, 고의로 불을 질렀다면 타살로 분류하는 것이 적절하다. 방화 혐의가 있다면 소방당국에서 화재감식을 마칠 때까지 사망의 종류에 대한 판단을 보류해야 한다.

의도적인 화재는 다양한 동기로 발생한다. 가장 흔한 동기는 금전적 이득, 즉 보험사기이다. 화재는 복수의 수단이 되기도 하고, 방화벽 같은 정신이상의 증상일 수도 있고, 강도나 살인 같은 범죄를 은폐하는 방법으로 이용될 수도 있다. 드물게 시신을 태우거나 사망 원인을 숨기려고 일부러 불을 지르기도 한다. 이러한 시도는 대개 실패하는데, 법의관이 가장 먼저 확인하는 것이 바로 화재 당시 사망자의 생존 여부이기 때문이다. 사실 시신은 수분 함량이 많아 불태우기가 매우 어렵다. 따라서 겉으로 보기에는 광범위하게 탄화되어 열 골절이 일어나고 팔다리가 일부 소실되어 있더라도 내장은 완벽하게 보존되어 있을 수 있다. 일반적인 화재에서는 시신이 화장될 정도의 높은 온도를 장시간 유지하기 어렵다. 시신이 노출되는 온도는 변동이 심하며, 연소 물질, 연소 속도, 연소된 물질을 대체할 다른 물질의 존재 여부, 화재 진압이 시작되는 시점 등에 따라 달라진다. 화장장이 아닌 곳에서는 인체가 완전히 소각될 정도로 강한 불을 유지하기 어려운데, 유일한 방법은 시신을 그릴 모양의 구조물 위에 올리고 시신이 타면서 녹아 흐르는 지방이 불을 더욱 지펴서 계속 연소시키도록 하는 것이다.

분신

분신(self-immolation)은 드물게 일어나는데, 보통 자기 몸에 휘발유 같은 가연성 액체를 끼얹고 스스로 불을 지른다. 현장에는 가연성 액체가 담겨 있던 용기와 성냥 혹은 담배 라이터가 남아있는데, 이러한 증거물에서 지문을 채취해야 한다. 이들은 신체 앞쪽을 중심으로 전신 대부분에 걸쳐 2도나 3도 화상을 입게 되는데, 즉시 사망하지 않고 화상의 합병증으로 사망할 수도 있다. Shkrum과 Johnston이 분신 사망 32건을 연구한 결과, 56.25%는 현장에서 사망했다.[8] 이는 Leth와 Hart-Madsen의 연구 결과와 거의 일치하는데, 이들은 43건 중 56%가 현장에서 사망했다고 하였다.[9]

법의병리학자는 휘발성 물질을 분석하기 위해 옷의 일부를 채취하여 뚜껑을 돌려 닫는 밀폐 유리 용기에 보관해야 한다. 휘발성 물질은 플라스틱을 통과해 빠져나갈 수 있으므로 비닐봉지는 사용하지 않는다. 또 다른 방법은 휘발성 검사에 사용할 옷 조각을 깨끗한 페인트 통에 넣고 뚜껑을 닫는 것이다. 휘발성 물질의 존재를 분석하기 위해 처음 불이 붙은 장소의 흙을 채취하는 방법도 있다.

분신에 의한 사망은 “섬광” 화재이기 때문에 혈중 일산화탄소 농도가 상승하지 않고 정상 범위에 있을 수 있다고 설명하는 경우가 많다. 그러나 실제로 분신과 섬광화재에 의한 사망에서는 대부분 일산화탄소혈색소가 상승한다. 실외나 넓은 밀폐공간에서 분신하면 일산화탄소혈색소가 낮거나 검출되지 않을 수 있지만, 일산화탄소혈색소가 상승하는 경우도 있다. Shkrum과 Johnston의 연구에서는 분신 사망 32건 중 18건이 현장에서 사망했고,[8] 그중 11명이 자동차에서 사망했다고 하였다. 이들 11명이 사용한 화재 촉진제는 휘발유가 9명, 등유가 1명, 프로판이 1명이었다. 11명 모두 일산화탄소혈색소 농도가 상승해 있었고, 검출 농도의 범위는 28-80%, 평균은 58%였다. 5명은 집에서 사망했는데, 일산화탄소혈색소 수치는 각각 9%, 11%, 14%, 33%, 38%였고 평균은 21%였다. 2명은 실외에서 사망했고, 일산화탄소혈색소 수치는 17%와 25%였다. Leth와 Hart-Madsen의 연구에서는 일산화탄소 검사가 음성이었던 7명 중 6명이 실외에서 자살했고, 다른 1명은 큰 방에서 자살했다고 하였다.[9] 이들이 연구한 대상 중 단 2건이 자동차에서 발생했는데, 모두 일산화탄소혈색소 수치가 50%를 넘었다고 하였다. 즉 분신에 의한 사망도 자동차처럼 작은 밀폐공간에서는 일산화탄소혈색소 농도가 높게 나타날 수 있는 것으로 보인다. 넓은 밀폐공간이나 실외에서는 일산화탄소혈색소가 “정상”

일 수도 있고, 경도나 중등도의 증가를 보일 수도 있다.

마지막으로 인간 자연발화(spontaneous human combustion)에 대해 언급하지 않을 수 없지만, 이 현상과 개념은 터무니없기 때문에 더 이상 논의하지 않는다.

열탕화상

열탕화상은 3가지 형태로 구분된다. 주로 물과 같은 뜨거운 액체에 사고로 혹은 의도적으로 잠겨서 발생하는 침수화상(immersion burn), 대부분 사고로 뜨거운 액체를 끼얹거나(splash burn) 액체가 흘러서(spill burn) 발생하는 유체화상, 뜨거운 증기에 노출되어 발생하는 증기화상(steam burn)이다. 침수화상이나 유체화상의 원인은 대부분 뜨거운 물이다(그림 13.9A). 이러한 화상은 타살일 수도 있고 사고일 수도 있다. 아동의 열탕화상은 아동학대의 흔한 형태이다(그림 13.9B)(제12장 참고). 물이 튀어서 발생한 유체화상(splash burn)은 대부분 사고이지만, 저자들은 끓는 물을 일부러 끼얹은 사례를 몇 건 보았다. 이는 대부분 가족 간 살인이었고 피해자는 남편이었다. 158℉(역주: 70℃)의 뜨거운 물이 단 1초 만에 성인의 피부 전층에 화상을 입힐 수 있다는 것을 생각해보면, 끓는 물이 일으킬 수 있는 화상의 심각성을 가늠할 수 있을 것이다.[2] 사고로 물이 튀었다면 여러 개의 유체화상이 다양한 깊이로 발생하는 경향이 있다.

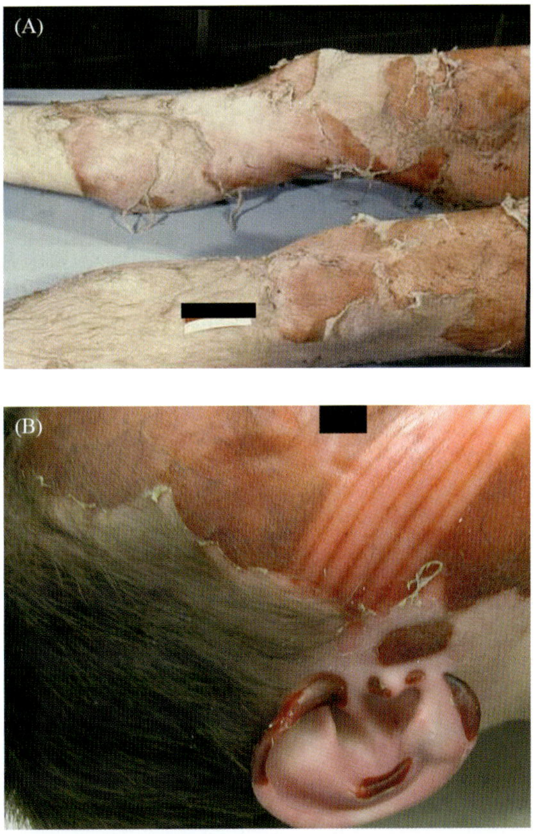

그림 13.9 **(A)** 160℉(역주: 71℃)의 뜨거운 액체가 담긴 통에 빠진 시신의 열탕화상. 다리털은 타지 않았다. **(B)** 수도꼭지에서 나오는 뜨거운 물에 강제로 얼굴을 대고 있던 아동의 열탕화상. 귀에도 물이 튀면서 유체화상이 발생했다.

쏟아지거나 흐르는 액체에 의한 유체화상(spill burn) 사고는 주로 부엌에서 아동에게 발생하는데, 냄비나 컵에 들어 있는 뜨거운 차나 커피, 물을 자기 몸에 쏟아서 얼굴, 목, 가슴 위쪽, 팔에 화상을 입게 된다. 의복은 이러한 화상으로부터 피부를 보호한다. 뜨거운 액체는 피부로 떨어지거나 몸을 타고 흐르면서 식게 되고, 붉고 습한 표재성 열탕화상을 남긴다. 액체가 몸을 타고 흘러내려갈수록 화상은 점점 약해진다.

가열된 증기에 노출되어도 열탕화상에 해당하는 심한 화상을 입는다. 증기를 흡입하면 후두나 기관, 호흡기에 화상을 입게 된다. 후자는 성인호흡곤란증후군(adult respiratory distress syndrome)으로 진행될 수 있다. 일부는 광범위한 후두부종으로 질식사에 이르기도 한다.

온도온도(역주: 섭씨를 함께 표시하였음)	2도나 3도 화상의 발생에 필요한 시간
120℉ (48.9℃)	5-10분
125℉ (51.7℃)	1-2분
130℉ (54.4℃)	10-30초
140℉ (60.0℃)	3-7초
145℉ (62.8℃)	2-3초
150℉ (65.6℃)	1-2초

화학화상

화학화상(chemical burn)에서 조직의 손상 정도는 작용한 물질의 종류, 강도, 농도, 양, 접촉시간, 체내 침투 정도에 따라 달라진다. 화학물질은 다른 물질로 중화되거나 조직 반응에 의해 비활성화될 때까지 계속해서 조직에 작용한다.[10)]

화학물질은 환원(reduction)과 산화(oxidation), 염(salt) 형성, 부식(corrosion), 원형질 중독(protoplasmic poisoning), 대사 경쟁 또는 억제, 건조, 수포제(vesicant, 역주: 수포를 일으키는 물질)의 허혈성 합병증 등과 같은 기전으로 단백질을 응고시킨다. 이를 더욱 단순화하면, 화학화상은 산, 알칼리, 수포제에 의한 것으로 구분된다.

강산은 pH가 2 미만인 것을 말한다. 알칼리는 pH 11.5 이상이어야 조직을 손상시킨다. 조직 손상의 정도는 주로 용액에 들어 있는 화학물질의 비율에 따라 결정된다. 알칼리는 산보다 더 심한 손상을 일으키는데, 단백질을 녹이고 지방을 비누화하기 때문이다. 이는 액화괴사(liquefaction necrosis)를 일으켜 화학물질을 조직에 더욱 깊게 침투시키고 깊은 화상과 심한 부종을 일으킨다. 반면 산은 단백질을 침전시켜 응고괴사를 일으키고 단단한 딱지를 형성한다. 산에 의한 화상은 경계가 명확하고 건조되어 딱딱해지는 경향이 있고, 부종은 경미하다. 대부분 심재성 2도 화상이지만, 접촉시간이 길어지거나 특히 농축된 황산이나 질산이 사용되었다면 3도 화상도 발생할 수 있다. 이 경우 딱지는 짙은색으로 가죽처럼 건조된다. 불산(hydrofluoric acid)은 다른 대부분의 산보다 훨씬 깊은 화상을 입힌다. 딱지의 색상은 산의 종류에 따라 다소 다른데, 질산(nitric acid)은 노란색, 황산(sulfuric acid)은 검정색이나 갈색, 염산은 흰색이나 회색, 페놀(phenol)은 밝은 회색이나 밝은 갈색을 띤다.

페놀이나 황린(yellow phosphorus), 황화암모늄(ammonium sulfide) 같은 일부 물질은 화학화상뿐만 아니라 전신 중독을 일으킨다. 페놀은 급성세뇨관괴사를, 인은 간과 콩팥의 괴사를 일으킨다.

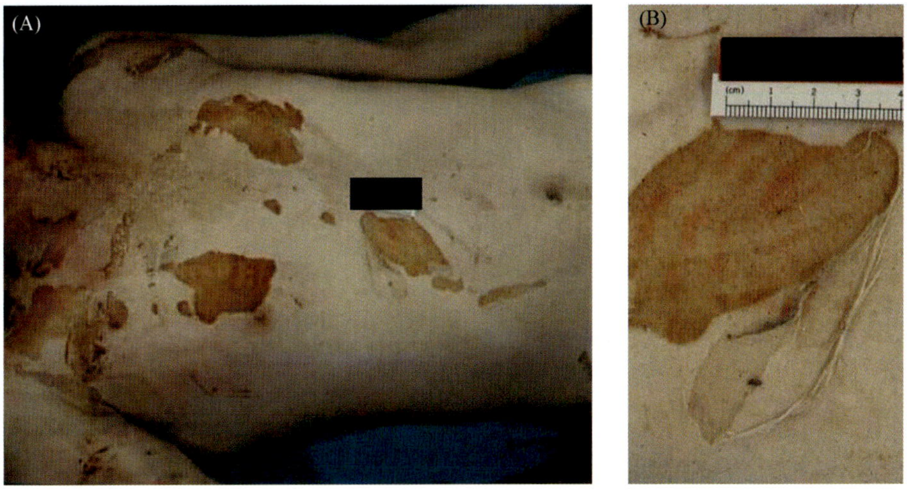

그림 13.10 **(A, B)** 휘발유에 의한 사후 화학화상.

흔히 사용되는 일부 화합물도 화학화상을 일으킬 수 있다. 휘발유나 시멘트에 장시간 접촉하면 화학화상을 입을 수 있다. 시멘트는 pH가 12.5-14인 강알칼리성 화합물이다. 휘발유 같은 탄화수소(hydrocarbon)에 장시간 접촉하면 자극 효과와 높은 지질 용해도 때문에 화학화상을 입을 수 있는데(그림 13.10), 후자의 특성은 지방 조직을 용해시킨다. 휘발유에 의한 화학화상은 피부층 일부를 침범하는 양상으로 나타난다.

눈의 화학 손상

산성이나 알칼리성 화합물에 의한 눈의 손상 정도는 화합물의 pH와 농도, 접촉시간 등에 따라 달라진다. 산에 의한 손상은 각막 상피에서 차단되는데, 산은 응고괴사를 일으켜 조직의 침투를 제한하기 때문이다. 반면 알칼리는 액화괴사를 일으켜 조직 침투를 증가시킨다. 동물실험에서는 눈의 손상이 항상 pH에 따라 달라지지는 않는다는 것이 밝혀졌다. pH 2.5 미만의 산성 용액이 각막에 심한 손상을 일으킨다는 이론이 항상 맞는 것은 아니다. pH 1.28의 염산도 각막혼탁(corneal opacity)을 일으키지 않을 수 있다. 반면 pH 7.7의 페놀과 pH 2.7의 아세트산은 각막혼탁을 초래할 수 있다.[11)]

pH 2.5 미만의 강산이 항상 각막 손상을 유발한다고 알려져 있던 것처럼, pH 11.45 이상의 강알칼리도 눈에 심한 손상을 일으킨다고 생각되어 왔다. 하지만 이 역시 절대적인 것은 아니다. pH 12.8과 pH 12.3의 수산화나트륨(sodium hydroxide) 용액은 각막혼탁을 일으키지 않았지만, pH 13.1에서는 각막혼탁이 발생했다. 즉, pH만으로 눈 손상의 정도를 예측할 수는 없다. pH 2.5와 pH 11.5라는 값은 눈 손상을 가늠하는 일반적인 기준으로만 사용해야 한다. 화학물질의 농도와 눈을 세척하기 전까지의 접촉시간도 함께 고려해야 한다.

마이크로파화상

마이크로파는 분자를 진동시켜 열을 발생한다. 특정 조직의 수분 함량이 많을수록 발생하는 열도 더욱 많아진다. 따라서 수분이 많은 근육이 지방보다 더욱 가열된다. 복사열을 이용하는 오븐은 표면부터 가열하지만, 전자레인지의 마이크로파는 내부 조직을 직접 가열한다. 복사열은 대부분의 손상이 인체 표면에 나타나지만 전자레인지는 그 반대일 수 있다.

전자레인지에 의한 화상은 문헌에 보고된 바와 같이 간접적으로 나타난다. 어떠한 액체가 전자레인지에서 높은 온도로 가열되었는데, 이것이 얼마나 뜨거운지 모르고 무심코 마시는 경우가 대부분이다. 전자레인지에 의한 직접적인 손상은 드물다. 법의학적 분석이 필요한 경우는 더욱 드물다. Alexander 등은 전자레인지에 들어가서 피부 전층 또는 부분층에 화상을 입은 아동의 사례 2건을 보고했다.[12] 이들의 화상은 경계가 명확했지만 탄화되지는 않았다. 이 중 1건에 대한 조직검사에서는 화상이 일어나지 않고 보존된 조직이 서로 달라 샌드위치 같은 형태가 나타났다. 즉, 피부와 근육은 손상되고 그 사이의 피하 지방은 보존된 것이다. 이는 조직의 수분 분포에 따른 현상이었다.

그 외

섬광 화재: 가연성 탄화수소 액체와 관련된 화재

탄화수소의 인화점(flash point)은 짧은 섬광을 유지할 수 있을 정도의 연료가 증발하는 온도이다. 그러나 일반적으로 불꽃은 탄화수소가 이보다 좀 더 높은 온도, 즉 연소점(fire point)이나 발화점(flame point)에 도달해야 연소가 지속된다. 이후 불꽃은 연료가 소모될 때까지 계속 타오른다. 탄화수소 연료에서 연소되는 것은 연료 자체가 아니라 연료가 증발한 증기이다. 증기가 점화되면 탄화수소의 온도를 높여 더 많은 연료를 빨리 증발시킴으로써 불을 유지한다.

탄화수소 연료는 기화 및 연소가 일어나는 특징적인 농도 범위를 가지고 있다. 이를 인화 범위(flammability range)라고 한다. 예를 들어 메탄 같은 천연가스의 경우 인화 범위는 4%에서 15% 사이인데, 증기의 농도가 4% 미만이면 연소를 유지할 기화된 연료가 부족하고, 15% 이상이면 산소가 부족하기 때문이다. 즉 천연가스는 증기의 농도가 4%에서 15% 사이일 때만 연소된다. 섬광 화재의 불꽃은 발화지점으로부터 모든 방향으로 이동할 수 있다. 첫 섬광이 화재로 이어지면 연료가 증발하면서 화재가 지속될 수 있다.[13] 탄화수소 연료에 의한 섬광 화재의 온도는 약 500-975℃이다.

실내에서 섬광 화재가 발생하면 점화 후 45초 만에 산소가 현저히 감소하고 이산화탄소는 그에 비례하여 증가한다. 최고 온도에 도달한 뒤 15-30초가 지나면 산소가 고갈되면서 일산화탄소가 형성된다(역주: 불완전 연소로 인해). 산소 농도는 1.5-3분 만에 8.5%로 떨어지는 반면, 이산화탄소 농도는 1.5분 안에 12-16%까지 증가할 수 있다. 화재 초기에 일산화탄소는 1.5-2분 만에 9,500ppm에 도달할 수 있다. 섬광 화재가 방 한 칸처럼 제한된 공간에 발생한 뒤 새로운 공기가 충분히 유입되지 않으면 산소가 부족하여 불이 저절로 꺼지게 된다.

섬락

방과 같은 제한된 공간에서 화재는 **섬락(flashover)**이라는 현상을 일으킬 수 있다. 작은 불이라도 일단 화재가 발생하면 복사열, 가열된 기체, 연기가 생성된다. 가열된 기체와 연기는 떠올라서 천장 바로 밑에 층을 형성한다. 이 층은 연기와 가열된 기체가 축적됨에 따라 점점 두꺼워지고 바닥을 향해 아래로 확장된다. 처음에는 가열된 기체가 천장과 그 주변의 윗벽을 가열한다. 이후 불꽃과 가열된 기체에서 발생하는 복사열이 방의 아래쪽에 있는 물체도 가열하기 시작한다. 다음에는 방 안에 있는 가연성 물질들이 인화성 기체를 발산하기 시작하는데, 이를 열분해(pyrolysis)라고 한다. 기존의 불꽃이 다 타 버리거나 충분한 산소가 방 안에 들어오지 않으면 불은 꺼진다. 그러나 불이 계속 타오르면, 어느 시점에 방 안의 가연성 물체들이 발화 온도에 도달한다. 이것이 많든 적든 동시에 발화하면 불꽃이 방 안에 있는 대부분의 가연성 물체를 휩쓸게 된다. 이를 섬락이라고 한다. 섬락에 이르는 시간은 대부분 5-20분 정도이다. 섬락이 발생하는 시점은 정확히 예측할 수 없는데, 연료나 산소 공급을 비롯한 다양한 요인에 따라 달라지기 때문이다. 섬락이 발생하였을 때의 실내 온도는 500-600℃ 또는 932-1,112℉ 사이이다.

수술실 화재

수술실 화재는 현대식 병원에서 예방할 수 있는 위험 요인 중 하나로, 드물지만 심각한 결과를 초래한다. 미국에서는 매년 최대 650건의 수술실 화재가 발생하며 그중 최대 5%에서 사망자나 중상자가 발생한다.[14] 수술실 화재는 현대식 병원에서 환자의 안전에 영향을 미칠 수 있는 가장 심각한 위험 중 하나이다. 수술팀의 모든 구성원이 위험을 최소화하는 데에 기여할 수 있다. 위험 요소는 3가지인데, 첫 번째는 마취가스와 수술용 가림막으로 만들어지는 산소가 풍부한 환경이고, 두 번째는 연료의 역할을 하는 피부 소독액, 가연성 면봉, 체모이며, 세 번째는 발화원이 될 수 있는 투과열요법(diathermy) 장비, 레이저, 고속 드릴 및 절삭 장비이다.

참고자료

1. U.S. Fire Statistics. U.S. Fire Administration. FEMA. Available at https://www.usfa.fema.gov/statistics/
2. Moritz AR and Henriques FC, Studies of thermal injury: II. The relative importance of time and surface temperature in the causation of cutaneous burns. Am J Pathol 1947; 23:695-720.
3. Ripple GR, Torrington KG, and Phillips YY, Predictive criteria for burns from brief thermal exposures. J Occup Med 1990; 32(3):215-219.
4. McAnnalley BH, et al., Determination of inorganic sulfide and cyanide in blood using specific ion electrodes: application to the investigation of hydrogen sulfide and cyanide poisoning. J Anal Toxicol 1979; 3:111-114.
5. Moritz AR, Henriques FC, and McLean R, The effects of inhaled heat on the air passages and lungs. Am J Pathol 1945; 21:311-331.
6. Bellamy RF and Zajtchuk R (Ed.) Textbook of military medicine, Part I, Volume 5, Conventional Warfare: Ballistics, Blast and Burn Injuries. U.S. Government Printing Office, Washington, DC, 1991.
7. Bohnert M, Rost T, and Pollak S, The degree of destruction of human bodies in relation to the duration of the fire. Forensic Sci Intern 1998; 95:11-21.
8. Shkrum MJ and Johnston KA, Fire and suicide: a three year study of self-immolation deaths. J Forensic Sci 1992; 37(1):208-221.
9. Leth P and Hart-Madsen M, Suicide by self-incineration. Am J Forensic Med Path 1997; 18(2):113-118.
10. Jelenko C, Chemicals that "burn.". J Trauma 1974; 14:65-72.
11. Murphy JC, et al., Ocular irritancy responses to various pHs of acid and bases with/without irrigation, Toxicology 1982; 23:281-291.
12. Alexander RC, Surrell JA, and Cohle SD, Microwave oven burns to children: an unusual manifestation of child abuse. Pediatrics 1987; 79:255-260.
13. Deltaan JD, The dynamics of flash fires involving flammable hydrocarbon liquids. Am J Forensic Med Path 1996; 17(1):24-31.
14. Roccos B and Donaldson LJ, Alcohol skin preparation cause surgical fires. Ann R Coll Surg Engl 2012; 94(2):87-89.

14 물속에서의 사망

물은 생명을 주는 동시에 죽음을 가져온다.

- Michael Scott

익사(drowning)는 액체에 잠겨서(submersion) 사망하는 것이라고 정의할 수 있다. 바다나 호수, 수영장, 심지어 욕조에서도 발생하며, 영아나 만취한 사람, 뇌전증 환자는 깊이 6in.(역주: 15cm) 정도의 얕은 물에서도 익사할 수 있다.

미국에서 2013년부터 2017년까지 5년간 익사로 사망한 사람은 21,000명을 넘는다.[1] 2017년 한 해에만 4,508건의 익사가 발생했으며, 대부분은 사고사(82%)였다.[1] 익사 사망자의 약 4분의 3은 남성이며, 6명 중 1명 정도는 14세 이하의 소아이다.[1]

익사의 주요 위험 인자는 다음과 같다.

1. 수영 능력의 부족
2. 알코올 또는 약물 남용
3. 무감독 입수에 대한 예방대책의 부족
4. 수영 중 근접 감시활동의 부족(하지만 안전요원이 있어도 익사 사고는 발생함)
5. 선박 탑승 중 구명조끼 미착용
6. 발작성 질환
7. 긴QT증후군
8. 다른 의학적 이상

익사의 생리학

전형적인 익사는 5단계로 나타나는 것으로 보인다.

수면 저항기	10-20초
불수의적 호흡 억제기	20-90초
무의식기	60-120초
경련기	90-120초
사망기	3-10분

익사의 과정에 있는 피해자는 보통 물속에서 서 있거나 비스듬히 기울어진 자세로 발견되고, 머리를 뒤로 젖히고 위쪽을 바라보며 입을 동그랗게 벌려 숨을 헐떡이거나 무의식적으로 숨을 참는 모습을 보인다.[2] 이들은 소리를 질러 도움을 요청하지 못할 때가 많고, 다리의 움직임은 거의 없거나 전혀 없다. 팔은 마치 존재하지 않는 사다리를 타고 물 밖으로 기어오르려는 것처럼 힘겹게 허우적거리기도 한다. 피해자는 혼란스럽거나 놀란 표정일 수 있고, 눈은 크게 뜨거나 꽉 감는다. 이러한 수면 저항기(surface struggle)는 일반적으로 10-20초 안에 다음 단계로 넘어간다. 익사의 각 단계가 지속되는 시간은 수온뿐만 아니라 피해자의 나이, 신체 상태, 활동 수준과 수영 능력에 따라 달라지며, 발작, 얕은 수심에서의 저산소증 현상(shallow water blackout), 질병, 외상 같은 다른 조건에도 영향을 받는다.

수면 저항기가 지나면 피해자는 수면 아래로 가라앉게 되는데, 이때 첫 반응은 숨을 참는 것이다. 무의식적인 호흡 중단이 이어지다가 어느 순간 더 이상 참지 못하고 숨을 쉬게 된다. 이러한 한계점은 이산화탄소 농도가 높아지고 산소 농도가 낮아지는 지점에서 결정된다. Pearn에 따르면, 한계점은 저산소증이 있다면 혈중 이산화탄소분압(partial pressure of blood carbon dioxide, PCO_2)이 55mmHg 미만일 때 나타나며, PCO_2가 높다면 폐포의 산소분압(partial pressure of alveolar oxygen, PAO_2)이 100mmHg 미만일 때 나타난다.[2]

한계점에 도달한 피해자는 무의식적으로 숨을 들이마시게 되는데, 이때 공포를 느끼거나 자신이 죽어가고 있다는 것을 깨닫기도 한다. 이후 1-2분 안에 의식이 소실되며, 몇 분간 물속에서 무의식적으로 숨을 헐떡이다가 결국 호흡이 멈춘다. 뇌의 저산소증이 비가역적 상태까지 진행하면 사망에 이르며, 이 과정은 다시 몇 분이 걸린다.

Craig는[3, 4] 모의 잠수 실험에 자원한 사람들을 대상으로 호흡 중단의 한계점, 즉 무의식적으로 숨을 들이마시는 시기를 측정했다. 안정 상태일 경우 한계점은 87초였고, 이때 폐포의 이산화탄소분압(partial pressure of alveolar carbon dioxide, $PACO_2$)과 PAO_2는 각각 51mmHg와 73mmHg였다. 과호흡 후에는 한계점이 146초까지 늘어났고, $PACO_2$는 46mmHg, PAO_2는 58mmHg였다. 과호흡 후 운동을 하면 한계점은 85초에 불과하였고, 이때 $PACO_2$는 49mmHg, PAO_2는 43mmHg였다. Craig는 수영 같은 운동을 하면 대사 과정에서 이산화탄소 생산이 증가하고, 과호흡하면 저장되어 있던 이산화탄소가 소모되어 동맥혈이산화탄소분압($PaCO_2$)이 상대적으로 낮아지기 때문에 호흡 욕구가 지연된다는 결론을 내렸다. 과호흡 후 운동하면 CO_2 수치가 낮아지기 전에 먼저 동맥혈산소분압(PaO_2)이 의식을 유지할 수 없는 수준까지 감소하였다. 그는 잠수 중 의식을 잃는 현상이 고탄산혈증보다는 뇌 저산소증의 결과라고 추정했다.[3, 4]

물에 빠진 뒤 구조되지 않으면 물이 계속 흡인되면서 저산소증에 의해 의식 소실과 무호흡증이 빠르게 나타난다. 부정맥은 보통 빈맥, 서맥, 무맥성 전기활동(pulseless electrical activity, PEA)의 순서로 나타나며, 결국 무수축으로 진행한다.

흡입된 물의 종류가 담수(민물, fresh water)인지 염수(바닷물, salt water)인지는 생존에 영향을 거의 미치지 않는 것으로 보인다. 담수의 경우 다량의 물이 폐포-모세혈관 막을 통과할 수 있다. 담수는 폐의 표면활성물질을 변형하거나 변성시키는 반면, 바닷물은 이를 희석하거나 씻어낸다.[2, 5] 담수에 포함된 염소나 비누 성분(역주: 가수분해된 지방산염으로 추정된다)은 이러한 특성에 영향을 미치지 않는 것으로 보인다.[2] 표면활성물질의 변성(denaturation)은 피해자가 완전히 소생된 뒤에도 계속될 수 있다. 폐 표면활성물질의 손실이나 비활성화, 폐포의 파괴는 폐의 순응도(compliance)를 감소시켜 심각한 환기-관류 불균형을 일으키며, 그 결과 환기가 일어나지 않는 관류 영역이 75%까지 증가할 수 있다.[6]

뇌 무산소증(cerebral anoxia)이 비가역적인 단계로 진행하는 시점은 나이와 수온에 따라 달라진다. 따뜻한 물에서는 일반적으로 3-10분 사이에 나타나지만,[2] 극도로 차갑거나 얼어있는 물에 아동이 빠졌다면 최대 66분까지는 신경학적 후유증 없이 소생될 수 있다.[7] 그러나 이러한 시간 간격과 관계없이 의식은 대부분 물에 잠긴 지 3분 안에 소실된다.[2]

급성 익사의 사망 과정은 비가역적인 뇌 무산소증이다. 1940년대 후반과 1950년대 초반에 진행된 실험에서는 다량의 물이 폐를 통해 순환계에 유입되면서 전해질 이상이나 심장부정맥으로 사망한다는 가설을 제시하였다.[8, 9] 그러나 다량의 물이 실제로 흡수된다고 해도 이로 인한 혈액량의 증가가 심각한 전해질 불균형이나 용혈을 초래한다거나, 체액의 증가를 보상하려다 심장이나 콩팥의 과부하가 발생한다는 증거는 없다.[2, 10]

장시간 익수 후의 생존

앞서 언급한 바와 같이, 아동과 영아는 얼음물에서 최대 66분까지 오래 잠겨 있어도 생존할 수 있다.[7] 이는 아동의 미성숙한 뇌는 무산소증에 저항력이 높고, 이들에게는 "잠수반사(diving reflex)"가 남아있기 때문이라고 전통적으로 설명되어 왔다. 잠수반사는 얼굴이 찬물에 잠겼을 때 뇌와 심장을 제외한 혈관바탕(vascular bed)이 수축하면서 뇌와 심장으로 혈액이 집중되고 서맥이 나타나는 현상을 말한다(역주: 수중 생활을 하는 포유류에게 나타난다). 하지만 잠수반사가 인간에게도 동물과 똑같은 방식으로 나타나는지에 대해서는 의문이 남아있다.[11] 서맥은 나타나지만, 혈관바탕의 수축과 그에 따른 심장 및 뇌의 혈류 증가가 나타난다는 증거는 없다.

어떤 사람들은 아동에게 저체온증이 빠르게 나타나기 때문에 생존할 수 있는 것이라고 주장한다.[7, 11] 아동은 체표면적이 상대적으로 넓고 단열(insulation)이 잘 되지 않기 때문에 체온이 매우 빠르게 떨어진다. 다량의 찬물을 삼키거나 흡입하면 더욱 그러하다. 차가운 물에 잠겨서 이를 흡입하면 물이 혈류에 흡수되면서 전신이 빠르게 냉각된다. 따라서 따뜻한 물에서 비가역적 신경 손상이 나타날 때까지 버틸 수 있는 시간은 최대 3-10분이지만, 얼음물에서는 최대 66분간 잠겨 있었어도 신경학적으로 회복이 가능하다고 보고되었다.[7]

부검 소견

익사를 진단할 수 있는 특징적인 부검 소견은 없다. 사망 당시의 상황과 다양한 비특이적인 해부학적 소견을 바탕으로 진단을 내리게 된다. 진단을 위해 시행되는 화학적 검사도 비특이적이며 본질적으로 신뢰하기 어렵다. 익사는 완전한 부검, 특히 독성학 검사 없이는 진단할 수 없는데, 이는 배제진단(diagnosis of exclusion)이기 때문이다. 만약 물속에서 발견된 시신에서 다른 사망 원인이 모두 배제되었다면 익사로 추정할 수 있다. 그러나 사람들은 심각한 심장 발작으로 물에 빠지기도 하고, 치명적인 약물중독 상태에서 "버려"지기도 한다. 시신이 물 위에 떠오르지 않도록 무거운 물체를 달아놓기도 하는데, 이는 타살과 자살에서 모두 볼 수 있고, 익사가 아닌 다른 원인으로 사망한 시신을 처리하는 방법으로 이용되기도 한다.

시신이 1-2시간 이상 물에 잠겨 있었다면 손바닥과 발바닥에서는 마치 "세탁부(washerwoman)"처럼 표피가 물에 불어 쭈글쭈글해지는 불은피부(표모피) 현상이 나타나기도 한다(그림 14.1). 실험 결과, 시신의 손을 10-18℃ 사이의 물에 넣으면 이러한 변화가 20-30분(최대 100분)까지는 손끝에만 나타나고 50-60분(최대 150분)이 지나면 손가락 전체에 나타나는 것이 확인되었다.[12] 손과 발의 이러한 변화가 익사를 의미하는 것은 아닌데, 물에 잠길 당시 살아있었든 사망했든 이러한 현상이 발생하기 때문이다. "닭살(cutis anserina)"도 마찬가지이다. 이는 시체굳음의 일종으로 발생하는 털세움근(erector pili muscle)의 연축이므로, 입수 당시의 생존 여부는 반영하지 않는다.

익사 후 얼마 지나지 않았는데도 물에서 건진 시신의 전신에 이미 시체굳음이 나타나 있을 수 있다. 이는 익사 당시 격렬한 몸부림이 일어나면서 ATP가 감소하여 시체굳음이 빠르게 진행되었기 때문이다. 시신은 공기 중보다 물속에서 훨씬 빨리 냉각되므로 물속에서는 시신의 부패에 더 오랜 시간이 걸린다.

익사자의 "전형적인" 부검 소견은 폐부종, 흉수, 위장의 익수(위장 안의 물)이다. 한계점에 도달하면 사람은 무의식적으로 숨을 들이마시면서 다량의 물을 폐로 흡입한다. 일부는 식도로 들어가 위장에서 발견된다. 물속에서 호흡하는 동안 피해자는 위 내용물을 토하거나 다시 흡인하기도 한다.

전형적인 익사에서는 콧구멍, 입, 호흡기에서 흰색이나 출혈성의 부종액을 볼 수 있다. 심폐소생술을 위해 가슴을 압박하면 이러한 액체가 흘러나올 수 있다. 하지만 폐부종은 비특이적이다. 약물 과다복용으로 죽어가는 사람을 물에 유기하여도 폐부종이 나타날 수 있다. 전형적인 익사자의 폐(역주: 익사폐)는 크고 묵직해서 양쪽 가슴안을 가득 채우며, 기관과 기관지에서 흰색이나 출혈성의 거품 섞인 체액이나 잔거품(포말, froth)을 흔히 볼 수 있다. 폐의 절단면은 대부분 벽돌색을 띠며 다량의 삼출액이 흘러나온다(그림 14.2).

Somers 등은 담수에서 익사(욕조 사망은 제외)한 9개월에서 17세 사이 아동의 병리학적 소견을 분석했다.[13] 심폐소생술에 반응이 없었던 경우 잔거품은 100%, 흉수는 40%, 폐 무게의 증가는 70%에서 나타났고, 3가지가 모두 나타난 경우는 40%였다.[13] 심박동이 회복된 경우 이 비율은 각각 50%, 33%, 79%, 8%로 감소했고, 심폐소생술이 성공적이어서 심박동이 한동안 유지된 경우 이 비율은 각각 16%, 32%, 84%, 4%였다.[13]

폐부종과 흉수의 발생기전은 익사 과정 또는 익사 후에 흡입된 액체가 폐포-모세혈관 장벽 및 모세혈관-간질 장벽을 투과하였다가 가슴안으로 점차 새어 나가기 때문이라고 생각되고 있다. 기도에서 볼 수 있는 거품 섞인 삼출물과 마찬가지로, 이러한 소견은 익사의 진단에 특이적이지 않으며 실제로 부분적이거나 전혀 나타나지 않을 수도 있다. 염수 익사와 담수 익사 사이에 흉수와 폐부종의 양이 다르게 나타나는지에 대해서도 여러 자료가 상반된 결론을 내리고 있다.

뇌부종이 나타나 뇌 이랑이 납작해질 수도 있지만, 이는 뇌 저산소증에 동반되는 비특이적인 현상이다. 바위뼈(petrous bone)나 꼭지돌기(mastoid process)에서 출혈이 나타나기도 하지만, 이 역시 비특이적이며 심장질환이나 약물 과다복용을 비롯한 다른 사망 원인에서도 관찰될 수 있다. 즉, 약물 과다복용 후 물에 유기된 시신이나 심정지로 물에 빠

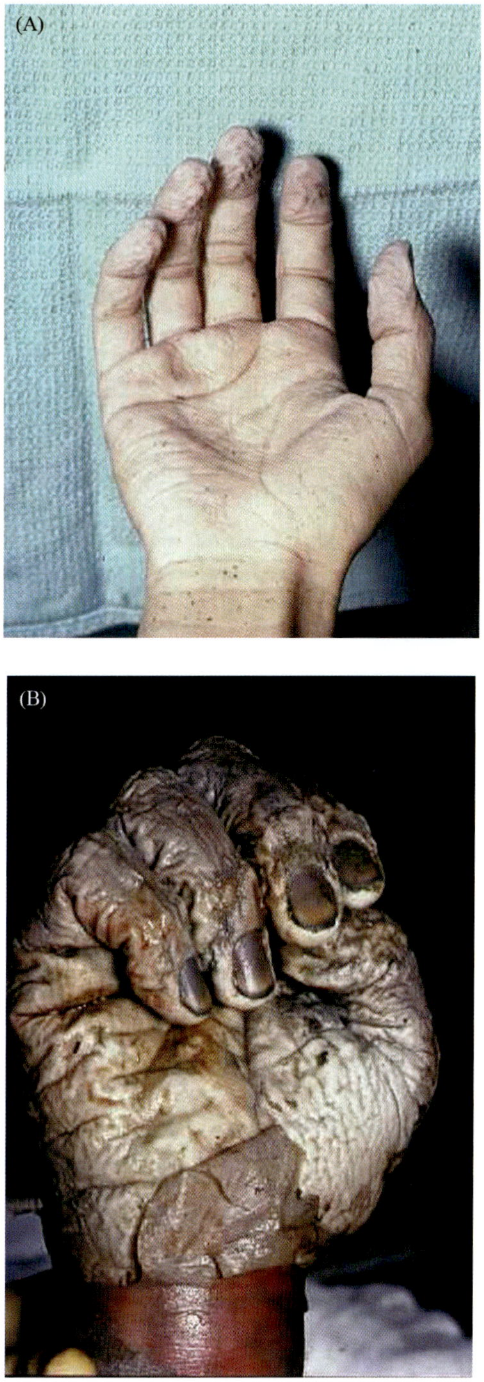

그림 14.1 **(A 및 B)** 장시간 물에 잠겨서 발생한 손바닥의 불은피부("세탁부" 현상).

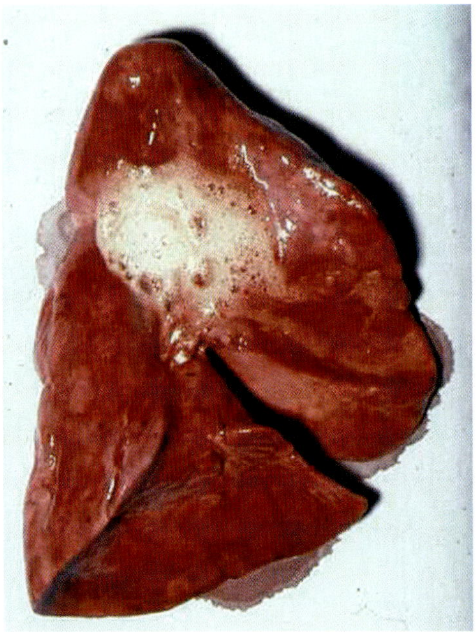

그림 14.2 출혈성 폐부종.

진 시신에서도 손발바닥의 불은피부, 닭살, 폐부종, 바위뼈와 꼭지돌기의 출혈이 나타날 수 있다. 하지만 시신이 발견되었을 당시 해당 수역에서 자라는 수초나 바닥에 깔려 있던 돌을 손에 움켜쥐고 있었다면, 그 시신의 사망 원인은 익사로 볼 수 있다. 이는 사망자가 물에 들어갔을 때 살아있었다는 것을 의미하기 때문이다.

부패나 둔기손상, 수중동물에 의한 시신 훼손도 익사에서 드물지 않게 나타난다. 익사한 시신은 물속으로 가라앉으면서 머리는 아래로, 엉덩이는 위로, 팔다리는 아래로 늘어진 자세가 된다. 물살이 거세지 않다면 시신은 입수한 위치에서 크게 벗어나지 않는다. 상대적으로 얕은 물에서는 팔다리나 얼굴이 물속의 바닥에 부딪히거나 끌리면서 얼굴이나 손등, 무릎, 발가락에 사후 손상이 일어나기도 하며, 수면에서 정수리나 엉덩이가 보일 수도 있다. 수심이 깊으면 시신은 물속에 가라앉아 있다가 부패가 시작되어 가스가 형성되면 서서히 수면으로 올라온다. 매우 차가운 물에서는 시신이 떠오를 정도로 충분한 부패 가스가 생성될 때까지 몇 달 동안 물에 잠겨 있을 수도 있다. 시신이 물속에 머문 시간에 따라 물고기나 거북이, 게, 새우 같은 수중동물이 이러한 부위를 먹어서 자신들이 들어갈 통로를 만들고 활동한 흔적이 남기도 한다. 저자들은 겉으로는 꽤 온전해 보였지만 피부를 열어보니 가슴안과 배안 장기가 모두 사라진 시신을 본 적도 있다. 이 경우 시신의 외표를 검사해보면 몸통에서 가슴안이나 배안과 통하는 통로가 발견되는데, 수중동물은 이를 통해 몸 안으로 들어가 내장을 섭취하게 된다.

시신이 몇 시간 동안 물에 잠겨 있으면 생전의 상처에서 혈액이 씻겨나갈 수 있다. 시신에서 발견된 여러 손상에 출혈이 없어 마치 사후 손상처럼 보이더라도, 사실은 이들이 생전에 발생하였고 사망의 원인이었을 수도 있는 것이다. 이는 물에서 건진 시신에 프로펠러 손상이 있을 때 문제가 될 수 있다. 생전에 생긴 손상에서 혈액이 물에 쓸려 씻겨나간 것인데도 손상 주변에 출혈이 없어서 이를 사후 손상이라고 오해할 수 있다. 저자들은 물에 빠진 후 불과 3-4시간 만에도 혈액이 씻겨나가는 것을 확인했다.

마른익사

익사자 중 일부는 "마른익사(건성익사, dry drowning)"로 간주되기도 한다. 이들의 폐는 전형적인 익사폐처럼 무겁고 축축하거나 부어있지 않다. 뇌의 저산소증은 익사폐가 아닌 후두경련에 의해 발생한다고 설명된다. 마른익사는 전체 익사의 10-15%를 차지한다고 하는데, 이론적으로는 소량의 물이 후두나 기관에 들어가서 미주신경반사(vagal reflex)를 통해 갑작스러운 후두경련을 유발한다고 한다. 이때 형성된 진한 점액, 거품, 잔거품이 호흡기를 물리적으로 막아서 폐에 물이 들어가지 못한다는 것이다. 그러나 저자들은 후두에서 이러한 물리적 차단막을 본 적이 없으며, 사망 후에는 근육이 이완되므로 후두경련은 부검으로 증명할 수 없다. 위와 같은 마른익사의 개념은 흥미롭긴 하지만 여전히 증명되지 않은 가설에 불과하다. 따라서 저자들은 이러한 용어나 개념을 사용하는 것을 지지하지 않는다. 물로 기도가 폐쇄되어 폐에 나타날 수 있는 다양한 변화의 스펙트럼 중에서 한쪽 끝이 마른익사일 수도 있다. 다른 쪽 끝은 무겁고 축축하며 다량의 부종액을 머금은 '전형적인' 익사폐일 것이다.

익사의 진단적 검사

지난 몇십 년간 익사를 진단하기 위해 많은 검사가 개발되었다. 그중 가장 잘 알려진 것은 Gettler 검사로,[14] 심장의 오른쪽과 왼쪽에서 혈액의 염화물(chloride) 농도를 측정하는 것이다. 만약 왼쪽보다 오른쪽이 낮으면 염수 익사로, 오른쪽이 높으면 담수 익사로 판단하는 것이다. 양쪽 심방의 혈액 비중을 비교하기도 하고, 혈액의 다른 성분을 검사하기도 한다. 그러나 이러한 검사들은 모두 신뢰할 수 없기 때문에 익사 진단에 도움이 되지 않는다.

아직 논란이 있지만 더욱 흥미로운 검사는 익사자의 조직에서 규조류(diatom, 역주: 식물성 플랑크톤의 가장 흔한 형태)를 검사하는 것이다. 규조류는 크기가 5μm에서 500μm 이상까지 다양한 단세포 조류(algae)이다. 이들은 2개의 밸브 모양으로 된 실리카 골격으로 이루어져 있다. 이들은 담수부터 염수까지 모든 종류의 물과 축축한 흙, 대기 등 어디서나 발견된다. 저자 중 일부는 인간 장기에서 규조류가 발견되면 익사의 확실한 증거가 될 수 있다고 주장하지만, 일부는 규조류가 환경 전반에 널리 분포하기 때문에 이러한 결론을 내릴 수 없다고 생각한다.[15, 16] 이는 결국 규조류가 인간 장기에 정상적으로 존재하는지, 존재한다면 그 밀도는 어떠한지, 어떤 종류가 존재하는지에 대한 질문이다. 폐, 간, 콩팥, 골수에서 규조류를 분석하여 이들의 존재 여부를 바탕으로 결론을 내리게 되는데, 익사자가 아닌 시신에서 규조류를 발견한 전문가도 있었지만 그렇지 않은 전문가도 있었다.

만약 시신에서 규조류가 발견된다면 이들이 유입되었을 가능성이 있는 경로는 3가지이다. 첫 번째는 공기 중에 있는 규조류를 흡입하는 것이고, 두 번째는 규조류가 들어있는 물질을 섭취하는 것이며, 세 번째는 규조류가 들어있는 물을 마시는 것이다. 규조류는 이러한 경로를 통해 체내를 순환하게 된다. 이를 더욱 복잡하게 하는 것은, 규조류가 우리 주변 어디에나 있어서 위와 같은 검사 결과 중 일부가 이전에 사용된 유리 용기나 시약에 의해 오염되었을 가능성이 있다는 점이다.

오늘날 규조류 검사를 진단에 이용할 때는 부패하지 않은 시신에서 넙다리뼈 골수나 피막에 둘러싸인 콩팥처럼 외부와 격리된 장기 계통을 활용하는 경향이 있다. 검체에 닿는 물은 삼중 증류수로 제한된다. 검사에 사용되는 기기는 규조류 오염을 방지하기 위해 특수 세척한다. 골수 등의 검체는 농축된 산성 용액으로 녹이고, 현미경으로 침전물을 검사하여 규조류를 확인한다. 시신이 발견된 곳의 물도 채취하여 어떤 종류의 규조류가 서식하는지 확인하고, 이를 시신에서 발견된 것과 비교한다. 양쪽에서 동일한 규조류가 검출된다면 진단에 도움이 되지만 불일치한다고 해서 익사가 배제되지는 않는다.

이안류

파도는 수심이 깊은 곳에서 얕은 곳으로 이동하다가 해안에 접근하면 부서지기도 하고 높게 일기도 한다. 어떤 파도는 강해지고 어떤 파도는 약해지면서 해류가 순환하게 되는데, 이를 이안류(rip currents)라고 한다. 이안류는 매우 강력할 수 있으며, 대부분 해안에서 바다 쪽으로 진행한다. 이안류는 미국과 캐나다의 5대호(the Great Lakes)를 비롯해 파도가 발생하는 모든 해변에서 발생할 수 있다. 미국인명구조협회(The United States Lifesaving Association)는 미국에서 이안류로 인해 매년 100명 이상의 사망자가 발생하고 있으며 해변 구조활동의 80% 이상이 이안류 때문이라고 추정한다.[17] 이안류는 저류(undertow)와 구분해야 한다. 저류는 해안선에서 바다로 돌아가는 해수의 흐름이지만, 이안류는 해수가 순환하는 강력한 통로이며 훨씬 위험하다.

이안류는 아무리 수영을 잘 하더라도 해변을 찾는 모든 사람에게 위험하다. 이안류의 속도는 일반적으로 1-2ft/s(역주: 0.3-0.6m/s) 정도이지만, 최대 8ft/s(역주: 2.4m/s)까지 빨라질 수 있다. 이안류는 모든 해변에서 흔히 나타나지만 주로 모래톱이나 부두 같은 구조물로 바다가 구분되는 곳에 나타나며, 대부분은 느리고 약하다. 그러나 특정한 상황에서는 속도가 급격하게 빨라져 위험해질 수 있다. 이안류가 위험한 이유는 사람들을 해류 아래쪽으로 끌어내리기 때문이 아니라, 사람들을 바다로 멀리 밀어내기 때문이다. 굳이 수심이 깊은 지역을 수영하지 않더라도, 해안을 따라 허리 깊이의 바닷물에 서 있기만 하면 이안류에 의해 바다로 빠르게 밀려난다.

설명할 수 없는 익사와 심장의 이온통로병증

수영장 같은 곳에서 익사했는데 원인을 알 수 없을 때가 있다. 완전한 부검으로도 익사를 설명할 수 있는 약물이나 알코올, 외상, 질병을 밝혀내지 못한다. 목격자들이 사망자가 익사 전후에 별다른 저항이 없었다고 진술할 수도 있다. 부검에서는 익사의 징후 외에는 특별한 소견이 없다. 옆에 사람이 있는데도 익사하였을 수도 있고, 저항하려는 시도도, 별다른 장애도 없었을 것이다. 그저 물속으로 뛰어들거나 미끄러지는 것처럼 보일 뿐이다. 최근 연구자들은 긴QT증후군 같이 치명적일 수 있는 유전성 심장 이온통로병증(channelopathy)[18]이 이러한 익사의 상당수를 유발하였을 가능성이 있다는 것을 발견했다(자세한 내용은 제3장 참고).

Tester 등은 이러한 원인에 의해 일어나는 익사를 조사했다.[18] 이들은 설명할 수 없는 익사로 심장 이온통로에 대한 분자 검사가 의뢰된 사망자 35명을 모았는데, 남성은 23명, 여성은 12명이었으며 평균 연령은 17 ± 12세, 연령의 범위는 4-69세였다. 이 중 28명(남성 20명, 여성 8명)은 수영 중 익사했고, 7명(남성 3명, 여성 4명)은 욕조에서 익사하였다. PCR, 변성 고성능 액체 크로마토그래피(denaturing high-performance liquid chromatography, DHPLC), DNA 염기서열 검사를 이용해 긴QT증후군의 주요 돌연변이 3가지(KCNQ1, KCNH2, SCN5A)를 종합적으로 분석한 결과, 수영 중 익사한 28명 중 8명(28.6%)에게 돌연변이가 있었다. 주목할 점은 욕조 익사자 중에는 돌연변이가 발견되지 않았다는 것이다. 일반적으로는 증상이 있던 사람에게 급사가 일어나지만, 30% 정도는 첫 실신이 급사로 이어질 수 있다. 이들은 수영 중 익사하였으나 사망 원인을 설명할 수 없었던 사망자 중 거의 30%에서 치명적일 수 있는 심장 이온통로 관련 돌연변이가 나타났다고 결론내렸다.[18]

욕조에서의 익사

욕조 익사는 상대적으로 드물며, 주로 부모가 어린 아동을 방치하여 발생한다. 일부는 분명한 타살이다. 발작이 일어난다면 성인도 욕조에서 익사할 수 있다(그림 14.3).

욕조에서 발견된 사망자에게 독성농도나 치사농도의 약물이 검출된다면 약물에 취해서 익사한 것인지, 약물로 사망한 뒤 물에 잠긴 것인지, 아니면 누군가 약물로 사망한 이를 되살리겠다며 욕조에 담그는 헛된 시도를 한 것인지 판단이 어려울 수 있다. 욕조에 잠긴 사망자에게 중증의 심장질환이 있을 때도 비슷한 의문을 갖게 된다. 심정지로 사망한 뒤 물에 잠긴 것인가, 심정지로 의식을 잃고 물에 잠겨 익사한 것인가? 폐부종은 약물 과다투여나 심부전, 익사에서 모두 나타날 수 있으므로 진단에 도움이 되지 않는다.

욕조에서 사망한 채 발견된 성인이 타살된 것으로 밝혀지는 드문 경우도 있다. George Joseph Smith는 욕조에서 여성 3명을 익사시켜 살해한 혐의로 유죄 판결을 받았는데, 이는 욕조 속의 신부 살인 사건(the Brides in the Bath Murders)이

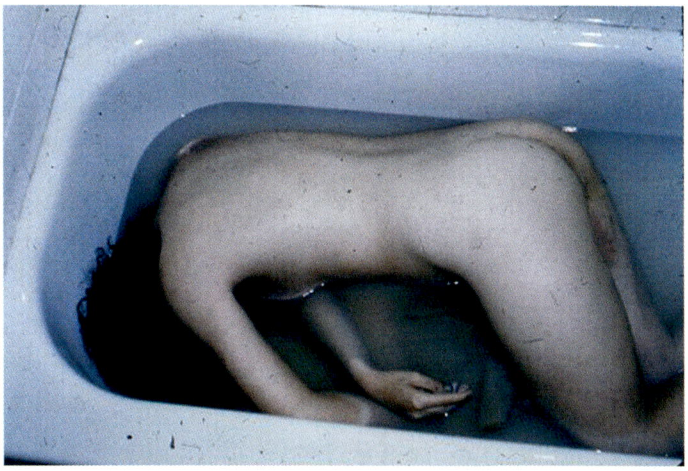

그림 14.3 욕조에서 익사한 27세 뇌전증 환자.

라고 불린다.

목욕하다가 무언가에 발이 걸려 물속으로 끌려들어가면 물이 코인두에 빠르게 들어가면서 무의식적으로 물을 흡입할 수 있다. 극심한 공포와 젖어서 미끄러운 욕조 벽 때문에 상황은 더욱 악화되고, 피해자는 스스로 빠져나오지 못한 채 금방 의식을 잃고 사망에 이른다. 부검에서는 손상이 발견되지 않는다. 저자들은 욕조에서 미끄러지면서 머리를 부딪혀 익사한 드문 사례를 기록으로 본 적이 있다.

스쿠버 다이버

스쿠버(self-contained underwater breathing apparatus, SCUBA) 장비 사용 중 발생한 사망은 다양한 전문가가 참여하여 심층적으로 조사해야 한다. 대부분의 법의병리학자는 이러한 사망을 조사하는 데 필요한 경험이나 전문지식을 갖고 있지 않으므로 해당 분야의 전문가와 상의하는 것이 좋다. 조사 과정에는 완전한 부검뿐만 아니라 임상 양상과 상황 정보에 대한 분석도 필요한데, 여기에는 잠수 관련 정보나 이전에 받았던 모든 의학적 치료, 잠수 기술자에 의한 잠수 장비의 점검이 포함된다.[19] 사건을 재연해 보는 것도 고려할 수 있다. 잠수 장비가 점검을 통과했더라도 조사 중인 사건에 사용된 방법과 같은 방법으로 실제 사용해 보면 문제가 생길 수 있는데, 이는 유용한 정보가 될 수 있다.[19] 사건 재연은 해당 분야의 숙련된 전문가가 시행해야 한다.

법의병리학자와 잠수 전문가는 임상의학적 정보와 상황 정보에 대한 검토에 더하여, 잠수 컴퓨터 기록도 살펴보는 것이 좋다. 현재는 많은 잠수부가 잠수 깊이나 지속 시간, 상승 횟수 및 상승 속도와 같은 잠수 정보를 상세히 기록하는 컴퓨터 장비를 착용하고 있는데, 이러한 정보는 잠수 중에 발생한 사망의 조사에 중요하게 활용될 수 있다.[19]

스쿠버 다이빙 중에 발생하는 사망은 대부분 익사가 원인이지만, 질병이나 환경적 위험, 장비 결함이 원인일 수도 있고, 수압이 높은 해저에 있다가 발생하는 감압병(decompression sickness)이나 폐 압력손상(barotrauma) 때문일 수도 있다. 수중 잔해에 걸리거나 동굴에 갇히거나 해양 생물의 공격을 받았을 수도 있다. 장비도 원인이 될 수 있는데, 결함이 있을 수도 있고 공기탱크가 일산화탄소 같은 물질로 오염될 수도 있다. 공기탱크 내부가 심하게 녹슬면 산화철(iron oxide)이 형성되면서 탱크에 들어있던 산소가 고갈될 수도 있다. 수면으로 지나치게 빨리 상승하면 공기색전증이나 기흉, 폐간질기종(pulmonary interstitial emphysema)이 발생할 수 있다.

이러한 사례를 부검할 때 모든 소견을 올바르게 해석하려면 해당 분야의 전문지식이 필요하다. 부검 전 사후 CT처럼 공기색전이나 기흉을 확인할 수 있는 검사도 시행되어야 한다. 사후 CT는 시신 내부의 기체를 식별하는 데 유용하다는 것이 입증되었으며 부검 소견보다 신뢰도가 높다. 그러나 공기의 존재가 확인되었다면 이를 정확히 해석하는 것도 중요하다. 심폐소생술과 같은 의학적 치료나 부패, 사후 감압(역주: 시신이 해저에서 사망한 경우) 현상도 기체를 생성할 수 있기 때문이다.[19] 그러나 종격동기종(pneumomediastinum)과 폐 손상을 동반한 기흉은 공기색전증을 강력히 시사하는 소견이다.[19]

감압병과 공기색전증은 모두 인체에 가해지는 압력이 증가하여 발생한다. 감압병은 보통 100ft(역주: 30m) 이상의 깊은 곳에서 압력이 증가하면서 특히 질소 같은 기체가 용해되어 발생하게 된다. 만약 이 정도 깊이에서 수면으로 급격히 상승한다면 용해되었던 기체가 "공기방울"이 되어 인체조직에 유입된다. 감압병의 가장 흔한 증상은 관절통("the bends", 역주: 감압병에 의한 관절통을 완화하기 위해 구부리는 자세가 19세기 여성들 사이에 유행하던 자세와 유사해 붙은 별명)이며, 두통이나 피로, 드물게 호흡곤란("the chokes")이 나타나기도 한다. 수면으로 급격히 상승하여 압력이 변화하면 압력손상이 일어나는데, 귀와 폐가 주로 영향을 받는다. 폐의 압력손상은 치명적인 기흉이나 공기색전증으로 이어질 수 있는데, 폐가 손상되면 공기가 폐 혈류로 직접 들어갈 수 있기 때문이다.

다시 한번 강조하지만, 이러한 상황에서 사망 원인은 익사부터 질병, 외상, 수압까지 다양할 수 있으므로 다양한 전문가로 구성된 조직에 의해 철저하고 정확하게 조사되어야 한다.

익사에 의한 신생아살해

간혹 출산 직후의 산모에 의해 신생아살해가 발생하는데, 익사도 살해 방법 중 하나로 사용되며 주로 변기가 사용된다.[20] 익사를 이용한 타살은 사산아를 물에 유기하는 것과 구분해야 한다. 따라서 법의병리학자가 답해야 할 가장 중요한 질문은 태아가 살아서 태어났는지, 즉 생산아의 여부이다. 독립 생존의 징후가 없다면 사산으로 보아야 한다. 만약 독립 생존의 징후가 있다면 영아살해의 가능성을 조사해야 한다(자세한 내용은 제10장 참고). 시대에 따라 수중분만이 유행하기도 하는데, 이 경우 폐부유검사가 음성으로 나와도 생산아의 가능성을 배제할 수 없기 때문에 이러한 문제가 더욱 복잡해질 수 있다.

참고자료

1. Centers for Disease Control and Prevention, National Center for Injury Prevention and Control, Web-based Injury Statistics Query and Reporting System (WISQARS) [online].Available from: https://wisqars.cdc.gov/injury/wisqars; accessed 13 May 2019.
2. Pearn J, Pathophysiology of drowning. Med J Aust 1985; 142:586-588.
3. Craig AB, Causes of loss of consciousness during underwater swimming. J Appl Physiol 1961; 16:583-586.
4. Craig AB, Underwater swimming and loss of consciousness. JAMA 1961; 176:255-258.
5. Giammona ST and Modell JH, Drowning by total immersion: effects on pulmonary surfactant of distilled water, isotonic saline and sea water. Am J Dis Child 1967; 114:612-616.
6. Ornato JP, The resuscitation of near-drowning victims. JAMA 1986; 256:75-77.
7. Bolte RG, et al., The use of extracorporeal rewarming in a child submerged for 66 minutes. JAMA 1988; 260:377-379.
8. Swann HG and Spafford NR, Body salt and water changes during fresh and sea water drowning. Tex Rep Biol Med 1951; 9:356-382.
9. Swann HG, et al., Fresh- and sea-water drowning: a study of the terminal cardiac and biochemical events. Tex Rep Biol Med 1947; 5:423-437.
10. Modell JH and Davis JH, Electrolyte changes in human drowning victims. Anesthesiology 1969; 30:414-420.
11. Conn AW and Barker CA, Fresh water drowning and near-drowning - an update. Can Anaesth Soc 1984; 31:S38-S44.
12. Reh H, On the early postmortem course of "washerwoman's skin" at the fingertips. Z Rechtsmed 1984; 92(31):183-188. (In German).
13. Somers GR, Chiasson DA, and Smith CR, Pediatric drowning: a 20 year review of autopsied cases: II. Pathologic features. Am J Forensic Med Pathol 2006; 27:20-24.
14. Gonzales TA, Vance M, and Helpern M, Legal Medicine and Toxicology. Appleton-Century Co, New York, NY, 1937.
15. Peabody AJ, Diatoms and drowning - a review. Med Sci Law 1980; 20(4):254-261.
16. Foged N, Diatoms and drowning - once more. Forensic Sci Int 1983; 21:153-159.

17. Rip Currents. United States Lifesaving Association. Available from: https://www.usla.org/page/ripcurrents#Survival; accessed 13 May 2019.

18. Tester DJ, Medeiros-Domingo A, Will ML, Ackerman MJ, Unexplained drowning and cardiac channelopathies: a molecular autopsy series. Mayo Clin Proc 2011; 86(10):941-947.

19. Edmunds C and Caruso J, Recent modifications to the investigation of diving related deaths. Forensic Sci Med Pathol 2014; 10:83-90.

20. Dressler J, Schmidt U, Hanisch U, et al., Neonatal freshwater drowning after birth in the bathroom. Am J Forensic Med Pathol 2011; 32: 119-123.

15 감전

전기는 그저 잘 정돈된 번개일 뿐이다.

– George Carlin

감전(electrocution)에 의한 사망은 드물게 발생한다. 거의 모든 사망이 사고사이며, 자살은 드물고 타살은 더욱 드물다. 600V 미만의 저전압 전류와 600-750V를 넘는 고전압 전류가 모두 원인이 될 수 있다. 감전을 일으키는 전류는 거의 대부분 교류(alternating current, AC)인데, 직류(direct current, DC)는 덜 사용되기 때문이다. 또한 인간은 직류에 비해 교류에 4-6배 더 민감하다. 1초당 39-150회 사이의 주파수를 갖는 교류가 가장 치명적이다. 미국에서 생산되는 교류의 주파수는 60Hz이고, 유럽은 50Hz이다.

암페어량(amperage, A), 즉 전류의 양은 감전 사고에서 가장 중요한 요소이다. 이는 전압(voltage, V)과 정비례하며 저항(resistance, R)과는 반비례한다. 전압은 기전력(electromotive force)의 측정값이며 옴(ohm, Ω)은 전기 전도에 대한 저항이다. 이는 다음과 같은 공식으로 표현된다.

$$A = \frac{V}{R}$$

미국의 주거용 전압은 접지 상태(line to ground)에서 약 110-120V이다. 교외 및 도시 지역의 고압 전선은 약 7,500-8,000V의 전압을 공급하며 대륙 간 고압 전선의 전압은 100,000V를 넘는다. 110-120V의 저압 가정용 전류에 의해 감전이 일어나려면 전기 회로와 직접 접촉해야 하며, 사망 원인은 주로 심실세동이다. 고압에서는 전선과 직접 접촉하지 않아도 사고가 발생할 수 있다. 인체가 고압 전선에 가까워지면 전류가 전선에서 튀어 올라 아크(arc)를 형성하며 인체로 유입될 수 있다(표 15.1). 또한 아크 전류로 열이 생성되어 온도가 40,000℃까지 상승할 수 있다. 이러한 고압 전선에 의한 감전은 전선이 끊어지거나 땅에 떨어지거나 인체에 닿았을 때, 전류가 흐르는 "살아있는" 전선을 사람이 닿아 있는 사다리나 기둥, 크레인 같은 긴 금속 물체로 건드렸을 때 발생할 수 있다.

표 15.1 전기 아크가 이동할 수 있는 거리*

전압(V)	아크가 발생하는 거리
1,000	수mm
5,000	1cm
20,000	6cm
40,000	13cm
100,000	35cm

*Somogyi와 Tedeschi의 연구를 인용함.[1)]

감전에 대한 인체의 저항은 피부의 상태와 관련이 있다. 전압이 120V일 때 건조한 피부의 저항은 100,000Ω까지 증가할 수 있고 여기에 굳은살까지 박인 피부는 1,000,000Ω에 달한다. 반면 수분이 충분하면 1,000Ω 이하, 여기에 피부가 얇으면 100Ω까지 감소할 수 있다.[2)] 고압 전류의 경우 피부 상태는 감전에 대한 저항에 별다른 영향을 미치지 않는다.

사망의 과정

전류는 감전의 가장 중요한 요소이다. 전압은 일반적으로 일정하기 때문에 인체에 유입되는 전류량을 결정하는 주된 요소는 저항이며, 단위는 Ω(옴)이다. 사람이 따끔거림을 인식할 수 있는 최소 전류량은 1mA(0.001A)이다. 5mA의 전류는 근육의 떨림을 일으키고 15-17mA는 근육의 수축을 유발하는데, 이 상태에서는 전원으로부터 이탈할 수 없으며 이를 불수전류(no-let-go current, 역주: 교착전류나 freezing current라고도 한다)의 임계값이라고 한다(역주: 임계값을 넘지 않는 전류, 즉 가수전류 또는 이탈전류, let-go current에서는 사람이 스스로 전원에서 이탈할 수 있다). 50mA의 전류가 계속 유입되면 모든 근육이 수축하며 호흡마비와 사망에 이를 수 있다. 심실세동은 전류량이 75-100mA 사이일 때 발생한다. 1A 이상의 대전류(high current)는 아예 심실세동이 아닌 심정지를 일으킨다. 이후 전류가 차단되고 심장에 뚜렷한 전열 손상(electrothermal injury)이 일어나지 않았다면 심장은 다시 정상적으로 박동한다.

인체에 진입한 전류는 접촉 지점에서 접지 지점까지 최단 경로를 따라 흐른다. 가장 일반적인 경로는 손-발이나 손-손이다. 어떤 전류로 사망에 이르는 데 필요한 시간은 전류량에 따라 달라진다. 즉, 매우 낮은 양의 전류에 감전됐다면 적어도 몇 분 정도는 접촉을 유지해야 근육 마비에 의한 이차 질식으로 사망에 이른다. 가정용 전류는 심실세동을 일으켜 사망에 이르게 되는데, 이에 필요한 접촉시간은 전류량에 따라 몇 초에서 10분의 몇 초 정도이다. 물론 이는 저항에 따라 달라진다. 전압이 120V이고 피부 저항이 1,000Ω이라면 인체에 도달하는 전류량은 120mA인데, 이때 심실세동이 일어나려면 5초 이상 접촉해야 한다.[3)] 접촉 부위의 피부가 얇고 수분이 많으면 저항은 100Ω까지 낮아질 수 있고, 이 경우 체내로 흐르는 전류는 약 1,200mA(1.2A)이므로 0.1초 안에 심실세동이 발생할 수 있다. 고압 감전에서는 대부분 곧바로 심정지가 일어난다.

저압 감전은 일반적으로 전신 손상을 일으키지 않는다. 저압 감전에 의한 사망을 유발하는 전기적 손상은 치명적인 심실부정맥으로, 대개 심실세동이다. 이는 3가지 기전으로 일어난다.[4] 첫 번째는 T파가 시작될 때 한 차례의 강력한 전기 충격으로 곧바로 심실세동이 일어나는 것이다. 두 번째는 일반적으로 450BPM을 넘는 매우 빠른 심장 포획(cardiac capture) 전류로 몇 초 만에 심실세동이 유도되는 것이다. 이는 앞서 "T-쇼크"보다는 작은 전류가 요구되지만 최소 6회 이상의 파동(pulse)이 필요하다. 마지막 기전은 앞의 2가지 기전보다 요구되는 전류는 작지만 지속시간이 더욱 길어야(파동이 많아야) 한다. 이는 장기간의 빠른 심장 포획 전류를 통해 허혈 손상을 일으켜 심실세동이 유발되는 역치를 낮춘다. 호흡마비나 호흡정지처럼 다른 기전도 제안되었는데, 이는 심실빈맥이나 무수축을 유도하고 심실유효불응기(ventricular effective refractory period, VERP)를 연장시킨다고 한다.

심실세동이 발생한 저압 감전에서는 의식이 곧바로 소실되지 않을 수도 있다. 실제로 치명적인 감전 사고를 당했는데도 바로 기절하지 않고 소리를 지르거나 "감전됐다"고 말하고 나서야 의식을 잃는 경우는 매우 흔하다. 이는 심장과 달리 뇌에는 약 10-15초 정도 버틸 만큼의 산소가 있기 때문이다. 덕분에 사람은 심박동이 멈춘 뒤에도 10-15초 동안 의식을 유지할 수 있다. 저압 감전의 경우에도 심폐소생술과 제세동을 시행하면 사망을 막을 가능성이 있다. 심실세동은 잠깐 나타났다가 저절로 원래의 리듬으로 돌아갈 수 있으므로 때때로 자체적으로 회복되기도 한다는 것을 염두에 두어야 한다.

고압 감전에 의한 사망은 전류에 의한 전열 손상이나 호흡정지로 발생한다. 고압 아크 전류는 40,000℃에 달하는 열을 발생시켜 심각한 열 손상을 유발할 수 있다. 고압 전류의 고체온 효과는 사형 집행에서도 볼 수 있다. Werner가 관찰하였듯이 사형 집행 후 뇌 온도가 63℃까지 올라가기도 하고[5] 전극이 부착되었던 피부에 3도 화상이 발생하기도 한다.

또한 고압 전류는 앞서 저압 전류에서 설명한 것과 같은 심장의 이상 박동을 유발할 수도 있다. 그러나 정지되었던 심장이 다시 저절로 뛰게 되더라도, 호흡 중추가 마비되었기 때문에 호흡은 돌아오지 않을 수 있다. 이는 전류의 고체온 효과로 인해 뇌줄기의 호흡 중추가 손상되었기 때문일 수 있다.

감전에 의한 골절

전류가 50mA 이상인 전원에 접촉하면 전신적인 근육 수축이 일어난다. 전류가 저압이든 고압이든 이러한 수축은 뼈를 골절시킬 수 있다. Tarquinio 등은 440V 및 60Hz의 전류로 양쪽 어깨뼈 골절이 발생했다고 보고했는데, Dumas와 Walker는 이러한 골절이 220V 및 50Hz의 전류로도 발생했다고 하였다.[6, 7] Stueland 등은 110V의 전류에 접촉하여 양쪽 위팔뼈가 골절된 사례를, Shaheen과 Sabet은 220V의 전류에 접촉하여 양쪽 넙다리뼈 목이 골절된 사례를 보고했다.[8, 9] 12번 등뼈(T12)와 1번 허리뼈(L1)의 골절도 보고된 적이 있다.[10] Tarquinio 등은 전기경련요법이나 "충격" 요법에 근육이완제가 사용되기 전에는 그 합병증으로 골절이 자주 발생했다고 언급하였다.[6]

전기 유도 근수축에 의한 불수의적 움직임

전류와의 접촉, 특히 고압 전류는 격렬한 근수축을 일으킬 수 있다. 앞서 언급했듯이 이 때문에 골절이 발생하기도 한다. Wright 등은 전기적으로 근수축이 유도되었을 때 나타날 수 있는 반응을 다음과 같이 묘사했다.[11)]

등과 목이 뒤로 굽는다.
팔이 안쪽으로 회전하고 팔꿈치가 구부러지며 손은 주먹을 쥔다.
엉덩이와 무릎은 편 상태로 고정되고 발은 뻗는다.
무언가를 잡고 있었다면 이를 계속 쥐고 놓지 않는다.

Wright 등은 이러한 근수축이 심해지면 원래의 자세에 따라 사람을 앞이나 뒤로 밀어낼 수도 있다고 하였다.

부검 소견

고압 감전에서는 모든 시신에 전기화상(electrical burn)이 나타나지만, 저압 감전에서는 불과 절반 정도(50%)만 나타난다. 저압 감전에서는 전류가 들어오는 지점이나 나가는 지점, 혹은 두 지점 모두 화상이 발생할 수 있지만, 화상이 전혀 없을 수도 있다. 넓은 표면으로 전류가 진입하여 저항이 최소화되면 전기화상이 발생하지 않을 수 있다. 대표적인 예가 욕조에서의 감전이다. 반대로 저압 감전에서는 접촉 면적이 작아도 화상이 나타나지 않을 수 있다. 감전은 근육을 수축시키고 ATP를 고갈시켜 시체굳음을 앞당길 수 있다. 이 경우 시체굳음은 전류가 시신을 통과한 경로를 따라 비대칭으로 나타날 수 있다.

전기화상은 전류가 진입한 손바닥이나 손가락 끝과 전류가 빠져나간 발바닥에 나타나곤 한다(그림 15.1A-D). 저압 감전의 전기화상은 물집이 동반된 홍반이나 흰색 분필 양상의 불규칙한 병변으로 나타날 수 있고, 가장자리가 솟아 있고 가운데가 파여 있기도 하다. 열로 인해 화상이 노란색이나 검은색으로 변색될 수도 있다. 일반적으로 화상의 크기는 몇 mm에서 최대 1-1.5cm 정도로 작은 편이다. 현미경으로 보면 표피가 마치 구멍 뚫린 스위스 치즈처럼 보인다. 전류가 흐르는 전선에 잠깐 접촉했다면 화상은 없을 수도 있다. 피해자는 심실세동으로 의식을 잃으며 전선에서 떨어지게 된다. 접촉이 지속되면 전류에 의한 열로 심한 화상을 입을 수 있다. 생전과 사후의 전기화상은 구분되지 않으며, 화상은 전류가 피부를 통과했다는 것만 의미한다. 전도체의 표면에서 미세한 금속 입자가 떨어져 나와 화상 병변에 침착되기도 하는데, 이는 특히 고압 감전에서 잘 나타난다. 이러한 입자는 주사전자현미경(scanning electron microscopy, SEM)을 이용하여 식별할 수 있다.

고압 전류에 의한 화상은 저압 전류에 의한 화상과 달리 시신이 탄화되는 등 매우 심한 양상으로 나타날 수 있다. 고압선에 접촉하거나 근접하여 화상을 입었다면 여러 개의 3도 화상이 독립적으로 나타나거나 서로 합쳐져 있는 것을 볼 수 있다(그림 15.2). 아크 전류는 여러 개의 작은 화상을 만들어낸다. 고압 전류와 직접 접촉하지 않고 사다리나 기둥 같은 매개체를 통해 전류가 흘렀다면 화상은 흰색 분필 양상의 병변이 크고 불규칙하게 나타나며, 가장자리가 솟아있

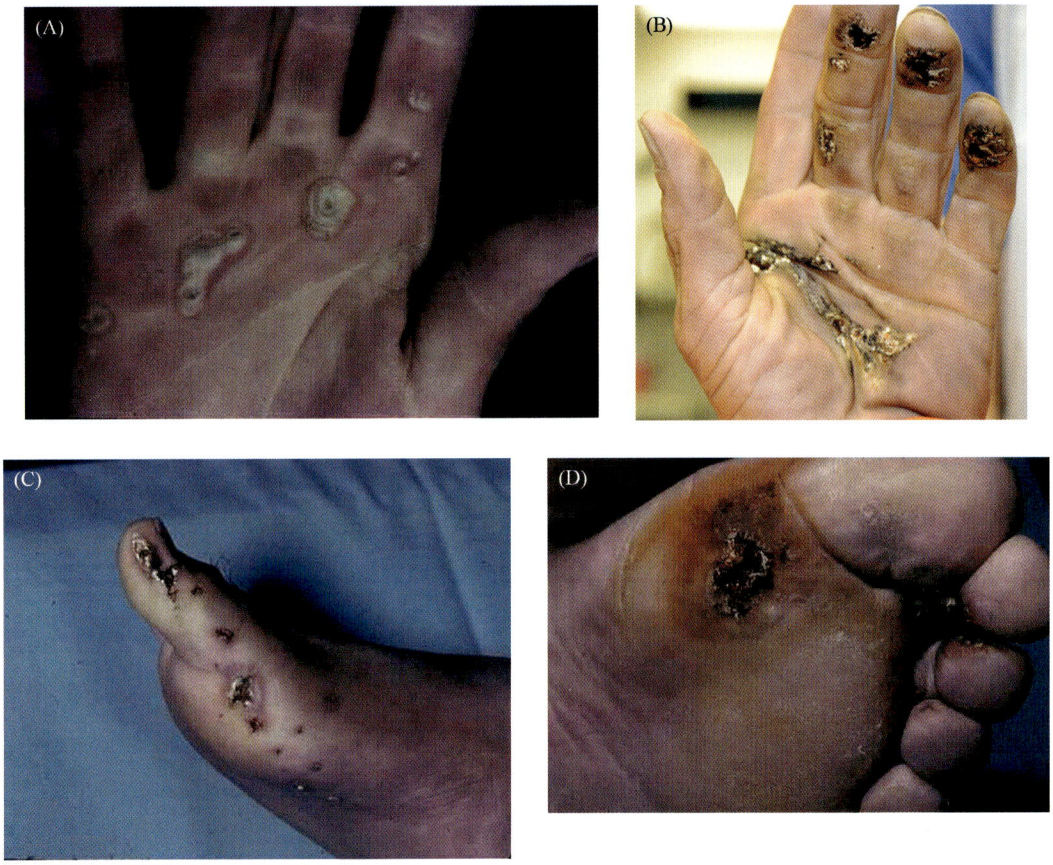

그림 15.1 (A 및 B) 전류가 진입한 손의 전기화상. **(C 및 D)** 전류가 빠져나간 발의 전기화상.

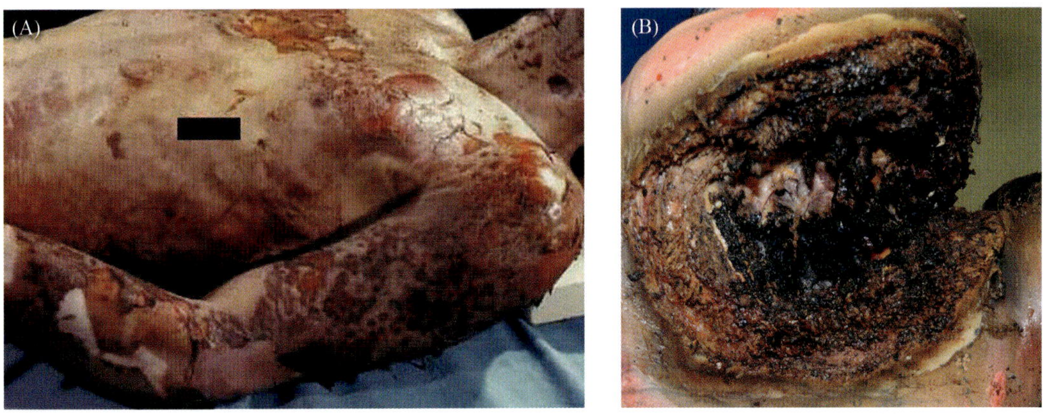

그림 15.2 (A 및 B) 고압전류에 의한 전기화상 여러 개가 따로 구분되거나 합쳐져 있다.

고 가운데가 파여 있으면서 열에 의한 화상으로 노란색이나 검은색을 띠는 경우가 많다. 만약 신발을 신은 상태에서 전류가 발로 빠져나갔다면 아크 전류에 의한 출구 화상이 있을 수 있다. 초고압 전류는 팔다리가 절단되고 장기가 파열되는 등 광범위한 조직 손상을 유발할 수 있다.

감전이 의심되는 모든 사망 사건은 피해자가 사망 당시 사용하던 전자기기를 포함해 전류가 발생할 수 있는 근원을 검사해야 한다. 저압 감전의 경우 전기화상이 나타나지 않으므로 시신에 대한 검사보다는 전자기기에 대한 검사를 통해 사망 원인이 파악되는 경우가 많다. 즉, 전기화상이 없더라도 사망 정황과 무소견 부검(negative autopsy), 당시 사용 중이던 전자기기의 검사 결과 등을 바탕으로 감전사를 진단할 수 있다. 고압 감전에서는 피해자의 조직이 금속 사다리 같은 전류의 근원에 붙어 있을 수 있다.

사망의 종류

감전에 의한 사망은 대부분 사고사이다. 작업 도구나 전기전자제품의 결함이 원인인 경우도 드물지 않다. 고압선에 의한 감전은 소형 크레인("cherry picker") 같은 장비를 작동하거나 접촉한 상태에서 고압선에 우연히 닿아 발생한다. 감전의 다른 원인으로는 늘어진 전선을 만지거나 실수로 라디오 안테나나 연으로 전선에 접촉하는 경우가 있다. 저자들은 성 관련 사망에서 전극이 항문에서 발견되거나 음경에 부착되어 있던 사례도 보았다.

간혹 정교한 장치를 만들어 스스로 감전사하는 경우도 있지만, 자살은 드물다. 타살은 더욱 드문데, 가장 일반적인 방법은 욕조에서 목욕을 하고 있을 때 전기가 연결된 전기전자제품을 넣는 것이다. 이 경우 전기화상은 잘 발생하지 않으므로 만약 욕조에 그 물건이 남아있지 않으면 사망 원인을 알 수 없다.

욕조에서의 감전으로 타살이나 사고사가 일어나는 빈도는 계속 줄어들고 있는데, 이제는 누전차단기(역주: 미국에서는 ground-fault circuit interrupters, GFCI라고 불린다)가 상당히 널리 사용되고 있기 때문이다. 현재는 주방이나 욕실, 외부 콘센트에 누전차단기를 의무적으로 설치해야 한다. 이 장치는 전류 흐름을 감지하다가 5mA 이상의 과전류가 발생하면 회로를 차단해 감전을 막는다. 일반적인 배선차단기는 15A 이상의 과전류가 발생해야 작동하므로, 대부분의 감전 사고에서 가정용 퓨즈는 영향을 받지 않는다. 수영장 조명의 결함으로 수중 감전이 발생하기도 하는데, 누전차단기는 이러한 사고도 방지한다.

번개

벼락(lightning bolt)은 뇌운(thundercloud)의 대전(charge)된 아랫면이 지면으로 방전될 때 발생한다(역주: 번개, lightning은 구름 속에서 방전으로 인해 발생하는 불꽃 현상을 말하며, 이것이 지면으로 방전되면 벼락이 된다). 뇌운의 아랫면은 보통 음전하를 띠고 있으므로 번개에 의한 방전도 대부분 음전하로 이루어져 있다. 그러나 약 5%에서는 양전하가 방전되며, 주로 산악 지역에서 발생한다.

벼락은 직격뢰(direct strike)나 측면섬락(side flash), 접촉뇌격(contact strike)의 형태로 사람에게 손상을 입히거나 사망을 초래할 수 있다. 마지막 접촉뇌격의 예로는 크레인에 맞은 벼락의 전류가 금속성 구조물을 따라 아래쪽으로 내려가 지면에서 크레인에 닿아 있던 작업자에게 도달하는 경우가 있다. 이로 인한 손상은 앞서 설명한 크레인과 고압선이 접촉하는 상황과 유사하게 나타나며, 전류가 들어오고 나가는 곳에 여러 개의 심한 화상이 생길 수 있다.

측면섬락은 벼락이 나무 같은 물체에 맞고 튕겨 사람에게 도달하는 것을 말한다. 직격뢰나 측면섬락처럼 벼락을 맞은 물체에 사람이 상대적으로 가까이 있으면 전류는 몸의 표면을 따라 퍼지거나 몸 안에 들어가게 되고, 이러한 현상이 모두 일어날 수도 있다. 법의병리학적으로 검토된 대부분의 사례에서는 전류가 이러한 2가지 경로를 모두 진행한 것으로 나타났다. 이 경우 의복이 찢어지고 신발이 터지며 머리카락이 그슬릴 수 있고, 지퍼 같은 금속성 부자재가 가열되면서 화상을 입거나 전류가 들어오고 나가는 곳에 화상이 발생하는 일이 흔하다. 피부 화상은 심하지는 않아도 항상 나타난다.[12] 조직학적 검사에서는 표피가 진피유두(papillary dermis)에서 분리된 것을 볼 수 있다. 고막 파열은 약 81%에서 나타난다.[12] 몸에 철제 물건을 지니고 있었다면 자석의 역할을 하게 되며, 동전 같은 다른 금속성 물체는 화상을 일으킬 수 있다. 옷이 찢어지고 신발이 터져 있는 모습 때문에 다른 손상으로 잘못 해석되는 경우도 있다. 번개에 맞고 도로 주변에 쓰러져 있으면 마치 뺑소니 피해자처럼 보일 수 있다. 자동차나 기차 같은 금속성 차량을 타고 있을 때 번개에 맞아 손상을 입을 확률은 극히 낮다. 드물게 통화 중 전화선이 번개에 맞아 사망하거나 손상을 입기도 한다.[13]

번개에 의한 사망, 즉 벼락사(뇌격사)는 고압의 직류로 인해 발생한다. 피해자는 심폐정지나 전열 손상으로 사망한다. 번개에 직접 맞으면 화상이 발생하고 뇌의 호흡중추가 손상되므로 사망을 피하기 어렵다. 이때의 전류량은 몇천 A에 달한다. 그러나 번개를 맞은 지점 부근에서 이차적으로 감전된 것이라면 생존할 수도 있다. 실제로 번개에 손상을 입은 사람 중 많은 사람이 생존한다. 번개 손상의 특이적 소견 중 하나는 리히텐베르크 현상(Lichtenberg figure)이라고 불리는 나뭇가지나 양치류 식물 형태의 피부 손상이다(그림 15.3).

이 병변은 특정한 형태를 띠는 일시적인 홍반으로, 사고 후 1시간 이내에 나타났다가 24시간 이내에 서서히 사라진다. 이는 화상에 해당하지는 않는다. ten Duis 등은 피부에서 양전하가 방전되어 이러한 병변이 발생한다고 추정하였다.[14] 이들은 음전하를 띤 번개를 맞은 뒤 이차적으로 근처의 접지된 물체로부터 양전하가 방전된 섬락을 맞으면 이러

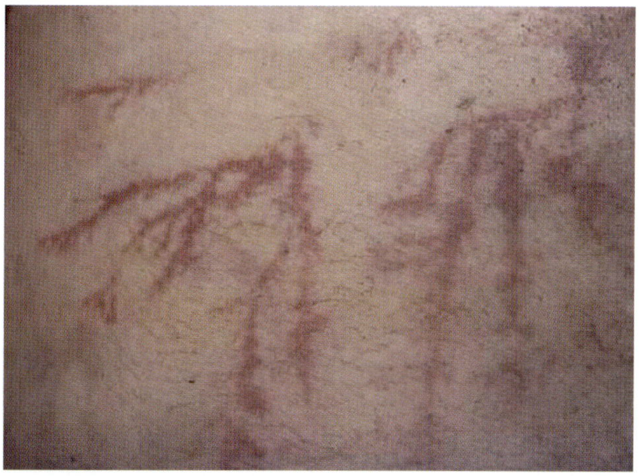

그림 15.3 번개로 인한 나뭇가지 모양의 화상.

한 병변이 발생한다는 가설을 제시하였다. 또 다른 가능성은 양전하를 띠는 번개에 맞은 인체의 진입 부위에 이러한 병변이 나타난다는 것이다. 이러한 가설들은 서로 배타적이지 않으며, 번개에 맞은 사람에게 나뭇가지 무늬가 흔히 나타나지 않는 이유를 설명해 준다.

참고자료

1. Somogyi E and Tedeschi CG, Injury by electrical force, in Tedeschi CG, Eckert WG, and Tedeschi LG (Eds) Forensic Medicine. WB Saunders Co, Philadelphia, PA, 1977, pp 645-676.
2. Bruner JMR, Hazards of electrical apparatus. Anesthesiology 1967; 28:396-425.
3. Ferris LP, et al., Effect of electroshock and health. AIEE Trans 1936; 55:498.
4. Kroll MW, Fish RM, Dhanunjaya D, et al., Essentials of low-power electrocution: established and speculated mechanisms. 34th Annual International Conference of the IEEE EMBS, San Diego, CA, 2012.
5. Werner AH, Death by electricity. NY Med J 1923; 118:498-500.
6. Tarquinio T, Weinstein ME, and Virgilio RW, Bilateral scapular fractures from accidental electric shock. J Trauma 1979; 19(2):132-133.
7. Dumas JL and Walker N, Bilateral scapular fractures secondary to electrical shock. Arch Orthop Trauma Surg 1992; 111(5):287-288.
8. Stueland DT, et al., Bilateral humeral fractures from electrically induced muscular spasm. J Emerg Med 1989; 7(5):457-459.
9. Shaheen MA and Sabet NA, Bilateral simultaneous fracture of the femoral neck following electrical shock. Injury 1984; 16(1):13-14.
10. Rajam KH, et al., Fracture of vertebral bodies caused by accidental electric shock. J Indian Med Assoc 1976; 66:35.
11. Wright RK, Broisz HG, and Shuman M, The investigation of electrical injuries and deaths. Presented at the Meeting of the American Academy of Forensic Science, Reno, NV, February 2000.
12. Wetli CV, Keraunopathology: an analysis of 45 fatalities. Am J Forensic Med Path 1996; 17(2):89-98.
13. Johnstone BR, Harding DL, and Hocking B, Telephone-related lightning injury. Med J Aust 1986; 144:706-709.
14. ten Duis HJ, Klasen H1, Nijsten MWN, et al., Superficial lightning injuries—their "fractal" shape and origin. Burns 1987; 13:141-146.

16 고체온증과 저체온증: 더위와 추위의 영향

슬픔의 왕국을 지배하는 황제, 루시퍼는 얼음 속에 서서 윗가슴을 드러내고 있었다.

- Dante Alighieri, Inferno
(역주: 지옥 34곡)

더위와 추위의 영향

정상 체온은 일반적으로 구강에서는 98.6℉(37℃)이며 직장에서는 이보다 약 1℉(0.6℃) 높다고 알려져 있다. 그러나 체온은 나이, 시간대, 신체활동 등에 따라 개인차가 있을 수 있다. 실제로 신생아와 노인의 체온은 평균 1℃ 더 높다. 체온은 주기적으로 변화하여 오전 1-2시경에는 0.5℃ 정도 낮아졌다가 오전과 오후를 지나며 약간 높아진다. 강도 높은 운동은 직장 온도를 104℉(역주: 40℃)까지 올릴 수 있다.[1] 육상선수는 경기를 마친 뒤 직장 온도가 39-40℃까지 상승하는 일이 흔하다.[2]

정상 체온과 관련된 문제가 더욱 복잡한 이유는 정상 구강 온도가 19세기의 자료를 바탕으로 하고 있기 때문이다. 비교적 최근(역주: 19세기로부터 약 백여 년 뒤) Mackowiak 등은 정상인의 구강 온도는 평균 98.2℉(36.8℃)이며 상한선은 99.9℉(37.7℃)라고 하였다.[3] 이 상한선은 하루 중 시간대에 따라 달라서 이른 아침에는 낮아졌다. 이들은 성인의 정상 구강 온도 상한선은 아침에는 98.9℉(37.2℃)이지만 하루 전체로는 99.9℉(37.7℃)로 보아야 한다고 했다. 따라서 "정상" 체온이라는 특정 값은 존재하지 않으며, 이는 범위라는 것을 알 수 있다.

정상 체온이 유지된다는 것은 열부하(heat load)와 열손실(heat loss) 사이에 정교한 균형이 이루어지고 있음을 말한다. 열부하는 대사산물이 산화되어 발생한 열과 주변 환경에서 획득한 열의 합이다. 열손실은 **전도(conduction)**, **복사(radiation)**, **증발(evaporation)**의 3가지 기전으로 일어난다.[1]

전도에 의한 열손실은 체표면에서 다른 물체로의 직접적인 전도나 공기로의 전도에 의해 일어난다. 직접 전도에 의한 열손실은 상대적으로 적다. 예를 들어 사람이 의자에 앉으면 몸에서 전도된 열이 의자 온도를 상승시키는데, 의자 온도가 체온에 가까워지면 열손실은 멈춘다.

직접 전도에 의한 열손실은 제한적인 반면, 공기 전도는 많은 양의 열손실을 초래할 수 있다. 피부를 구성하는 분자는 인접한 공기 분자에 열을 전달하여 피부 주변에 따뜻한 공기층을 얇게 생성한다. 이 공기층은 대부분 비교적 안정된 상태를 유지하며, 체온과 평형을 이룰 정도로 열을 흡수하고 나면 열손실은 멈춘다. 그러나 이렇게 가열된 공기층이 선풍기나 바람으로 계속 제거되고 새로운 공기가 유입되면 전도에 의한 열손실은 계속 일어난다. 인체 주변의 이러한 공기 이동과 그에 따른 지속적인 열손실을 **대류(convection)**라고 한다. 바람은 피부 주변의 공기층을 날려버리기 때문에 바람이 불면 추위를 느끼게 되고 열손실이 증가한다. 그러나 이러한 과정에는 한계가 있다. 바람이 피부를 특정 온도까지 냉각시키고 나면, 전도나 대류보다는 인체 중심부에서 피부로 열이 전달되는 속도가 열손실을 제한하는 요인으로 작용한다.

열손실의 두 번째 기전은 **복사**이다. 이때 열손실은 적외선의 형태로 나타나며, 인체의 모든 방향으로 열이 방출된다. 그러나 열은 인체뿐만 아니라 모든 물체에서 방출된다. 즉, 벽이나 바닥, 지면 등도 모두 적외선을 방출한다. 만약 주변 환경이 인체보다 뜨겁다면 주변에서 방출되는 복사열이 인체로부터 손실되는 복사열을 초과하게 된다.

열손실의 세 번째 기전은 **증발**이다. 이것은 과열된 인체를 식히는 일차 수단이다. 인체에서 수분이 증발할 때 물 1g당 0.58kcal(역주: 원문 전반에 걸쳐 kcal가 cal로 잘못 나와 있다)의 열이 손실된다.[1] 증발에 의한 열손실의 2가지 기전은 **불감성(insensible) 열손실과 발한(sweating)**이다. 불감성 열손실은 땀이 나지 않는 상태에서의 수분 손실로, 피부와 폐에서의 수분 증발을 가리킨다. 이러한 기전으로 하루 약 600mL의 수분이 손실되는데, 이는 시간당 12-16kcal의 지속적인 열손실이 일어나고 있다는 것을 의미한다.[1] 불감성 열손실은 체온과 관계없이 피부와 호흡기 표면으로 물 분자가 지속적으로 확산하여 발생한다.

인체를 냉각시키는 2가지 증발 방법 중 더욱 중요한 것은 땀이다. 추운 날씨에는 땀이 생성되는 속도가 0에 가깝지만, 더운 날씨에 땀이 생성되는 최대 속도는 더위에 적응되지 않았을 때 시간당 700mL부터 최대한 적응했을 때 시간당 1.5-2L까지 다양하다.[1] 땀을 많이 흘리는 사람은 탈수가 빠르게 나타날 수 있는데, 이 경우 고체온증(hyperthermia)과 열사병(heatstroke)이 쉽게 발생한다. 이를 예방하려면 고온에 노출되었을 때 수분 섭취량을 늘려야 하는데, 특히 육체노동이나 조깅 같이 활동 강도가 높을 때 필수적이다. 어떤 사람들은 오히려 수분을 너무 많이 섭취하여 저나트륨혈증이 발생하기도 한다.[4] 저나트륨혈증의 증상은 비특이적이며, 구역, 구토, 두통, 근력 약화, 혼란, 발작 등이 나타난다. 혈청 나트륨 농도가 130mmol/L 미만일 때부터 나타나며 125mmol/L 미만으로 감소하면 더욱 심각해진다. 혈청 나트륨 농도가 120mmol/L 미만으로 떨어지면 50% 이상에서 발작이 나타난다.

사람은 더운 날씨에 몇 주 동안 노출되면 땀을 점점 더 많이 흘리게 된다. 처음에는 시간당 700mL의 땀을 흘리지만, 10일 만에 2배, 6주 만에 최대 3배까지 증가한다. 이는 땀샘의 땀 배출 능력이 증가하기 때문이다. 땀에는 염화나트륨, 즉 염분이 포함되어 있다. 땀 분비 속도가 느리면 땀의 염화나트륨 농도가 낮은데, 이는 땀이 체표면에 도달하기 전에 나트륨과 염화물이 재흡수되기 때문이다. 땀의 분비 속도가 빨라지면 염화나트륨의 재흡수 속도가 이를 따라오지 못하기 때문에 땀의 나트륨 농도는 혈장과 비슷한 수준으로 높아질 수 있다. 과도한 발한은 전해질, 특히 나트륨과 염화물이 포함된 세포외액을 고갈시킬 수 있다. 따라서 열대 기후의 식단에는 나트륨과 염화물이 추가되어야 한다. 더위에 적응되기 전에는 땀을 많이 흘렸을 때 매일 15-30g의 염분을 잃게 되지만,[1] 4-6주 후에는 손실량이 하루 3-5g으로 감소한다. 어린 시절부터 열대 지방에 살았던 사람은 실제로 한대 지방 출신보다 땀샘 활동이 더욱 활발하다. 사람은 여분의 땀샘을 가지고 태어나는데, 온대 지방에 살면 이러한 땀샘 중 상당수가 소아기에 퇴화하지만 열대 지방에 살면 평생 기능이 유지된다.

피부, 피하조직, 지방은 인체의 단열재 역할을 한다. 지방이 특히 중요한데, 다른 조직에 비해 열을 1/3 정도만 전도하기 때문이다. 내부 장기에서 피부로 혈액이 흐르지 않는 상황이라면 남성 인체의 단열 능력은 일반적인 의복의 약 3/4에 해당한다. 여성은 체지방이 많아서 단열 효과가 더욱 크다.

피부의 혈류가 증가하면 인체의 열손실이 증가할 수 있다. 피부 바로 밑에는 혈액이 유입되는 정맥그물이 있는데, 이들이 완전히 확장되면 피부로의 열전달 속도가 8배 증가할 수 있다. 이처럼 빠른 혈류는 열을 신체 내부에서 피부로 매우 효율적으로 전도시킨다. 혈류의 감소는 열전도의 효율도 감소시킨다. 즉, 피부는 일종의 라디에이터로, 열은 혈류를 통해 인체 중심부에서 피부로 전달된다. 체온이 주변 온도보다 높으면 열은 주로 복사와 전도로 손실된다. 상온인 방에서 알몸으로 앉아 있으면 접촉 전도에 의해 약 3%, 공기 전도에 의해 15%, 복사에 의해 60%, 증발(불감성 열손실)에 의해 22%의 열을 잃게 된다.[1)]

주변 온도가 피부 온도보다 높으면 인체는 열을 잃는 대신 복사와 전도를 통해 주변 환경으로부터 열을 얻는다. 이 경우 인체가 열을 제거할 수 있는 유일한 방법은 증발이다. 이때 적절한 증발을 방해하는 요인이 있다면 체온이 상승하며, 이러한 상황이 지속되면 열사병으로 사망하게 된다.

높은 습도는 발한에 의한 열손실을 방해한다. 습도가 높으면 공기는 수분으로 가득 차 있으므로 땀의 증발 속도가 크게 감소하거나 아예 차단되어 피부에 분비된 땀이 액체 상태로 남는다. 땀이 거의 쏟아지다시피 나더라도 결국 체온은 주변 온도와 비슷하게 유지되거나 오히려 올라가게 된다.

앞서 피부 주변의 얇은 공기층은 비교적 안정되어 있어서 공기의 대류가 일어나지 않는 한 새로운 공기로 빠르게 교체되지 않는다고 하였다. 이처럼 공기의 움직임이 없으면 땀의 효과적인 증발도 차단되는데, 열의 공기 전도를 막아 보온을 유지하는 것과 같은 기전이다. 공기가 수증기로 포화되면 증발은 더 이상 일어나지 않는다. 그러나 대류가 발생하면 수증기로 포화된 공기는 피부에서 쓸려나가고 포화되지 않은 공기가 그 자리를 대체한다. 대류는 증발에 의한 인체의 열손실 과정에서 공기 전도보다 더욱 중요하다. 이것이 바로 선풍기가 체온을 낮추는 데 도움이 되는 이유이다.

의복은 정반대의 효과가 있다. 옷은 몸을 둘러싸는 공기를 가두어 대류의 흐름을 감소시킨다. 따라서 대류와 전도에 의한 인체의 열손실률이 크게 감소한다. 일반적으로 의복은 열손실률을 알몸일 때의 절반으로 감소시키고,[5)] 방한복은 6분의 1까지 감소시킨다. 그러나 옷이 젖으면 열전달 속도가 20배까지 빨라지는데, 이는 물의 열전도율이 높기 때문이다. 따라서 극지방에서는 옷이 젖으면 치명적이다.

옷을 입고 있다면 증발에 의한 열손실의 효율은 의복의 소재에 따라 달라진다. 면 같이 수분을 투과시키는 원단은 증발에 의한 열손실이 거의 그대로 유지된다. 땀을 흘려서 옷이 젖으면 옷의 표면에서 증발이 일어나기 때문이다. 이는 옷과 피부를 차례로 식힌다. 따라서 열대 지역에서 땀은 투과하지만 태양의 복사열은 막아주는 가벼운 옷을 입으면 인체가 받는 복사열은 차단하고 증발에 의한 열손실은 유지하여 마치 옷을 입지 않은 것 같은 효과를 얻을 수 있다.

고체온증

인체의 냉각 능력으로 보상할 수 없을 정도의 열부하가 가해지면 열사병이 발생한다. 이는 전형적으로 직장 온도 105-106℉(역주: 40.5-41℃) 이상의 고체온증과 뜨겁고 건조한 피부, 감각 변화, 빈맥, 저혈압, 과호흡이 나타나는 치명적인 상태이다. 나이가 아주 많거나 아주 어린 사람은 열사병에 더욱 취약하다. 열사병에 취약한 건강 상태나 개인적 소인으로는 알코올중독, 탈수, 비만, 심장이나 신경계의 기저질환, 이뇨제나 페노티아진(phenothiazine), 삼환성 항우울제(tricyclic antidepressant), 모노아민 산화효소 억제제(monoamine oxidase inhibitor) 같은 진정제의 사용 등이 있다. 상대습도도 중요한 역할을 한다. 습도가 증가하면 체감온도는 실제 측정 온도보다 크게 증가할 수 있다(표 16.1).

표 16.1 체감온도 표: 기온 및 상대습도와 체감온도의 비교

온도(℉)	상대습도(%)										
	50	55	60	65	70	75	80	85	90	95	100
110	**150**										
105	**135**	**142**	**149**								
100	*120*	*126*	**132**	**138**	**144**						
95	*107*	*110*	*114*	*119*	*124*	**130**	**136**				
90	96	98	100	102	*106*	*109*	*113*	*117*	*122*		
85	88	89	90	91	93	95	97	99	102	*105*	*108*
80	81	81	82	83	85	86	86	87	88	89	91
75	75	75	76	76	77	77	78	78	79	79	80
70	69	69	70	70	70	70	71	71	71	71	72

참고: 위험 = 기울임체; 고위험 = 볼드체.

비만한 사람은 열사병에 더욱 취약한데, 이는 다음과 같은 요인 때문이다. (1) 지방 조직의 증가는 심장의 부담을 증가시킨다. (2) 지방은 인체의 단열 능력을 증가시켜 열손실을 막는다. (3) 대사열은 조직의 부피에 비례하여 생성되고 표면적에 비례하여 손실되는데, 비만한 사람은 일반인보다 부피 대 면적의 비율이 높아서 열손실의 효율이 낮다.

열사병의 고전적 정의에 따르면 직장 온도는 적어도 105-106℉(역주: 40.5-41℃)이어야 하지만 이는 상황에 따라 달라질 수 있다. 뜨겁고 건조한 피부라는 조건도 마찬가지이다. 갓 입대한 신병처럼 격렬한 신체활동 후 열사병이 발생한 경우, 피부가 뜨겁고 붉고 건조해지는 것이 일반적이지만 처음에는 약간 땀을 흘릴 수도 있다. 다량의 카테콜아민이 방출되면서 피부는 창백해지고 상대적으로 차가워지기도 한다.[6] 열사병이 격렬한 신체활동에 의해 발생했다면 그렇지 않은 경우보다 횡문근융해증이나 파종혈관내응고가 발생할 가능성이 더 커진다.

열사병은 일반적으로 2가지 상황에서 나타난다. 첫 번째는 고온의 환경에서 격렬한 신체활동을 하는 비교적 젊은 사람들로, 군대의 신병이나 훈련 중인 축구선수를 예로 들 수 있다. 더운 여름철에 미국 남부 국경을 걸어서 넘는 이민자, 집이나 요양시설을 벗어나 야외에서 길을 잃은 노인, 특히 치매 환자뿐만 아니라, 고온의 야외에서 장시간 일하는 사람들도 여기에 속한다(그림 16.1).

또 다른 상황은 오랜 시간 폭염에 노출되는 것으로, 주로 60세 이상에게 나타난다. 폭염으로 열사병이 발생했다면 1-2일 만에 바로 사망하지는 않고, 1주일 가까이 지나서야 열 적응 체계가 무너지면서 사망에 이르게 된다. 이들은 대

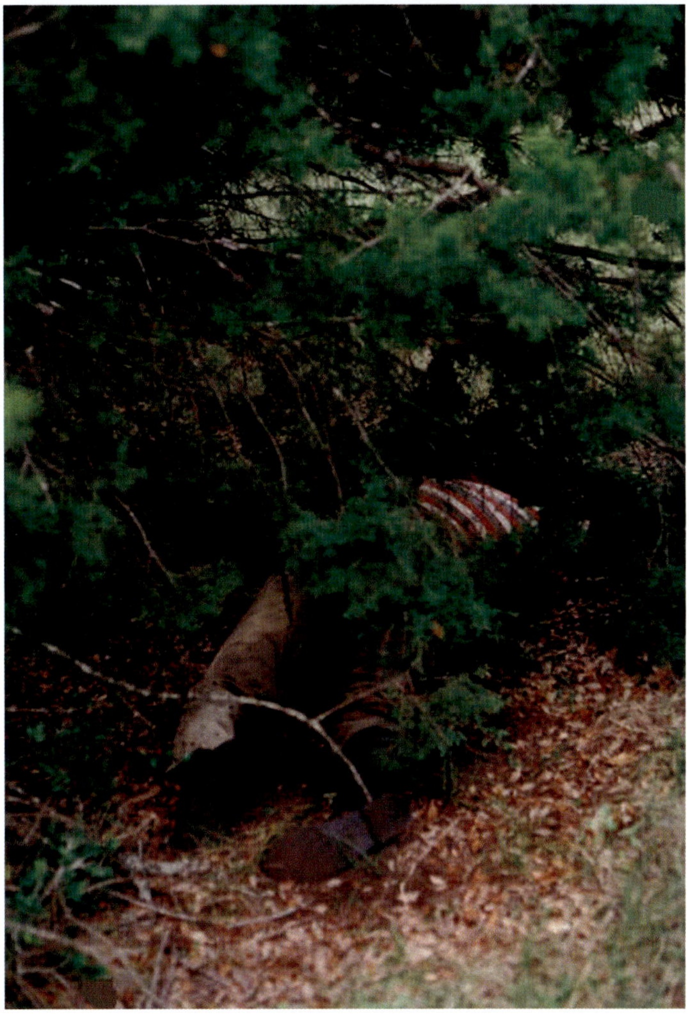

그림 16.1 기질적 뇌 증후군을 앓다가 중 더운 여름날 야외에서 길을 잃은 남성의 시신.

부분 심혈관계의 기저질환이 있다.

드물게 마취제에 의한 악성고열(malignant hyperthermia)이나 흥분섬망증후군(excited delirium syndrome)처럼 다른 원인에 의해 고체온증이 발생하기도 한다. 다발경화증 환자도 고체온증에 의한 마비에 취약하므로 목욕을 하거나 온탕에 들어갈 때 주의해야 한다. 저자 중 한 명(VDM)은 다발경화증이 있는 젊은 남성이 목욕 중 뜨거운 물에 오랫동안 잠겨 있다가 고체온증으로 사망한 사례를 본 적이 있다(그림 16.2).

열사병의 증상은 갑자기 나타날 수도 있고 구역, 구토, 현기증, 근육경련, 호흡곤란, 온열감 등의 전조 증상이 먼저 나타날 수도 있다. 열 스트레스에 대한 주관적인 반응을 알아보기 위한 실험에서,[7] 피험자들은 먼저 집중력 감소와 함께 무언가 생리적 증상이 나타날 것 같다는 막연한 느낌을 받았다. 몸에 열이 나고 땀이 많이 난다고 느끼다가 , 어느새 땀이 줄어들더니 갑자기 땀이 나지 않는다는 것을 알아차린다. 얼굴은 건조하고 뜨겁게 느껴지며 동시에 뺨, 이마, 입가에 마른 소금이 덮여있는 것 같은 느낌을 받는다. 그러다가 몸을 조금만 움직여도 심박수가 증가하고 실신할 듯한 상태라

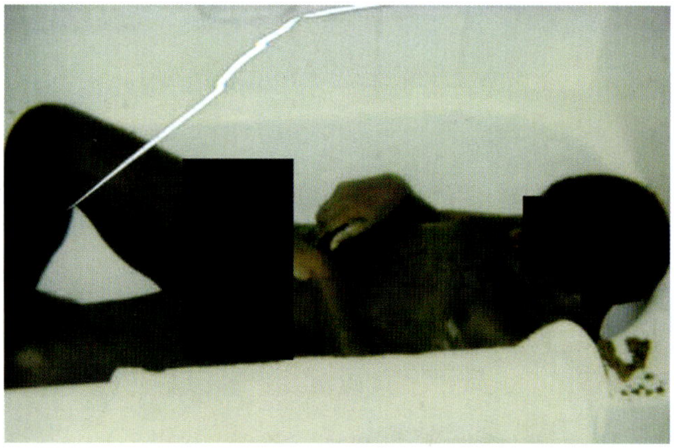

그림 16.2 목욕 중 고체온증으로 사망한 젊은 다발경화증 환자.

는 것을 깨닫는다. 손, 발, 발목에 감각이상(paresthesia)이 나타난다. 지금까지 분홍빛이 도는 붉은색이었던 얼굴은 갑자기 잿빛으로 변하여 심혈관 기능의 이상을 나타낸다. 이 시점에서 실험은 종료되었는데, 참가자들이 열사병에 의한 의식 저하와 혼수상태에 빠지는 것을 막기 위해서였다.

순환혈액의 온도가 42.4℃ 이상으로 상승하면 전신적인 혈관 확장이 일어나 유효혈액량이 감소하게 된다. 말초저항이 감소하면 정맥 환류가 많아지고 빨라지며 심박출량이 증가한다. 왼심장의 심박출량이 오른심장을 못 따라가기 시작한다. 정맥 환류가 증가하면 정맥압이 상승하여 고박출성 심부전과 순환계 허탈을 초래한다.[7, 8] 이로 인해 조직이 무산소증에 빠져 감각이상이 발생할 수 있다. 이러한 정맥압 상승은 열사병이 최고조일 때 땀이 멎는 현상의 근본적 원인으로 보인다. 실제로 정맥압이 증가하면 땀 분비량이 감소하기 시작하고 정맥압이 감소하면 땀 분비가 회복되는 것이 확인되었다.

생전의 열사병은 체온상승뿐만 아니라 특징적인 증상과 징후를 통해 비교적 쉽게 진단할 수 있다. 그러나 열사병의 부검 소견은 비특이적이며, 장막의 미만성 점출혈이나 출혈이 관찰될 수 있다.[9] 24시간 이상 생존한 사람에게는 엽성 폐렴이나 콩팥의 급성세뇨관괴사, 부신출혈, 간괴사가 나타날 수 있다. 또한 심내막하 출혈이나 심근 섬유의 변성, 파종혈관내응고도 알려져 있다. 사망 전에 열사병을 진단받지 못했다면 사후에는 열사병이 진단되더라도 병력, 다른 사망 원인의 배제, 직장이나 심부 체온에 근거한 상황적 판단일 때가 많다. 사망시각이 파악되어 있고 사망 직후 측정한 직장 온도가 고체온에 해당한다면, 부검에서 고체온을 유발할 만한 다른 원인이 없다는 것을 확인한 뒤 열사병으로 진단할 수 있다. 사망시각을 알 수 없다면 직장 온도가 열사병 진단에 도움이 될 수 있다. 시신이 오전 8시 발견되었는데 당시 주변 온도가 78℉(역주: 25.5℃)이고 시신의 직장 온도가 103℉(역주: 39℃)이며 체온의 상승을 의학적으로 설명할 만한 부검 소견이 발견되지 않는다면 열사병을 진단할 수 있다. 이러한 시신이 주변 온도가 105℉(역주: 40.5℃)인 오후 3시에 발견되었고 직장 온도가 주변 온도와 동일하다면 열사병에 의한 사망으로 진단할 수 없는데, 이때 시신의 체온은 복사열이나 가열된 바닥으로부터의 전도 현상에 의해 상승한 것일 수 있기 때문이다. 그러나 부검에서 열사병을 진단할 수 있는 해부학적 기준은 없다.

차 안의 아동

자동차에 방치된 아동도 열사병으로 사망할 수 있다. 이러한 상황에서는 차량 내부의 온도에 따라 빠르게 사망에 이를 수 있다. 미국에서는 매년 30-60명의 어린이가 주차된 차량에 방치되어 고체온증으로 사망한다. 부모가 잊어버려서 또는 부모의 고의로 차 안에 방치되는 경우도 있고, 아이가 차 안에서 놀다가 실수로 문을 잠그는 경우도 있다. 사망까지 걸리는 시간은 차량의 종류, 시간대, 햇빛 노출, 온도나 습도 등 기상 상태, 심부 체온 등 여러 요인에 따라 달라진다. 또한 아동은 성인보다 체표면적이 넓고 체온 조절 기능이 덜 발달하여 고체온증의 위험이 크다. 이러한 점은 노인도 마찬가지이다.

Zumwalt 등의 연구에서는 각각 흰색과 하늘색인 승용차 2대의 직사광선이 닿지 않는 뒷좌석과 트렁크에 100-320℉(역주: 37.8-160℃) 범위의 온도계를 비치했다.[10] 이들을 직사광선이 내리쬐는 곳에 세워둔 뒤 정오, 오후 3시, 오후 5시에 온도를 측정하는 과정을 39일간 반복하며 외부 대기 온도를 함께 기록했다. 실험 결과는 표 16.2에 요약하였다. 외부 온도는 82-97℉(역주: 27.8-36.1℃) 사이였고 탑승공간의 온도는 82-136℉(역주: 27.8-57.8℃) 사이였다. 탑승공간의 온도는 흰색 차량과 하늘색 차량 사이에 유의한 차이가 없었다. 하늘색 차량의 트렁크 온도는 탑승공간의 온도와 기본적으로 동일했지만, 흰색 차량의 트렁크 온도는 탑승공간보다 지속적으로 낮게 측정되었다. 탑승공간에는 유리창을 통해 복사열이 쉽게 들어와 차량 색상이 별다른 역할을 하지 못하지만, 트렁크의 경우 흰색 차량이 햇빛을 반사하여 온도가 낮아진 것으로 추정하였다.

표 16.2 실험 차량 2대의 온도 범위(℉)

위치	정오		오후 3시		오후 5시	
	실외	실내	실외	실내	실외	실내
탑승자 공간						
하늘색 차	82-92	104-128	87-96	115-132	89-97	117-136
흰색 차	82-92	102-126	87-96	109-128	89-97	114-132
트렁크						
하늘색 차	89-92	102-126	87-96	112-131	89-97	112-128
흰색 차	86-92	100-108	87-96	100-118	89-97	101-112

Surpure의 두 번째 연구에서는 대형차와 소형차를 직사광선과 그늘에 주차했다.[11] 직사광선 아래에서 소형차와 대형차의 최고 온도는 각각 70℃와 65℃이었다. 소형차가 대형차보다 더욱 빨리 가열되었다. 창문을 조금 열어두는 것은 별다른 도움이 되지 않았고, 소형차의 앞유리창을 2in.(역주: 5cm) 열어도 최고 온도는 여전히 70℃이었다. 그러나 앞유리창을 완전히 열어두면 최고 온도는 50℃로 낮아졌다. 소형차를 그늘에 주차하면 이와 유의한 차이를 보여 최대 온도가 44℃에 불과하였다.

또한 King 등은 차량 문을 닫으면 5분 만에 온도 상승치의 75%에 도달하고, 15분 만에 최대 온도에 도달한다는 것을 확인했다.[12] Surpure의 연구와 마찬가지로, 창문을 열어도 온도 상승 속도나 최대 온도에 미치는 영향은 미미하다는 사실도 확인했다.

아동과 마찬가지로 개나 고양이와 같은 동물도 차량 온도가 급격히 상승하면 사망할 수 있으므로, 온도가 적당하든 높든 문이 닫혀 있거나 일부 닫힌 차량에 이들을 방치해서는 절대로 안 된다.

악성고열

악성고열은 주로 할로겐화(halogenated) 흡입마취제나 석시닐콜린(succinylcholine)의 투여와 관련된 근육세포막의 유전성 장애이다.[2, 13] 이러한 환자들에게서 이들 약물은 근육세포질의 칼슘 이온(Ca^{2+}) 수치를 상승시켜 체온을 높이고 근육을 경직시킨다. 악성고열이 잘 나타나는 3가지 근육병증이 알려져 있는데, 가장 흔한 것은 상염색체 우성 유전질환인 에반스근병증(Evans myopathy)이다. 이 질환은 서서히 나타날 수도 있고 갑자기 진행할 수도 있으며, 마취제가 투여될 때마다 매번 발생하지 않을 수도 있다. 가장 극적인 경우에는 석시닐콜린이나 할로겐화 흡입마취제가 투여되자마자 체온이 계속해서 급격히 상승한다. 전신근육의 경직이나 빈맥, 심장 부정맥, 심정지가 나타날 수도 있다. 합병증은 다음과 같다.

- 횡문근융해증(2-3일째에 크레아틴인산화효소(creatine kinase) 수치가 최고로 상승)
- 횡문근융해증에 따른 이차 신부전
- 산증
- 전해질 불균형(특히 고칼륨혈증과 저칼슘혈증)
- 파종혈관내응고

악성고열은 일반적으로 마취제 투여 직후 발생하지만, 최대 11시간까지 지연될 수 있다.[13]

악성고열에 대한 유전적 감수성이 있으면 마취와 무관하게 발작이 발생하기도 하며, 더운 환경에서 격렬히 운동하면 발작이 일어날 수 있다. 신경이완제도 근육세포질의 칼슘 이온 수치를 높여 발작을 유발할 수 있는데, 이러한 신경이완제악성증후군(neuroleptic malignant syndrome)은 신경이완제를 투여받는 환자의 약 0.2%에서 발생하며, 일반적으로 치료 시작 후 첫 30일 이내에 발생한다.[2]

고체온증의 다른 원인

고체온증은 이 외에도 다양한 원인으로 발생할 수 있다. 갑상샘독증(thyrotoxicosis)에서는 체온이 정상이거나 약간만 상승하는 반면, 갑상샘독성발작(thyrotoxic crisis)으로 진행하면 직장 온도가 40℃까지 올라갈 수 있다. 체액 고갈을 동반한 심한 탈수가 일어나면 피부의 혈관수축과 함께 땀 분비와 열손실이 감소하고 고체온증이 나타날 수 있다. 코카인이나 메스암페타민, 아스피린에 대한 중독은 모두 과도한 열생산을 통해 고체온증을 유발할 수 있다. 살리실산염(역주: 아스피린)에 심하게 중독되면 과도한 열이 생성되는데, 살리실산염은 골격근 미토콘드리아에서 산화인산화(oxidative phosphorylation)에 의한 결합을 분리하기 때문이다.[2]

사우나

사우나는 매우 뜨거우면서 상대적으로 건조한 환경으로, 대기 온도는 170-250℉(60-120℃)에 달한다.[14] 목욕하는 사람들은 보통 이러한 환경에 10-30분 정도 머물 수 있다. 심부 체온은 1-3분 이내에 상승하기 시작하며 3분이 지나면 상승 속도가 일정해진다. 심부 체온의 근사치를 반영하는 직장 온도는 37.6℃에서 40.0℃로 상승한다. 사우나에서 나와 정상적인 상온 환경으로 돌아오면 체온은 약 30분 안에 정상으로 돌아온다. 사우나 같이 덥고 건조한 환경에서는 땀이 유일한 냉각 수단이다. 땀 분비 속도는 시간당 0.8-2.0kg까지 증가할 수 있다. 중증의 심장질환이 있는 사람은 사우나가 위험한데, 인체가 높은 온도에 적응하는 과정에서 심혈관계에 부담이 가해져 고체온증이 발생할 수 있기 때문이다.

운동, 체온, 습도, 탈진

사우나에서는 매우 건조한 환경에서 극도로 높은 온도에 노출되지만, 사우나에 있는 동안 특별한 신체활동은 잘 하지 않는다. 따라서 사우나에서의 체온상승은 전적으로 더운 환경에 노출되었기 때문이며, 이는 인위적인 상황이다. 일상생활에서는 일반적으로 신체활동을 하는 동안 더운 환경과 높은 습도에 함께 노출된다.

한 실험에서는 훈련된 운동선수를 대상으로 고정식 자전거(bicycle ergometers)를 이용해 완전히 지칠 때까지 더운 환경에서 지속적으로 격렬한 운동을 시켰다.[15, 16] 상대습도 10%인 건조한 상태부터 87%인 다습한 상태까지 습도는 다양하였다. 주변 환경에서 전달되는 열과 신체활동에 의한 대사작용으로 발생한 열이 함께 체온을 상승시켰다. 열 적응을 평가하기 위해 실험은 8-13일간 연속으로 진행되었다.

기온 40℃와 상대습도 10%의 **덥고 건조한 환경**에서 지구력은 첫날 48±1.9분에서 80±3.3분으로 증가했다.[15] 식도에서 측정한 심부 온도의 평균은 첫날 39.8±0.13℃, 마지막 날 39.7±0.15℃이었다.

기온 35℃와 상대습도 87%의 덥고 습한 공기에서 피험자들은 44.6±2.8분 만에 탈진했고,[16] 열 적응 후에는 52.0±1.9분 만에 탈진했다. 탈진 당시 평균 심부 온도는 열 적응 전후 모두 39.9±0.1℃이었다. 두 실험 모두 열 적응에 따라 피험자의 땀 분비가 증가했다.

이러한 연구 결과를 고려하면, 더운 환경에서 운동하여 탈진에 이르는 결정적 요인은 높은 심부 온도인 것으로 보인다. 건조하든 습하든 더운 환경에 노출되면 탈진이 시작되며, 심부 온도가 약 40℃가 되면 신체활동을 멈추게 된다. 신체활동이 없더라도 심부 온도가 40℃에 가까워지면 인체는 위험을 감지한다. 따라서 사우나처럼 덥고 건조한 환경에 신체활동 없이 노출된 사람은 자신의 심부 온도가 약 40℃에 이르게 되면 그곳을 벗어난다.

저체온증

저체온증(hypothermia)이라는 용어는 사람의 체온이 95℉(35℃) 미만일 때 사용한다. 이는 인체의 열손실량이 열생산량을 초과할 때 발생한다. 저체온증의 가장 흔한 원인은 저온에 노출되는 것이다. 사고성 저체온증은 추운 환경에서 잠을 자거나 의식을 잃은 알코올중독자, 겨울 산에서 하이킹을 하거나 스키를 타다 길을 잃은 사람, 얼음이 언 차가운 물에 빠진 사람에게 발생한다. 마지막과 같은 수중 저체온증은 매우 위험한데, 물에서는 공기보다 열손실이 빠르기 때문이다. 물은 건조한 공기보다 20-25배 빠르게 열을 전도하기 때문에 물속에서는 같은 온도의 건조하고 찬 공기보다 체열이 3배 더 빠르게 손실된다.[17)]

노인들은 기저질환에 의한 심신쇠약이나 영양부족 상태에서 난방이 충분하지 않으면 집 안에서도 저체온증으로 사망할 수 있다. 영양부족은 인체가 정상 체온을 유지하는 능력을 저하시킨다. 영아는 성인보다 저체온증에 훨씬 취약하다. 이는 영아의 체질량 대비 체표면적이 성인보다 상당히 크기 때문이다. 신생아는 혈관운동반사가 미숙하며 체온조절중추도 적어도 생후 몇 시간 동안은 불완전하다. 따라서 신생아는 생후 몇 주 동안 저체온증이 자주 발생하며, 이는 높은 사망률과 관련이 있다.

추위에 대한 인체의 방어기전은 열을 보존하기 위한 피부 및 근육의 혈관수축과 열생산량의 증가이다. 열생산이 증가하는 기전에는 2가지가 있는데, 첫 번째는 오한(shivering)이다. 최대한 몸을 떨면 열생산량은 평소의 5배까지 증가할 수 있다. 두 번째는 화학적 열생산, 즉 세포대사 속도를 즉시 증가시키는 것으로, 이는 갈색지방의 양에 정비례한다. 갈색지방이 거의 없는 성인의 경우 화학적 열생산으로 열생산 속도가 10-15% 이상 높아지기는 어렵다. 갈색지방이 많은 영아는 열생산 증가율이 100%에 달한다. 피하지방 두께도 저체온증의 발생 여부와 발생 속도에 영향을 미친다. 뚱뚱한 사람은 마른 사람보다 추위를 잘 견딘다. 여성도 피하지방층이 더 두꺼워서 남성보다 추위에 잘 견딘다.

오한 등에 의한 체열생산의 보상적 증가는 체온을 90℉(32℃) 정도로 유지할 수 있지만, 뇌 기능은 손상되기 시작하여 통증을 느끼지 못하고 의식이 흐려지며 환각이 나타나고 반사가 느려진다. 오한은 체온이 90-85℉(역주: 32-29℃) 정도로 낮아지면 중단된다. 호흡은 느리고 얕아지며 맥박수도 감소한다. 체온이 85℉(역주: 29℃)보다 낮아지면 시상하부의 체온조절기능이 완전히 사라진다. 체온이 85℉(역주: 29℃)가 되면 추위에 의한 혼수상태가 나타나고, 81℉(역주: 27℃)가 되면 반사가 사라진다. 저체온증이 진행되면 심전도에서 PQRS파가 연장되면서 역 T파가 함께 나타난다. 86℉(역주: 30℃) 정도가 되면 심방세동이 자주 나타난다. 82-77℉(역주: 28-25℃)에서는 심실세동으로 사망할 수 있다.

저체온증은 2가지 기전으로 혈액농축(hemoconcentration)을 유발할 수 있다. 첫 번째는 한랭이뇨(cold diuresis) 현상이다.[18)] 대기 온도가 59℉(15℃)인 환경에 노출되는 것만으로도 이뇨 작용이 일어난다. 두 번째는 세포외 공간에 혈장이 누출되는 것으로, "한랭부종(cold edema)"이라고 불린다. 저체온증 초기에는 고혈당증이 나타나는데,[19)] 이는 당질코르티코이드(glucocorticoid)와 에피네프린이 간에 작용하여 당원을 고갈시킴으로써 발생한다. 저체온증이 지속되면 반대로 저혈당증이 발생할 수 있다.[18, 20, 21)] 이러한 현상은 알코올중독자에서 흔히 볼 수 있다. 저혈당증은 인슐린 농도의 상승과 함께 나타난다.[19)]

법의병리학자가 접하는 저체온증 사건은 대부분 술에 취한 상태에서 추운 환경에 노출되어 사망한 사람들이다. 알코올은 피부의 말초혈관을 확장하여 열손실을 초래함으로써 치명적인 결과로 이어질 수 있다고 알려져 있다. 술을 마실 때 나타나는 열감을 동반한 홍조가 바로 이러한 현상이다. 그러나 오히려 술을 마셔서 심한 저체온증에서 살아남은 사례도 많이 보고되어 있다. 이는 심장의 세동에 대한 알코올의 보호 효과 때문이다. 이러한 보호 효과는 수술 중 체온이 25-26℃로 하강한 환자들뿐만 아니라 개를 이용한 실험에서도 재현되었다.[22)] 이들에게는 혈중 알코올 농도가 약 400mg%를 유지하도록 알코올이 투여되었다. 알코올에 의해 뇌의 혈액순환이 증가하고 산소 소비가 감소한다는 점은 이러한 보호 효과를 일부 설명해준다.

물속에서의 저체온증

찬물에서의 생존 시간에 관한 상당수의 자료는 강제수용소에서의 생체실험 뿐만 아니라 제2차 세계대전에서의 경험을 통해 얻어졌다고 알려져 있다.[17, 19, 23] 강제수용소 생체실험에서는 사람이 4-9℃의 물에 잠기면 70-90분 만에 사망하는 것으로 나타났다.[19] 난파선 희생자들에 대한 다른 자료에 따르면 이들의 생존시간은 2시간이었는데, 이들은 강제수용소 피해자들보다 영양상태가 좋았다고 하였다.[17]

찬물에 잠겼을 때는 피하지방의 두께가 인체의 냉각 속도에 영향을 미치는 가장 중요한 내부적 요인이다.[24] 15℃의 물에서 비만한 사람은 체온이 거의 알아차리지 못할 정도의 속도로 떨어지는 반면, 마른 사람은 30분 만에 체온이 2.5℃ 정도 떨어질 수 있다.[24] 아동은 체질량 대비 체표면적의 비율이 성인보다 높기 때문에 체온이 더욱 빨리 식는다. 10세 미만의 남자아이는 20.4℃의 물속에서 불과 30분 만에 체온이 35℃ 이하로 떨어진다.[25] 옷은 공기만큼 효과적이지는 않지만 물속에서 체온 하강을 늦춰준다. 매우 차가운 물에서는 운동이 오히려 체온 하강을 가속하는데, 운동에 사용되는 근육으로 혈류가 증가하면서 운동으로 생성되는 열보다 더욱 많은 열이 빼앗기기 때문이다.[26]

32℉(0℃)의 물에 잠긴 지 30분 만에 사망한 사례도 보고된 바 있다. 이 경우 주된 사망 원인은 저체온증이 아닐 수도 있다. 피부가 갑자기 냉각되면서 심장에 영향을 미쳐 심혈관계의 이상으로 사망했을 가능성이 있다. 즉, 혈관이 수축하면서 심장이 반사 자극을 받고, 혈압과 심박출량이 증가하여 결과적으로 왼심실의 부하가 증가하는 것이다. 심전도에서는 찬물에 잠긴 지 몇 분 안에 심실 및 심방의 이소성박동(ectopic beat)이 흔히 나타난다.[27] 이는 몇 분 안에 사라지는데, 피부의 온도 수용체가 낮은 온도에 적응하기 때문이다. 드물게 이러한 부정맥이 심실세동으로 진행하여 급사로 이어지기도 한다. 이렇게 발생하는 심실세동은 수영선수가 찬물에 뛰어들었다가 바로 떠오르거나 바닥에 가라앉아 사망하는 상황을 설명해줄 수 있다. 노인은 특히 찬물에서 심혈관계의 기전으로 사망에 이르는 상황에 더욱 취약할 수 있다.

반사성 호흡장애도 찬물에 입수한 뒤 급사하는 원인 중 하나일 수 있다. 0℃에 가까운 찬물에 잠기면서 피부가 갑자기 냉각되면 몇 분 동안 호흡이 반사적으로 심하게 자극되는데, 이러한 호흡은 불수의적인 경우가 많다.[28] 물살이 거칠어 파도가 머리 높이 일면 저체온증으로 사망하기에 앞서 물을 들이마셔서 익사할 수도 있다.

찬물에서 구조될 때는 사망할 것 같지 않던 사람이 뒤늦게 사망하기도 한다. 물에서 꺼냈을 때는 의식이 있었지만, 따뜻한 시설로 옮겨지고 나면 의식을 잃는 것이다. 이는 "잔류저체온(afterdrop) 현상"과 관련된 것으로 보인다.[29] 찬물에서 건져낸 사람의 체온 하강이 어느 정도 지속되고 나서야 비로소 체온이 상승하는 현상이다. 이러한 현상은 심지어 구조 즉시 피해자의 몸을 데워주어도 나타난다. 잔류저체온 현상은 Dachau의 강제수용소 실험에서 처음으로 그래프에 기록되었다. 이는 이후 다른 실험에서도 재현되었지만, 이러한 실험에서는 피험자의 체온을 안전한 수준까지만 하강시켰다. 사망의 정확한 기전은 밝혀지지 않았지만, 심기능이 정지되어 나타나는 것으로 보인다.

Burton과 Bazett는 물속에서 열평형이 유지되는 임계 온도가 35℃(95℉)라고 하였다.[30]

지상에서의 저체온증

지상의 건조한 추위에서 생존 시간을 결정하는 요인은 찬물보다 더욱 복잡한데, 인체가 실제로 노출되는 온도에 여러 요소가 관여하기 때문이다. 지상에서 저체온증의 발생을 결정하는 주요 요인은 환경온도, 풍속, 의복이다. 바람은 인체를 둘러싼 따뜻한 공기를 분산시켜 환경온도의 영향을 증폭시킴으로써 냉각효과(chilling effect)를 유발한다. 이러한 관찰을 통해 겨울철 체감온도(바람냉각지수, windchill index)라는 지표가 만들어졌다. 이 지표는 기온과 풍속의 복합적인 효과를 계산한 것이다. 즉 같은 10℉(역주: -12℃)라도 바람이 2mph(역주: 3.2km/h)로 불면 쌀쌀한 정도지만 풍속이 5mph(역주: 8km/h)가 되면 본격적으로 추워지고, 10mph(역주: 16km/h)이면 매서운 추위를 느끼게 되며, 15mph(역주: 24km/h)의 바람에 맨살이 노출되면 얼어붙을 것이다. 입고 있는 옷이 물에 흠뻑 젖어 있다면 체감온도를 계산할 때 측정된 기온에서 6℃(11℉)를 낮춰서 대입해야 한다.[31] Wilkerson 등은 건조한 대기에서 열평형이 유지되는 임계 온도는 25℃(77℉)라고 하였다.[32]

지상에서 저체온증에 빠지면 피부에 붉은 반점이 생기거나 창백한 피하 부종이 나타날 수 있고, 정신착란도 흔히 나타난다. 의식을 잃으면서 혈압이 낮아지거나 측정이 불가능해지고, 맥박이 느리고 불규칙해지며, 호흡이 느리고 얕아질 수 있다. 이미 사망한 것처럼 보일 수도 있다. 체온이 86℉(30℃)가 되면 청진기로는 심장 소리가 들리지 않을 수 있다. 동공 반사는 77℉(25℃)에서 사라질 수 있다.[33] 사망한 채로 발견된다면 부검에서 선홍색 시체얼룩을 볼 수 있다. 이는 생전에 혈색소에 산소가 결합하여 산화혈색소의 양이 증가했기 때문이다. 그러나 어떤 시신은 매우 창백해 보이기도 한다. 양쪽 손, 팔꿈치, 무릎, 발이 푸른색을 띨 수도 있는데, 이는 경미한 동상(frostbite)일 수 있다. 조직학적으로 이러한 병변에서는 진피의 부종과 충혈이 특징적으로 나타나며 염증세포가 침윤되어 있을 수도 있다.

저체온증으로 즉시 사망하지 않고 얼마 동안 생존할 경우, 출혈성이자염(hemorrhagic pancreatitis), 위, 돌창자, 잘록창자의 미란과 출혈, 기관지폐렴, 급성세뇨관괴사, 심장근육의 변성 등이 나타날 수 있다. 위 점막에 나타나는 다발성 점출혈(Wischnewsky spots, 그림 16.3)은 저체온사의 진단적 소견으로 알려져 왔다. 이는 저체온증 진단을 뒷받침할 수는 있지만, 다른 사망 원인에서도 나타나는 비특이적 소견이다. 또한 이는 저체온사의 약 50%에서만 나타나기 때문에

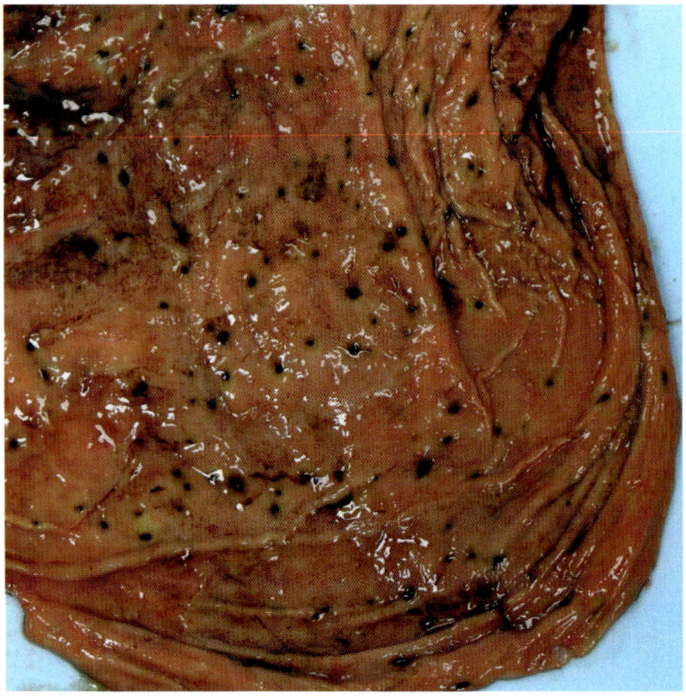

그림 16.3 저체온증으로 사망한 83세 남성의 위 점막에 나타난 Wischnewsky 반점.

이러한 소견이 없다고 해서 저체온증을 배제할 수도 없다.

순수한 저체온사, 즉 "동사"한 시신에서는 저체온증으로 볼만한 특이적인 병변이 나타나지 않는다. 저체온증에 빠진 사람은 종종 이상탈의(paradoxical undressing) 현상으로 옷을 벗은 채 발견되는데, 이는 사망 전 환각을 보거나 체온조절중추가 마비되면서 따뜻함을 느끼기 때문으로 보인다.[34)]

저체온사 외에도 추운 날씨에서는 심장동맥질환이 있는 사람들의 급사가 증가한다. 온도가 낮을수록 심장동맥 발작의 위험이 커진다. 협심증 환자는 15℉(-10℃) 이하의 기온에 노출되면 거의 모두 통증이 나타난다.[35)] 이러한 통증은 찬 공기를 마시면서 심장동맥에 경련이 일어나거나 심장의 일회박출량(stroke volume)이 증가하여 발생한다.

참고자료

1. Guyton AC and Hall JE, Textbook of Medical Physiology 10th ed. WB Saunders, Philadelphia, PA, 2000.
2. Simon HB, Hyperthermia: review article. NEJM 1993; 329(7):483-487.
3. Mackowiak PA, Wasserman SS, and Levine MM, A critical appraisal of 98.6°F, the upper limit of the normal body temperature, and other legacies of Carl Reinhold August Wunderlich. JAMA 1992; 268:1578-1580.
4. Backer HD, Shopes E, and Barkan H, Exertional heat illness and hyponatremia in hikers. Am J Emerg Med 1999; 17:532-539.
5. Pugh LGC, Clothing insulation and accidental hypothermia in youth. Nature 1966; 209:1281-1286.
6. Knochel JP, Heat illness, in Callahan ML (Ed) Current Therapy in Emergency Medicine. BC Decker Inc, Philadelphia, PA, 1987.
7. Gold J, Development of heat pyrexia. JAMA 1960; 173:1175-1182.
8. Daily WM and Harrison TR, Study of mechanism and treatment of heat pyrexia. Am J Med Sci 1948; 215:42-55.
9. Adato B, Dubnov-Raz G, Gips H, Heled Y, and Epstein Y, Fatal heat stroke in children found in parked cars: autopsy findings. Eur J Pediatr 2016; 175(9):1249-1252.
10. Zumwalt RE, Petty CS, and Holman W, Temperature in closed automobiles in hot weather. Forensic Sci Gaz 1976; 7:7-8.
11. Surpure JS, Heat-related illness and the automobile. Ann Emerg Med 1982; 11:263-265.
12. King K, Negus K, and Vance JC, Heat stress in motor vehicles: a problem in infancy. Pediatrics 1981; 68:579-582.
13. Denborough M, Malignant hyperthermia: seminar. Lancet 1998; 352:1131-1136.
14. Hasan J, Karvonen MJ, and Piironen P, Special review. Part 1: Physiological effects of extreme heat, as studied in the Finnish "sauna" bath. Am J Phys Med 1966; 45:296-314.
15. Nielsen B, et al., Human circulatory and thermoregulatory adaptations with heat acclimation and exercise in a hot, dry environment. J Physiol, 1993; 460:467-485.
16. Nielsen B, et al., Acute and adaptive responses in humans to exercise in a warm, humid environment. Eur J Physiol 1997; 434:49-56.
17. Molnar GW, Survival of hypothermia by men immersed in the ocean. JAMA 1946; 131:1045-1050.
18. Paton BC, Accidental hypothermia. Pharmacol Ther 1983; 22:331-377.
19. Simpson K, Exposure to cold-starvation and neglect, in Simpson K (Ed) Modem Trends in Forensic Medicine. Mosby Co, St Louis, MO, 1953.
20. Fitzgerald FT, Hypoglycemia and accidental hypothermia in an alcoholic population. West J Med 1980; 133:105-107.
21. Stoner HB, et al., Metabolic aspects of hypothermia in the elderly. Clin Sci 1980; 59:19-27.
22. MacGregor DC, et al., The effects of ether, ethanol, propanol and butanol on tolerance to deep hypothermia. Dis Chest 1966; 50:523-529.
23. Cooper KE, Hunter AR, and Keatinge WR, Accidental hypothermia. Int Anesth Clin 1964; 2:999-1013.
24. Keatinge WR, The effects of subcutaneous fat and of previous exposure to cold on the body temperature, peripheral blood flow and metabolic rate of men in cold water. J Physiol 1960; 153:166-178.

25. Sloan REG and Keatinge WR, Cooling rates of young people swimming in cold water. J Appl Physiol 1973; 35:371-375.

26. Keatinge WR, Chapter 4: Role of cold and immersion accidents in Adam JM (Ed) Hypothermia - Ashore and Afloat. Aberdeen Univ. Press, Great Britain, 1981.

27. Keatinge WR and Evans M, The respiratory and cardiovascular responses to immersion in cold and warm water. Q J Exp Physiol 1961; 46:83-94.

28. Keatinge WR and Nadel JA, Immediate respiratory response to sudden cooling of the skin. J Appl Physiol 1965; 20:65-69.

29. Golden FStC and Hurvey GR, Chapter 5: The "After drop" and death after rescue from immersion in cold water in Adam JM (Ed) Hypothermia - Ashore and Afloat, Aberdeen Univ. Press, Great Britain, 1981.

30. Burton AC and Bazett HC, Study of average temperature of tissue, of exchange of heat and vasomotor responses in man by means of bath colorimeter. Am J Physiol 1936; 117:36-54.

31. Adam JM, Chapter 1: Cold weather: its characteristics, dangers and assessment, in Adam JM (Ed) Hypothermia - Ashore and Afloat, Aberdeen Univ. Press, Great Britain, 1981.

32. Wilkerson JE, Raven PB, Horvath SM. Critical temperature of unacclimatized male Caucasians. J Appl Physiol. 1972 Oct;33(4):451-5.

33. Stewart TM, Chapter 3: Mountain rescue and the exposure syndrome, some case reports and observations, in Adam JM (Ed) Hypothermia - Ashore and Afloat, Aberdeen Univ. Press, Great Britain, 1981.

34. Bedin B, Vangaard, L and Hirvonen J, Paradoxical undressing in fatal hypothermia. J Forensic Sci 1979; 24:543-553.

35. Kavanagh T, A cold-weather "jogging mask" for angina patients. Can Med Assoc J 1970; 103:1290-1291.

17 성폭행

(사법체계에서) 성범죄는 가장 흉악한 범죄로 여겨진다.

– *Law & Order: Special Victims Unit*
(역주: 오프닝 내레이션)

여성이 피해자인 경우 성폭행(역주: Sexual assault는 넓게는 모든 성범죄나 성폭력을 의미하고 좁게는 신체적 접촉이 없는 성추행이나 성적 접촉이 있는 성폭행을 가리키기도 하는데, 여기서는 주로 강간과 같은 의미의 성폭행으로 사용되었다)은 3가지 요소로 구성되는데, 육체적 관계(carnal knowledge), 강제력(force), 동의 없는 행위(commission without consent)이다. 육체적 관계는 여성의 소음순(labia minora)이 음경을 비롯한 이물질에 아주 조금만 침범되어도 성립되며, 질입구주름(hymen, 역주: 과거 처녀막이라고 불렸으나, 2021년 국립국어원이 질입구주름을 표제어로 등재하였다)의 파열이나 사정은 필요조건이 아니다. 강제력은 직접적인 폭력부터 협박이나 강요까지 모두 포함된다. 성폭력 사건은 연간 실제 발생 건수를 파악하기 어려운데, 상당수가 신고되지 않기 때문이다.

생존 피해자

성폭행에 대한 검사는 의사들에게는 독특한 경험인데, 피해자에 대한 치료뿐만 아니라 적절한 증거 수집까지 맡아야 하기 때문이다. 강간 사건을 의학적으로든 법적으로든 올바르게 처리하기 위해서는 피해자를 진료하는 의사들과 관할 사법기관 사이의 협력이 필요하다. 성폭력 검사는 일반적인 의사-환자 관계와는 다른 요구사항이 존재하는 매우 전문적인 행위이므로, 이에 대한 국가적 규정이 마련되어 있을 뿐만 아니라 이를 위해 특별히 훈련받은 임상의사들이 존재한다.[1)]

강간 피해자들은 이러한 환자들을 돌보고 치료하며 증거를 수집하는 방법에 대한 훈련을 받은 의사들이 있는 전문 병원에서 검사받는 것이 좋다. 미국의 많은 지역에서는 특수한 훈련을 받은 법의간호사들이 이러한 검사를 시행하고 있다. 피해자들이 이러한 경험이 없는 의사들에게 진료받아야 하는 지역도 많은데, 이 경우 가해행위에 대한 기록과 증거 수집에 어려움을 겪을 수 있다. 또한 이러한 사건과 관련된 문제들을 고려하면 피해자에 대한 검사는 서둘러 진행되어서는 안 되며, 몇 시간씩 걸릴 수도 있다. 따라서 환자와 충분한 시간을 보낼 수 있는 전담 의료진을 두는 것이 좋다.

성폭행 피해자를 병원으로 데려올 때는 먼저 비응급환자와 별도로 분류(triage)되어야 한다. 검사와 면담은 증인을 동반한 서면동의를 받은 뒤에 시작해야 한다. 병원과 응급실에는 항상 "강간 검사 키트(rape kit)"가 구비되어 있어야 한다. 이러한 키트에는 피해자에 대한 질문 목록과 손상을 기록할 때 사용할 도표뿐만 아니라, 증거의 수집과 포장에 필요한 도구들이 들어있다. 담당 의사가 여성이 아니라면 검사 과정에 항상 여성 보호자가 동행해야 한다. 기록에는 피해자의 이름과 함께 사건 일시와 검사 일시가 기재되며, 경찰에 신고되었다면 병원에 동행한 경찰관의 이름과 배지 번호(역주: 간부급이 아닌 미국 경찰의 배지에는 일련번호가 기록되어 있다)도 기록한다. 경찰관은 검사에 동행하지 않는다. 검사실에는 검사자와 간호사만 있어야 하며, 그중 한 명은 여성이어야 한다.

검사는 우선 치명적인 손상의 치료에 집중해야 한다. 손상이 해결되고 나면 다음 검사를 진행할 수 있으며, 사진기록과 함께 증거를 수집한다. 수집된 증거는 증거물 보관의 연속성(chain of evidence)이 유지되어야 한다. 검사자는 경찰관이나 증거분석실 담당자에게 증거물을 직접 전달하거나, 안전한 곳에 증거물을 보관했다가 추후 이송한다.

피해자를 검사하는 사람이 의사라면 전공의보다는 산부인과 전문의가 맡는 것이 바람직하다. 이들은 경험이 많으므로 그들의 증언은 법정에서 더욱 중요하게 다뤄질 것이다. 게다가 전공의는 그 사건이 법정에서 다뤄질 때쯤이면 이미 그 병원에서 근무하지 않을 가능성도 있다. 법정에서 의사나 법의간호사가 강간죄의 성립 여부를 진술하지는 않는다. 강간은 의학적 진단이 아닌 법리적 판단의 문제이다. 검사자는 손상의 존재 여부와 자신이 수집한 증거 같은 검사 결과에 대해서만 증언해야 한다.

성폭력 검사의 첫 단계는 환자에게 병력을 수집하는 것이다. 여기에는 의학적 병력과 피해 상황에 대한 간단한 질문이 포함되는데, 다음 3가지는 반드시 확인해야 한다.

- 가해자의 음경이 외음부에 삽입되었는지?
- 가해자가 사정했는지?
- 가해자가 콘돔을 착용했는지?

항문성교나 구강성교에 대해서도 비슷한 질문을 해야 한다. 검사받기 전 음부를 씻었는지, 목욕이나 샤워를 했는지, 배변이나 배뇨를 했는지 피해자에게 확인한다. 이러한 행위는 모두 성관계 여부를 확인하는 데 필요한 물리적 증거의 존재에 영향을 미칠 수 있다. 질 내용물의 배출 및 유실은 증거 수집의 가장 큰 고비이다. 따라서 피해자가 입고 있던 팬티 같은 속옷 하의를 확보하는 것이 권장된다. 그러면 질 분비물에 섞여 속옷에 묻어있던 소량의 정액도 확인할 수 있다.

병력 청취를 마치면 환자를 검사한다. 의사나 법의간호사는 이러한 검사를 통해 객관적인 증거를 수집하게 되는데, 이는 실제 성폭행이 있었다면 가해자를 기소하는 데에, 반대로 가해자가 누명을 썼다면 반증하는 데에 사용된다. 알코올이나 약물의 복용 여부뿐만 아니라 환자의 전반적인 모습과 정서 상태도 확인한다. 환자의 정서 상태가 그녀가 주장하는 피해를 항상 반영하지는 않는다. 강간 피해자는 불안하고 예민할 수도 있지만, 냉철하고 초연한 모습을 보일 수도 있다. 중독 상태를 평가하기 위해 독성학 검사에 사용될 소변과 혈액을 채취하는 것도 권장된다.

모든 의복은 얼룩이나 눈물자국, 단추가 떨어진 곳, 흙이나 모래, 기름, 나뭇잎 등이 묻은 곳이 있는지 살펴봐야 한다.

이후 환자의 신체를 검사한다. 검사자는 멍이나 물린상처, 찢긴상처가 있는지 살피고, 손에서는 손톱이 부러졌는지 확인한다. 음모가 헝클어져 있는지, 다른 털이 섞여 있는지 확인하고, 음모를 빗어 떨어지는 것을 수집한다. 외음부에 피부까짐이나 찢긴상처, 혈종이 있는지도 살펴본다(그림 17.1). 질경에 윤활액을 바르지 않은 상태로 질과 자궁경부 안쪽을 살펴보고, 손상이 있다면 모두 기록한 뒤 면봉으로 도말 검체를 채취한다. 도말 검체에 가해자의 정자와 DNA가 있는지 분석해야 하는데, 정자에 대해서는 다음 부분을, DNA 분석에 대해서는 제22장을 참고하기 바란다.

피해자에게 물린상처가 있거나 가해자가 유두 같은 신체 부위를 핥았다는 진술이 있으면 이를 면봉으로 닦아내 타액 채취를 시도한다. 이때 사용된 면봉은 DNA 검출에도 활용할 수 있다. 수많은 사건에서 피해자의 몸에 묻은 타액을 이용하여 DNA로 가해자의 신원을 확인할 수 있었다. 물린상처에서 도말 검체를 채취한 뒤에는 손상의 사진을 찍는데, 사진에는 눈금자가 포함되어야 한다. 이상적으로는 법치의학자를 초빙하여 물린상처를 조사하고 기록해야 한다. 이들은 물린상처를 촬영할 뿐만 아니라 이를 이용해 치아 모형을 만들 수도 있다.

신체검진 과정에서 강간을 뒷받침할 수 있는 증거가 수집된다. 이때 강간 생존자에 대한 증거 수집이 사망자와 유일하게 다른 점은 성병의 가능성을 확인하기 위해 자궁경부 검체를 배양한다는 것과, 성적 접촉이 없었다면 입이나 항문에서는 검체를 채취하지 않아도 된다는 것이다.

강간 피해자에게 손상이 없다고 해서 피해자가 주장하는 강간이 성립하지 않는 것은 아니다. 성폭행 피해 여성의 최대 70%에서 외음부 손상이 발견되지만, 중증 손상은 그중 19%에 불과하다.[2] 성폭행 피해 여성 1,266명을 대상으로 한 연구에서는 24%만 생식기에 피부까짐이나 멍, 찢긴상처 등의 손상이 있었고, 항문삽입이 있었던 피해자의 27%만 항문에 손상이 있었다.[3] 500명의 성폭행 피해 여성을 분석한 다른 연구에서는 23%에서 생식기 손상이 발견되었는데, 합의된 성관계를 한 68명 중에는 6%만 손상이 있었다.[4] 일부 병원에서는 여성 성폭행 피해자를 검사하면서 질둥근천장(vaginal vault)의 습식 표본(wet prep slide)을 만들어 정자를 확인하기도 하는데, 501건을 연구한 결과 이러한 경우 23%에서만 정자가 확인됐다고 하였다. 반면 증거분석실에서 검사했을 때는 45%에서 정자가 확인되었다.[5]

검사를 마친 환자는 필요한 경우 임신 예방을 위한 약물과 성병 예방을 위한 약물을 처방받고, 손상에 대해서도 치료

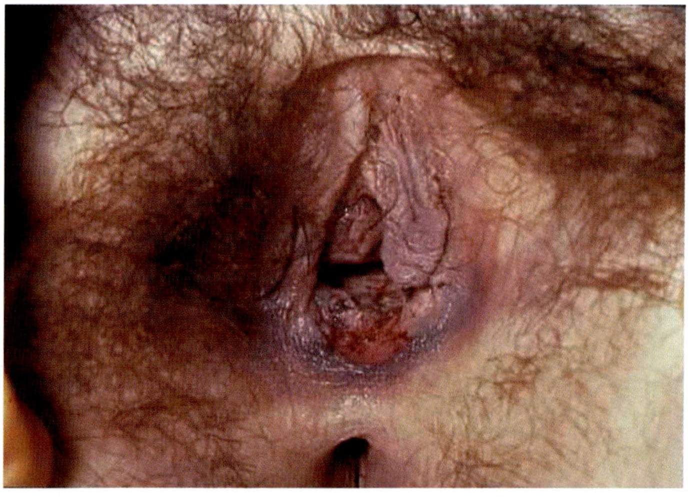

그림 17.1 질의 6시 방향에 찢긴상처가 있는 강간 피해자.

받는다. 성폭행을 당한 지 2주가 지나면 추적 검사를 받게 되며, HIV나 C형간염바이러스와 같은 성매개 감염병에 대한 검사는 이후에도 몇 달 동안 반복해야 한다.

남성 피해자에게도 대부분의 검사가 같은 방식으로 진행된다. 질문 내용과 손상에 대한 기록은 동일하지만, 면봉 도말 검체는 질 대신 주로 음경에서 채취한다. 항문삽입이 있었다면 항문경 검사도 필요할 수 있다. 또한 남성 성폭행에서는 피해자가 원한다면 검사자나 보조자 중 한 명을 남성으로 배정해야 한다. 어떤 피해자들은 여성 검사자를 선호할 수도 있는데, 특히 동성 강간을 당한 경우 그러하다.

강간 살인

강간 살인은 비교적 드물게 일어나지만, 일반적인 살인보다 더욱 악랄하여 크게 논란이 되고 대중의 비난을 받는다. 이러한 사건들은 피해자와 가해자가 서로를 알지 못하는 비면식 범죄로 일어날 때가 많아 해결하기가 매우 어렵다. 대부분 단독 범행이므로 경찰에 "밀고"할 공범도 없다. 이러한 유형의 범죄는 가해자가 술집에서 떠벌리지도 않는다.

강간 살인 사건에서 사망 원인은 대부분 목눌림이나 찔린상처, 둔기손상이다. 강간 피해자가 총에 맞아 사망하는 일은 거의 없다. 강간 살인 사건에서는 과도한 폭력이나 불필요한 가혹행위가 자주 나타나며, 시신이 훼손되기도 한다(그림 17.2A & B).

강간 살인 사건에서 법의관은 사망 원인의 판단과 더불어 성폭행의 증거를 기록하고 이후의 모든 형사절차에서 사용될 미세증거를 수집해야 한다. 다른 살인 사건과 마찬가지로 강간 살인에서도 법의관은 현장에서부터 시신을 조사해야 한다. 그들이 모든 현장에 직접 출동해야 하는 것은 아니지만 적어도 그와 함께 일하는 조사관은 출동해야 한다. 현장에서는 시신에 대한 조작과 접촉을 최소화해야 한다. 의사든 수사관이든 현장에서는 시신을 검사하지 않는다. 현장에서 시신을 조작하면 미세증거가 손상될 수 있다.

시신의 이송

현장에서 시신을 이송하기 전 손을 종이봉투로 감싸서 손에 쥐여 있거나 손톱 밑에 남은 모든 미세증거를 보존해야 한다. 이때 비닐봉지가 아닌 종이봉투를 사용해야 하는데, 비닐봉지는 만약 시신이 추운 곳에서 따뜻한 곳으로 이동되면 내부에 습기가 찰 수 있기 때문이다. 손뿐만 아니라 사망자의 전신도 깨끗한 흰색 시트로 감싸거나 깨끗한 시체 가방에 넣어야 하는데, 여기에는 2가지 목적이 있다. 시신을 안치소로 운반하는 과정에서 미세증거가 손실되는 것을 막고, 차량 이송 과정에서 시신에 오염된 이물질이 미세증거와 혼동되는 것을 막는 것이다.

검안

안치소에 이송된 시신은 법의관이 검사하기 전에 옷을 벗기거나 지문을 채취해서는 절대로 안 된다. 가해자와 피해자가 밀접하게 접촉한 경우, 많은 수사기관이 시신의 피부에서 지문 추출을 시도하지만 대부분 별다른 성과를 얻지 못한다. 이는 오히려 미세증거나 DNA를 획득하기 위한 더 중요한 검사를 방해할 수 있다.

법의관은 경찰이 요구할 가능성이 있는 모든 특수검사 뿐만 아니라 피해자의 사망 정황도 부검 전에 숙지하고 있어

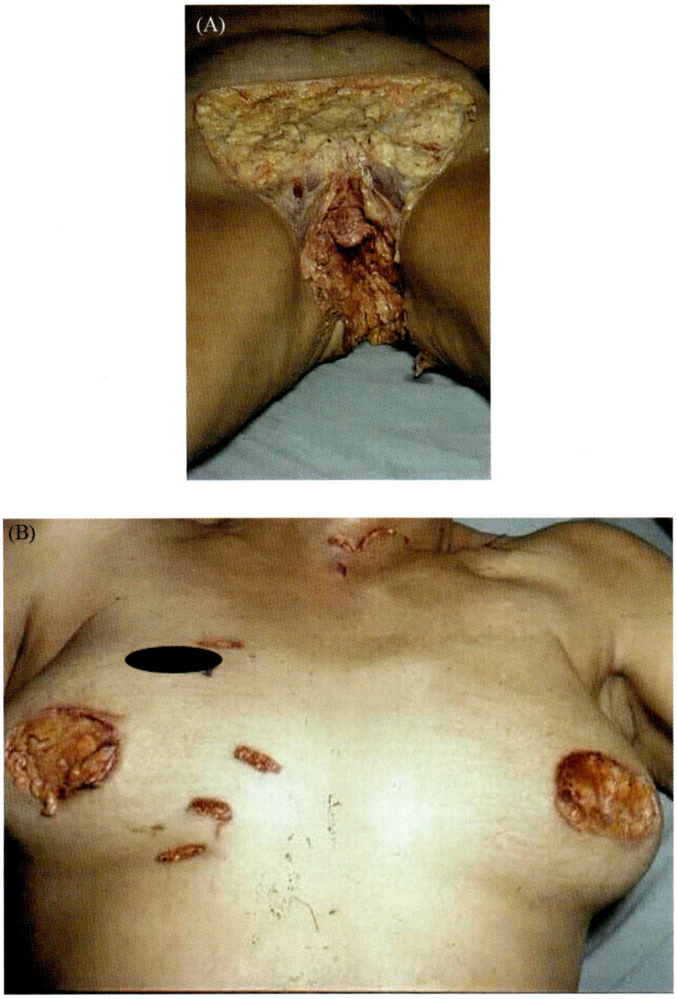

그림 17.2 **(A 및 B)** 칼에 찔리고 폭행당한 39세 접대부. 양쪽 젖꼭지가 잘려 나갔고 두덩 부위와 샅 부위는 피부가 벗겨져 있다.

야 한다. 절대로 법의관이 사망 정황을 충분히 파악하지 못한 상태에서 부검을 시작해서는 안 된다.

손의 미세증거 수집

부검의 첫 단계는 손에 쥐여 있거나 손톱 밑에 껴 있는 이물질이 있는지 확인하는 것이다. 법의관이 시신의 손을 검사하기 전에 지문을 채취하면 안 된다. 잘라낸 손톱뿐만 아니라 손에서 수거된 모든 물질은 인식표가 부착된 용기에 담아야 한다. 목이 졸리거나 머리를 구타당한 강간 살인 피해자들은 손에 머리카락을 쥐고 있을 때가 많지만, 이는 대부분 피해자 자신의 머리카락으로 밝혀진다. 따라서 검사 과정에서 대조군으로 사용할 피해자의 모발도 함께 확보할 필요가 있다.

손에서 미세증거를 조사한 뒤에는 손톱을 잘라 별도의 용기에 담는다. 손톱 밑을 긁어내는 것보다는 손톱을 잘라서 보관하는 것이 좋다. 법과학자들은 잘라낸 손톱에 가해자로부터 유래된 이물질이 있는지 조사한다. 가장 중요한 증거물은 사망자가 가해자를 할퀴면서 손톱 밑에 남은 조직으로, 이를 이용해 DNA 검사를 시행할 수 있다. 실제로 많은 사건에서 손톱 밑에서 발견된 조직으로 DNA 검사를 시행하여 가해자의 신원을 밝혔다. 사건과 무관한 DNA가 오염되지 않도록 깨끗한 가위나 손톱깎이를 사용해야 한다.

의복검사

시신이 옷을 입고 있다면, 손을 검사한 뒤 의복을 검사해야 한다. 법의관은 시신의 의복에서 섬유나 체모, 유리 조각, 페인트 같은 모든 이물질을 확인해야 하는데, 이러한 물질은 가해자나 주변 환경, 시신을 운송한 차량으로부터 전이되었을 가능성이 있다. 법의관은 의복의 손상 부위가 시신의 상처에 부합하는지 확인하여 피해자가 옷을 입은 상태에서 공격당했는지, 혹은 누군가 시신에 옷을 입힌 것인지 구분해야 한다. 의복에서 수거된 모든 물질은 봉투에 넣고 사망자의 이름과 사건번호, 날짜, 내용물, 출처, 수거자가 기록된 인식표를 붙인다. 옷을 입은 상태에서 조사가 끝났다면 이제 시신의 옷을 벗긴 뒤 추가적인 미세증거가 남아있는지 검사한다. 이후 의복의 사진을 찍고, 필요한 경우 추가 검사를 할 수 있도록 포장해 둔다.

시신

이제 법의관은 시신에 대한 조사를 시작할 수 있다. 모든 손상은 수기나 도표, 방사선 검사, 사진으로 기록해야 하며, 법의관은 이와 동시에 시신에서 미세증거를 수집해야 한다. 시신의 머리카락도 채취하여 보관해야 하는데, 이는 시신의 손에 쥐여 있던 머리카락이나 시신을 운반한 차량 또는 용의자에게서 발견된 머리카락과 비교할 수 있으며, 시신이 머리에 둔기손상을 입었다면 무기로 의심되는 물체에서 회수된 머리카락과도 비교할 수 있다. 시신의 음모에 가해자의 체모가 섞여 있을 수 있으므로, 빗으로 빗어본 뒤 유류물과 빗을 인식표가 부착된 봉투에 함께 담는다. 피해자가 사망했다면 음모를 15-20가닥 정도 핀셋으로 뽑아서 별도의 봉투에 넣고, 유류된 체모를 검사할 때 대조군으로 사용한다. 피해자가 살아있다면 뽑지 말고 잘라서 채취한다. 성관계 중 음모의 전이 빈도를 파악하기 위한 실험에서, Exline 등은 조건이 최적화된 경우 23.6%의 남성과 10.9%의 여성에게 음모가 전이된 것을 확인하였다.[6] 음모에 모근이 포함되어 있으면 DNA 검사를 통해 확실한 신원확인이 가능하다. 모근이 없다면 미토콘드리아 DNA(역주: 원문에는 RNA로 잘못 나와있다)를 분석할 수 있다. 용의자들의 체모를 눈으로 검사하여 그 형태로 개인을 식별하는 방법은 절대 사용하지 않는다.

다음 단계는 질둥근천장에서 검체를 얻는 것이다. 사망한 직후라면 정자의 운동성을 확인할 수 있는 방울부유법(현적법, hanging-drop method) 슬라이드도 제작할 수 있다. 먼저 질 도말 검체를 유리 슬라이드에 도포한 뒤 공기 중에 말린다. 면봉 2개를 질에 삽입하여 질둥근천장을 닦아낸 뒤 공기 중에 말리고 시험관이 아닌 종이상자에 넣는다. 구강 및 직장을 닦아낸 도말 검체와 이를 도포한 슬라이드도 모든 부검 시신에서 같은 방법으로 확보하여 보관한다. 슬라이드는 깨끗한 플라스틱 보관함이나 새 종이 보관함에 넣는다. 후자의 경우 슬라이드의 질액이나 정액이 다른 슬라이드에 전이될 수 있으므로 재사용하지 않는다.

법과학자는 정자를 식별하기 위해 질이나 직장, 구강의 도말 슬라이드를 검사하게 된다. 한편 “항문 도말 검체”에서 정액을 검출할 때는 형태학적으로 정자를 식별하든 DNA를 검사하든 주의해야 한다. 여성 피해자의 시신이 바닥에 등을 대고 누워있었다면 질에 있던 정액이 엉덩이 사이나 항문 주변으로 흘러내려 마치 항문 성교가 있었던 것처럼 오인될 수 있다. 이를 막기 위해서는 항문에 면봉을 삽입하기 전에 엉덩이를 조심스럽게 벌려서 질에서 흘러나온 정액에 면봉이 오염되지 않게 해야 한다. 남성 피해자는 음경에서 누출된 정액이 항문 주변으로 흘러내릴 수 있다. 남성과 여성 모두 항문 주변의 피부에 정액이 묻어 있을 수 있으므로 면봉이 닿지 않게 주의해야 한다.

정자의 생존 시간

살아있는 사람의 질에서 정자가 생존할 수 있는 시간은 의학 문헌에 따라 매우 다양하게 보고되어 있다. 이러한 이유는 2가지로 설명할 수 있는데, 검체가 채취된 부위와 정자를 식별하는 기준이다. 도말 검체는 자궁경부가 아닌 질 내강에서 채취되어야 하는데, 정자는 질보다 자궁경부의 점액에서 훨씬 오래 살아남기 때문이다. 자궁경부의 도말 검체에서는 정자가 2-3일까지 관찰될 수 있으며, 이번의 성폭행이 아닌 이전의 합의된 성관계의 흔적일 수 있다. 또한 정자를 식별하는 기준도 영향을 미친다. 머리와 꼬리가 있는 완전한 정자가 확인될 때만 정자가 있다고 판단하는 의사도 있지만, 머리만 있어도 정자로 판단하는 의사도 있다. 이러한 차이는 문헌에 따라 정자의 지속성이 다른 이유를 일부 설명해 준다.

살아있는 사람에게서 운동성 정자는 보통 6시간, 때로는 12시간, 아주 드물게 24시간까지 관찰된다. 후자는 자궁경부 점액에서 채취되었을 가능성이 높다. 따라서 피해자가 불과 몇 시간 전에 강간당했다고 진술한다면 자궁경부가 아닌 질 내강에서 채취한 검체에서 운동성 정자를 찾아야 한다.

꼬리가 있는 비운동성 정자는 보통 26시간까지 관찰되며, 간혹 2-3일까지 발견되었다는 보고도 있다. 이 역시 후자는 자궁경부 점액에 갇혀서 보존되었을 가능성이 높다. 한두 장의 슬라이드에서 정자가 단 1마리씩만 식별된다면 이는 자궁경부 점액에서 나왔을 가능성이 있으므로, 검사자는 이 정자가 최근의 성관계로 남은 것이 아닐 가능성을 주의 깊게 고려해야 한다. 강간 가해자가 콘돔 없이 사정했다면 대부분의 도말 슬라이드마다 수많은 정자가 관찰될 것이다. 자발적 성관계는 2-3일 전이 마지막이었는데 슬라이드에 정자가 여러 마리 있다면, 이는 이전의 자발적 성관계보다는 최근의 성관계에 의한 것이다.

강간 생존자의 질에서 발견된 정자의 지속성에 관해서는 Willott과 Allard이 발표한 연구가 가장 우수하다.[7] 강간 사건에서 채취된 1,332개의 질 도말 검체 중 57%에서 정자가 확인되었고, 꼬리까지 있는 정자는 최대 26시간까지, 머리만 있는 정자는 최대 120시간까지 확인되었다. 자궁경부 도말에서는 최대 179시간(7일)까지도 정자가 발견되었다.

이들은 225개의 항문 도말 검체와 212개의 직장 도말 검체도 조사했는데,[7] 전자의 37%, 후자의 32%에서 정자가 확인되었다. 꼬리까지 있는 정자는 드물었는데, 특히 6시간이 지나면 찾기 어려웠다. 정자의 머리는 항문 도말에서는 45시간까지, 직장 도말에서는 65시간까지 확인되었다. 74개의 구강 도말에서는 12%가 양성이었고, 꼬리까지 있는 정자는 3시간까지, 머리만 있는 정자는 6시간까지 확인되었다. 그러나 이러한 결과들은 모두 생존자를 대상으로 확인된 결과이다. 사망자의 질에서는 사후 1-2주까지도 정자가 확인된다. 사망한 시신에서 정자가 파괴되는 이유는 부패이며, 정액의 유실이나 질 분비물 또는 세포의 활동 때문은 아니다. 면이나 의복, 종이 같은 매체에 묻어서 공기 중 건조된 정자는 사건 후 몇 년이 지나도 확인할 수 있다. 하지만 정자가 확인되지 않는다고 해서 성관계를 배제할 수는 없다.

정자, 정액, 타액의 분석

정자가 확인되었다면 도말 검체로 DNA 검사도 진행한다. 그러나 성관계가 확실히 있었다고 해도 정자가 눈으로 식별되지 않을 수 있으므로, 정자가 확인되지 않는다면 추가 검사를 시도할 수 있다. 이러한 상황은 콘돔을 사용했거나, 사정에 실패했거나, 질병이나 정관절제술로 인해 정액에 정자가 없거나 정액이 다른 곳으로 배출되었기 때문일 수 있다. 이 경우 가장 널리 사용되는 물질은 산성인산염분해효소(acid phosphatase)이다. 이는 정액에 고농도로 존재하며,[8] 성관계 후 보통 18-24시간, 최대 72시간까지 질에서 검출된다. 첫 12시간 동안 높은 농도를 유지하다가 점차 감소하여 48-72시간 동안 점차 사라진다. 대부분 성관계 후 24시간 안에 사라지므로, 성관계 후 2-3일까지 검출되는 비운동성 정자보다 최근의 성관계 여부를 확인하기에 유용하다. 산성인산염분해효소 외에도 P30 같은 정액특이당단백질을 검사하기도 한다.[9]

직장이나 질, 구강에서 채취하는 도말 검체 및 슬라이드와 더불어, 피해자의 피부나 의복에서도 정액이나 타액 같은 생물학적 증거를 찾아야 한다. 이 경우 DNA를 얻기 위해 가장 흔히 사용되는 방법은 이중면봉기법(double swab method)으로,[10] 먼저 채취할 부위를 멸균된 젖은 면봉으로 닦은 뒤 마른 면봉으로 다시 닦는다. 이 면봉들은 모두 공기 중에 말린 뒤 증거분석실에 보낸다. UV 같은 대체 광원을 이용해 얼룩을 찾기도 한다.

성폭행 피해자에게서는 물린상처가 발견되기도 한다(그림 17.3A, B). 이러한 손상이 발견되면 먼저 면봉으로 닦아내

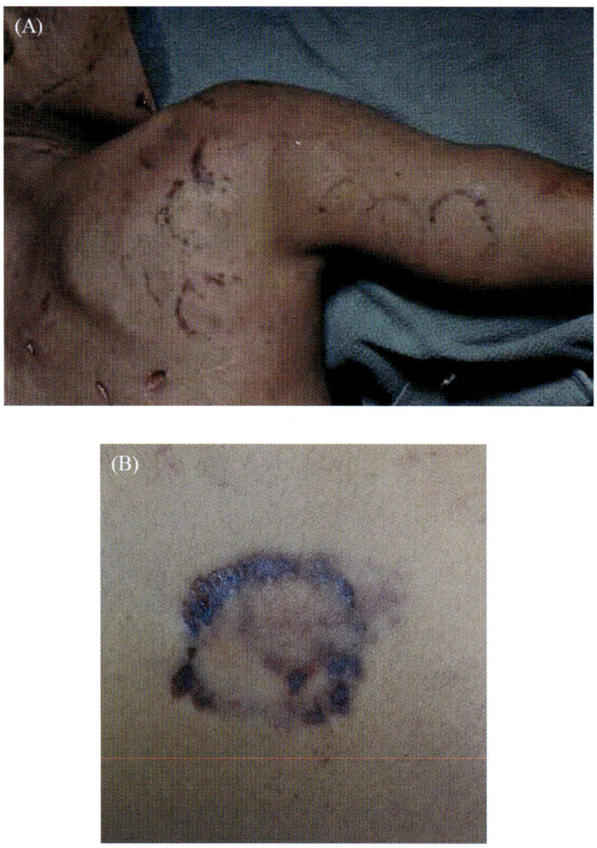

그림 17.3 **(A 및 B)** 물린상처.

어 DNA 검사에 사용할 타액을 채취한 뒤, 눈금자를 대고 사진기록을 남긴다. 가능하면 물린상처처럼 보이는 모든 흔적을 법치의학자가 검사하는 것이 가장 좋다. 이들은 이러한 상처에서 치아의 본을 뜰 수 있다. 체모와 마찬가지로 물린상처로 가해자의 신원을 특정해서는 안 되지만, 특별한 경우에는 도움이 되기도 한다.

여성에 비해 남성 성폭행 피해자는 항문성교나 항문 손상이 나타나는 비율이 더 높지만, 남성 강간 살인 피해자도 생존 피해자와 같은 방식으로 조사해야 한다.[11, 12] 남성 강간 피해자 57명을 대상으로 한 연구에서 87%는 강제로 구강성교 또는 항문성교를 당했고, 61%는 항문과 생식기에 손상을 입었으며, 35%는 생식기가 아닌 곳에도 손상을 입었다고 하였다.[11] 남성 강간 피해자 98명을 대상으로 한 다른 연구에서는 50%가 항문성교를 당했고 24%는 이에 부합하는 생식기 손상이 있었다고 하였다.[12]

남성 피해자도 여성 피해자와 같은 방법으로 검사해야 하지만, 질 대신 음경에서 도말 검체를 채취한다는 점이 다르다. 음경 도말에도 이중면봉기법이 선호되며, 귀두 주변에서 채취한다. 포경수술을 하지 않았다면 음경꺼풀과 귀두에서 각 1쌍씩 2쌍을 채취해야 한다.

동성 강간

본 주제를 마무리하려면 동성 강간의 피해자도 언급할 필요가 있다. 피해자들은 아동이거나 구치소 또는 감옥의 수감자인 경우가 많다. 기본적으로는 앞서 설명한 절차에 따라 조사해야 한다. 흥미로운 것은 이러한 사건들이 "과잉살해(overkill)"와 같이 이성 간의 강간에 비해 더욱 폭력적인 경향이 있다는 것이다. 피해자는 알몸일 때가 많고, 시신에서 발견되는 손상이 많거나 심한 편이다.[13] 사망 원인은 주로 찔린상처나 목늘림, 둔기손상이며, 이러한 손상이 복합되어

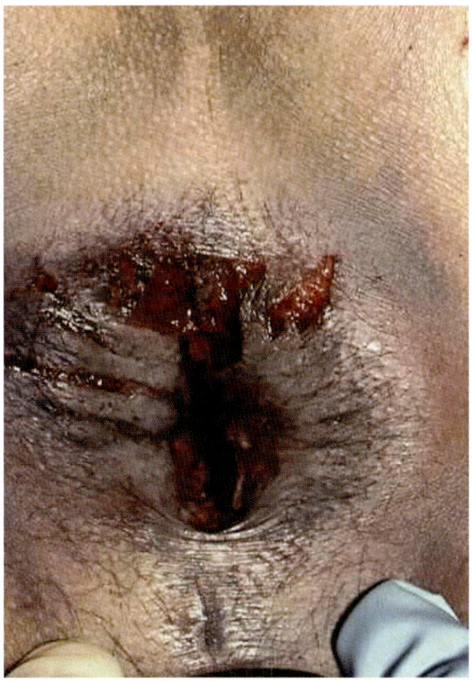

그림 17.4 항문의 찢긴상처. 사망자는 구타당하고 칼에 찔렸으며, 항문에 변기솔이 꽂히고 몸에 불이 붙어 있었다.

있을 수도 있다. 고문의 흔적이 발견되는 등 매우 기괴한 양상을 띠기도 한다(그림 17.4).

가해자

강간 사건의 용의자에 대한 검사도 언급해야 한다. 용의자가 사건 직후 체포되었다면 음모를 빗어서 피해자의 음모가 있는지 확인해야 한다. 유류된 모발은 모두 DNA 검사를 의뢰한다. 음경이나 질의 도말 검체도 확보해야 한다. 이러한 검체에서 피해자의 DNA가 검출되는 경우가 많다. Cina 등은 성교 후 음경 도말 검체에서 여성 DNA가 검출될 가능성을 실험적으로 확인하였는데,[14] 목욕이나 샤워를 하지 않았다면 최대 24시간까지 여성 DNA를 확인할 수 있었다. 이는 X염색체로 확인되었다.

참고자료

1. U.S. Department of Justice, Office on Violence Against Women, A National Protocol for Sexual Assault Medical Forensic Examinations Adults/Adolescents 2nd ed. U.S. Department of Justice, Office on Violence Against Women, Washington DC, NCJ 228119, 2013.
2. Zilkens RR, Smith DA, Kelly MC, et al., Sexual assault and general body injuries: a detailed cross-sectional Australian study of 1163 women. Forensic Sci Int 2017; 279:112-120.
3. Zilkens RR, Smith DA, Phillips MA, et al., Genital and anal injuries: a cross-sectional Australian study of 1266 women alleging recent sexual assault. Forensic Sci Int 2017; 275:195-202.
4. McLean I, Roberts SA, White C, and Paul S, Female genital injuries resulting from consensual and non-consensual vaginal intercourse. Forensic Sci Int 2011; 204(1-3):27-33.
5. Cavness S, Choudhury A, and Sensabaugh G, Hospital wet mount examination for the presence of sperm in sexual assault cases is of questionable value. J Forensic Sci 2014; 59(3):729-734.
6. Exline DL, Smith FP, and Drexler SG, Frequency of pubic hair transfer during sexual intercourse. J Forensic Sci 1998; 43(3):505-508.
7. Willott GM and Allard JE, Spermatozoa—their persistence after sexual intercourse. Forensic Sci Int 1982; 19:135-154.
8. Ricci LR and Hoffman SA, Prostatic acid phosphatase and sperm in the postcoital vagina. Ann Emerg Med 1982; 11:530-534.
9. Graves HCB, Sensabaugh GF, and Blake ET, Postcoital detection of a male-specific semen protein. NEJM 1985; 312:338-343.
10. Pang BC and Cheung BK, Double swab technique for collecting touched evidence. Leg Med 2007; 9(4):181-184.
11. Casali MB, Palazzo E, Blandino A, et al., The adult male rape victim: forensic description of a series of 57 cases. Am J Forensic Med Pathol 2017; 38(3):175-179.
12. Duchesne S, Seyller M, and Chariot P, Male sexual assaults in the Paris, France area: an observational study over 8 years. Forensic Sci Int 2018; 290:16-28.
13. Bell MD and Vila RI, Homicide and homosexual victims: a study of 67 cases from Broward County, Florida, Medical Examiner's office (1982-1992), with special emphasis on "overkill". Am J Forensic Med Pathol 1996; 17(1):65-69.
14. Cina SJ, et al., Isolation and identification of female DNA on postcoital penile swabs. Am J Forensic Med Pathol, 2000; 21(2):97-100.

18 노인의 사망

나는 죽음이 두렵지 않다. 단지 그때 그곳에 있고 싶지 않을 뿐이다.

- Woody Allen

의료서비스의 발전과 생활습관의 개선은 노인 인구를 증가시키고 있다. 미국은 인구의 약 15%가 65세 이상 노인이며, 이 비율은 20년 안에 25%로 증가할 것으로 예상된다(역주: 한국은 이미 2024년에 20%를 돌파했다).

노인은 언제든 사망할 수 있는 상태여서 사망에 대한 조사가 어려울 수 있다. 나이가 들수록 죽상경화증과 말기 장기부전, 암 같은 질병이 증가한다. 또한 노인은 폐렴을 비롯한 감염질환에 취약하다. 노인은 신체기능이 저하되어 있어서 낙상 같은 사고에 의한 손상과 약물의 남용이나 과다복용에 취약하다. 이들은 타살이나 자살로 사망하기도 한다. 따라서 모든 사망은 철저히 조사되어야 하며, 확보할 수 있는 모든 의무기록에 대한 검토와 주치의에 대한 자문도 포함되어야 한다.

사고사

낙상에 의한 손상은 65세 이상 노인의 주요 사망 원인이며 경막하혈종이나 엉덩관절 골절, 갈비뼈 골절이 발생할 수 있다. 치매 환자는 집이나 시설 밖에서 길을 잃고 헤매다가 추위나 더위에 노출되거나(역주: 원문은 'exposure'라고만 되어 있으나, 본래 'exposure to cold or heat'을 의도한 것으로 보인다) 탈수로 사망할 수 있다. 고령의 환자에게는 교통사고나 거주지의 화재도 드물지 않게 일어난다. 기도막힘질식이나 흡인도 흔히 발생한다. 드물게는 세척액을 마시거나 뜨거운 목욕물에 화상을 입기도 한다.

약물중독도 흔히 발생한다. 나이가 들면 간과 콩팥 기능이 감소하므로 약물의 대사와 배설 작용이 저하된다. 사이토크롬 p450 효소도 활성이 감소하므로 시간이 지날수록 여러 약물의 농도가 축적된다. 실수로 처방약을 과다복용하는 경우도 있다.

타살

가해자는 피해자를 방문한 가족일 수도 있고, "쉬운" 목표물을 찾아다니던 범죄자일 수도 있으며, 요양원 직원이나 심지어 동료 환자일 수도 있다. 타살은 의도치 않은 상황에서 발생하기도 하는데, 예를 들어 강도를 당하거나 집에 도둑이 든 노인이 직접적 손상이 아닌 정신적 스트레스로 사망하기도 한다. 따라서 사망의 정황은 언제나 철저히 검토해야 한다.

자살

노인의 자살은 드물지 않다. 질병으로 쇠약해지거나 배우자와 같은 가까운 가족을 잃고 자살할 수 있다. 최근 의사조력자살(physician-assisted suicide)이 허용되는 지역이 늘어나고 있는데, 주로 65세 이상을 대상으로 한다. 미국에서는 주에 따라 사망진단서에서 이러한 사망을 자살로 분류하는 곳도 있고 그렇지 않은 곳도 있다.

학대나 방임에 대한 조사

노년 자반

사망한 노인의 몸 이곳저곳이 "멍에 뒤덮여 있어" 의심스럽다며 신고되는 경우가 있다. 이러한 노년 자반(senile purpura)은 학대가 아닌 정상적인 노화 현상일 때가 많다. 나이가 들면 피부가 얇아지고 진피의 아교질(collagen) 섬유가 약해지면서 피부 혈관도 약해지기 때문에, 가벼워 보이는 외력에도 멍, 자반증, 표피의 찢긴상처 같은 손상이 발생할 수 있다(그림 18.1). 각질세포(keratinocyte)의 재생 능력이 저하되면서 치유가 늦어지기도 한다. 이러한 정상적인 노화 과정은 특히 항응고제가 투여되었을 경우 학대와 혼동되기 쉽다.

관절 구축

관절 구축(contracture)은 팔다리의 관절이 비정상적으로 굽어진 채 고정되는 것으로, 영구적일 때가 많다(그림 18.2). 구축이 일어난 관절은 펴지지 않아 기능이 없는 상태가 된다. 이는 근육섬유의 위축과 비정상적인 단축으로 발

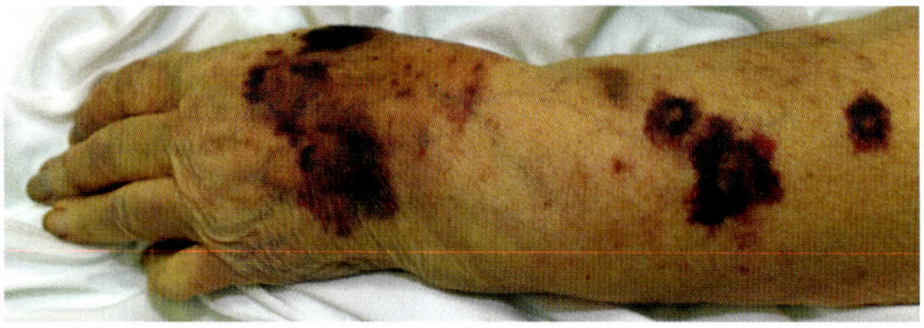

그림 18.1 여성 노인의 아래팔 뒤쪽에 발생한 노년 자반. 이는 학대와 혼동될 수 있지만 연약한 피부에 가벼운 외력이 가해져서 나타난 현상일 뿐이다.

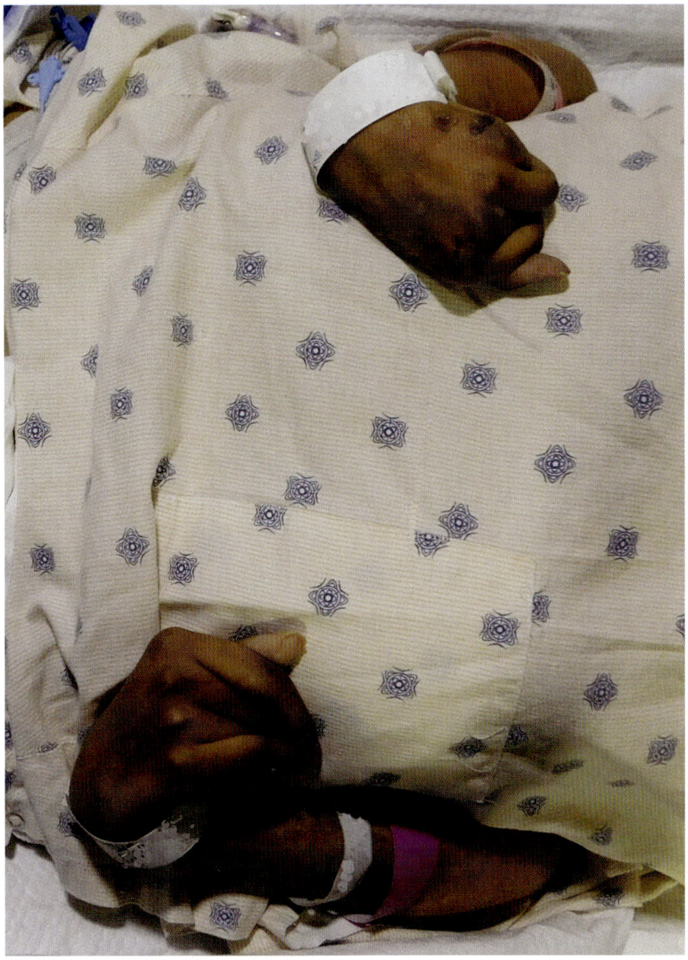

그림 18.2 오래전 교통사고로 머리 손상을 입은 사망자의 양쪽 팔과 손에 나타난 구축.

생하며, 가장 중요한 원인은 관절을 사용하지 않는 것이다. "일반인"도 오랫동안 침대에 누워 지내면 근육을 사용하지 않아 근육량이 감소한다. 사용하지 않는 근육은 약해지고, 위축되고, 모양이 변하면서 짧아진다. 근육의 직경과 근육세포의 수도 줄어든다. 결국 근육은 섬유성 결합조직으로 대체되어 섬유화가 진행되고 구축이 나타난다.

관절 구축은 침대에 갇혀 감각이 저하된 환자에게 나타난다. 보호자나 간병인은 이러한 환자에게 관절 구축을 예방하기 위해 매일 수동운동범위운동(passive range-of-motion exercises)을 시행해야 하지만, 그러지 못하여 구축이 발생하는 경우가 많다. 특히 요양원(nursing home) 같은 시설에 거주하는 노인에게 관절 구축이 나타났다면 방임이나 관리 소홀을 의미할 수 있다. 미국에서는 전국적으로 요양원 거주자의 약 20%에서 관절 구축이 발견된다.[1)]

영양실조

영양실조(malnutrition)는 식단 균형에 필수적인 영양분이 결핍되거나 과잉되었을 때 또는 불균형일 때 나타난다. 노인 환자의 영양실조는 대부분 단백질-열량 영양실조(protein-calorie malnutrition)이다. 요양원 환자의 35-80%는 영양실조 상태이며, 그중 30-40%는 저체중이다.[1] 체중감소가 30일 안에 5% 이상 나타나거나 3개월 안에 7.5%, 6개월 안에 10%로 나타나면 환자의 영양상태를 평가해야 한다.

사람의 생존에 필요한 영양분의 양은 체격, 나이, 건강 상태, 환경, 활동량에 따라 달라진다. **기초대사율(basal metabolic rate, BMR)**은 깨어있는 사람이 휴식상태에서 가장 낮은 수준의 세포 기능을 유지하는 데 필요한 에너지의 양이다. 체중이 154lb(역주: 70kg)인 25세 남성은 1,744kcal, 체중이 132lb(역주: 60kg)인 25세 여성은 1,281kcal가 필요하다. 사람이 필요로 하는 열량은 활동량과 건강 상태에 따라 증가하는데, 노인은 대부분 활동량이 적고 건강 문제가 흔하다. 감염이나 욕창(decubitus ulcer)에 의한 신체적 스트레스는 칼로리 요구량을 1.2-1.6배 증가시킬 수 있다. 25세 남성은 칼로리 요구량이 2,100-2,800kcal에 달한다. BMR은 체온이 1℉(역주: 0.6℃) 상승할 때마다 5%씩 증가하므로, 섭취 열량도 이에 따라 증가해야 한다. 단백질의 경우 정상인은 하루 0.8-1.0g/kg의 단백질 섭취가 필요한데, 감염이나 욕창이 있으면 단백질 요구량이 하루 최대 1.2-1.5g/kg까지 증가할 수 있다.

노인의 영양실조는 다음과 같은 이유로 발생할 수 있다:

- 식사를 어렵게 하는 만성질환(예: 뇌졸중에 의한 마비)
- 치매 같은 질환에 의한 식욕부진
- 감염이나 상처치유로 인한 열량이나 단백질 요구량의 증가
- 식욕을 감소시키는 약물(예: 향정신성 약물)
- 보호자가 환자에게 충분한 음식을 공급하지 않는 경우

안타깝게도 마지막 항목은 다른 4가지와 구분하기 어려울 수 있는데, 이 때문에 의무기록 검토를 포함한 철저한 조사가 필요할 수 있다.

영양실조는 욕창과 감염의 발생 가능성을 높인다. 이들은 열량과 단백질 요구량을 증가시켜 영양실조를 악화시키고, 이는 다시 욕창과 감염을 유발한다.

체중감소는 영양실조의 지표가 될 때가 많지만 항상 그렇지는 않다. 영양실조를 진단하는 가장 쉬운 방법은 혈청 알부민을 측정하는 것이다. 혈중 알부민 수치는 환자의 영양상태를 반영한다(표 18.1, 역주: 원문에는 표 번호가 잘못 나와 있다). 알부민이 낮으면 단백질 결핍, 즉 단백질 섭취가 부족함을 의미한다. 이는 만성질환이나 감염, 수술 스트레스, 외상에서도 나타나며, 이러한 사람들은 모두 단백질 섭취를 늘려야 한다. 요양원에 있는 노인들도 이러한 상태라면 음식으로 열량과 단백질을 추가로 섭취해야 한다.

낮은 알부민은 오랜 영양실조를 반영한다. 알부민의 반감기는 12-20일이지만 감염이 있으면 짧아진다.[2] 따라서 알부민 농도가 낮다면 지난 1-2개월간 환자의 상태가 좋지 않았음을 의미한다. 이와 달리 급성 기아는 반감기가 짧은 단백질의 농도를 감소시키는데, 여기에는 반감기가 5일인 철결합글로불린(transferrin)과 2일인 앞알부민(prealbumin)이 있다.[2]

표 18.1 혈중 알부민*

정상	3.5-4.5g/dL
경미한 단백질 부족	3.0-3.4g/dL
중등도의 단백질 부족	2.5-2.9g/dL
심한 단백질 부족	<2.5g/dL

*검사실에 따라 정상치는 다소 달라질 수 있다.

탈수

탈수는 노인 환자에게 매우 흔히 발생한다. 탈수는 설사나 발열, 감염 같은 질병이나 이뇨제 같은 약물의 영향, 수분 섭취의 감소로 인해 발생할 수 있다. 쇠약한 노인 환자의 탈수를 예방하려면 수분 섭취량을 자세히 관찰해야 한다(탈수에 대한 자세한 내용은 제4장 참고).

욕창

욕창은 장기간의 기계적 부하로 인해 조직이 파괴된 것을 말하며, 적어도 4-6시간 정도의 지속적인 부하가 가해져야 발생한다. 그러나 영양실조로 쇠약해진 기저질환자는 욕창이 더욱 빨리 생길 수 있다.[3] 욕창의 유발요인은 다음과 같다.

- 감각 또는 운동기능의 저하
- 의식저하
- 뼈 돌출부에 대한 압력
- 영양실조
- 전단력
- 피부의 습기(변실금이나 요실금)

욕창의 가장 흔한 원인은 **압력**으로 주로 뼈 돌출부에 가해지며, 의식저하나 운동장애가 있는 환자에게 나타난다. 연부조직에 가해지는 압력이 32mmHg 이상이 되면 모세혈관의 혈액과 림프 흐름이 모두 차단된다. 이는 해당 부위의 조직에 산소부족과 최종 대사산물의 축적을 초래한다. 이 상태가 2시간 이상 지속되면 비가역적인 조직 손상이 일어난다.[3, 4] 감각기능, 운동기능, 의식이 저하되어 스스로 몸을 움직이지 못하면 비정상적인 압력이 발생하여 욕창이 생긴다. 욕창은 주로 뼈 돌출부에 발생하며, 가장 흔한 발생부위는 누운 자세일 경우 엉치뼈나 꼬리뼈 주변, 넙다리뼈 큰돌기(greater trochanter)이며, 앉을 수 있는 환자에게는 궁둥뼈결절(ischial tuberosity)에도 발생한다.

욕창의 두 번째 원인은 **영양실조**로, 이는 근육위축과 피하조직의 감소를 통해 뼈 돌출부의 완충작용을 감소시켜 압력을 증가시키고 욕창을 발생시킨다. **비만**도 욕창의 원인이 될 수 있다. 적정량의 지방은 충격을 완화하여 피부를 보호한다. 그러나 지방량이 많아지면 혈관 밀도가 감소하고 피하조직이 허혈에 취약해져 욕창이 쉽게 발생한다.

욕창을 유발하는 또 다른 주요 요인은 **전단력**이다.[4] 전단력이 가해지면 조직의 한 층이 다른 층으로부터 밀려나면서 혈관이 당겨지거나 꺾이고, 조직의 손상과 혈전증을 초래한다. 이러한 현상은 침대 머리를 너무 높여서 환자의 몸이 아래로 미끄러질 때 흔히 나타난다. 피부와 얕은 근막은 마찰과 땀에 의해 침대 시트에 고정되지만, 깊은 근막은 아래로 미끄러진다. 노인의 피부는 피하조직의 소실과 탈수로 약해져 있을 때가 많아 이러한 전단력은 더욱 크게 작용한다.

피부의 **습기**는 주로 요실금이나 변실금에 의해 발생하는데, 이 역시 욕창이 생기기 좋은 조건이다. 습기는 다른 요인에 대한 피부 저항력을 감소시켜 욕창의 발생 가능성을 5배 증가시킨다.

욕창은 임상 양상과 범위에 따라 4단계로 나뉜다.

1단계 - 피부와 조직의 압박에 따른 최초의 변화는 피부가 붉어지는 **반응성 충혈(reactive hyperemia)**이다. 피부를 누르고 있던 압력이 사라지면서 혈류가 갑자기 증가하면 발적이 나타난다. 조직이 손상되지 않았다면 발적은 1시간 안에 사라진다. 허혈을 일으킬 정도로 오래 압박되었으나 아직 비가역적이지 않다면 비정상적인 반응성 충혈이 몇 시간 정도 나타났다가 사라진다. 이보다 더 오래 압력이 가해진다면 1단계 욕창이 나타나는데, 이 경우 발적은 24시간 이상 지속되고 눌러도 창백해지지 않으며, 부종이 생겨 단단해진다. 이러한 욕창은 불과 몇 시간 만에 발생할 수 있다. 저자들이 보기에 1단계 욕창은 학대나 방임의 가능성을 시사하지만 이것만으로 방임이 있었다고 할 수는 없다. 이는 잘 치료되며, 더 이상 진행되지 않아야 한다.

2단계 - 수포에서 피부의 궤양까지 다양한 양상으로 나타난다. 피부의 전층을 침범할 수 있지만 피하지방을 침범하지는 않으며, 이 역시 잘 치료된다.

3단계 - 피부 전층을 넘어 피하지방과 근막까지 이어지며, 피부밑으로 파고들 때가 많다. 궤양의 바닥은 괴사되어 악취가 나며 감염되어 있다(그림 18.3).

4단계 - 궤양이 근막을 넘어 근육을 침범하며, 뼈까지 진행하여 골수염이 발생하기도 한다(그림 18.4A 및 B).

3단계와 4단계의 궤양은 부실하거나 부족한 간호 활동, 즉 방임을 의미할 수 있다. 그러나 이러한 판단은 각 환자의 신체기능이나 기저질환, 치료에 대한 순응도(예: 의학적 처치에 대한 거부), 보호자나 간병인의 역할(예: 요양원 측이나 고령의 배우자)을 비롯한 다양한 요인에 따라 달라진다. 욕창을 예방하는 방법들은 기초적인 간호 활동에 해당한다. 침대에서는 적어도 2시간마다, 휠체어에서는 매시간 환자의 자세를 바꿔주어야 한다. 영양과 수분이 적절히 공급되어야 하고, 피부를 건조하게 유지하며 환자가 소변이나 대변을 깔고 눕지 않게 해야 한다. 환자가 미끄러질 정도로 침대 머리를 높이 올리지 않아야 하며, 필요하다면 뼈 돌출부를 완충시킬 수 있는 도구를 사용해야 한다. 욕창이 발생했다면 즉시 의사에게 알려야 한다.

요양원에서의 욕창 발생률은 연구에 따라 다르게 나타나며, 보수적으로는 약 7-8%로 알려져 있다. Tsokos 등은 독일 함부르크의 요양원이나 병원, 거주지 등에서 화장이 의뢰된 10,222구의 시신을 대상으로 전향적 연구를 수행했다.[5] 욕창은 이들 중 11.2%에서 관찰되었는데, 단계별로 1단계는 6.1%, 2단계는 3%, 3단계는 1.1%, 4단계는 0.9% 순이었다. 3단계와 4단계 궤양은 주로 엉치뼈(69.6%)에서 발견되었다. 4단계 궤양의 73%는 80세 이상에서 나타났다. 4단계

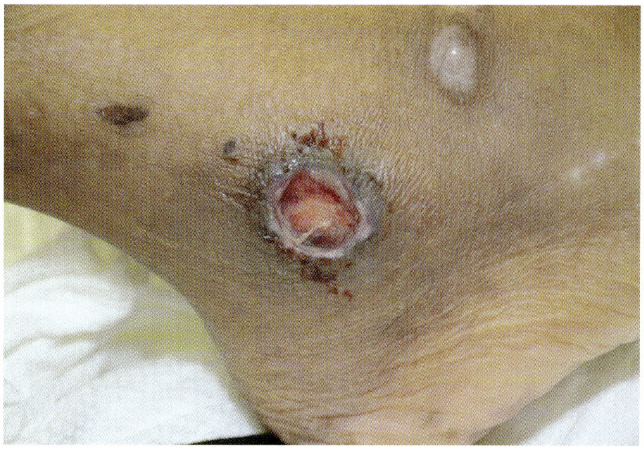

그림 18.3 3단계 욕창.

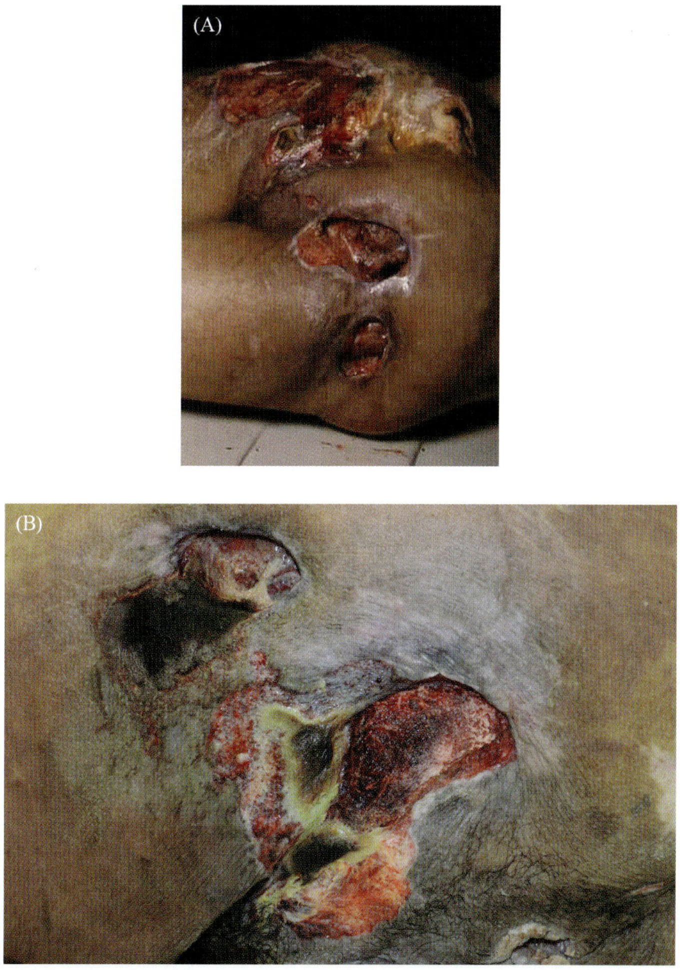

그림 18.4 (A 및 B) 4단계 욕창.

궤양의 경우 사망 장소는 다음과 같았고, 욕창이 발생한 곳과 사망 장소가 항상 일치하지는 않았다.

- 36.2%: 고령자 거주단지나 요양원
- 23.4%: 개인 거주지
- 17%: 병원
- 23.4%: 미상

욕창의 발생과 그에 따른 사망은 모두 보고되는 비율이 낮다. 저자들은 욕창이 있던 사망자들의 의무기록을 검토했는데, 욕창은 주치의의 신체검진 결과나 진단명에 전혀 언급되지 않았다. 상당수의 욕창은 발생위험이 있는 환자를 찾아내어 지속적으로 관찰하고 예방하면 성공적으로 피할 수 있지만, 많은 주치의가 욕창을 불가피한 것으로 치부한다. 궤양이 발생하더라도 보존적 치료나 수술적 처치로 효과적으로 치료할 수 있다.

2-4단계의 욕창에서는 체액과 단백질이 모두 손실되며, 병변이 심할수록 손실량도 커진다. 이러한 욕창은 감염되어 패혈증으로 이어질 수 있지만, 이 역시 보고율이 낮아 정확한 발병률은 알려지지 않았다.

욕창에 의한 타살

욕창에 의한 사망이 타살이라는 판단을 어떻게 방어할 수 있을까? 이를 주장하는 측에서는 환자의 사망 원인이 욕창이고, 욕창은 심각한 방임이나 기초적 간호의 실패에 의한 결과임을 보여주려 할 것이다. 이러한 사건에서는 의무기록이 허위로 작성되어 있을 때가 많고, 욕창의 발생 여부나 중증도가 주치의에게 늦게 보고되기도 하며, 주치의가 지시한 치료가 즉시 시행되지 않기도 한다. 환자가 요양기관이나 시설에 있지 않았다면 이러한 사실은 입증하기가 더욱 어려울 수 있다. 2000년 11월, 하와이주는 의료적 도움을 구하지 않고 환자의 욕창이 진행되도록 방치하여 사망에 이르게 했다는 이유로 요양원의 일종인 성인요양시설(adult residential care home) 관계자의 과실치사 혐의에 대해 유죄를 선고했다.[6]

요양원 사망

미국에서는 15,000곳 이상의 요양원이 약 150만 명의 환자를 수용하고 있으며, 환자는 대부분 65세 이상이다. 요양원에서의 사망은 대부분 내인사이기 때문에 일반적으로 법의관의 조사 영역에 속하지 않지만, 앞서 논의한 문제들을 고려하면 이러한 사망도 조사가 필요하다. 조사 과정에는 확보할 수 있는 모든 기록에 대한 검토와 주치의에 대한 자문이 포함되어야 한다. 보관된 기록이 부족하거나 일관성이 없다면 환자 관리도 미흡했을 수 있으므로 추가적인 조사가 필요하다.

임상의와 법의병리학자를 비롯한 의사들은 이런 환자들이 요양원에서 사망하는 것을 어쩔 수 없는 일로 치부하는 경향이 있다. 환자의 상태, 예를 들어 환자가 침대에서 누워 지내거나 배변조절을 못 하거나 스스로 식사하지 못하기 때문에 영양실조, 관절의 구축, 욕창이 생길 수밖에 없다고 주장하기도 한다. 그러나 항상 그렇지는 않다. 이러한 환자들도 다른 시설에서 간호를 잘 받으면 욕창이 치유되고 체중이 증가하는 등 건강 상태가 전반적으로 개선될 수 있기 때문이다. 신생아도 침대에 누워 지내며, 배변을 통제할 수 없고, 스스로 식사하지 못한다는 것을 생각해 보아야 한다. 만약 양육자가 아동을 굶기고 대소변을 방치하여 욕창과 감염을 일으켰다면 그 양육자는 체포 후 아동학대로 기소되어 감옥에 갇힐 것이고, 아동의 사망은 살인으로 판결될 것이다.

심각한 방임

환자에 대한 간호가 부적절하고 불충분했다는 이유로 요양원이나 그 직원들이 타살 혐의로 기소되기도 한다.[7, 8] 욕창에 감염이 생겨 환자가 사망한 한 사건에서 요양원 운영자는 과실치사로 유죄 판결을 받았다.[8] 노인 환자에 대한 2급 상해로 담당 간호사에게 유죄가 인정된 사례도 있는데, 환자에게 분명히 심정지가 나타났는데도 의사에게 즉시 알리거나 응급 의료진을 호출하지 않았다는 이유였다.[9] 모든 요양원 사망을 제대로 조사한다면 환자의 사망에 대해 의료진이나 요양기관이 타살 혐의로 기소되는 사건이 증가할 것이다. 이러한 사건을 찾아내려면 모든 요양원 사망을 주의 깊게 조사해야 한다. 다만 대부분의 법의관 사무소는 이를 감당할만한 자원이 없다.

약물 과다투여

저자들은 환자에게 약물이 지나치게 많이 투여되거나 잘못 투여된 사건을 다수 경험했다. 이러한 상황은 상당히 흔하지만 대부분 사망으로 이어지지는 않는다. 환자가 사망하더라도 아마 많은 요양원은 약물이 잘못 투여되었다는 것을 알아차리지 못하여 내인사로 추정할 것이다. 부주의한 약물 과다투여로 환자가 사망하여 조사가 진행되었던 거의 모든 사건에서는 직원이 법의관이나 유족에게 몰래 귀띔한 덕분에 비로소 사건의 전말이 파악되었다. 인슐린은 이러한 상황에 자주 관여된다.

드물게 의도적으로 약물을 과다투여하는 경우도 있다. 환자의 고통을 끝내는 것을 자신의 소명이라 믿는 의료인이 환자를 살해한 사례가 다수 보고되어 있다. 이러한 사건에서는 주로 염화칼륨이나 모르핀 같은 아편계 진통제가 사용되며, 경구 또는 피부경유내시경위창냄술(percutaneous endoscopic gastrostomy, PEG) 관으로 투여된다.

병원 침대의 난간에 의한 사망

침대 난간은 환자가 다치는 것을 막기 위한 것이지만, 이로 인한 손상이 반복되면서 많은 요양원이 침대 난간을 사용하지 않고 있다. 침대 난간은 간접적 손상과 직접적 손상을 모두 유발하는데, 간접적 손상은 노인 환자가 난간을 넘어가려다 떨어지면서 발생한다. 환자가 침대 난간에 끼어서 직접적으로 사망에 이르기도 한다.[10, 11] 이러한 사건은 대부분 요양원에서 발생하며, 환자는 고령이고 인지장애와 신체장애가 있을 때가 많다.

Parker와 Miles는 침대 난간에 의한 사망 74건을 검토했다. 그중 52건(70%)은 환자의 머리가 매트리스와 침대 난간 사이에 끼면서 얼굴이 매트리스에 눌렸다.[11] 13명(18%)은 침대 난간에 목이 걸려 사망했는데, 8명은 수직 막대 사이에 머리를 넣었다가 난간의 잠금장치가 고장나면서 난간이 목으로 떨어졌고, 5명은 머리와 목이 난간 위쪽에 걸쳐 있었다. 9명(12%)은 침대에서 미끄러지면서 머리나 골반이 난간에 걸렸는데, 후자의 경우 목이 바닥에 닿아 과굴곡 또는 과신전되어 있었다.

저자들이 경험한 사망 사건 중 상당수에서는 사망 원인을 은폐하려는 시도가 있었다. 이들은 환자를 다시 침대에 눕힌 뒤 주치의에게 환자가 내인사로 사망한 것처럼 보고했는데, 다른 직원이 법의관이나 유족에게 이러한 사실을 신고한 뒤에야 사건을 파악할 수 있었다.

의료용 억제대에 의한 사망

억제대(restraint)는 환자가 움직이거나 자기 몸을 만지지 못하도록 제한하는 기계적인 장치나 재료, 장비를 말한다. 이 역시 침대 난간처럼 많은 요양원에서 더 이상 사용되지 않고 있다. 이런 장치에서 탈출하려다가 끈졸림이나 외상성/자세성 질식이 발생할 위험이 있기 때문이다.[12, 13] Miles와 Irvine은 조끼와 끈 형태의 억제대로 사망한 122건을 검토했는데, 그중 85%가 요양원에서 발생했다.[13] 피해자들은 고령으로, 나이의 중간값은 81세였다. 의자에 매달린 경우가 58%, 침대에 매달린 경우가 42%였다. 억제대에서 미끄러지거나 탈출을 시도한 흔적이 전형적으로 관찰되었다. 피해자들은 조끼나 끈으로 속박된 상태에서 홀로 남겨지는데, 이때 침대나 의자에서 미끄러지면 억제대가 가슴이나 턱 밑을 조이게 된다. 안타깝게도 이들은 바닥에 체중이 실리지 않을 정도로만 미끄러졌다. 이 과정에서 억제대가 목에 걸렸다면 끈졸림이 나타나고, 가슴에 걸렸다면 체중에 의해 가슴이 조여져 외상성 질식이 일어난다.

요양원의 의무기록

마지막으로 요양원의 의무기록에만 의존하여 의견을 제시하는 관행도 짚고 넘어갈 필요가 있다. 대부분의 요양원은 환자를 훌륭하게 돌보지만, 저자는 가끔 위조된 의무기록을 본 적이 있다. 이는 보통 행정직원이 아닌 환자를 돌보던 의료진의 행동이다. 잘못된 기록 자체가 사망 원인이 되지 않는다는 것은 다행스럽지만, 기록의 신뢰성은 훼손된다. 예를 들면, 기록에는 2-3개월 동안 식사를 남긴 적이 없다고 하는데도 환자의 체중은 1/3이나 줄어든다. 또 다른 예로, 기록에는 전혀 없던 욕창이 다른 시설로 이송하거나 부검을 해보면 갑자기 1단계에서 4단계까지 발견되기도 한다. 환자를 돌보는 간호사에 따라 기록에 욕창이 나타났다가 사라지기도 한다.

참고자료

1. Burger SG, Kayser-Jones J, and Bell JP, Malnutrition and dehydration in nursing homes: key issues in prevention and treatment. Research supported by the Commonwealth Fund. June 2000. https://www.commonwealthfund.org/publications/fund-reports/2000/jul/malnutrition-and-dehydration-nursing-homes-key-issues-prevention
2. Neale G, Diet and disease, in Tomlinson S, Heagerty AM, and Weetman AP (Eds) Mechanisms of Disease. Cambridge University Press, Cambridge, UK, 1997.
3. Gejen A, How much time does it take to get a pressure ulcer? Integrated Evid Hum Anim In Vitro Stud Ostomy Wound Manage 2008; 54(10):26-35.
4. Bouten CV, Oomens CW, Baaijens FP, and Bader DL, The etiology of pressure ulcers: skin deep or muscle bound? Arch Phys Med Rehabil 2003; 84(4):616-619.
5. Tsokos M, Heinemann A, and Puschel K, Pressure sores: epidemiology, medicolegal implications and forensic argumentation concerning causality. Int J Legal Med 2000; 113:283-287.
6. DiMaio VJ and DiMaio TG, Homicide by decubitus ulcers. Am J Forensic Med Pathol 2002; 23(1):1-4.

7. Long S, Death Without Dignity. Texas Monthly Press, Austin, TX, 1987.
8. State of Hawaii v. Bermissa, 2000.
9. State of Texas vs. Jo Ann Maddox, 1999.
10. Todd JF, Ruhl CE, and Gross TP, Injury and death associated with hospital bed side-rails: reports to the U.S. Food and Drug Administration from 1985 to 1995. Am J Pub Health 1997; 87(10):1675-1677.
11. Parker K and Miles SH, Deaths caused by bed rails. J Am Geriatrics Soc 1997; 45(7):797-802.
12. Di Maio VJ, Dana SE, and Bux RC, Deaths caused by restraint vests. JAMA 1986; 255:905.
13. Miles SH and Irvine P, Deaths cause by physical restraints. Gerontologist 1992; 32:762-766.

19 몸부림 도중이나 직후의 돌연사

어떤 사람들은 코카인에서 희열을 얻지만
그건 한 번만 들이마셔도
난 질려버릴 거야
하지만 네게선 여전히 희열을 얻어

- 'I get a kick out of you', Cole Porter 작곡

몸부림(struggle, 역주: 싸움, 투쟁, 분투, 난투, 고투 등으로 주로 번역되나, 여기서는 상대방이 없는 상황도 나타낼 수 있는 보편적 단어로 번역하였다) 도중이나 직후에는 다양한 요인으로 사망에 이를 수 있다. 몸부림으로 기저질환이 악화될 수도 있고, 흥분섬망증후군(excited delirium syndrome, EDS), 질식, 몸부림 자체에 의한 머리 손상 등이 원인이 될 수도 있다. 그러나 사망을 적절하고 공정하고 공평하게 조사하기 위해서는 몸부림의 역학을 비롯해 이와 관련된 모든 요인을 이해해야 한다.

여기서 몸부림은 경찰 같은 다른 사람을 상대하든 혼자서 하든, 다양한 시간 동안 신체적으로 격렬히 움직이는 것을 말한다. 몸부림은 단 몇 분 정도로 짧을 수도 있고 훨씬 길 수도 있다. 몸부림 도중이나 직후의 죽음을 접한 법의관과 검시관은 다양한 요소를 고려해야 한다. 여기에는 몸부림의 지속 시간, 사건 당시 사망자의 자세를 비롯한 몸부림의 정확한 양상, 호신용 스프레이(pepper spray) 같은 화학물질의 사용 여부, 전기충격기(electromuscular disruption device)의 사용 여부, 중요한 내부손상의 유무, 기저질환이나 복용 중인 약물의 유무 등이 포함된다. 이러한 모든 요소는 사망을 비롯한 몸부림의 결과에 영향을 줄 수 있으므로 조사 과정에서 반드시 고려되어야 한다. 이제 각각의 요소에 대해 자세히 설명하고자 한다.

몸부림의 생리학

몸부림이나 격렬한 활동 중에는 교감신경계가 활성화된다. 교감신경계는 "싸움도피반응(fight or flight response)"을 조절하는 중추이다. 사람이 스트레스에 노출되면 신체 전반에 걸쳐 광범위한 생리적 반응이 나타난다. 이러한 스트레스는 신체적일 수도 있고 정신적일 수도 있다. 스트레스에 대한 인체의 반응은 시상하부를 통해 뇌에서 통합된다. 시

상하부에서 뇌줄기를 거쳐 척수로 전달된 신호는 심장 같은 장기에서 신경전달물질(neurotransmitter)인 노르에피네프린(노르아드레날린, noradrenalin)과 에피네프린(아드레날린, adrenalin)을 분비하여 교감신경의 집단 방출을 일으킨다.

신경전달물질은 시냅스(연접, synapse), 즉 신경섬유 말단과 장기를 구성하는 세포 사이의 공간을 통해 이동하여 다른 신경세포나 세포에 정보를 전달하는 물질이다. 신경전달물질은 신경세포에서 생성되어 축삭 끝의 소포에 저장되었다가 신경이 자극되면 시냅스로 방출된다. 주로 살펴볼 신경전달물질은 카테콜아민으로, 주요 카테콜아민에는 에피네프린, 노르에피네프린, 도파민(dopamine)이 있다. 뇌에서는 노르에피네프린과 도파민이 주로 작용하고 뇌 바깥에서는 노르에피네프린과 에피네프린이 주로 작용하는데, 교감신경은 노르에피네프린을 방출하고 부신은 노르에피네프린과 에피네프린을 모두 방출한다.

노르에피네프린은 신경섬유의 축삭에서 시냅스로 방출된다(그림 19.1). 노르에피네프린은 아드레날린수용체(adrenoceptor)라고 불리는 세포의 수용체와 상호작용한다. 아드레날린수용체는 세포막에 위치하며, 노르에피네프린과 에피네프린은 이를 통해 뇌와 심혈관계를 비롯한 여러 장기에서 신경전달물질로 작용한다. 교감신경계는 교감신경 신경끝(nerve terminal)의 노르에피네프린 방출량과 부신의 노르에피네프린 및 에피네프린 방출량을 변화시키고 재흡수(reuptake) 기전을 조절함으로써 심혈관계에 영향을 미친다. 재흡수는 방출된 신경전달물질을 신경끝에 위치한 수송

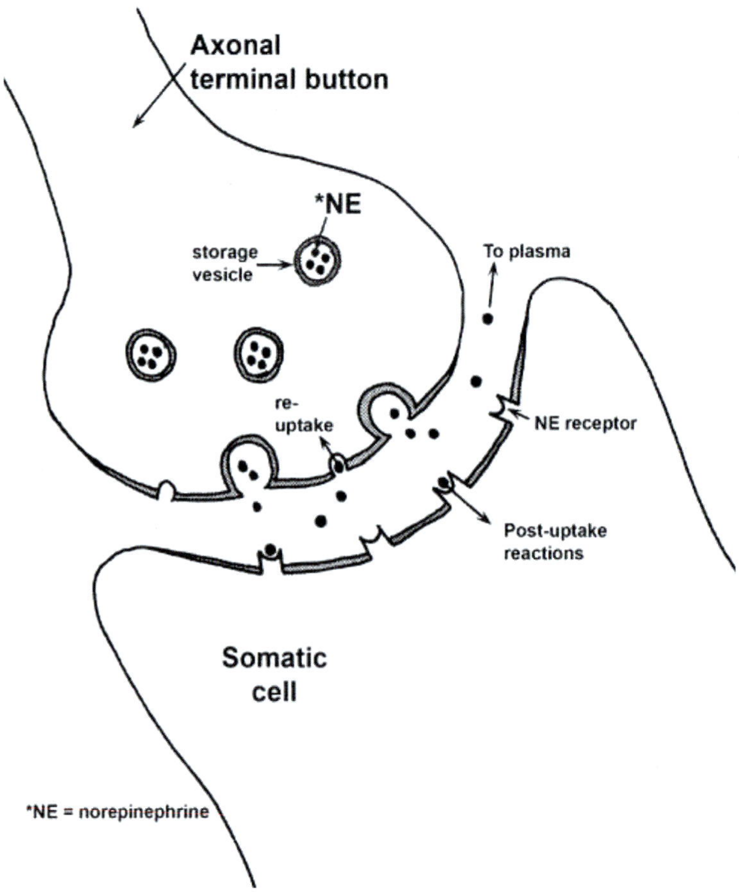

그림 19.1 노르에피네프린(NE)은 축삭에서 시냅스로 방출되어 체세포의 수용체와 상호작용한다.

체계를 이용해 다시 포획하여 세포 내로 끌어들이는 과정을 말한다. 또한 신경전달물질은 시냅스 자체에서 특정 효소가 작용하여 빠르게 비활성화되거나 분해되기도 한다. 이러한 방출 및 재흡수/분해 작용의 균형으로 흥분의 크기가 조절된다.

카테콜아민에 대한 반응을 매개하는 막수용체(membrane receptor)는 우선 α-아드레날린수용체와 β-아드레날린수용체로 나뉜다.[1~3] α-아드레날린수용체는 다시 α_1-아드레날린수용체와 α_2-아드레날린수용체로 구분된다. α_1-아드레날린수용체는 주로 시냅스후(연접후, postsynaptic)나 작용기관(effector organ)에 위치하는 반면, α_2-아드레날린수용체는 주로 시냅스전(연접전, presynaptic)에 위치하여 노르에피네프린의 방출을 조절한다. 그러나 α_2-아드레날린수용체는 해부학적으로 시냅스전과 시냅스후 양쪽 모두 발견된다. 일반적으로 α_1-아드레날린수용체는 흥분성 반응을 유발하고 α_2-아드레날린수용체는 이를 억제하는 것으로 알려져 있지만, α_2-아드레날린수용체도 흥분성 반응을 유발할 수 있다. α_1- 및 α_2-아드레날린수용체는 각각 3가지로 다시 나뉘는데, 이들은 α_{1A}, α_{1B}, α_{1D}와 α_{2A}, α_{2B}, α_{2C}이다. 혈관계통에서 α_1-아드레날린수용체와 α_2-아드레날린수용체는 모두 혈관수축을 유도하는데, α_1-아드레날린수용체는 동맥에, α_2-아드레날린수용체는 정맥에 주로 분포한다.[4]

β-아드레날린수용체는 β_1, β_2, β_3의 3가지로 나뉜다. β_1- 및 β_2-아드레날린수용체는 신경끝에서 방출된 노르에피네프린과 부신에서 분비된 에피네프린 및 노르에피네프린에 대한 심혈관 반응을 중개한다. 심장세포의 주요 수용체는 β_1형이다. 카테콜아민이 방출되면 심장세포의 β_1 수용체를 통해 심박수와 수축력이 증가한다.

교감신경계가 부신을 자극하면 노르에피네프린과 에피네프린이 함께 혈액으로 방출되는데, 에피네프린이 80%, 노르에피네프린이 20%로 에피네프린이 대부분을 차지한다. 이들은 혈액을 통해 장기로 운반되어 직접적인 교감자극과 동일한 효과를 나타낸다. 유일한 차이점은 이들이 혈액에서 1-3분 정도에 걸쳐 천천히 제거되기 때문에 효과가 지속되는 시간이 5배에서 길게는 10배가 된다는 것이다.

그러나 일반 인구집단 내에 존재하는 유전적 다형성으로 인해 에피네프린과 노르에피네프린에 대한 반응은 다양하게 나타날 수 있다.[5] 시냅스전 α_2-아드레날린수용체(α_{2A}- 및 α_{2C}-아드레날린수용체)는 주로 음성되먹임(negative feedback)을 통해 심장 교감신경에서 노르에피네프린의 방출을 억제한다. 그러나 Small 등은 α_{2C} 수용체에 다형성(α_{2C} Del 322-325)이 있으면 정상적인 음성되먹임이 상당부분 손실되어 시냅스의 노르에피네프린 방출이 증가한다는 사실을 발견하였다.[6] 또한 β_1 수용체의 변이(β_1 Arg 389)는 β_1 수용체 활성을 향상시키는 것으로 확인되었는데, β_1 수용체의 활성화는 심장근육의 수축 속도와 강도를 증가시킨다. 한 사람에게 2가지 변이가 함께 존재할 경우, 노르에피네프린 방출이 증가하고 심근세포의 β_1 수용체 기능이 향상되어 심부전 위험을 증가시키는 상승작용(synergy)이 있는 것으로 나타났다. α_2 및 β_1 수용체의 다형성을 통해 어떤 사람은 신체적 스트레스로 사망하지만 대부분은 견뎌내는 이유를 설명할 수 있을 것으로 보인다.

심장에 대한 카테콜아민의 작용 효과

몸부림과 같은 고강도의 신체활동은 시작될 때부터 노르에피네프린과 에피네프린을 분비한다. 심장에서 노르에피네프린은 주로 α_1 및 β_1 수용체를 자극하는 작용을 한다. β_1 수용체가 자극되면 심박수와 심장의 수축력 및 전도속도가 증가한다. 노르에피네프린이 심장동맥의 α_1 수용체와 결합하면 혈관이 수축할 수 있는데, 이는 β_1 수용체의 자극 때문에 심장이 더 많은 산소를 필요로 하는 상황에서 심근에 공급되는 산소량을 감소시킨다. 에피네프린은 α_1, α_2, β_1, β_2의 4가지 수용체와 모두 결합하여 심장 및 심장동맥에 대한 노르에피네프린의 작용을 강화한다.

심장동맥의 혈관벽에는 β_2와 α_1 수용체가 모두 존재하지만 β_2 수용체가 더 많다. 스트레스나 신체활동에 의해 정상 심장동맥의 교감신경이 활성화된다면 심장바깥막 혈관과 모세혈관은 모두 확장되어야 한다. 그러나 α_1 수용체와 주로 반응하는 노르에피네프린이 풍부하게 존재하거나 죽상경화증 또는 혈관내피 기능장애가 있다면 운동 중 심한 혈관수축이 나타나 심장근육의 허혈로 이어질 수 있다.[4)]

카테콜아민 농도가 변화하면 그와 동시에 혈중 칼륨 농도도 변화한다.

운동 후 위험기

몸부림에 의한 사망은 주로 신체가 구속된 직후 또는 몸부림이 종료된 직후에 가장 잘 발생한다. Dimsdale 등은 이러한 시기를 "운동 후 위험기(postexercise peril)"라고 했는데,[7)] 이 기간에는 평소와 달리 치명적인 부정맥이 발생할 가능성이 높아진다. Dimsdale 등은 신체활동 중에는 혈중 노르에피네프린과 에피네프린이 증가하며, 그중에서도 노르에피네프린이 더욱 급격히 증가한다는 것을 발견했다.[7)] 그러나 카테콜아민의 최고 농도는 몸부림 도중이 아닌, 몸부림이 중단된 직후 3분 동안 나타났다. 운동이 중단된 후에도 에피네프린과 노르에피네프린은 계속 상승하여 노르에피네프린은 기준치의 10배 이상, 에피네프린은 3배 이상 높아진다.

혈중 칼륨 농도의 변화는 카테콜아민의 증가에 따른 생리적 작용을 강화한다. Young 등은 스트레스와 혈중 카테콜아민 및 칼륨 농도의 관계를 분석하여[8)] Dimsdale 등의 연구결과처럼 운동 후 3분 이내에 혈장 카테콜아민 농도가 최고치에 도달한다는 것을 발견했다. 이 연구에서 에피네프린 농도는 운동을 중단한 지 1분 뒤에 최고조에 달했는데, 그 평균값은 기저치의 8배 이상이었다. 에피네프린의 상승 상태는 그 후에도 몇 분간 유지되었고, 운동 후 10분이 경과한 시점의 평균값은 휴식 시의 1.5배였다. 노르에피네프린의 농도는 운동 중단 후 1분이 지나면 휴식 시의 7배로 상승했고, 10분이 지났을 때는 2배였다.

혈중 칼륨 농도의 안전 범위는 3.5-5.1mEq/L로 매우 좁으며, 고칼륨혈증과 저칼륨혈증 모두 치명적인 부정맥을 유발한다. 저칼륨혈증은 혈청 칼륨 농도가 3.5mmol/L 미만일 때를 말한다. 혈청 칼륨 농도가 3.0-3.5mmol/L인 경도의 저칼륨혈증은 대개 증상이 없지만,[9)] 2.5mmol/L 미만의 중증 저칼륨혈증은 근육 괴사를 비롯한 여러 증상을 유발한다. 경도와 중증의 저칼륨혈증 모두 부정맥의 발생률을 증가시키며,[9)] QT 간격의 연장이나 염전성 심실빈맥(torsade de pointes), 급사를 초래한다.[10)]

앞서 언급한 연구에서 Young 등은 운동 중 평균 혈장 칼륨 농도가 1mEq/L을 조금 넘는 수준으로 증가하는 것을 발견했다.[8)] 운동이 종료되면 칼륨 농도는 5분 안에 빠르게 감소하여 정상 농도에 가까워졌는데, 운동 후 1-2분 동안 가장 빠르게 감소했다. 격렬한 운동으로 탈진에 이른 경우 혈장 칼륨 농도가 9mEq/L까지 증가하기도 했다.[11)] 최고치는 운동 강도, 수축한 근육의 부피, 운동시간에 비례하였다. 그러나 이처럼 운동으로 칼륨 농도가 극도로 상승했을 때 심장기능이 부정적인 영향을 받는다는 증거는 거의 없다.[11, 12)] 탈진하면 운동을 중단할 수밖에 없으므로 이 정도의 농도는 1-2분밖에 유지되지 않는다. 다른 연구에서는 운동으로 혈중 카테콜아민 농도가 증가하면 고칼륨혈증으로부터 심장을 보호하는 효과가 있는 것으로 나타났다.[13, 14)] 실제로 부정맥을 유발하는 것은 운동 중단 후 칼륨 농도의 급격한 감소로 보인다. 앞서 언급했듯이 이러한 저칼륨혈증은 QT 간격의 연장이나 염전성 심실빈맥, 급사의 원인이 된다.

급사

따라서 다음에 설명할 다른 요인들이 없더라도 몸부림 후에는 갑자기 사망에 이를 수 있다. 심비대가 있거나 울프-파킨슨-화이트 증후군처럼 기존에 확인된 부정맥 등의 기저질환이 있다면 더욱 위험하다. 허혈심장병이 있는 사람이 마라톤을 하는 것처럼, 몸부림은 심혈관계에 보상(compensation) 불가능한 부하로 작용하여 치명적인 허혈 손상이나 부정맥, 사망에 이르게 한다.

흥분섬망증후군

섬망은 몇 분에서 몇 시간에 걸친 의식과 인지기능의 일시적인 급성 장애를 가리킨다. 지남력 상실이나 무질서하고 모순된 사고, 환각에 의한 현실감각 이상, 언어장애, 사람을 알아보지 못하는 증상 등이 나타난다. 섬망에 공격적이거나 폭력적인 행동이 동반되면 **흥분섬망**이라고 한다. **흥분섬망증후군**은 흥분섬망의 삽화(episode) 도중이나 직후 갑자기 사망했지만 부검에서 사망을 설명할 만한 외상이나 질병이 확인되지 않는 경우를 말한다. 흥분섬망의 삽화는 거의 모두 몸부림으로 마무리되는데, 주로 경찰이나 의료진이 신체구속(억제대, physical restraint)을 시행하게 된다. 몸부림 도중이나 종료 후 몇 분 안에 심폐정지가 나타나며, 심폐소생술은 대부분 효과가 없다. 심정지 당시 심장모니터가 연결된 상태라면 대부분 무맥성 전기활동이나 무수축이 관찰된다. 심폐소생술이 "성공"하더라도 대부분 며칠 안에 비가역적인 저산소성뇌병증으로 사망한다.

현재 흥분섬망증후군이라고 불리는 임상 양상은 1849년 Luther Bell 박사가 처음 보고하였다.[15] 그의 환자들은 전형적으로 발열, 빈맥, 식욕부진, 수면 부족 등의 증상을 보였다. 그들은 초조하고 불안해했으며 점차 정신착란에 빠졌다. 환자에게 다가가려 하면 이들은 폭력적인 몸부림을 보였다. 환자들은 몇 주간 악화되다가 사망하였다. 당시 벨 조증(*Bell's Mania*)이라고 불리던 이러한 사례는 1950년대 초까지 의학 논문에 계속 보고되었으나, 정신질환의 치료에 페노티아진이 도입되자마자 사라졌다.[16, 17]

당시 벨 조증 환자는 모두 정신질환을 앓고 있었고 며칠에서 몇 주에 걸쳐 증상이 진행되다가 사망했지만, 오늘날 흥분섬망과 관련된 사망은 주로 코카인이나 메스암페타민과 같은 흥분제를 남용하는 사람들에게 발생하며 증상은 몇 시간에 불과하다. 드물지만 여전히 정신질환자가 사망하는 경우도 있는데, 대부분 조현병이며 간혹 양극성장애(bipolar disease)도 있다. 이러한 사람들은 방에 혼자 있다가 사망하기도 하지만, 원래 갖고 있던 정신질환의 급성 증상 때문에 억제대를 적용받았다가 사망하는 경우가 대부분이다. 방 안에서는 가구가 뒤집히거나 물건이 파손되는 등 폭력적인 몸부림의 흔적을 볼 수 있다. 환자가 불법 약물을 복용하지 않았다면 사망 원인은 기저질환이나 정신질환 치료제일 수도 있다. 정신질환 치료제 중 상당수가 심장독성이 있으며, 일부는 심혈관계에 코카인과 유사한 영향을 미친다. 불법 약물에 의한 흥분섬망과 마찬가지로, 환자가 폭력적이 되면 환자 본인과 다른 사람 모두의 안전을 위해 반드시 조치를 취해야 한다. 비물리적 방법을 모두 동원해도 소용이 없다면 의료진은 억제대를 적용해야 한다. 흥분섬망증후군에 의한 사망은 드물지만 만성알코올중독이나 지적장애, 뇌전증, 퇴행뇌질환과 관련하여 발생하기도 한다.

흥분섬망증후군의 사망 과정에 대해서는 논란이 많은데, 거의 모두 피해자가 제압된 상태나 제압을 시도하는 과정에서 사망하기 때문이다. 사망 원인은 주로 목조르기나 신체적 구속, 자세성 질식으로 여겨진다. 흥분섬망증후군에 의한 사망의 발생 정황 때문에 경찰이나 의료진이 위법행위로 고발되기도 하고, 어떤 경우에는 살인 혐의까지 제기된다. 부검에서 사망의 신체적 원인이 발견되지 않으면 사람들은 진실이 은폐되었다고 생각한다. 흥분섬망증후군에 의한 사망이 대부분 경찰의 제압 과정에서 발생한다는 점에 의구심을 갖는 연구자들도 있지만, 이는 관련성이 높은 것일 뿐 반드시 인과관계가 있다고 할 수는 없다. 저자들은 착한 사마리아인처럼 단지 도움을 주려 했던 행인들에게 몸부림을 제압당한 사람이 흥분섬망증후군으로 사망한 사례를 여러 건 보았다. 사실 의료기관 밖에서 흥분섬망이 나타나면 대부분은 경찰에 신고하게 되며, 심지어 최초 대응자가 응급구조요원이라도 경찰에 신고되는 경우가 많다. 경찰은 당사자를 체포하거나 병원으로 이송하게 되는데, 이 과정에서 폭력적으로 행동한다면 경찰은 그를 제압해야 한다.

흥분섬망증후군에 의한 사망자의 부검에서는 사망을 설명할 만한 외상이나 질병이 발견되지 않는다. 외상이 있다면 생전의 몸부림으로 설명할 수 있는 경미한 피부까짐이나 멍이 나타나는 것이 일반적이다. 몸부림 도중 목을 맞거나 목에 팔이 감겼다면 목에서 출혈이 확인될 수도 있다. 드물게 방패연골 위뿔이나 목뿔뼈의 골절이 발견되기도 한다. 이를 보고 사망자가 손졸림으로 사망했다고 판단할 수도 있지만, 목의 출혈이나 앞서 언급한 골절 모두 반드시 목이 졸려서 사망했음을 의미하는 것은 아니다. 이는 목에 압력이나 둔력이 작용했음을 나타낼 뿐이다. 이러한 손상 자체는 치명적이지 않다. 손졸림으로 사망하려면 적어도 2-3분 이상 목에 지속적인 압력이 가해져야 한다(제8장 "질식" 참고).

흥분섬망증후군에 의한 사망과 가장 관련이 높은 각성제 2가지는 코카인과 메스암페타민이다. 다만 펜시클리딘(phencyclidine, PCP)이나 디펜히드라민(diphenhydramine), 급성 또는 만성 알코올중독도 보고된 바 있다. 저자들은 쿠에티아핀(quetiapine)을 과다복용한 남자 청소년에게 흥분섬망증후군이 발생한 사례도 경험하였다. 이들 약물 모두 단기간 또는 장기간 복용했을 때 정신병적 행동이 나타날 수 있으며 노르에피네프린, 에피네프린, 도파민, 세로토닌 체계에 영향을 미칠 수 있다.

코카인은 강력한 중독성을 가진 마약으로서 코로 흡입하거나 정맥으로 주사하며, 프리베이스(freebase)나 크랙(crack) 형태로 흡연하기도 한다. 드물게 경구로 복용하기도 한다. 코카인의 증상으로는 편집장애(paranoia), 기괴하거나 변덕스럽거나 폭력적인 행동, 망상, 체온이나 심박수, 심근 수축력, 혈압의 증가 등이 있다. 코카인은 중추와 말초의 교감신경계를 모두 활성시킨다. 이는 시냅스전 신경끝의 아드레날린수용체가 노르에피네프린을 재흡수하지 못하도록 함으로써 강력한 교감신경 흥분제로 작용한다. 코카인은 코로 조금만 흡입해도 심장동맥을 수축시킬 수 있다. 코카인은 아드레날린 자극 외에도 강력한 혈관수축 물질인 엔도텔린-1(endothelin-1)을 증가시키고 혈관확장제인 산화질소의 생성을 감소시키는 것으로 나타났다. 즉, 코카인은 다양한 기전을 통해 심장의 산소공급을 감소시키고 심근허혈을 유발한다.

코카인은 도파민 수송체(dopamine active transporter, DAT)와도 강하게 결합하여 신경끝에서 방출된 도파민의 재흡수를 막아 결과적으로 시냅스에서 도파민을 증가시킨다. 이렇게 도파민 농도가 증가하면 코카인의 특징적인 흥분상태("the high")가 나타난다. 코카인 만성중독자는 뇌 둘레줄무늬체(limbic striatum)의 신경끝에 도파민 수송체 결합 부위의 밀도가 증가되어 있는데, 이는 신경적응의 일환으로 보인다.[18, 19] 코카인 만성중독자 중 흥분섬망으로 사망하지 않은 사람들은 도파민 수송체의 수가 정상이거나 증가되어 있었지만, 사망한 사람들은 감소되어 있었다[19]. 이는 이들에게 흥분섬망증후군이 발생한 이유를 설명해 준다.

코카인 때문에 흥분섬망이 발생한 사람들에게 나타나는 치명적인 부정맥은 아마도 카테콜아민의 현저한 증가와 이와 관련된 저칼륨혈증에 의한 심근허혈이 원인일 것이다. 흥분섬망증후군으로 심정지가 나타난 직후 심전도 검사를 해보면 전형적으로 무수축이나 무맥성 전기활동이 나타난다. 이러한 부정맥은 심폐소생술에 거의 반응하지 않아 예후가 좋지 않다. 심장에 대한 코카인의 또 다른 효과는 심장 재분극에 중요한 지연성 정류기 칼륨 전류(delayed rectifier potassium current, IK)를 억제하는 것이다. 코카인은 이온 통로가 열려서 비활성화된 곳에 우선적으로 결합하여 이를 억제한다. 그 결과 QT 간격이 증가하는데, 이는 심근의 재분극이 전반적으로 느려지는 현상과 부합한다. QT 간격의 연장은 치명적인 부정맥과 관련이 있다.

메스암페타민도 코카인처럼 경구 복용, 코 흡입, 정맥주사, 흡연 등의 방법으로 투여할 수 있는 중독성 각성제이다. 메스암페타민은 화학적으로 암페타민(amphetamine)과 유사하지만, 중추신경계에 미치는 영향은 더욱 크다. 메스암페타민이 만들어 내는 이상행복감(euphoria)은 코카인과 비슷하지만 더욱 오래 지속된다. 고용량을 투여하거나 만성적으로 사용하면 초조, 혼란, 환각, 편집장애, 공격성이 나타난다. 신체적으로는 도파민과 노르에피네프린이 증가하면서 중추와 말초의 교감신경이 자극되어 심박수와 혈압이 증가한다. 뇌에 작용하면 도파민 수송체의 수와 활동을 감소시켜 신경전달물질인 도파민을 다량 축적한다.[20, 21] 뇌에서는 축삭과 축삭끝을 손상시키는 등 직접적인 신경독성도 있는 것으로 보인다.[20, 21] 메스암페타민에 의한 흥분섬망증후군의 사망 과정은 코카인과 동일하며, 카테콜아민의 현저한 상승과 저칼륨혈증에 의한 심근허혈로 사망에 이른다.

코카인이나 메스암페타민 같은 각성제를 만성적으로 사용하면 심근병증도 발생하는데, 직접적 심장독성과 더불어 간접적으로는 약물유발고혈압과 심근의 괴사 및 허혈이 원인으로 생각된다.[22~24] 이러한 심근병증과 심비대는 치명적인 부정맥을 유발한다.[25, 26] 한 연구에서는 메스암페타민 만성 사용자 중 27.2%가 심전도에서 QT 간격이 연장된 것으로 나타났다. QT 간격의 연장은 부정맥 발생 및 급사와 관련이 있다.

흥분섬망증후군이 발생할 가능성이 있는 다른 약물로는 대마, 합성 대마, 에탄올, PCP, 신경이완제(neuroleptic)가 있으며, 이들은 모두 급성 정신질환이나 교감신경계의 자극과 관련이 있다. 이들은 코카인이나 메스암페타민과 동일한 기전으로 흥분섬망증후군을 일으키고, 직접적 심장독성을 비롯한 다양한 기전을 통해 급성 정신병적 상태와 심장 부정맥이 일어나기 쉬운 상태를 만드는 것으로 보인다.

흥분섬망증후군은 내부적인 정신질환이 있는 사람에게는 코카인이나 메스암페타민, 알코올과 같은 자극제를 사용하지 않아도 발생할 수 있다. 임상적으로는 이를 급성정신병삽화라고 하며, 조현병이나 조현정동장애(schizoaffective disorders), 양극성장애, 망상장애(delusional disorder)에서 나타나는 경향이 있다. 이러한 환자 중 상당수는 노르에피네프린, 에피네프린, 도파민, 세로토닌 체계가 선천적으로 잘 조절되지 않거나 이에 영향을 미치는 약물을 복용하고 있다. 예를 들어 조현병에서는 중추신경계와 말초신경계 모두 노르에피네프린의 대사가 원활하지 않다. 조현병 환자에 대한 한 연구에서는 약물치료를 받고 있든 그렇지 않든 혈장, 뇌척수액, 사후 뇌 조직에서 노르에피네프린 농도가 비정상적으로 증가해 있는 것으로 나타났다. 조현병 환자가 스트레스를 받으면 혈중 노르에피네프린이 이에 반응하여 정상인보다 더욱 크게 상승한다. 정신질환에 처방되는 여러 약물도 이러한 체계에 영향을 미친다. 예를 들어 삼환계 항우울제는 코카인이나 메스암페타민처럼 노르에피네프린의 재흡수를 차단한다. 할로페리돌(haloperidol)을 비롯한 조현병 치료제는 심장독성이 있어 심실 심근세포의 활동전위 지속시간에 영향을 미칠 수 있다. 이 지속시간은 세포막을 통과하는 이온 내부전류와 외부전류의 평형상태에 따라 결정된다. 위의 약물들은 이 흐름에 불균형을 일으키는데, 칼륨 이온이 세포 밖으로 나가지 못하게 막아 재분극을 차단하거나 심장세포로 들어가는 이온, 특히 나트륨이나 칼슘 이온의 내부전류를 억제함으로써 활동전위와 QT 간격을 연장시킨다. QT 간격의 연장은 염전성 심실빈맥 및 급사와 관련이 있다.[27, 28] 따라서 이러한 약물을 복용하던 사람에게 섬망과 몸부림에 의한 아드레날린 과다 및 그에 따른 저칼륨혈증이 발생하면 치명적인 부정맥이 나타날 수 있다.

약물을 사용하는 모든 사람에게 흥분섬망증후군이 나타나는 것은 아니다. 흥분섬망증후군에 의한 사망의 진단에 도움이 되는 특이적인 부검 소견은 없다. 다만 흥분섬망증후군에 취약한 집단이 있는지 확인하려는 연구는 계속되고 있다. 정신병적 증상과 조증은 모두 뇌 회로의 도파민 과활성과 관련이 있는데, 이는 오랫동안 신경정신병적 장애의 원인으로 생각되어 왔다.[29] 도파민의 표적이 되는 뇌의 특정 영역에서 나타나는 도파민 과다 및 불규칙한 신호 전달 역시 조현병과 조증의 기전 중 하나로 생각되는데, 도파민 길항제가 조증과 정신병을 효과적으로 완화하기 때문이다. 흥분섬망증후군에서도 도파민 수송체의 조절장애가 나타날 수 있다. 흥분섬망증후군 환자에서는 도파민 수송체의 조절 기능이 상실되어 시냅스에 도파민이 증가한다. 시냅스의 도파민이 증가하면 도파민 과다로 인해 강한 운동 흥분과 편집증이 나타나며, 기괴하거나 때로는 폭력적인 행동을 보인다.[29]

코카인은 흥분섬망증후군에서 가장 자주 검출되는 불법 약물이며, 특히 코카인 만성 남용자는 약물을 "폭식"하는 양상을 자주 보인다.[19] 이들은 며칠 연속으로 다량의 코카인이나 메스암페타민을 복용하여 정상적인 수면-각성 주기가 무너지고 신경정신학적 증상이 악화된다. 흥분섬망증후군은 코카인 남용자에게서 가장 자주 보고되지만, 메스암페타민, MDMA(3,4-methylenedioxy methamphetamine), PVP(α-Pyrrolidinopentiophenone), 메틸롬(methylome), 에페드린(ephedrine)을 비롯한 정신자극제도 이 증후군과 관련이 있다.[30] 이러한 정신자극제는 모두 도파민 수송체에 직접 결합하여 시냅스의 도파민 농도를 현저히 증가시킨다.

흥분섬망증후군 환자는 감정이 극도로 고조되어 심한 편집장애와 비이성적인 공포에 사로잡힌다. 앞서 언급한 생리적 문제 외에 뇌와 심장 사이의 비정상적인 신호전달 체계도 갑작스럽고 치명적인 부정맥을 초래할 수 있는데, 둘레계통(limbic system)의 도파민 신호전달이 과도하게 증가하면서 극심한 감정적 스트레스가 자율신경계 독성으로 전환될 수 있기 때문이다. 자율신경을 조절하는 뇌의 상위 중추에 나타나는 도파민 과다와 비정상적인 신호전달 현상 사이의 관련성은 흥분섬망증후군 환자의 갑작스러운 자율신경 기능 상실과 이에 따른 예상치 못한 급사를 설명할 수 있을 것으로 보인다.

불법 약물에 의한 것이든 기존의 정신질환에 의한 것이든, 환자는 정신병적 증상을 보이며 몸부림치게 된다. 몸부림의 생리적 효과는 약물 또는 기저질환에 의해 증폭되고, 치명적인 부정맥이 발생할 가능성이 커진다. 즉 흥분섬망증후군은 의학적 응급상황이므로, 이러한 증상을 보인다면 아직 심폐정지가 나타나지 않았더라도 응급실로 이송해야 한다. 안타깝게도 몸부림을 멈춘 환자는 보통 방치되었다가 어느 순간 호흡이 멈춘 상태로 발견되며, 심폐소생술을 받아도 회복되지 않는다.[31] 대부분 몸부림이 멈춘 직후나 그로부터 몇 분 안에 심폐정지가 나타나지만, 더 늦게 나타나는 경우도 있다. 구치소나 병원으로 이송되는 차량 안이나 응급실에 도착한 직후 심정지가 발생하기도 한다. 그러나 의료기관 안에서 흥분섬망증후군이 발생하더라도 환자들은 대부분 심폐소생술에 반응이 없다.

자세성/억압성 질식

경찰이나 응급구조대원은 몸부림치는 대상을 제압해야 한다는 판단을 종종 내리게 된다. 먼저 대화로 상황을 해결하려 시도하겠지만, 이는 실패할 때가 많다. 대상이 지시에 따르지 않으면 경찰은 대상을 붙잡고 손을 등 뒤로 돌려 수갑을 채우려고 시도하는데, 이는 대부분 몸부림을 더욱 과격하게 만드므로 경찰은 결국 대상을 바닥에 눕히게 된다. 손을 등 뒤로 돌려 수갑을 채워야 하므로 대상은 몸부림을 치는 동안 엎드려 있게 된다. 대상은 그 상태에서 몸을 흔들고 비틀면서 상대방을 발로 차고 입으로 물려고 한다. 대상이 더욱 격해지면 발목까지 수갑을 채워 손발을 함께 묶기도 하는데, 이를 최대한 제압된 엎드린 자세(prone maximal restraint position, PMRP) 또는 손발묶기(hog-tie position, hobble position, HTP)라고 한다. 또한 이처럼 대상을 바닥에 엎드리게 하여 손목과 발목에 수갑을 채울 때는 무릎으로 대상의 등을 누르거나 다른 사람이 대상 위에 엎드려서 압력을 가하게 된다.

이러한 자세와 이때 가해지는 힘 때문에, 억압성 질식(restraint asphyxia)도 몸부림 중 발생한 사망의 원인이나 기여요인으로 제안되고 있다. 호흡을 하려면 기도가 열려 있어야 하고, 폐는 가스교환이 가능해야 하며, 폐를 환기시킬 능력도 있어야 한다. 환기가 되려면 가슴벽, 가로막, 배벽이 움직여야 한다. 어떤 사람들은 엎드린 자세에서는 호흡이 제한되는데, 여기에 등에도 압력이 가해지면 환기 노력까지 방해를 받아 저산소증과 사망이 나타날 수 있다고 주장한다. 가장 크게 우려되는 것은 손발묶기 또는 PMRP로, 이는 엎드린 상태에서 손목을 등 뒤에 고정하고 양쪽 발목도 함께 묶은 뒤 수갑이나 밧줄, 사슬, 호블(hobble, 역주: 동물의 다리를 하나 이상 연결하여 움직임을 제한하는 장치) 등으로 손목과 발목을 연결하는 방법이다. 이제 손발묶기는 일반적인 사법절차에서는 더 이상 사용되지 않게 되었는데, 대상의 자세와 제압 방법 때문에 급사가 발생할 가능성이 있다는 우려 때문이다.[31~33] 손발묶기 상태에서 사망한 수감자들과 관련하여 수많은 민사소송이 제기되기도 했는데, 엎드린 사람을 이런 자세로 두면 환기 저하에 따른 호흡부전, 즉 자세성 질식이 발생한다는 주장이었다.

엎드린 자세와 바로 누운 자세에서 폐기능검사를 시행해보면 어느 정도의 변화를 측정할 수 있지만,[34] 임상적 의미는 없는 것으로 보인다.[35] 한 연구에서는 엎드린 사람의 등에 가해진 압력이 102.3kg(225lb) 이하이면 호흡이나 산소 및 이산화탄소의 혈중 농도에 임상적으로 유의한 변화가 없었다고 하였다.[36~39] 1988년 Reay 등은 운동 후 손발묶기 자세로 엎드려 있으면 말초혈액의 산소포화도와 심박수에 어떠한 변화가 나타나는지 확인하는 일련의 실험을 진행하였다.[40] 맥박산소측정기로 말초혈액의 산소포화도와 심박수를 측정했고, 이를 바탕으로 손발묶기 자세가 운동 후 회복을 지연시킨다고 판단했다. 이들은 가슴 호흡운동의 제한을 그 기전 중 하나로 추정했고, 피의자를 엎드린 자세로 제압하여 조사할 경우 제압된 자세와 그 영향을 고려할 것을 권고했다. O'Halloran과 Lewman은 1993년 발표한 논문에서 제압과 질식의 관련성을 고려하여 손발묶기에 의한 사망을 "억압성 질식" 또는 "자세성 질식"이라고 표현하였다.[41] 또한 손발묶기는 가슴과 배의 움직임을 방해하므로 대상을 질식에 빠뜨릴 위험이 있다고 주장했다.[31, 33, 42]

그러나 Chan 등은 이러한 주장에 반박했다.[35, 38] Chan 등은 더 체계적인 접근과 정교한 기술을 사용하여 실험을 반복했다. Chan 등은 실험에서 고강도의 신체활동 후 손발묶기를 시행한 결과, 엎드린 자세와 손발묶기 모두 호흡활동을 감소시키기는 했지만 "산소화나 환기에 임상적 영향을 미칠만한 변화"는 일으키지 않았다고 하였다.[35] 이 연구에서는 18-40세 피험자 15명을 대상으로 앉은 자세, 누운 자세, 엎드린 자세, 손발묶기 자세에서 폐기능검사를 통해 강제폐활량(forced vital capacity, FVC)과 1초간 강제날숨량(forced expiratory volume, FEV), 최대자발환기량(maximal voluntary ventilation, MVV)을 측정하였다. 이후 피험자들은 2차례의 운동기와 2차례의 휴식기를 거쳤다. 운동기에는 4분씩 자전거를 탔다. 휴식기에는 동맥혈기체분석(arterial blood gas analysis, ABGA)을 시행하고, 맥박수를 측정했으며, 일산화탄소-산소측정기와 맥박산소측정기를 이용해 산소포화도를 측정하고, 폐기능검사를 시행하였다. 휴식기 검사는 피험자의 자세에 따라 앉은 자세과 손발묶기를 번갈아 시행하였다. 휴식기에 앉아 있다가 운동을 하면 심박수는 분당 최대 164 ± 18.9회까지 증가했고, 손발묶기 자세로 있다가 운동을 하면 심박수는 분당 최대 174 ± 15.3회까지 증가했다. 운동 후 손발묶기 자세를 취한 상태에서 폐기능검사를 시행하면 제한성 환기장애의 양상을 보였다. 폐기능검사의 변화는 통계적으로는 유의했지만, **임상적으로는 의미가 없었다**. 동맥혈기체분석과 일산화탄소-산소측정기에 따르면 혈중 산소 농도는 예상대로 운동을 할수록 증가했는데, 이는 Reay 등의 연구 결과와는 달랐다. 가장 중요한 것은 운동 후 손발묶기 자세를 취해도 저산소증이 나타나지 않았고, 운동이나 제압 도중 혈중 이산화탄소가 증가하지도 않았다는 사실이었다. Chan 등은 손발묶기 등으로 제압된 자세가 호흡저하나 질식을 유발한다는 증거는 없다고 결론지었다.[43)]

손발묶기 자세가 사용되는 빈도는 크게 줄었지만, 이제는 경찰관이나 의료종사자가 대상을 제압하고 몸부림을 멈추기 위해 몸통 위쪽에 체중을 가했다가 환기장애로 사망에 이를 수 있다는 주장이 제기되고 있다. 이들은 주로 대상의 등 위에 가로질러 눕거나 무릎이나 손으로 등을 누르게 되는데, 이때 압력은 손발묶기만 할 때보다 가슴과 배를 더욱 압박하여[44~46)] 질식을 일으킨다고 생각되고 있다.[47)] Chan 등도 이를 알아보기 위해 엎드린 피험자의 등에 25-50lb(11.4-22.7kg)의 무게를 가했을 때 폐기능이 받는 영향을 조사했다.[38)] 손발묶기에 등의 압력이 추가로 가해졌는지와 관계없이, 폐기능검사에서 제한성 환기장애는 나타났지만 저산소증이나 고탄산증은 나타나지 않았다.

그러나 폭력적인 피의자를 제압해야 하는 경찰관은 50lb(22.7kg)가 넘는 힘을 가할 수 있고, 실제로 그렇게 하는 것으로 보인다. 2007년 Michalewicz 등은 이를 확인하기 위해 일련의 실험을 진행했는데,[48)] 손발묶기 자세나 엎드린 자세를 한 건강한 성인의 등에 90.1-102.3kg(198-225lb)의 무게를 가한 뒤 환기요구량과 대사요구량을 조사했다. 이들은 이러한 상황에서 환기예비량이 임상적으로 유의하게 제한되지 않는다는 것을 발견했다. 피험자가 손발묶기 자세에서 60초 동안 최대한 몸부림을 쳐도 대사기능이나 환기기능에는 임상적 변화가 나타나지 않았다. 이들은 "이전 연구 결과와 이번 결과에 따르면, 제압 대상의 예상치 못한 급사를 유발하는 원인은 제압 과정에 따른 호흡부전이 아닌 다른 요인인 것으로 보인다."라고 하였다.

Ross와 Hazlett도[50)] 엎드린 자세로 제압된 피의자의 등에 경찰관의 체중이 실리더라도 1-5분 안에는 생리적 악영향이 발생하지 않는다는 것을 보여주었다. Kroll 등은 경찰관이 엎드린 피의자의 등에 체중을 가하며 수갑을 채울 때 피의자에게 실제로 가해지는 힘을 측정하였다.[37)] 경찰관은 한쪽 또는 양쪽 무릎을 사용했고, 남녀 모두 측정하였다. 양쪽 무릎으로 눌렀을 때는 한쪽 무릎보다 더욱 큰 체중이 가해졌고, 그 무게는 평균 51lb(23.3 kg)에 경찰관 체중의 24%를 더한 만큼이었다. 한쪽 무릎으로 눌렀을 때는 33lb(15.4kg)에 남성의 경우 21lb(9.5kg)를 더한 힘이 가해졌고, 경찰관의 체중에 따라 달라지지는 않았다.

결과적으로, 여러 연구에서 엎드린 자세가 호흡장애를 일으키지 않는 것으로 나타났으므로 자세성/억압성 질식의 가설은 더 이상 성립하지 않는다.[35, 51, 52)] 또한 가슴에 170-182kg(375-400lb)의 무게가 가해지더라도 가로막 호흡으로 생존할 수 있다는 것이 알려져 있기도 하다.[51)] 다만 260 ± 26kg(573 ± 57lb)이 넘으면 갈비뼈의 다발성 골절로 치명적인 동요가슴이 나타난다. 이를 엎드린 자세로 제압된 피의자에게 적용해보면, 경찰관이 양쪽 무릎으로 등을 눌러 힘껏 체중을 가하더라도 피의자는 가로막 호흡이나 "복식" 호흡으로 숨을 쉴 수 있다는 것을 알 수 있다. 그러나 가슴과 배가 한꺼번에 4분 이상 눌리면 질식하여 사망할 수 있다. 이러한 현상은 군중 압착 사고에서 나타나며, 영상으로 잘 기록되어 있다. 이는 폭력적인 피의자를 엎드린 자세로 제압했을 때 발생하는 결과를 조사한 전향적 현장연구에서도 확인할 수 있다.[49, 53~55]

구속 의자

입원 전이나 법 집행 과정에서 협조가 되지 않으면 신체구속이 필요할 수 있다. 후자의 경우 특수 제작된 구속 의자(restraint chair)가 사용되고 있지만, 이를 이용해 제압된 사람들이 호흡장애와 질식에 빠질 위험이 있다는 우려도 있다.

Vilke 등은 구속 의자가 호흡이나 환기 기능에 영향을 미치는지 확인하고자 하였다.[56] 10명의 건강한 지원자들을 연령별 최대 예상심박수의 85%가 될 때까지 자전거를 타게 한 뒤, 무작위로 앉아서 쉬게 하거나 경찰 지침에 따라 구속 의자를 이용해 팔다리와 가슴을 고정했다. 피험자들은 각 자세를 30분간 유지했고, 11분 째와 30분 째에 폐기능검사를 시행하여 최대자발환기량을 측정했다. 동맥혈산소분압(PaO_2)과 날숨끝이산화탄소분압(partial pressure of end-tidal CO_2, $PETCO_2$)은 지속적으로 측정하였다. 피험자들은 45분간 휴식을 취한 뒤 다른 자세로 실험을 반복했다. 구속 의자와 앉은 자세에서 측정된 각 수치를 비교한 결과, 최대자발환기량은 임상적 의미가 없는 수준으로 미미하게 감소하였고 저산소증은 나타나지 않았다.[56]

목조르기나 목눌림에 의한 사망

몸부림을 진압하는 사람은 주로 경찰관으로, 대상을 무력화하거나 수갑을 채워 제압하기 위해 목에 팔을 두르거나 누르기도 한다. 어떤 경우에는 이러한 행위로 질식사가 발생했다는 가설이 제기될 수 있다. 질식사는 이미 제8장에서 자세히 설명했지만, 여기에서는 몸부림 도중 발생한 사망과 직접 관련된 몇 가지 문제를 다룰 것이다.

목을 누르는 방법에는 **목조르기**와 **목동맥 누르기**의 2가지가 있다. 제8장에서 설명한 것처럼, **목조르기**에서는 아래팔이나 손전등 같은 물체를 상대방의 목 앞쪽에 가로로 걸친다(그림 19.2). **목동맥 누르기**에서는 팔오금이 상대방의 목 중앙선에 위치한다(그림 19.3).

2가지 방법 모두 팔과 아래팔을 사용하여 상대방의 목과 그 안쪽의 목동맥을 압박하게 된다. 너무 강하게 누르면 후두나 목뿔뼈가 골절될 수 있다. 이러한 손상은 목에 외력이 가해졌음을 나타내는 지표일 뿐이다. 이는 목에 가해진 압력을 나타낼 수도 있고 둔력을 나타낼 수도 있다. 출혈이든 골절이든 손상 자체는 사망 원인이 아니다. 사망에 이르려면 목이 일정 시간 지속적으로 압박되어야 한다.

이러한 방법으로는 기도가 잘 압박되지 않으며, 2가지 방법 모두 기도가 압박되지 않아도 효과가 나타난다. 목동맥은 약 11-12lb(역주: 5kg), 목정맥은 4.4lb(역주: 2kg) 정도의 압력이 가해지면 폐쇄된다. 즉, 목의 혈관은 기도보다 훨씬 눌리기 쉽다. 피해자가 숨을 쉴 수 없다고 호소했다는 것을 근거로 기도가 눌려 사망한 것이라고 주장하기도 하지만, 이

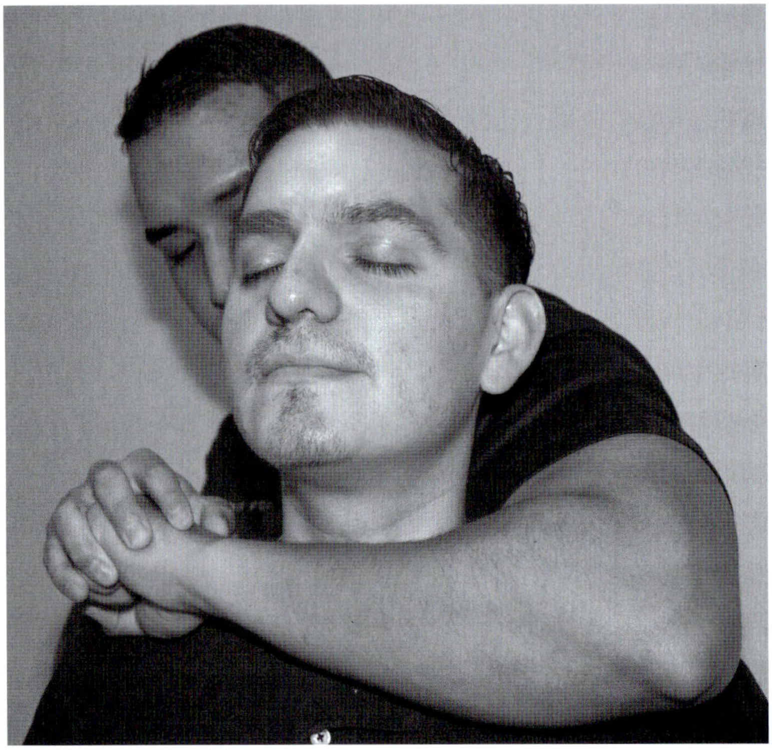

그림 19.2 목조르기를 시연한 모습.

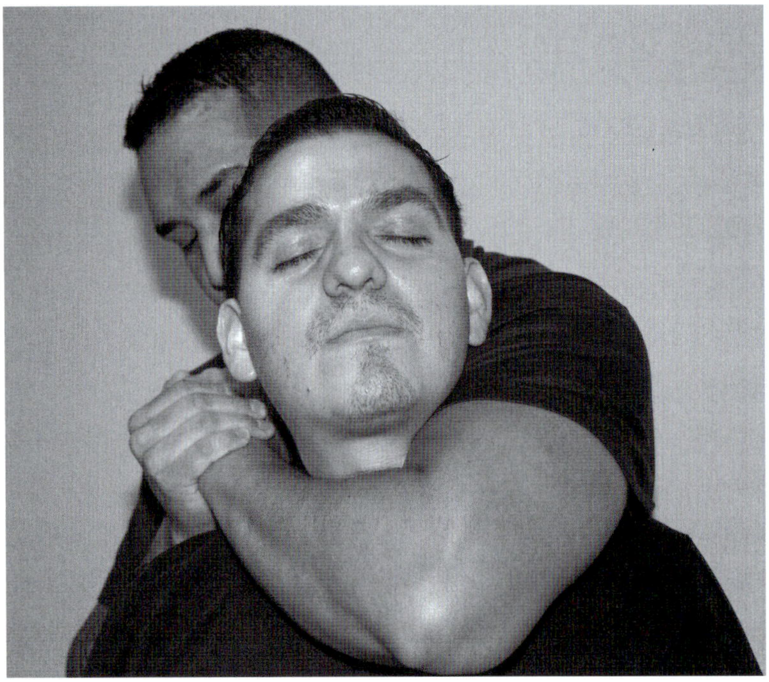

그림 19.3 목동맥 누르기를 시연한 모습.

는 불가능하다. 피해자가 이런 말을 하려면 "숨을 쉬어서" 성대 위로 공기를 올려 보내야하기 때문이다.

뇌의 혈액 공급은 대부분 목동맥이 담당하며 나머지는 척추동맥이 공급한다. 10-15초간 목동맥이 압박되면 뇌가 저산소증에 빠져 의식을 잃는다. 목조르기가 풀리고 나면 20-30초 안에 의식이 회복되어야 한다. 목동맥이 2-3분 이상 계속 눌렸다면 목의 압력이 풀려도 호흡이 곧바로 돌아오지 않을 수 있다. 그러나 심폐소생술에는 반응할 것이다.

제8장에서 설명한 바와 같이, 건강한 사람의 목에 일시적인 압력이 가해져 사망한 경우 이를 목동맥팽대의 자극에 의한 혈관미주신경 반응, 즉 반사성 심장사라고 주장하기도 한다. 정상인은 목동맥팽대에 압력이 가해졌을 때 심박수가 분당 최대 6회 감소하고 혈압이 최대 10mmHg 감소하는 등의 미미한 변화만 나타난다.[57] 그러나 어떤 사람은 목동맥팽대의 자극에 극단적인 반응을 보인다. 목동맥팽대증후군(carotid sinus syndrome), 즉 목동맥팽대가 과활성되거나 과민한 상태라면 이와 같은 반응이 증폭되어 실신이나 심한 저혈압이 발생할 수 있다. 이로 인해 사망한 사례가 있다는 보고도 있지만,[57] 원문을 살펴보면 사망자들은 이미 사망 원인이 될 만한 중증의 심혈관질환을 갖고 있었다. 이러한 현상을 추가로 조사한 결과, 과활성 또는 과민성 혈관미주신경 반응은 55세 이상과 중증 심혈관질환이 있는 사람에게만 나타나는 것으로 밝혀졌다.[58, 59] 반면 흥분섬망증후군으로 사망하는 사람들은 대부분 사망을 설명할 만한 기저질환이 없던 젊은 남성들이다.

호신용 스프레이

호신용 스프레이는 주로 고추에서 추출된 캡사이신(capsaicin)과 4가지 유도체 성분으로 이루어져 있다.[60] OC(oleoresin capsicum) 스프레이라고도 불리며, 미국 전역은 물론 전 세계적으로 널리 사용된다. 스프레이 용기는 일반적으로 캡사이신 운반체, 추진제, 에어로졸 밸브 노즐로 구성된다. 운반체로는 물이나 알코올이 사용된다. 캡사이신의 농도는 일반 판매용인 1%부터 경찰용인 5-10%까지 다양하다.

호신용 스프레이를 사람의 얼굴에 분사하면 몇 초 안에 눈의 점막에 작용하여 따끔거림, 눈물, 눈꺼풀연축(blepharospasm)을 유발하여 저절로 눈을 감게 만든다. 호신용 스프레이의 성분은 감각신경의 신경전달물질을 고갈시켜 비만세포를 활성화하고 히스타민을 분비시켜 기관지경련과 점액 생산을 촉진한다. 캡사이신은 일시적인 후두마비를 유발하여 말을 할 수 없게 만들 뿐만 아니라, 호흡기 점막에도 작용하여 기침이나 기관지수축, 점액분비, 호흡곤란을 유발한다. 이러한 효과는 일반적으로 20-30분 후 사라진다.

호신용 스프레이는 그 효과 덕분에 사법기관에서 널리 사용되고 있으며, 사건 현장에서 폭력적이고 위험한 용의자를 비교적 작은 힘으로도 신속하고 효과적으로 제압할 수 있다. OC 스프레이의 효과에도 불구하고 안전성에 대한 우려는 커지고 있는데, 자세성 제압을 당한 상태에서 스프레이까지 사용되는 경우가 특히 그렇다. 체포 과정에서 OC 스프레이에 노출된 뒤 기침이나 구역, 호흡곤란으로 구금 중 사망하는 사람이 다수 발생하자, OC 흡입이 치명적인 호흡기 손상을 일으킬 위험이 있다는 주장이 제기되었다. 그러나 조사 결과 호신용 스프레이가 사망 원인이라는 결정적 증거는 찾아낼 수 없었다. 실제로 이러한 용의자는 모두 스프레이가 사용되었을 당시 흥분섬망 상태였고, 독성학 검사에서 코카인이나 메스암페타민이 검출되었다. 정신질환 병력이 있는 경우도 있었다. 저자들은 흥분섬망 상태에서 호신용 스프레이를 여러 번 뿌려도 효과가 없었던 사례를 많이 경험했는데, 코카인으로 흥분섬망이 나타난 경우도 있었고, 급성정신병삽화가 나타난 경우도 있었다.

심지어 자세성 제압을 당한 상태에서도 OC 스프레이의 흡입이 호흡기능이나 폐기능에 심각한 위험을 초래하지 않는다는 연구 결과도 있다. Chan 등은[61] OC 스프레이 흡입이 산소나 이산화탄소 수치에는 상당한 영향을 미치는 것을 확인했지만, 일부 피험자에서는 이산화탄소 수치가 감소하여 오히려 OC 스프레이가 환기를 약간 증가시킨 것으로 보였다. 또한 자세성 제압 상태에서 각각 OC 스프레이와 가짜(placebo) 스프레이가 적용된 두 집단 사이에서도 차이를 확인할 수 없었다. 폐기능이 약간 저하되긴 했지만 임상적으로 유의하지는 않았다. 그러나 OC 스프레이는 천식이나 만성폐쇄폐질환 같은 호흡기계 기저질환이 있는 사람들에게는 급성 악화를 유발할 수 있다. 이들은 즉각적인 호흡부전이 나타나 숨을 잘 쉬지 못하며, 부검에서는 폐가 과팽창되어 있고 기관지가 점액으로 막혀 있는 것을 볼 수 있다.

전기근육교란장치

전기근육교란장치(electro-muscular disruptive devices, EMDDs)의 가장 유명한 상표명은 TASER®, 즉 테이저건이다. 이는 총과 유사한 모양이며 전극 1쌍, 다트 2개, 일회용 추진제(주로 압축질소)로 구성된 카트리지가 장착된다. 카트리지는 사용할 때마다 매번 교체해야 하는데, 이를 발사하면 압축질소가 2개의 뾰족한 다트를 약 50-60m/s의 속도로 날려보낸다(그림 19.4).

카트리지의 발사 범위는 다양하게 설계되며, 경찰용은 최대 35ft(10.6m), 일반용은 15ft(4.5m)까지 발사된다. 전극이 연결된 다트는 옷을 뚫을 정도로 뾰족하고, 가시가 있어 일단 박히면 잘 빠지지 않는다. 각 다트의 무게는 2g 미만이며, 뾰족한 부분의 길이는 10mm, 몸통의 길이는 2-3cm 정도이다. 다트는 와이어로 본체에 연결되어 전기를 공급받는다.

대부분의 전기근육교란장치는 장비 끝에 있는 전극을 이용해 "스턴건(dive-stun, stun-gun)" 방식으로 사용될 경우 접촉된 신체 부위에 전류를 방출하는 기능도 가지고 있다(그림 19.5). 이러한 스턴건 방식은 상대방을 무력화시키지는 못해도 통증을 유발하여 용의자의 검거에 도움이 될 수 있다.[62]

장치가 발사되면 전극이 연결된 다트가 근육에 전류를 흘려 자발조절기능을 교란함으로써 "신경근육의 무력화"를 유발한다. 다트의 끝부분에는 목표대상의 의복에 고정되도록 가시가 달려 있고, 와이어를 따라 전달된 전류가 2개의 가시 사이에 짧은 아크전류를 생성하여 그 회로에 걸려든 근육을 수축시킨다. 전기근육교란장치는 직류나 교류가 아닌 펄스전류로 약 1,200V를 전달하도록 설계되었고, 약 0.1ms의 충격을 초당 19회 가한다.[62] 또한 골격근의 특성을 이용하여 전류가 골격근보다 더 깊이 침투하지 않도록 설계되었다.[63] 설계 목적은 낮은 전류로 근육을 수축시키는 것이다.[62]

앞서 제16장에서 A=V/R이고 인간의 전기 저항은 대부분 피부에서 발생하며, 피부의 위치와 두께에 따라 저항의 크기는 100,000-1,000,000Ω이라고 하였다. 또한 인간은 전류량이 적어도 1mA를 넘어야 따끔거림을 느낄 수 있다고 하였다. 5mA는 근육 경련, 15-17mA는 근육 수축을 유발하는데, 이것이 전기근육교란장치의 목표이다. 그러나 더 강한 전류인 50mA에서는 모든 근육이 수축되거나 호흡이 마비되어 사망할 수 있고, 75-100mA에서는 심실세동이, 1A 이상에서는 심정지가 나타날 수 있다. 즉, 전기근육교란장치에서 1,200V의 전압이 발생하여 100,000Ω의 저항을 만나면 전류량은 약 12mA인데, 이는 근육 수축은 일으킬 수 있지만 사망하기엔 너무 약하다.

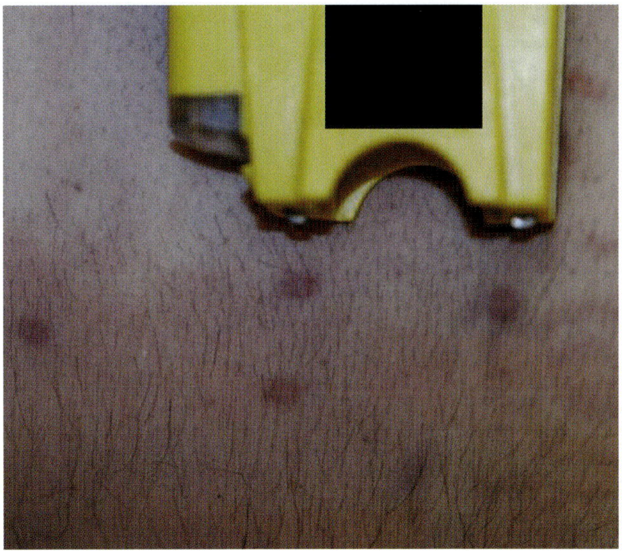

그림 19.4 "스턴건"처럼 사용된 테이저건과 접촉하여 발생한 사망자 몸통의 본뜨손상.

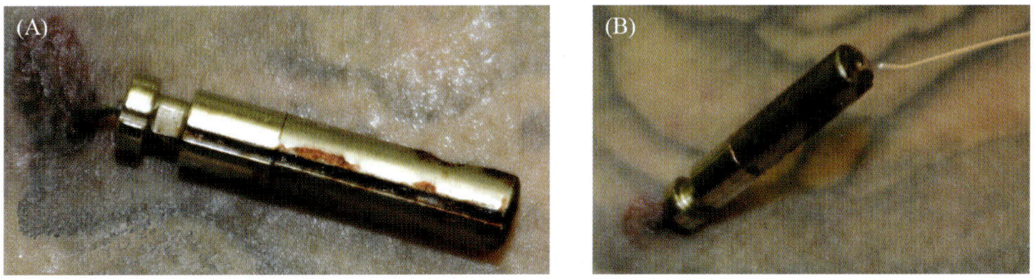

그림 19.5 **(A**와 **B)** 사망자의 가슴 피부에 박힌 전기근육교란장치의 다트.

전기근육교란장치의 가시가 치명적인 부정맥을 유발하여 사망할 수 있다는 가설이 제기되기도 하였다. 이는 전기근육교란장치를 스턴건 방식으로 사용했을 때는 불가능한데, 이때 생성된 전류는 고작 3-4cm만 이동하며, 심장전도계를 포획(capture)하기엔 전류량이 부족하기 때문이다. 이러한 주장은 주로 돼지를 대상으로 한 전기근육교란장치 발사실험에 근거하고 있다. 그러나 돼지와 사람의 심근 사이에는 큰 차이가 있다고 알려져 있다. 돼지가 사람보다 전류에 3배 더 민감하다는 것이다. Bharati 등이 돼지와 사람의 전기생리학적 및 해부학적 차이를 연구한 결과, 돼지는 사람보다 맥박이 빠르고, 심전도의 PR 및 H-V 간격이 짧으며, 굴심방전도시간(sinoatrial conduction time)이 상대적으로 짧은 것으로 나타났다.[64] 이러한 차이로 인해 부정맥에 의한 급사 실험 모델로 돼지를 사용할 때는 주의가 필요하다.

전기근육교란장치의 가시로 심장전도계를 포획할 수 있다고 가정하면, 감전에 의한 부정맥은 심실세동이어야 하고, 전기는 인체에 축적되지 않으므로 이는 장치가 작동하는 동안 발생해야 한다. 심실세동이 일어나면 5-15초 안에 의식을 잃고 1-2분 안에 호흡이 멈춘다. 전류가 심실빈맥을 일으킬 수 있다고 주장하는 사람도 있지만, 이는 불안정하여 약 35초면 심실세동으로 전환된다. 전기적 손상으로 심실빈맥이 발생한 사례가 드물게 보고되어 있지만, 이것이 심정지로 진행한 사례는 없다. 그러나 전기근육교란장치로 사망한 사례는 대부분 즉시 사망하지 않고 몇 분 뒤에 사망했으므로, 심장전도계의 포획이 원인일 가능성은 거의 없다.

미국응급의학회(American Academy of Emergency Medicine, AAEM)는 최근 전자기기를 이용해 경찰에 제압된 환자들에 대한 진료지침 개정안을 발표하였다.[65] 동료평가를 거친 이 지침에서는 전기근육교란장치의 사용과 관련된 몇 가지 문제를 충실히 조사하여 인용하고 있으므로 살펴볼 만하다. 이 지침의 결론에서는 "전기근육교란장치가 사용된 환자에게는 임상적 평가와 검사가 반드시 시행되어야 하는데, 이는 해당 장치가 사용되었기 때문이 아니라, 알코올중독이나 약물중독, 흥분섬망증후군, 의식변화, 신체적 탈진, 정신질환 등 이 장치를 사용하는 계기가 된 기저질환의 상태를 확인하기 위한 것이다."라고 하였다.[65] 저자들은 흥분섬망증후군을 진정시키기 위해 전기근육교란장치가 사용되었으나 효과가 없었던 여러 사례를 검토하였다. 가시가 옷에 걸려서 피부에 닿지 않은 경우도 있고, 노르에피네프린-에피네프린 체계의 흥분으로 전류에 반응하지 않은 경우도 있고, 가시가 제대로 작동하지 않은 경우도 있었다.

전기근육교란장치에 의한 손상이 발생하기도 하는데, 갑작스러운 근육 수축과 자기보호능력의 상실로 낙상하여 다칠 수 있다. 가시가 눈이나 머리안으로 뚫고 들어가기도 한다. 강력한 근육 수축으로 골절이 발생했다는 보고도 있다.

전기근육교란장치는 비살상무기가 아니며, 덜 치명적일 뿐이다. 전기근육교란장치에서 발생한 전류가 직접적인 사망 원인이 될 수 있다는 증거는 없지만, 흥분섬망증후군이나 다른 기저질환에 의한 몸부림이나 교감신경 활성에 기여할 수 있다는 것은 분명하다. 200만 명이 넘는 경찰관이 전기근육교란장치를 자신에게 사용해 본 것으로 추정되지만 그중 사망하거나 치명적인 부정맥이 발생한 사람은 없었다.

부검을 비롯한 조사와 사망진단

몸부림 도중 또는 이후 사망이 발생했다면 사건의 진행 순서를 비롯하여 사망에 이르게 된 과정과 사망 당시 정황이 완전히 조사되어야 한다. 몸부림의 지속시간, 몸부림 도중 발생한 사건들(예를 들어 사망자의 자세나 목누르기 여부, 호신용 스프레이나 전기근육교란장치의 사용 여부), 심정지 전후의 의학적 처치와 투여 약물, 의식소실의 정확한 시점은 반드시 확인되어야 한다. 사망자의 모든 의무기록도 확보되어야 한다. 완전한 부검이 시행되어야 하며, 여기에는 완전한 독성학 검사와 특히 심장을 비롯한 모든 장기에 대한 현미경 검사가 포함되어야 한다.

사망 원인이 흥분섬망증후군으로 의심된다면 법의병리학자는 사망을 둘러싼 모든 사실이 밝혀지고 완전한 부검과 독성학 검사가 완료될 때까지 사망 원인을 판단해서는 안 된다. 특히 경찰이 관련되었다면 사망에 대한 논란이 일어나기 쉬우므로 되도록 경험이 풍부한 법의병리학자가 직접 부검하거나 지도하는 것이 권장된다. 시신에 눈에 띄는 손상이 없더라도 사진은 찍어두어야 한다.

흥분섬망증후군 등에 의한 몸부림 과정에서 또는 그에 따른 결과로 사망한 경우, 저자들은 사망진단서에 좀 더 구체적으로 사망 원인을 서술할 것을 권한다. 예를 들어 "코카인과 알코올 등을 복용한 상태에서 격렬한 몸부림 도중 발생한 심폐정지" 또는 "중증의 죽상경화성 심혈관질환 상태에서 몸부림 도중 발생한 급성 심정지"등으로 쓸 수 있다. 정신질환이 있다면 이는 기여 요인이 될 수도 있고 사망 원인에 포함될 수도 있다. 이러한 경우 사망의 종류는 몸부림의 역할을 고려하여 보통 타살로 판단된다. 만약 정신질환이 있던 사망자가 홀로 몸부림치다가 사망했다면 사망의 종류는 해당 지역의 관행에 따라 내인사가 될 수도 있고 사고사가 될 수도 있다.

참고자료

1. Insel PA, Seminars in medicine of the Beth Israel Hospital, Boston: adrenergic receptors - evolving concepts and clinical implications (review article). New Engl J Med 1996; 334(9):580-585.
2. Calzada BC and De Artinano AA, Alpha-adrenoceptor subtypes. Pharm Res 2001; 44(3):195-208.
3. Guimaraes S and Moura D, Vascular adrenoceptors: an update. Pharm Rev 2001; 53:319-356.
4. Heusch G, Baumgart D, Camici P, et al., [Alpha]-adrenergic coronary vasoconstriction and myocardial ischemia in humans. Circulation 2000; 101(6):689-694.
5. Hajjar RJ and MacRae CA, Adrenergic-receptor polymorphism and heart failure. N Engl J Med 2002; 347(15):1196-1198.
6. Small KM, Wagoner LE, Levin AM, Kardia SLR, and Liggett SB, Synergistic polymorphisms of B_1 and $alpha_{2c}$ adrenergic receptors and the risk of congestive heart failure. N Engl J Med 2002; 347(15):1135-1142.
7. Dimsdale JE, et al., Post exercise peril: plasma catecholamine and exercise. JAMA 1984; 252:630-632.
8. Young DB, et al., Potassium and catecholamine concentrations in the immediate post exercise period. Am J Med Sci 1992; 304(3):150-153.
9. Rastergar A and Soleimani M, Hypokalaemia and hyperkalaemia. Postgrad Med J 2001; 77:759-764.
10. Gennar FJ, Current concepts: hypokalemia (review article). N Engl J Med 1998; 339(7):451-458.
11. Medbo JI and Sejersted OM, Plasma potassium changes with high intensity exercise. J Physiol 1990; 421:105-122.
12. Lindinger MI, Potassium regulation during exercise and recovery in humans: implications for skeletal and cardiac muscle. J Mol Cell Cardiol 1995; 27:1011-1022.
13. Paterson DJ, et al., Effect of catecholamines on the ventricular myocyte action potential in raised extracellular potassium. Acta Physiol Scand 1993; 148:177-186.
14. Leitch SP and Paterson DJ, Interactive effects of K^+, acidosis, and catecholamines on isolated rabbit heart: implications for exercise. J Appl Physiol 1994; 77(3):1164-1171.
15. Bell LV, On a form of disease resembling some advance stages of mania and fever. Am J Insanity 1849; 6:97-127.
16. Cancro R, The introduction of neuroleptic: a psychiatric revolution. Psychiatr Serv 2000; 51(3):333-5.
17. Lieberman JA, et al., Drugs of the psychopharmacological revolution in clinical. Psychiatr Serv 2000; 51(10):1254-8.
18. Staley JK, Hearn WL, Ruttenber AJ, Wetli CV, and Mash DC, High affinity cocaine recognition sites on the dopamine transporter are elevated in fatal cocaine overdose victims. J Pharmacol Exp Ther 1994; 271:1678-1685.
19. Mash DC, Pablo J, Ouyang Q, Hearn WL, and Izenwasser S, Dopamine transport function is elevated in cocaine users. J Neurochem 2002; 81:292-300.
20. Fleckenstein AE, Gibb JW, and Hanson GR, Differential effects of stimulants on monoaminergic transporters: pharmacological consequences and implications for neurotoxicity. Eur J Pharmacol 2000; 406(1):1-13.
21. McCann UD and Ricaurte GA, Amphetamine neurotoxicity: accomplishments and remaining challenges. Neurosci Biobehav Rev 2004; 27(8):821-826.
22. Karch SB, Green GS, et al., Myocardial hypertrophy and coronary artery disease in male cocaine users. J Forensic Sci 1995; 40(4):591-595.
23. Wiener RS, Lockhart JT, and Schwartz RG, Dilated cardiomyopathy and cocaine abuse: report of two cases. Am J Med 1986; 81:699-701.
24. Karch SB (Ed), Karch's Pathology of Drug Abuse 3rd ed. CRC Press, Boca Raton, FL, 2002.
25. Silver MD, Gotlieb AI, and Schoen FJ, Cardiovascular Pathology. Churchill Livingstone, Philadelphia, PA, 2001.
26. Spitito P, Bellone P, et al., Magnitude of left ventricular hypertrophy and risk of sudden death in hypertrophic cardiomyopathy. New Eng J Med 2000; 342(24):1778-1785.
27. Witchel HJ, Hancox JC, and Nutt DJ, Psychotropic drugs, cardiac arrhythmia, and sudden death. J Clin Psychopharmacol 2003; 23(1):58-77.
28. Roden DM, Drug-induced prolongation of the QT interval. N Engl J Med 2004; 350(10):1013-1022.

29. Mash DC, Excited delirium and sudden death: a syndromal disorder at the extreme end of the neuropsychiatric continuum. Front Physiol 2016; 7:435.

30. Mash DC, et al., Brain biomarkers for identifying excited delirium as a cause of sudden death. Forensic Sci Int 2009; 190:e13-e19.

31. Stratton SJ, Rogers C, Brickett K, and Gruzinski G, Factors assocaitaed with sudden death of individuals requiring restraint for excited delirium. Am J Emerg Med 2001; 19(3):187-191.

32. Pollanen MS, et al., Unexpected deaths related to restraint for excited delirium: a retrospective study of death in police custody and in community. Can Med Assoc J 1998; 158:1603-1607.

33. Reay DT, et al., Positional asphyxia during law enforcement transport. Am J Forensic Med Pathol 1992; 13:90-97.

34. Palmon SC, Kirsch JR, Depper JA, and Toung TJ, The effect of the prone position on pulmonary mechanics is frame-dependent. Anesth Analg 1998; 87(5):1175-1180.

35. Chan TC, et al., Restraint position and positional asphyxia. Ann Emerg Med 1997; 30(5):578-586.

36. Eisele JW, et al., Comparison of respiratory function in the prone maximal restraint position with and without additional weight force on the back. Presented at the Annual Meeting of the American Academy of Forensic Science, Reno, NV, Feb. 21-26, 2000.

37. Kroll MW, et al., Applied force during prone restraint is officer weight a factor? Am J Forensic Med Pathol 2019; 40:1-7.

38. Chan TC, et.al., Weight force during prone restraint and respiratory function. Am J Forensic Med Pathol 2004; 25:185-189.

39. Schmidt P and Snowden T, The effects of positional restraint on the heart rate and oxygen saturation. J Emerg Med 1999; 17:777-782.

40. Reay DT, Howard JD, Fligner CL, and Ward RJ, Effects of positional restraint on oxygen saturation and heart rate following exercise. Am J Forensic Med Pathol 1988; 9(1):16-18.

41. O'Halloran RL and Lewman LV, Restraint asphyxiation in excited delirium. Am J Forensic Med Pathol 1993; 14(4):289-295.

42. Ross DL, Factor associated with excited delirium death in police custody. Mod Pathol 1998; 11:1127-1137.

43. Chan TC, Vilke GM, Neuman T, and Clausen L, Restraint positional asphyxia. Ann Emerg Med 1997; 30(5):578-586.

44. Lifschultz BD and Donoghue ER, Death in custody, in Welch C (Ed) Legal Medicine Annual. Butterworth, Salem, NH, 1991, pp 45-70.

45. Mittleman R and Davis J, Death from custody? Forensic Pathol 1991; 22(2):98

46. Reay DT and Howard JD, Restraint position and positional asphyxia. Am J Forensic Med Pathol 1999; 20:300-301.

47. Reay DT, Death in custody. Clin Lab Med 1998; 18:1-22.

48. Michalewicz BA, Chan TC, Vilke GM, Levy SS, Neuman TS, and Kolkhorst FW, Ventilatory and metabolic demands during aggressive physical restraint in healthy adults. J Forensic Sci 2007; 52(1):171-175.

49. Chan TC and Vilke GM, et.al., Reexamination of custody restraint position and positional asphyxia. Am J Forensic Med Pathol 1998; 19:201-205.

50. Ross DL and Hazlett MH, Prospective analysis of the outcomes of violent prone restrasint incidents in policing. Forinsic Res Crim Int J 2016; 2:1-10.

51. Chan TC, Vilke GM, and Neuman T, Restraint position and positional asphyxia. Am J Forinsic Med Pathol 200; 21:93.

52. Siddle BK, Chapter 5, HFRG tactical handcuffing, in Human Factor Research Group Inc. (Ed) Threat Pattern Recognition Use of Force Student Training Manual. Millstadt, IL, 2017.

53. Hall CA, Votova K, et al., Restraint in police use of force events: examining sudden in custody death for prone and not-prone positions. J Forensic Legal Med 2015; 31:29-35.

54. Lasoff D, Hall C, et al., Outcomes of use of force followed with prone restraint. J Forensic Med 2017; 2:119.

55. Bozeman WP, Stopyra JP, et al., Injuries associated with police use of force. J Trauma Acute Care Surg 2018; 84:466-472.

56. Vilke GM, et al., Evaluation of the ventilatory effects of a restraint chair on human subjects. J Emergency Med 2011; 40(6):714-718.

57. Weiss S and Baker JP, The carotid sinus reflex in health and disease. Medicine (Baltimore) 1933; 12:297-354.

58. Thomas JE, Hyperactive carotid sinus reflexes and carotid sinus syncope. Mayo Clin Proc 1969; 44:127-139.

59. Walter PF, Crawley IS, and Dorney ER, Carotid sinus hypersensitivity and syncope. Am J Cardiol 1978; 42:396-403.

60. Busker RW and van Helden HPM, Toxicologic examination of pepper spray as a possible weapon for the Dutch police. Am J Forensic Med Pathol 1998; 19(4):309-316.

61. Chan TC, Vilke GW, Clausen J, et al., Pepper Spray's Effects on a Suspect'S Ability to Breathe National Institute of Justice Research in Brief. U.S. Department of Justice Office of Justice Programs, December 2001.

62. Kroll MW, Crafting the perfect shock. IEEE Spectr 2008; 44(12):27-31.

63. Panescu D, Nerheim M, Kroll M, et al., New Conducted electrical weapons: electrical safety relative to relevant standards. Conference Proceedings, Annual International Conference of the IEEE Engineering in Medicine and Biology Society, 2017.

64. Bharati S, Levine M, Huang SK, et al., The conduction system of the swine heart. Chest 1991; 100(1):207-212.

65. Vilke GM, Bozeman WP, and Chan TC, Emergency department evaluation after conducted energy weapon use: review of the literature for the clinician. J Emerg Med 2011; 40(5):598-604.

의료과실

20

의사는 자신의 실수를 숨길 수 있지만, 건축가는 고객에게 덩굴로 가리라고 할 수밖에 없다.

- Frank Lloyd Wright

불행히도 의료적 처치 중 환자가 사망하는 일은 피할 수 없다. **미국법의관협회(NAME)의 지침에서는**, 고위험 환자가 필수적인 처치 중 사망하거나 치료 계획에 포함된 약물의 독성으로 사망하면 내인사로 간주한다.[1] 구체적인 예로는 심장질환이 있는 고령의 환자가 심장동맥우회술(coronary artery bypass surgery, 역주: 원문에는 coronary artery bypass graft procedure라고 나와있다)이나 암으로 결장절제술(colectomy)을 받던 중 사망하는 경우가 있다. 또한 질병의 진단이나 적절한 치료가 실패하여 사망하는 것도 내인사로 간주한다. 예를 들어 기침이 있는 환자가 폐렴을 진단받지 못하고 패혈증으로 사망하는 경우가 있다. 반면 의료 장비의 부적절한 사용이나 오작동에 의한 사망과 진료 과정의 명백한 과실에 의한 사망은 사고사로 간주하며, 환자에게 피해를 주려는 의도가 있었다면 심지어 타살로 볼 수도 있다. 예를 들어 내시경 검사 중 물 대신 공기를 주입하여 공기색전증을 일으켰다면 사고라고 할 수 있지만,[1] 장비나 약물을 다른 목적으로 오용하여 사망했다면 타살로 판단할 수 있다.

사망의 종류와 의료과실(medical malpractice, medical misadventure)의 유무는 별개로 판단해야 한다. 유족들은 표준적인 진료를 하지 않았다며 의사를 의료과실로 고소하곤 하는데, 실제로 의료과실이 있을 수도 있지만 이는 사망의 종류와 특별한 관련이 없으며 법의관이나 검시관이 개입하게 되는 경우도 많지 않다. 의료과실이 있더라도 질병에 의한 사망은 법의관의 소관이 아닐 때가 많다. **사망의 원인과 종류는 이러한 점을 고려하여 지역별 관행, 보건당국의 지침, 사망진단서를 발급하는 의사 개인의 의견에 따라 결정되곤 한다.**

약물 관련 사망

앞서 설명했듯이 치료 과정에서는 약물에 의해 사망할 수 있다. 항암화학요법에 사용되는 약물이나 부정맥 치료제 같은 다양한 약물은 독성 효과가 있지만 바로 그러한 효과 때문에 치료에 사용된다. 이러한 약물이 치료 목적으로 사용되었다면 독성 효과가 발생했더라도 내인사로 분류된다. 이러한 예로는 항경련제에 의한 독성표피괴사용해(toxic epidermal necrolysis, TEN)나 스티븐스-존슨 증후군(Stevens-Johnson syndrome, SJS), 심부전에 처방된 아미오다론

(amiodarone)에 의한 폐 독성, 항응고제인 와파린(warfarin)에 의한 출혈 경향 등이 있다. 이러한 약물이 의학적 처방에 따라 사용되었고 의도적인 과다투여 없이 적정량이 투여되었다면 사망의 종류는 내인사로 분류될 수 있다. 그러나 투약 과정에 오류가 발생할 수도 있다. 저자들은 의도치 않게 약물이 잘못 투여되어 사망에 이른 사례를 여러 건 경험했는데, 예를 들면 프로프라놀롤(propranolol, 역주: 빈맥성 부정맥에 정맥주사제로 사용할 수 있는 베타차단제로, 원문에는 propanol로 잘못 나와 있다) 대신 프로포폴(propofol, 역주: 마취제)이 정맥주사로 점적주입된 사건과 약국에서 메틸페니데이트(methylphenidate, 역주: 각성제) 대신 메타돈(methadone, 역주: 마약 금단증상의 치료제)을 제공한 사건이 있었다. 5mg/cm^3 농도의 모르핀(morphine)을 1cm^3 투여해야 하는데 5cm^{3}이 잘못 투여된 경우도 있다. 이들 사례는 모두 사고사로 분류되었다.

그러나 저자들은 의도적인 사망이나 상해를 목적으로 일부러 약물을 투여한 사건도 경험하였다. 예를 들어, 간호사가 환자를 사망에 이르게 할 목적으로 펜타닐(fentanyl)을 처방량보다 더 많이 투여한 사건이 있었는데, 이는 철저한 조사를 거쳐 타살로 판단되었다.

마취 사망

마취(anesthesia)는 일반적으로 임상적 감시가 이루어지는 환경에서 인공호흡 중인 환자에게 시행되는데, 이러한 상황에서 사망할 위험은 매우 낮다. 일부 마취제는 간독성이나 QT 간격의 연장 같은 독성 효과로 사망에 이를 수 있는데, 특히 기저질환이 있다면 더욱 그럴 수 있다. 그러나 마취에서 진정한 응급상황은 할로겐 마취제와 석시닐콜린에 의한 악성고열이다.[2] 이러한 환자는 유전적 소인이 있을 때가 많은데, 그렇다고 해서 마취될 때마다 매번 고열이 발생하지는 않는다. 증상은 서서히 시작되기도 하고 빠르게 진행되기도 하는데, 급격한 체온 상승, 빈맥, 부정맥, 근육경직이 나타날 수 있다. 이후 환자는 파종혈관내응고, 고칼륨혈증 같은 전해질 이상, 횡문근융해증으로 진행할 수 있다.

그러나 대부분의 마취 관련 사망은 사람에 의해 발생하며, 주로 환기와 관련이 있다. 수술 중 사망은 인공기도를 식도에 잘못 삽입하는 단순한 실수로도 발생할 수 있다. 의료진이 모르는 사이 인공기도가 빠지거나 기계에서 분리될 수도 있고, 산소 공급이 부적절할 수도 있다. 드물지만 마취제에 대한 과민반응이 나타날 수도 있고 마취가스가 오염되어 있을 수도 있다. 마취가스를 혼동하여 잘못된 가스가 투여되기도 한다.

이들 중 어떤 상황이든 약물의 투여 과정과 그에 대한 반응, 투여 목적 등을 포함한 철저한 조사가 시행되어야 한다. 마취제에 대한 반응은 대부분 환자가 의학적 감시를 받는 치료 상황에서 발생하므로, 그에 따른 사망은 대부분 내인사로 간주된다. 그러나 치료적 감시가 이루어지지 않는 환경에서, 특히 기계호흡이 시작되지 않은 환자에게 마취제가 투여되었다면 이는 사고사로 판단될 수 있다. 간호사가 15개월 유아에게 일부러 석시닐콜린을 주입하여 사망케 한 사례처럼, 타살인 경우도 있다.

마취 관련 사망에 대하여 대부분의 의사들은 전신마취제를 떠올리지만, 국소마취제도 사망을 포함한 부작용을 일으킬 수 있다. 국소마취제도 과량 투여되면 중추신경계의 흥분이나 발작을 유발할 뿐만 아니라 심실세동이나 다른 부정맥 같은 심장독성을 일으킬 수 있다. Naguib 등은 국소마취제와 관련된 부작용과 약물 상호작용을 광범위하게 검토했다.[3] 이들은 국소마취제의 부작용은 대부분 과다투여, 지나치게 빠른 흡수, 부주의에 의한 정맥투여가 원인이며, 그중에서도 정맥투여가 가장 많다고 하였다. 중증 부작용은 중추신경계나 심혈관계 독성에 의해 발생했다. 국소마취제가 심혈관계 독성을 일으키려면 중추신경계 독성에 비해 3.5-6.7배 많은 양이 투여되어야 한다. 다량의 국소마취제는 심근을 직접 억제하여 심근 수축력과 전도속도를 감소시킨다. 말초혈관이 확장되어 저혈압과 서맥이 발생하며, 이는 부정맥이나 심정지로 이어질 수 있다. 부피바케인(bupivacaine)과 에티도카인(etidocaine)은 일반적으로 사용되는 다른 국소마취제보다 심장독성이 더욱 큰 것으로 보이며, 부피바케인에 의한 부정맥은 치료 반응도 좋지 않다. 중추신경계 독성은 먼저 흥분(자극) 증상으로 나타났다가 우울감, 졸음, 호흡부전, 혼수상태로 이어진다.

국소마취제가 투여된 부위에 에피네프린을 추가로 투여하면 전신 흡수를 감소시켜 과량 투여될 가능성을 줄일 수 있다. 그러나 에피네프린 자체도 위험할 수 있는데, 너무 많은 양의 에피네프린을 마취제에 병용하면 에피네프린이 국소마취제와 함께 부정맥을 유발할 수 있다. 다만 이러한 위험은 이론적 가설에 가깝다.[4]

치과 진료 중의 사망

치과와 관련된 사망은 극히 드물다. 치과 시술에 대한 스트레스나 두려움, 통증이 치명적인 심장 발작을 일으켜 우연히 사망에 이르기도 한다. "치과의사를 만나는 순간에도 … 용감한 사람은 거의 없다."[5] 법의병리학자는 치과 시술 도중 발생한 사망이 우연한 내인사인지 외인사인지 구분해야 한다. 대부분의 외인사는 마취와 관련이 있다.

치과 관련 사망에 대한 최고의 연구 중 하나는 영국의 Coplans와 Curson이 발표한 내용이다.[6] 이들은 10년간 120건의 사망을 조사했는데 그중 100건은 전신마취와, 10건은 국소마취와 관련된 사망이었고, 6건은 이들 모두 관련이 없었으며 4건은 정보가 부족하거나 부적절했다. 여기서 Coplans와 Curson은 "전신마취"를 일반적인 전신마취뿐만 아니라 시술 중 의식 소실을 유도하는 모든 진정 및 진통 처치를 포함하는 개념으로 사용하였다. 전신마취와 관련된 100건의 사망 중 54건에서는 건강한 환자가 전신마취로 직접 사망했고, 29건에서는 기저질환도 중요했지만 전신마취가 결정적 역할을 했으며, 17건에서는 전신마취가 보조적 역할을 하였다.

치과 사망 중 일부는 약물에 대한 과민반응으로 생각되는데, 대부분은 국소마취제이다. 그러나 이러한 가설이 타당한지에 대해서는 논란이 있다. 국소마취제나 이에 첨가되는 보존제 또는 안정제가 실제로 과민반응을 일으키는 빈도는 극히 낮은 것으로 보인다.[3, 7] 보통 '과민반응'이라고 생각하는 상황은 대부분 피하조직에 주삿바늘을 삽입한 뒤 흡인을 하지 않았거나(역주: 국소마취제는 목표 부위에만 약물이 고이도록 혈관을 피하여 피하조직에 투여해야 하므로, 주삿바늘을 꽂은 뒤 혈액이 흡인되지 않는 것을 확인하고 나서 주입해야 한다), 혈관이 풍부한 부위에 투여했거나, 지나치게 빨리 흡수되어 결과적으로 국소마취제가 과다투여된 경우로 생각된다.[3, 8] 이 중 마지막 상황을 뒷받침하는 사실은 국소마취제 자체가 혈관확장제여서 혈관이 풍부한 부위에서 흡수를 촉진할 수 있다는 점이다.

치과 진료실에서 전신마취로 사망하는 흔한 원인 중 하나는 약물의 과다투여이다. 이는 용량 계산의 오류나 적정 용량에 대한 무지, 부주의에 의해서도 발생하지만, 전신마취나 깊은 진정을 유도하거나 유지할 때 여러 약물을 병용하는 관행에 따른 약물 상호작용이 가장 중요한 역할을 한다. 치과에서는 바비튜르산염(barbiturate) 계열 진정제, 신경안정제(tranquilizer, 역주: 주로 벤조다이아제핀 계열 약물을 가리킨다), 아편계(opioid) 진통제를 함께 투여한 뒤 아산화질소(nitrous oxide)를 추가하곤 하는데, 앞의 3가지 약물은 모두 중추신경계 억제제로 상승작용이 있어 한꺼번에 사용하면 개별 약물의 효과를 더한 것보다 더욱 큰 효과가 나타난다. 또 다른 흔한 실수는 정확한 병력을 파악하지 못하거나, 병력은 알지만 그 중요성을 알지 못하는 것이다. 예를 들어 뇌전증 환자들은 전신마취 중에 발작을 일으킬 수 있는데,

그러한 환자들은 이미 바비튜르산염 계열 진정제나 페니토인(phenytoin) 같은 중추신경계 억제제를 복용하고 있을 가능성이 있다. 전신마취는 천식과 유사한 호흡 발작을 유발하기도 하는데, 의식이 없는 상태에서는 증상이 뚜렷하지 않을 수 있다. 치과 마취와 관련된 다른 문제로는 환자의 활력징후를 감시하지 않거나 심폐소생술에 필요한 약물이나 장비를 갖추지 않은 경우 등이 있다.

마취 반응에 의한 사망 사례는 오래 전부터 알려져 왔는데도 여전히 같은 유형의 사망이 드물지만 지속적으로 발생하고 있다.[9, 10] 저자들은 치과 외래에서 보철치료를 받은 뒤 통증 조절을 위해 모르핀을 투여 받은 6세 유아의 사건을 경험했는데, 아이는 귀가 후에도 처져서 정신을 차리지 못하다가 결국 모르핀중독으로 사망했다. 외래에서 100μg의 펜타닐을 정맥으로 투여받다가 갑자기 의식을 잃은 중년의 비만 여성도 있었는데, 저산소증이 5분 넘게 지속되어 결국 저산소성뇌병증의 합병증으로 사망하였다.

보톡스

보툴리눔 독소(botulinum toxin, Botox)는 200년 전부터 중증 식중독의 원인으로 알려져 왔다. 이는 *Clostridium botulinum* 균이 생산하는 신경독소(neurotoxin)로, 신경근육 시냅스에서 아세틸콜린의 방출을 억제하여 이완마비(flaccid paralysis)를 유발한다. 1989년 미국에서 최초로 사시(strabismus)와 눈꺼풀연축의 치료제로 승인되었다. 이후 인기가 높아져 현재는 목의 근긴장이상증(cervical dystonia)부터 주름살까지 온갖 분야에 사용되고 있으며, 비공식적인 용도도 다양하다. 약물 자체의 반감기는 4-5시간에 불과하지만, 효과는 투여 후 3-10일 안에 시작되어 최대 4개월까지 지속된다. 지금까지 보고된 부작용은 발진, 감기 증상, 배의 불편감 같은 가벼운 증상부터 근력 약화, 실신, 부정맥, 호흡부전 같은 심한 증상까지 다양하고, 과민반응도 드물지 않다.

Coté 등은 보톡스 사용 후 발생한 1,437건의 부작용 사례를 검토하여 28건의 사망 사례를 확인했고, 주로 호흡정지나 심근경색, 뇌혈관질환, 폐색전증, 폐렴이 원인이었다고 하였다.[11] 그러나 이 중 26건은 기저질환으로 인해 이미 사망 위험이 높은 환자였다. 사망에 이르는 기간은 투여 후 1-120일이었고 중간값은 3일이었다. 또한 Li 등은 보톡스와 리도카인의 병용 주사 후 발생한 아나필락시스 사망도 보고했다.[12] 이러한 사망은 약물 투여 후 사망에 이를 때까지 시간대별로 나타난 모든 증상을 주의 깊게 기록하는 등 철저한 조사가 필요하다.

수술 중 사망

진단이나 치료 과정에서 발생하는 사망은 기전에 따라 여러 가지로 나눌 수 있다. 첫 번째는 의료적 처치가 아니라 그 처치의 대상인 기저질환에 의해 사망하는 경우이다. 진단과 관련해서는 가슴통증으로 병원에 이송되어 심장도관삽입술(cardiac catheterization)을 받다가 사망하는 사례를 들 수 있는데, 이들은 심장혈관조영술 중 치명적인 부정맥이 발생하여 사망에 이르게 된다. 수술과 관련하여 저자들이 가장 많이 경험한 사례는 심장동맥우회술 중 사망하는 경우로, 인공심폐기(cardiac bypass pump)에 연결된 상태에서 수술은 성공적으로 끝났지만, 인공심폐기 제거 후 환자의 심박이 회복되지 않았다.

앞서 설명한 것처럼 수술 중 사망은 마취와 관련될 수도 있고, 수혈 같은 다른 요인에 의해 발생할 수도 있다. 오늘날 알려져 있는 모든 지침을 지키더라도 혈액형이 잘못 수혈되어 부작용이 생기는 사고는 여전히 발생한다.

생명에 필수적인 장기가 의도치 않게 손상되어 사망에 이르기도 한다. 혈관성형술(angioplasty)이나 혈관조영술(angiography) 중 심장동맥이 천공되기도 하고, 자궁긁어냄술(dilatation and curettage) 중 자궁이 천공된 것을 미처 모를 수도 있다. 심낭이 광범위하게 유착되어 있었다면 복장뼈를 열다가(역주: 심장 수술을 하려면 복장뼈 가운데를 절단해야 한다) 심장이 천공되도 한다. 도관삽입술 중 사망하는 사례는 상당히 많은데,[13] 대정맥이나 오른심방, 오른심실, 폐동맥이 천공되기도 한다. 저자들은 정맥영양을 공급하는 관이 가슴안에 잘못 삽입된 사례도 경험하였다. 수술 중 혈관이 손상되면 공기가 혈관계로 유입되는 공기색전증이 발생할 수 있는데, 이는 척추고리판절제술(laminectomy)이나 중추신경계 시술 중에 가장 많이 발생한다.[14, 15]

낙태 관련 사망

미국에서 모성사망(maternal death)의 가장 흔한 원인은 빈도순으로 출혈, 색전증, 임신 중 고혈압, 감염이다. 낙태에 의한 사망은 드물다.[16, 17] 낙태 후 발생한 모든 사망은 법의관 사무소에 보고되어야 하며, 대부분 별다른 기저질환이 없는 젊고 건강한 여성이므로 부검이 시행되어야 한다. 낙태는 일반적으로 낙태약(abortifacient drug)이나 수술 중 한가지 방법으로 시행된다.

낙태약은 낙태를 유도하기 위한 약물로, 가장 흔히 처방되는 것은 미페프리스톤(mifepristone)과 미소프로스톨(misoprostol)이다. 미페프리스톤은 임신을 유지시키는 호르몬인 프로게스테론(progesterone)의 작용을 차단하고, 미소프로스톨은 자궁을 수축시키고 자궁경부를 확장한다. 이 2가지 약물은 사망 사례가 보고되어 있으므로 반드시 의사가 처방하고 관찰해야 한다.[18]

낙태가 합법화되기 전에는 다른 약물이 사용되기도 했다. 페니로얄(pennyroyal)이나 루(rue) 같은 에센셜 오일이나 칸타리스(cantharides), 설사약(purgative) 등은 골반 울혈이나 큰창자의 자극을 유도하기 위해 복용하는 물질인데, 그 주변에 있는 자궁을 흥분시키고 수축시켜 태아를 배출시킨다는 주장이 있다. 자궁근육을 직접 자극하기 위해 맥각(ergot), 퀴닌(quinine), 옥시토신(oxytocin) 같은 급속분만제(ecbolic)가 사용되기도 했지만 효과는 거의 없다. 오늘날 이러한 방법은 잘 사용되지 않는다.

미국에서 가장 흔히 사용되는 낙태 방법은 수술이다. 14주 미만의 임신 초기에는 진공흡입술(vacuum aspiration)이 주로 사용되며, 그 이후에는 자궁배출술(dilatation and evacuation)이 선호된다. 이들은 모두 의사의 마취와 관찰이 필요한 수술적 방법이다.

합법적 낙태로 사망하는 경우는 드물며, 대부분 마취나 출혈이 원인이다. 양수색전증은 만삭 임신의 전형적인 합병증이지만 매우 드물게 낙태 관련 사망의 원인이 되기도 한다.[19] 합법적 낙태에 의한 사망은 분만 관련 사망의 7분의 1에 불과하다.[20] 반면 불법 낙태는 여전히 전 세계적으로 매년 몇천 건의 사망을 초래하고 있다.[21]

안전하지 않은 낙태(unsafe abortion)는 질 세척이나 주사, 직접적인 기구 사용으로 이루어진다. 질 세척으로 낙태를 유도할 때는 뜨겁거나 차가운 물을 질에 강하게 주입하여 자궁경부 바깥면에 닿게 하는데, 자극적인 비누나 소독약을 사용하기도 한다. 주사를 이용한 낙태도 기본 원리는 동일하며, 대용량 주사기나 세정 주사기의 끝을 자궁경부에 삽입한다. 이렇게 주입된 액체가 태아막과 태반이 자궁벽에 부착되었던 곳을 분리시키면 낙태가 된다. 물만 주입해도 기계적 효과를 볼 수 있지만, 대부분 수돗물에 가정용 비누를 섞은 비누액을 사용한다. 물은 주로 가정용 관장 용기에 연결된 고무관과 얇고 긴 단단한 노즐을 통해 주입된다. 처음 임신한 첫임신부(primigravida)는 자궁경부의 입구가 작아서 질 세척법의 실패율이 매우 높다. 주입된 액체가 질에는 들어가도 자궁경부로는 들어가지 않기 때문이다. 질 세척법은 주로 임산부 스스로 시행하며, 출산 경험이 있는 다분만부(multiparous women)가 흔히 이용한다. 임산부가 스스로 할 수 있는 낙태 방법으로 선호되기도 한다. 질 세척법이나 주사를 이용한 낙태로 산모가 사망할 경우 원인은 다음과 같다.

- 부정맥
- 패혈증
- 공기색전증
- 자궁이나 질의 천공(드묾)

자궁경부에 세척 노즐이나 주사기를 삽입하여 액체를 빠르고 강하게 주입하거나 태반을 자궁벽에서 빠르게 분리하면 미주신경반사가 일어나며, 부정맥이나 사망에 이를 수 있다. 이러한 사망이 가족들에게 목격되는 경우도 많은데, 주사기나 관을 자궁경부에 삽입하고 액체를 주입하는 순간 사망한다. 주입액에 의한 부식성(corrosive) 자궁내막염(endometritis)으로 패혈증이 발생하기도 한다. 비누 용액이나 화학 용액이 자궁 정맥에 들어가 용혈성 빈혈이나 혈색소혈증(hemoglobinemia), 혈색소뇨를 동반한 콩팥증을 일으켜 요독증이나 사망으로 이어질 수도 있다.

공기색전증은 2가지 기전으로 발생하는데, 첫 번째는 고무관에 들어있던 공기가 강하게 주입되면서 자궁 내강의 찢어진 정맥에 유입되는 것이다. 두 번째는 태아막이 자궁벽에서 분리되는 과정에서 찢어진 정맥에 공기가 빨려 들어가는 것이다. 공기색전증에 의한 사망은 대부분 시술 후 몇 분 만에 발생하지만, 일부에서는 몇 시간 정도 지연되기도 한다. 이렇게 사망이 지연되는 이유에 대해서는 자극성 액체가 태아막의 분리와 파열을 유도하는 동시에 자궁을 심하게 수축시킨다는 가설이 있다. 수축했던 자궁이 이완되고 나면 비로소 공기가 혈액으로 들어간다는 것이다.

안전하지 않은 낙태는 기구 사용으로 발생하기도 한다. 이 방법을 임산부 스스로 사용하는 경우는 흔치 않지만, 다분만부라면 뜨개질바늘이나 옷걸이 같은 도구를 사용하기도 한다. 이는 기본적으로 자궁긁어냄술의 변형된 형태로, 부드럽거나 단단한 카테터 형태의 기구가 자궁경부를 벌리거나 통과한 뒤 자궁 내강으로 진입하게 된다. 경험 많은 비의료인은 이러한 카테터를 자궁경부와 자궁에 삽입한 뒤 곧바로 자궁경부 주변에 거즈나 탐폰을 채워 카테터를 고정하고 시술 중 흘러나오는 혈액이 흡수되도록 한다. 이후 산모를 귀가시키면서 24시간 안에 고통스럽고 강력한 자궁수축과 질출혈이 나타나지만 48시간 안에 끝날 것이라고 알려준다. 이는 태아와 태반의 배출을 의미한다. 삽입된 카테터가 태아막을 뚫거나 찢어서 양수를 배출시키고 곧바로 자궁을 수축시킨다면 태아와 태반은 몇 시간 안에 배출될 것이다. 이들은 산모에게 출혈이 심하면 삽입된 카테터와 거즈 등을 빼서 버리고 가까운 의사나 병원을 찾아가 질출혈이 심하다고 말하라고 안내한다. 이러한 방법으로 산모는 낙태를 자연유산(spontaneous abortion)으로 위장하게 된다

낙태에 기구를 이용하는 경우 사망 원인은 주로 다음과 같다.

- 자궁경부의 강제 확장 또는 카테터 삽입에 따른 미주신경반응에 의한 원발성 심정지
- 출혈(그림 20.1)
- 자궁이나 자궁경부, 질의 천공에 의한 패혈증(그림 20.2)
- 공기색전증
- 혈전색전증

성형수술에 의한 사망

매년 미국에서만 몇백만 건의 성형수술이 시행되는데, 가장 흔한 수술은 유방확대술(breast augmentation)과 지방흡입술(liposuction), 엉덩이지방이식술(gluteal fat grafting, "butt lift")이다. 의료용 실리콘팩은 오랜 기간 동안 유방확대술 및 엉덩이확대술에 흔히 사용되어 왔고, 합병증과는 무관하다고 생각되었다. 그러나 이로 인한 잠재적 합병증이 여러 건 보고되면서[22] 오늘날 유방확대술에는 대부분 식염수 보형물이 사용되고 있다. 의사를 사칭하여 무실리콘 하이드로겔(free-silicon hydrogel), 석유 젤리(petroleum jelly, 역주: 바셀린), 기름과 같은 이물질을 주사해 주는 사람들도 있다. 이러한 행위는 폐색전증, 신부전, 감염, 흉터, 농양 같은 합병증의 위험이 있으며, 가슴통증, 호흡곤란, 심지어 사망까지 초래할 수 있다. 생식기에 액상 실리콘을 주사하는 등 더 기이하고 위험한 시술도 있다. 이는 육아종성이물반응(granulomatous foreign body reaction)을 초래하여 거대세포(giant cell)와 함께 흉터 부위에 빈 공간(clear vacuole)이 관찰될 수 있고, 색전증이 동반되기도 한다.

성형수술에 의한 사망은 대부분 다른 수술과 마찬가지로 마취와 관련이 있다. 그러나 지방흡입술이나 지방이식술은

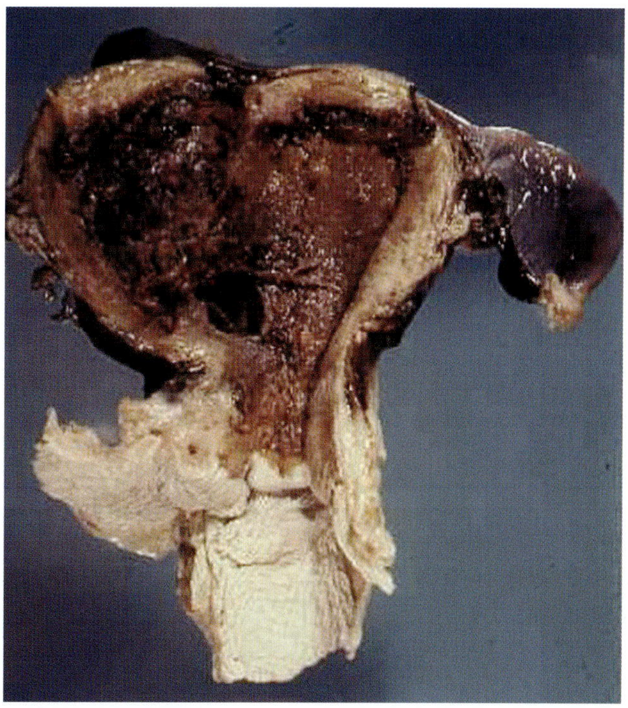

그림 20.1 치료적 낙태 시술 후 7시간 만에 사망한 23세 여성의 자궁. 사망 원인은 자궁천공으로, 배막뒤공간에서 2L의 혈액이 발견되었다.

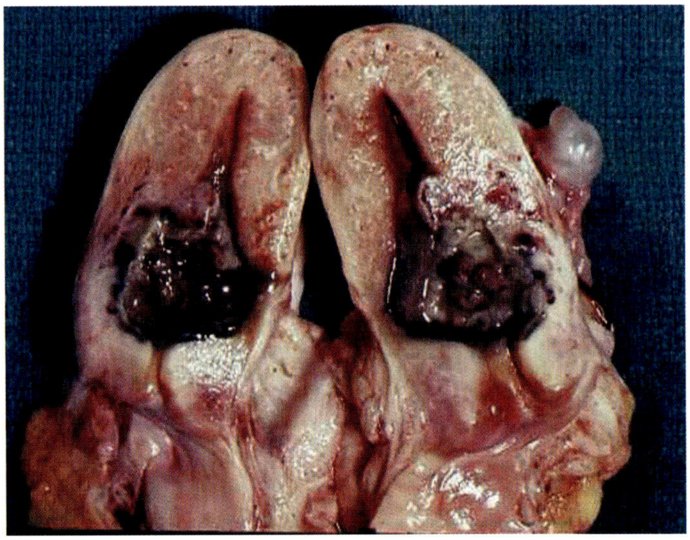

그림 20.2 비위생적인 자가 낙태 시술에 의한 자궁천공.

지방색전증으로 사망을 초래할 수 있다. 이는 우연히 정맥으로 지방이 직접 주입되거나, 혈관 밖에 있던 지방이 압력 차이로 인해 손상된 정맥에 유입되어 발생한다.[23] 지방흡입 중 내장이 천공되는 경우도 있는데, 이 경우 주로 배안 내장이 손상된다. 작은창자나 큰창자가 천공되면 배막염이나 사망으로 이어질 수 있다.[24] 저자 중 한 명은 지방흡입 중 대동맥 천공으로 출혈이 일어나 사망한 사례를 경험했다.

공기색전증

공기색전증에 의한 사망은 수술이나 마취 같은 의료적 처치의 합병증으로 발생할 수 있다. 공기색전증은 정맥계와 동맥계 모두 발생할 수 있고, 대부분 공기가 유입되지만 의료적 상황에서는 이산화탄소나 이산화질소, 질소가 유입되기도 한다.[25] 정맥계에서 공기색전증으로 사망할 가능성은 색전을 이루는 공기의 양과 이동속도에 따라 달라진다. 동맥계에서 이러한 요인은 중요하지 않은데, 공기 방울 몇 개만 심장동맥이나 뇌혈관을 막아도 사망할 수 있기 때문이다. 정맥 공기색전증으로 사망하려면 75-250cm^3 정도의 공기가 빠르게 이동해야 한다.

정맥 공기색전증은 외상에 대한 치료나 진단, 출산, 낙태 과정에서 발생할 수 있다. 동맥 공기색전증은 인공심폐기나 동맥도관삽입술, 동맥 수술, 가슴 손상에 의한 폐정맥 손상으로 발생할 수 있다. 공기가 정맥에서 동맥으로 이동하는 역설적 공기색전증(paradoxical air embolism)도 발생할 수 있다.

정맥으로 들어온 공기는 심장과 폐동맥으로 운반되는데, 이때 공기 방울이 폐동맥을 기계적으로 막게 되고, 이어서 일시적인 혈관수축이 일어난다. 폐 혈류가 차단되면 혈액과 공기가 혼합되며, 이 때문에 부검에서 혈액이 잔거품처럼 보일 수 있다(frothy appearance). 이 과정에서 공기 방울과 섬유소, 혈소판 응집체, 적혈구, 지방 입자가 복합체를 만들어 혈관을 더욱 막게 된다.[26] 공기 방울이 폐동맥을 막고 폐혈관 수축 및 세포 응집체의 형성으로 인해 폐 혈류가 차단되면 사망에 이르게 된다. 공기 덩어리가 매우 크면 폐혈관뿐만 아니라 오른심실의 혈류도 차단될 수 있다.

역설적 공기색전증은 정맥으로 들어간 공기가 동맥으로 이동하는 것을 말한다. 일반적으로 이러한 현상은 심장에 사이막결손(septal defect)이 있을 때 나타난다. 사이막결손이 있으면 공기가 폐혈관을 통과하지 않고도 이를 통해 오른심장에서 왼심장으로 이동할 수 있다. 다량의 공기색전이 심장으로 운반되면 오른심장의 압력이 갑자기 상승하면서 아직 열려있지만 생리적으로는 닫혀 있던 타원구멍(foramen ovale), 즉 심방사이막결손을 통해 우좌단락(right-to-left shunt)이 발생할 수 있다. 오른심장의 압력 상승은 공기를 심장 표면의 심장바깥막정맥(epicardial vein)으로 밀어 넣기도 한다. 역설적 색전증은 폐의 동정맥연결(arteriovenous anastomosis)에 의해 발생하기도 한다. 또한 충분히 높은 압력으로 많은 양의 공기가 운반되면 폐가 공기를 걸러낼 수 있는 한계를 넘어서 공기 방울이 폐혈류로 유입되고 왼심방으로 들어가게 된다. 이는 Butler와 Hills가 개를 이용한 동물실험으로 입증하였다.[27] 동맥 순환으로 들어간 공기는 뇌동맥이나 심장동맥을 막아 사망을 초래하는데, 이는 공기의 양이 아주 적어도 가능하다.

법의병리학자는 앞서 설명했듯이 목의 예기손상뿐만 아니라 수술에 의한 공기색전증도 접하게 된다. 수술이나 진단과정에서 정맥 공기색전증의 실제 발생률은 잘 알려져 있지 않지만, 예외도 있다. 앉은 자세에서 시행되는 머리뼈절개술(craniotomy)에서는 전체의 21-29%에서, 뒤통수뼈 절개술의 40%에서 공기색전이 나타난다.[28, 29] 공기색전증은 다양한 치료 및 진단 과정에서 보고되고 있다. 오른심장과 정맥 사이에 음압기울기(negative pressure gradient)를 초래하는 모든 수술은 정맥 공기색전증이 발생할 위험이 있다. 공기색전증이 발생하였을 당시의 자세로는 앉은 자세나 엎드린 자세, 바로 누운 자세, 골반내진자세(lithotomy position, 역주: 누워서 양쪽 다리를 굽혀 들어 올린 자세), 무릎가슴자세(lateral knee-chest position, 역주: 옆으로 돌아누워 무릎을 가슴에 끌어안는 자세) 등이 보고되어 있다.[30] 한 사례에서는 40세의 비만 남성이 무릎가슴자세를 반쯤 취하고 허리뼈의 척추고리판절제을 받고 있었는데, 5시간이 지나자 서맥과 임종리듬(agonal rhythm)이 나타났다. 부검 결과 오른심실에 공기가 차 있고 심장바깥막 정맥에 여러 개의 공기방울이 이어져 있었다.

공기색전증은 혈액이나 수액이 지금의 비닐 용기가 아닌 유리병에 담겨 있던 과거에 더욱 자주 발생했다. 비닐 용기의 사용으로 인해 크게 감소하긴 했지만, 공기색전증이 발생할 가능성은 아직 남아있다.[31] 공기색전증은 제왕절개술이나 전치태반(placenta previa), 빗장밑정맥천자술로도 발생하는데,[32~34] 정맥의 큰 구멍을 통해 다량의 공기가 빠르게 혈관으로 들어가게 된다. 이론적으로는 5cmH_2O의 압력 차이가 있다면 14게이지 바늘을 통해 초당 100cm^3의 공기가 지나갈 수 있다.[34] 다행히 빗장밑정맥의 도관에 이러한 사고가 발생하는 일은 이론적 가설에 가깝다.

정맥계에 주사기로 공기를 주입하여 누군가를 살해하는 일은 흔치 않은데, 이는 100-250cm^3에 달하는 다량의 공기가 한꺼번에 주입되어야 하고, 정맥주사를 할 수 있는 전문지식이 필요하며, 환자의 저항이 없어야 하기 때문이다. 입원환자처럼 이미 정맥주사가 잡혀 있다면 당연히 이러한 방법을 사용하기 쉽다. 공기색전증을 이용한 자살은 드물지만, 저자들은 스스로 목을 베어 목정맥이 절단된 사람, 혈액투석을 받다가 스스로 투석 도관을 끊은 환자, 구강성교를 하던 임산부에게 공기색전증이 발생한 사례 등을 경험하였다.

살아있는 환자에게서 심장의 정맥 공기색전증은 물레방아 소리 같은 심잡음(mill-wheel murmur)을 청진하거나 도플러초음파검사(Doppler ultrasonography) 또는 식도경유심초음파검사(transesophageal echocardiography)를 사용하여 심장 내부의 공기를 관찰함으로써 진단할 수 있다. 사망한 시신에서는 부검 전에 진단하는 것을 고려해야 한다. 먼저 심장에 공기가 있는지 확인하기 위해 가슴 X선 사진을 촬영해 볼 수 있고(그림 20.3), 사후 CT나 MRI로 혈관 내의 공기색전을 관찰할 수도 있다. 영상검사가 끝나면 가슴의 피부와 근육을 Y자 모양으로 절개하고 피부와 근육을 젖힌다. 이후 가슴을 열 때는 기존의 방법 대신 심장을 덮는 복장뼈와 일부 갈비뼈만 "창문"처럼 잘라낸다. 이렇게 만든 뼈판을 정맥에 공기가 들어가지 않도록 매우 조심스럽게 들어 올린다. 이후 심낭을 절개하면 심장이 노출된다. 심장바깥막 정맥에 공기가 있는지 확인하는데, 공기 방울이 1-2개 있다고 해서 공기색전증을 진단할 수 있는 것은 아니다. 공기색전증이 있다면 심장바깥막정맥을 따라 여러 개의 공기 방울이 나타나 마치 구슬을 꿴 것처럼 보인다(그림 20.4). 이제 심낭에 물을 채우고, 50cc 주사기에서 밀대(plunger, piston)를 제거한 뒤 직경이 큰 바늘을 끼운다. 주사기를 물로 채우고 바늘을 오른심실에 찌른다. 만약 심실에 공기가 있었다면 주사기의 물속으로 공기 방울이 올라오는 것을 볼 수 있다. 이제 물을 제거하고 오른심실을 열어보면 전형적인 혈액 거품을 볼 수 있다.

이제 절개선을 앞배벽을 지나 두덩부위까지 연장한다. 골반부위에 공기가 들어갔다면 아래대정맥에서 공기 방울을 확인한다. 아래대정맥에 공기 방울이 1-2개 뿐이라면 이를 공기색전증으로 해석하는 것은 주의해야 한다. 사망자가 가슴절개술과 체내심장마사지(internal cardiac massage) 같은 적극적인 소생술을 받았다면 이 과정에서 혈관에 공기가 들어갈 수 있으므로 부검을 통해 공기색전을 확인하기는 대부분 불가능하다. 심장바깥막정맥과 달리 심장동맥 내부의 공기는 혈관벽을 통해 비쳐 보이지 않기 때문에 부검에서 확인하기 어렵다. 뇌의 경우, 머리덮개뼈를 제거하고 경막을 절개한 뒤 뇌혈관을 확인하기 위해 뇌를 당기는 과정에서 공기 방울이 뇌혈관으로 들어갈 수 있다. 따라서 뇌혈관에서 공기 방울이 몇 개 발견되더라도 항상 공기색전인 것은 아니다. 만약 심장동맥이나 뇌혈관에 공기가 유입된 상태에서 생존해 있었다면 심근경색이나 뇌경색이 발생할 수 있다.

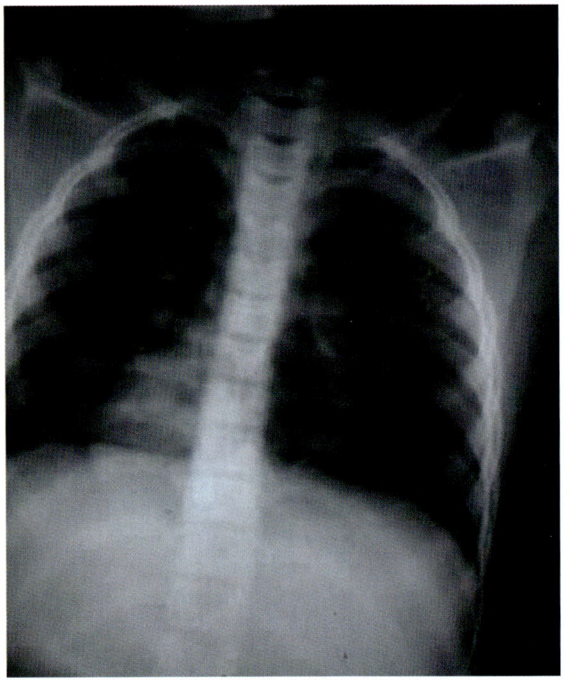

그림 20.3 오른심방과 오른심실에서 관찰되는 대량의 공기색전증. 오른심실의 윤곽이 특징적이다.

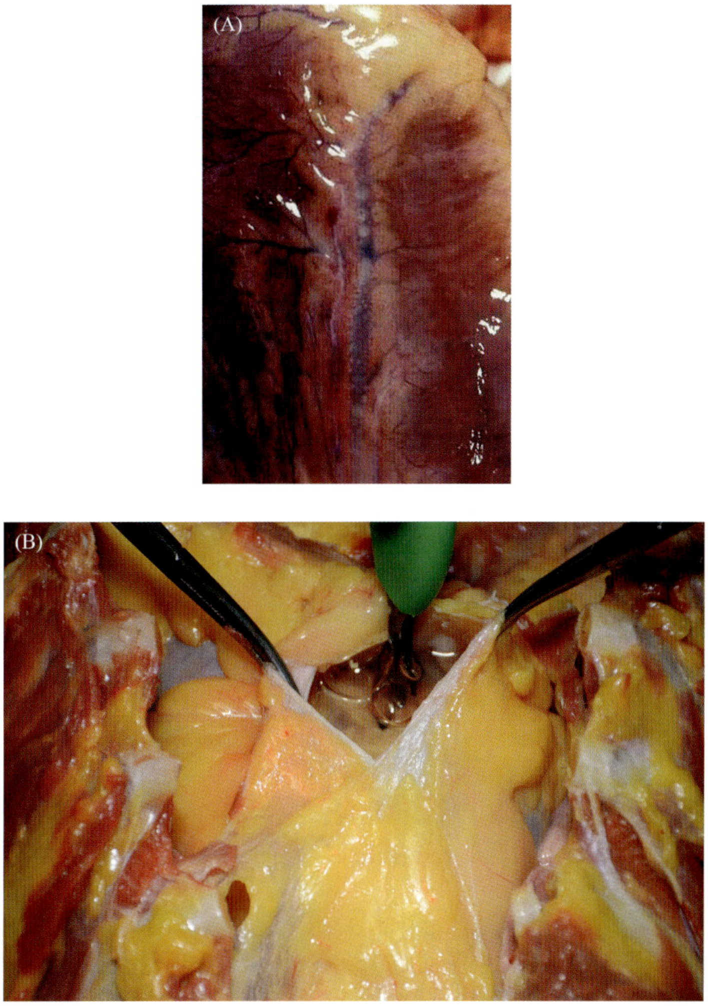

그림 20.4 **(A)** 공기색전증으로 사망한 시신의 심장바깥막정맥에서 관찰되는 공기 방울. **(B)** 심낭 안쪽을 물로 채운 뒤 오른심실에 구멍을 뚫자 공기 방울이 떠오른 모습(사진: Dr. Rajesh Kannan 제공).

앞서 소개한 것과 같이 50cc 주사기를 이용하여 심장 내 공기를 확인하는 방법은 매우 원초적이고 투박한 방법이다. 더욱 우수하고 정교한 방법은 흡입계(aspirometer)를 사용하는 것이다. 이 장치는 공기의 존재뿐만 아니라 양도 측정할 수 있고, 이후 가스크로마토그래피(gas chromatography) 분석을 위해 공기를 저장할 수도 있다.[35] 공기색전은 대기와 성분이 달라서 이산화탄소 농도는 15% 미만, 질소 농도는 70% 이상이다. 산소는 보통 8-15% 사이로 감소해 있다.[32] 메탄과 수소 가스가 감지되면 부패가 시작되었음을 나타낸다. 대부분 미생물의 작용으로 부패 가스가 생성되면 공기색전증을 진단할 수 없다고 생각하지만, Bajanowski 등은 다르게 생각하였다.[36] 이들은 공기 주입으로 살해당한 것으로 추정되는 15구의 시신을 매장된 지 10-45주 후 발굴하여 심실의 공기를 분석했다. 그 결과 15건 중 8건에서는 부패 가스가 매우 조금 섞인 전형적인 공기색전의 양상을 보였다.

참고자료

1. Hanzlick R, Hunsaker JC, and Davis GJ, A Guide For Manner of Death Classification. National Association of Medical Examiners, 2002.
2. Hopkins PM, Malignant hyperthermia: advance in clinical management and daignosis. Br J Anaesth 2000; 85(1):118-128.
3. Naguib M, et al., Adverse effects and drug interactions associated with local and regional anaesthesia. Drug Saf 1998; 18(4):221-250.
4. Pallasch TJ, Vasoconstrictors and the heart. CDA J 1998; 26(9):668-676.
5. Christie A, An Overdose of Death, Dell Publishing Inc, New York.1940.
6. Coplans MP and Curson I, Deaths associated with dentistry. Br Dent J 1982; 153:357-362.
7. Chen AH, Toxicity and allergy to local anesthesia. CDA J 1998; 26(9):683-692.
8. Lalli AF and Amaranath L, A critique on mortality associated with local anesthetics. Anesth Rev 1982; 9(6):29-36.
9. Hilley MD, Milam SB, Giescke AH, and Giovannitti JA, Fatality associated with the combined use of halothane and gingival retraction cord. Anesthesiology 1984; 60:587-588.
10. Garriott JC and DiMaio VJM, Death in the dental chair: three drug fatalities in dental patients. J Toxicol Clin Toxicol 1982; 19:987-995.
11. Coté TR, Mohan AK, Polder JA, Walton MK, and Braun MM, Botulinum toxin type a injections: adverse events reported to the US food and drug administration in therapeutic and cosmetic cases. J Am Acad Dermatol 2005; 53(3):407-415.
12. Li M, Goldberger B, and Hopkins C, Fatal case of BOTOX®-related anaphylaxis? J Forensic Sci 2005; 50(1):169-172
13. Robinson JF, et al., Perforation of the great vessels during central venous line placement. Arch Intern Med 1995; 155(11):1225-1228.
14. Palmon SC, et al., Venous air embolism: a review. J Clin Anesth, 1997; 9(3):251-257.
15. Albin M, et al., Venous air embolism during lumbar laminectomy in the prone position: report of three cases. Anesth Analg 1991; 73:346-349.
16. Lawson HW, Frye A, Atrash HK, et al., Abortion mortality, United States, 1972 through 1987. Am J Obstet Gynecol 1995; 171(5):1365-1372.
17. Zane S, Creanga AA, Berg CJ, et al., Abortion-related mortality in the United States 1998-2010. Obstet Gynecol 2015; 126(2):258-265.
18. Henriques A, Lourenço AV, Ribeirinho A, et al., Maternal death related to misoprostol overdose. Obstet Gynecol 2007; 109(2 Pt2):489-490.
19. Guidotti RJ, Grimes DA, and Cates W, Fatal amniotic fluid embolism during legally induced abortion, United States, 1972 to 1978. Am J Obstet Gynecol 1981; 141:257-261.
20. LeBolt SA, Grimes DA, and Cates W, Mortality from abortion and childbirth are the populations comparable? JAMA 1982; 248(2):188-191.
21. Haddad L, Unsafe abortion: unnecessary maternal mortality. Rev Obstet Gynecol 2009; 2(2):122-126.
22. Ashar B, Assessing the risks of breast implants and FDA's vision for the national breast implant registry Annals of Surgery. 2019; 269(1):37-38.
23. Mofid MM, Teitelbaum S, Suissa D, et al., Report on mortality from gluteal fat grafting: recommendations from the ASERF task force. Aesthet Surg J 2017; 37(7):796-806.
24. Cárdenas-Camarena L, Andrés Gerardo LP, Durán H, and Bayter-Marin JE, Strategies for reducing fatal complications in liposuction. Plast Reconstr Surg Glob Open 2017; 5(10):e1539.
25. Muth CM and Shank ES, Gas embolism. NEJM 2000; 342(7):476-482.
26. O'Quin RJ and Lakshminarayn S, Venous air embolism. Arch Intern Med 1982; 142:2173-2176.
27. Butler BD and Hills B, Transpulmonary passage of venous air emboli. J Appl Physiol 1985; 59:543-547.
28. Hybels C, Venous air embolism in head and neck surgery. Laryngoscope 1980; 90:946-954.
29. Tateishi T, Prospective study of air embolism. Br J Anaesth 1972; 44:13061310.
30. Albin MS, Venous air embolism and lumbar disk surgery. JAMA 1978; 240:1713. (Letter).
31. Yeakel A, Lethal air embolism from plastic blood-storage container. JAMA 1968; 204:267-268.
32. Davies DE, Digwood KI, and Hilton IN, Air embolism during cesarean section. Med J Aust 1980; 1:644-646.
33. Nelson PK, Pulmonary gas embolism in pregnancy and the puerperium. Obstet Gynecol Surv 1960; 15:449-4819.
34. Flannagan JP, et al., Air embolism: a lethal complication of subclavian venipuncture, NEJM 1969; 281:488489.
35. Bajanowski T, West A, and Brinkmann B, Proof of fatal air embolism. Int J Legal Med 1998; 111:208-211.
36. Bajanowski T, et al., Proof of air embolism after exhumation. Int J Legal Med 1998; 112:2-7.

21 해석적 독성학 및 약물에 의한 사망

인류의 세 가지 저주: 알코올, 모르핀, 코카인.

-19세기, 익명

법독성학(Forensic toxicology)은 법적 목적을 위해 독성학을 적용하는 연구 및 실무 분야이다. 여기에는 인체 조직에서 약물이나 독극물 등을 식별하고 정량하는 것뿐만 아니라 그러한 결과를 해석하는 능력도 포함된다. 미국에서는 매년 몇만 명의 사람들이 약물로 인해 직간접적으로 사망한다. 따라서 독성학 검사실은 법의관에게 수사부서만큼 중요하다. 검시제도에서는 반드시 좋은 장비와 적절한 인력을 갖춘 독성학 검사실을 이용할 수 있어야 한다. 그렇지 않으면 사망의 원인과 종류를 잘못 판단할 수 있다. 법의관은 사망의 원인과 종류를 진단할 때 사망의 정황, 의무기록을 비롯한 수사 정보, 부검 소견, 독성학 검사 결과를 활용해야 한다. 따라서 법의관에게 사후 독성학의 원리를 이해하고 검사 결과를 직접 해석하는 능력은 필수적이다.

법의관 사무소에서는 독성학 검사 결과를 사망자의 병력, 부검 소견, 사망 전후의 정황과 연관시켜 약물이 사망 원인인지, 기여 요인(contributing factor)인지, 무관한지 판단한다. 대부분의 경우 약물 농도만으로 사건을 해석할 수는 없다. 혈중 약물 농도는 "치사(fatal)"에 해당했지만 사망 당시 신체활동이 있었다는 것이 확인되어 결국 약물을 사망의 기여 요인에서 배제하게 되는 일은 모든 법의관이 갖고 있는 경험이다. 이러한 상황은 임상에서도 일어나는데, 응급실에 이송된 환자가 의식도 뚜렷하고 지시도 잘 따르지만 혈액에서는 의식 불명이나 사망에 이를 정도의 약물이 검출되는 것이다. 이러한 현상은 알코올이나 아편계 마약을 만성적으로 사용하여 생리학적으로 내성이 생긴 만성약물중독자에게 전형적으로 나타난다.

아무리 훌륭한 독성학 검사실이라도 알맞은 검체를 적당한 양으로 적절한 용기에 수집하지 못하면 제대로 기능할 수 없다.

분석용 시료의 채취

모든 부검에서는 시신의 혈액, 소변, 담즙, 눈 유리체액을 가능한 한 조금이라도 채취해야 한다.

검체 수집

- 모든 검체는 깨끗한 바늘과 새 주사기를 사용하여 채취해야 한다.
- 혈액, 소변, 담즙, 눈 유리체액은 플라스틱이 아닌 유리 용기에 담아야 하는데, 많은 약물이 플라스틱 용기의 고분자(polymer)에 결합할 수 있기 때문이다. 또한 플라스틱 고분자는 크로마토그래피에서 신호(peak)를 만들어 다른 화합물의 존재를 가리고 분석을 방해할 수 있다. 휘발성 물질은 플라스틱에 흡수되어 사라지기도 한다.
- 혈액은 넙다리 혈관에서 채취한다. 불가능한 경우 이를 대체할 수 있는 부위의 우선 순위는 다음과 같다.
  - 빗장밑 혈관
  - 대동맥뿌리
  - 폐동맥
  - 위대정맥
  - 심장
- 혈액은 최소 40mL 채취한다.
  - 20mL는 회색 뚜껑의 10mL 혈액 용기 2개에 나눠 담는다[방부제로 불화나트륨(sodium fluoride), 항응고제로 옥살산칼륨(potassium oxalate)이 사용됨].
  - 10mL는 보라색 뚜껑의 혈액 용기에 담아 DNA 분석 및 일산화탄소 검사에 사용한다(방부제로 EDTA가 사용됨). 이는 회색 뚜껑 용기가 없는 경우 독성학 검사에 대신 사용할 수 있다.
  - 필요하면 10mL를 빨간색 뚜껑의 혈액 용기에 담아 혈청학적 검사에 사용한다(방부제는 사용되지 않음).
  - 휘발성 물질을 검사할 경우 돌려 닫는 10mL 용기를 가득 채운다. 같은 형태의 다른 용기에 뇌 조직도 추가로 채취하는 것을 권장한다.
- 눈 유리체액을 모두 채취한다.
- 소변은 최대 10mL 채취한다.
- 담즙은 최대 10mL 채취한다.
- 검체의 인식표에 사망자의 이름, 사건 번호, 채취일, 채취자와 법의관의 이름, 혈액이라면 채취 부위(예: 넙다리 등)를 기입한다.[1)]

심낭을 열고 심장 밑에 용기를 받치고 심장을 잘라 혈액을 받는 방법은 사용하지 않아야 한다. 용기의 내용물이 심낭액처럼 가슴안에 있는 물질로 쉽게 오염되기 때문이다. 이러한 물질들은 혈액을 희석해 농도를 감소시킬 수 있다. 만약 위장에서 심낭액이나 가슴안액으로 약물이 확산되었다면 혈액이 실제로 약물에 오염되므로, "심장혈액"에서는 약물이 지나치게 높게 검출될 수 있다.

사후 확산이나 재분배로 인한 인위적 변화의 가능성이나 이와 관련된 논란을 피할 수 있도록 혈액은 넙다리 혈관에서 우선적으로 채취한다. 어떤 약물은 사후 재분배(postmortem redistribution)로 인해 심장혈액에서 높게 측정될 수 있는데, 가장 좋은 예는 삼환성 항우울제이다. 이러한 약물이 관련된 경우 급성 과다투여와 만성적 투여를 구분하려면 혈액보다 간 조직으로 정량하는 것이 도움이 된다고 알려져 있다.[2] 그러나 Pounder 등은 이에 의문을 제기하며 위장에서 간, 특히 왼엽으로 약물이 사후 확산되는 현상을 입증하였다.[3] 이는 왼쪽 폐 아래엽, 지라, 심낭액으로도 확산되었고, 정도는 덜하지만 심장혈액, 대동맥혈액, 아래대정맥으로도 확산되었다.

알코올이 심장 내강, 위대정맥, 대동맥으로 확산되는지에 대해서는 더욱 논란이 있다. 이러한 현상이 발생할 수는 있지만 드물게 나타난다는 의견이 일반적이다. 알코올의 확산은 위장의 농도가 매우 높을 때, 24시간 넘게 시신이 냉장되지 못했을 때, 사망 후 혈액 채취까지 소요된 시간이 길 때 일어나는 것으로 보인다.[4] Pounder 등은 사후 확산 현상을 고려하여 독성학 검사에는 넙다리 혈관 등에서 채취한 말초혈액을 사용할 것을 권고했다. 조직의 경우에는 간 오른엽 안쪽이나 폐 꼭대기(apex), 팔다리의 근육을 채취해야 한다.

입원하고 나서 몇 시간에서 며칠이 지난 뒤 사망했다면, 입원 당시 혈액에 있던 약물은 이미 대사되었다고 보아야 한다. 수액 투여나 수혈로 체내의 약물이 희석될 수도 있다. 이러한 경우 부검에서도 혈액을 채취해야 하지만, 사망자가 입원했던 병원에 연락하여 입원 당시나 입원 직후 채취된 혈액이 남아있는지 확인하고 독성학 분석을 위해 이를 확보해야 한다. 외상 환자는 보통 응급실 내원 즉시 채혈하여 혈액형 및 교차반응 검사를 하게 되는데, 이 혈액은 최소 2주 동안 혈액은행에 보관된다.

약물 과다투여로 사망했거나 그러한 가능성이 의심된다면 법의병리학자는 이후의 독성학 검사를 위해 간, 콩팥, 근육 조직을 보관할 수 있다. 이들 조직은 최소 50g을 각각 채취한다. 오늘날 독성학의 최신 기술 수준에도 불구하고 조직까지 검사해야 하는 경우는 많지 않다. 생존기간이 특별히 길지 않았다면 사망을 초래한 약물은 혈액에 존재할 것이기 때문이다. 하지만 상당기간 생존했다면 눈 유리체액이나 소변에서 약물을 검출할 수 있다. 약물 대사는 간에서 일어나므로 혈액보다 간에서 더 높게 검출되는 경향이 있는데, 이 때문에 간이나 담즙의 약물 농도는 해석하기 어려울 수 있다. 약물 과다복용이 의심된다면 위 내용물을 모두 검사해야 하며, 그중 최소 50cc를 채취해야 한다.

시신이 심한 외상을 입은 경우 혈관에는 혈액이 남아있지 않아도 체강에는 혈액이 흘러나와있을 수 있다. 이렇게 채취한 혈액에서 알코올과 약물이 음성이라면 사망 당시 알코올이나 약물의 영향은 없었다고 안전하게 판단할 수 있다. 반면 양성이라면 오염 가능성을 고려해야 한다. 이때는 혈액검사가 정확한지 확인하기 위해 눈 유리체액이나 근육 같은 다른 검체를 검사해야 한다.

부검 없이 검안만 한다면 혈액, 소변, 눈 유리체액을 채취해야 한다(역주: 우리나라 검시제도에서 이러한 행위는 아직 법적 근거가 명확하지 않다). 소변은 아래배벽에서 두덩결합 바로 위쪽에 깨끗한 주삿바늘을 삽입하여 채취한다. 혈액은 넙다리 혈관이나 빗장밑 혈관에서 채취한다. 가슴 앞벽을 찔러서 눈가림법으로 심장혈액을 채취해서는 절대로 안 된다. 혈액이 식도나 심낭, 위장, 가슴안에 있는 체액으로 오염되는 일은 막아야 하기 때문이다.

검체의 종류와 용도

분석에 가장 중요한 검체는 혈액이다. 사람에게 나타나는 약물의 효과는 혈중 농도가 기준이 된다는 것을 생각해보면 이는 합리적이다. 소변이나 담즙에서 약물이 검출된다면 생전의 어느 시점에 약물이 작용했다는 것은 알 수 있지만 사망 당시에도 약효가 있었다고 단정할 수는 없다. 따라서 독성학 검사는 혈액을 기준으로 해야 한다. 예외적인 경우를 제외하면 오늘날의 모든 독성학 검사실에서는 치명적일 가능성이 있는 대부분의 약물이나 주요 대사산물을 혈액에서 검출할 수 있다. 대표적인 예외 중 하나는 헤로인(heroin)이지만, 이 역시 대사산물을 통해 증명할 수 있다. 헤로인, 즉 디아세틸모르핀(di-acetylmorphine)은 거의 곧바로 모노아세틸모르핀(mono-acetylmorphine)으로 대사된 뒤 모르핀으로 전환된다. 혈액에서 모노아세틸모르핀이 검출되면 최근 헤로인에 노출되었음을 나타낸다. 모노아세틸모르핀은 혈액에서 사라진 뒤에도 눈 유리체액에 남아있을 수 있다. 머리 손상으로 경막하출혈이 생긴 뒤 며칠 동안 생존했다면 출혈 부위의 혈액을 분석해 약물 유무를 확인할 수 있지만, 약물의 농도는 주의해서 해석해야 한다.

혈액 다음으로 유용한 검체는 눈 유리체액이다. 약물의 분포비율이 적절하다면 눈 유리체액은 사망하기 1-2시간 전 약물의 혈중 농도를 반영한다. 분석 기술과 장비의 민감도가 충분하다면 혈액에서 검출되는 거의 모든 약물을 눈 유리체액에서도 검출할 수 있다. 농도가 갖는 중요성은 또 다른 문제이다. 혈중 알코올이 양성이면 눈 유리체액에서도 알코올을 검사하여 사망 당시 사망자가 알코올의 흡수기(absorptive phase)였는지 제거기(elimination phase)였는지 확인할 수 있다. 눈 유리체액에서는 나트륨, 칼륨, 염소, 요소질소, 크레아티닌 같은 대표적인 전해질이나 포도당도 검사할 수 있다.

대부분의 약물은 소변으로 배설된다. 소변에서는 약물이 쉽게 검출되는데, 소변에는 약물 추출을 방해하는 단백질 결합이 거의 없고, 대부분의 약물이 소변에 농축되기 때문이다. 그러나 생사를 결정하는 것은 혈중 농도이므로 소변의 약물 농도는 사망 원인의 해석에는 중요하지 않다. 또한 소변에 약물이 존재한다는 것은 사망 당시의 사용 여부나 독성이 아니라 사망하기 며칠 전 약물에 노출되었다는 것을 의미한다.

담즙은 독성학 검사 과정이 그리 정교하지 않을 때 유용한데, 약물이 배설되면 담즙에 농축되므로 분석이 비교적 쉽기 때문이다. 오늘날에는 과거의 약물 사용이나 남용 여부를 확인할 때 말고는 거의 사용되지 않는다. 이러한 예로는 저산소성뇌병증으로 사망했는데 헤로인 과다투여가 그 원인으로 의심되는 경우가 있다. 이때는 지난 며칠 동안 아편제제를 사용한 적이 있는지 확인할 수 있도록 담즙에서 모르핀을 검사한다. 저자들은 간이나 콩팥을 기본 검체로 사용하는 것은 권장하지 않는데, 간이나 콩팥의 약물 농도는 혈액 농도와 직접적인 상관관계가 없기 때문이다. 다만 콩팥에는 다양한 금속이 축적되므로 중금속 검사는 유용할 수 있다. 비소(arsenic) 중독이 의심된다면 모발과 손톱을 채취하여 분석할 수 있다.

근육에서 독성학 검사를 시도할 수 있다는 점은 잘 알려져 있지 않다. 그러나 부패한 시신에서는 혈액이나 소변, 눈 유리체액을 채취할 수 없을 때가 많아 근육이 매우 유용하다. 이들 검체 대신 간이나 콩팥과 같은 고형 장기에 의존하는 경향이 있지만, 이들은 앞서 설명한 것처럼 상당히 빠르게 부패하며, 약물이 축적되어 있을 수 있다. 근육 중에서도 특히 허벅지 근육은 부패가 진행되어도 잘 보존된 경우가 많다. 또한 근육은 사망하기 며칠 전이 아닌 사망 당시의 약물을 반영하는 것으로 보인다. 다만 근육의 약물 농도는 혈액 농도를 정확히 반영하지 않을 수 있으므로 주의해서 해석해야 한다.

미국법의관협회는 독성학 검사를 시행한 검체를 최소 2개월, 살인 사건은 최소 1년 동안 보관하도록 규정하고 있다.[5] 그러나 저자들은 사건 종류와 관계없이 남은 검체를 최소 2년 동안 보관해야 한다고 생각한다.

심하게 부패한 시신을 먹이로 삼는 구더기 같은 곤충을 분석하면 약물의 존재를 확인할 수 있다. 이를 사망 원인의 진단에 사용하기도 한다. Levine 등이 보고한 사례처럼 특수한 경우에는 도움이 될 수 있는데, 이 사례에서는 부패로 백골화된 시신에서 수거한 구더기로부터 세코바비탈(secobarbital)이 검출되었고, 시신 주변에서 세코바비탈의 용기도 발견되었다.[6] 그러나 시신이 실외에 있었거나 곤충의 먹이 또는 시신이 여럿이었다면 검출된 약물의 출처를 단정할 수 없으므로 법원에서 증거력이 의심받을 수 있다.

분석

생물학적 조직을 독성학적으로 분석하려면 우선 유기물의 기질(matrix, 역주: 세포외기질, 즉 extracellular matrix를 가리킨다)에서 약물을 분리해야 한다. 소변을 이용한 면역분석법(immunoassay)처럼 이러한 과정이 필요하지 않은 방법도 있지만, 법독성학 검사는 대부분 세포외기질과 약물의 분리가 필요하다. 혈액 같은 생물학적 검체에서 약물을 추출할 때는 다양한 용매나 완충액을 비롯하여 단백질침전법(protein precipitation)이나 액체-액체추출법(liquid-liquid extraction), 고체상추출법(solid phase extraction)과 같은 기법을 사용할 수 있다.

선별검사

법독성학에서는 먼저 약물의 존재를 확인하기 위해 선별검사(screening test)를 한 뒤 확인검사(confirmatory test)를 하는데, 이 경우 서로 다른 방법과 서로 다른 검체, 즉 2개의 혈액 용기나 미리 분주한 2개의 검체를 사용하는 것이 일반적이다. 선별검사에는 주로 면역분석법이나 분광광도법(spectrophotometry), 검출기(detector)나 질량분석기(mass spectrometry)를 결합한 기체/액체 크로마토그래피(gas or liquid chromatography, GC-MS 또는 LC-MS)가 이용된다. 그러나 각 방법마다 한계가 있다는 것을 알고 있어야 한다.

면역분석법은 특정 약물 또는 약물 계열에 대한 항원항체반응을 활용한다. 여기에는 방사선면역분석법(radioimmunoassay, RIA), 효소결합면역흡착분석법(enzyme-linked immunosorbent assay, ELISA), 형광편광면역분석법(fluorescent polarization immunoassay, FPIA), 효소증폭면역분석법(enzyme multiplied immunoassay, EMIT), 미세입자활동상호작용분석법(kinetic interaction of microparticles in solution, KIMS) 등이 포함된다. 이러한 방법의 주요 장점은 극소량의 검체를 이용해 비교적 쉽고 빠르게 다량의 검체를 처리할 수 있고, 반자동 또는 자동화되어 있어 분석 속도를 높일 수 있다는 것이다. 이러한 분석법은 주로 소변에 적용되지만, 많은 분석법이 혈액에도 사용할 수 있도록 개발되어 있다. 그러나 특이도가 낮아 교차반응이 나타날 수 있고, 약물 사이의 간섭효과로 인해 결과가 위양성이나 위음성으로 나올 수 있다. 즉 면역분석법이 음성이라고 해서 반드시 해당 물질이 존재하지 않는다는 의미는 아니며, 양성으로 나오더라도 항상 다른 방법으로 결과를 확인해야 한다. 면역분석법으로 나온 결과를 다른 면역분석법으로 검증해서는 안 된다.

분광광도법은 빛이 검체를 통과할 때 나타나는 파장의 변화를 이용하여 성분을 식별하는 선별검사 방법이다. 분광광도법은 사용하기 쉽지만, 보편적으로 적용하기에는 특이도와 민감도가 부족하다.

크로마토그래피에서는 약물을 기체나 액체 같은 이동상(mobile phase)으로 용해한 뒤 칼럼(column) 같은 고정상(stationary phase)을 통과시켜 검체의 구성 성분을 분리한다. 고정상을 통과하는 데 걸리는 시간은 이와 결합된 검출기에 기록되어 내부 표준(internal standard)과 비교되고, 이를 통해 각 검체의 성분이 파악된다. 크로마토그래피는 민감도와 특이도 모두 매우 높지만, 시간이 매우 많이 소요될 수 있고 복잡한 검체 준비 과정과 고가의 장비가 필요하다.

확인검사

선별검사에서 약물이 확인되면 확인검사를 시행한다. 확인검사는 선별검사와는 다른 방법을 사용해야 하며, 가능하면 다른 검체를 사용하거나 적어도 같은 검체를 따로 추출해서 사용해야 한다. 또한 확인검사는 선별검사보다 특이도가 높아야 한다.

법독성학에서 확인검사의 표준 형태(gold standard)는 GC-MS나 LC-MS이다. 이 방법은 크로마토그래피로 분리된 분석 대상의 질량 스펙트럼을 분석한다. 질량분석기는 분자를 다양한 이온화 기법으로 분리한 뒤, 분리된 양상이나 이온 비율을 분석한다. 미국법독성학회(American Board of Forensic Toxicology, ABFT)는 질량분석법을 사용할 수 없는 경우, 화학적 유도체, 칼럼, 체류시간을 선별검사와 다르게 사용한다면 확인검사에 선별검사와 같은 분석법을 사용하는 것을 허용하고 있지만, 권장하지는 않는다. 이는 법정에서 혹독한 검증을 받아야 할 수도 있다. 면역분석법 결과를 다른 형태의 면역분석법으로 확인하는 것은 절대 허용되지 않는다.

검사 패널

중독성 물질의 존재 여부가 사망에 영향을 미쳤을 가능성이 있는 모든 시신은 종합적인 독성학 선별검사를 받아야 한다. 이에 더하여 저자들은 법의관 사무소에서 전부는 아니더라도 대부분의 부검에서 완전한 독성학 선별검사를 시행할 것을 권장한다. 약물중독이 의심되지 않았는데도 중독성 물질이 발견되는 사례가 많기 때문이다. 특히 타살이나 자살, 사고사, SUID, 근무 중 사망은 가능하면 모두 완전한 독성학 검사를 시행해야 한다.

검사실마다 서로 다른 기법과 검사 패널(testing panel)을 사용하고 있으므로 법의관은 각 검사실에서 사용하는 검사 패널과 각 약물을 검출할 수 있는 패널을 숙지하여 선별검사가 적절히 시행되도록 해야 한다. 독성학 검사를 의뢰할 때는 검사실을 담당하는 독성학자와 협력하여 원하는 약물을 선별할 수 있는 올바른 검사가 이루어질 수 있도록 해야 한다. 단순히 남용약물을 찾고자 한다면 법의관은 흔히 남용되는 약물에 대한 포괄적인 선별검사를 요청할 수도 있지만, 좀 더 정교한 접근이 필요할 때도 있다. 디곡신(digoxin), 에틸렌글라이콜(ethylene glycol), 흡입제(inhalant), 최신 합성마약("designer drugs") 같은 약물은 특수한 검사가 필요할 수 있고, 리튬이나 돌려 닫는 용기처럼 특수한 검체가 필요할 수도 있다. 독성학 검사실에 연락하여 원하는 검사나 검사에 특별히 필요한 조건 및 검체에 대해 상담하는 것을 권장한다.

사망

약물을 복용하거나 주사하거나 코나 기도로 흡입하여 사망했을 때, 사망의 종류는 타살, 자살, 사고사, 불상 등 4가지로 분류되며 이 중 '불상'은 사망의 종류를 결정할 수 없을 때 사용된다. 사고사는 대부분 약물 남용에 의한 사망을 가리킨다. 19세기에는 알코올, 모르핀, 코카인을 "인류의 3대 저주"라고 불렀다. 더욱 강력한 아편계 약물이 헤로인과 모르핀을 대체했다는 점을 제외하면 오늘날에도 이는 달라지지 않았다.

미국에서 가장 흔히 남용되는 약물은 에탄올, 즉 술이다. 음주는 직간접적으로 매년 몇만 명의 사망을 초래한다. 급성 알코올중독으로 사망하는 경우는 드물지만, 만성 효과에 의한 사망은 매일 발생한다. 즉, 연간 25,000-30,000명이 과도한 알코올 섭취에 의한 만성간질환으로 사망한다. 알코올은 교통사고의 주요 원인이기도 하다. 모든 교통사고의 절반 정도가 음주와 관련이 있다. 알코올은 선천기형이나 악성 종양과도 관련이 있다.

알코올과 대마 다음으로 흔히 남용되는 불법 약물은 코카인, 헤로인, 메스암페타민이다. 2000년대 초반 미국에서는 아편계 약물과 관련된 사망이 급증하기도 했다. 그러나 불법 약물, 전문의약품(prescription medication), 일반의약품(over-the-counter medication)을 막론하고 다양한 약물이 사망을 초래할 수 있다.

부검 소견

안타깝게도 약물 과다투여에 의한 사망에서 나타나는 특이적인 소견은 없다. 부검에서는 시신을 자세히 관찰하여 약물 사용의 단서를 찾아야 한다. 코카인을 만성 흡입하면 코사이막이 천공될 수 있다. 팔에는 만성적인 약물 주입을 시사하는 "트랙(track)", 즉 정맥을 따라 융기되어 색소가 침착된 선상 흉터가 관찰될 수 있다(그림21.1). 정맥주사를 사용하는 약물중독자들은 대부분 무뎌지고 오염된 바늘을 반복 사용하기 때문에 이러한 흉터가 생길 수 있다. 주사기 교체 운동(needle exchange program, 역주: 마약중독자들의 투약 환경을 개선하여 사회적 피해를 장기적으로 감소시키려는 운동)이 전개되고 인슐린 주사기가 보급되어 예전만큼 심하지는 않지만, 깨끗한 주사기와 바늘을 구하기 어려운 지역에서는 트랙 자국이 뚜렷하게 관찰된다. 팔다리 이곳저곳에 불규칙한 타원형 흉터가 흩어져 있다면 "파핑(popping)", 즉 약물을 피부밑주사(subcutaneous injection)로 주입한 흔적일 수 있다(그림 21.2). 드물게 납중독에서 나타나는 "납선(lead line)", 즉 잇몸의 선상 색소침착이나, 일산화탄소중독이나 청산중독에서 볼 수 있는 선홍색 시체얼룩, 청산중독에서 나타나는 생아몬드 냄새도 확인할 수 있다.

시신의 내부 소견도 약물 과다투여를 판단하는 데 도움이 될 수 있지만, 외부 소견과 마찬가지로 이것만으로는 확진할 수 없다. 아편 같은 중추신경억제제에 의한 사망은 장기간 혼수상태에 있다가 사망하는 경우가 많은데, 이 경우 뇌부

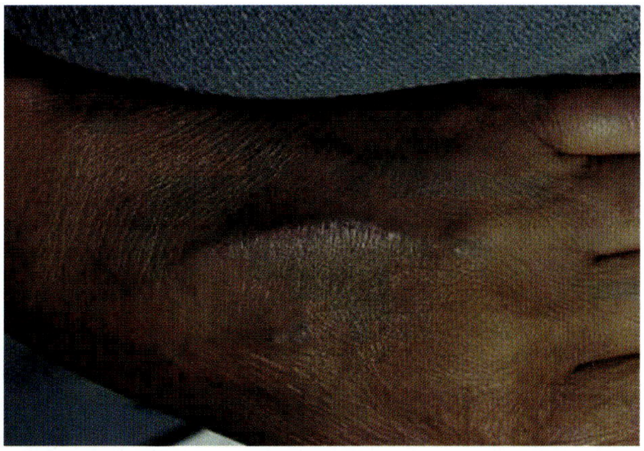

그림 21.1 손에 남은 바늘 트랙 자국.

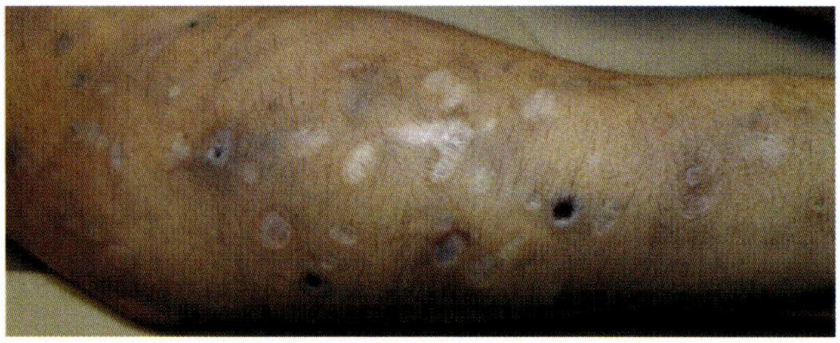

그림 21.2 아래팔 피부의 파핑.

종과 폐부종, 그리고 방광에 소변이 가득 차 있는 모습이 전형적이다. 이 3가지 징후가 아편에 의한 사망에 특이적인 것은 아니지만, 다른 기저질환이 있는 상황에서 방광이 가득 차 있다면 독성학 검사의 결과를 해석할 때 도움이 될 수 있다.[7] 건강하고 젊은 사람에게 심비대가 있다면 교감신경흥분제를 만성적으로 사용했는지 의심해 볼 수도 있다. 약물중독에 의한 사망이 의심된다면 항상 창자의 내용물을 확인해야 하는데, 약물 "노새"(역주: 신체를 이용한 약물 운반책으로, "drug mule" 또는 "body packer"로 불린다)가 불법 약물이 담긴 작은 봉지나 콘돔을 삼켜서 이를 운반하다가 몸속에서 파열되어 급사하는 경우가 있기 때문이다. 경찰에 체포되었을 때 약물을 숨기려 삼키는 경우도 많다(그림 21.3).

대부분의 법의부검에서 모든 전신 장기에 대해 조직검사를 시행하지는 않지만, 현미경 검사도 약물 관련 사망을 진단할 때 도움이 될 수 있다. 폐 실질에서 혈관 주변에 편광성(polarizable) 물질이 포함된 이물육아종(foreign body granuloma)이 관찰된다면 경구약을 분쇄하여 주사하였을 가능성이 있다. 편광성 결정(crystal)은 에틸렌글라이콜중독이 있는 사람의 혈관, 특히 콩팥에서 볼 수 있다. 납중독에서는 간세포나 콩팥 상피세포에서 핵내봉입체(intranuclear inclusion)를 볼 수 있다.

만성적인 약물 사용으로 발생한 질병이 사망 원인인 경우, 사망의 종류는 관행적으로 내인사로 분류된다. 예를 들어 만성알코올중독은 간경변증을 유발하고, 정맥주사를 이용하는 약물중독자에게는 심내막염이 생길 수 있으며, 전자담

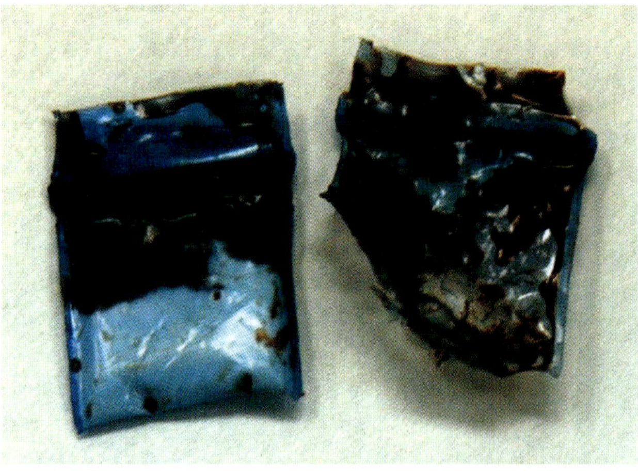

그림 21.3 사망자의 위 내용물에서 발견된 메스암페타민 추정 봉지.

배는 이와 관련된 폐질환을 일으킬 수 있다. 급성중독이 확인되지 않는 한, 아미오다론의 폐독성이나 독성표피괴사용해처럼 잘 알려져 있는 부작용이나 이상 반응에 의한 사망도 내인사로 간주한다. 예를 들어 헤로인중독자가 심내막염과 급성헤로인중독이 복합되어 사망했다면 사고사로 판단한다.

결과의 해석

사후 독성학에서 모든 사망조사관이 알아야 할 가장 중요한 2가지는 절대로 다른 정보와 분리하여 약물 농도만 해석해서는 안 된다는 것과, "약물 치사농도" 따위는 존재하지 않는다는 것이다. 독성학 검사 결과만으로는 사망 원인이 약물중독인지 알 수 없다. 저자들은 외상으로 사망한 수많은 사례에서 다양한 약물이 "치사" 농도로 검출되는 것을 경험하였다.

사후 약물 농도는 사후변화, 검사방법, 개인이나 약물과 관련된 수많은 변수에 따라 달라진다. 사후변화와 관련된 변수에는 검체의 채취 부위, 채취 방법, 사후경과시간 등이 있다. 앞서 설명한 바와 같이, 채취 부위는 농도에 영향을 미칠 수 있으므로 빗장밑 혈관, 엉덩 혈관, 심장 혈액과 같은 중심 부위보다 넙다리 혈관 같은 말초 부위에서 혈액을 채취하는 것이 바람직하다. 생전의 검체를 검사한다면 전혈(whole blood)이 아닌 혈청이 의뢰될 수 있는데, 이 역시 해석에 영향을 미칠 수 있다. 간, 소변, 담즙, 위 내용물에서 약물이 검출되더라도 이는 해당 물질에 대한 노출을 나타낼 뿐, 반드시 급성중독이라고 할 수는 없다. 검사방법도 결과와 해석에 영향을 미칠 수 있다. 면역분석법은 교차반응 때문에 위양성이나 위음성 결과가 나올 수 있다. 법의관이 의뢰한 검사 패널에 확인하고자 했던 약물이나 특수검사가 포함되지 않을 수도 있다. 사후경과시간도 영향을 미칠 수 있는데, 사망 후 또는 사전기까지 대사되는 약물도 있기 때문이다. 예를 들어 코카인은 적절한 보존제가 사용되지 않은 검체뿐만 아니라 사망 후의 시신에서도 대사가 일어난다. 따라서 검체가 채취되거나 사망한 시점에는 코카인이 존재했더라도, 시간이 경과한 생전의 검체나 부패한 시신에서는 검출되지 않을 수 있다. 사후경과시간이 길어질수록 사후 재분배가 발생할 가능성과 그 정도도 증가한다.

사후 재분배는 독성학 검사 결과에 큰 영향을 미칠 수 있으므로 법의병리학자는 이를 반드시 이해해야 한다. 사망 후에는 호흡 및 심장 기능이 중단되고 혈류가 멈춘다. 혈액이 분리되기 시작하여 적혈구 용적률과 혈액 내의 약물 분포가 변화한다. 단백질에 결합되어 있던 약물이 방출되고, 단백질은 분해된다. 세포벽이 녹아 내용물이 혈액으로 방출된다. 미생물은 체내에 존재하는 모든 약물의 분해와 변성을 더욱 촉진한다. 혈액과 주변 조직의 환경도 변하여 pH가 감소하고 용해도와 결합능력이 달라진다. 이러한 변화로 인해 약물이 혈액이나 주변 조직 안팎으로 확산할 수 있는데, 이를 사후 재분배라고 한다. Pounder는 특정 약물의 분포 용적(volume of distribution, V_d)이 이러한 재분배 과정에 큰 영향을 미치며, V_d가 높을수록 재분배 경향이 크다는 사실을 알아냈다.[8] 예를 들어 저자 중 한 명이 겪은 사례에서는 하이드로코돈(hydrocodon)의 농도가 넙다리 혈액에서는 치료농도인 0.05mg/L, 빗장밑 혈액에서는 만성중독자의 치료농도에 해당하는 0.12mg/L로 검출된 반면, 심장혈액에서는 0.52mg/L로 측정되었다. 또 다른 사례에서는 시탈로프람(citalopram)이 넙다리 혈액에서는 치료농도인 0.52mg/L였지만, 심장혈액에서는 3.01mg/L로 측정되었다. 일반적으로 약물 정량에 말초혈액을 사용하면 사후 재분배에 따른 부정확성을 완전히는 아니어도 최대한 제거할 수 있다. 모든 사후 약물 농도는 이러한 원칙을 염두에 두고 해석되어야 한다.

개인적 요인은 주로 약물 대사 및 내성과 관련되어 있다. 전체 약물의 약 30%가 약물 대사 효소의 영향을 받는데, 그 대부분은 CYP450 시스템에 속한다. 이 때문에 같은 용량을 복용하여도 사람에 따라 약물 농도가 600배까지 달라질 수 있다. 약물 대사 효소의 돌연변이나 대사를 억제하는 다른 약물이 함께 존재하면 약물이 축적되거나 독성이 나타날 수 있다. 유전적 요인도 약물의 흡수, 분배, 대사 과정에 영향을 미칠 수 있다. 약물 대사는 장기의 기능과 분포 용적에 따라서도 달라지는데, 이들은 모두 기저질환에 영향을 받는다. 예를 들어 간경변증이나 만성 콩팥질환이 있다면 약물 대사가 달라질 수 있고, 환자에게 체액이 축적되어 복수나 전신부종(anasarca)이 발생하면 약물 분포에 큰 영향을 미칠 수 있다. 입원 환자는 장기 기능이 저하되어 약물의 대사 및 배설에 영향을 받을 수 있다. 약물 대사에 대한 이러한 이해는 일부 약물의 해석에 도움이 될 수 있다. 예를 들어, 약물과 그 대사물질의 농도를 비교하면 이들이 모두 상승해 있더라도 급성 투여와 만성 투여를 구분할 수 있다. 아미트립틸린(amitriptyline)과 그 대사산물인 노르트립틸린(nortriptyline)이 이러한 경우이다. 아미트립틸린을 치료용량으로 복용했다면 아미트립틸린:노르트립틸린의 비율이 1보다 작아야 하지만, 아미트립틸린을 과다복용했다면 이 비율이 2보다 클 때가 많다. 삼환계 항우울제는 사후 재분배가 특히 심하므로 위와 같은 특징이 더욱 유용할 수 있다.

특정 약물의 생리적 효과에 대해 내성이 생기는 사람도 있다. 특히 아편계 약물, 벤조다이아제핀, 바비튜르산염, 알코올은 내성이 잘 생긴다. 법의관은 내성을 평가할 때 약물의 복용 기간, 복용량, 용법을 고려해야 한다. 내성이 문제가 되는 약물은 금단증상도 초래한다. 알코올과 벤조다이아제핀의 금단증상은 심각한 질병을 초래하며 사망할 수도 있다.

약물 자체의 고유한 특성도 독성에 영향을 미칠 수 있다. 일부 전문의약품이나 불법 약물은 QT 간격을 연장하는데, 특히 기존에 부정맥이 있던 사람은 급사할 수도 있다. 유사한 효과를 가진 약물을 여러 가지 복용하면 혼합 약물중독으로 사망에 이를 수 있는데, 예를 들면 에탄올이나 벤조다이아제핀 같은 중추신경억제제를 함께 복용하거나, 세로토닌 체계에 영향을 주는 여러 약물을 함께 복용하여 세로토닌증후군(serotonin syndrome)이 발생하는 경우가 있다. 중추신경계에 작용하는 약물은 다양하며, 이들을 함께 복용하면 독성이 나타날 수 있다. 예를 들어 코카인과 헤로인을 함께 사용하거나 각성제와 항정신병 약물을 함께 사용하면 독성이 증가한다.[9] 특정 약물의 고유한 특성에 대한 지식도 도움이 된다. 예를 들어 GHB, 즉 감마하이드록시부티레이트(gamma-hydroxybutyrate, 역주: "물뽕")는 인체에서도 생성될 수 있으므로 검출되더라도 중독이라고 할 수 없지만, 스트리크닌(strychnine)은 농도와 무관하게 의미가 있다.

약물중독에 의한 사망을 진단할 때는 부검 소견과 독성학 검사 결과뿐만 아니라 수사 정보를 비롯한 모든 정보를 고려해야 한다. 사망자가 마지막으로 목격된 시각은 언제인가? 그들은 무엇을 하고 있었나? 어떻게 행동했나? 사망 전 증상이 약물중독에 부합하는가? 예를 들어 대화 도중 갑자기 사망했다면, 코카인중독일 수는 있지만 헤로인중독이라고는 볼 수 없다. 사망에 기여할 수 있는 다른 기저질환이 있는지도 확인한다.

특정 약물 또는 약물 계열

알코올

에탄올

에틸알코올(ethyl alcohol, ethanol)은 미국은 물론 전 세계에서 가장 많이 남용되는 약물이다. 알코올 함량이 0.5-95%인 음료는 모두 주류에 해당한다.[10] "프루프(proof)"는 과거 주류의 도수를 표현하기 위해 사용된 개념으로, 알코올 함량의 약 2배이다. 즉 80 프루프인 술의 알코올 도수는 40%이다. 맥주의 알코올 도수는 3.2-4%, 와인은 7.1-14%,

위스키는 40-75%, 보드카는 40-50%, 진은 40-85%, 럼은 40-95%이다.[10] 주류의 표준 섭취량(standard drink)은 일반적으로 맥주는 12oz(역주: 355ml), 와인은 5oz(역주: 148ml), 양주는 1.5oz(역주: 44ml) 정도이다. 평균적인 성인이 술 1잔을 마시면 남성에서는 혈중 알코올 농도가 0.02-0.03g/dL, 여성에서는 0.03-0.04g/dL 상승한다.

알코올은 위장관의 모든 점막 표면에서 빠르게 흡수된다. 공복 상태에서 알코올을 섭취하면 20-25%는 위에서, 75-80%는 작은창자에서 흡수된다.[11] 음식은 알코올의 흡수를 지연시킨다. 공복 상태에서는 혈중 알코올 농도가 30분-2시간(평균 0.75-1.35시간) 안에 최고치에 도달하지만, 위장에 음식물이 있으면 1-6시간(평균 1.06-2.12시간)이 소요된다. 혈중 알코올 농도가 최고치에 도달할 때까지 소요되는 시간은 식사량에 정비례하며 음식과 알코올을 섭취한 시간 간격에 반비례한다.

알코올은 체내에 들어오자마자 대사가 시작된다. 알코올은 아세트알데하이드(acetaldehyde)로, 아세트알데하이드는 아세트산(acetic acid)으로, 아세트산은 이산화탄소와 물로 대사된다. 대부분의 대사는 간(95%)에서 일어난다. 혈중 알코올의 대사 속도는 남성이 평균 0.015g/dL/h, 여성이 0.018g/dL/h이다.[12] 알코올중독자는 간 효소가 증가하여 일반인보다 알코올이 더 빠르게 대사되는 것으로 보인다. Clothier 등은 혈중 알코올 농도의 평균 감소율이 시간당 0.027g/dL이며 범위는 시간당 0.016-0.043g/dL라고 하였다.[13]

알코올은 물에 용해되기 때문에 인체 조직에는 수분 함량이나 체액량에 직접 비례하여 존재한다. 혈액이나 눈 유리체액처럼 수분 함량이 높은 검체는 간이나 뇌 같은 조직에 비해 알코올 농도가 높다. 법의병리학자는 알코올을 측정할 때 전혈을 사용하는 경향이 있지만, 임상의사는 혈청이나 혈장을 주로 사용한다. 혈장/혈청 대 전혈의 알코올 농도 비율은 평균 1.18, 범위는 1.10-1.35이다. 흡수기에 동맥혈과 정맥혈의 알코올 농도가 큰 차이를 보인다는 것은 잘 알려지지 않았는데, 이때 동맥혈의 알코올 농도는 정맥혈보다 최대 40%까지 높게 나타난다.[14] 반면 흡수기가 지나면 정맥혈과 동맥혈의 알코올 농도는 거의 차이가 나지 않는다.

알코올은 별다른 변화 없이 소변으로 배설된다. 방광에 들어있는 소변의 알코올 농도는 혈중 알코올 농도가 최고점에 도달할 때까지 이를 따라 증가한다. 이후 혈중 알코올 농도가 하강기에 들어서면 소변 농도는 이보다 높게 유지된다. 지금까지 보고된 소변과 혈액의 알코올 농도 비율은 0.32-2.44 사이이며, 평균은 1.3 정도로 받아들여지고 있다.[11] 소변의 알코올 농도는 소변이 생성되는 전체 기간의 평균을 반영할 뿐인데, 이 평균값은 혈중 알코올 농도를 비롯한 다양한 요인과 관련이 있다. 따라서 소변의 알코올 농도는 혈중 알코올 농도를 예측하는 데 도움이 되지 않는다.[15]

혈액 외에 알코올을 분석하기 가장 좋은 물질은 눈 유리체액이다. 알코올은 조직의 수분 함량에 비례하여 몸 전체에 분포한다고 했는데, 눈 유리체액은 수분 함량이 높아 평형 상태일 때는 혈액보다 알코올 농도가 높다. 즉, 평형 상태에서 혈액에 알코올 1 단위가 있다면, 눈 유리체액에는 1.2 단위가 존재한다. 눈 유리체액의 알코올 농도가 0.12g/dL라면 혈중 알코올 농도는 0.10g/dL인 것이다. 눈 유리체액은 다른 조직과 격리되어 있으므로 눈 유리체액의 알코올 농도는 혈중 알코올 농도에 비해 1-2시간 늦게 평형을 이룬다. 따라서 눈 유리체액의 알코올 농도를 통해 시간을 되돌려서 사망하기 1-2시간 전의 혈중 알코올 농도가 얼마였는지 알 수 있다. 알코올의 흡수기에는 눈 유리체액의 알코올 농도가 혈중 농도보다 낮다. 음주를 중단하면 흡수가 계속되면서 혈중 알코올 농도가 잠깐 상승하다가 안정되고, 이후 감소하기 시작한다. 눈 유리체액의 알코올은 혈중 알코올 농도를 뒤따라가므로, 혈중 알코올 농도가 안정되는 동안에도 계속 상승한다. 이후 눈 유리체액의 알코올도 잠시 안정되었다가 감소하게 된다. 혈액과 눈 유리체액이 평형을 이루는 시점에는 눈 유리체액에 수분이 더 많으므로 눈 유리체액의 알코올 농도가 더 높게 나타난다. 혈중 알코올 농도가 감소하는 만큼 눈 유리체액의 알코올 농도도 뒤따라 감소하므로 이들의 비율은 1.2-1.0 정도로 계속 안정적으로 유지된다. 즉 눈 유리체액의 알코올 농도는 흡수기에만 혈액보다 낮게 검출된다.

눈 유리체액 다음으로 알코올 분석에 좋은 조직은 근육이다. 저자들은 허벅지 근육을 선호하는데, 허리근(psoas muscle)과 달리 다른 장기들로부터 격리되어 있고 부패에 대한 저항력도 높아 보이기 때문이다. Garriott는 혈중 알코올 농도가 0.10g/dL 이상이면 알코올 농도의 혈액 대 근육 비율은 0.94±0.086이고, 0.10g/dL 미만이면 1.48±0.13이라고 하였다.[16)]

시신이 즉시 발견되지 못해 부패가 시작되면 미생물에 의해 에틸알코올이 생성될 수 있다. 내부적으로 생성되는 알코올의 양은 부패 기간과 어느 정도 관련이 있다. 모든 부패 시신에서 알코올이 생성되는 것은 아니라는 점에 유의해야 한다. 알코올이 생성되더라도 높은 농도로 나타나는 경우는 드물지만, 당뇨 환자에게서는 0.5g/dL까지 보고된 적도 있다.[17)] Zumwalt 등에 따르면, 부패 초기인 시신 중 80%, 초기에서 중기 사이인 시신 중 55%는 알코올이 검출되지 않았다.[18)] 이들이 연구한 부패 시신 130구 중에서는 23구에서만 혈액에서 사후 생성된 것으로 보이는 알코올이 검출되었다. 이 중 19건은 혈중 알코올 농도가 0.07g/dL 이하였고, 4건만 0.11-0.22g/dL로 높게 나타났다.

시신을 방부처리(embalming)하면 혈액은 대부분 제거되고 방부액(embalming fluid)으로 대체된다. 이러한 경우에도 눈 유리체액이나 근육을 이용하면 알코올을 측정할 수 있다. 눈 유리체액이 있다면 가장 좋지만, 소량의 방부액이 눈 유리체액으로 유입되어 약간 희석될 수는 있다. 방부액에는 에틸알코올이 아닌 메탄올(methanol)이 포함되어 있으므로 눈 유리체액에 존재하는 에탄올은 모두 섭취된 것이라고 볼 수 있다.

약물로서 알코올은 신체의 여러 생리적 활동에 뚜렷한 영향을 미친다. 알코올은 시력, 빛이나 어둠에 대한 적응력, 색상에 대한 식별력, 시각적 자극에 대한 반응의 지속성이나 속도, 집중력 등을 손상시킨다.[19)] 운전 능력의 감소는 혈중 알코올 농도가 0.03g/dL 정도로 낮을 때부터 나타나지만, 실제 사고 위험이 증가하지는 않는다. 사고 위험은 약 0.08g/dL부터 현저히 증가하기 시작한다. 혈중 알코올 농도가 0.10g/dL이 되면 치명적인 사고에 연루될 위험이 비음주자의 12배로 증가한다. 혈중 알코올 농도가 0.05g/dL를 넘으면 반응 속도가 느려진다. 급성알코올중독의 영향이 혈중 농도의 하강기보다 상승기에 뚜렷하게 나타난다는 사실은 이미 1919년 멜런비 효과(Mellanby effect)로 알려졌다.[19)] 급성알코올중독에 대한 심리적 반응은 사람에 따라 다양하지만, 혈중 알코올 농도가 0.10g/dL를 넘으면 모든 사람은 판단력이 어느 정도 흐려진다. 알코올이 성격에 미치는 영향의 경우, 졸거나 조용해지거나 친절해지는 사람도 있지만 적대적이고 폭력적으로 변하는 사람도 있다. 혈중 알코올 농도만으로는 어떻게 변할지 예측할 수 없다.

신체의 모든 기관 중 알코올의 영향을 가장 많이 받는 기관은 중추신경계이다. 표 23.1은 급성알코올중독의 단계별로 각각의 증상과 혈중 알코올 농도를 비교한 것이다. 만성알코올중독자는 생리적 장애가 있어도 급성알코올중독의 징후를 상당 부분 숨길 수 있다. 예를 들어 만성알코올중독자는 혈중 알코올 농도가 0.15g/dL이어도 겉으로는 술에 취하지 않은 것처럼 보일 수 있는데, 이들은 사실 반사신경, 시력, 기억력, 집중력, 판단력이 감소한 상태이다. 알코올 섭취 경험이 없는 젊은 사람은 급성알코올중독에 의한 생리적 작용과 치명적인 중추신경계 억제 효과에 더욱 취약하다.

급성알코올중독에 의한 사망은 대부분 혈중 알코올 농도가 0.40g/dL 이상일 때 발생한다. 음주 경험이 없는 사람은 만성알코올중독자보다 더욱 취약하다. 만성알코올중독자는 혈중 알코올 농도가 0.45-0.5g/dL인 상태에서 차량을 운전하다가 체포되기도 하고, 0.6-0.7g/dL의 높은 알코올 농도에서 살아남기도 한다. 부검 당시의 혈중 알코올 농도는 생전의 수치보다 낮을 수 있다는 것을 반드시 생각해야 하는데, 알코올의 중추신경계 억제 효과로 인해 비가역적인 저산소성 뇌손상을 입었어도 당분간 생존하며 알코올을 대사할 수 있기 때문이다. 이때 혈중 알코올 농도가 0.25-0.35 g/dL라면 눈 유리체액의 농도는 훨씬 높을 수 있는데, 이는 사망자가 대사기에 있었음을 의미한다.

표 21.1 급성알코올중독

혈중 알코올 농도(g/dL)	징후/증상
0.01-0.05	주의 깊게 검사하면 0.05g/dL부터 약간의 생리적 손상이 나타난다.
0.05-0.07	행복감을 느끼며 자신감이 증가한다. 0.07g/dL부터 반사반응과 주의력의 손상이 지속된다.
0.07-0.10	반사신경, 주의력, 시력, 감각-운동 조절 능력, 판단력의 장애가 심해지지만, 아직 술에 취한 것처럼 보이지 않을 수 있다.
0.10-0.20	감각-운동기능, 반응 속도, 주의력, 시력, 판단력의 장애가 더욱 심해진다. 졸리고 지남력을 잃으며 감정적으로 불안정해진다. 0.20g/dL부터 운동조절능력이 상실되고 비틀거리며 말이 어눌해진다.
0.20-0.30	비틀거리며 확연히 취해 보인다. 무기력하고 졸릴 수도 있고, 적대적이고 공격적일 수도 있다. 0.30g/dL부터는 대부분 잠들거나 기절한다.
0.30-0 40	의식이 저하되면서 혼미해지거나 의식을 잃는다.
0.40 초과	의식상실과 혼수가 나타나며, 사망할 수 있다.

메탄올

메틸알코올(methyl alcohol, methanol)에 의한 중독은 상대적으로 드물다. 메탄올은 간에서 포름알데하이드(formaldehyde)로 산화되고, 이는 다시 포름산(formic acid)으로 산화된다. 포름산은 메탄올보다 독성이 6배 강하다. 급성메탄올중독의 증상은 쇠약, 구역, 구토, 두통, 명치통증, 호흡곤란, 청색증이다. 술에 취한 듯한 모습은 잘 나타나지 않는다. 이러한 증상은 30분 만에 나타나기도 하지만 24시간까지 나타나지 않을 수도 있다. 메틸알코올의 섭취량이 치명적인 수준이라면 앞서 언급한 증상에 이어 의식이 혼미해지거나 혼수상태에 빠지고, 경련이나 저체온증이 나타나다가 사망한다. 거의 모든 환자가 사망하기 전에 실명된다. 생존하더라도 시력은 영구적으로 손상되는데, 메탄올은 망막세포에 특이적인 독성이 있기 때문이다. 메틸알코올중독에 의한 사망은 유기산의 생성에 따른 산증과 알코올의 중추신경계 억제 작용이 원인이다.[20, 21]

포름산은 메탄올의 중증 대사성 산증과 안구 독성에 가장 중요한 역할을 하는 주요 물질이다. 메틸알코올을 70-100 mL 섭취하면 대부분 사망하지만, 30-60mL만 섭취해도 사망할 수 있다. 10mL만 섭취하면 영구적으로 실명하게 된다. Keeney와 Mellinkoff가 메탄올중독 725건을 조사한 결과, 54%가 사망하였고 12%는 실명했으며 12%는 시각장애를 갖게 되었다.[21] 메틸알코올은 산화 속도가 느려서 섭취 후 최대 48시간까지 검출될 수 있다. 메틸알코올중독에서 최소 혈중 치사 농도는 0.08g/dL 정도이다. 부검 소견은 비특이적이다.

아이소프로판올

아이소프로판올(isopropanol)은 70% 농도로 희석되어 시중에서 소독용 알코올로 판매되고 있다. 아이소프로판올의 중추신경계 억제 효과는 에탄올의 2배이다. 메탄올과 달리 그 자체로는 독성이 없으며, 간에서 아세톤으로 대사된다. 아이소프로판올의 치사량은 성인의 경우 250mL로 추정된다. 혈액에서 소량의 아이소프로판올이 검출된다고 해서 반드시 이를 섭취했다고 할 수는 없다는 점에 유의해야 한다. 케톤산증이 있는 당뇨 환자나 알코올중독자, 기아 상태에서는 아세톤 농도가 증가하는데, 이는 아이소프로판올로 전환될 수 있다. 이 경우 아세톤 농도는 높고 아이소프로판올 농도는 낮게 나타난다.[22] 아이소프로판올 농도가 0.1g/dL 미만이면 이에 노출되었거나 중독되었다고 할 수 없지만, 0.1g/dL 이상이면서 아이소프로판올 : 아세톤 비율이 1을 넘으면 이를 복용하여 중독된 것이라고 할 수 있다.[23] 아이소프로판올은 방부액의 성분으로도 사용되며, 특히 이식용 사후 조직을 구득하는 과정에서 시신의 소독에 사용된다. 이처럼 방부나 소독 과정에서 아이소프로판올에 노출되었다면 아세톤은 함께 검출되지 않는다.

에틸렌글라이콜

에틸렌글라이콜은 대부분의 자동차 부동액을 구성하는 주요 성분이다. 인체에서는 다양한 화합물로 대사되는데, 그 중 가장 중요한 것은 옥살산(oxalic acid)이다. 옥살산을 섭취하면 중추신경계가 억제되며 중증 대사성 산증이 발생한다. 생존한다면 급성신부전이 발생한다. 편광 현미경으로 콩팥 세뇨관과 뇌에 옥살산 결정이 침착된 것을 볼 수 있다.[20, 24]

에틸렌글라이콜 자체는 독성이 없으며, 독성이 있는 것은 주로 옥살산 같은 대사산물이다. 성인의 최소 치사량은 100mL로 추정되지만, 더 많이 섭취하고도 생존한 사례가 있다. 급성에틸렌글라이콜중독의 임상증상은 신경계통, 심폐계통, 비뇨계통으로 나눌 수 있다. 신경학적 증상은 섭취 후 대부분 30분에서 12시간 안에 시작되며, 구역, 구토, 경련, 혼수가 나타난다. 심폐계통의 증상은 대부분 12-24시간 만에 나타나며, 빈맥, 빈호흡, 울혈심부전이 나타난다. 생존하면 급성세뇨관괴사가 발생하는데, 대부분 24-72시간 만에 나타난다.

아편제 및 아편유사제

아편제(opiate)는 양귀비(opium poppy)에서 추출한 성분으로, 모르핀, 코데인(codeine), 파파베린(papaverine) 등이 있다. 아편유사제(opioid)는 뇌의 아편유사제 수용체(opioid receptor)에 결합하는 천연 또는 합성 약물로, 아편제와 동일한 작용을 한다. 앞으로 아편제와 아편유사제의 작용을 설명할 때는 혼동되지 않도록 이들을 모두 아편유사제로 부르기로 한다.

아편유사제는 일반적으로 심폐기능을 저하시켜 사망을 초래하며, 사망 전에는 혼수상태가 나타나곤 한다. 아편유사제 관련 사망에 특이적인 소견은 없지만, 이들은 전형적으로 폐부종이 발생하므로 이로 인한 삼출액이 코와 입에서 "거품뿔(foam cone)"을 형성할 수 있다(그림 21.4). 뇌부종과 방광 팽만이 나타나기도 한다. 방광 팽만과 더불어 폐부종, 뇌부종에 대해서는 혼수상태와 호흡기능의 저하가 장기간 지속되어 생긴다거나, 모세혈관에 대한 아편유사제의 직접적 독성 효과로 혈관 투과성이나 중추성 혈관운동 효과가 증가하여 발생한다는 가설이 있다.[25, 26] 폐와 뇌의 부종은 질식이나 심장질환 같은 다른 사망 원인에서도 나타나지만, 아편유사제에 의한 사망을 조사할 때 방광 팽만을 포함한 3가지 징후가 모두 나타난다면 도움이 된다.[7] 아편유사제에 중독되면 발작도 일어난다. 이러한 증상이 나타나는 정확한 기전

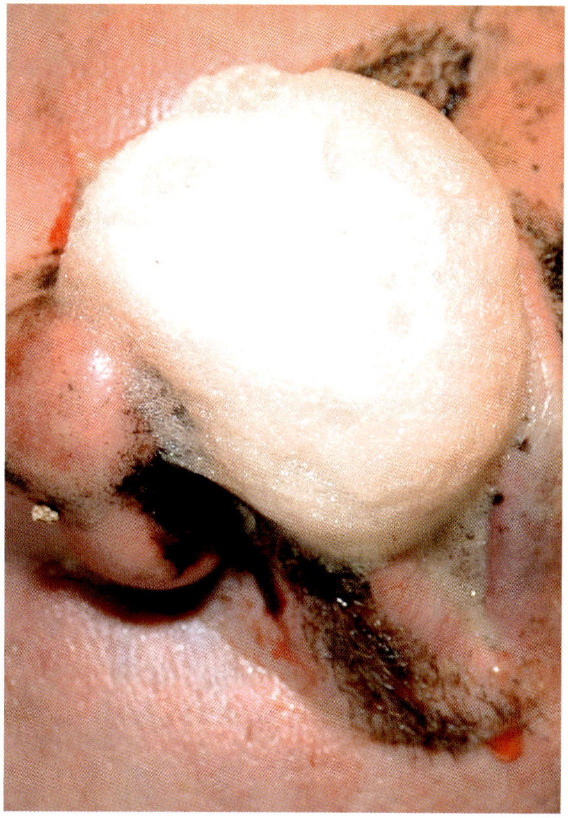

그림 21.4 거품볼.

은 불분명하지만, 연구에 따르면 아편유사제가 해마에 있는 수용체를 통해 발작 활동을 증가시켜 해마 신경세포의 억제 기능을 소실시키고 흥분성 신경전달을 강화하는 것으로 나타났다.[27~29] 또한 아편유사제에 의한 심폐기능 저하도 뇌 저산소증을 통해 발작을 유발한다.[30]

아편유사제는 단독으로 사용해도 독성이 있지만, 다른 아편유사제나 알코올, 벤조다이아제핀 같이 유사한 효과를 가진 약물과 혼합하면 독성이 더욱 증가한다. 아편유사제는 각성제와 병용해도 독성이 강화되는데, 이들 모두 중추신경계에 작용하기 때문인 것으로 보인다.[31, 32]

아편유사제에 의한 사망에서 가장 중요한 것은 내성이다. 이들을 만성적으로 사용하면 내성이 생길 수 있으므로, 사망 당시의 약물 농도는 치명도를 결정할 때 도움이 되지 않을 수도 있다. 사망하기 전 혼수상태로 지내는 과정에서 약물이 대사되어 사망 당시에는 낮아졌을 수도 있고, 약물에 대한 내성이 커서 약물로 사망하지 않았는데도 매우 높게 검출될 수도 있다. 따라서 아편유사제가 관여된 사망에서 사망 원인을 아편유사제중독이라고 판단하려면 모든 수사 및 정황 정보를 활용하는 것이 매우 중요하다.

헤로인

헤로인은 20세기 초 의료계와 대중에게 모르핀과 코데인의 대체제로 소개되었다. 도입 당시에는 헤로인에 중독성이 없다고 알려졌다. 모르핀과 코데인에 비해 치료적 장점이 있긴 하지만, 헤로인은 중독성이 훨씬 강하다. 따라서 헤로인은 치료 목적으로 사용되지 않는다. 코카인이 미국인에게 널리 보급되기 전까지 헤로인은 가장 인기 있는 "센" 마약(hard drug, 역주: 마약 중에서도 특히 중독성이 강한 것을 가리킨다)이었다. 지역에 따라 작은 비닐봉지나 캡슐, 풍선에 담겨 판매된다. 헤로인에는 보통 유당(lactose) 같은 당 성분을 섞는데("cut", 역주: 마약의 양을 늘리려 일부러 불순물을 넣는 것을 말하며 이러한 성분을 절단제나 위화제라고 부른다), 이때 심지어 퀴닌(quinine, 역주: 초기 말라리아 치료제 중 하나)이 사용되기도 한다. 일반적인 헤로인 한 봉지("bag")에는 헤로인 성분이 1-2% 들어있다. 그러나 멕시코에서 검은 헤로인("black tar")이 저렴하게 도입되면서 시중에 유통되는 헤로인의 순도가 크게 높아졌다. 현재 미국 일부 지역에서 헤로인의 일반적인 순도는 20-30%이며, 높게는 50%에 이르는 지역도 있다.

헤로인은 대부분 담배처럼 피우거나 정맥주사로 투여한다. 중독자들은 헤로인 분말을 병뚜껑이나 숟가락에 덜고 물을 섞은 뒤 불에 가열한다(그림 21.5). 여기에 불순물을 "거른다며" 면 조각을 넣기도 한다. 그리고 용액을 주사기에 담아 정맥에 주사한다. 현미경으로 폐 조직을 관찰하면 활석 결정(talc crystal)과 면섬유가 포함된 이물육아종이 발견되곤 한다. 여기서 면섬유는 "거름망"에서 비롯된 것이고, 활석 결정은 헤로인에 섞여 있던 불순물("cutting agent")이다. 최근에는 헤로인을 코카인과 혼합하여 H, 스맥, 스피드볼이라고 부르기도 한다.

주사 후 헤로인, 즉 디아세틸모르핀은 거의 즉시 모노아세틸모르핀으로 대사되며, 이때 반감기는 9분이다. 이후 모노아세틸모르핀은 가수분해되어 모르핀이 되며, 반감기는 38분이다. 이 때문에 헤로인 과다투여로 사망한 시신에서 독성학 검사를 하면 혈액에서 헤로인은 검출되지 않지만 모르핀과 모노아세틸모르핀은 검출된다. 모노아세틸모르핀은 반감기가 짧아 혈액이 아닌 눈 유리체액이나 소변에서만 검출되기도 하지만, 혈액에서 모노아세틸모르핀과 모르핀이 모두 검출되면 최근 헤로인을 사용했다고 볼 수 있다. 또한 헤로인중독자의 혈액이나 소변에서 소량의 코데인이 검출되기도 한다. 모르핀은 코데인으로 대사되지 않으므로, 코데인이 검출되었다면 이는 양귀비 자체에 함유된 코데인이다. 반대로 코데인은 CYP2D6을 통해 모르핀으로 대사된다. 따라서 헤로인을 과다투여하면 독성학 검사에서 모르핀, 모노

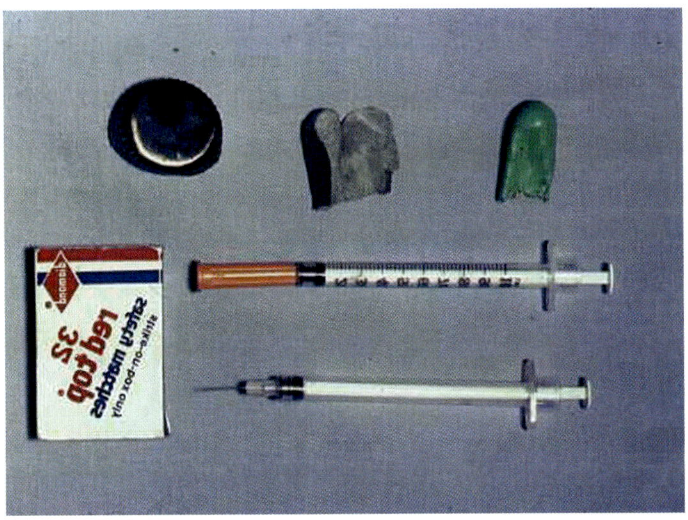

그림 21.5 헤로인의 정맥주사 도구: 주사기, 헤로인이 들어있던 풍선 끝부분 2개(하나는 개봉됨), 조리도구로 사용된 병뚜껑.

아세틸모르핀과 함께 극미량의 코데인이 검출될 수 있다. 만약 코데인 농도가 모르핀보다 높으면 코데인을 함께 투여했을 가능성이 높다. 헤로인 과다투여로 급사하면 소변은 음성인데 혈액은 양성일 수 있다. 사망과 혈중 농도는 직접적 관련이 없는데, 사람에 따라 내성이 매우 강할 수 있기 때문이다. 다른 사람이 "취할(high)" 정도의 양에도 어떤 사람은 사망할 수 있다.

메타돈

메타돈은 과거 아편유사제에 금단증상을 보이는 환자에게 주로 사용되던 약물이지만, 반감기가 8-59시간으로 길어 통증 치료에도 많이 사용되고 있다. 메타돈을 만성적으로 복용하면 치료 효과가 나타나는 농도가 매우 높아질 수 있으므로, 만성 복용자의 약물 농도를 해석할 때는 각별히 주의해야 한다. 또한 메타돈은 QT 간격을 연장할 수 있으며, 특히 치료를 시작한 첫 3개월 동안 부정맥을 유발할 수 있다.

펜타닐 및 합성 아편유사제

펜타닐은 모르핀보다 50-100배 강력한 반합성 아편유사제로, 주로 병원에서 통증 조절을 위해 경피패치(transdermal patch)나 정맥주사로 처방된다. 펜타닐은 사후 재분배가 심하게 일어난다고 알려져 있으므로 사후 농도를 해석할 때는 매우 주의해야 한다.[33] 펜타닐은 길거리에서 차이나 걸(China Girl), 아이보리 왕(King Ivory)으로 불리며 남용되기도 한다.

최근 몇 년간 아편유사제의 유행과 함께 다양한 합성 펜타닐이 약물중독으로 사망한 시신에서 검출되고 있는데, 대부분 헤로인 같은 불법 약물이 함께 검출된다. 메틸펜타닐(methylfentanyl), 알펜타닐(alfentanyl), 아세틸펜타닐(acetylfentanyl), 카르펜타닐(carfentanil), 수펜타닐(sufentanil), U-47700 같은 약물들이 사망 원인으로 보고되고 있다. 이들은 치료 목적으로는 더 이상 사용되지 않으므로, 어떤 농도로 검출되든 중요하게 고려해야 한다.

교감신경흥분제

교감신경흥분제(sympathomimetics)는 각성제라고도 불리며, 교감신경을 자극하는 약물을 가리킨다. 이러한 약물은 노르에피네프린과 에피네프린을 비롯한 카테콜아민의 방출을 자극하거나, 이들의 재흡수나 대사를 억제하여 중추신경계와 심혈관계를 활성화시킨다. 또한 중추신경계 독성이나 심혈관계 독성으로 사망을 초래할 수 있다. 중추신경계에서는 교감신경흥분제가 신경계를 자극하여 전신을 흥분시키고 발작의 역치를 낮춘다. 중추신경계 자극은 환각, 공격성, 망상, 폭력적 행동도 유발한다. 심혈관계에서는 심박수, 혈압, 심장 수축력을 증가시켜 부정맥을 발생시킨다. 심장동맥의 알파수용체가 자극되면 혈관이 수축되어 심근의 관류가 감소해 허혈이 발생한다. 교감신경흥분제는 심혈관계를 자극하여 허혈성 또는 출혈성 뇌졸중, 대동맥류나 뇌동맥류의 파열, 심근경색(심정지)을 유발할 수 있으므로, 이러한 질환이 자연적으로 일어난 것처럼 보이더라도 교감신경흥분제가 검출된다면 이를 기여 요인으로 고려해야 한다.

만성중독자에게는 심혈관계 자극의 후유증이 종종 발견되는데, 혈압과 수축력이 증가하여 심장이 크고 비대해지기도 하고, 심근에 섬유화가 남기도 한다.[34, 35] 젊은 만성중독자도 죽상경화증이 급격히 진행되거나 혈관염이 관찰될 수 있는데, 자극제를 오래 사용하면 동맥이 자극되고 손상되기 때문이다. 다량의 각성제를 습관적으로 오랜 기간 사용하면 정신질환이 발생하기도 하는데, 공격적이고 폭력적인 행동을 보이거나 편집장애에 빠질 수 있다.[36] 몸부림치다가 급사하는 사람들도 각성제 사용과 관련이 있다(제19장, “몸부림 도중이나 직후의 돌연사” 참고).

각성제에 의한 이상행복감에는 결국 내성이 생기지만, 중추신경계나 심혈관계의 자극 효과에는 내성이 생기지 않는다. 따라서 교감신경흥분제에 의한 사망은 용량과 무관하며 약물 농도와 관계없이 중요한 역할을 할 수 있다. 각성제 과다투여로 사망한 시신의 혈중 각성제 농도와 우연히 각성제가 검출되었을 때의 혈중 농도는 상당 부분 겹친다.[35, 37]

코카인

코카인은 가장 흔히 남용되는 강한 마약으로 일부 지역에서는 헤로인을 대체하였다. 이는 가장 강력한 중추신경계 자극제 중 하나이다. 19세기 후반 의료계와 대중에 소개된 코카인은 곧 “인류의 세 번째 재앙”이 되었다. 코카인은 코로 들이마시거나 정맥에 주사하거나 “크랙(crack)”으로 흡입할 수 있다. 코카인은 코크(coke), 스노우(snow), 스피드볼(speedball)이라고 불리기도 하는데, 마지막은 헤로인과 혼합된 형태를 가리킨다. 도입 초기에 코카인은 헤로인과 마찬가지로 중독성이 없다고 생각되었지만, 특히 크랙은 매우 강력한 중독성 화합물이라는 것이 알려졌다. 크랙을 흡입하면 곧바로 폐에 흡수되어 몇 초 안에 뇌에 도달한다. 정맥에 주사한 뒤 뇌에 작용하여 효과가 나타나려면 시간이 조금 더 걸린다. 코카인은 비교적 짧게 작용하므로 흥분 상태를 유지하려면 15분에서 1시간마다 투여해야 한다. 이는 강력한 혈관수축제여서 장기간 코로 들이마시면 코사이막에 궤양과 천공이 생길 수 있다.

코카인은 혈중 콜린에스터분해효소(cholinesterase)에 의해 벤조일엑고닌(benzoylecgonine) 같은 유도체로 빠르게 가수분해된다. 코카인은 불화나트륨을 첨가하지 않으면 검체 용기에 담긴 상태에서도 계속 분해된다.

메스암페타민

메스암페타민은 강력한 중추신경계 각성제로 손쉽게 불법적으로 생산되고 있다. 뇌에서는 도파민의 방출을 증가시키고 재흡수를 차단하여 수용체 신경세포의 과잉자극을 유도한다. 메스암페타민은 심혈관계 자극제이기도 하다. 노르에피네프린의 재흡수를 차단하고 모노아민 방출을 증가시킨다. 이상행복감은 코카인과 비슷하게 나타나지만 코카인의 10배까지 오래 지속될 수 있다. 메스암페타민이 대사되면 주요 활성 대사산물인 암페타민이 된다. 메스암페타민은 주로 경구로 복용하거나 정맥으로 주사하지만, 코나 입으로 흡입할 수도 있다. 메스암페타민은 크랙 코카인처럼 흡입할 수 있게 “아이스(ice)”, 즉 메스암페타민 염산염으로 변형되기도 하는데, 이는 초크(chalk), 크리스탈(crystal), 스피드(speed)라고 불리기도 한다. 반감기는 11-12시간이며 45%는 며칠에 걸쳐 소변으로 그대로 배설된다.

최신 합성 각성제

최근 몇 년간 메스암페타민이나 코카인처럼 흔히 알려진 각성제를 모방한 수많은 약물이 등장했는데, 이들은 “목욕소금(bath salt)”이라고 불리기도 한다. 일부는 새로 개발된 화합물이고 일부는 최근 다시 등장한 오래된 약물이다. 이들 역시 모노아민의 수송을 억제하거나 방출을 유도한다. 합성 각성제는 암페타민, 케티논(cathinone), 트립타민(tryptamine), 펜에틸아민(phenetylamine), 피페라진(piperazine), 피페리딘(piperidine) 같은 물질을 통칭한다. 부작용으로는 빈맥, 불안, 초조, 고혈압, 구역, 구토, 설사 등이 나타난다. 이들은 체외 안정성이 낮으므로 검체를 냉동 보관했다가 최대한 빨리 검사하는 것이 좋다. 이러한 약물 중 흔히 사용되는 것으로는 NBOMe(N-methoxybenzyl), 메페드론(mephedrone), 펜틸론(pentylone), 에틸론(ethylone), 메틸렌디옥시피로발레론(methylenedioxypyrovalerone)이 있다. 길거리에서 불리는 별명으로는 플라카(Flakka), 아이보리 웨이브(Ivory wave), 바닐라 스카이(Vanilla Sky), 식물 영양제(plant food) 등이 있다. 이들 중 치료제로 사용되는 것은 없으므로 농도와 관계없이 중요하게 고려해야 한다.

카나비노이드

대마

대마, 즉 마리화나는 알코올 다음으로 미국에서 많이 사용되는 약물이다. 대마는 대마초과(*Cannabis* genus)에 속하는 대마초속(*Cannabaceae* family) 식물에서 파생되었으며, 팟(pot), 위드(weed), 그래스(grass), 메리제인(Mary Jane) 등 다양한 별명으로 불린다. 1996년 캘리포니아주는 미국 최초로 의료용 대마를 합법화했으며, 이후 대부분의 주가 이를 따라 의료용 또는 오락용 대마를 합법화했다. 카나비노이드(cannabinoid)의 천연물과 합성물 모두 수많은 일반 판매용 전자담배 제품에서 발견되고 있다.

대마는 다양한 제형으로 제조되며 대부분 흡연하거나 복용한다. 대마의 주요 향정신성 성분은 델타-9-테트라하이드로칸나비놀(δ-9-tetrahydrocannabinol, THC)로, 이는 활성 수산화 대사물질인 11-OH-THC와 비활성 카복시 대사물질인 THC-COOH로 빠르게 대사된다. THC는 카나비노이드 수용체인 CB1 및 CB2에 결합하여 주로 뇌의 감정 및 보상 체계에 영향을 미치며, 감각 변화, 정신활동의 장애, 기억력 장애, 환각을 유발하기도 한다. 만성적 사용은 학습 장애를 유발하는데, 특히 청소년에게 관찰된다. THC가 사망 원인으로 추정되는 사례들이 보고되어 있지만, 저자들은 THC 과다투여와의 관련성이 확실하게 규명되지 않았다고 생각한다. 경찰에 체포되면서 증거를 은폐하려 대마 봉지를 삼키려다 질식사한 경우는 예외이다. THC는 빈맥을 일으키고, 흡입하면 폐를 자극하며, 심장동맥질환, 천식, 폐기종 같은 기저질환을 악화시킬 수 있다. 만성적 사용 시 대마구토증(cannabinoid hyperemesis syndrome)이라 불리는 심한 구역과 구토가 나타나기도 하는데 이는 대마를 중단해야 사라진다.

흡입 후 THC의 농도는 매우 다양하다. 이는 일반적으로 흡입하고 약 10분 뒤에 최고 농도에 도달했다가 1-2시간 안에 급격히 감소하여 12시간 이상 측정 가능한 농도로 유지된다.[38] THC는 혈류에서 빠르게 제거되지만, 강한 친지질성(lipophilic)이어서 지방이나 뇌 조직에 축적된다. THC는 만성중독자의 경우 마지막 사용 후 최대 30일까지 측정될 수 있다.[39] 또한 THC는 사후 재분배가 심하므로 사후 농도를 주의해서 해석해야 한다.[40] 사후 혈액에서 THC가 검출되었다고 해서 반드시 최근에 투여했다거나 사망 당시 중독 상태였다고 할 수는 없다.

혈액에서 THC가 검출되었을 때 어떤 사람들은 자신이 간접 노출된 것이라고 주장하지만, 연구에 따르면 이는 불가능한 것으로 보인다. 비흡연자에게 극미량의 THC가 검출된 사례가 보고된 적이 있지만 당시의 실험은 극단적으로 설정된 고농도의 환경에서 시행되었다.[41, 42] 이러한 가능성은 사망한 아동이나 SUID에서 THC가 검출되었을 때 고려해 볼 수는 있지만, 이 경우에도 이들이 THC를 복용했을 가능성은 여전히 존재한다.

대마가 운전 능력을 저하시킬 수 있다는 것은 알려져 있지만, 이러한 증상이 나타나는 기준 농도는 규정되어 있지 않다. 미국 일부 주와 다른 국가 중에는 대마의 "법적 허용기준(legal limit)"을 정해둔 곳도 있는데, 알코올과 달리 기능장애를 유발하는 THC의 기준 농도는 알려져 있지 않다는 점에서 이는 다소 자의적인 조치이다. 예를 들어 펜실베니아주에서는 대마의 법적 허용기준이 1ng/mL지만 콜로라도와 몬태나, 워싱턴주에서는 5ng/mL이다. 또한 앞서 설명한 바와 같이 대마의 사후 농도는 사후 재분포 및 만성적 사용 여부에 따라 크게 영향을 받을 수 있다. 따라서 사망한 운전자의 대마 농도는 실제 운전 당시의 농도를 나타내지 않을 가능성이 높으므로 사망자의 운전 능력을 판단하는 데 사용해서는 안 된다.

합성 대마

흔히 "K2" 또는 "스파이스(spice)"라고 불리는 합성 대마(synthetic cannabinoid)는 대마의 활성 성분인 THC와 유사한 효과를 내고자 제조된 약물류이다. "합성 대마"라는 용어는 일반적으로 THC처럼 카나비노이드 수용체에 결합하는 불법 제조 약물을 가리키지만, 암이나 에이즈 환자에게 식욕 자극제로 사용되는 드로나비놀(dronabinol), 즉 마리놀(marinol)도 합성 대마에 포함된다. THC는 이러한 수용체에 대한 약한 부분 작용제(partial agonist)인 반면, 불법적인 합성 대마는 수용체에 대한 친화력이 강한 완전 작용제(full agonist)라는 점이 중요한 차이이다. 따라서 합성 대마는 고독성의 화합물로서 발작, 초조, 불안, 혼란, 편집증, 빈맥, 고혈압, 저칼륨혈증, 환각, 떨림, 망상, 구토, 사망을 유발한다. 일부 합성 대마는 와파린, 브로디파쿰(brodifacoum), 디페나쿰(difenacoum), 브로마디올론(bromadiolone)과 같은 항응고제에 오염된 상태로 발견되기도 한다.[43] 합성 대마는 빠르게 변화하고 있지만, 흔히 접할 수 있는 것으로는 5F-AMD, ADBICA, FUBINACA, CHMINACA가 있다. 이러한 약물들은 심각한 독성이 있으므로 농도와 관계없이 중요하게 고려해야 한다.

환각제

환각성 화합물은 사용자의 생각과 감정을 비롯한 현실 인식을 변화시키는 다양한 약물로, 주로 뇌의 세로토닌 수용체에 작용한다. 가장 흔한 환각제(hallocinogen)로는 d-리세르그산 다이에틸아마이드(d-lysergic acid diethylamide), 즉 LSD, 버섯에 들어있는 사일로시빈(psilocybin), 페이요트(peyote) 선인장에 들어있는 메스칼린(mescaline), 펜시클리딘이 있다. 이들 중 상당수는 일반적인 독성학 검사에서 검출되지 않으므로 별도로 검사를 요청해야 할 수도 있다.

중독되면 빈맥, 구역, 구토, 고혈압, 빈호흡, 고열, 발한, 정신증, 부정맥, 발작이 나타나며 심하면 사망할 수도 있다. 그러나 이러한 화합물이 독성을 유발할 수는 있어도, 실제 사망 원인은 대부분 중독 상태에서 발생한 손상이다. 예를 들어, LSD를 복용하면 자신이 날 수 있다고 착각하여 창밖으로 뛰어내릴 수 있다.

흡입제

흡입제는 향정신성 효과를 목적으로 일부러 흡입하였을 때 법의학적 고려의 대상이 되는 약물류로, 화학적 특성을 바탕으로 "휘발성 물질(volatile)"이라고도 부른다. 이러한 화학물질은 연료가스, 추진제, 용제, 마취제, 자동차 연료, 냉매, 페인트 희석제, 접착제, 드라이클리닝제의 성분으로 흔히 사용된다. 일반적으로 방향족(aromatic) 및 할로겐화 탄화수소(hydrocarbon)와 불화탄소(fluorocarbon) 화합물이 포함된다. 이들은 심장독성이 있어 치명적인 부정맥을 유발한다고 알려져 있으며, 산소 부족으로 사망하기도 한다. 휘발성 물질은 강한 친지질성이어서 혈액뿐만 아니라 뇌도 대체 시료로 사용하기에 좋다. 실제로 저자들은 흡입제 노출로 병원 치료를 받다가 약 50시간 뒤 사망한 시신의 뇌에서

1,1-디플루오로에탄(1,1-difluoroethane)을 검출할 수 있었다.[44)]

흔히 볼 수 있는 휘발성 화합물에는 벤젠(benzene), 부탄(butane), 사염화탄소(carbon tetrachloride), 클로로포름(chloroform), 디에틸에테르(diethyl ether), 엔플루란(enflurane), 에테르(ether), 에틸에테르(ethyl ether), 플루오탄(Fluothane, 역주: halothane의 상품명), 프레온(freon), 가솔린(gasoline), 헬륨(helium), 이소플루란(isoflurane), 메틸에테르(methyl ether), 아산화질소(nitrous oxide), 옥시비스메탄(oxybismethane, 역주: dimethyl ether의 다른 이름), 퍼클로로에틸렌(perchloroethylene, 역주: tetrachloroethylene과 같은 물질), 프로판(propane), 테트라클로로에텐(tetrachloroethene), 테트라플루오로에탄(tetrafluoroethane), 톨루엔(toluene), 트리클로로에틸렌(trichloroethylene), 트리클로로에탄(trichloroethane), 트리클로로메탄(trichloromethane), 트리플루오로에탄(trifluoroethane), 자일렌(xylene) 등이 있다. 휘발성 물질 또는 흡입제의 중독은 주로 사망 정황과 혈액이나 조직에서의 검출 여부를 바탕으로 진단하며, 해당 물질의 농도는 중요하지 않다. 흡입제에 의한 사망이 의심된다면 검사에 주의를 기울여야 하며, 혈액을 채취할 때는 휘발성 물질이 용기 내부의 빈 곳으로 증발하거나 고무마개를 통해 확산하지 않도록 돌려 닫는 용기에 가득 채워야 한다.

전자담배

독성학적 문제라고 보기는 어렵지만, 전자담배(vaping, e-cigarettes)는 최근 중증 폐질환이나 사망과의 관련성이 밝혀지고 있다. 전자담배는 기본적으로 기기에서 생성하는 에어로졸(aerosol)을 흡입하는 방식이다. 이러한 기기는 주로 액상 담배의 저장 용기에 발열체와 배터리를 결합하여 구성된다.[45)] 액상 담배에는 주로 니코틴, CBD, THC가 사용되지만 합성 대마를 비롯한 다른 물질이 첨가되기도 한다. 또한 액상 담배에는 프로필렌글라이콜(propylene glycol), 글리세린(glycerin), 향료 등의 화학물질도 포함되어 있다. 액상 담배는 과일이나 사탕 냄새 등 다양한 향으로 제조되어 이를 실수로 마신 아동에게 니코틴중독이 발생하는 사건이 이어지고 있다.[46)]

전자담배의 문제점은 독성학적 문제가 아니라 독성 그 자체이다. 2019년 전자담배 관련 폐 손상(e-cigarette or vaping-associated lung injury, EVALI)으로 알려진 중증 폐질환이 여러 건 발생하였다. EVALI는 기질화폐렴(organizing pneumonia)과 미만성폐포손상(diffuse alveolar damage)을 비롯한 광범위한 병리적 변화가 나타나는 원인 미상의 폐 염증(pneumonitis)을 말한다.[45)] 비타민 E가 함유된 THC 흡입제가 원인일 가능성이 제기되었지만, 관련성은 명확히 입증되지 않았다.[45)]

사망 원인은 폐질환이지만 독성학 검사가 도움이 될 수 있는데, 만약 니코틴이나 THC가 검출된다면 이를 통해 법의병리학자가 폐질환의 기전을 이해할 수 있기 때문이다.

금속

사람은 환경, 음식이나 물, 흡연, 특정 직업이나 취미를 통해 금속이나 금속 원소에 노출된다. 어떤 금속은 약물이나 독극물로도 사용되며, 살충제나 제초제의 성분으로 사용되기도 한다. 금속은 대부분 콩팥에서 제거되고 축적되므로 급성 과다투여를 확인하는 검사에는 콩팥 조직이 자주 선호된다. 만성적 노출은 모발이나 손톱 검사로 확인할 때가 많다. 그러나 혈액과 조직의 금속 농도는 식습관, 환경, 직업에 따라 매우 다양할 수 있으므로 사후 금속 농도는 해석하기가 매우 어렵다. 따라서 이를 해석할 때는 깊이 의심하고 고민해야 한다.

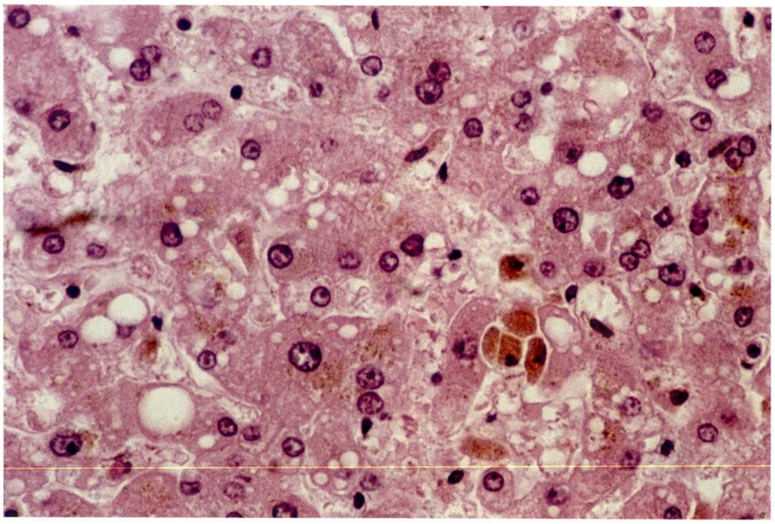

그림 21.6 만성납중독 환자의 간세포에 나타난 호산성 핵내 봉입체.

납

납은 현대 사회에서 중금속중독의 주요 원인이다. 납은 축전지에 들어있으며 오랫동안 페인트와 휘발유의 성분으로 사용되어 왔다. 미국에서 납중독의 가장 흔한 원인은 납이 함유된 페인트를 섭취하거나 산업적, 환경적으로 노출되는 것이다. 만성납중독의 증상으로는 위경련, 구토, 변비, 무기력, 빈혈, 체중 감소, 근육 마비, 콩팥병, 경련 등이 있다. 사망하는 경우는 드문데, 주로 주택가에 거주하며 이식증(pica)의 병력이 있는 아동에게 나타난다. 이들은 18개월에서 3세 사이로, 거주지의 벽에서 벗겨진 납 성분의 페인트 조각을 먹는다. 현재 미국 질병통제예방센터는 아동의 납 노출 상한선을 0.05mg/L로 규정하고 있다. 납의 혈중 농도가 0.05-0.44mg/L인 아동은 납 노출 경위에 대한 조사와 추적 관찰을 받아야 하며, 0.45mg/L 이상이라면 킬레이션(chelation) 치료를 받아야 한다.[47]

납중독에서는 방사선 사진에 납선이 보일 수 있는데, 이는 긴뼈의 끝에서 성장판을 따라 나타나는 진한 띠이다. 버튼선(Burton's line)도 납선의 일종으로, 치아 가장자리에서 잇몸을 따라 나타나는 짙은 선이다. 부검에서는 뇌가 가장 눈에 띄는 변화를 보이는데, 심하게 부어 뇌 이랑이 납작해지며 흰색에 가까울 정도로 창백해 보인다. 혈액도말검사에서는 적혈구에 호염기성 얼룩(basophilic stippling)이 나타난다. 간세포와 콩팥의 토리쪽세관 세포에서는 특징적인 호산성 핵내 봉입체를 볼 수 있다(그림 21.6). 뇌의 혈관주위 공간에서는 PAS 염색에 양성인 균질한 분홍색 물질이 보이기도 한다.

비소

비소는 가장 역사가 오랜 독극물로, 로마제국 시대부터 사용되었다.[48] 비소는 주변 환경에서 흔히 발견되는 금속성 물질로, 토양에는 자연적으로 최대 20ppm까지 존재한다. 비소는 오랫동안 의약품으로 사용되었으며 인체를 포함한 모든 생명체에 존재한다. 사람은 주로 음식과 물을 통해 비소를 하루 평균 0.5-1mg 섭취한다. 전통적으로 비소는 제초

제, 살충제, 목재 방부제로 사용되었고, 전자산업에서는 유리 청징제(glass clarifier)로도 사용된다. 비소는 거의 모든 분야에서 다른 화합물로 대체되었지만, 목재 방부제와 전자산업에는 여전히 광범위하게 사용되고 있다.

비소는 맛과 냄새가 없고 쉽게 구할 수 있어 독극물로 흔히 사용된다. 그러나 효과는 그리 좋지 않아서 곧바로 사망하지 않고 서서히 고통스럽게 사망에 이른다. 비소 원소(As)는 독성이 없고 조개류나 해산물에서 발견된다. 중독에 사용되는 가장 일반적인 형태는 삼산화비소(arsenic trioxide) 또는 아비산 이온(arsenite, As^{3+})이며, 이를 비롯해 비산염 이온(arsenate, As^{5+}), 아르신 가스(arsine gas, AsH_3)는 설프하이드릴(sulfhydryl) 함유 효소를 억제하여 세포독성을 유발한다. 비소는 위장관에서 거의 모두 흡수되며 주로 메틸화비소의 형태로 소변을 통해 배설된다. 흡수되고 나면 혈색소의 단백질 부분에 결합한다. 대부분은 섭취 24시간 안에 간, 콩팥, 지라, 폐, 위장관으로 분포되며, 머리카락, 손톱, 피부에도 침착된다.

삼산화비소의 치사량은 200-300mg 정도이다. 섭취 30분 안에 증상이 시작되는데, 주로 구역, 구토, 배의 산통, 쌀뜨물 같은 묽은 설사 등의 소화기계 증상을 보인다. 환자는 입이 마르면서 금속 맛을 느끼고, 입에서 약간의 마늘 냄새가 나며 삼킴곤란이 나타난다. 비소가 모세혈관 내피를 손상시키면 혈장이 삼출되고, 창자 안에 체액이 고인다. 위장관에서는 점막이 박리되고 수포가 생기는데, 이는 비소의 부식 작용이 아닌 혈관 반응에 의한 현상이다. 다량의 비소를 섭취하면 몇 시간 만에 사망에 이르는데, 이 역시 혈관 반응에 의한 쇼크가 원인이다. 이러한 초반의 위기에 살아남았다면 이제 간부전이나 신부전이 발생할 수 있다. 심전도에서는 QT 간격이 연장되고 비특이적인 ST 분절 변화가 나타날 수 있다. 부검에서는 급사의 경우 위 점막에서 울혈과 약간의 출혈을 볼 수 있다. 1-2일 정도 생존했다면 작은창자 전체가 이렇게 보일 수 있고, 거짓막(pseudomembrane)이 형성되기도 한다. 며칠 넘게 생존한다면 심장, 간, 콩팥에 지방이 축적되며 급성세뇨관괴사가 발생한다.

다량을 한꺼번 투여하지 않고 여러 번에 나누어 투여하여 중독이 유발되기도 한다. 비소가 피부에 작용했다면 처음에는 홍반성 홍조가 나타나다가 흑색증(melanosis), 과각화증(hyperkeratosis), 표피박리(desquamation)로 진행한다. 비소를 급성으로 섭취한 뒤 몇 달이 지나면 손톱에 미스 선(Mees' line)이라 불리는 가로 방향의 흰색 띠가 나타날 수 있다. 비소는 빈혈, 백혈구 감소증, 혈소판 감소증을 일으키기도 하고, 적혈구에 호염기성 반점을 만들기도 한다.

감각신경과 운동신경 모두 말초신경병증이 발생할 수도 있다. 손과 발의 근육이 마비되고 감각이 상실된다. 이러한 신경병증은 급성비소중독과 만성비소중독에서 모두 볼 수 있다. 만성중독의 경우, 다른 증상은 경미하면서 신경병증만 나타나기도 한다. 비소를 매우 많이 복용했다면 위장관 증상이 나타날 겨를이 없을 정도로 빠르게 사망할 수도 있다. 혼수상태에 빠져 경련을 일으키다가 몇 시간 만에 사망하는 것인데, 이러한 양상은 드물다. 혈중 비소 농도의 정상범위는 0.002-0.3mg/L이며 치사 농도는 0.2-10mg/L이다.

인슐린

인슐린에 의한 사망은 대부분 사고사이다. 자살은 흔치 않고 타살은 드물다. 당연하지만 인슐린은 당뇨 치료에 사용되며, 이자 랑게르한스섬(islets of Langerhans)의 베타세포(β cell)에서 생산된다. 당뇨 환자는 인슐린을 충분히 생산하지 못하거나 인슐린의 작용에 내성이 있다. 예전에는 소나 돼지에서 얻은 인슐린을 당뇨 치료에 사용했지만, 합성인간 인슐린(synthetic human insulin)이 이를 사실상 완전히 대체했다.

인슐린이 과다투여되면 저혈당을 유발하여 뇌에 비가역적 손상을 입힐 수 있다. 방사선면역측정법이 도입되어 체내 인슐린을 측정할 수 있게 되면서 대부분의 대형 병원 검사실에서는 이 방법을 계속 사용하고 있지만, LC/MS/MS 방법도 개발되어 있다. 사망 전후에는 포도당이 소모되고 방출되기 때문에 사후 혈당 수치는 저혈당의 진단에 도움이 되지 않는다. 인슐린을 과다투여했을 때 사후 혈당 수치는 감소할 수도 있고 정상이거나 상승할 수도 있다. 눈 유리체액 역시 도움이 되지 않는데, 포도당 수치가 정상보다 낮으면 아무런 의미가 없기 때문이다. 즉, 눈 유리체액의 포도당 수치는 높을 때만 도움이 된다.

랑게르한스섬의 베타세포에서 전구체인 프로인슐린(proinsulin)이 효소로 절단되면 인슐린이 생산된다. 인슐린 분자가 만들어질 때마다 C-펩타이드(C-peptide) 분자도 이에 맞추어 생성된다. 따라서 체내에서 이자 조직이나 종양이 생산한 인슐린 때문에 혈중 인슐린 농도가 높아졌다면 이론적으로 C-펩타이드의 농도도 높아져야 한다. 즉, 인슐린과 C-펩타이드 농도가 모두 높다면 인슐린은 내인성(endogenous)이라고 볼 수 있다. 반대로 인슐린 농도는 높지만 C-펩타이드 농도는 정상이거나 낮다면 이때 인슐린은 외인성(exogenous), 즉 외부에서 투여된 것으로 판단할 수 있다. 일반적으로 인슐린:C-펩타이드의 비율은 1을 넘지 않고 보통 0.1-0.5 사이이다. 인슐린이 외부에서 투여되었다면 이 비율은 1을 넘어야 한다. 그러나 이러한 C-펩타이드의 예상 비율은 절대적이지 않고, 사후에는 C-펩타이드와 인슐린 모두 불안정하다.[49] 인슐린은 사망 후 분해되면서 농도가 감소할 수 있으며, 특히 용혈된 검체는 더욱 그렇다. 또한 간, 뇌, 콩팥 같은 조직에서는 의미 있는 농도로 발견되지 않는다. 따라서 이러한 사건은 항상 주의 깊게 조사해야 한다. 사망자가 인슐린을 처방받은 적이 없는데도 체내에서 외인성 인슐린이 확인된다면, 사망자가 당뇨 환자여서 꾸준히 인슐린을 투여받은 경우보다는 판단하기 쉽다.

기타 약물

당연하지만, 이 장에서 다루지 못한 수많은 독극물이 존재한다. 그중 상당수는 일반적인 독성학 선별검사에서 검출되지 않는데, 여기에는 리신(ricin), 독미나리(hemlock), 협죽도(oleander), 스트리크닌(strychnine) 같은 식물성 독과 아세틸콜린에스터분해효소(acetylcholinesterase) 억제제, VX 가스 같은 합성 독극물, 방사성 물질이 포함된다. 저자들은 이처럼 흔치 않은 독극물이 의심되면 법독성학자와 상담할 것을 권장한다.

또한 이 장을 마치면서 어떤 약물이든 고농도는 치명적이라는 점을 지적하고 싶다. 대부분의 항히스타민제, 항우울제, 항정신병약은 과다투여하면 심장독성이 나타난다. 이부프로펜(ibuprofen)이나 나프로신(Naprosyn, 역주: naproxen의 상품명) 같은 소염제는 신부전을 일으킬 수 있고, 아세트아미노펜은 간독성이 있다. 약물중독으로 사망했을 가능성이 있는 모든 사건은 철저한 조사를 통해 사망 정황과 병력을 조사하고 완전한 부검 및 독성학 선별검사를 통해 일반의약품과 전문의약품을 비롯한 남용 약물을 찾아야 한다. 독성학 검사 결과는 수사 결과와 부검 소견을 바탕으로 해석되어야 한다.

마지막으로 저자들은 약물과 관련된 모든 사망은 부검을 시행한 법의관이 사망 원인과 종류를 다루는 모든 사법절차에서 증언을 전담할 것을 권한다. 사망에 관련된 약물을 직접 분석하지는 않았더라도, 법의관은 사망 원인을 최종적으로 결정한 사람이기 때문이다. 따라서 이들은 사망 과정에서 약물이 하거나 하지 않은 역할에 대해 자신의 판단 근거를 설명해야 한다.

참고자료

1. NAME accreditation standards, Section C Morgue Operations, 7e, Specimen Labels. National Association of Medical Examiners. Nov 2018.
2. Apple FS and Bandt CM, Liver and blood postmortem tricyclic antidepressant concentrations. Am J Clin Pathol 1988; 89:794-795.
3. Pounder DJ, et al., Postmortem diffusion of drugs from gastric residue: an experimental study. Am J Forensic Med Pathol 1996 17(1):1-7.
4. Pounder DJ and Smith DRW, Postmortem diffusion of alcohol from the stomach. Am J Forensic Med Pathol 1995; 16(2):89-96.
5. NAME accreditation standards, Section E Toxicology, 4f, Retainment of Specimens. National Association of Medical Examiners. Nov 2018.
6. Levine B, Golle M, and Smialek JE, An unusual drug death involving maggots. Am J Forensic Med Pathol 2000; 21(1):59-61.
7. Molina DK, Vance K, Coleman ML, and Hargrove VM, Testing an old adage: can autopsy findings be of assistance in differentiating opioid versus cardiac deaths? J Forensic Sci 2019; epub ahead of print.
8. Pounder DJ, The nightmare of postmortem drug changes, in Wecht CH (Ed) Legal Medicine. Lexis Law, Albany, NY, 1994, pp 163-93.
9. Molina DK and Hargrove VH, Fatal cocaine interactions: a review of cocaine related deaths in Bexar County Texas. Am J Forensic Med Pathol 2011; 32(1):71-77.
10. McAnalley BH, Chemistry of alcoholic beverages. in Garriott JC (Ed) Medicolegal Aspects of Alcohol 3rd ed. Lawyers and Judges Pub. Co., Tucson, AZ, 1996.
11. Baselt RC and Danhof IE, Disposition of alcohol in man. in Garriott JC (Ed) Medicolegal Aspects of Alcohol 3rd ed. Lawyers and Judges Pub. Co., Tucson, AZ, 1996.
12. Dubowski KM, Human pharmacokinetics of alcohol. Alcohol Technol Rep 1976; 5:55-63.
13. Clothier J, et al., Varying rates of alcohol metabolism in relation to detoxication medication. Alcohol 1985; 2:443-445.
14. Garriott J, Analysis for alcohol in postmortem specimens. in Garriott JC (Ed) Medicolegal Aspects of Alcohol 3rd ed. Lawyers and Judges Pub. Co., Tucson, AZ, 1996.
15. Kuroda N, Williams K, and Pounder DJ, Estimating blood alcohol from urinary alcohol at autopsies. Am J Forensic Med Pathol 1995; 16(3):219-222.
16. Garriott JC, Skeletal muscle as an alternative specimen for alcohol and drug analysis. J Forensic Sci 1991; 36:60-69.
17. Collison IB, Elevated postmortem ethanol concentrations in an insulin-dependent diabetic. J Anal Toxicol 2005; 29:762-764.
18. Zumwalt RE, Bost RO, and Sunshine I, Evaluation of ethanol concentrations in decomposed bodies. J Forensic Sci 1982; 27:549-554.
19. Manno JE and Manno BR, Experimental basis of alcohol-induced psychomotor performance impairment (PMPI), in Garriott JC (Ed) Medicolegal Aspects of Alcohol 3rd ed. Lawyers and Judges Pub. Co., Tucson, AZ, 1996.
20. Baselt RC, Disposition of Toxic Drugs and Chemicals in Man 5th ed. Chemical Toxicology Institute, Foster City, CA, 2000.
21. Keeney AH and Mellinkoff SM, Methyl alcohol poisoning. Ann Int Med 1951; 34:331-338.
22. Alexander CB, McBay AJ, and Hudson RP, Isopropanol and isopropanol deaths—ten years' experience. J Forensic Sci 1982; 27:541-548.
23. Molina DK, A characterization of sources of isopropanol detected on postmortem toxicologic analysis. J Forensic Sci 2010; 55(4):998-1002.
24. Linnanvuo-Laitinen M and Huttunen K, Ethylene glycol intoxication. Clin Toxicol 1986; 24:167-174.
25. Wetli CV, Davis JH and Blackbourne BD, Narcotic addiction in Dade County, Florida. Arch Pathol 1972; 93:330-342.
26. Gross EM, Autopsy findings in drug addicts. Pathol Annu 1978; 13(Pt2):35-67.
27. Saboory E, Derchansky M, Ismaili M, et al., Mechanisms of morphine enhancement of spontaneous seizure activity. Anesth Analg, 2007;105:1729-1735.
28. Zieglgansberger W, French ED, Siggins GR, et al., Opioid peptides may excite hippocampal pyramindal neurons by inhibiting adjacent inhibitory interneurons, Science 1979;205:415-417.
29. Crain SM, Shen KF, and Chalazonitis A, Opioids excite rather than inhibit sensory neurons after chronic opioid exposure of spinal cord-ganglion cultures. Brain Res 1988; 455:99-109.
30. Carlsson C, Smith DS, Keykhah M, et al., The effects of high-dose fentanyl on cerebral circulation and metabolism in rats. Anesthesiology 1982;7:375-380.
31. Polettini A, Poloni V, Groppi A, et al., The role of cocaine in heroin-related deaths hypothesis on the interaction between heroin and cocaine, Forensic Sci Int 2005;153:23-28.

32. Blumberg H and Ikeda C, Naltrexone, morphine and cocaine interactions in mice and rats. J Pharmacol Exp Ther 1978; 206:303-310.

33. Andresen H, Gullans A, Veselinovic M, et al., Fentanyl: toxic or therapeutic? Postmortem and antemortem blood concentrations after transdermal fentanyl application, J Anal Toxicol 2012; 36(3):182-194.

34. Hong R, Matsuyama E, and Nur K, Cardiomyopthy associated with the smoking of crystal methamphetamine. JAMA 1991; 265:1152-1154.

35. Karch SB, Stephens BG, and Ho C-H, Methamphetamine-related deaths in San Francisco: dermographic, pathologic and toxicologic profiles. J Forensic Sci 1999; 44(2):359-368.

36. Iwanami A, et al., Patients with methamphetamine psychosis admitted to a psychiatric hospital in Japan. Acta Psychiatry Scand 1994; 89:428-432.

37. Logan BK, Fligner CL, and Haddix T, Cause and manner of death in fatalities involving methamphetamine. J Forensic Sci 1998; 43(1):28-34.

38. Huestis MA, Henningfield JE, and Cone EJ, Blood cannabinoids. I. Absorption of THC and formation of 11-OH-THC and THCCOOH during and after smoking marijuana. J Anal Toxicol 1992; 16:276-282.

39. Hunt CA and Jones RT, Tolerance and disposition of tetrahydrocannabinol in man. J Pharm Exp Ther 1980; 215(1):35-44.

40. Saenz SR, Lewis RJ, Angies MK, and Wagner JR, Postmortem fluid and tissues concentrations of THC, 11-OH-THC and THC-COOH. J Anal Toxicol 2017; 41:508-516.

41. Cone EJ, et al., Nonsmoker exposure to secondhand cannabis smoke. III. Oral fluid and blood drug concentrations and corresponding subjective effects, J Anal Toxicol, 2015; 39: 497-509.

42. Rohrich J, et al., Concentrations of delta-9-tetrahydrocannabinol and 11-nor-9-carboxytetrahydrocannabinol in blood and urine after passive exposure to cannabis smoke in a coffee shop. J Anal Toxicol 2010; 34:196-203.

43. Synthetic THC, Kelkar AH, Smith NA, Martial A, et al., An outbreak of synthetic Cannabinoid-Associated coagulopathy in Illinois N Engl J Med 2018;379:1216-1223

44. Molina DK, Limfueco S, and Hargrove VM, Brain: the best specimen for volatile testing? (Letter). Am J Forensic Med Pathol 2015; 36(2):122-123.

45. Cecchini MJ, Mukhopadhyay S, Arrossi AV, et al., E-cigarette or vaping product use-associated lung injury: a review for pathologists. Arch Pathol Lab Med 2020.

46. Normandin PA and Benotti SA, Pediatric emergency update: lethality of liquid nicotine in E-cigarettes Y. J Emerg Nurs 2015; 41(4):357-359.

47. CDC Lead Recommended Actions Based on Blood Lead Level: Summary of Recommendations for Follow-up and Case Management of Children Based on Confirmed Blood Lead Levels, Centers of Disease Control and Prevention. Available at: https://www.cdc.gov/nceh/lead/advisory/acclpp/actions-blls.htm. Accessed 15 Nov 2019

48. Gorby MS. Arsenic poisoning. West J Med 1988; 149:308-315.

49. Iwase H, Kobayashi M, Nakajima M, and Takatori T, The ratio of insulin to C-peptide can be used to make a forensic diagnosis of exogenous insulin overdosage. Forensic Sci Int 2001; 115(1-2):123-127.

22 법과학과 법의병리학자

위대한 사람에게는 그 무엇도 사소하지 않다.

– Sherlock Holmes, Sir Arthur Conan Doyle

법과학은 사망 조사의 소중한 동반자이다. 이 책에서 모든 법과학 분야와 검사방법을 다룰 수는 없지만, 법의병리학자는 적어도 법의학적으로 사망을 조사하는 과정에서 도움을 받을 수 있는 법과학의 주요 분야에 대해서는 전반적으로 이해할 필요가 있다. 법의병리학자는 법과학에서 활용되는 물리학이나 화학의 전문가는 아니지만, 이러한 분야의 기본 원리와 법과학자에게 자문해야 하는 시점에 대해서는 기초적인 이해가 있어야 한다.

증거물 관리의 연속성

검사방법에 따라 수집할 검체의 종류와 보관 방법은 다양할 수 있지만, 검체의 종류와 관계없이 모든 법의학적 검사에 있어서 증거물 관리의 연속성(chain of custody)은 엄격히 지켜져야 한다. 이는 간단히 말하면 증거물을 관리하고 통제하는 모든 순간에 걸쳐 각 담당자를 서면 또는 전자적으로 기록하는 것을 가리킨다. 일반적인 법의학적 사망 조사 과정에서 증거물은 법의병리학자에서 경찰로, 다시 증거물 보관소로, 또다시 법과학 검사실로 이송된다. 보통 법의병리학자가 이러한 과정을 시작하게 되므로(역주: 미국과 달리 우리나라에서는 현장 조사나 검안 과정에서 경찰이 시신에서 증거물을 미리 채취한 뒤 부검을 의뢰하는 경우가 대부분이다), 시신에서 증거를 획득하는 순간부터 이를 경찰이나 법과학 검사실로 보내는 시점까지 각각의 단계를 철저하고 적절하게 기록해야 한다. 시신 자체에 대해서도 현장이나 병원부터 안치소, 최종 이송 위치까지 모든 과정이 기록되어야 한다.

수집된 모든 증거물은 특별한 경우가 아니라면 건조된 상태로 종이 용기에 봉인되어야 한다. 증거용 테이프(evidence tape)로 봉인하고 그 위에 봉인한 사람이 서명하거나 이니셜을 써서 기록되지 않은 접근을 차단한다(그림 22.1).

증거물 관리의 연속성을 위한 기록에는 적어도 증거물에 대한 간단한 설명, 담당자의 이름과 소속, 인수자의 이름과 소속, 전달 일시가 포함되어 있어야 한다. 이 과정에 참여하는 모든 사람이 서식에 서명해야 한다. 해당 문서의 사본은 법의병리학자의 사건기록에 첨부하고, 원본은 증거물과 함께 보관한다.

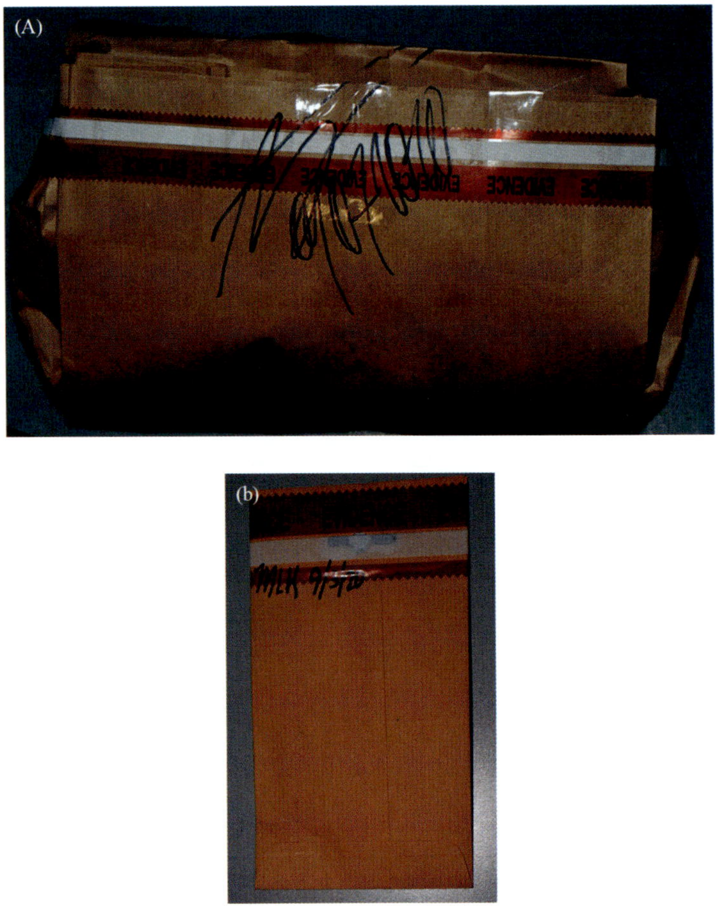

그림 22.1 **(A 및 B)** 적절히 봉인된 증거물.

DNA 분석

DNA 또는 디옥시리보핵산(deoxyribonucleic acid) 검사는 법과학의 중심으로 자리잡았다. 이는 범죄 현장이나 성폭력 키트의 분석에도 사용되지만, 법의병리학은 이 기술을 주로 신원확인에 활용한다. 앞의 2가지 분야는 법의학적 사망조사에는 일반적으로 영향을 미치지 않지만, 부검에서 얻은 검체는 이러한 검사의 기초가 되곤 한다.

DNA 분석은 범죄 수사뿐만 아니라 사망자의 신원확인에도 핵심적 역할을 하고 있으므로, 법의병리학자도 그 원리와 활용 분야를 기본적으로 이해해야 한다. 생물학적 체액 분석은 법의학 분야에서 100년 넘게 활용되었지만, 1980년대 후반까지는 주로 ABO 혈액형이나 효소 다형성 분석에 집중되어 있었다.[1] 그러나 DNA 검사가 도입되면서 이러한 검사는 사실상 사라졌다. DNA "지문(fingerprinting)", 즉 법의학적 DNA 검사는 1985년 Alec Jeffreys 박사에 의해 개발되었다.[2~4] 그는 각각의 DNA 가닥에 몇천 개의 동일한 DNA 서열이 존재하며, 이러한 반복서열의 길이, 구성, 개수가 다양함을 밝혔다. 개별 세포에 존재하는 핵산의 염기서열과 가변연쇄반복(variable number of tandem repeats, VNTR)을 확인하고 식별함으로써 DNA를 이용한 신원확인의 기초가 만들어졌다. 이후 이 기술은 제한효소절편길이다형성(restriction fragment length polymorphism, RFLP)으로 발전하여 법의학적 DNA 분석이 성장하고 발전하는 촉매제가 되었다.

법의학적 DNA 분석의 중요성은 핵을 가진 세포가 존재하는 모든 조직에 대하여 특정인이 그 생물학적 증거의 출처인지 아닌지 결정할 수 있다는 점이다. 법의학적 DNA 분석에 흔히 사용되는 체액과 조직으로는 정자 유무와 무관한 정액, 핵이 있는 혈액세포, 연부조직, 치아, 뼈, 손톱, 타액, 머리카락 등이 있지만, 핵을 가진 세포로 이루어진 것이라면 무엇이든 가능하다. 이러한 검체에서는 DNA를 추출할 수 있으며, 염기서열의 특징(염기서열 다형성)이나 연속된 반복 서열(길이 다형성)을 분석하여 관심 부위의 유전자 프로필을 결정할 수 있도록 시각화할 수 있다. 이렇게 결정된 유전자 프로필은 대상자의 혈액이나 구강점막에서 채취된 알려진 참조 기준(known reference)과 비교하거나, 이러한 검체가 없다면 사망자의 칫솔과 같은 추정 참조 기준(*deduced* reference)과 비교하게 된다. 만일 분석하기에 충분한 수의 유전자 표지자(loci)가 확보되었고 이들이 모두 일치한다면, 두 검체는 동일한 출처를 공유할 가능성이 높다. 그러나 다른 출처가 배제된다고 해서 곧바로 검체의 출처가 확정되지는 않는다. 대신 이들이 일치할 가능성이 얼마나 낮은지를 계산하여 가중치를 부여한다. 여기서 특정 인구집단에 해당 유전자 프로필이 나타나는 기대빈도가 계산에 사용된다. 오늘날 법의학적 DNA 분석의 식별력(discrimination potential)이 높아지면서 검체의 생물학적 출처가 아닌 사람을 배제하는 능력은 거의 절대적이 되었다. 동일한 유전자 프로필을 가질 수 있는 사람은 일란성 쌍둥이밖에 없다.

DNA를 이용한 신원확인에는 친자검사의 원리가 사용되기도 한다. 아이는 부모로부터 DNA를 절반씩 물려받으므로, 사망자의 부모나 자녀로부터 DNA를 얻으면 사망자의 DNA와 비교하여 친자관계를 확인할 수 있다. 그러나 이때 주의할 점은 이러한 검사 결과가 사망자와 피험자의 친자관계만 알려준다는 것이다. 이들이 자기 부모나 자녀가 실종된 것이 맞다고 진술해야 비로소 DNA 비교 결과를 신원확인에 이용할 수 있다. DNA를 이용한 신원확인은 친형제자매 같은 다른 가족관계에도 적용할 수 있다. 사망자의 친형제자매는 혈연관계 없이 무작위로 선정된 사람들보다 더 많은 유전물질을 사망자와 공유할 것이므로, 법의유전학자는 이들이 형제자매일 가능성을 계산할 수 있다. 법과학 DNA 실험실에서 사용되는 유전자 표지자의 수가 증가하면서 이러한 판단이 가능해졌다.

DNA를 이용한 신원확인은 기존의 혈청 검사와 비교하면 높은 식별력 외에도 여러 장점이 있다. 예를 들어, DNA는 과거 생물학적 신원확인에 사용된 혈액형 단백질이나 효소보다 훨씬 안정적이다. 검체가 변질되면 유전자 프로필을 부분적으로 얻게 되므로 식별력은 낮아질 수 있지만, 유전자 프로필이 "바뀌"지는 않는다. 오늘날 법의학적 DNA 검사는 몇천 년 전의 유해에서도 유전자 프로필을 얻어낼 수 있다.

DNA 분석 결과를 다룰 때 알아야 하는 2가지의 기본 개념은 다음과 같다.

1. 신원을 알고 있는 사람의 DNA 프로필, 즉 참조 기준(reference standard)이 신원이 확인되지 않은 검체(증거물)의 DNA 프로필과 일치하지 않는다면 그 사람은 해당 검체의 생물학적 출처가 아니다. 법정 진술에서 이는 보통 그 사람을 해당 검체의 출처에서 배제한다(*excluded*)고 표현한다.
2. 신원을 알고 있는 사람의 DNA 프로필이 신원이 확인되지 않은 검체의 DNA 프로필과 일치한다면 그 사람은 해당 검체의 생물학적 출처일 가능성이 있다. 법정 진술에서 이는 그 사람이 해당 검체의 출처일 가능성을 배제할 수 없다(*cannot be excluded*)고 표현한다. 이처럼 일치하는 결과가 나왔다면 다음과 같은 3가지 가능성이 있다.

a. 그 사람이 해당 증거의 출처이다.

b. 그 사람은 해당 증거의 출처가 아니며, 해당 증거와 DNA 프로필이 우연히 일치했을 뿐이다. 이 경우 검사 결과가 적절한 평가를 받을 수 있도록 이들의 무작위 일치 확률(random match probability)을 사실판단자(trier of fact, 역주: 재판에 제출된 증거의 사실관계를 판단하는 사람으로, 배심제인 미국에서는 주로 배심원단을 가리키며 우리나라에서는 1심 또는 2심 판사를 가리킨다)에게 제출한다.

c. DNA 검사를 위해 검체를 수집하거나 분석, 보고하는 과정에서 오류가 발생했다.

법의학적 DNA 검사 결과가 일치(match)한다는 것이 어떤 의미인지 오해하는 경우가 많다. 일란성 쌍둥이를 제외하면, 전체 DNA는 모든 사람이 고유한 조합으로 이루어져 있다고 할 수 있다. 그러나 법의학적 DNA 검사에서는 사람의 모든 유전자를 분석하지 않는다. 시간이나 경제적 측면에서 이는 불가능하다. 이에 법의유전학자들은 염기서열의 구성이나 길이를 고려하여 식별력이 높은 영역을 선별하였다. 무작위 일치 확률은 신원이 확인되지 않은 법의학 검체에서 확인된 유전자 프로필이 얼마나 드물거나 흔한지 나타내기 위해 계산하는 수치이다. 개별 유전자 표지자는 식별력이 그리 높지 않을 수 있지만, 여러 개의 유전자 표지자가 결합하면 무작위 일치가 발생할 확률이 점점 줄어든다. 예를 들어, 증거물의 첫 번째 유전자 표지자를 검사하여 용의자를 배제하지 못한, 즉 유전자 프로필이 일치한 상황이라고 가정하자. 해당 유전자 표지자에서 그 사람이 갖고 있는 대립유전자 쌍(유전자형)이 나타날 확률이 그 인구집단에서 약 10%라면, 10명 중 1명은 같은 유전자형을 가진다고 할 수 있다. 또한 10명 중 9명은 증거물과 일치하지 않는 유전자형을 갖고 있으므로 이들은 용의자에서 제외된다고 할 수도 있다. 만약 동일한 식별력을 갖는 두 번째 표지자를 검사했는데 증거물과 용의자가 여기서도 유전자형을 공유한다면, 두 번째 표지자의 발생빈도인 1/10을 첫 번째 표지자의 발생빈도 1/10과 곱할 수 있다. 이제 무작위 일치 확률은 1/100로 감소하였고, 배제할 수 있는 사람도 100명 중 99명으로 증가하였다. 이러한 과정은 검사에 포함된 모든 유전자 표지자에 반복되는데, 각각의 표지자가 서로 독립적으로 유전되기 때문에(역주: 즉, 발생빈도를 곱할 수 있기 때문에) 유전자형의 최종적인 발생빈도는 매우 낮아지고, 식별력은 높아진다. 현재 법의학적 DNA 검사에서는 20개 이상의 유전자 표지자를 검사하고 있으므로 무작위 일치가 발생할 확률은 몇십억이나 몇조 분의 1보다 낮다.

인체에서 핵을 갖고 있는 모든 세포는 23쌍의 염색체를 갖고 있다. 정자와 난자만 예외적으로 23쌍이 아닌 23개의 염색체를 갖고 있다. 각 염색체는 2가닥의 DNA로 이루어진 이중나선 형태로, 뒤틀린 사다리 모양을 하고 있다. 사다리의 옆면에는 당디옥시리보과 인산 분자가 번갈아 결합되어 있고, 사다리의 디딤대는 질소 염기로 이루어져 있다. 이중나선 혹은 사다리에서 가장 약한 부분은 디딤대로, 질소 염기들이 수소 결합으로 약하게 결합되어 있다. DNA를 구성하는 단위는 뉴클레오타이드(nucleotide)로, 당, 인산 분자, 염기로 이루어져 있다. 이러한 뉴클레오타이드 몇백만 개가 1개의 DNA 가닥을 형성한다. 뉴클레오타이드의 수는 몇백만 개이지만 염기는 단 4종류만 사용된다. 이 중 2개는 퓨린(purine), 즉 아데닌(adenine)과 구아닌(guanine)이고, 2개는 피리미딘(pyrimidine), 즉 티민(thymine)과 시토신(cytosine)이다. 사다리의 디딤대를 만들 때 구아닌은 항상 시토신과 결합하고, 아데닌은 항상 티민과 결합한다. 이러한 2가지의 결합만 가능하며, 이를 상보적 염기 쌍(complementary base pairs)이라고 한다. 몇백만 개의 뉴클레오타이드가 1개의 DNA 가닥을 구성하고 각 세포에는 23쌍의 염색체가 존재하므로, 뉴클레오타이드의 배열은 거의 무한한 다양성을 갖게 된다. DNA 분자의 염기순서 혹은 염기서열은 세포의 유전 정보를 암호화하고 있다.

유전자는 이러한 염기들의 연속체로, 염색체의 특정 부위를 차지하며 특정한 단백질을 생산한다. 염색체의 각 부위에 나타날 수 있는 유전자는 여러 형태를 가질 수 있는데, 이처럼 서로 다른 유전자를 대립유전자(allele)라고 한다. 그러나 염색체 중 대부분은 기능이 알려지지 않았고 단백질도 합성하지 않는다. 이처럼 암호화되지 않은 영역 중 상당 부분은 동일한 염기서열이 여러 번 반복되어 있는데, 50-60개의 염기 쌍이 연달아, 즉 연쇄적(tandem)으로 길게 배열되어 있다. 이처럼 반복되는 염기서열을 연쇄반복(tandem repeats)이라고 하며, 연쇄반복으로 이루어진 영역을 VNTR이라고 한다. 유전자처럼 VNTR 표지자도 여러 종류의 대립유전자를 가질 수 있다. 한 사람은 2개, 즉 한 쌍의 대립유전자를 가지며, 유전체별로 각 대립유전자가 상속된다. VNTR 표지자는 여러 개의 대립유전자가 있어 초기 DNA 검사에 사용되었다.

DNA의 분석 방법은 원래 RFLP였는데, 이 방법은 길고 복잡하여 최소 6-8주 이상 소요되었다. DNA가 생물학적 검체로부터 화학적으로 추출되어 정제되면 제한효소(restriction enzyme)가 이를 여러 조각으로 자른다. 제한효소는 DNA 분자를 특정 염기서열에서 자르는 물질이다. 어떤 DNA 검체에 특정 제한효소의 염기서열이 얼마나 자주 나타나느냐에 따라 DNA 조각의 수와 길이가 달라진다. 모든 사람의 DNA 염기서열은 다르기 때문에 한 사람의 DNA 조각을 다른 사람의 DNA 조각과 비교해 보면 DNA 조각의 수와 길이가 다르게 나타난다.

DNA 조각들은 젤 전기영동(gel electrophoresis)을 통해 여러 개의 띠(band)로 구분된다. DNA는 음전하를 띠고 있어 전기영동을 하면 양극으로 이동한다. DNA 조각들이 이동하는 거리는 각각의 길이에 따라 달라진다. 염기서열을 기준으로 했을 때, DNA 조각이 길수록 젤에서 이동하는 속도가 느려진다. 이로 인해 젤에 여러 개의 DNA 띠가 만들어진다. 이들을 서던블롯(Southern blotting)이라는 기법을 이용해 나일론 막으로 이동시킨 뒤 방사성 표지(radioactive tag)가 달린 DNA 탐침(probe)에 노출시킨다. 탐침은 자신과 상보적인 서열, 즉 아데닌은 티민을, 구아닌은 사이토신을 찾아 이에 결합한다. 나일론 막 옆에 방사선 필름을 놓아두면 방사선을 감지하여 마치 상점 제품의 바코드처럼 여러 줄의 띠가 나타난다. 각각의 진한 띠는 DNA 탐침이 상보적 서열에 결합한 위치를 나타낸다. 서로 다른 사람들에게 한 개의 탐침이 같은 양상으로 나타나는 것은 가능하지만, 혈연관계 없이 무작위로 선택된 사람들이 여러 표지자에서 같은 양상을 공유할 가능성은 통계적으로 매우 낮다.[4)]

RFLP는 중합효소연쇄반응, 즉 PCR이라는 후속 기술로 대체되었다. RFLP에서는 분해되지 않은 DNA가 다량 필요했지만, PCR은 DNA의 양이나 질이 제한적일 때가 많은 법의학 검체에 이상적이다. PCR은 효소반응을 통해 DNA의 특정 영역을 반복적으로 복제하여 기존 서열의 복사본을 몇십억 개 만들어 낸다. 이 과정은 사진 복사기에 비유할 수 있는데, 주기마다 가열 및 냉각이 반복되며 원본 DNA를 복제한다. 이러한 방법으로 짧은연쇄반복(short tandem repeat, STR)이라 불리는 관심 영역을 집중적으로 증폭시킨다. STR은 VNTR과 유사하지만 길이가 2-6 염기쌍에 불과하다. 이들은 법의학적 DNA 검사에 적합한데, 사용할 수 있는 STR 표지자의 수가 많고, 각 표지자마다 대립유전자가 8-20개에 달하며, 증폭 산물의 길이가 짧기 때문이다. 심하게 분해된 검체에서는 완전한 유전자 프로필을 얻기 어려울 수 있지만, 여전히 어느 정도의 식별력을 가진 부분적 프로필은 얻을 수 있다. STR 분석은 혈연검사에서도 중심적 역할을 하게 되었는데, 사용할 수 있는 유전자 표지자의 수가 많아 가족이나 친척을 명확히 식별할 수 있기 때문이다.

STR 분석에서는 제출된 검체에서 DNA를 추출하고 정량한 뒤 이를 PCR을 이용해 복제한다. 증폭된 DNA 조각들은 모세관 전기영동(capillary-based electrophoresis, CE)으로 분리한 뒤 레이저 유도 형광(laser-induced fluorescence) 감지 장치를 이용해 이동하는 조각들을 식별한다. 이 방법을 사용하면 검체 튜브 하나로 20개 이상의 표지자를 한꺼번에 증폭하여(multiplex) DNA 조각들을 반자동적으로 실시간 검출할 수 있다. 전체 과정은 1-2일 안에 완료된다.

STR 분석의 식별력 및 빠른 검사 속도와 별개로 이 기법의 가장 큰 특징은 민감성이다. 극소량의 초기 검체로도 유전자 프로필을 얻을 수 있으므로 검체가 오염되지 않도록 할 수 있는 모든 조치를 해야 한다. 뼈에서 DNA를 얻기 위해 톱을 사용할 경우, 이를 제대로 씻지 않고 다른 검체에 사용하면 DNA가 오염될 수 있다. 따라서 톱을 소독약으로 닦아낸 뒤 건조시키는 것이 권장되며, 다른 검체나 DNA 물질, 즉 검체의 채취자나 보조자와 접촉하지 않게 해야 한다. 검체의 수집에 뼈나 다른 장비가 사용된다면 다른 시신으로부터의 DNA 오염이 일어나지 않도록 사용 전에 철저히 씻어야 한다. 오염이 발생할 경우를 대비하여 수집된 검체에 접근한 모든 사람의 명단이나 수집 시기에 발생한 모든 사건의 목록을 작성하는 것도 좋은 방법이다.

통합 DNA 색인 시스템

미국의 통합 DNA 색인 시스템(Combined DNA Index System), 즉 CODIS는 전국적으로 DNA 프로필을 관리하는 전자적 데이터베이스이다. 이는 3단계로 구성되어 있는데, 지역 DNA 색인 시스템(Local DNA Index Systems, LDIS), 주 DNA 색인 시스템(State DNA Index Systems, SDIS), 국가 DNA 색인 시스템(National DNA Index System, NDIS)이다. 각 데이터베이스 내에서 다양한 색인을 통해 DNA 정보를 입력하거나 검색할 수 있다. 범죄자 색인(Convicted Offender Index)은 주로 중범죄를 저지른 뒤 유죄판결을 받은 범죄자의 DNA 정보를 포함하고 있다. 법의학 색인(Forensic Index)은 성폭행 키트와 같은 범죄 증거물에서 얻은 DNA 정보를, 실종자 색인(Missing Persons Index)은 실종자의 가족이나 친척에게 얻은 DNA 정보를 포함하고 있다. CODIS 관리자는 DNA 데이터를 입력하여 각각의 역할에 따라 여러 데이터베이스를 검색할 수 있다.

기존의 CODIS는 13개의 유전자 표지자를 사용했으며, 데이터베이스에 등록되려면 이 중 최소 8개가 제출되어야 했다. 이는 2017년 13개에서 20개로 확대되었다(CSF1PO, FGA, TH01, TPOX, vWA, D3S1358, D5S818, D7S820, D8S1179, D13S317, D16S539, D18S51, D21S11, D1S1656, D2S441, D2S1338, D10S1248, D12S391, D19S433, D22S1045, 역주: 원문에는 TH01이 THO1로, vWA가 VWA로 잘못 표기되어 있다).[5] 이들 데이터베이스의 DNA 정보는 모두 기밀로, DNA 프로필에는 DNA 정보 자체와 기관 및 검체의 고유번호, 분석에 관여한 실험자가 기록된다. 검색 후 일치하는 프로필이 발견되면 시스템에서는 담당 경찰이나 법의학기관에 이를 통보한다.

미토콘드리아 DNA 분석

미토콘드리아 DNA(mitochondrial DNA), 즉 mtDNA 분석은 생물학적 증거물의 양이 부족하거나 심하게 손상되었을 때 사용된다.[6, 7] 머리카락 한 가닥, 오래된 뼈, 부패한 조직처럼 핵 DNA 분석이 불가능하거나 그러한 시도가 실패했을 때 mtDNA 분석을 할 수 있다. mtDNA는 핵 DNA와는 세포 내의 위치, 양, 유전 방식이 다르다. 세포의 핵은 23개 염색체마다 유전자 복제수(copy of gene)가 2개에 불과하지만 미토콘드리아 분자는 세포마다 몇백 개에서 몇천 개까지 존재한다. 따라서 핵 DNA보다 더 많은 mtDNA를 분석에 사용할 수 있다.

핵 DNA는 양쪽 부모로부터 유전되지만 mtDNA는 어머니에게만 물려받는다. 따라서 어머니와 그 자녀들의 mtDNA 서열은 돌연변이가 없는 한 완전히 일치한다. 이는 mtDNA 분석이 같은 모계에 속하는 사람들을 구별하지 못하는 한계를 갖고 있음을 의미한다. 그러나 비교할 수 있는 모계 친척이 있다면 이러한 계통적 특성을 활용해 미확인 시신의 신원을 확인할 수 있다. mtDNA는 핵 DNA보다 돌연변이율이 높지만, 그럼에도 여러 세대에 걸쳐 그대로 전달된다. 이 때문에 mtDNA를 계통 표지자(lineage marker)라고 한다.

일반적으로 mtDNA는 재조합되지 않는다. 그러나 사람은 한 종류 이상의 mtDNA를 동시에 가질 수 있는데, 이를 이형세포질성(heteroplasmy)이라고 한다. 이러한 현상은 하나의 조직 안에서 나타날 수도 있고 서로 다른 조직에서 나타날 수도 있다. 일반적으로 이형세포질성은 염기서열 1개 정도의 차이로 나타나지만, 더 크게 차이날 때도 있다. 이형세포질성 때문에 mtDNA의 법의학적 효용이 사라지는 것은 아니지만, 결과를 해석할 때는 주의해야 한다.

mtDNA 분석은 시간과 노력이 많이 소요된다. DNA를 추출하여 PCR로 증폭하고 정제하여 정량한 뒤 염기서열을 결정하며, 이렇게 확인된 mtDNA의 염기서열은 Anderson 서열이라 불리는 mtDNA의 표준염기서열과 비교된다[역주: 원문에서 말하는 Anderson 서열은 1981년 Nature에 발표된 것으로, 현재는 1999년 Andrews 등이 이를 수정한 revised Cambridge Reference Sequence(rCRS; NC_012920)가 널리 사용되고 있다]. 결과보고서에는 Anderson 서열과 다르게 나타난 염기서열의 위치 번호와 그 염기가 기록된다. 이는 민감한 검사이므로 현장이나 수집 및 분석 과정에서 오염될 위험성이 항상 존재한다. 그러나 mtDNA는 핵 DNA에 비해 잘 손상되지 않으므로 오래된 백골이나 심지어 탄화된 시신에서도 검출된다.

접촉 DNA

최근 몇 년간, 범죄 수사에 있어서 접촉 DNA(touch DNA)의 사용에 대한 많은 연구가 발표되었다. 접촉 DNA는 적은 양의 피부세포가 접촉을 통해 전이되어 주로 무생물체로 이동한 것을 말한다. 예를 들어, 어떤 물건을 만지면 지문이 찍히면서 소량의 DNA도 남게 된다. PCR 기법이 개발되기 전에는 이렇게 적은 양의 DNA를 분석할 수 없었지만, 현재의 기술은 이러한 분석이 가능해졌다. 범죄 현장에서 획득한 접촉 DNA가 수사에 도움이 될 수 있다는 연구 결과가 나오고 있지만,[8] 시신에서도 이러한 DNA를 얻을 수 있다는 증거는 아직 없다. 예를 들어, 목이 졸려 사망한 시신의 목에서 검체를 채취하여 가해자의 DNA를 얻기는 어렵지만, 심하게 오염된 경우는 많다.[9]

총기 분석

법과학이 법의학적 사망 조사에 도움이 되는 주요 분야 중 하나는 총기 분석이다. 여기에는 탄두 자체의 탄도비교 뿐만 아니라 발사거리 분석과 총기 검사도 포함된다.

탄도 전문가는 발사된 탄두와 이를 발사한 총기를 대조하는 모습으로 잘 알려져 있다. 이는 탄두에 새겨진 강선과 실제 총기에서 발사된 고유한 강선을 비교하는 작업으로, 법정에서는 큰 도움이 되지만 법의학자의 부검에는 그렇지 않다. 그러나 총기 전문가들은 검안 중에 확인되는 문제, 즉 총탄의 종류나 구경을 해석할 때 큰 도움이 되며, 특히 특이한 총탄이나 여러 종류의 총탄이 사용된 사건은 더욱 그렇다. 발사된 탄두가 튕겼을 가능성이 있거나 중간 표적의 흔적을 분석해야 하거나 사건이 복잡할 때도 도움이 된다. 저자 중 한 명이 겪은 사건에서는 사망자가 여러 명의 피의자에게 다양한 총탄을 맞고 사망했는데, 중간 표적을 통과하면서 여러 개의 파편 손상과 도탄 손상이 나타났을 뿐만 아니라 과거의 총기손상에서 제거되지 않은 오래된 총탄까지 시신에 남아있었다(그림 22.2). 이런 경우 총기 전문가에게 자문하면 대략적인 총기 유형과 사망에 관여한 파편 손상을 판단할 때 도움을 받을 수 있다.

총기 전문가는 총기 자체를 조사할 때도 반드시 필요하다. 총기 사망 사건에서는 총기 오발이나 아동의 실수에 의한 사고를 주장하는 경우가 많다. 총기 전문가는 총기 자체를 조사하여 작동 상태와 오발 가능성을 확인할 수 있다. 또한 특정 총기의 방아쇠 당김(trigger pull)을 확인하여 사망자나 다른 사람이 해당 총기를 발사할 수 있는 상황이었는지도 평가할 수 있다.

사망자의 손에 대한 화약잔사 검사는 제7장("총기손상")에서 자세히 다루었는데, 검사 자체는 큰 도움이 되지 않더라도 일부 사건에서는 발사거리 분석을 위한 의복의 화약잔사 검사가 결정적일 수 있다. 화약잔사는 사망자의 손이나 피부에 남는 것과 같은 방식으로 의복에도 침착되지만(제7장 참고), 맨눈으로는 구별하기 어렵다. 따라서 화약잔사의 주요 물질인 질산염이나 납과 반응하는 다양한 화학적 검사를 통해 화약잔사가 침착된 양상을 확인하고, 화약감입과 마찬가지로 이를 통해 발사 당시 총기와 의복이 얼마나 떨어져 있었는지 추정할 수 있다. 주로 사용되는 2가지 검사법은 질산염과 반응하여 주황색을 나타나는 Greiss 검사와 납과 반응하여 보라색을 나타내는 로디존산나트륨(sodium rhodi-

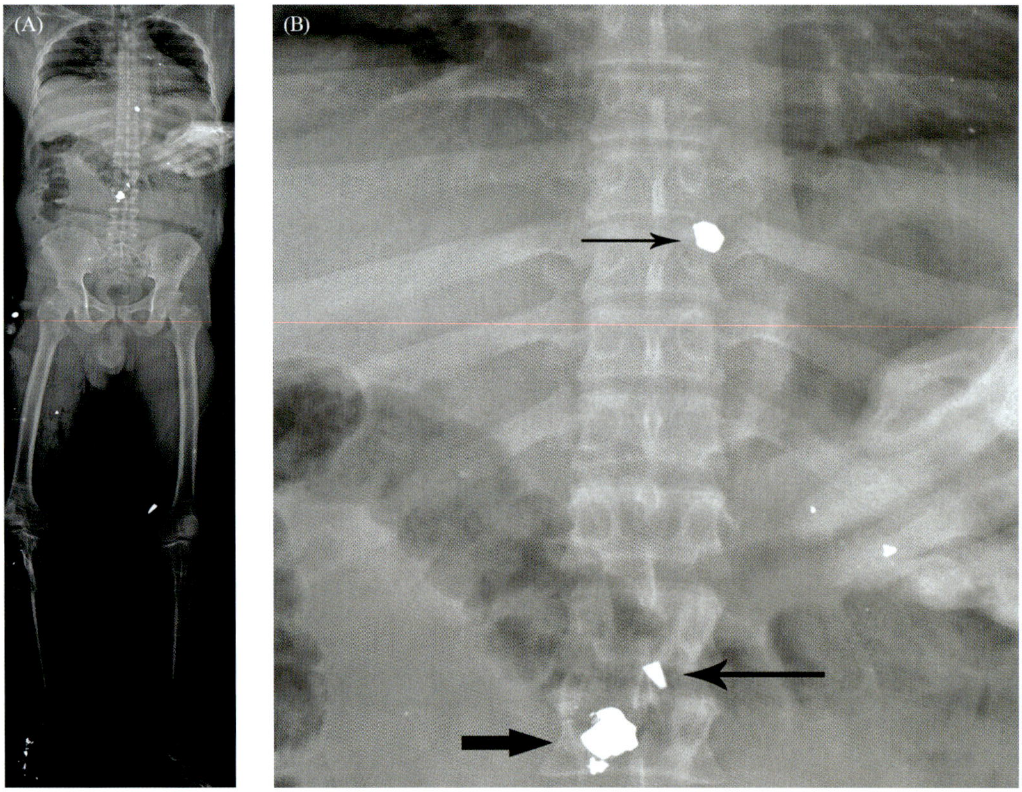

그림 22.2 **(A)** 소총과 권총으로 여러 차례 총격을 당한 사망자의 방사선 사진. 발목에 파편 손상이 있고 전신에 오래된 발사체가 남아있다. **(B)** 같은 시신의 가슴을 확대한 사진. 과거의 발사체(얇은 화살표)와 소총 탄두(중간 화살표), 권총 탄두(두꺼운 화살표)가 보인다.

zonate) 검사로, 이들은 적절한 조건을 갖춘 검사실에서 총기 전문가가 시행해야 한다.

의복이나 발사체를 올바르게 분석하려면 검체를 수집할 때부터 주의가 필요하다. 의복은 완전히 말린 뒤 종이봉투에 포장하고 사건번호와 내용물을 적은 표식을 단다. 발사체에서는 유기물을 최대한 깨끗이 닦아내는데, 이때 물을 사용하는 것이 좋다. 염소 같은 부식성 화학물질은 탄두가 손상될 수 있으므로 피해야 한다. 마찬가지로, 핀셋 같은 금속성 도구도 발사체에 흔적을 남겨 분석에 방해가 될 수 있으므로 사용하지 말아야 한다.

도구흔 분석

제6장에서 설명했듯이, 예리한 도구는 뼈나 연골에 특징적인 커프흔을 남길 수 있다. 이러한 자국은 흉기의 종류를 나타내며, 어떤 경우에는 실제 흉기가 확인될 수도 있다. 칼날은 연골이나 뼈에 줄무늬를 남길 수 있는데, 이는 신원확인에 사용될 수 있으므로 나중에 비교할 수 있도록 부검에서 이 부위를 채취해 둔다.

시식성 동물의 날카로운 이빨이나 흉기의 칼날에 충분한 힘이 가해져 뼈에 닿으면 뚜렷한 흔적이 남는다. 이러한 줄무늬는 육안적으로든 현미경적으로든 중요한 단서가 되는데, 각각의 물체를 구분할 수 있을 정도로 고유한 자국을 남기기 때문이다. 칼은 날이 얇으므로 이를 반영하는 좁은 "V"자 모양의 홈이 뼈에 남는다. 이들은 외날일 수도 있고 양날일 수도 있고, 주변 뼈에 반대 방향의 ""V"자 홈을 남길 수도 있으며, 현미경으로 보아야 하는 미세한 자국만 남길 수도 있다. 도끼는 뼈에 완만한 "V"자 홈을 남기는데, 폭이 매우 넓은 편이고 도끼를 휘두르며 나타나는 지렛대 효과로 홈이 더욱 깊어질 수 있다. 또한 접촉 부위 주변에 육안적 또는 현미경적으로 골절이나 실금이 동반되기도 한다.

큰칼상처를 만들 수 있는 도구에 골절이 되면 각 도구의 특징적인 줄무늬가 뼈에 남을 수 있다. Humphrey와 Hutchinson은 도축용 칼(cleaver, 역주: 중식도와 비슷한 크고 무거운 서양식 칼), 마체테, 도끼에 의한 뼈의 큰칼상처를 조사했다.[10] 이러한 외력으로 뼈에 발생하는 손상은 적어도 한쪽 면이 매끈하고 평평하며, 외력이 비스듬히 가해졌다면 다른 면에는 골절이 일어난다. 도축용 칼은 진입구의 가장자리가 깨끗하고 좁으며, 골절이 일어나지 않는다. 마체테에 의한 진입구의 손상은 더 넓고 덜 깨끗하며 작은 뼛조각이 남고, 손상의 바닥에는 골절이 확인된다. 도끼의 손상은 으깨지고 부서지는 양상이며 골절이 동반된다. Tucker 등은 이러한 손상을 현미경으로 보면 도축용 칼에 의한 손상은 날카롭고 뚜렷해 보이는 가늘고 얇은 줄무늬로 나타난다고 하였다.[11] 마체테가 만든 줄무늬는 훨씬 뚜렷했지만 거칠고 경계가 흐렸다. 도끼 손상에는 뼈에 줄무늬가 나타나지 않았다. 이들은 뼈에 발생한 큰칼상처를 현미경으로 관찰하면 흉기의 종류를 구분할 수 있다고 하였고, 개별 물체가 특정될 가능성도 있다고 보았다.

칼날이 톱니 모양(serrated)이라면 손상의 가장자리를 따라 짧고 평행한 선상 피부까짐이 생길 수 있지만, 톱날이 있는 칼과 없는 칼을 항상 구분할 수 있는 것은 아니다. 그러나 톱날이 있는 칼은 연골 표면에 특징적인 흔적을 남길 수 있다.[12] Pounder 등은 돼지와 소의 갈비연골에 136개의 찔린상처를 만들어서 사진을 찍고 본을 뜬 기록을 분석했으며, 이를 통해 톱날이 있는 칼은 연골의 절단면에 "불규칙하게 규칙적인" 줄무늬를 만든다는 것을 발견했다.[12]

이러한 자국을 식별하려면 부검에서 검체가 채취되어야 한다. 시신에서 뼈나 연골을 적출하고, 주변에 붙어있는 연부조직은 제거한다. 가능하면 관절 부위부터 적출하여 검사자가 절단면을 쉽게 알아볼 수 있게 하되(그림 22.3), 불가능하다면 적출을 위해 인위적으로 절단한 곳은 잉크로 칠해서 도구흔을 분석할 필요가 없는 곳이라고 표시해야 한다.

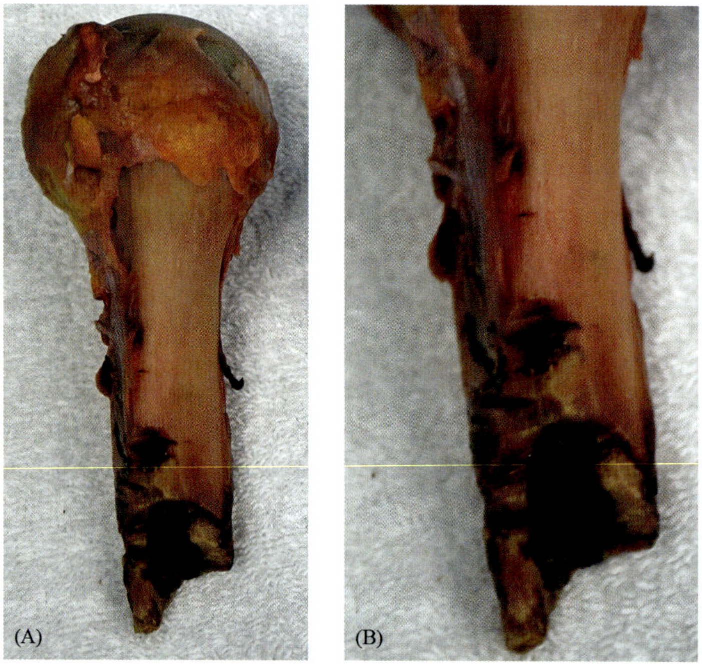

그림 22.3 **(A)** 도구흔 분석을 위해 적출된 왼쪽 위팔뼈. **(B)** 도구흔이 나타난 절단면의 확대 사진.

검체는 말리거나 포르말린에 고정하여 의뢰한다. 검체를 보내기 전 미리 검사자에게 연락하여 선호하는 보존 방법을 알아보는 것이 가장 바람직하다. 검체에는 뼈의 종류(예, 위팔뼈)와 도구흔 분석의 목적을 명확하게 기록한 표식을 붙여야 한다.

미세증거 분석

시신에서 수집된 미세증거(trace evidence), 즉 모발이나 섬유 같은 이물질은 사망 조사에 도움이 될 때가 많다. 가해자가 폭행을 가할 때 머리카락이나 섬유가 전이되기도 하고, 교통사고에서 가해 차량의 페인트 조각이나 유리 조각이 시신에 남기도 한다. 특히 타살이나 뺑소니 교통사고, 사체유기 사건에서는 시신에 이러한 증거가 없는지 주의 깊게 살펴봐야 한다. 모든 뺑소니 사고에서는 시신의 머리카락 표본을 채취하여 나중에 가해 차량에서 수집되는 머리카락과 비교해야 한다. 물론 DNA 검사가 등장하면서 이러한 검사는 잘 하지 않게 되었다. 시신에서 머리카락 증거물이 발견되었다면 시신 본인의 것인지 확인할 수 있게 시신에서 머리카락 표본을 항상 채취한다. 손상 부위의 조직 검체는 주사전자현미경으로 관찰하여 조직에 박힌 섬유나 금속 물질이 있는지 확인하고 이를 끈이나 칼 같은 의심 물체와 비교해 볼 수 있다.[13]

연소촉진제 및 폭발물 검사

화재나 폭발에 의한 사망에서는 연소촉진제(accelerant)를 검사할 수 있게 의복을 수집해야 한다. 이러한 화학물질은 휘발성이 있어 일반적인 종이봉투에 넣으면 손실될 수 있으므로, 페인트통 같은 비투과성 밀폐용기에 보관했다가 분석해야 한다. 연소촉진제의 존재 여부에 따라 사망의 종류가 달라질 수 있으므로 화재사에서는 연소촉진제 검사가 핵심적일 때가 많다.

참고자료

1. Saferstein R (Ed), Forensic Science Handbook, Volume I. Regents/Prentice Hall, New Jersey. 1982.
2. Jeffreys AJ, Wilson V, and Thein SL, Individual-specific fingerprints of human DNA. Nature 1985; 316:76-79.
3. Gill P, Jeffreys AJ, and Werret DJ, Forensic application of DNA fingerprints. Nature 1985; 318:577-579.
4. Merz B, DNA fingerprints come to court. JAMA 1988; 259:2193-2194.
5. CODIS Fact Sheet, Federal Bureau of Investigations. Available at: https://www.fbi.gov/how-we-can-help-you/dna-fingerprint-act-of-2005-expungement-policy/codis-and-ndis-fact-sheet; accessed 19 June 2020.
6. Isenberg AR and Moore JM, Mitochondrial DNA analysis at the FBI laboratory. Forensic Sci Commun 1999; 1(2):1-10.
7. Bar W, et al., DNA commission of the international society for forensic genetics: guidelines for mitochondrial DNA typing. Int J Legal Med 2000; 113:193-196.
8. Pang BC and Cheung BK, Double swab technique for collecting touched evidence. Legal Med 2007; 9(4):181-184.
9. Rutty GN, An investigation into the transference and survivability of human DNA following simulated manual strangulation with consideration of the problem of third party contamination. Int J Legal Med 2002; 116(3):170-173.
10. Humphrey JH and Hutchinson DL, Characteristics of hacking trauma. J Forensic Sci 2001; 46(2):228-233.
11. Tucker BK, et al., Characteristics of microscopic hacking trauma on bone. J Forensic Sci 2001; 46(2):234-240.
12. Pounder DJ, Cormack L, Broadbent E, and Millar J, Class characteristics of serrated knife stabs to cartilage. Am J Forensic Med Pathol 2011; 32(2):157-160.
13. Gentile G, Andreola S, Bailo P, et al., A brief review of scanning electron microscopy with energydispersive X-ray use in forensic medicine. Am J Forensic Med Pathol 2020; 41(4): 280-6.

[부록]
법의부검, 법의학적 영상검사, 법의학적 사진 촬영

A

법의부검(forensic autopsy)은 병원부검(hospital autopsy)과는 목적과 의미가 다르다. 법의병리학자는 사망 원인을 결정할 뿐만 아니라 사망의 종류, 신원, 사망 또는 손상의 시점을 판단한다. 법의부검에서는 시신으로부터 증거물을 채취하기도 하는데, 이는 누군가의 유죄를 증명 또는 반증하거나 사망과 관련된 책임을 인정 또는 부정하는 데 사용될 수 있다.

법의관 사무소에 의뢰되는 사건들의 법의학적 의미를 고려하면, 앞서 언급한 내용들에 대한 판단뿐만 아니라 그와 관련된 소견이 있는지 없는지도 기록되어야 한다. 대부분은 사망의 원인과 종류가 명백하다. 손상의 발생 경위를 해석하고 다른 기여 요인이나 원인을 결정하거나 배제하는 과정뿐만 아니라, 손상의 유무를 기록하는 것도 중요하다.

법의부검은 부검대의 시신에 대한 실제 검사뿐만 아니라, 현장이나 의복에 대한 조사와 독성학 검사처럼 일반적인 병리학자는 부검이라고 생각하지 않는 부분까지 포함한다. 법의부검은 현장에서 시작된다. 병리학자는 사망에 이르게 된 상황과 사망을 둘러싼 정황을 파악하기 전에는 법의부검을 시작하면 안 된다. 이는 매우 기본적인 원칙이지만 잘 지켜지지 않는다. 임상의사가 환자의 증상이나 불편한 점도 묻지 않고 진찰부터 한다면 사람들은 어떻게 생각할까? 모든 검사에는 병력이 필요하다. 법의병리학자의 "환자"는 스스로 병력을 말할 수 없으니 법의관이나 경찰 수사관이 대신 파악해야 한다. 이러한 병력은 부검을 시작하기 전에 확보되어야 한다(역주: 부록 A는 미국의 검시제도를 기준으로 하고 있어 우리나라와는 실무적으로 일부 차이가 있음을 참고하기 바란다).

현장

현장은 도표나 사진으로, 되도록 양쪽 모두 기록해야 한다. 참고인 진술과 보고서는 부검 전에 병리학자에게 제공되어야 한다. TV 드라마에서는 현장에서 시신을 눌러보고 검사하는 것이 멋있어 보이지만 이는 과학적이지 않다. 현장에는 유족과 경찰을 비롯한 많은 사람이 있으므로 검안하기에 적절하지 않다. 조명이 부적절하거나, 흐르는 물처럼 검안에 필요한 도구나 장비가 갖춰지지 않은 경우도 많다. 반대로 증거물을 훼손하거나 잘못된 소견을 만들어 내기는 쉽다. 옷에서 화약이 손실되거나 손에서 뇌관 잔여물이 지워질 수도 있고, 검사자의 머리카락이나 검안을 도와준 경찰의 머리카락이 시신에 묻을 수도 있다.

현장에서는 되도록 시신을 만지거나 움직이지 않아야 한다. 외인사라면 미세증거가 소실되지 않도록 시신의 손을 종이봉투로 감싸야 한다. 종이봉투 대신 비닐봉지를 사용하면 시신을 냉장했다가 따뜻한 곳으로 옮겼을 때 손에 물기가 생겨 미세증거가 사라질 수 있다. 시신은 깨끗한 흰색 천으로 감싸거나 깨끗한 시체 가방에 넣어서 이송해야 한다. 절대로 들것에 직접 눕혀서 구급차에 싣지 않아야 한다. 시신이 실리기 전에 들것에 무엇이 놓여 있었을지는 모르지만 그 무언가에서 미세증거가 전이될 수도 있고, 시신의 미세증거가 유실되어 다음에 실릴 다른 시신에 전이될 수도 있다.

안치소에 도착한 시신은 법의관이 확인하기 전에 의복을 제거해서는 절대로 안 된다. 발가락에 표식을 달기 위해 신발이나 양말을 벗기는 것도 마찬가지이다. 시신의 의복을 확인하는 것은 손상을 확인하는 것만큼 중요한 부검의 과정이다. 의복에 혈흔이나 미세증거가 있는지 확인하고, 시신의 손상이 의복의 손상과 일치하는지 살펴보아야 한다. 그렇지 않으면 총을 쏜 뒤에 옷을 입혔다는 것을 어떻게 알아내겠는가?

부검하기 전 시신을 방부처리해서는 안 된다. 방부처리는 독성학 검사를 방해하고, 손상을 변형시켜 인위적 변화를 만들 수 있다. 시신의 손을 검사하기 전에 지문을 채취해서도 안 된다. 지문을 찍을 때는 손가락에 잉크를 묻히기 위해 손을 펴게 되는데, 이때 미세증거가 소실되거나 다른 물질이 묻을 수 있다. 손가락을 비틀어 벌리고 시신의 지문을 찍는 과정에서 화약잔사 검사도 무의미해진다.

법의학적 영상검사

일부 법의관 사무소는 이미 CT나 MRI까지 활용하고 있지만, 모든 법의관 사무소에 적어도 일반 방사선 검사장비는 구비되어야 한다. 어떤 영상검사를 사용하든, 총기손상이나 예기손상에 의한 사망, 영아, 심하게 불타거나 부패된 시신은 검안을 시작하기 전 반드시 영상을 촬영해야 한다. 사후 영상검사는 탄두가 관통한 것으로 보이는 총기손상에서 특히 필수적이며 매우 중요하다. 탄두가 완전히 빠져나가지 못하고 일부 조각만 관통했거나 뼛조각이 대신 빠져나갔을 수 있기 때문이다. 준피갑탄이 널리 사용되면서 납으로 된 탄심만 빠져나가고 피갑은 몸 안에 남는 경우도 흔해졌다. 탄심은 탄도학적으로는 무의미하며, 중요한 것은 피갑이다. 피갑은 사출구 주변의 피부 밑에 남아있을 수 있는데, 방사선 사진으로 위치를 확인해두지 않으면 부검에서 놓칠 가능성이 매우 높다. 또한 방사선 사진은 칼끝 등의 도구가 몸 안에 남아있는지도 확인할 수 있는데, 이는 법의학적 가치가 있을 뿐만 아니라 검사자의 안전을 위해서도 중요하다.

부검

의복과 개인소지품을 검사하고 영상검사를 시행하고 나면 법의병리학자는 비로소 시신의 외표를 검안할 수 있으며, 눈동자나 머리카락 색깔, 문신 같은 개인적 특징과 외상이나 질병의 징후를 기록하게 된다. 의료적 처치의 흔적도 기록한다. 필요하면 손상을 비롯한 소견들을 드러내기 위해 시신을 씻겨야 하지만, 이는 일단 검안을 완료하고 모든 미세증거를 채취한 뒤에 시행해야 한다.

모든 시신의 내부를 완전히 검사해야 하는 것은 아니다. 낙상으로 엉덩관절이 골절되어 사망한 노인을 예로 들 수 있는데, 이 경우 의무기록을 검토하고 외표를 검안하는 것만으로도 조사를 완료할 수 있다. 그러나 타살이 의심되거나 사망 원인을 알 수 없는 경우, 아동의 설명되지 않는 사망, 자연사가 아닌 사망, 약물 과다투여가 의심되는 사망, 신원미상의 시신, 백골화된 시신, 익사 등은 반드시 완전한 부검을 해야 한다. 사망 전 치료받은 기간이 길고 손상이 잘 기록되어 있다면 내부 검사가 필수적이지는 않다. 그러나 저자들은 손상과 사망 사이의 기간에 관계없이 모든 타살은 부검할 것을 권장한다.

내부 검사가 필요하다고 판단되면 표준 부검 지침에 따라 시신을 절개하여 우선 내장을 그대로 두고 살핀 뒤 모든 내장을 적출하고 무게를 재고 살펴본다. 필요하면 장기의 일부를 추후 현미경 검사를 위해 보관한다. 내부 검사가 완료되고 모든 검체를 채취했다면 시신을 봉합하고 돌려보내거나 처리한다. 현미경 검사나 독성학 검사는 시신이 없어도 진행할 수 있다.

사진 촬영

법의관/검시관 사무소에서 조사한 모든 시신은 적어도 신원을 확인할 수 있는 사진을 촬영해두어야 한다. 주로 조사 중인 사건의 번호를 표기한 인식표와 함께 얼굴을 촬영하게 된다. 사무소에 이송된 상태 그대로 전신사진을 찍어두는 것도 좋다.

또한 모든 중요 손상은 사진기록을 남겨야 한다. 사진은 최대한 선명해야 하고, 혈액이나 이물질이 손상을 가리지 않아야 한다. 손상의 확대 사진은 눈금자와 함께 촬영하고, 물린상처를 비롯한 본뜬손상은 L자 모양 눈금자와 함께 수직으로 촬영한다. 의복의 중요한 손상 부위도 촬영하고, 탄두처럼 시신에서 발견된 모든 증거물도 촬영한다. 문신 같은 개인적 특징은 신원미상 시신에서 도움이 될 때가 많다.

디지털 카메라가 발전하면서 적은 비용으로 간편하게 고화질의 사진을 얻을 수 있게 되었다. 고품질의 일안반사식(single lens reflex, SLR) 카메라는 가격이 합리적이고 사용이 편리하다. 법의사진사는 부검실에서 큰 도움이 되지만 안치소 직원도 훈련을 거쳐 시신 촬영을 도울 수 있으며, 촬영된 사진은 실시간으로 확인할 수 있다. 또한 디지털 사진은 컴퓨터에 쉽게 저장할 수 있지만, 별도의 저장장치나 서버에도 백업해두어야 한다.

[부록] 부검감정서

B

부검감정서의 첫 부분에는 의복과 소지품을 비롯한 시신의 최초 상태를 기록해야 한다(역주: 우리나라에서는 경찰이 먼저 시신의 의복을 조사하여 탈의시키고 소지품을 수거한 뒤 부검을 의뢰한다). 어떤 의사는 이를 외표소견에 함께 기록하고, 어떤 의사는 별도 항목으로 구분하여 기록한다. 어떻게 구성하든 시신의 나이, 성별, 키, 몸무게, 영양 상태를 기술한다. 다음으로 의복을 묘사하는데, 처음부터 너무 자세할 필요는 없다. 기본적으로 시신이 입고 있거나 함께 발견된 물품들을 나열하면 된다. 예를 들어 흰색 반소매 티셔츠, 단추가 열려 있는 흰색 긴소매 셔츠, 혈흔이 묻은 흰색 티셔츠 등으로 기술한다. 외상으로 사망하여 의복도 손상이 심하다면 의복을 별도의 항목으로 구분하여 좀 더 자세히 묘사한다. 장신구나 옷 주머니 또는 지갑의 내용물 같은 개인 소지품도 기술하고 보관해둔다.

시신의 일반적인 특성, 의복, 개인 소지품을 기록한 뒤에는 **"외표소견"**을 자세히 기록한다. 외상은 별도의 항목에 기술하고 여기서는 제외한다. 외표소견에는 최소한 다음과 같은 내용들을 기록한다.

- 시체굳음과 시체얼룩의 정도와 분포
- 방부처리 여부
- 부패로 인한 변화
- 머리카락과 눈동자 색깔
- 눈의 특징(점출혈, 황달 등)
- 귀, 코, 얼굴의 특징(선천기형, 흉터, 심한 여드름 등)
- 치아의 특징(틀니, 치과치료 흔적 등)
- 가슴, 배, 팔다리(손 포함) 등에 대한 묘사
- 외부 생식기에 대한 묘사
- 주요 흉터, 문신, 피부병변
- 질병의 외표소견
- 오래된 손상
- (만약 있다면) 선천기형

최근의 의료적 처치와 관련된 증거들, 예를 들어 정맥내 도관, 인공기도, 가슴절개술의 절개흔 등도 기술한다. 이러한 소견들은 외상과 혼동되지 않도록 별도의 항목으로 구분하는 것을 권장한다. 다만 정맥주사나 인공기도처럼 변화가 크지 않은 처치만 시행되었다면 외표소견에 함께 적어도 좋다.

시신에 외상이 있으면 이제 다음 항목인 **"외상의 증거"**로 넘어간다. 최근 발생한 손상은 경미하든 심하든, 외부적이든 내부적이든 모두 기술한다. 이러한 손상의 내용을 다음에 나올 내부소견 항목에서 반복하거나, 앞에 나온 외표소견 항목에도 기술할 필요는 없다. 외상에 대한 기술에는 위치, 종류(예, 피부까짐이나 멍 등), 크기, 모양, 양상을 포함한다.

"외상의 증거" 항목을 구성하는 방법은 다양하다. 총기손상과 예기손상을 제외하면 가장 간단한 방법은 외표와 내부의 두 부분으로 크게 구분하는 것이다. 어떤 검사자는 이들을 혼합하기도 한다. 머리의 외표손상을 기술한 뒤 머리의 내부손상을 기술하고, 몸통의 외표손상과 내부손상을 차례로 기술하는 것이다.

총기손상과 예기손상은 상황이 다르다. 이들은 외상의 구체적인 모습을 기술해야 하는데, 외상 자체의 크기와 해부학적 위치, 주변과의 거리를 포함해야 한다. 각 손상은 머리끝이나 발끝으로부터의 거리, 중심선을 기준으로 오른쪽이나 왼쪽으로의 거리를 in.나 cm로 표시해야 한다. 이후 귓구멍, 젖꼭지, 배꼽 같은 부위별 지표와의 관계를 기술한다.

총기손상에서는 되도록 각 손상을 완전히 기술한 뒤 다음 손상으로 넘어가고, 손상마다 GSW 1, 2, 3 또는 A, B, C 같은 고유기호를 표시하는 것이 좋다. 손상을 사입구로 판단하거나 발사거리를 결정한 근거에 해당하는 특징들을 기술한다. 여기에는 까진고리, 화약감입, 총구 자국 등이 있다. 음성 소견도 기록한다. 다음으로 탄두가 시신을 통과한 경로를 기술한다. 탄두에 천공되거나 관통된 모든 장기를 기록한다. 시신의 해부학적 자세를 기준으로 해부학적 평면에 따라 탄두의 전반적인 경로를 묘사하는 것도 유용하다. 즉, "탄두는 뒤에서 앞으로, 왼쪽에서 오른쪽으로, 가파르게 아래쪽으로 진행하였다"고 기술할 수 있다. 탄두가 빠져나갔다면 사출구를 사입구와 비교하여 기술한다.

탄두가 발견되었다면 발견된 위치, 보존 상태, 변형이나 파손 여부, 납이나 피갑 여부, 대략적인 구경(예, 작은지, 중간인지, 큰지 등)을 기록한다. 탄두 바닥에 문자나 숫자를 적고, 피해자의 이름, 검사일시, 사건번호, 발견위치, 탄두에 적은 글씨, 법의관의 이름이 기록된 증거 용기(주로 종이봉투)에 밀봉한다.

예기손상도 가능하면 각 손상을 완전히 기술한 뒤 다음 손상으로 넘어가고, 손상마다 SW 1, 2, 3 또는 IW A, B, C 같은 고유기호를 표시한다. 어떤 예기손상은 손상의 개수가 너무 많아 이러한 접근이 어렵거나, 손상이 한 곳에 몰려 있어 각각의 손상을 구분하기 어려울 수 있다. 이 경우 손상을 각각 따로 설명하지 않고 여러 무리로 묶거나 한꺼번에 설명할 수도 있다. 찔린상처의 경우 손상의 끝부분이 뭉툭한지 뾰족한지 구분해야 하는데, 이는 흉기를 식별하는 데 도움이 될 수 있다. 총기손상처럼 시신의 해부학적 자세와 해부학적 평면에 따라 손상의 경로를 전반적으로 묘사하는 것도 유용하다.

"손상의 증거" 중 마지막 부분은 의복을 다룬다. 의복이 손상된 곳의 위치와 시신의 손상에 부합하는지 여부, 화약이나 그을음, 차량 페인트 같은 미세증거가 있는지 기술한다.

다음은 "내부소견"으로, 여기에는 주요 장기계통과 장기 내부에 대해 기술한다. 일반적으로 세부항목은 다음과 같이 구분한다.

- 머리와 뇌
- 체강
- 목
- 호흡기계
- 심혈관계
- 위장관 및 이자
- 간과 담도
- 지라
- 부신
- 비뇨기계
- 생식기계
- 근골격계

각 세부항목에서는 부신과 이자를 제외한 모든 장기의 무게를 기록하고, 음성 소견을 포함하여 간략히 설명한다. 이자, 부신, 지라의 경우 양성 소견이 없다면 "특이소견 없음"이라고만 기록해도 좋다. 어떤 장기든 정상인 경우는 거의 없으므로 "정상"이라는 표현은 쓰지 않는다.

다음은 "**현미경 검사**"인데, 현미경 검사를 시행했을 때만 적으면 되므로 모든 부검감정서에 포함되지는 않을 수 있다. 현미경으로 관찰한 장기와 병리소견을 간략히 기술한다.

이후의 항목은 사무소마다 다를 수 있지만, 사후 영상검사를 시행했다면 영상검사 항목을 넣고, 혈액배양 같은 추가검사를 시행했다면 추가검사 항목을 넣는다. 증거수집 항목을 추가하여 시신에서 채취한 모든 증거물과 진행 상태를 기록하는 경우도 있다.

독성학 검사 결과는 별도로 제시될 수도 있지만, 부검감정서에도 포함시킨다.

부검감정서의 마지막 항목은 "**주요 소견**"과 "**결론**"이다. 주요 소견 항목에는 부검에서 발견된 주요 소견을 중요한 순서대로 요약한다. 병원부검처럼 사소하고 관련 없는 소견까지 모두 나열할 필요는 없다. 비의료인이 부검감정서를 볼 가능성이 높으므로, 중요한 소견만 명확하고 간결하게 제시하는 것이 좋다. 주요 소견의 예는 다음과 같다.

Ⅰ. 둔기손상
  a. 머리뼈바닥과 머리뼈 골절
  b. 경막하출혈과 지주막하출혈
  c. 전위된 양쪽 갈비뼈 골절
  d. 간과 지라의 열창
  e. 전신 여러 곳의 멍과 피부까짐

Ⅱ. 고혈압성 및 죽상경화성 심혈관질환

a. 왼심실 비대를 동반한 심비대(680g)

b. 중증 심장동맥죽상경화증

c. 고혈압 및 과거 심근경색증의 병력

마지막의 **결론**에는 사망 원인에 대한 의견을 기술한다. 사망 원인은 최대한 간단한 표현으로 요약한다. 이 항목은 의사가 아닌 일반인을 위한 것이다. 따라서 "… 심장동맥죽상경화증(심장근육에 혈액과 산소를 공급하는 혈관이 '단단해진' 상태)에 의한 심정지로 사망하였다." 또는 "… 대동맥(몸통의 주요 혈관)의 총창으로 대량의 내부 출혈이 발생하여 사망했다." 등으로 적을 수 있다. 필요한 경우 사망의 원인과 종류를 결정하는 데 도움이 되는 내용을 적을 수 있지만, 사망을 둘러싼 정황에 대한 추측은 배제하거나 최소화한다.

[부록]
성인과 소아의 정상 장기 무게

C

성인의 정상 장기 무게

장기	남성 범위(g)	여성 범위(g)
뇌	1,179 - 1,621	1,033 - 1,404
심장	233 - 383	148 - 296
오른쪽 폐	155 - 720	101 - 589
왼쪽 폐	112 - 675	105 - 515
간	968 - 1,860	603 - 1,767
지라	28 - 226	< 230
오른쪽 콩팥	81 - 160	38 - 174
왼쪽 콩팥	83 - 176	35 - 192

출처: Molina DK and DiMaio VJM, Normal organ weights in women: part I - The heart. *Am J Forensic Med Pathol* 2015;36(3):176 - 181. Molina DK and DiMaio VJM, Normal organ weights in women: part II - The brain, lungs, liver, spleen, and kidneys. *Am J Forensic Med Pathol* 2015;36(3):182 - 187. Molina DK and DiMaio VJM, Normal organ weights in men: part I - The heart. *Am J Forensic Med Pathol* 2012;33(4):362 - 367. Molina DK and DiMaio VJM, Normal organ weights in men: part II - The brain, lungs, liver, spleen, and kidneys. *Am J Forensic Med Pathol* 2012;33(4):368 - 372.

영아와 소아의 장기 무게(남녀 모두)

나이	평균 체중(kg)	뇌(g)	심장(g)	오른쪽 폐 (g)	왼쪽 폐 (g)	간(g)	지라(g)	오른쪽 콩팥(g)	왼쪽 콩팥(g)
< 1개월	3.4	258 - 576	13 - 31	17 - 71	14 - 60	87 - 217	4 - 20	8 - 22	6 - 24
1개월	4.3	378 - 628	17 - 37	27 - 85	24 - 72	106 - 244	4 - 24	9 - 25	8 - 28
2개월	4.9	411 - 741	17 - 41	35 - 85	27 - 75	111 - 271	2 - 34	10 - 30	10 - 30
3개월	6.2	473 - 833	21 - 45	39 - 109	33 - 95	148 - 332	8 - 36	12 - 36	13 - 37
4개월	6.6	464 - 904	24 - 44	35 - 97	19 - 93	137 - 333	6 - 38	10 - 34	13 - 33
5개월	7.0	542 - 1,004	22 - 50	38 - 124	29 - 107	138 - 412	7 - 43	11 - 35	15 - 35
6개월	7.6	711 - 1,037	24 - 52	43 - 137	35 - 117	210 - 386	11 - 43	18 - 34	20 - 36
7개월	8.0	665 - 1,057	23 - 55	43 - 145	30 - 132	182 - 440	13 - 49	12 - 40	15 - 39

나이	평균 체중(kg)	뇌(g)	심장(g)	오른쪽 폐(g)	왼쪽 폐(g)	간(g)	지라(g)	오른쪽 콩팥(g)	왼쪽 콩팥(g)
8개월	8.5	712-1,120	29-61	42-152	19-149	228-490	17-43	12-47	16-52
9개월	9.4	683-1,169	32-60	53-151	27-153	238-496	16-52	15-43	16-64
10개월	10.0	809-1,135	37-61	20-212	20-170	233-571	21-53	22-50	18-54
11개월	9.1	761-1,177	36-60	52-138	35-129	213-531	10-60	16-48	13-53
12개월	9.9	719-1,245	32-64	49-159	39-133	246-544	16-60	18-46	19-47
13개월	10.1	867-1,111	34-62	27-175	27-145	293-497	15-63	19-43	22-46
14개월	11.0	765-1,303	35-71	27-199	36-158	262-560	19-59	16-52	15-55
15개월	11.4	823-1,227	33-73	34-180	23-165	243-549	23-55	16-48	17-53
16개월	12.2	908-1,252	37-77	47-207	39-177	273-621	21-71	17-57	13-61
17개월	11.4	825-1,275	44-68	46-180	38-156	320-548	23-71	23-51	11-65
18개월	12.5	833-1,225	38-70	37-163	36-138	320-629	18-72	10-60	17-57
19개월	11.8	858-1,316	32-80	36-174	22-168	233-625	17-71	15-55	18-54
20개월	12.7	873-1,331	35-85	30-194	40-166	263-651	20-78	18-54	20-56
21개월	13.9	799-1,391	42-74	27-203	51-149	318-588	15-73	22-50	21-53
22개월	12.7	868-1,416	43-83	39-215	22-190	319-597	18-88	21-57	23-59
23개월	12.9	916-1,366	36-90	26-262	16-220	303-667	11-89	16-66	19-67
2세	14.6	935-1,425	42-96	26-262	40-208	289-681	16-86	18-68	20-70
3세	16.5	971-1,509	49-111	41-277	36-244	336-732	20-90	24-71	25-75
4세	18.9	970-1,546	55-121	60-306	54-270	363-833	16-98	22-84	24-82
5세	20.3	1,072-1,538	56-142	62-316	53-277	359-881	19-105	30-84	31-85
6세	26.0	1,017-1,655	59-185	57-387	44-358	380-1,110	20-122	26-100	31-105
7세	28.9	1,020-1,620	73-195	54-446	39-419	437-1,099	16-162	21-115	23-121
8세	33.5	1,094-1,576	71-223	51-497	34-422	462-1,206	18-164	29-115	37-111
9세	37.8	1,133-1,611	100-230	79-553	71-483	434-1,556	27-179	42-120	41-135
10세	42.2	1,093-1,637	103-267	49-559	52-498	517-1,583	31-161	43-133	39-149
11세	49.9	1,102-1,640	113-289	74-600	66-524	469-1,813	20-208	45-151	48-158
12세	58.2	1,117-1,657	128-336	100-668	64-624	638-1,782	32-228	60-150	62-152

출처: Molina DK, Pinneri K, Stash JA, Li L, Vace K, and Cross C, Organ weight reference ranges for ages 0-12 year. *Am J Forensic Med Pathol* Dec 2019.

색인

기울인 숫자 : 그림
굵은 숫자 : 표